Hüftgelenk

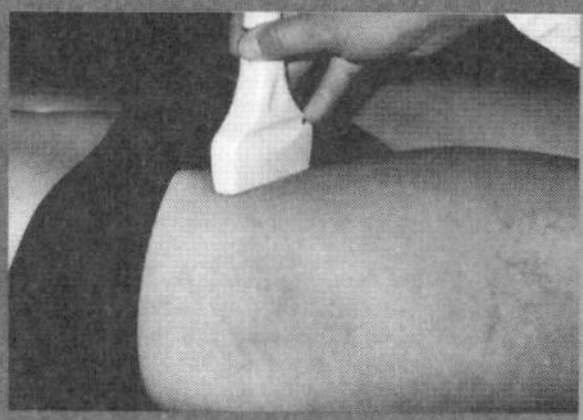

Ventrale Region
Transversalschnitt

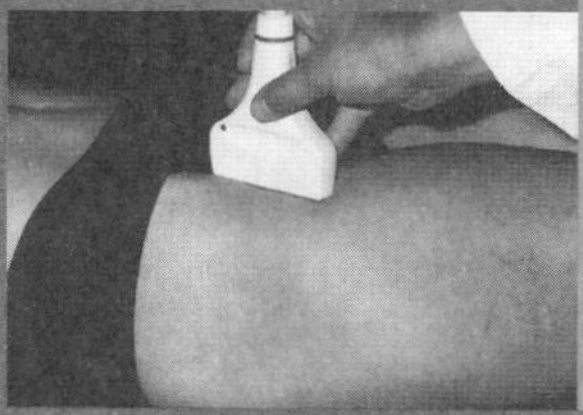

Longitudinalschnitt

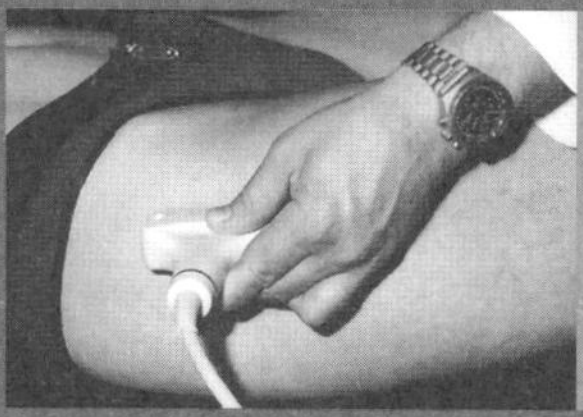

Laterale Region
Longitudinalschnitt

Kniegelenk

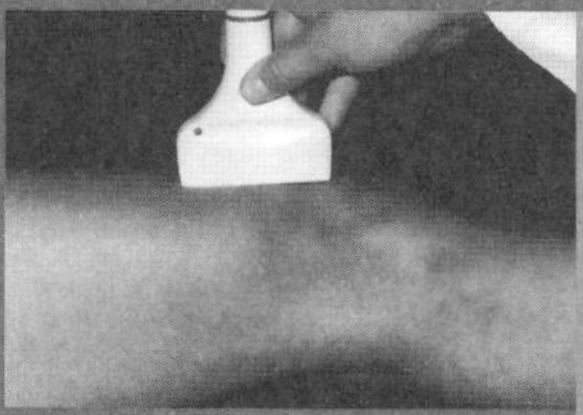

Ventrale Region
Suprapatellarer Longitudinalschnitt

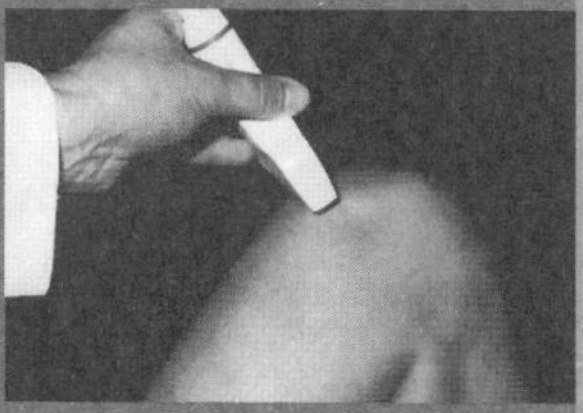

Suprapatellarer Transversalschnitt

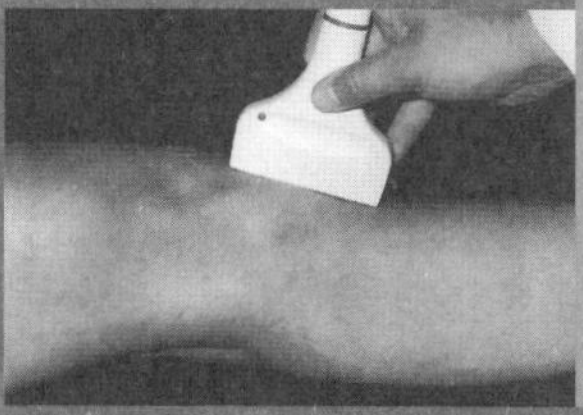

Infrapatellarer Longitudinalschnitt

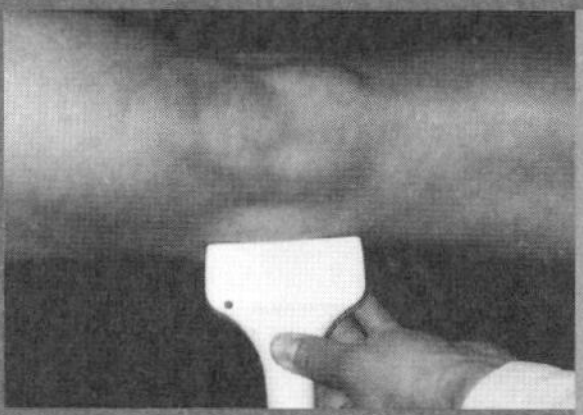

Seitliche Region
Medialer Longitudinalschnitt

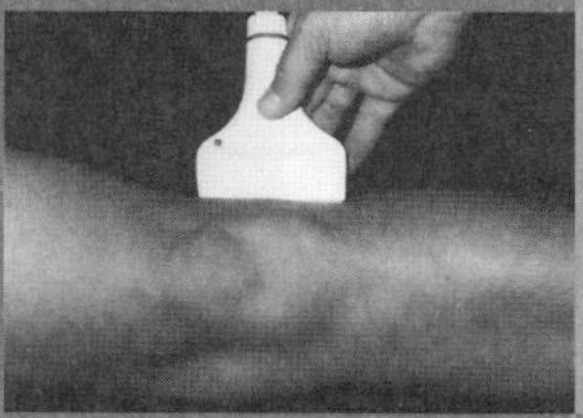

Lateraler Longitudinalschnitt

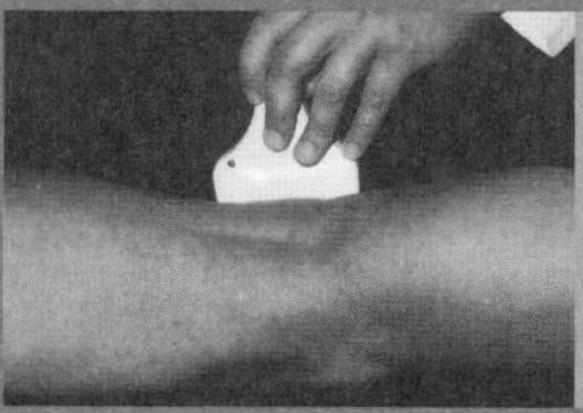

Dorsale Region
Medialer Longitudinalschnitt

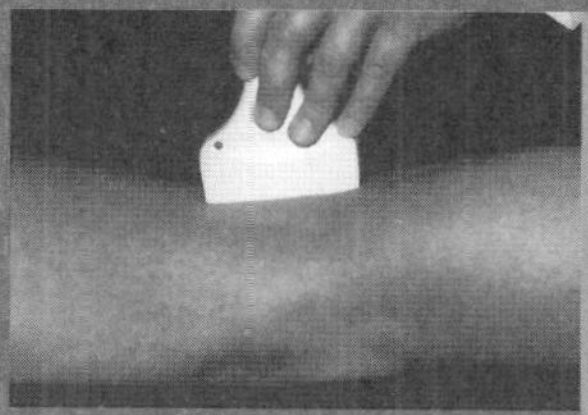

Interkondylärer Longitudinalschnitt

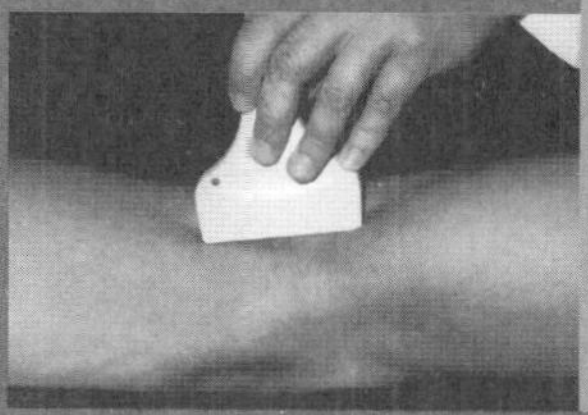

Lateraler Longitudinalschnitt

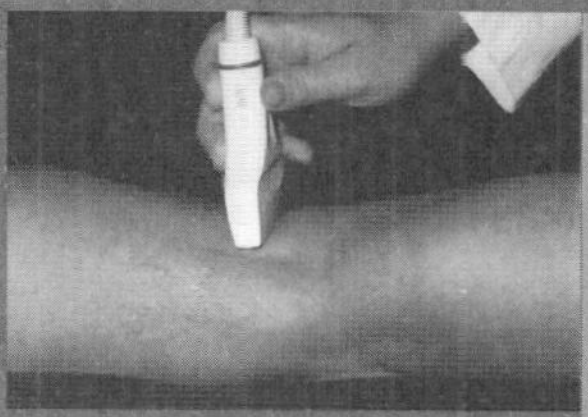

Kondylärer Transversalschnitt

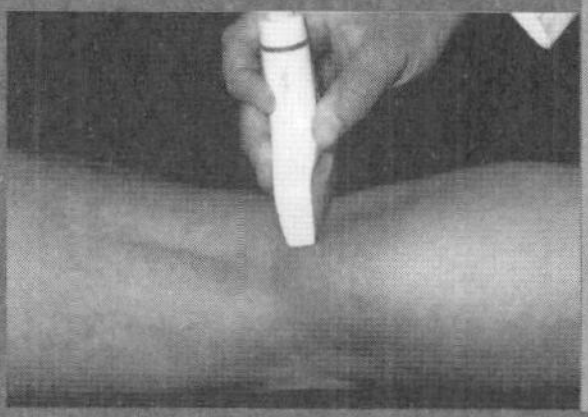

Tibialer Transversalschnitt

Sprunggelenk

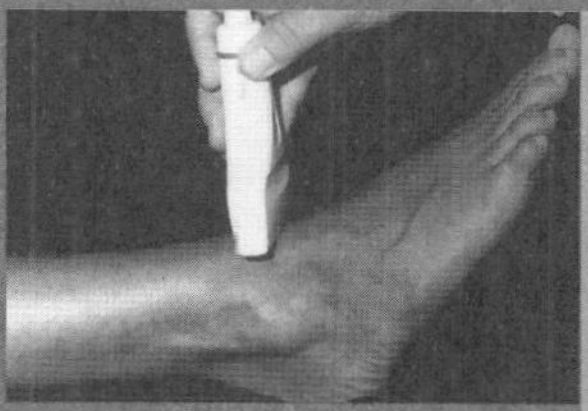

Ventrale Region
Transversalschnitt

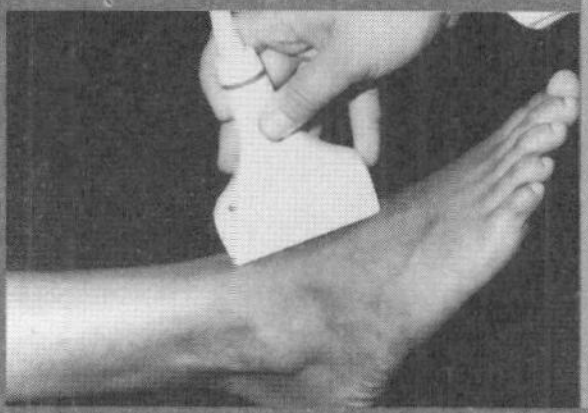

Longitudinalschnitt

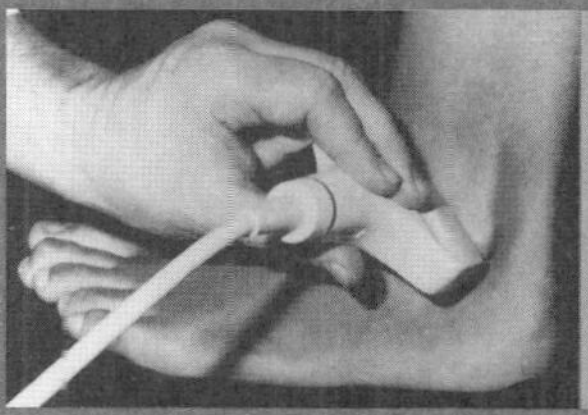

Laterale Region
Diagonalschnitt

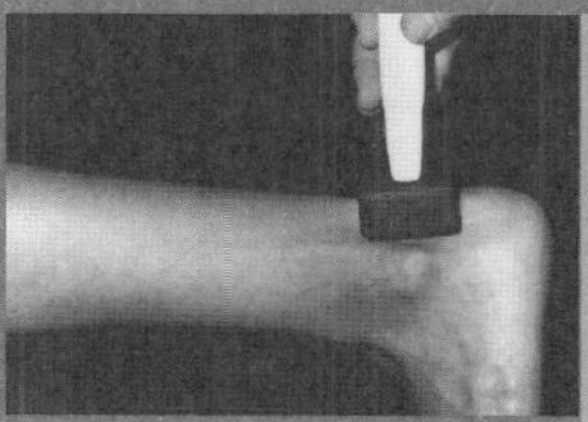

Dorsale Region
Transversalschnitt

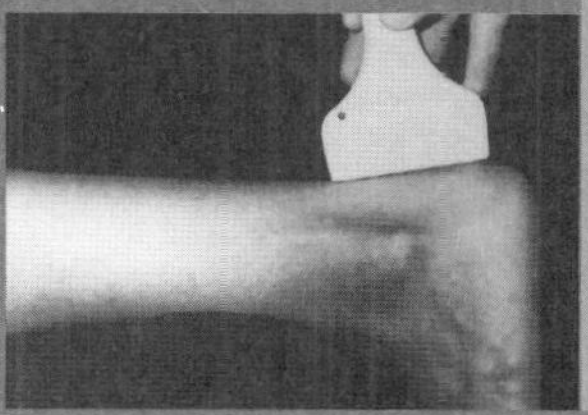

Longitudinalschnitt

Thieme

Für Petra, Tim und Chris

Für Gabi, Ferry und Marie-Tyline

Ultraschalldiagnostik der Bewegungsorgane

Kursbuch nach den Richtlinien der DEGUM und der DGOOC

Werner Konermann
Gerd Gruber

Mit Beiträgen von
Walter Grassi
Emilio Filippucci

Mitarbeiter der DVD
Frank Raible
Julia Richter
Florian Wolf

2., grundlegend überarbeitete und erweiterte Auflage
1076 Abbildungen

Georg Thieme Verlag
Stuttgart · New York

Bibliografische Information der Deutschen Nationalbibliothek

Die Deutsche Nationalbibliothek verzeichnet diese Publikation in der Deutschen Nationalbibliografie; detaillierte bibliografische Daten sind im Internet über http://dnb.ddb.de abrufbar.

Aktuelle Informationen finden Sie unter www.thieme.de/detailseiten/3131149728.html

Wichtiger Hinweis: Wie jede Wissenschaft ist die Medizin ständigen Entwicklungen unterworfen. Forschung und klinische Erfahrung erweitern unsere Erkenntnisse, insbesondere was Behandlung und medikamentöse Therapie anbelangt. Soweit in diesem Werk eine Dosierung oder eine Applikation erwähnt wird, darf der Leser zwar darauf vertrauen, dass Autoren, Herausgeber und Verlag große Sorgfalt darauf verwandt haben, dass diese Angabe **dem Wissensstand bei Fertigstellung des Werkes** entspricht.

Für Angaben über Dosierungsanweisungen und Applikationsformen kann vom Verlag jedoch keine Gewähr übernommen werden. **Jeder Benutzer ist angehalten**, durch sorgfältige Prüfung der Beipackzettel der verwendeten Präparate und gegebenenfalls nach Konsultation eines Spezialisten festzustellen, ob die dort gegebene Empfehlung für Dosierungen oder die Beachtung von Kontraindikationen gegenüber der Angabe in diesem Buch abweicht. Eine solche Prüfung ist besonders wichtig bei selten verwendeten Präparaten oder solchen, die neu auf den Markt gebracht worden sind. **Jede Dosierung oder Applikation erfolgt auf eigene Gefahr des Benutzers.** Autoren und Verlag appellieren an jeden Benutzer, ihm etwa auffallende Ungenauigkeiten dem Verlag mitzuteilen.

1. Auflage 2000

Alle anatomischen Darstellungen im Grundkurs (S. 35 – 131) stammen aus: Schünke, M., E. Schulte, U. Schumacher: Prometheus, LernAtlas der Anatomie. Allgemeine Anatomie und Bewegungssystem. Illustrationen von Markus Voll und Karl Wesker. Thieme, Stuttgart 2005

Rüdigerstraße 14
D-70469 Stuttgart
Telefon: +49/0711/8931-0
Unsere Homepage: http://www.thieme.de

Printed in Germany

Umschlaggestaltung: Thieme Verlagsgruppe
Satz: Druckhaus Götz GmbH, Ludwigsburg
Druck: Offsetdruckerei Karl Grammlich GmbH, Pliezhausen

ISBN 3-13-114972-8
ISBN 978-3-13-114972-5

1 2 3 4 5 6

Vorwort

Die Wissenschaft fängt eigentlich erst da an, interessant zu werden, wo sie aufhört.

Justus von Liebig, Briefe

Die Sonographie besitzt heute einen festen Platz in der bildgebenden Diagnostik von Erkrankungen der Bewegungsorgane. So ist sie in den „Leitlinien für Diagnostik und Therapie der Deutschen Gesellschaft für Orthopädie und Orthopädische Chirurgie" u. a. zur Abklärung von Schulter- und kindlichen Hüfterkrankungen fest verankert.

Mit diesem Werk, das sowohl Lehrbuch- als auch Atlas-Charakter besitzt, wird ein Überblick über das aktuelle Wissen der Sonographie im Bereich aller relevanten Gelenkregionen und der Weichteile gegeben.

Diese zweite Auflage wurde dem Ultraschallkurssystem angeglichen. Die Kenntnis standardisierter sonographischer Untersuchungstechniken ist das Fundament für eine sichere und schnelle Diagnosefindung. Deshalb werden die standardisierten sonographischen Untersuchungstechniken und die Sonoanatomie im Grundkurs dargestellt. Im Aufbaukurs werden alle relevanten sonopathologischen Veränderungen demonstriert und im Abschlusskurs wird auf einige spezielle Fragestellungen, wie die Sonographie der rheumatischen Hand eingegangen.

In vielen Ultraschallkursen ist von den Teilnehmern die Bitte an uns herangetragen worden, die dynamische sonographische Untersuchung auf einer DVD darzustellen. Wir sind diesem Wunsch sehr gerne nachgekommen und zeigen die entsprechenden Schallkopfpositionen auf einer DVD. Herrn Andreas Mihatsch sei für die Anfertigung der DVD gedankt.

Wir danken Herrn Prof. Dr. med. M. Georgi, Direktor des Instituts für Klinische Radiologie der Universitätsklinik Mannheim, und Herrn Prof. Dr. med. W. S. Rau, Direktor der Abteilung für Diagnostische Radiologie, Zentrum für Radiologie am Klinikum der Justus-Liebig-Universität Gießen, für die Überlassung der Kernspintomogramme. Die Röntgenaufnahmen entstammen (sofern nicht anders gekennzeichnet) den Archiven der Orthopädischen Universitätsklinik Mannheim, der Orthopädischen Klinik der Justus-Liebig-Universität Gießen, dem Institut für Klinische Radiologie der Westfälischen Wilhelms-Universität Münster, dem Kreiskrankenhaus Mosbach und der Orthopädischen Klinik Hessisch Lichtenau.

Unser besonderer Dank im Georg Thieme Verlag gilt Frau Antje-Karen Richter, die durch viele ihrer Ideen dem Buch in vielerlei Hinsicht ein neues Gesicht gegeben hat. Ganz herzlich bedanken möchten wir uns bei Frau Silvia Haller und Herrn Rolf Zeller für die hervorragende Betreuung in allen Phasen der Entstehung des Buches sowie für die großzügige Ausstattung.

Wir hoffen, dass dieser Sonographie-Atlas allen Kolleginnen und Kollegen, die an der sonographischen Diagnostik von Erkrankungen der Bewegungsorgane interessiert sind, von Nutzen sein wird.

Nur Wissen ermöglicht Verständnis und nur damit lässt sich die Sonographie sinnvoll zum Wohl unserer Patienten einsetzen und auch weiterentwickeln.

Hessisch Lichtenau und Heidelberg, im Dezember 2006

Werner Konermann
Gerd Gruber

Anschriften

Dr. med. Emilio Filippucci
Università Politecnica delle Marche
Scuola di Specializzazione in Rheumatologie
Ospedale „A. Murri"
Via dei Colli 52
60035 Jesi (AN)
ITALIEN

Prof. Dr. med. Walter Grassi
Università Politecnica delle Marche
Scuola di Specializzazione in Rheumatologie
Ospedale „A. Murri"
Via dei Colli 52
60035 Jesi (AN)
ITALIEN

Priv.-Doz. Dr. med. Gerd Gruber
ATOS Praxisklinik GmbH
Bismarckstr. 9 – 15
69115 Heidelberg

Prof. Dr. med. Werner Konermann
Orthopädische Klinik
Hessisch Lichtenau gGmbH
Am Mühlenberg 3
37235 Hessisch Lichtenau

Dr. med. Frank Raible
Orthopädische Klinik
Hessisch Lichtenau gGmbH
Am Mühlenberg 3
37235 Hessisch Lichtenau

Julia Richter
Orthopädische Klinik
Hessisch Lichtenau gGmbH
Am Mühlenberg 3
37235 Hessisch Lichtenau

Florian Wolf
Orthopädische Klinik
Hessisch Lichtenau gGmbH
Am Mühlenberg 3
37235 Hessisch Lichtenau

Inhaltsverzeichnis

Grundkurs

Einführung, Anatomie, Standardschnittebenen

Grundkurs

Im ersten Teil des Grundkurses werden die für die Ultraschalldiagnostik erforderlichen physikalisch-technischen Informationen, die DEGUM-Richtlinien, die Befundung, Artefakte und Phänomene, die allgemeine Sonoanatomie sowie die allgemeine Sonopathologie vermittelt.

Im zweiten Teil des Grundkurses werden die Standardschnittebenen im Bereich der großen Gelenke vorgestellt: Schultergelenk, Ellenbogengelenk, Handgelenk, Hüftgelenk, Knie- und Sprunggelenk.

Die Sonographie stellt in der Diagnostik pathologischer Veränderungen am Stütz- und Bewegungsorgan ein etabliertes Untersuchungsverfahren dar. Es handelt sich um eine bewährte Untersuchungsmethode, welche bei vielen Erkrankungen und Veränderungen im Bereich der Stütz- und Bewegungsorgane im Vergleich mit anderen bildgebenden Verfahren zum Teil als gleichwertig, zum Teil als überlegen einzustufen ist. Bei pathologischen Veränderungen, bei denen die Sonographie keine Zusatzinformation liefern kann, müssen andere Untersuchungsverfahren zum Einsatz kommen.

Die Sonographie kann jedoch nur als ein Mosaikstein im Gesamtbild des diagnostischen Algorithmus gewertet werden. Aufgrund der für den Patienten gefahrlosen Anwendung sollte die Ultraschalluntersuchung stets nach der Anamneseerhebung, der klinischen Untersuchung und vor speziellen, auch invasiven, modernen bildgebenden Verfahren zum Einsatz kommen. Da Knochengewebe nur zu einem unwesentlichen Anteil (0,1 – 1%) von den Ultraschallwellen durchdrungen werden kann, ist die röntgenologische Untersuchung in 2 Standardebenen zur Beurteilung intraossärer Veränderungen nicht durch die Ultraschalluntersuchung zu ersetzen.

Die Vor- und Nachteile der sonographischen Untersuchung sind nachfolgend aufgelistet.

Vorteile:

- belastungs- und strahlungsfrei für Patienten und Untersucher,
- beliebig wiederholbar,
- kostengünstig,
- dynamische Untersuchung erlaubt Visualisierung von Bewegungsabläufen und erleichtert somit das Auffinden von pathologischen Befunden,
- seitenvergleichende Untersuchung ist möglich,
- keine untersuchungsrelevanten Artefakte in der Nähe von eingebrachten Metallimplantaten.

Nachteile:

- Qualität der Untersuchung abhängig von der Erfahrung des Untersuchers,
- Qualität der Untersuchung abhängig von den apparativen Voraussetzungen,
- intraossäre Veränderungen können sonographisch nicht erkannt werden,
- Fehldiagnosen aufgrund von Überforderung der Methode möglich, z. B. Tumordiagnostik.

Die Ultraschalluntersuchung ermöglicht als Schnittbildverfahren in besonderem Maße die Abtastung von Weichteilstrukturen in multiplanaren Schichtebenen.

Durch Einstellen mehrerer Schnittebenen wird die Aussagekraft der Methode erhöht. Die Sonographie wird nicht ausschließlich als eine rein statische, sondern vielmehr als eine dynamische und dadurch flächendeckende Untersuchung durchgeführt.

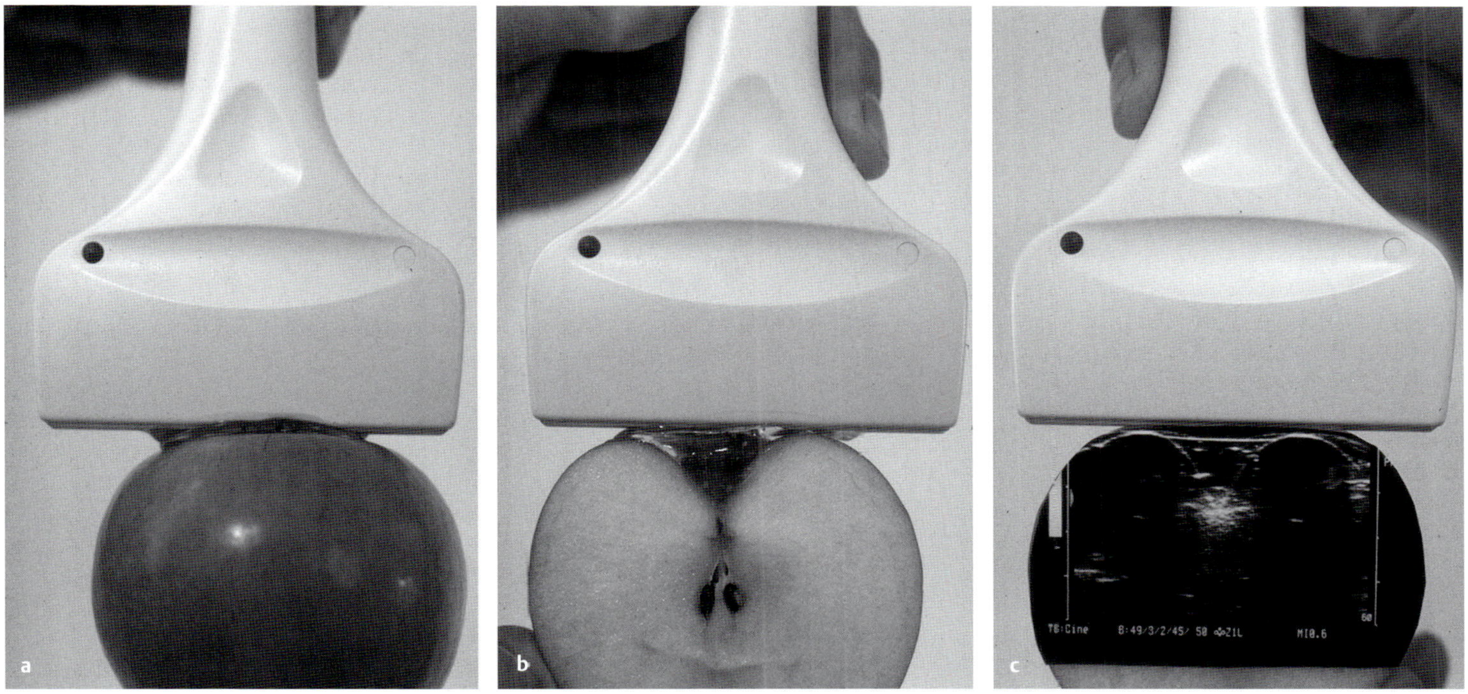

Abb. 1 a – c Ultraschall als Schnittbildverfahren, aufgezeigt an einem Modell.

Die Entstehung der Ultraschallwellen basiert auf dem umgekehrten piezoelektrischen Effekt (J. und P. Curie, 1880). Das Grundprinzip der Sonographie besteht in der Auslotung akustischer Grenzflächen. Für die Bildentstehung ist der akustische Impedanzunterschied zweier benachbarter Gewebestrukturen (Medien) entscheidend. Der Impedanzunterschied wird durch die unterschiedliche Schallleitungsgeschwindigkeit (abhängig von der Dichte und der Elastizität des Gewebes) vorgegeben. Bereits Differenzen der Schallleitungsgeschwindigkeit von 1% sind für eine Diskriminierung zweier Strukturen ausreichend.

Es werden drei Schallfrequenzbereiche differenziert:

- Infraschall (Schallfrequenzen unterhalb des menschlichen Hörbereichs, < 16 Hz),
- menschlicher Hörbereich (16 Hz – 20 KHz),
- Ultraschall (Schallfrequenzen oberhalb des menschlichen Hörbereichs, > 20 KHz):
  - diagnostischer Ultraschall (häufigste Schallfrequenzen am Stütz- und Bewegungsorgan: 5 – 13,5 MHz),
  - therapeutischer Ultraschall.

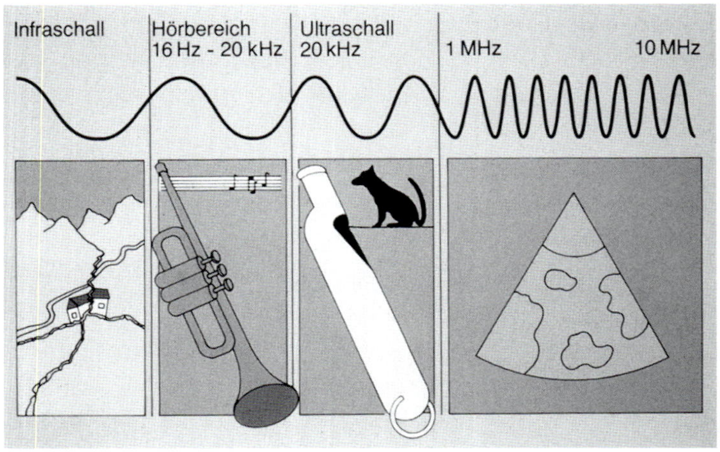

Abb. 2 Schallfrequenzbereiche
(für die freundliche Überlassung danken wir der Firma Siemens, Erlangen).

Das Auflösungsvermögen ist definiert durch den Mindestabstand, den zwei Strukturen aufweisen müssen, damit diese auf dem Monitorbild noch voneinander unterschieden werden können. Unter diesem Kriterium unterscheidet man das laterale vom axialen Auflösungsvermögen:

- Die laterale Auflösung entspricht dem Mindestabstand zweier Objekte quer zur Schallstrahlrichtung. Die laterale Bildauflösung entspricht 4 – 5 Wellenlängen.
- Die axiale Auflösung entspricht dem Mindestabstand zweier Objekte in Schallstrahlrichtung. Die axiale Bildauflösung entspricht 2 – 3 Wellenlängen.

Die laterale und die axiale Bildauflösung sind abhängig von der Schallkopffrequenz, der Impulsdauer und der Breite des Schallstrahls.

Die Auflösung und die Eindringtiefe werden von der Wellenlänge und der Schallfrequenz vorgegeben. Die Auflösung verhält sich direkt proportional, die Eindringtiefe umgekehrt proportional zur Schallfrequenz.

Der Aufbau des Ultraschallbildes wird von mehreren physikalischen Gegebenheiten beeinflusst. Im Wesentlichen sind hier die Reflexion, die Streuung, die Brechung, die Beugung und die Absorption zu nennen.

Reflexion

Ein Teil der Schallenergie wird an der Grenze von zwei Medien mit unterschiedlicher akustischer Impedanz reflektiert. Wird eine Struktur von den Schallwellen schräg getroffen, so werden die eintreffenden Schallwellen entsprechend dem Einfallwinkel zur Seite reflektiert und erreichen den Schallkopf nur zum Teil (Einfallwinkel = Ausfallwinkel). So können bei der Untersuchung eines Objektes mit verändertem Anschallwinkel Abbildungen mit unterschiedlichem Charakter entstehen.

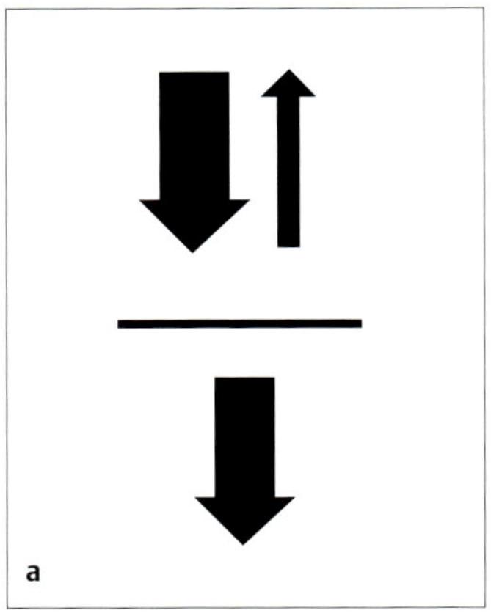

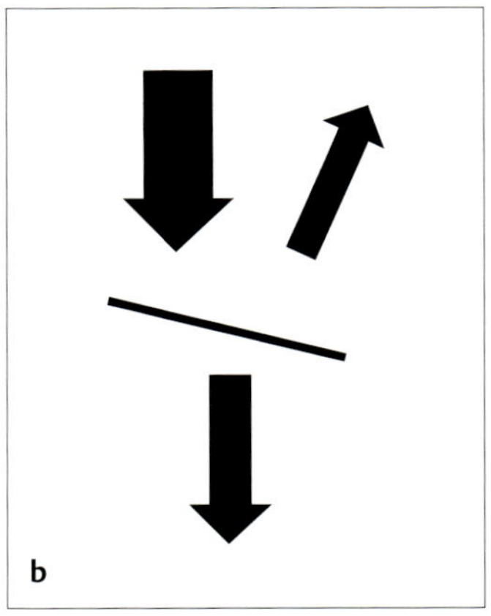

Abb. 3 a, b Reflexionsverhalten der Ultraschallwellen in Abhängigkeit vom Einfallwinkel.

Streuung

Wird eine raue Oberfläche von einer Schallwelle getroffen, so wird diese gestreut. Da im Organismus praktisch keine glatten Oberflächen existieren, kann man davon ausgehen, dass überall eine Streuung der Schallwellen auftritt. Die Streuung führt zum Energieverlust und verhält sich direkt proportional zur Schallfrequenz.

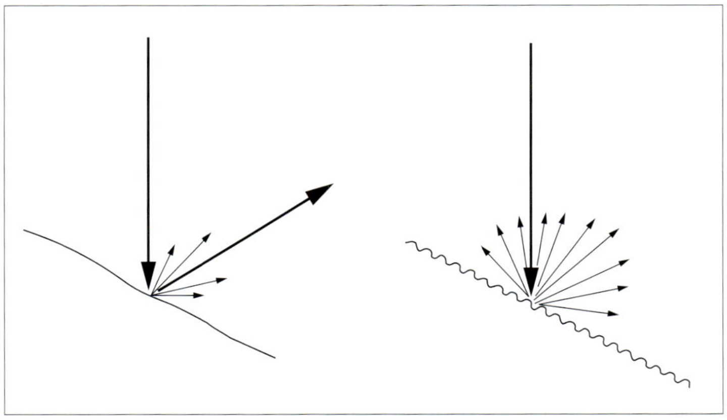

Abb. 4 Streuung von Ultraschallwellen an einer rauen Oberfläche.

Brechung

Schallwellen werden beim Übertritt von einem zum anderen Medium zum schneller leitenden Medium hin gebrochen.

Beugung

Befindet sich ein Hindernis im Schallstrahl, so werden die Schallwellen in den Schallschatten hinein gebeugt. Die Beugung verhält sich umgekehrt proportional zur Schallfrequenz.

Absorption

Die Schallwellen werden beim Durchtritt durch das Gewebe abgeschwächt und durch innere Reibung in Wärme umgewandelt. Zum Ausgleich der Absorption ermöglicht der Tiefenausgleich (durch Verstärkung der aus tieferen Gewebsschichten reflektierten Ultraschallimpulse) einen homogenen Bildaufbau über die gesamte Eindringtiefe.

Das Ultraschallgerät enthält die Elektronik für die Steuerung und die Signalverarbeitung des vom Schallkopf aufgenommenen Ultraschallimpulses. Der Schallkopf ist Sender und Empfänger zugleich. Das Ultraschallgerät empfängt über ihn bis zu 256 unterschiedliche Grauwerte, die im Gerät auf ca. 20 (für das menschliche Auge differenzierbare) auf dem Monitor wiedergegebene Grauwerte reduziert werden.

Geräteeinstellung

Durch Änderung der Geräteeinstellung (Pre- und Postprocessing) lässt sich die Charakteristik des Bildaufbaus variieren. Zur „Eichung" des Gerätes vor Beginn der Untersuchung können die Arterien oder Venen verwendet werden: Es wird empfohlen, das Gerät so einzustellen, dass das Lumen der Gefäße echofrei zur Abbildung kommt.

Preprocessing

Das Preprocessing arbeitet nur im Real-Time-Bild, jedoch nicht bei „eingefrorener" Abbildung. Während der Untersuchung können der Dynamikumfang (Veränderung des Kontrastes) und die Kennlinie (Echogenitätsveränderung der abgebildeten Strukturen) variiert werden.

Postprocessing

Die Grauwertstufen können elektronisch reduziert werden. Sie sind am Ultraschallgerät frei wählbar, es können individuelle Grauwertkurven abgespeichert werden. Durch die Reduktion der Grauwertstufen entsteht ein härterer Bildkontrast.

Empfangsverstärkung

Die Empfangsverstärkung entspricht dem „Gaspedal des Ultraschallgerätes". Hierdurch werden im Gegensatz zu den Tiefenausgleichsreglern alle ankommenden Schallwellen gleichmäßig verstärkt bzw. abgeschwächt.

Tiefenausgleich (Time Gain Compensation, TGC)

Die Schallwellen verlieren durch Absorption an Intensität, je weiter sie im Gewebe in die Tiefe gelangen. Die stärkste Schallintensität besteht daher direkt schallkopfnah. Um die Signale aus tiefer gelegenen Bereichen empfangen zu können, müssen diese verstärkt werden. Der Tiefenausgleich soll schallkopfnah nur gering erfolgen, mit zunehmender Eindringtiefe ist eine lineare Verstärkung erforderlich. Hierdurch wird das Ultraschallsignal gleich bleibend stark empfangen und es gelingt, tiefer gelegene Strukturen auf dem Monitor sichtbar zu machen.

Schallköpfe

Die Eindringtiefe der Schallwellen ist abhängig von der Schallfrequenz. Es sind Schallköpfe mit wechselbaren Frequenzen (z. B. 5, 7,5, 10 und 13,5 MHz) sowie Schallköpfe mit sog. Mischfrequenzen auf dem Markt. Weiterhin ist zu beachten, dass die angegebenen Werte geräteabhängig variieren können:

- 3,5 MHz-Linear-Scan ca. 220 mm
- 5,0 MHz-Linear-Scan ca. 120 mm
- 7,5 MHz-Linear-Scan ca. 80 mm
- hohe Frequenz = geringere Eindringtiefe bei besserer Bildauflösung,
- niedrige Frequenz = bessere Eindringtiefe bei schlechterer Bildauflösung

Derzeit existieren drei unterschiedliche Schallkopfsysteme.

Linearschallkopf

Die Oberfläche des Linearschallkopfes ist plan. Die Kristallelemente sind linear angeordnet, dies führt zu parallelen Bildzeilen. Das Monitorbild ist rechteckig und formatfüllend. Die aktuellen Linearschallköpfe ermöglichen durch Unterteilung in viele Einzelelemente eine elektronische Fokussierung in unterschiedlichen Gewebetiefen.

Sektorschallkopf

Es existieren mechanische und elektronische Sektorschallköpfe. Die Oberfläche des mechanischen Sektorschallkopfes ist stark konvex gekrümmt. In der Regel sind drei Kristalle sternförmig auf einem rotierenden Träger angeordnet. Das Monitorbild ist sektorförmig, nicht formatfüllend und kann mit einem „Tortenstück" verglichen werden. Der elektronische Sektorschallkopf (Phased Array) hat eine plane Ankoppelungsfläche. Es erfolgt ebenfalls eine sektorförmige Abtastung des Gewebes. Alle Elemente des Schallkopfes sind zum Senden und Empfangen gleichzeitig aktiviert. Durch einen sog. „elektronischen Schwenk" gelingt die sektorförmige Abtastung.

Curved-Array-Schallkopf

Die Oberfläche des Curved-Array-Schallkopfes ist mäßig konvex gekrümmt. Dieser Schallkopf ist bezüglich seiner technischen Gegebenheiten zwischen dem Linear- und dem Sektorschallkopf einzuordnen. Die Kristallelemente sind auf der konvexen Schallkopfoberfläche angeordnet. Hierdurch kommt es zu einer divergierenden Schallstrahlrichtung. Das Monitorbild ist trapezförmig, nicht formatfüllend.

Bei Verwendung von Ultraschallgeräten mit elektronisch verstärkten Schallköpfen kann der 7,5-MHz-Linearschallkopf bei ausreichender Eindringtiefe als Universalschallkopf für den Bereich der Stütz- und Bewegungsorgane und des Säuglingshüftgelenks

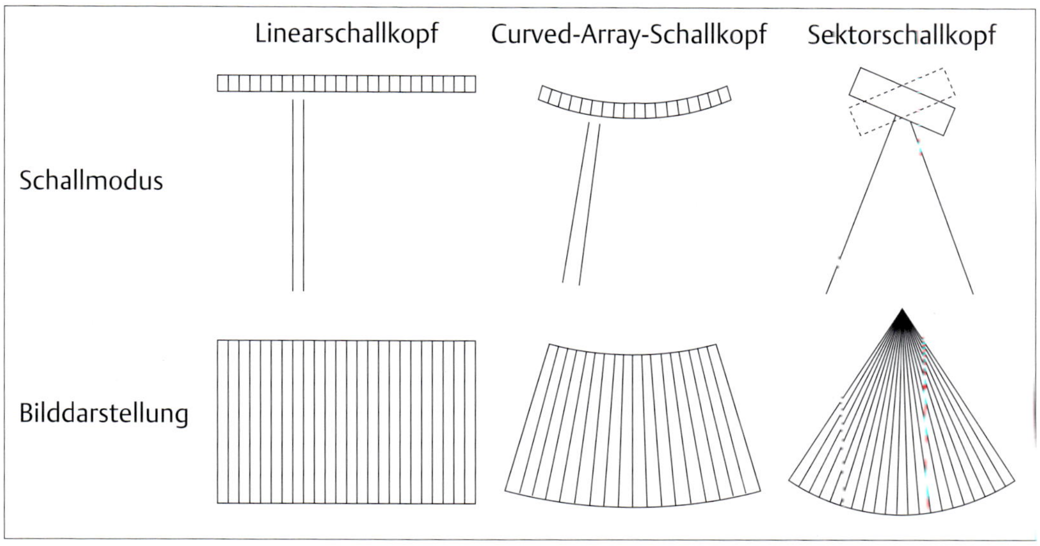

Abb. 5 Linearschallkopf, Curved-Array-Schallkopf und Sektorschal kopf.

verwendet werden. Die Verwendung von Schallköpfen mit konvexer Oberfläche (Curved-Array-Schallkopf) ist speziellen Fragestellungen (z. B. Diagnostik von Meniskusläsionen und Läsionen des Labrum glenoidale anterius bei der Bankart-Läsion) vorbehalten.

Schallfeld

Im Schallfeld eines Ultraschallimpulses unterscheidet man das Nahfeld, den Fokusbereich und das Fernfeld.

Nahfeld

Das Nahfeld befindet sich in unmittelbarer Nähe zum Schallkopf. In diesem Bereich ist das Ultraschallbild nicht suffizient zu beurteilen. Die Tiefe des Nahfeldbereiches ist abhängig von der Schallfrequenz: je höher die Schallfrequenz, desto kleiner der Nahfeldbereich. Durch die Verwendung einer Vorlaufstrecke kann das Nahfeld überbrückt werden; die vorher im Nahfeld gelegenen Strukturen gelangen hierdurch in den Fokusbereich.

Fokusbereich

Der Fokusbereich entspricht dem Ort der höchsten Bildauflösung und liegt zwischen dem Nah- und dem Fernfeld.

Fernfeld

Das Fernfeld liegt am weitesten vom Schallkopf entfernt. Im Fernfeld ist das Ultraschallbild aufgrund der schlechten Auflösung nicht suffizient zu beurteilen.

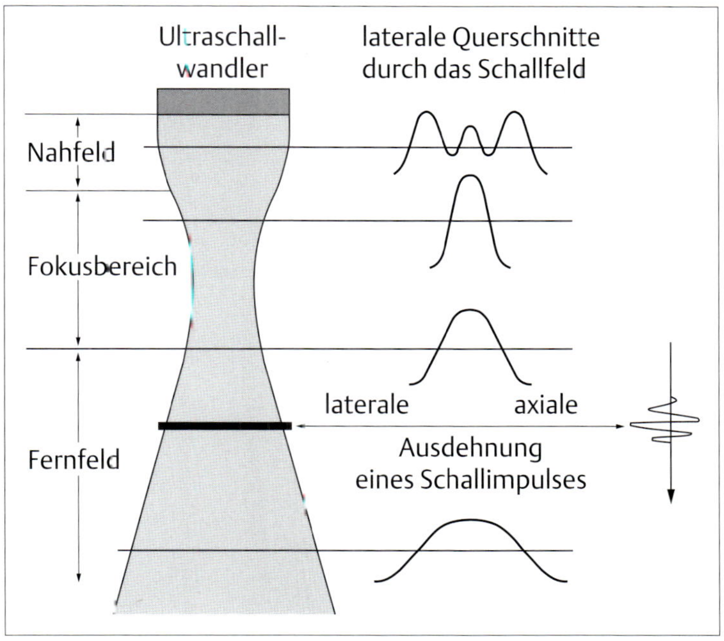

Abb. 6 Nahbereich, Fokusbereich und Fernbereich des Ultraschallkopfes (für die freundliche Überlassung danken wir der Firma Siemens, Erlangen).

Vorlaufstrecken

Vorlaufstrecken erleichtern die Schallkopfankoppelung auf der Körperoberfläche. Dies trifft insbesondere bei prominenten Knochenvorsprüngen (z. B. Akromioklavikulargelenk) oder konvex geformten Gelenkabschnitten (z. B. Femurkondyle bei maximaler Kniegelenkflexion) zu. Die Vorlaufstrecke ermöglicht, Strukturen, die sich im Nahfeld befinden, in den Fokusbereich zu verschieben. Hauptsächlich wird die Vorlaufstrecke bei der dynamischen Untersuchung der Achillessehne im dorsalen Longitudinalschnitt zur permanenten, suffizienten Schallkopfankoppelung sowohl bei Plantar- als auch Dorsalflexion verwendet.

Im Bereich der Stütz- und Bewegungsorgane liegt die empfohlene Stärke der Vorlaufstrecke zwischen 0,5 und maximal 2 cm. Mit Ausnahme der oben genannten Anwendungsbereiche ist eine Vorlaufstrecke bei Verwendung eines hochfrequenten Schallkopfes für die Sonographie am Stütz- und Bewegungsorgan nahezu entbehrlich geworden. Als Hauptnachteil der Vorlaufstrecke ist das vermehrte Auftreten von Artefakten zu nennen. Es existieren Vorlaufstrecken aus unterschiedlichen Materialien.

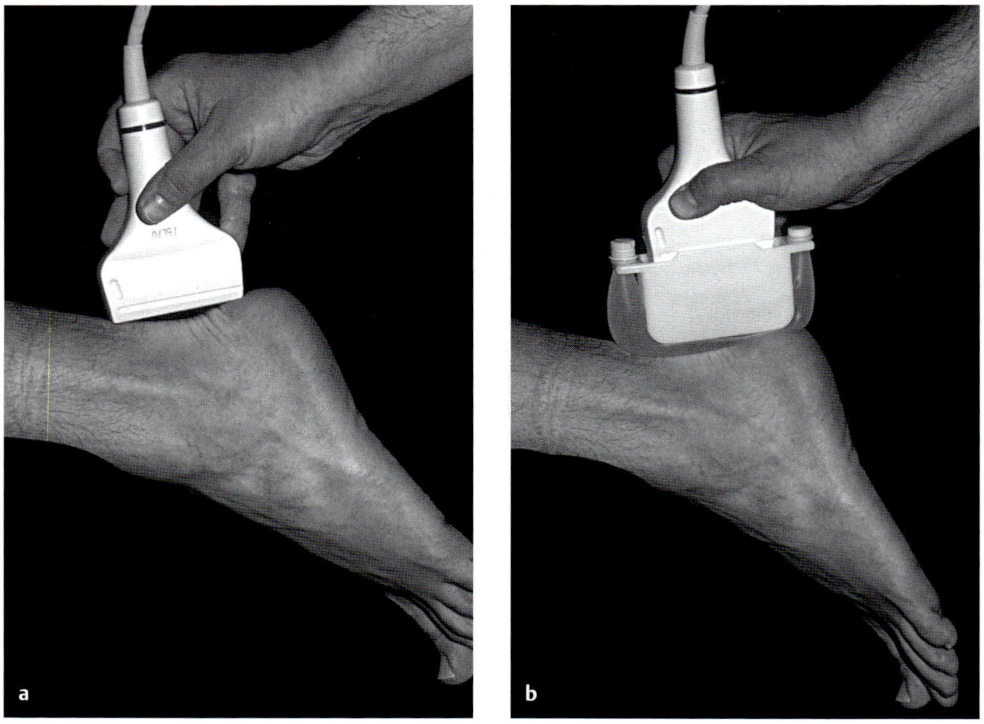

Abb. 7 a, b Schallkopfposition im Bereich der Achillessehne im dorsalen Longitudinalschnitt ohne (**a**) und mit (**b**) Verwendung einer Wasservorlaufstrecke.

Festkörpervorlaufstrecke (z. B. Proxon)

Es besteht ein geringer Pflegeaufwand. Die Vorlaufstrecke ist mit sog. Weichmachern versetzt, daher darf sie niemals für längere Zeit auf Kunststoffoberflächen (z. B. Ultraschallgerät) gelagert werden, da diese sonst beschädigt werden können.

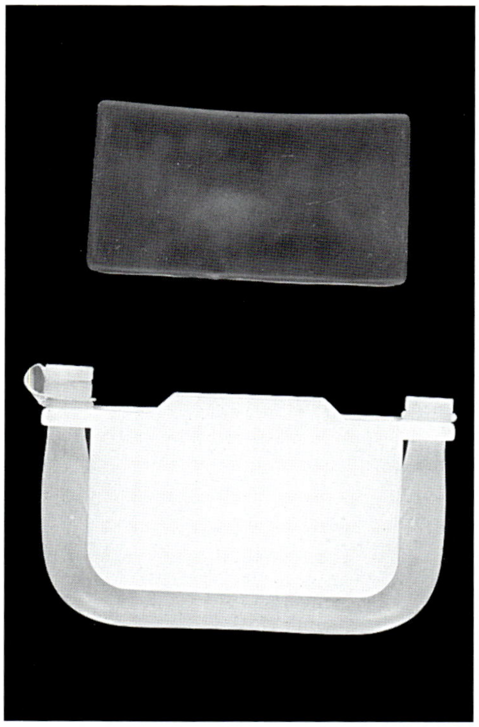

Abb. 8 Festkörper- (oben) und Wasservorlaufstrecke (unten).

Wasservorlaufstrecke

Der Pflegeaufwand ist höher als bei einer Festkörpervorlaufstrecke, da die Flüssigkeit mehrmals im Monat ausgetauscht werden muss. Bei einigen Geräten kann die Wasservorlaufstrecke mit einer speziellen Haltevorrichtung direkt am Schallkopf adaptiert werden. Hierdurch hat der Untersucher eine Hand frei für die dynamische Untersuchung, was sich in der täglichen Routine als vorteilhaft erwiesen hat (Abb. **7 b**, **8**).

Die Verwendung eines flüssigkeitsgefüllten OP-Handschuhs als Vorlaufstrecke kann nicht empfohlen werden.

Gel-/Agar-Agar-Vorlaufstrecke

Die Haltbarkeit dieser Vorlaufstrecken ist aus biologischen Gründen begrenzt, daher können sie nur bedingt empfohlen werden.

Die hier vorgestellten Richtlinien wurden vom Arbeitskreis „Stütz- und Bewegungsorgane" der DEGUM (Deutsche Gesellschaft für Ultraschall in der Medizin) erarbeitet.

Monitorabbildung

Die eingestellten Strukturen werden bei der Befunddokumentation grundsätzlich wie folgt auf dem dunklen Monitorhintergrund abgebildet.

In der täglichen Routineanwendung hat sich dieses Vorgehen mit einer seitengleichen Abbildung der paarigen Gelenke bewährt. Eine identische Vorgehensweise ist auch aus der Säuglingshüftsonographie nach R. Graf bekannt.

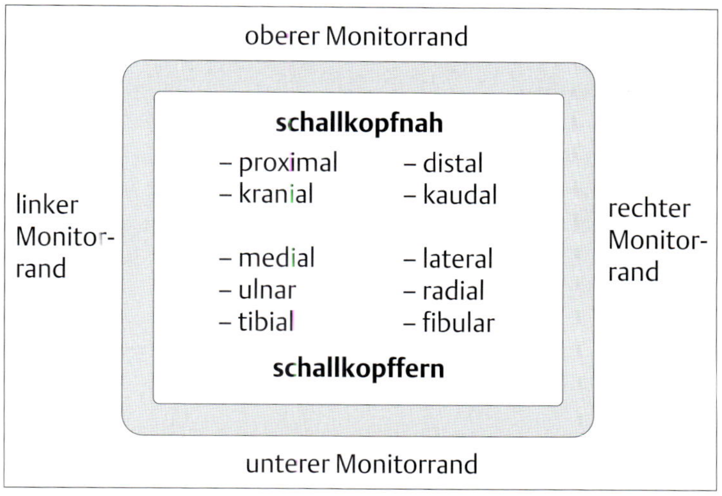

Abb. 9 Monitorabbildung.

Dokumentation

Für alle Bereiche der Stütz- und Bewegungsorgane wurde bei der Dokumentation ein einheitliches Vorgehen sowohl bei Vorliegen eines unauffälligen Befundes als auch bei einer pathologischen Veränderung festgelegt. Jedes untersuchte Organ/Gelenk muss in mindestens zwei Standardschnittebenen bildlich und schriftlich dokumentiert werden.

Unauffälliger Untersuchungsbefund

Zwei Standardschnittebenen des untersuchten Organs.

Pathologischer Untersuchungsbefund

Darstellung des pathologischen Befundes in zwei Standardschnittebenen, fakultativ seitenvergleichende Abbildung.

Sind bei spezieller Fragestellung zusätzliche Schnittebenen erforderlich, muss eine individuelle Dokumentation erfolgen.

Für die bildliche Dokumentation haben sich folgende Verfahren bewährt: Thermoprinter, elektronische Bildverarbeitungssysteme, optische Bildplatten u. a. Die Archivierung mittels Videoaufzeichnung ist aufgrund der Dokumentation des Bewegungsablaufs möglich und sinnvoll, hat sich jedoch aus Praktikabilitätsgründen nur bei speziellen Indikationen bewährt.

Standardschnittebenen

Der Vorteil der sonographischen Untersuchung am Stütz- und Bewegungsorgan in definierten Standardschnittebenen ermöglicht einerseits eine optimierte und flächendeckende Untersuchung ohne Qualitätsverluste und andererseits eine Vereinheitlichung des Untersuchungsablaufs (Qualitätskontrolle). Darüber hinaus erleichtern die vorgegebenen Standardschnittebenen mit knöchernen Leitstrukturen dem sonographisch Unerfahrenen eine rasche und reproduzierbare Auffindung der sonographischen Schnittebenen.

Jedes Gelenk ist in unterschiedliche Regionen aufgeteilt. In diesen werden verschiedene, definierte Schnittebenen eingestellt.

Die in den jeweiligen Standardschnittebenen verwendeten Begriffe „longitudinal" und „transversal" beziehen sich auf

- anatomisch bestimmte Strukturen (z. B. Schenkelhals),
- die Längsachsen von Extremitäten (z. B. Ellenbogen) oder des Rumpfes (z. B. Wirbelsäule),
- Muskeln und Sehnen in Hauptzug- und Verlaufsrichtung (z. B. Achillessehne),
- die Verlaufsrichtung von Gefäßen.

Für die einzelnen Gelenke wurden die folgenden Regionen und Standardschnittebenen festgelegt (Tabelle **1**):

Tabelle **1** Standardschnittebenen der DEGUM

Schultergelenk		
Dorsale Region Transversalschnitt Longitudinalschnitt	**Lateral-superiore Region** Transversalschnitt (korakoakromialer Schnitt) Longitudinalschnitt	**Ventrale Region** Transversalschnitt Longitudinalschnitt
Ellenbogengelenk		
Ventrale Region Transversalschnitt Humeroradialer Longitudinalschnitt Humeroulnarer Longitudinalschnitt	**Dorsale Region** Transversalschnitt Longitudinalschnitt	
Handgelenk		
Dorsale Region Transversalschnitt Ulnarer Longitudinalschnitt Radialer Longitudinalschnitt	**Palmare Region** Transversalschnitt Longitudinalschnitt	
Hüftgelenk		
Ventrale Region Transversalschnitt Longitudinalschnitt	**Laterale Region** Longitudinalschnitt	
Kniegelenk		
Ventrale Region Suprapatellarer Longitudinalschnitt Suprapatellarer Transversalschnitt Infrapatellarer Longitudinalschnitt	**Seitliche Region** Medialer Longitudinalschnitt Lateraler Longitudinalschnitt	**Dorsale Region** Medialer Longitudinalschnitt Interkondylärer Longitudinalschnitt Lateraler Longitudinalschnitt Kondylärer Transversalschnitt Tibialer Transversalschnitt
Sprunggelenk		
Ventrale Region Transversalschnitt Longitudinalschnitt	**Laterale Region** Diagonalschnitt	**Dorsale Region** Transversalschnitt Longitudinalschnitt

Zusätzlich zur bildlichen Dokumentation in mindestens zwei Standardschnittebenen ist eine strukturierte schriftliche Befundbeschreibung erforderlich.

Beschreibung

Die Beschreibung des Sonogramms orientiert sich an einheitlichen, sonographisch gebräuchlichen Begriffen. Veränderungen können die Form, das Echogenitätsverhalten, das Reflexmuster u.a. betreffen. Sehr wichtig ist die Beurteilung der entsprechenden Strukturen bei dynamischer Untersuchung eines Gelenks:

- Größe (Ausmessung mittels integrierter Messvorrichtung),
- Form,
- Begrenzung,
- Echogenität (echogen, echoarm, echofrei),
- topographische Zuordnung,
- Reflexmuster (homogen, inhomogen),
- Schallschatten, -auslöschung, -verstärkung.

Bei Vorliegen eines unklaren Befundes empfiehlt es sich grundsätzlich, die entsprechende Region der Gegenseite zum Vergleich sonographisch zu untersuchen.

Die Befundung sollte strukturiert erfolgen. Hierbei empfiehlt sich eine Gliederung nach Veränderungen von

- Knochenoberfläche (Leitstruktur jeder Standardschnittebene),
- Gelenkhöhle und Bursa,
- Sehne, Muskel, periartikuläre Weichteilstrukturen.

Beurteilungskriterien Knochen

Sonographisch kann nur die schallkopfzugewandte Knochenoberfläche beurteilt werden. Intraossäre Veränderungen können sonographisch nicht erfasst werden, da nur 0,1 – 1% der Schallwellen die Knochenoberfläche durchdringen können.

Folgende Veränderungen lassen sich differenzieren:

- Formveränderungen der Knochenoberfläche (z.B. aseptische Knochennekrose),
- Formveränderungen über Knochenniveau (z.B. Osteophyt),
- Formveränderungen unter Knochenniveau (z.B. Usur),
- Unterbrechung/Stufenbildung der Knochenoberfläche (z.B. Fraktur),
- Abschwächung oder Auslöschung des Reflexmusters (z.B. bei Vorliegen einer Verkalkung, die sich zwischen dem Schallkopf und der Knochenoberfläche befindet),
- Verstärkung des Reflexmusters (z.B. bei Vorliegen einer Zyste, die sich zwischen dem Schallkopf und dem Knochen befindet).

Beurteilungskriterien Gelenkhöhle und Bursa

Die Bursa stellt sich normalerweise als echogene, schmale Linie im Weichteilgewebe dar. Als Begrenzung der Gelenkhöhle erscheint die Gelenkkapsel sonographisch als eine echogene Linie. Eine Differenzierung zwischen der Gelenkkapsel, periartikulären Bandstrukturen und der Muskulatur ist nicht immer möglich. Folgende Veränderungen lassen sich differenzieren:

- Formveränderungen bei intraartikulärer Volumenzunahme (z.B. Kapseldistension),
- Echogenitätsveränderungen der Gelenkhöhle/Bursa.
  Der Inhalt einer pathologisch veränderten Gelenkhöhle/Bursa kann entweder echogen, echoarm oder echoarm mit echogenen Binnenstrukturen zur Abbildung kommen.

Beurteilungskriterien Sehne, Muskel und periartikuläre Weichteilstrukturen

Das Echogenitätsverhalten von Muskulatur und Sehnen hängt wesentlich von der Schallstrahlrichtung und dem Verlauf der abgebildeten Struktur im Schallfeld ab.

Folgende Veränderungen lassen sich differenzieren:

- Formveränderungen oder fehlende Darstellbarkeit anatomischer Strukturen,
- Formveränderungen bei der dynamischen Untersuchung,
- Struktur- oder Echogenitätsveränderungen,
- peritendinöse Form- oder Echogenitätsveränderungen.

Tipp

Abschließend sei darauf hingewiesen, dass die alleinige sonographische Untersuchung niemals eine Einstufung nach histologischen oder mikrobiologischen Kriterien erlaubt!

Artefakte sind Kunstprodukte, die keinen realen Bezug zum Objekt haben. Phänomene sind Bildbesonderheiten, die im Objekt einen realen Bezug haben.

Wiederholungsartefakt (Reverberationsartefakt)

Werden Ultraschallwellen zwischen zwei parallelen Grenzflächen mehrfach reflektiert, so führt dies zu einer kontinuierlichen Abschwächung des zum Schallkopf zurücklaufenden Ultraschallimpulses. Diese Mehrfachreflexionen weisen jeweils denselben Abstand auf und können hierdurch erkannt werden. Ein typisches Beispiel hierfür sind die bei Verwendung einer Wasservorlaufstrecke auftretenden Wiederholungsartefakte (Abb. **10 a, b**).

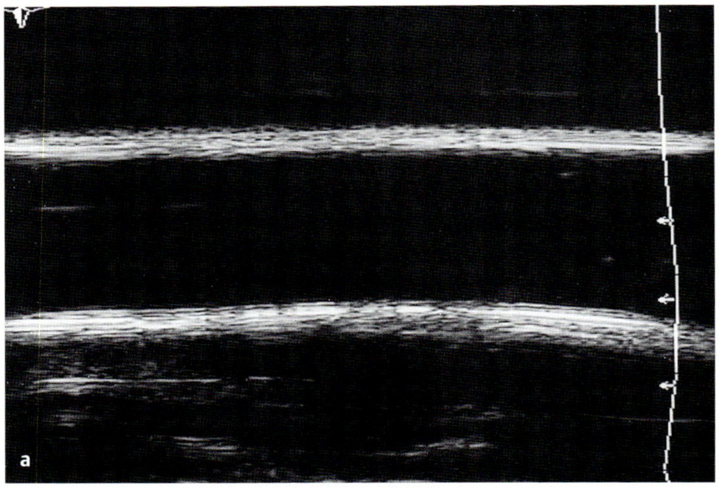

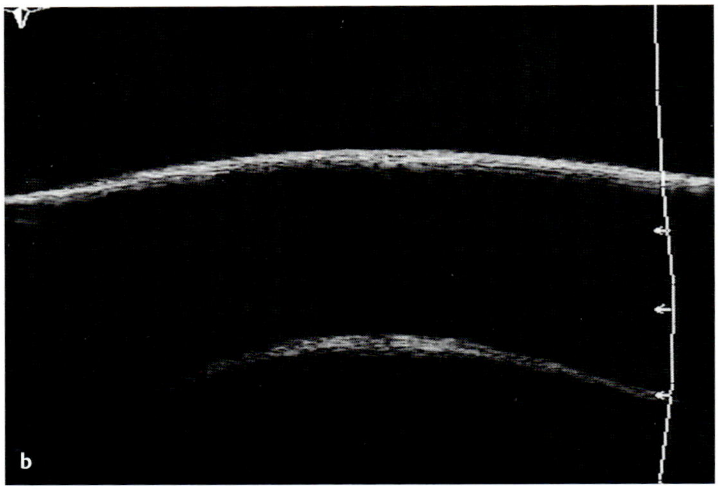

Abb. 10 a, b Sonogramm mit typischen Wiederholungsartefakten bei adaptierter Wasser- (**a**) und Proxonvorlaufstrecke (**b**) ohne Ankoppelung an ein Objekt.

Ankoppelungsartefakt

Wird zu wenig Kontaktgel zwischen Untersuchungsobjekt und Schallkopf verwendet, kommt es zu einem Ankoppelungsartefakt („Schottenartefakt"). In diesem Fall befindet sich zwischen dem Schallkopf und der Haut des Patienten Luft, die Ultraschallwellen gelangen dann aufgrund einer Totalreflexion nicht in das Untersuchungsobjekt (Abb. **11 a, b**).

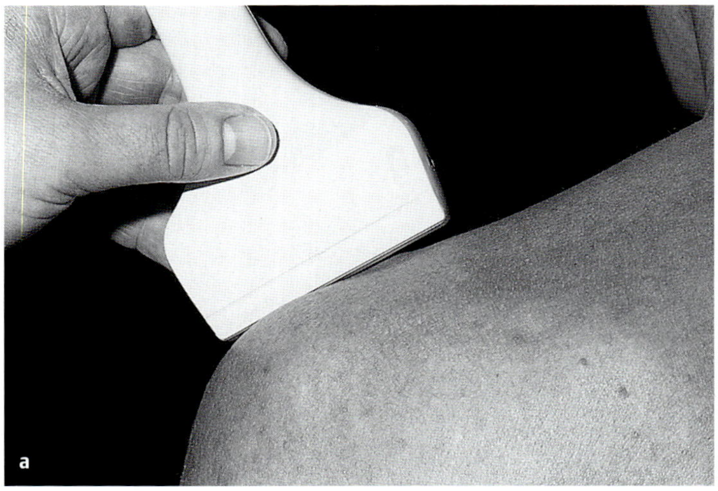

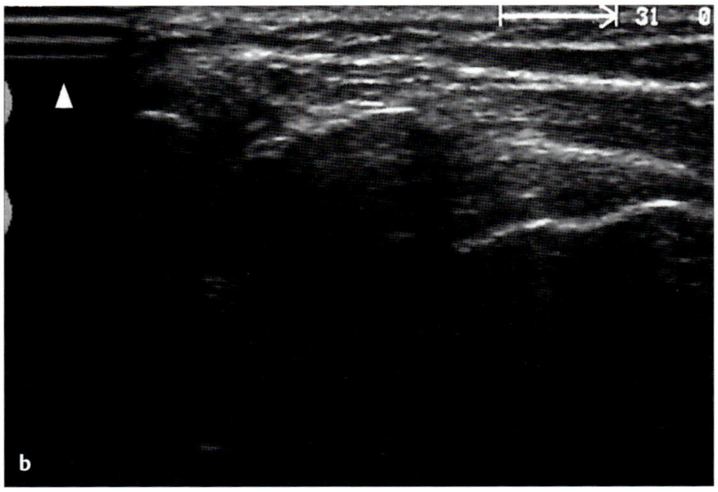

Abb. 11 a, b Schallkopfposition (**a**) mit fehlender medialer Ankoppelung. Im Sonogramm (**b**) kommt somit auf der linken Bildseite eine echofreie Zone (Pfeil) zur Abbildung.

Bogenartefakt

Bogenartefakte entstehen, wenn stark reflexreiche Strukturen innerhalb einer echofreien Region angeschallt werden. Aufgrund von sog. „Nebenkeulen" wird z.B. ein runder Metallgegenstand (z.B. Kanüle) im Wasserbad in der transversalen Schnittebene nicht als echogene punktförmige Struktur, sondern als „regenschirmförmig" abgebildet (Abb. **12 a, b**).

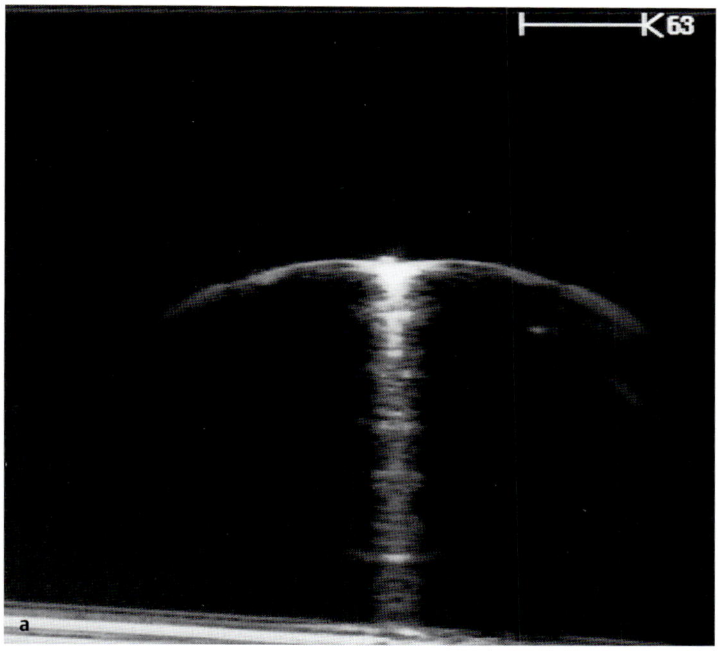

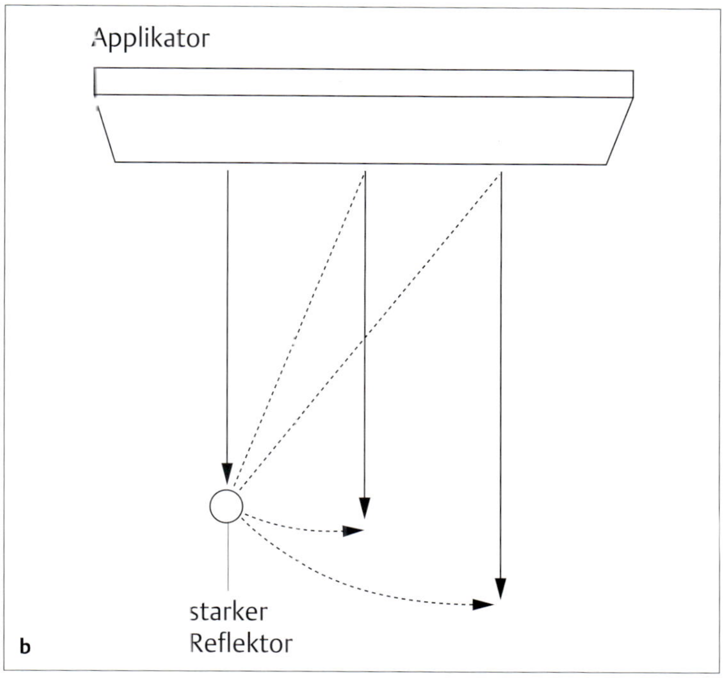

Abb. 12 a, b Kanüle im Sonogramm (**a**), Schemazeichnung (**b**).

Phänomen der Pseudousur

Durch tangentiales Anschallen von stark gekrümmten knöchernen Oberflächen (z.B. Femurkondylus, Epicondylus humeri radialis) stellt sich diese knöcherne Region in dem Bereich, in dem sie von den Schallwellen tangential getroffen wird, nicht durchgehend echogen dar (Abb. **13 a, b**). Es handelt sich hierbei um eine unvollständige Darstellung aufgrund einer physiologisch vorhandenen Krümmung dieser angeschallten Struktur.

Das Phänomen der Pseudousur muss sorgfältig von einer echten Usur abgegrenzt werden. Dies ist möglich durch

- fehlende Darstellbarkeit eines Basisreflexes,
- Veränderung des Schallwinkels. Bei orthogradem Auftreffen der Schallwellen erscheint dieser Bereich ohne Unterbrechung echogen (Abb. **13 b**). Das Phänomen der Pseudousur kann dann in benachbarten Regionen auftreten.

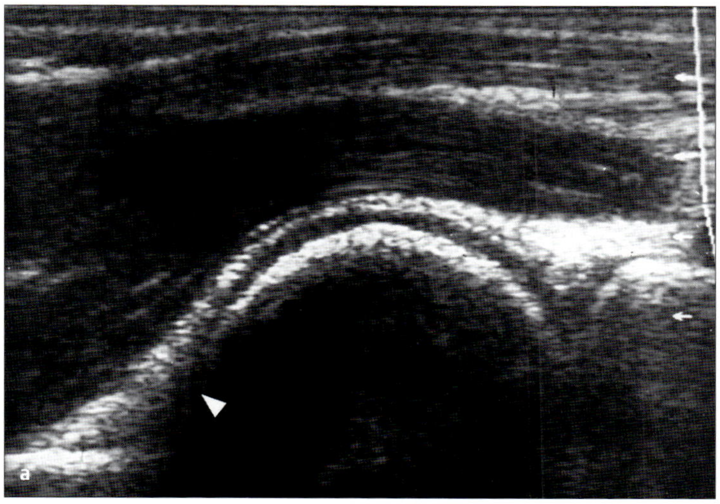

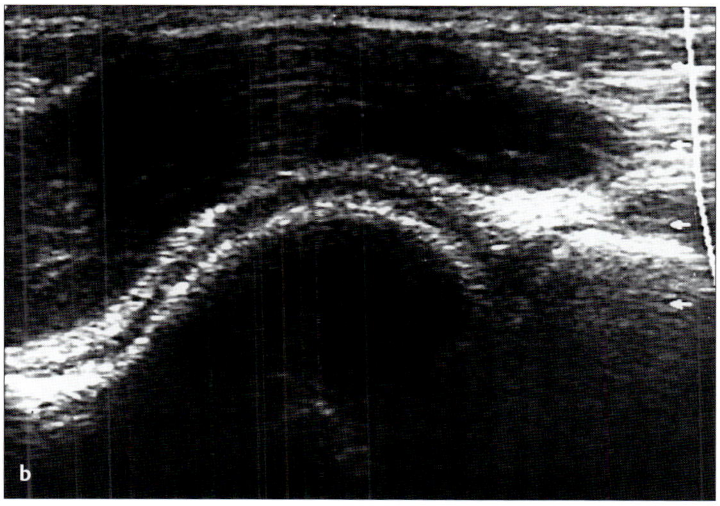

Abb. 13 a, b Ellenbogengelenk, ventraler humeroradialer Longitudinalschnitt (**a** u. **b**) (Pseudousur = Pfeil).

Phänomen der Reflexumkehr

Das Phänomen der Reflexumkehr tritt an Sehnen und Muskeln auf. Die Echogenität einer Struktur ist abhängig vom Anschallwinkel. Wird eine Sehne orthograd angeschallt (Abb. **14a**), so kommt sie mit typischer echogener Textur zur Abbildung, wird sie tangential angeschallt (Abb. **14b**), so erscheint die Sehne echoarm bis echofrei (Abb. **14a, b**).

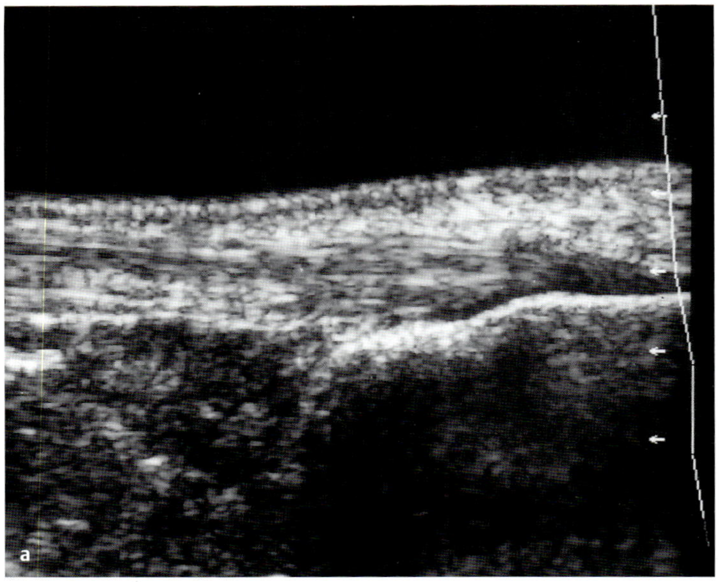

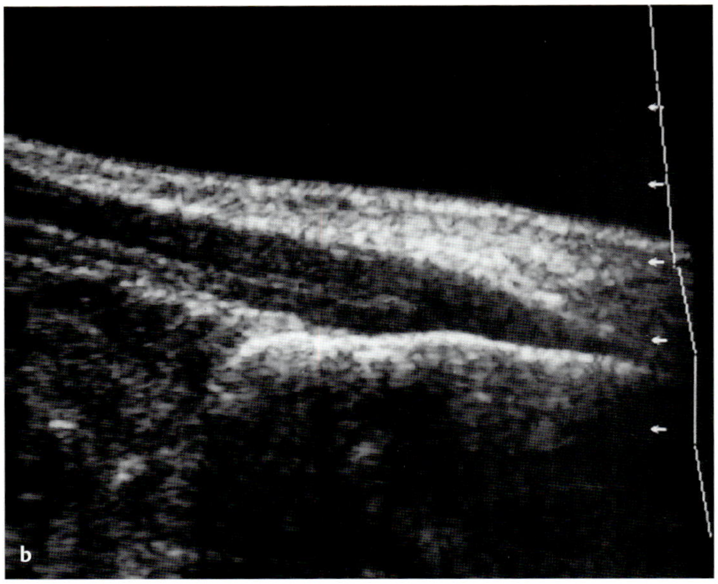

Abb. 14a, b Dorsaler Longitudinalschnitt über der Achillessehne.

Phänomen des wandernden Reflexes

Das Phänomen des wandernden Reflexes tritt bei Sehnen und Muskeln auf und entspricht dem Phänomen der Reflexumkehr bei einer anatomischen Struktur, welche einen welligen Verlauf hat. Die Struktur stellt sich in diesem Fall mit unterschiedlicher Echogenität dar, z.B. echoarm – echoreich – echoarm (Abb. **15a, b**).

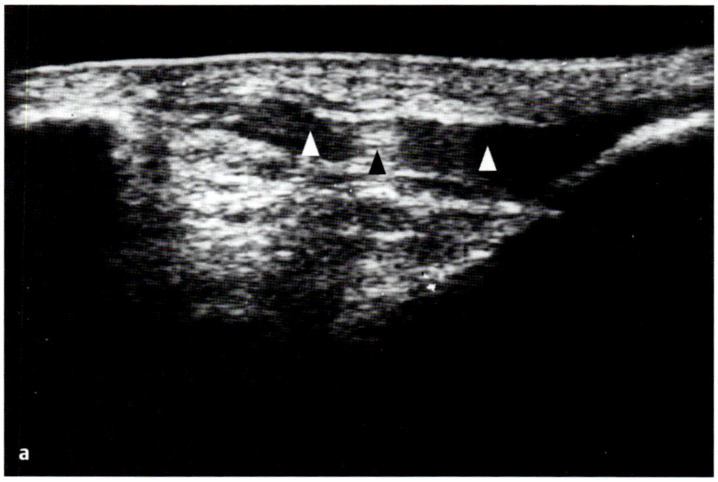

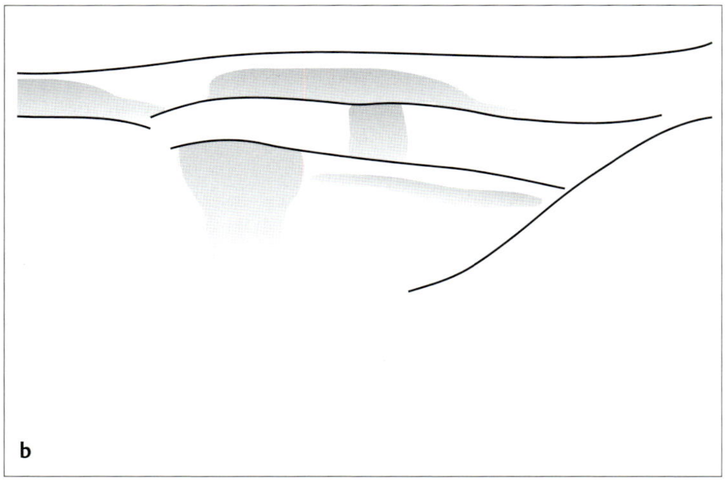

Abb. 15a, b Kniegelenk, ventraler infrapatellarer Longitudinalschnitt, Sonogramm (**a**), Schemazeichnung (**b**) (Phänomen des wandernden Reflexes = Pfeil).

„Brennglas-Effekt" oder sog. „Schallverstärkung"

Das Phänomen des Brennglaseffektes tritt bei flüssigkeitsgefüllten Hohlräumen auf (z.B. Gefäß, Baker-Zyste, Meniskus-Ganglion). Im Vergleich zu den benachbarten Weichteilstrukturen wird der Schallstrahl beim Durchtritt flüssigkeitsgefüllter Räume geringer abgeschwächt. Somit ist die Schallenergie nach dem flüssigkeitsgefüllten Raum höher als in den benachbarten Regionen. Hierdurch kommt es zu einer echoreicheren Darstellung der Strukturen, welche sich auf dem Monitor unterhalb des flüssigkeitsgefüllten Bereiches abbilden (imponiert wie eine „Verstärkung" der Schallwellen; Abb. **16 a, b**).

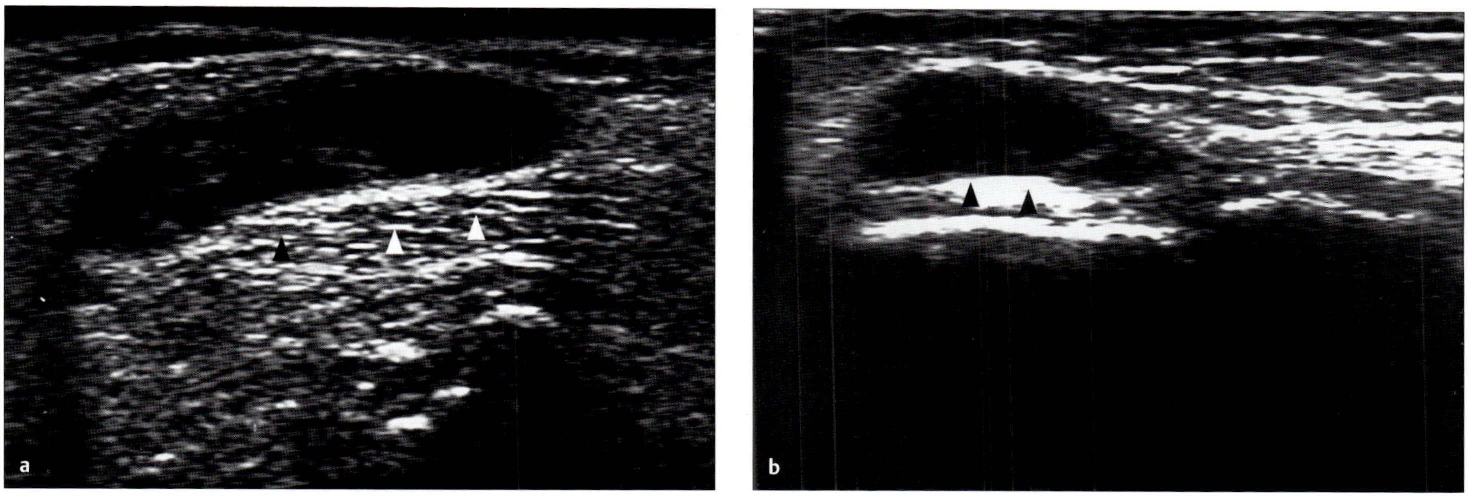

Abb. 16 a, b Kniegelenk, dorsaler medialer Longitudinalschnitt (**a**) über einer Baker-Zyste und medialer Longitudinalschnitt (**b**) über einem Innenmeniskusganglion (Phänomen der dorsalen Schallverstärkung = Pfeil).

Schallschatten – Schallauslöschung

Schallschatten

Befindet sich im Schallstrahl eine Struktur (z.B. ein harter Kalkherd in der Rotatorenmanschette), welche für die Schallwellen nicht durchdringbar ist, so erscheint unterhalb (schallkopffern) dieser eine echofreie Zone (Abb. **17 a,b**). Die Struktur, welche zu diesem Schallschatten führt, kann echoreich oder echoarm abgebildet sein, abhängig davon, ob diese von den Schallwellen senkrecht oder schräg getroffen wird (Abb. **17 a, b**).

Schallauslöschung

Befindet sich unterhalb eines Schallschattens (schallkopffern) eine schallundurchlässige Struktur (z.B. Knochen), so wird in dem Bereich, in welchen der Schallschatten fällt, eine Schallauslöschung resultieren (Abb. **17 a, b**).

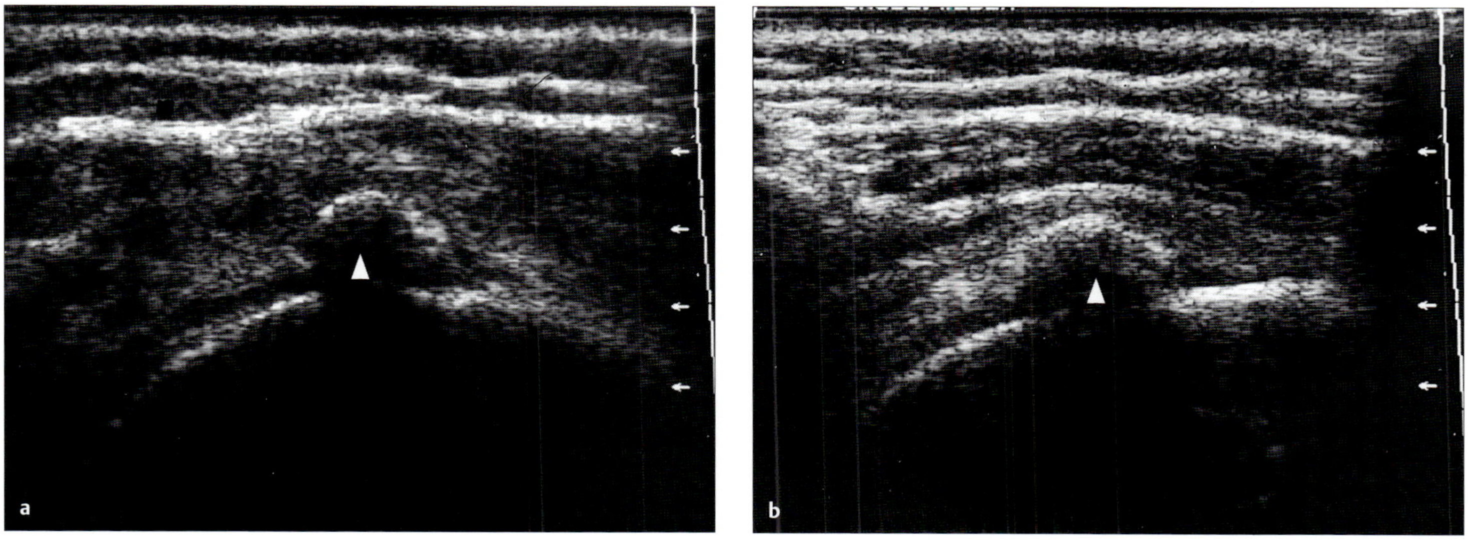

Abb. 17 a, b Schultergelenk, lateral-superiorer Transversal- (**a**) und Longitudinalschnitt (**b**) bei einem Kalkherd in der Supraspinatussehne (Schallschatten = Pfeil).

Knochen

Der Knochen stellt sich im Sonogramm bei orthograder Anschallung als scharfer, echogener Reflex dar. Die Diaphyse eines Röhrenknochens stellt sich im Longitudinalschnitt als homogene echogene Linie dar, im Transversalschnitt als echogener Kreisausschnitt. Es kann nur die schallkopfzugewandte Knochenoberfläche beurteilt werden. Intraossäre Veränderungen können sonographisch nicht erfasst werden, da nur 0,1 – 1% der Schallwellen die Knochenoberfläche durchdringen. Das Periost kann beim Gesunden nicht exakt von der Kortikalis differenziert werden. Wird die Knochenoberfläche tangential angeschallt, so stellt sich der Kortikalisreflex geringer echogen und verbreitert dar (Abb. **18 a, b**).

Im Wachstumsalter kommt die offene Epiphysenfuge als echofreie Unterbrechung der Kortikalis zwischen der Epi- und Metaphyse zur Abbildung (Abb. **19** und **20**).

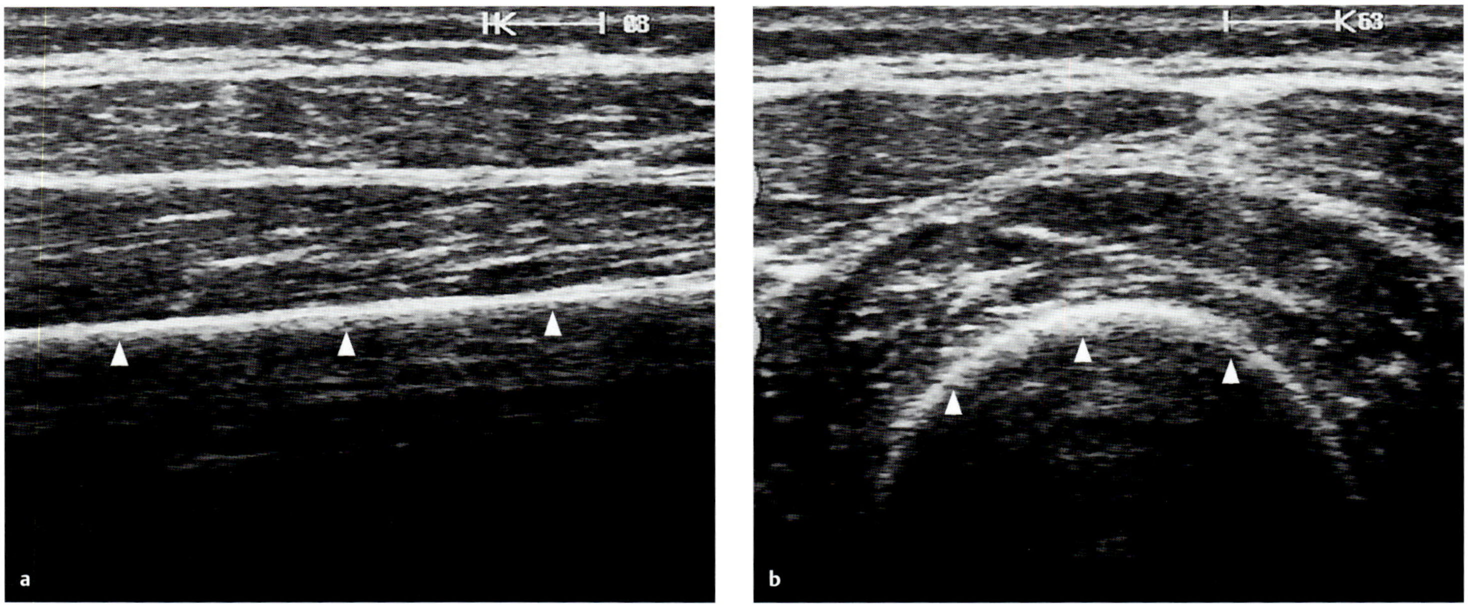

Abb. 18 a, b Mittleres Femurdrittel, ventraler Longitudinal- (**a**) und Transversalschnitt (**b**), Normalbefund (Knochen = Pfeil).

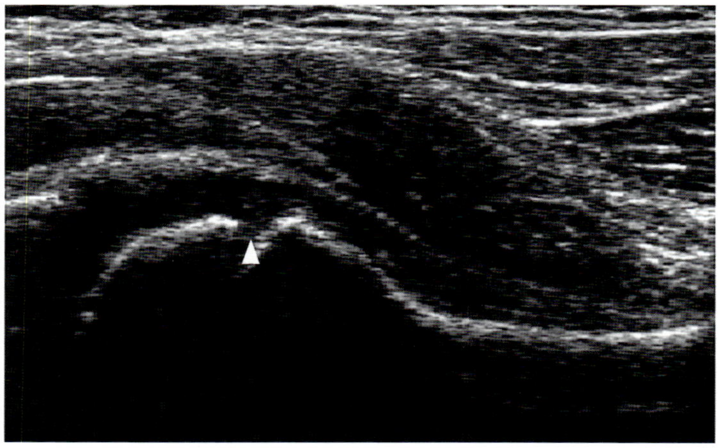

Abb. 19 Kindliches Hüftgelenk, ventraler Longitudinalschnitt, Normalbefund (Epiphysenfuge = Pfeil).

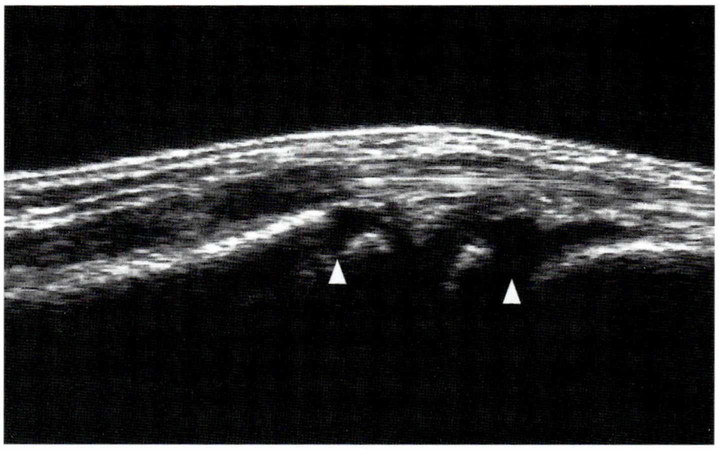

Abb. 20 Kindlicher Unterarm, dorsaler Longitudinalschnitt über dem distalen Radius, Normalbefund (Epiphysenfuge = Pfeil).

Hyaliner Knorpel

Der hyaline Knorpel liegt direkt der echogenen Kortikalis auf und stellt sich sonographisch echofrei bzw. sehr echoarm dar (Abb. **21**). Eine Abgrenzung zwischen dem hyalinen Knorpel und einer intraartikulären Volumenzunahme (Erguss, Synovialitis) ist nur selten anhand typischer Grenzflächenreflexe (schmal, echogen), eines sog. „Cartilage sign" möglich (Abb. **22**, siehe Pfeil).

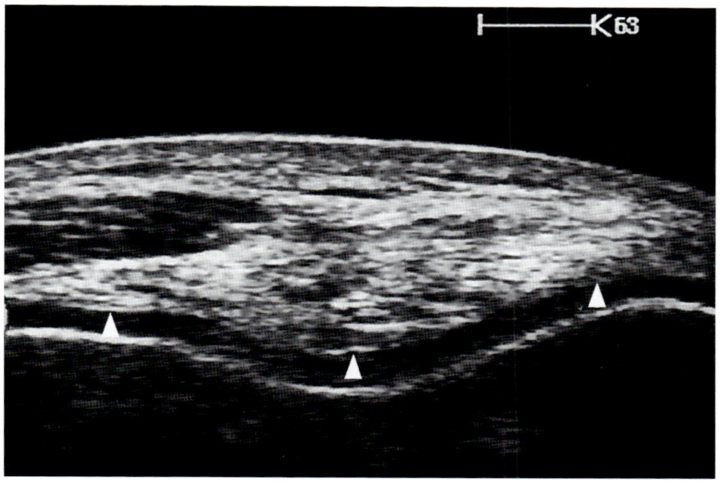

Abb. 21 Kniegelenk, suprapatellarer Transversalschnitt, Normalbefund (hyaliner Knorpel = Pfeil).

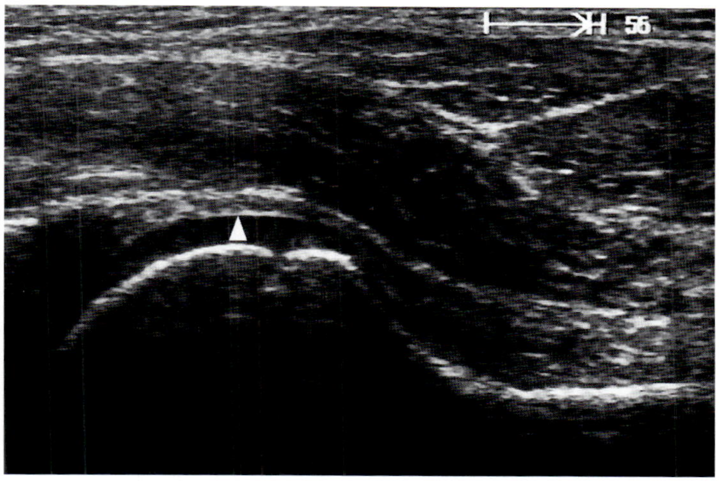

Abb. 22 Kindliches Hüftgelenk, ventraler Longitudinalschnitt (hyaliner Knorpel = Pfeil).

Faserknorpel

Der Faserknorpel stellt sich mittelgradig echogen und homogen dar. Eine Abgrenzung zwischen dem echogenen Faserknorpel und dem echofreien hyalinen Gelenkknorpel ist z. B. im Meniskushinterhornbereich sehr gut möglich. Hingegen kann der Faserknorpel nur weniger gut gegenüber der Gelenkkapsel und dem Fettgewebe abgegrenzt werden.

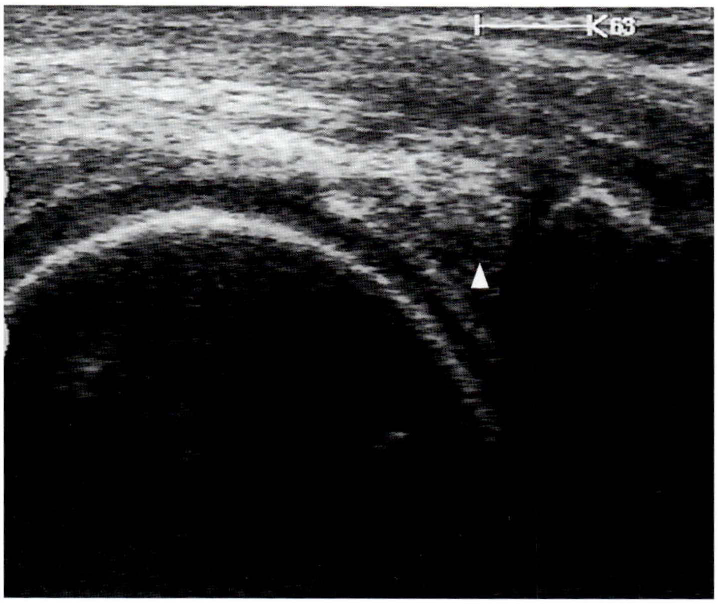

Abb. 23 Kniegelenk, dorsaler medialer Longitudinalschnitt, Normalbefund (Faserknorpel = Pfeil).

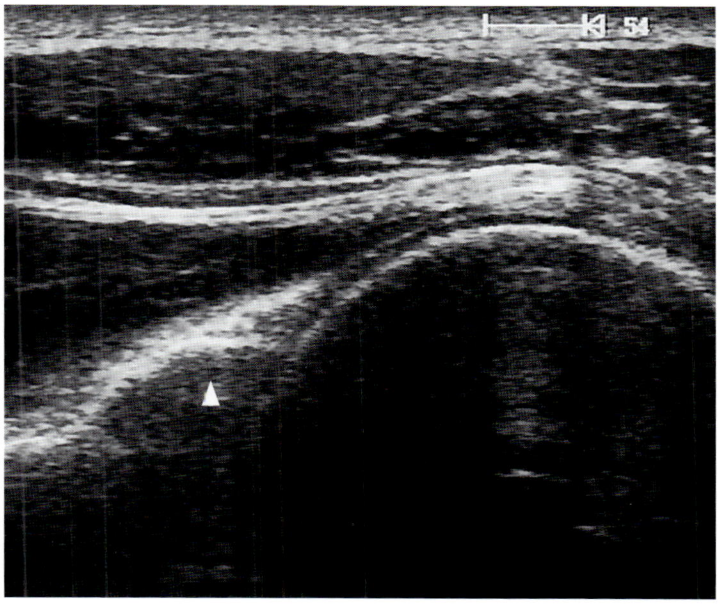

Abb. 24 Schultergelenk, dorsaler Transversalschnitt, Normalbefund (Faserknorpel = Pfeil).

Bursa, Gelenkkapsel

Die Bursa stellt sich als echogene, schmale Linie im Weichteilgewebe dar.

Als Begrenzung der Gelenkhöhle erscheint die Gelenkkapsel sonographisch als eine echogene Linie. Eine Differenzierung zwischen Gelenkkapsel, periartikulären Bandstrukturen und Muskulatur ist nicht immer möglich.

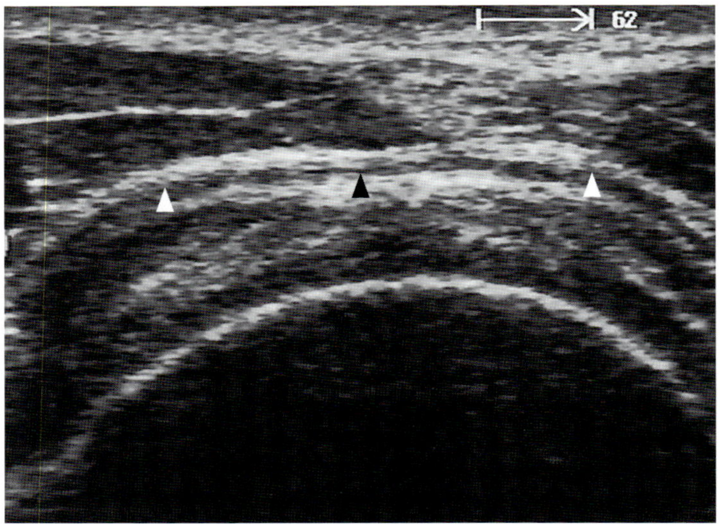

Abb. 25 Schultergelenk, lateral-superiorer Transversalschnitt, Normalbefund (Bursa = Pfeil).

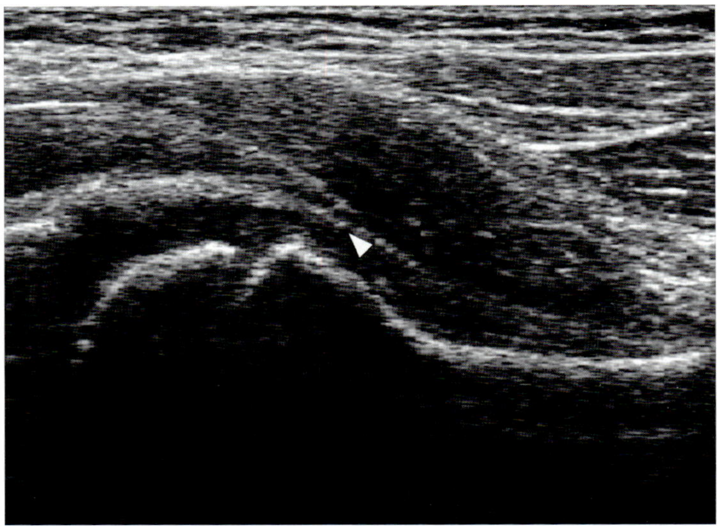

Abb. 26 Kindliches Hüftgelenk, ventraler Longitudinalschnitt, Normalbefund (Gelenkkapsel = Pfeil).

Skelettmuskulatur

Die Skelettmuskulatur stellt sich in Längsrichtung echoarm mit typischer Fiederung dar. Intramuskulär kommen die Muskelsepten als feine, annähernd parallel angeordnete Echos zur Abbildung.

Im Querschnitt kommt die Skelettmuskulatur echoarm zur Abbildung, die intramuskulären Septen imponieren als echogene „Tüpfelung“.

Die Muskelfaszie, welche den Muskel oder Teile des Muskels (intramuskuläre Faszie) umgibt, stellt sich echogen dar.

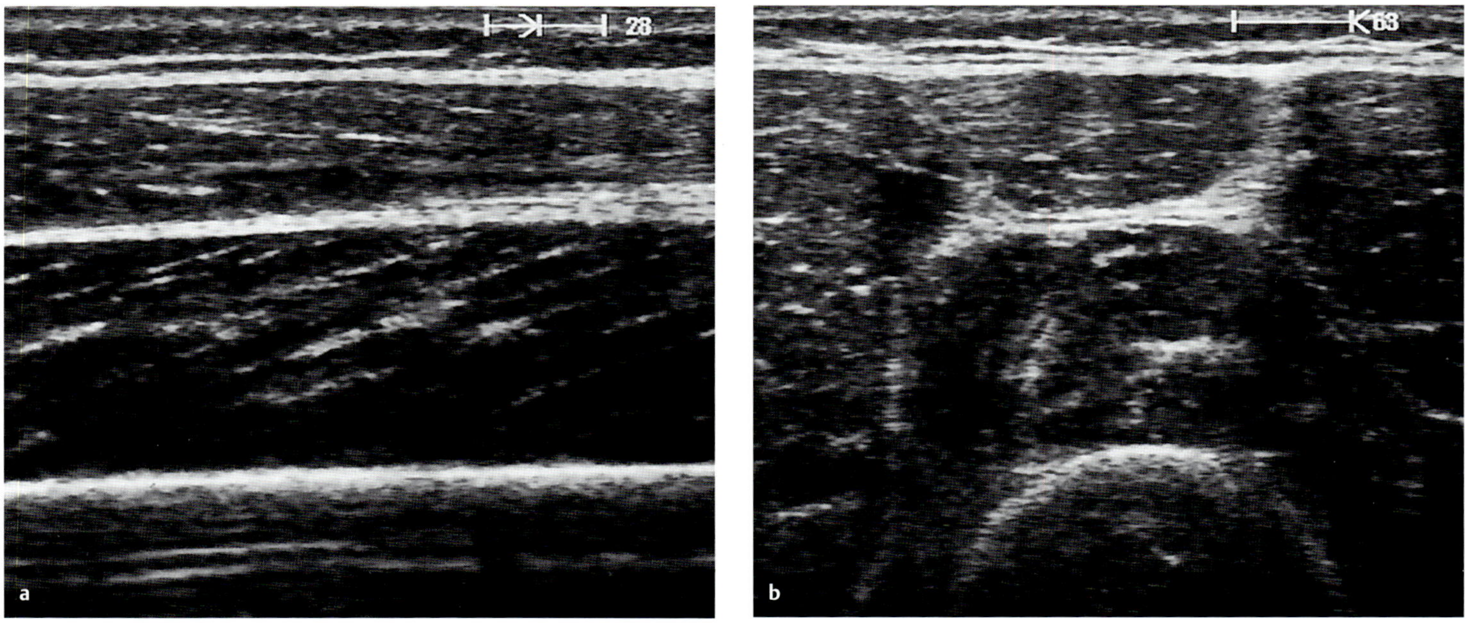

Abb. 27 a, b Ventraler Oberschenkel, mittleres Drittel, Longitudinal- (**a**) und Transversalschnitt (**b**), Normalbefund.

Skelettmuskulatur

Die Echogenität der Skelettmuskulatur ist abhängig vom Muskeltonus und vom Alter des Patienten. So ist die Muskulatur bei einem sportlich trainierten Jugendlichen eher echoarm, bei einem älteren Menschen eher echoreich.

Darüber hinaus ist die Echogenität in erheblichem Maße von der Geräteeinstellung (Sendeintensität, Empfangsverstärkung etc.) und dem jeweiligen Anschallwinkel abhängig. Bei orthograder Anschallung (Abb. **28 a**) kommt die Muskulatur echogener als bei tangentialer Schallstrahlrichtung (Abb. **28 c, d**) zur Darstellung. Die Abhängigkeit vom Anschallwinkel lässt sich gut am M. gastrocnemius, Caput laterale veranschaulichen.

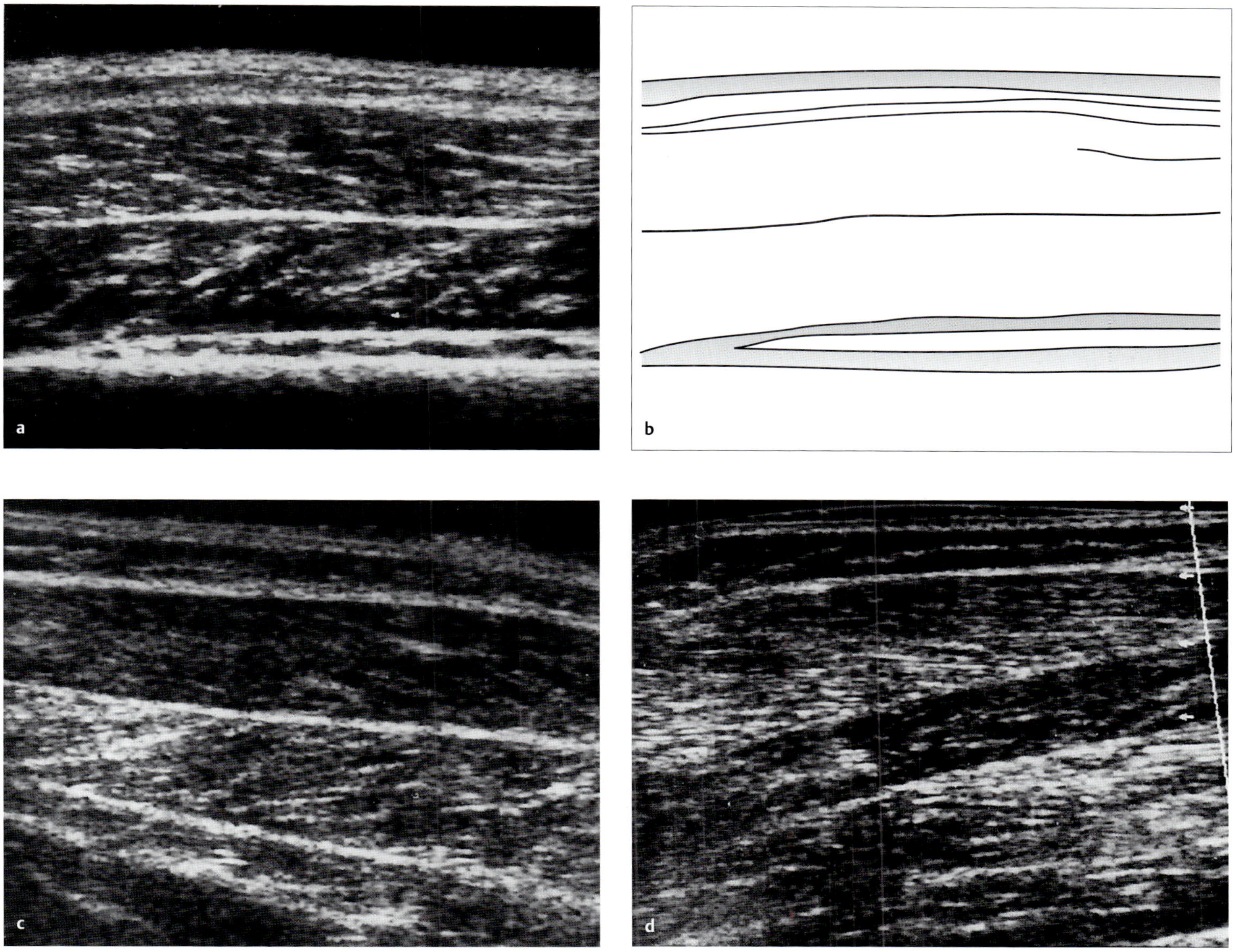

Abb. 28 a – d Dorsaler Unterschenkel, proximales Drittel, Longitudinalschnitt (**a, c, d**), Normalbefund; Schemazeichnung (**b**).

Sehne

Die Sehne kommt in Längsrichtung bei orthograder Anschallung als eine Vielzahl parallel angeordneter echogener Linien zur Abbildung (Abb. **29 a**). In Querrichtung stellt sie sich bei orthograder Anschallung echogen und ovalär bis kreisförmig dar (Abb. **29 b**). Die echogene Abbildung der Sehnenstruktur wird als Textur bezeichnet. Die Sehne ist bei jeweils orthograder Anschallung echogener als die umgebende Muskulatur. Die Sehnenfaser, als kleinste Baueinheit, besitzt eine Dicke von 6 – 10 μ. Da diese Größe derzeit weit oberhalb der Auflösungsgrenze jedes Ultraschallgerätes liegt, können einzelne Sehnenfasern nicht sonographisch differenziert werden. Ferner ist eine Abgrenzung des Sehnengewebes vom Peritendineum nicht sicher möglich. Die Echogenität der Sehne wird in erheblichem Maße vom Anschallwinkel beeinflusst.

Bei orthogradem Auftreffen des Schallstrahls kommt die Sehne echogen, bei schrägem Auftreffen echoarm bis echofrei zur Darstellung (Abb. **30**). Hierdurch kann die Differenzierung einer Sehne vom umliegenden Gewebe erleichtert werden. Bei wechselnder Anschallrichtung durch einen gebogenen Sehnenverlauf kommt die Sehne abwechselnd echoarm bzw. echogen zur Abbildung (siehe Phänomen der Reflexumkehr, Phänomen des wandernden Reflexes).

Aufgrund des schrägen Sehnenfaserverlaufs kommt der knöcherne Insertionsbereich der Sehne typischerweise dreieckförmig echofrei (z. B. Trizepssehne am Olekranon, Achillessehne am Kalkaneus, Supraspinatussehne am Tuberculum majus) zur Abbildung (Abb. **31**).

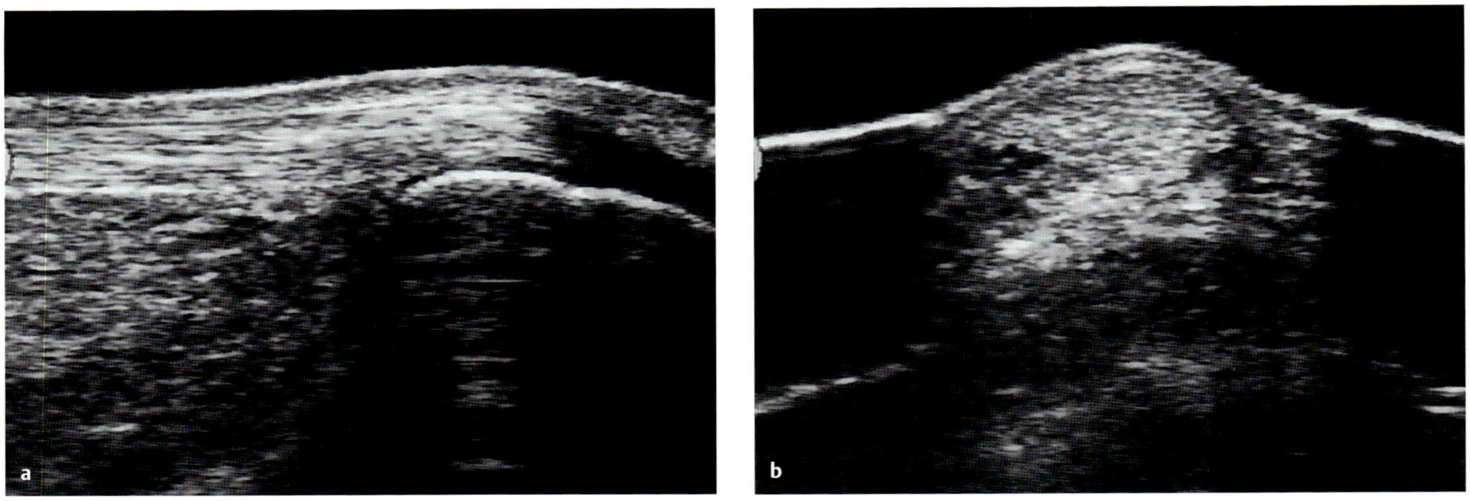

Abb. 29 a, b Dorsaler Longitudinal- (**a**) und Transversalschnitt (**b**) über der Achillessehne, Normalbefund.

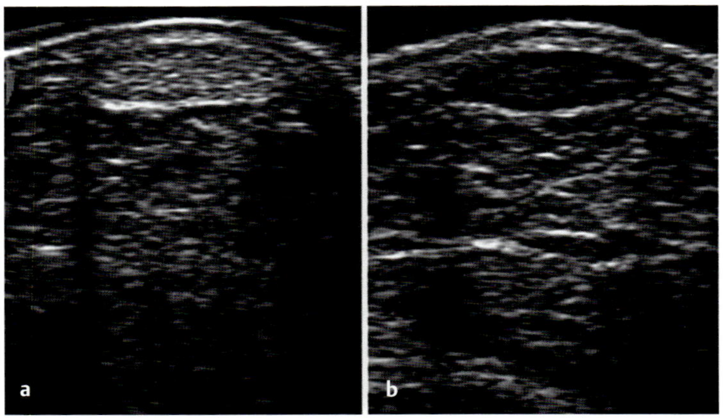

Abb. 30 a, b Dorsaler Transversalschnitt über der Achillessehne, Normalbefund. Bei orthogradem Auftreffen kommt die Sehne echogen (**a**), bei schrägem Auftreffen echoarm bis echofrei zur Darstellung (**b**).

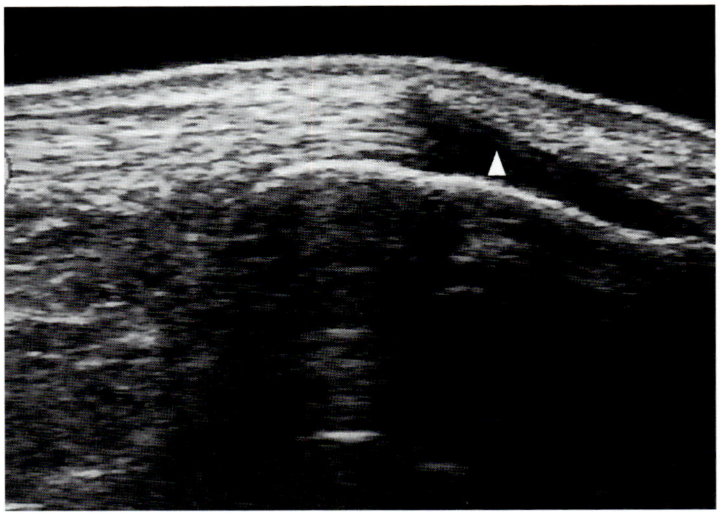

Abb. 31 Achillessehne, dorsaler Longitudinalschnitt, Normalbefund (echofreie Insertionszone der Achillessehne = Pfeil).

Ligament

Die Ligamente erstrecken sich von Knochen zu Knochen und erscheinen je nach Anschallwinkel als echogene oder echoarme Strukturen, ähnlich dem Sehnengewebe.

Eine sichere Abgrenzung gegenüber der Gelenkkapsel ist oft nicht möglich.

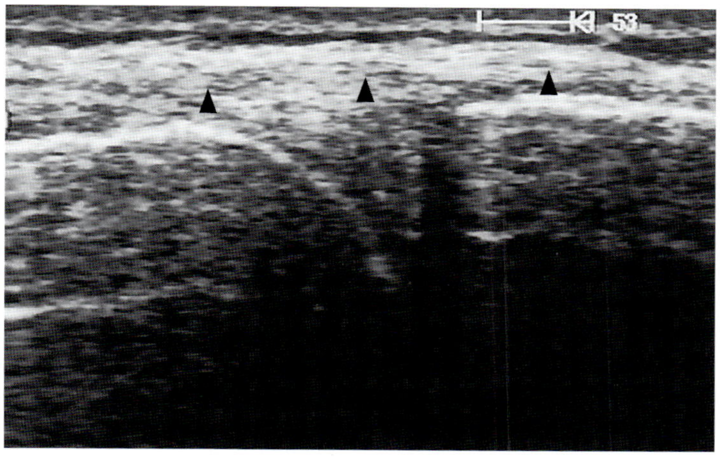

Abb. 32 Kniegelenk, medialer Longitudinalschnitt über dem Kapsel-Band-Komplex, Normalbefund (Kapsel-Band-Komplex = Pfeil).

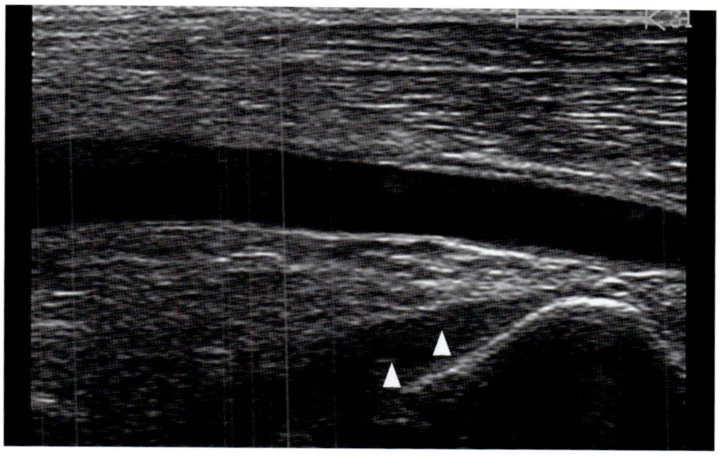

Abb. 33 Kniegelenk, modifizierter interkondylärer Longitudinalschnitt über dem hinteren Kreuzband, Normalbefund (hinteres Kreuzband = Pfeil).

Fettgewebe

Das Fettgewebe stellt sich mit uneinheitlicher Echogenität dar. So kann es interindividuell von einer echoreichen bis zu einer echoarmen Darstellung variieren.

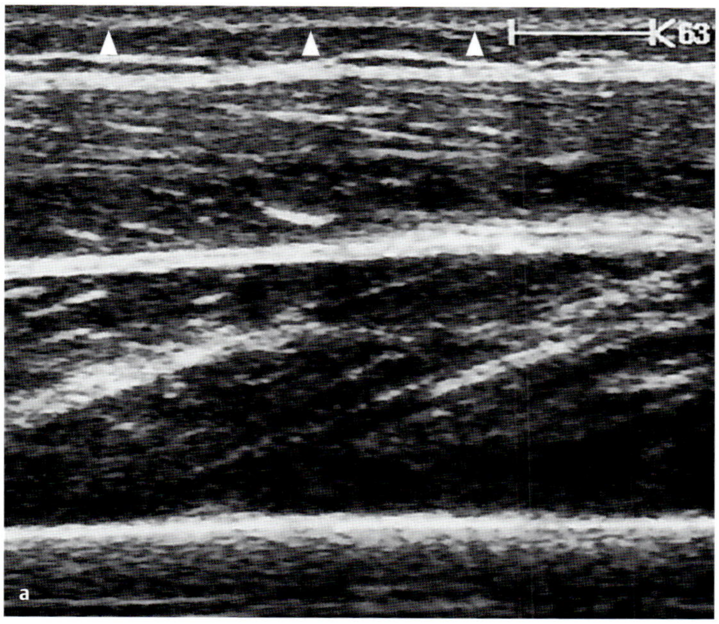

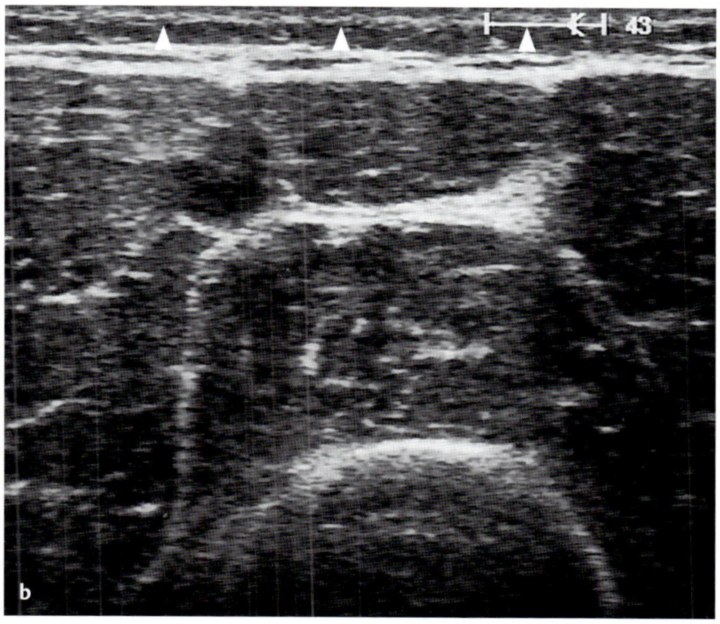

Abb. 34 a, b Kniegelenk, ventraler Longitudinal- und Transversalschnitt, Normalbefund (Fettgewebe = Pfeil).

Gefäß

Das Gefäßlumen stellt sich nahezu echofrei dar. Die Arterien sind an der typischen Pulsation zu erkennen. Venen bilden sich ebenfalls echofrei, jedoch ohne Pulsation ab. Durch Kompression eines Extremitätenabschnitts wird die sonographische Abbildung der venösen Gefäße erleichtert (z. B. V. femoralis).

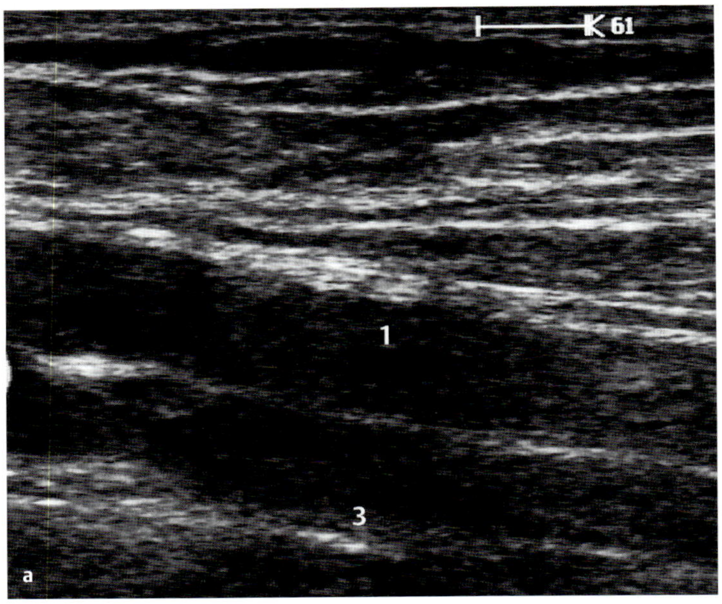

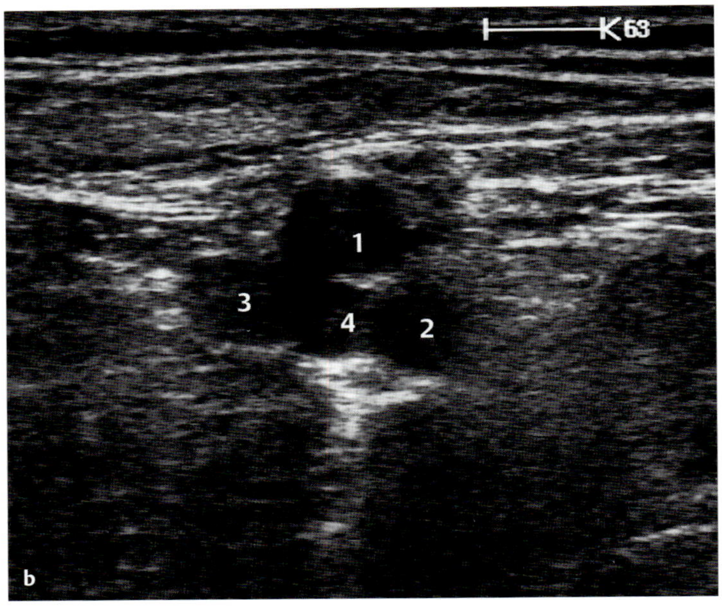

Abb. 35 a, b Oberschenkel, Longitudinal- (**a**) und Transversalschnitt (**b**) über den Femoralgefäßen, Normalbefund.
1 A. femoralis superficialis
2 A. femoralis profunda
3 V. femoralis superficialis
4 V. femoralis profunda

Nervengewebe

Das Nervengewebe erscheint im Längsschnitt je nach Anschallwinkel als echogene oder echoarme schlauchförmige Struktur. Im Querschnitt stellt sich das Nervengewebe mit kleinen zystenartigen Formationen dar. Das Nervengewebe ist vom umliegenden Bindegewebe und Fettgewebe nur sehr schwer abgrenzbar.

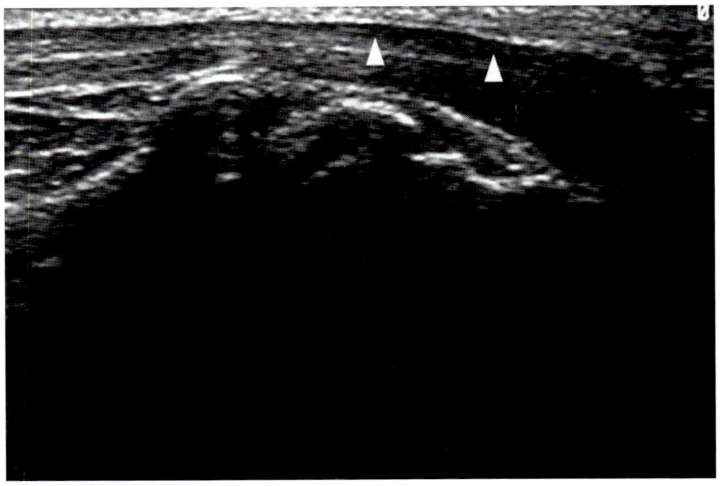

Abb. 36 Handgelenk, palmarer Longitudinalschnitt über dem N. medianus (Pfeil), Normalbefund.

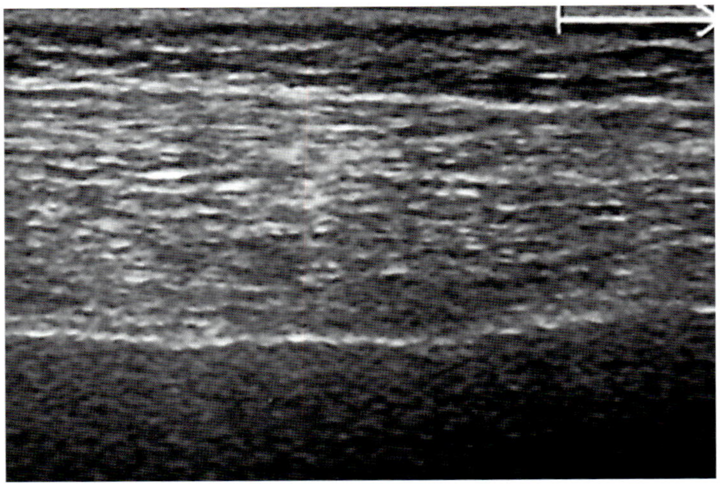

Abb. 37 Oberschenkel, dorsaler Longitudinalschnitt über dem N. ischiadicus.

Knochen

Eine Usur stellt sich durch eine Unterbrechung der Kortikalisoberfläche mit dazugehörigem obligaten Basisreflex dar. Der Basisreflex entspricht dem „Boden" des knöchernen Defekts. Die Ursache einer Usur kann in einer Erosion, einer degenerativen oder tumorösen knöchernen Veränderung begründet sein.

Bei einem Exophyten liegt dessen echogener Reflex über dem Niveau der betroffenen Knochenoberfläche. Im Vergleich zur unmittelbar benachbarten Knochenoberfläche liegt eine Stufenbildung vor.

Bei den Tumoren und tumorähnlichen Veränderungen gibt es vielfältige sonographische Darstellungsmöglichkeiten. So lässt sich z. B. eine kartilaginäre Exostose durch eine Veränderung über Knochenniveau mit typischer echoarmer Haube (knorpeliger Überzug) abbilden, ein fibröser Kortikalisdefekt hingegen durch eine Veränderung unter Knochenniveau. Maligne knöcherne Tumoren kommen sowohl mit Kortikalisdestruktionen und -veränderungen über bzw. unter Niveau als auch in vielen Fällen mit einer Weichteilkomponente zur Darstellung. Intraossär gelegene Tumoren entgehen bei intakter Kortikalis der sonographischen Diagnostik; hier müssen andere bildgebende Verfahren zur Anwendung kommen.

Im Gegensatz zu den „echten" Veränderungen der Knochenoberfläche handelt es sich bei Vorliegen eines Schallschattens mit Auslöschung des Knochens nicht um eine pathologische Veränderung dieser knöchernen Struktur. Der Schallschatten wird z. B. durch eine schallundurchlässige Struktur (Sehnenverkalkung, Fremdkörper etc.) hervorgerufen und bewirkt eine typische Unterbrechung der Kortikalis. Im Gegensatz zur Usur fehlt hier jedoch der Basisreflex.

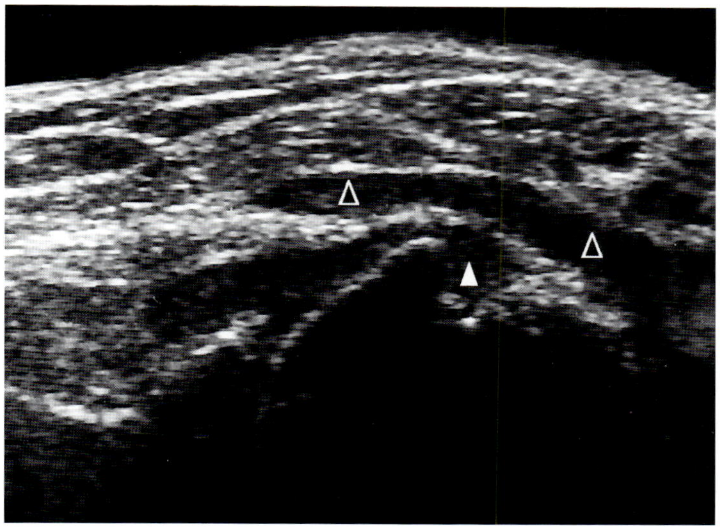

Abb. 38 Schultergelenk, dorsaler Transversalschnitt: Usur im Bereich des Humeruskopfes (Pfeil), nebenbefundlich Bursitis subdeltoidea bei rheumatoider Arthritis (offener Pfeil).

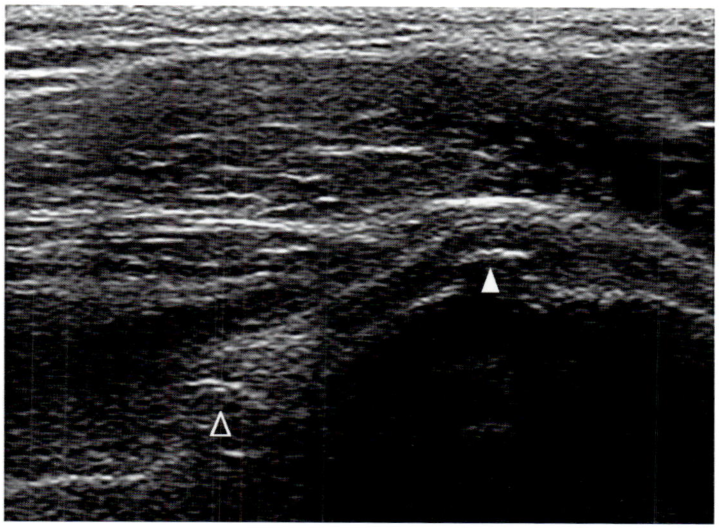

Abb. 39 Schultergelenk, dorsaler Transversalschnitt: Osteophyt im Bereich des Humeruskopfes (Pfeil) und des Glenoids (offener Pfeil).

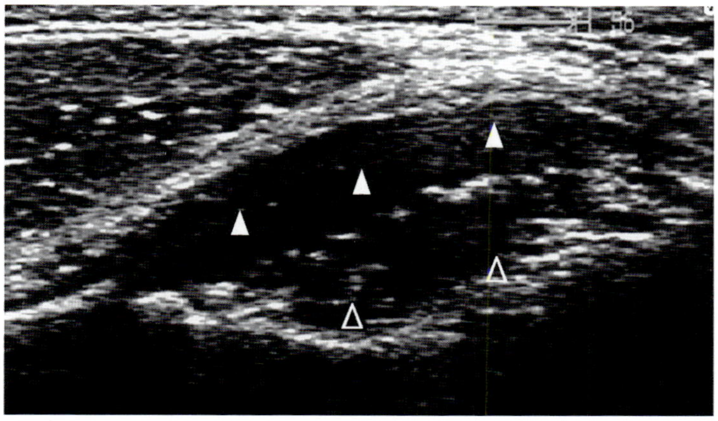

Abb. 40 Kniegelenk, medialer Longitudinalschnitt: Die Kortikalis des distalen Femurs ist unregelmäßig strukturiert und destruiert. Über der Kortikalis kommt die überwiegend echoarme Weichteilkomponente des Tumors (Osteosarkom) mit vereinzelten echogenen Strukturen zur Darstellung (Tumorweichteilkomponente = Pfeil, Kortikalisdestruktion = offener Pfeil).

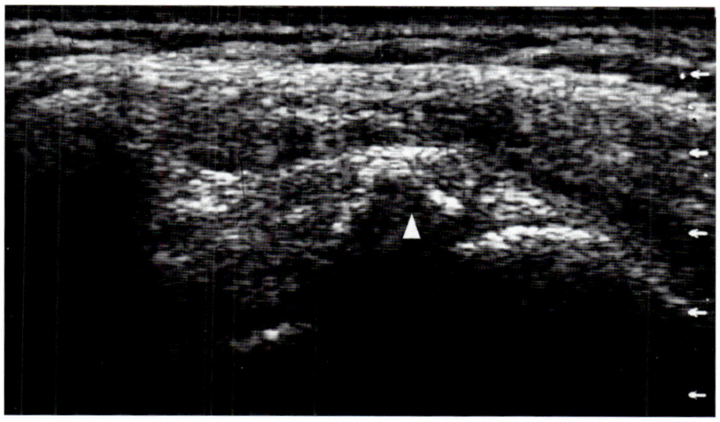

Abb. 41 Schultergelenk, lateral-superiorer Longitudinalschnitt: Die Kortikalis des Humeruskopfes weist eine Konturunterbrechung ohne Basisreflex auf, verursacht durch eine Verkalkung in der Supraspinatussehne (Pfeil).

Hyaliner Knorpel

Traumatische und degenerative Veränderungen des hyalinen Gelenkknorpels stellen sich als Substanzdefekt des echofreien Knorpels dar. Die sonographische Diagnostik kann hier nur eingeschränkt eingesetzt werden, da bei den meisten Gelenken der Bereich der Artikulationsfläche nicht vollständig eingesehen werden kann. Zusätzlich ist die Beurteilung der Knorpeldicke dadurch erschwert, dass der Knorpel bei schräger Anschallung eine andere Dicke aufweist als bei orthograder Schallstrahlrichtung; hierdurch sind Seitenvergleich und Verlaufsbeobachtung deutlich erschwert. Bei der Osteochondrosis dissecans kann im Stadium 4 das leere Mausbett als knöcherner Defekt mit Basisreflex abgebildet werden, im Stadium 3 kann das über Kortikalisniveau liegende Dissekat nachgewiesen werden. Veränderungen in Stadium 1 und 2 sind sonographisch nicht eindeutig nachweisbar.

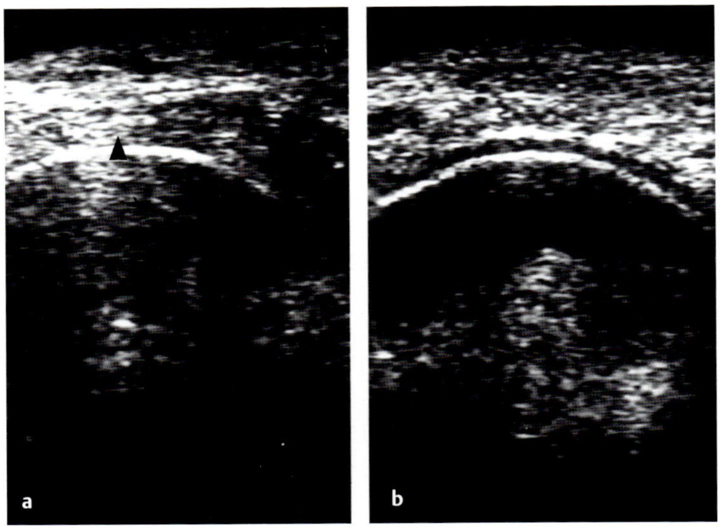

Abb. 42 a, b Kniegelenk, medialer parapatellarer Longitudinalschnitt im Seitenvergleich: Auf der betroffenen Seite (**a**) findet sich über der echogenen Kortikalis ein deutlich reduzierter Knorpelbelag (Pfeil). Es handelt sich um eine Gonarthrose.

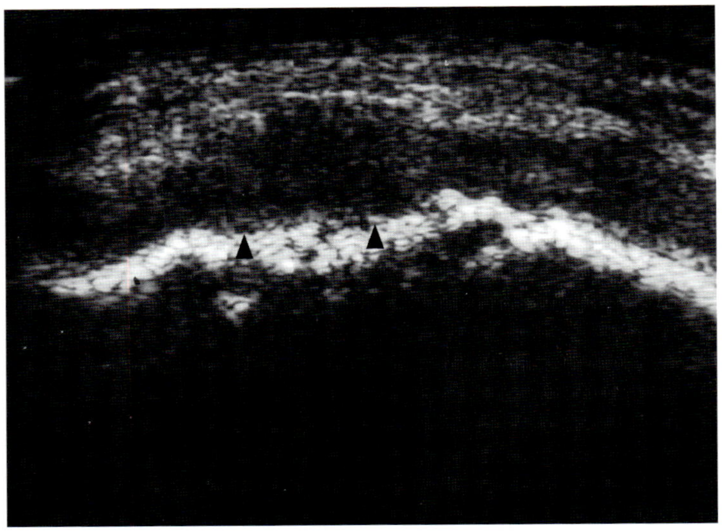

Abb. 43 Kniegelenk, medialer parapatellarer Longitudinalschnitt: Im Bereich des medialen Femurkondylus kommt eine Unterbrechung der echogenen Kortikalis mit Basisreflex zur Abbildung. Die üblicherweise halbkreisförmig dargestellte Kortikalis weist hier Konturunregelmäßigkeiten auf (Pfeil). Es handelt sich um eine Osteochondrosis dissecans im Stadium 2.

Faserknorpel

Die sonographische Diagnostik von Faserknorpelveränderungen ist derzeit, bedingt durch die hohe Artefaktanfälligkeit, größtenteils noch erschwert. Spezielle Anforderungen an die apparative Ausrüstung (konvex geformter Schallkopf mit einer Schallfrequenz von mindestens 7,5 MHz) sind erforderlich. Entsprechende Veränderungen (z. B. Läsion des Meniskus oder des Labrum glenoidale anterius) können sowohl als echogene Doppelstrichkontur als auch als echoarme Risszone dargestellt werden. Die Aussagekraft, insbesondere bei der Meniskus- und Labrumdiagnostik, wird durch eine zusätzliche dynamische Untersuchung verbessert, da hierdurch einerseits das orthograde Anschallen der verletzten Region erleichtert wird und andererseits ein Abscherphänomen beobachtet werden kann.

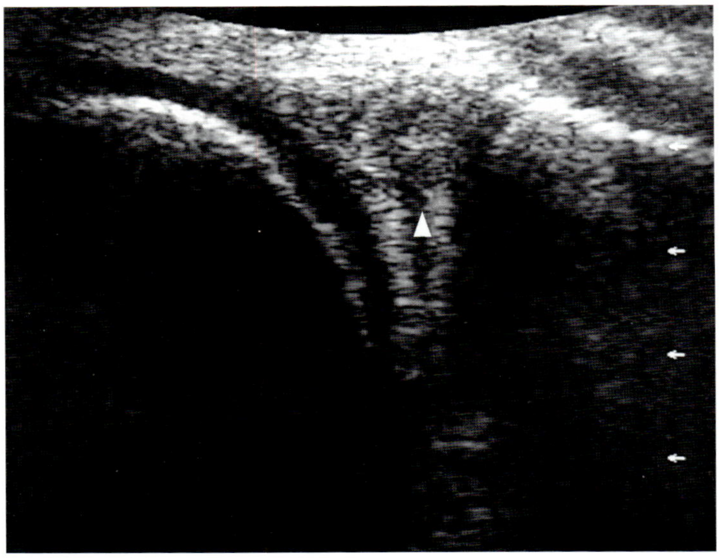

Abb. 44 Kniegelenk, dorsaler medialer Longitudinalschnitt: Im Bereich des Innenmeniskushinterhorns kommt eine horizontal verlaufende echofreie Struktur (Pfeil) zur Darstellung. Es handelt sich um einen Meniskusriss.

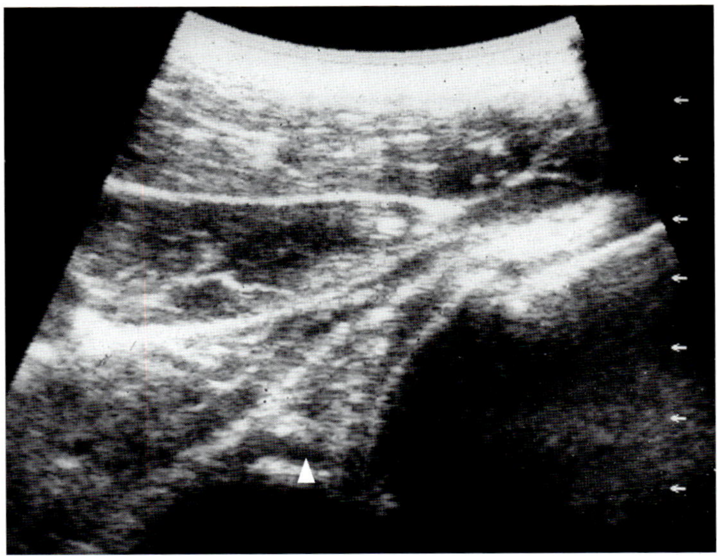

Abb. 45 Schultergelenk, ventraler Glenoid-Transversalschnitt: Als Ausdruck einer Bankart-Läsion findet sich an der Labrumbasis ein echogener Doppelreflex (Pfeil).

Gelenkkapsel

Ein intraartikulärer Erguss oder eine Synovialitis stellen sich als typische Abhebung der echogenen Gelenkkapsel dar. Eine Differenzierung zwischen einem Erguss und einer Synovialitis ist sonographisch nicht immer sicher möglich. Ebenfalls kann keine sichere Aussage über Genese und Dignität der Flüssigkeitsansammlung getroffen werden. Erguss und Synovialitis können von unterschiedlicher Echogenität sein, zumeist sind sie echofrei. Die Abgrenzung eines Ergusses vom hyalinen Knorpel gelingt häufig durch einen echogenen Grenzflächenreflex (cartilage sign).

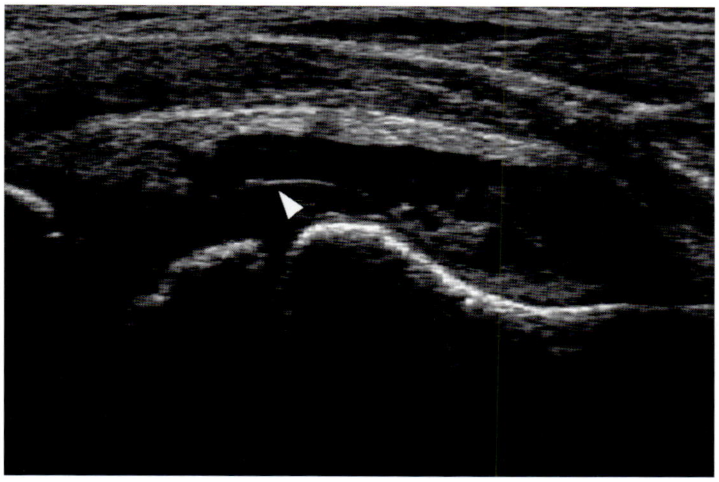

Abb. 46 Hüftgelenk, ventraler Longitudinalschnitt: Bei einer intraartikulären Volumenzunahme ist die Gelenkkapsel konvexförmig abgehoben, ein schmaler echogener Reflex, das sog. „cartilage sign" (Pfeil), erleichtert die Abgrenzung zwischen dem hyalinen Knorpel des Hüftkopfes und der intraartikulären Volumenzunahme. Es handelt sich um eine Coxitis fugax.

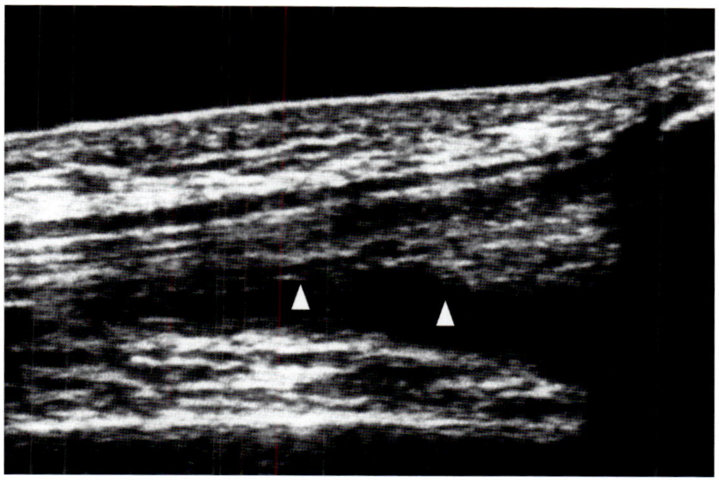

Abb. 47 Kniegelenk, ventraler suprapatellarer Longitudinalschnitt: Bei intraartikulärer Volumenzunahme (Pfeil) sind die Gelenkkapsel und die Quadrizepssehne konvexförmig abgehoben. Es handelt sich um ein Hämarthros bei „unhappy triad".

Bursa

Eine gefüllte Bursa lässt sich sonographisch leicht erfassen, wobei der Bursainhalt echofrei, echoarm oder echogen sein kann. Darüber hinaus können in der Bursa auch korpuskuläre Anteile echogen, unter Umständen mit Schallschatten abgebildet werden. Eine sichere Aussage über Genese und Dignität der Flüssigkeitsansammlung ist nicht möglich.

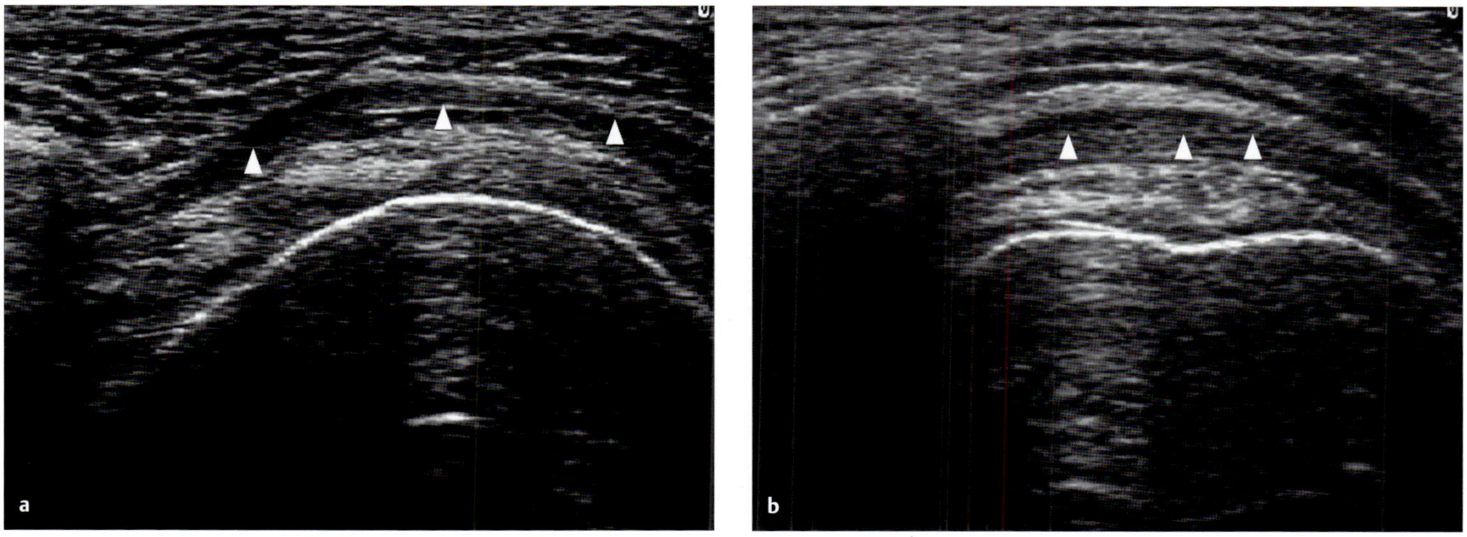

Abb. 48 a, b Schultergelenk, lateral-superiorer Transversal- (**a**) und Longitudinalschnitt (**b**): Zwischen der Rotatorenmanschette und dem M. deltoideus stellt sich eine echoarme Zone als Ausdruck einer Bursitis subdeltoidea dar (Pfeil).

Skelettmuskulatur – Kontusion

Bei einer frischen Verletzung der Skelettmuskulatur wird zwischen einer Muskelkontusion, einer partiellen und einer kompletten Muskelruptur sowie einer Fremdkörperinkorporation unterschieden.

Bei einer frischen Muskelkontusion lässt sich im Muskelgewebe eine echoarme Flüssigkeitsansammlung (meistens Hämatom) als Korrelat der Verletzung nachweisen. Eine frische Partialruptur lässt sich als typische Unterbrechung des normalen Echogenitätsmusters darstellen. Dieses Muskelareal zeigt sich im Vergleich mit der umgebenden gesunden Muskulatur in der Regel echoärmer. Die dynamische Untersuchung erleichtert die Beurteilung, da bei Muskelkontraktion im Rupturbereich sonographisch ein pathologisches Bewegungsmuster resultiert. Ungeklärt ist derzeit noch, ab welcher Querschnittsmindestgröße eine Muskelruptur sonographisch erfasst werden kann.

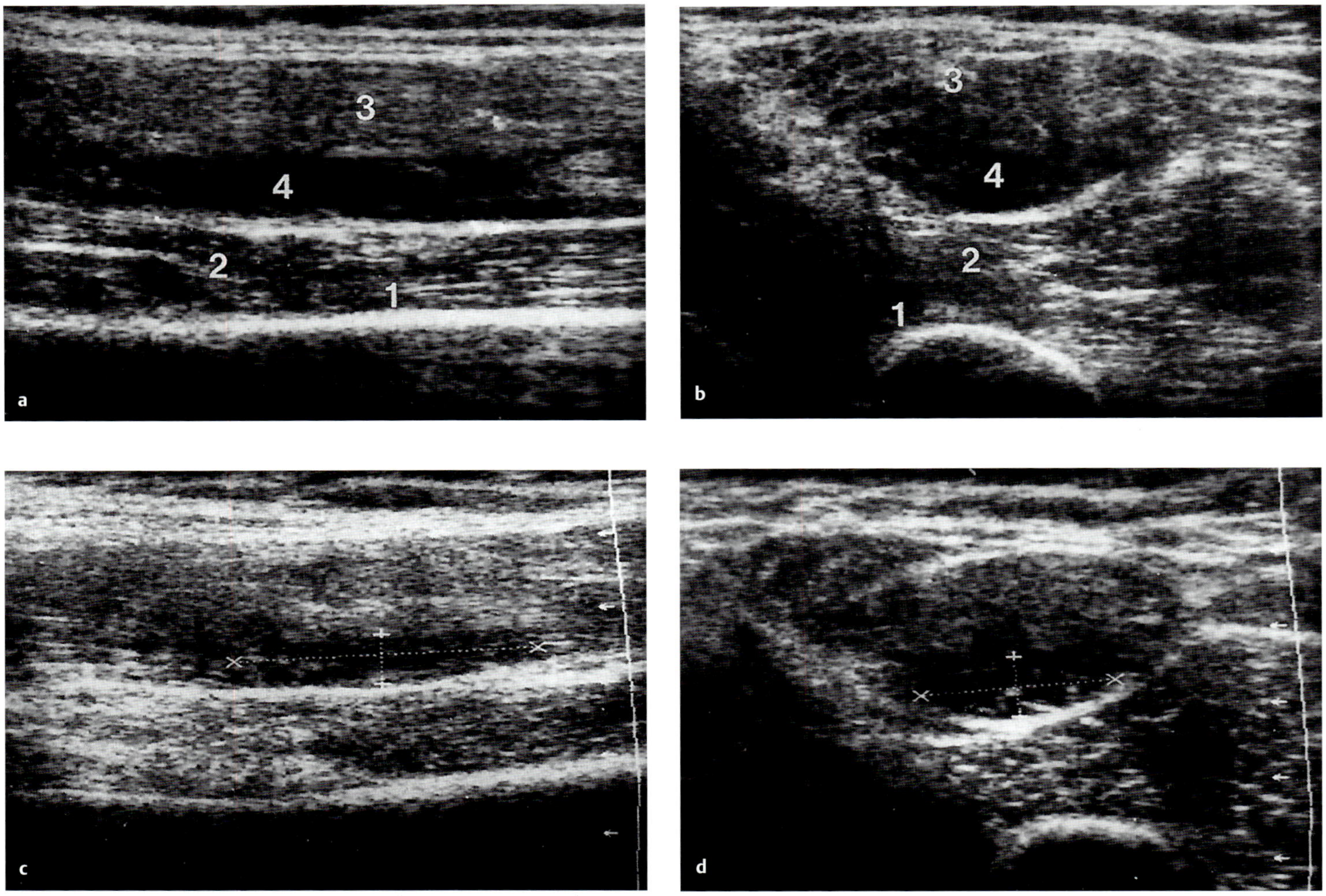

Abb. 49 a – d Oberschenkel, ventraler Longitudinal- (**a, c**) und Transversalschnitt (**b, d**): Bei einer Kontusionsverletzung des M. rectus femoris kommt im zeitlichen Verlauf einen Tag (**a, b**) bzw. 22 Tage (**c, d**) nach diesem Trauma ein auffälliges Areal im Muskel zur Darstellung. Diese Veränderung stellt sich zunächst überwiegend echoarm, im weiteren Verlauf mit zunehmender Echogenität dar. (Die Abbildungen **c** und **d** wurden uns freundlicherweise von Herrn Dr. R. Berthold, Wetzlar, zur Verfügung gestellt.)

1 Femurkortikalis
2 M. vastus intermedius
3 M. rectus femoris
4 Rupturzone

Skelettmuskulatur – Kontusion, Ruptur

Insbesondere lässt sich eine kleine Muskelfaserruptur, welche physikalisch-technisch unterhalb des Auflösungsvermögens der aktuellen Ultraschallgeräte liegt, nicht direkt nachweisen, allenfalls ist das aus dieser Verletzung resultierende Hämatom als echoarme Zone darstellbar. Bei einer kompletten Muskelruptur kann sonographisch die vollständige Kontinuitätsunterbrechung des Muskels und ein zumeist echoarmes Hämatom erfasst werden.

Während der Heilungsphase nimmt häufig die Echogenität in dem veränderten Areal zu. Eventuell entstehende Verkalkungen lassen sich sonographisch als echogener Reflex mit Schallschatten abbilden.

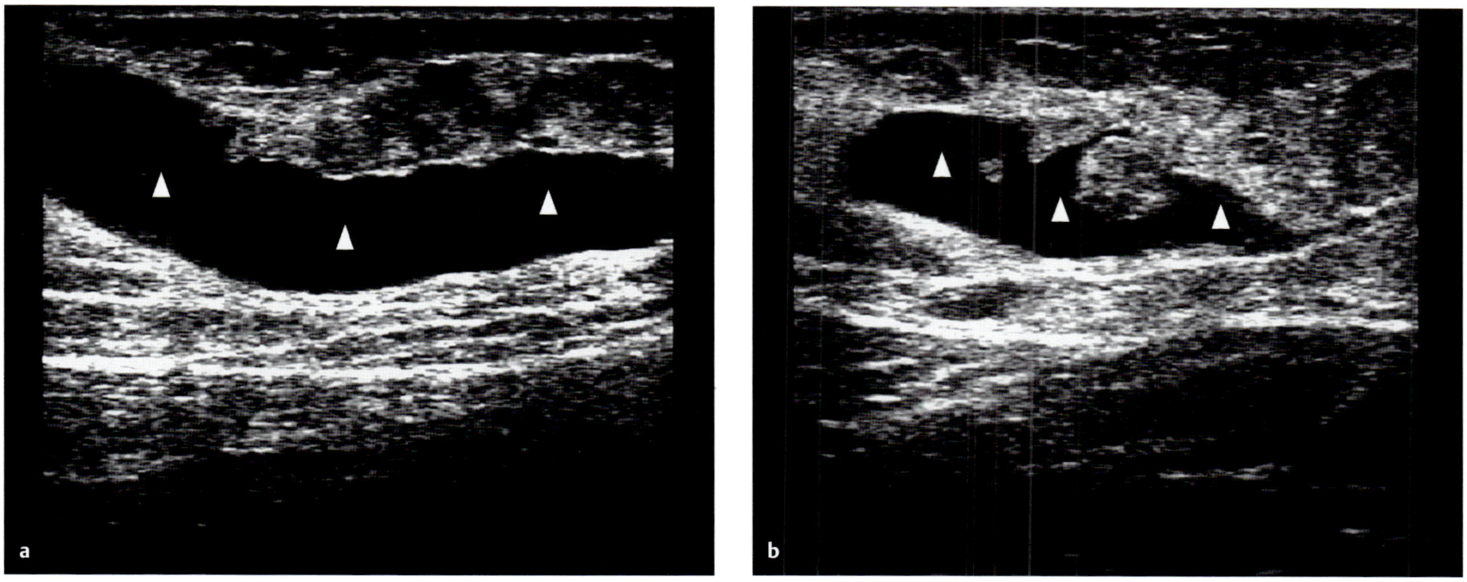

Abb. 50 a, b Oberschenkel mittleres Drittel, ventraler Longitudinal- (**a**) und Transversalschnitt (**b**): Es findet sich eine ausgedehnte echofreie, die Muskulatur verdrängende Raumforderung (Pfeil). Es handelt sich um einen Befund nach einer Kontusionsverletzung des Oberschenkels.

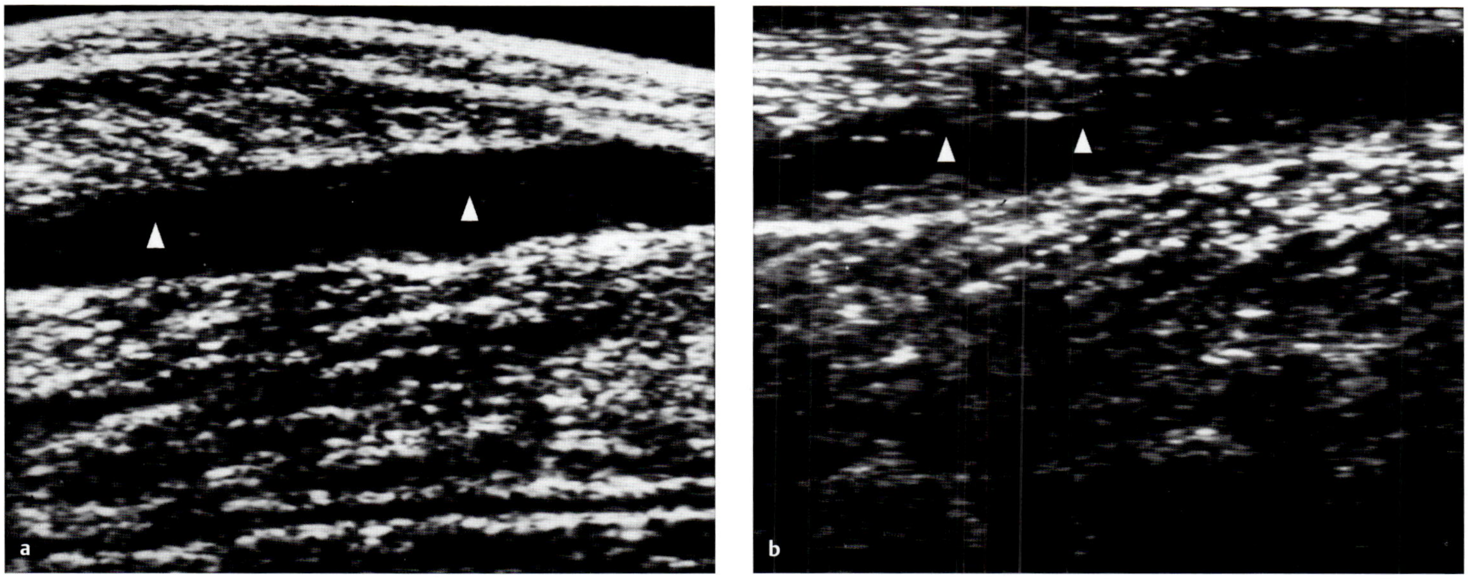

Abb. 51 a, b Unterschenkel mittleres Drittel, dorsaler Longitudinalschnitt, eine (**a**) und fünf (**b**) Wochen nach der Verletzung: Es stellt sich eine echoarme, die Muskulatur unterbrechende Struktur zwischen dem M. gastrocnemius, Caput mediale und dem M. soleus dar (Pfeil). Es handelt sich um eine Muskelruptur mit Begleithämatom (**a**). Im zeitlichen Verlauf zeigt sich eine Größenabnahme des verletzten Bezirks (**a**, **b**).

Skelettmuskulatur – Myopathie, Fremdkörper

Bei der Myopathie kommt es, bedingt durch die Reduktion normaler Muskelfasern, die Zunahme an Bindegewebe und die Fetteinlagerung, zu Veränderungen der im Longitudinal- und Transversalschnitt charakteristischen Sonomorphologie. Die Muskelfaszien lassen sich gegenüber der Muskulatur schlechter abgrenzen, als dies beim Gesunden der Fall ist. Auch bei einer Parese kommt es am betroffenen Muskel zu einer typischen Veränderung der Sonomorphologie. Die charakteristischen Strukturen der gesunden Muskulatur im Längs- und Querschnitt weichen einem eher diffusen sonographischen Bild mit Zunahme der Echogenität bei schlechterer Abgrenzung der Muskelfaszien. Das Muskelvolumen ist im Vergleich zur gesunden Seite im Längs- und Querschnitt reduziert.

Fremdkörper sind häufig in der Muskulatur lokalisiert und stellen sich in Abhängigkeit des Materials mit unterschiedlicher Echogenität dar. Holz und Metall haben einen kräftigen echogenen Reflex mit Schallschatten, Glas stellt sich ebenfalls echogen, jedoch meistens ohne Schallschatten, aber mit typischen Reverberationsartefakten dar.

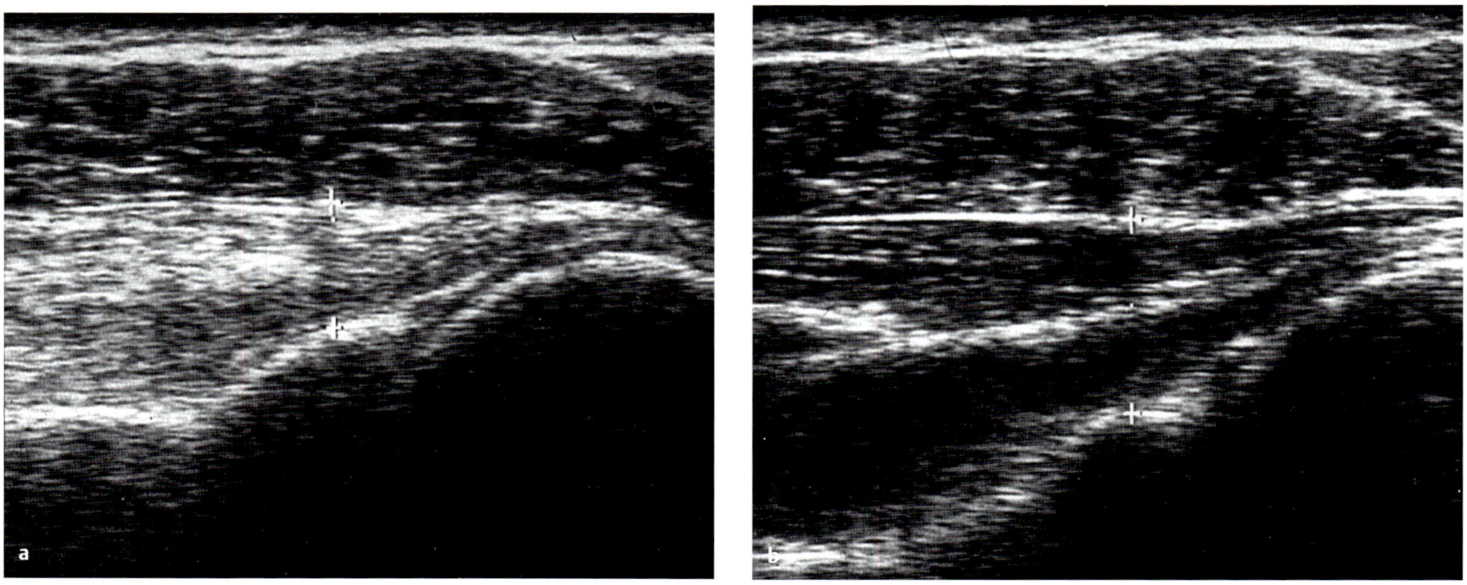

Abb. 52 a, b Schultergelenk, dorsaler Transversalschnitt (**a, b**): Im Vergleich zur gesunden Gegenseite (**b**) imponiert eine deutliche Querschnittsminderung und Echogenitätszunahme des M. infraspinatus. Es handelt sich um ein Engpasssyndrom des N. suprascapularis.

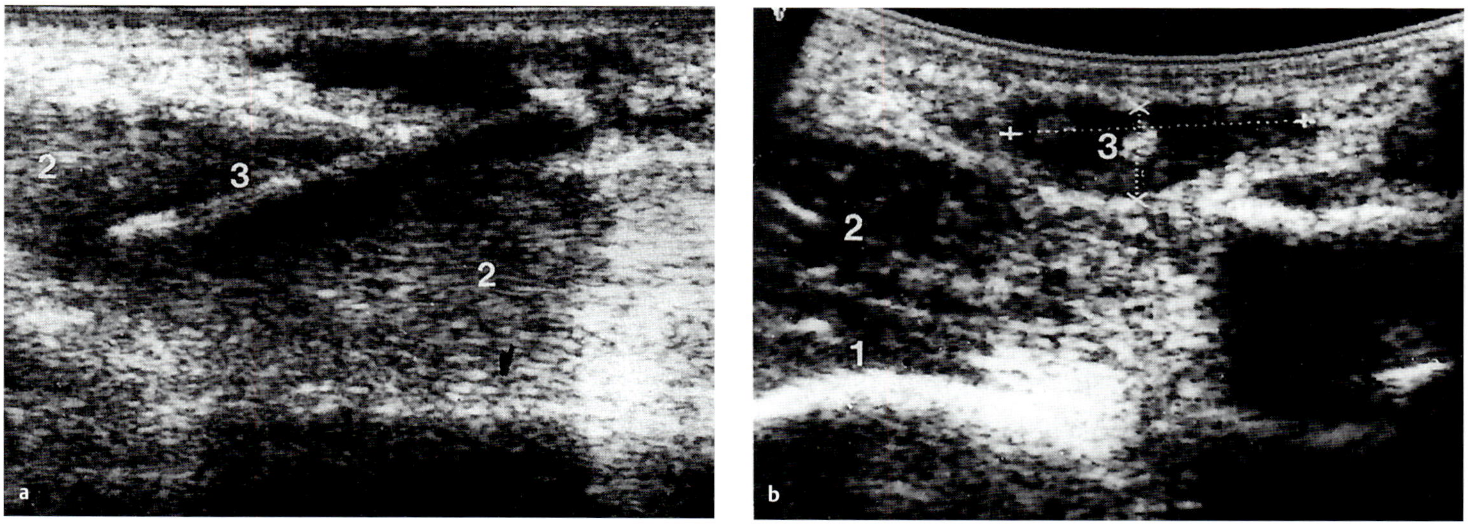

Abb. 53 a, b Unterschenkel, dorsolateraler Longitudinal- (**a**) und Transversalschnitt (**b**): Der Fremdkörper (Holzsplitter) kommt echogen mit Schallschatten zur Abbildung (**a, b**). Die echoarme Struktur, welche den Fremdkörper umschneidet, entspricht intraoperativ einer Flüssigkeitsansammlung.

1 Tibia
2 M. peroneus longus
3 Fremdkörper

Sehne – Ruptur

Häufige Indikationen für die sonographische Untersuchung der Sehnen sind traumatische, entzündliche und degenerative Veränderungen.

Bei einer frischen Sehnenruptur kommt es zu einer Kontinuitätsunterbrechung der normalen Sehnentextur und zur Darstellung einer echoarmen Formation im Bereich der Ruptur. Es handelt sich hierbei üblicherweise um ein Hämatom und von den Schallwellen schräg getroffene rupturierte Sehnenanteile. Bei passiver und ggf. aktiver Bewegung des betroffenen Gelenks kommt es zu einer Distanzveränderung der rupturierten Sehnenanteile und hierdurch zu einer leichteren Beurteilung. Eine ehemals rupturierte Sehne stellt sich oftmals noch Jahre nach der Behandlung in Form- und Echogenitätsverhalten verändert dar. Die typische Sehnentextur lässt sich in der Regel nicht mehr finden. Bezüglich der Rotatorenmanschette kommen bei der Sehnenrupturdiagnostik in besonderem Maße Formkriterien zur Anwendung. Hierdurch lassen sich Partialrupturen (bursa- oder gelenkseitig) von kompletten Rupturen differenzieren. Bei den Partialrupturen liegt eine Konturumkehr der Sehne vor. Bei einer kompletten Ruptur geringeren Ausmaßes kann eine Konturumkehr vorliegen, bei einer kompletten Ruptur größeren Ausmaßes stellt sich der Humeruskopf ohne aufliegende Sehne dar. Die Beurteilung der Echogenität der Rotatorenmanschette unterliegt aufgrund der konvexen Sehnenkrümmung einer hohen Anfälligkeit für Artefakte und Phänomene und ist nur bedingt verwertbar.

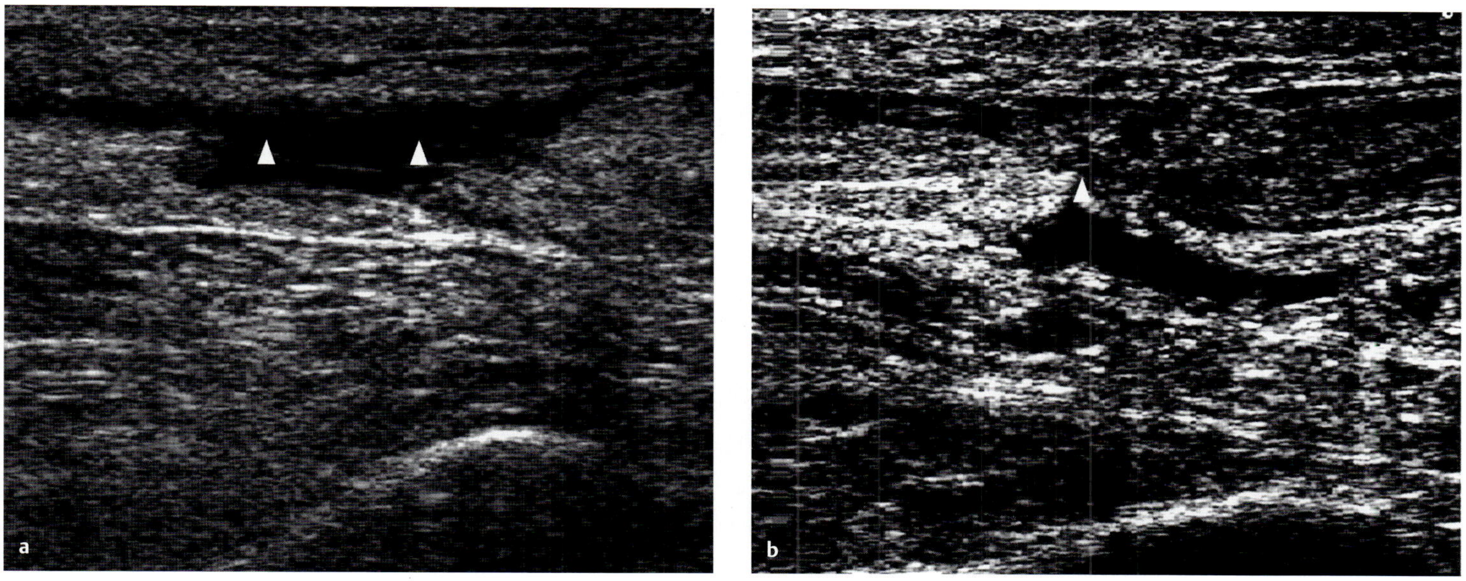

Abb. 54 a, b Sprunggelenk, dorsaler Longitudinalschnitt in Neutralstellung (**a**) und 20° Plantarflexion (**b**) des oberen Sprunggelenks: In Neutralstellung kommt der Rupturbereich als echoarme Zone zur Darstellung (Pfeil), dieser Bereich entspricht in der Regel einem Hämatom. Die Sehnenenden lassen sich bei orthograde dem Anschallwinkel echogen abbilden (**a**). Bei zunehmender Plantarflexion nähern sich die Sehnenenden einander an (Pfeil). Ventral der Sehne kommt eine echofreie Formation zur Abbildung (**b**).

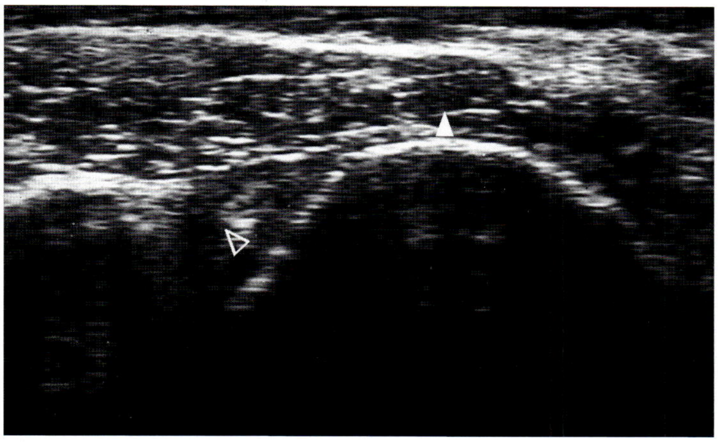

Abb. 55 Schultergelenk, lateral-superiore Region, Transversalschnitt: In Neutralposition findet sich bei vorliegender kompletter Ruptur der Supraspinatussehne eine Humeruskopfglatze, medial kommen Anteile der Sehne des M. subscapularis zur Abbildung (Humeruskopfglatze = Pfeil, Subskapularissehne = offener Pfeil).

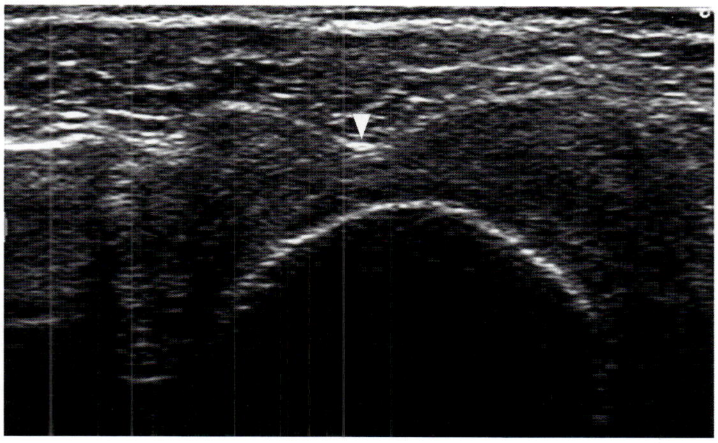

Abb. 56 Schultergelenk, lateral-superiorer Transversalschnitt: Die Rupturzone im Bereich der Supraspinatussehne kommt mit einer typischen konkaven Konturumkehr zur Darstellung (Pfeil).

Sehne – Tenosynovialitis

Bei einer Tenosynovialitis stellt sich die betroffene Sehne bei orthograder Anschallung als echoreiche Struktur dar, das entzündlich veränderte Sehnenscheidengewebe hingegen echoarm. Dies führt bei orthograder Schallstrahlrichtung in der Transversalschnittebene zum sog. Haloeffekt: Die Sehne befindet sich als echogene Struktur häufig zentral und wird von einem echoarmen Hof umgeben. Im Longitudinalschnitt lässt sich die betroffene Sehne bei senkrechter Schallstrahlrichtung als echogene Struktur ebenfalls gut von den angrenzenden echoarmen Zonen differenzieren.

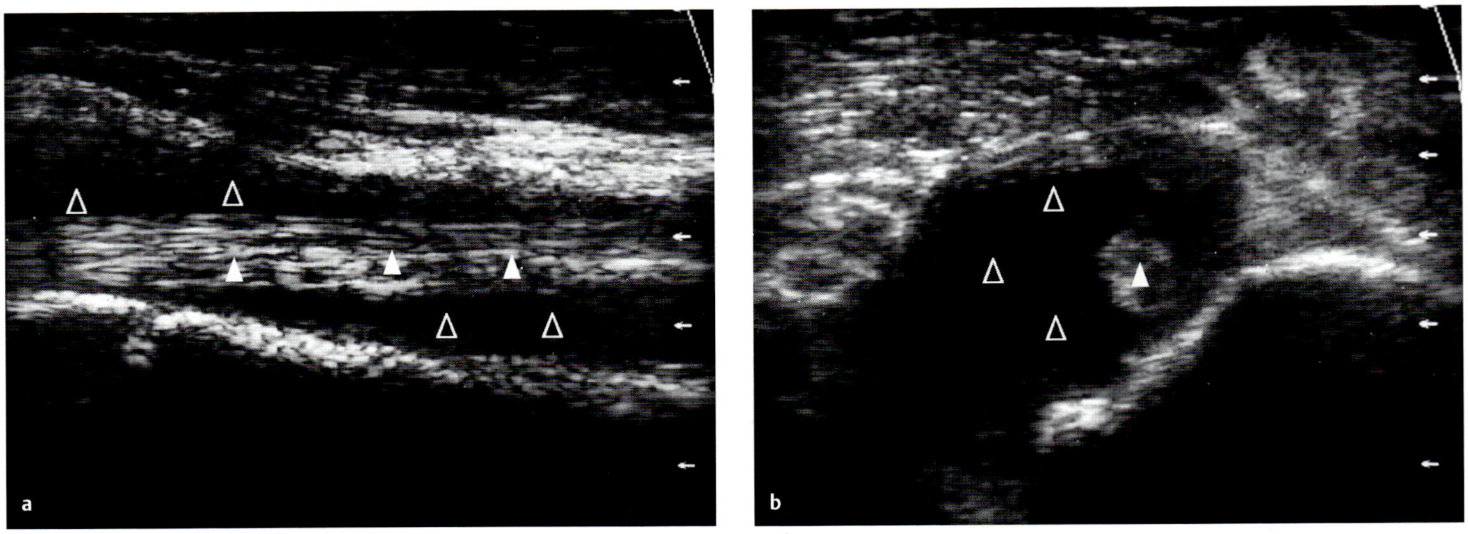

Abb. 57 a, b Schultergelenk, ventraler Longitudinal- (**a**) und Transversalschnitt (**b**): Die echogen dargestellte lange Bizepssehne (Pfeil) ist umgeben von einer echoarmen Formation (offener Pfeil) als Ausdruck der Tenosynovialitis.

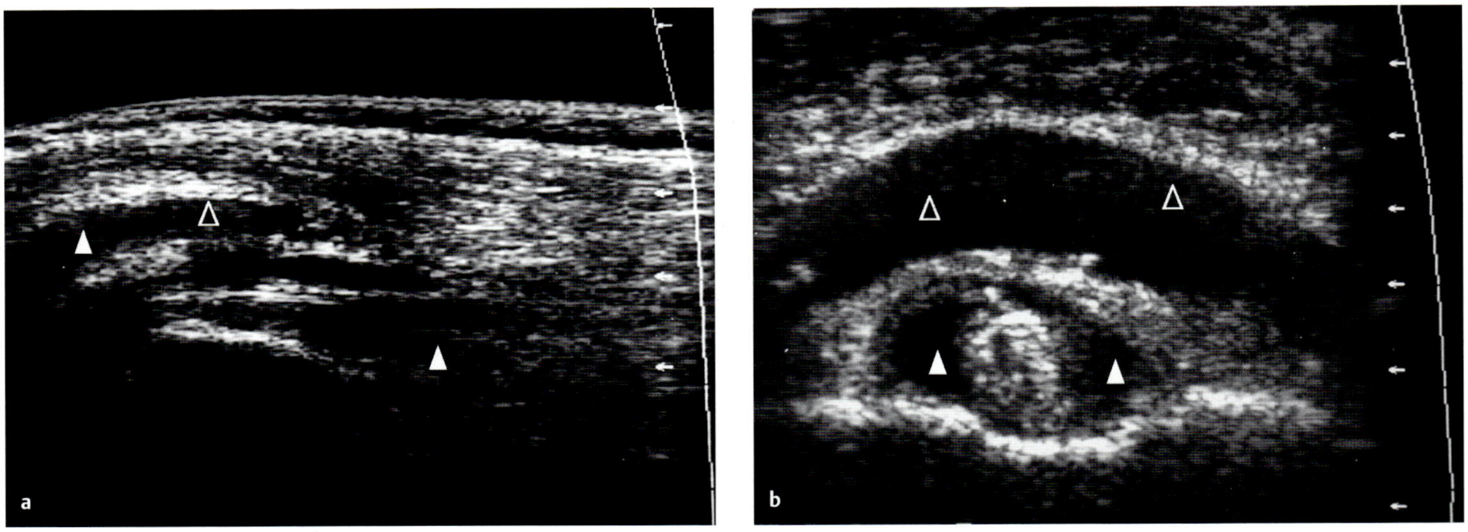

Abb. 58 a, b Schultergelenk, ventraler Longitudinal- (**a**) und Transversalschnitt (**b**): Die echogen dargestellte lange Bizepssehne ist umgeben von einer echoarmen Formation als Ausdruck der Tenosynovialitis (Pfeil). Zusätzlich findet sich ventral der langen Bizepssehne eine echoarme Formation bei Vorliegen einer Bursitis subdeltoidea (offener Pfeil).

Sehne – Degenerative Veränderungen – Verkalkung

Unter dem Sammelbegriff der „Sehnendegeneration“ wird klinisch eine Vielzahl von intra- und peritendinösen Veränderungen zusammengefasst, welche sich sonographisch nicht immer differenzieren lassen. Degenerative Veränderungen können sowohl die Form der Sehne betreffen als auch zu einer Änderung deren Echogenität führen. Obwohl im Allgemeinen eine Echogenitätsänderung aufgrund des bekannten Phänomens der Reflexumkehr und des Phänomens des wandernden Reflexes in der Sehnendiagnostik eine untergeordnete Bedeutung hat, wird bei typischen degenerativen Sehnenveränderungen, wie z.B. dem „jumper's knee“ oder der Achillodynie neben der Formveränderung (Volumenzunahme) auch eine Abschwächung der Echogenität beobachtet. Im Gegensatz hierzu sind bei der Rotatorenmanschette auch echoreiche Herde als Ausdruck einer degenerativen Veränderung bekannt.

Eine Sehnenverkalkung (gehäuftes Auftreten in der Rotatorenmanschette) stellt sich aufgrund der Kalkkonsistenz unterschiedlich dar: Bei makroskopisch flüssigem oder weichem Kalkherd erscheint sonographisch nur eine echogene Tüpfelung in der Sehne, während bei makroskopisch hartem Kalkherd aufgrund der Reflexion an der Oberfläche ein echogener Reflex in der Sehne mit Schallschatten zur Abbildung kommt.

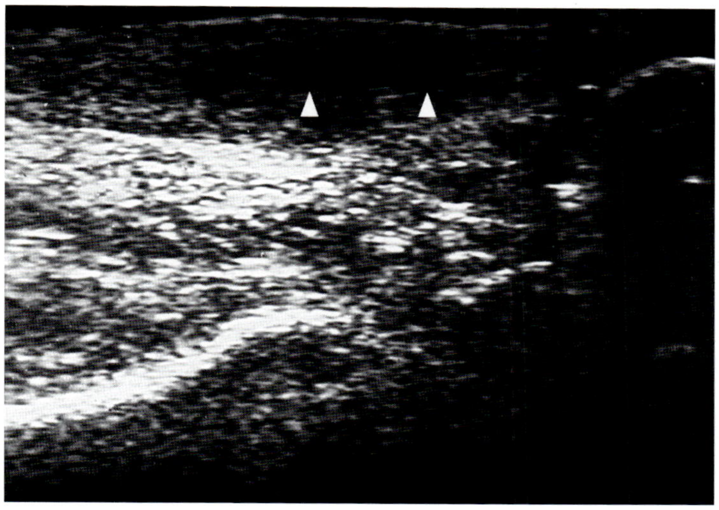

Abb. 59 Sprunggelenk, dorsaler Longitudinalschnitt: Bei einer Achillodynie weist die Achillessehne zumeist eine spindelförmige, überwiegend echoarme Verbreiterung auf (Pfeil). Trotz orthograden Anschallwinkels kann die Sehne nicht mit typischer echogener Textur dargestellt werden.

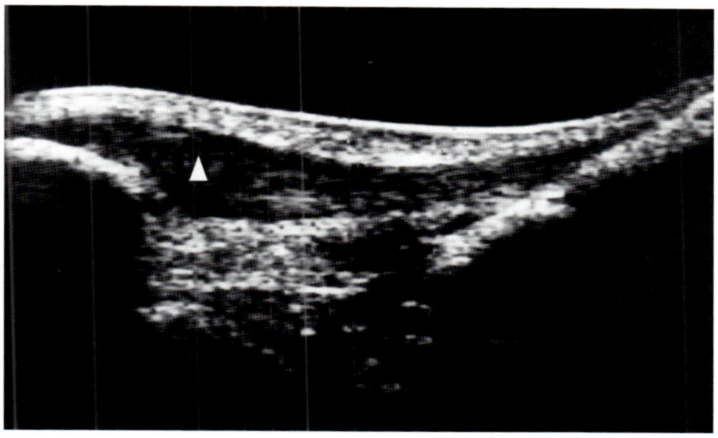

Abb. 60 Kniegelenk, ventraler infrapatellarer Longitudinalschnitt: Das Lig. patellae weist am patellaren Ansatz eine ausgeprägte Verbreiterung sowie eine Echogenitätsminderung auf (Pfeil). Es handelt sich um das Stadium 2 des Patellaspitzensyndroms.

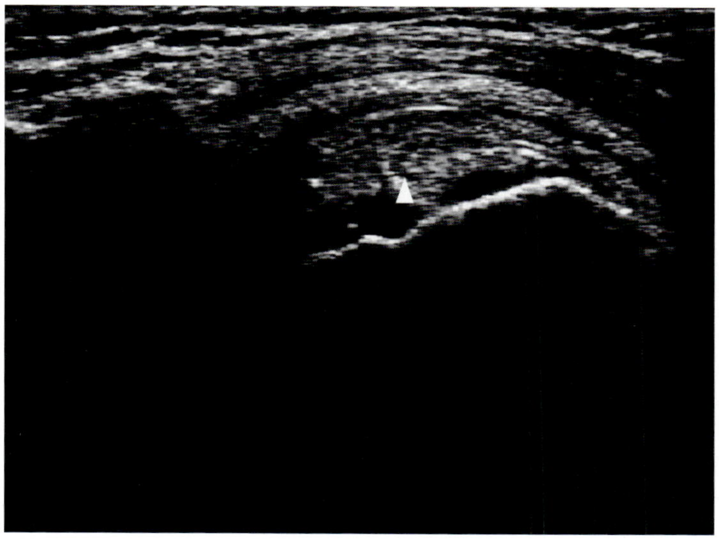

Abb. 61 Schultergelenk, lateral-superiorer Longitudinalschnitt: In der Supraspinatussehne kommt ein großvolumiger echogener Reflex ohne Schallschatten zur Darstellung (Pfeil). Es handelt sich um eine Verkalkung im Resorptionsstadium.

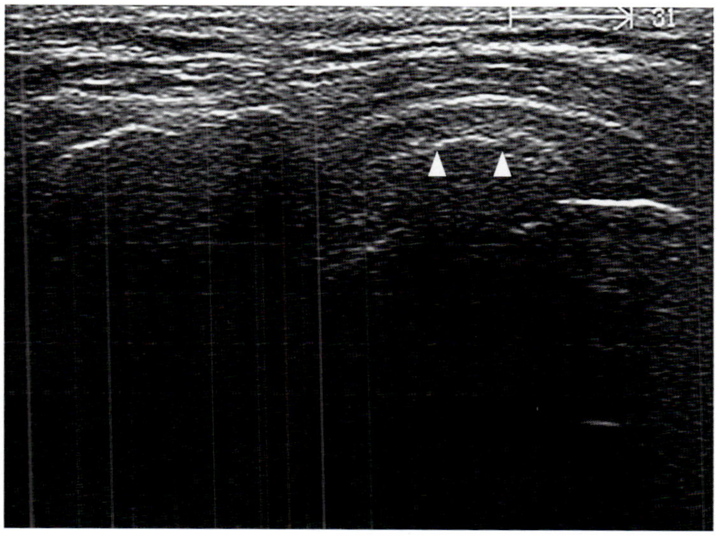

Abb. 62 Schultergelenk, lateral-superiorer Longitudinalschnitt: In der Supraspinatussehne befindet sich eine schallundurchlässige echogene Struktur, deren Schallschatten eine Konturunterbrechung der Humeruskopfkontur bewirkt (Pfeil). Es handelt sich um eine Verkalkung im Kalzifikationsstadium.

Ligament

Bei frischen Kapsel-Band-Verletzungen der großen Gelenke besteht das Problem, dass anhand der sonographisch nachweisbaren, typischerweise echoarmen Einblutung nicht sicher zwischen einer Distorsion, einer inkompletten oder einer kompletten Bandruptur differenziert werden kann.

Im Gegensatz zu den Sehnenrupturen lassen sich bei vorgenannten Verletzungen die rupturierten Bandenden nicht sicher darstellen. Als mögliches sonopathologisches Korrelat für Kreuzbandläsionen lässt sich im femoralen interkondylären Insertionsbereich eine echoarme Struktur darstellen.

Ein Ansatz für die dynamisch-funktionelle Untersuchung besteht in der Möglichkeit, die Abstände zwischen sonographisch sicher abzubildenden knöchernen Strukturen auszumessen und diese Strecke im Vergleich in Neutral- und in Stressposition im Seitenvergleich zu beurteilen.

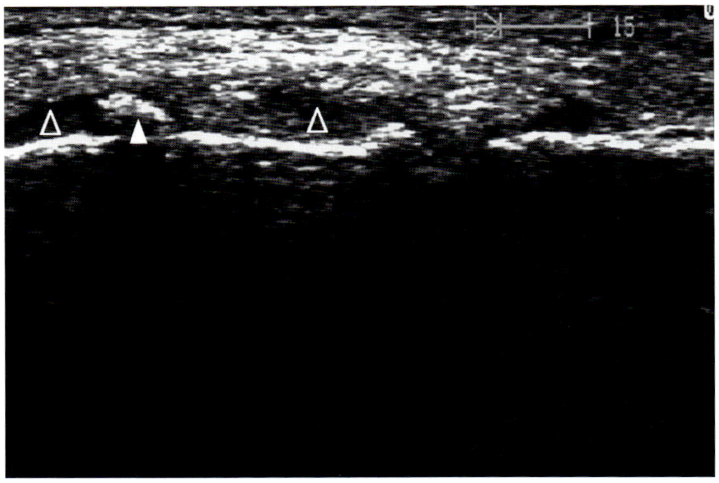

Abb. 63 Kniegelenk, medialer Longitudinalschnitt: Über dem medialen Femurepikondylus kommt eine echoarme Zone als Ausdruck eines Hämatoms bei frischer Innenbandruptur zur Abbildung (offener Pfeil). Zusätzlich findet sich eine echogene Struktur mit Schallabschwächung, hierbei handelt es sich um einen sog. Stieda-Pellegrini-Schatten nach einem zurückliegenden knöchernen Ausriss des Innenbandes (Pfeil).

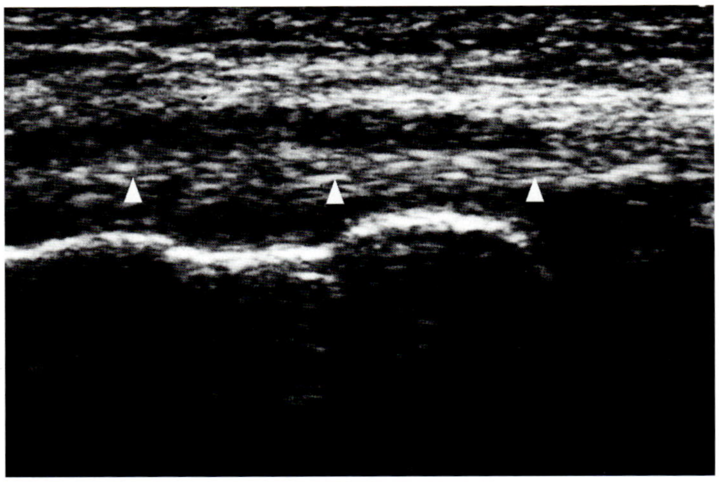

Abb. 64 Kniegelenk, medialer Longitudinalschnitt: Das Innenband stellt sich als durchgehende Struktur mit unauffälliger Textur dar. Das Band wird von einer echoarmen Formation umgeben. Nach Distorsionstrauma mit Valgusstress handelt es sich um ein Hämatom bei Überdehnung des Innenbandes (Pfeil).

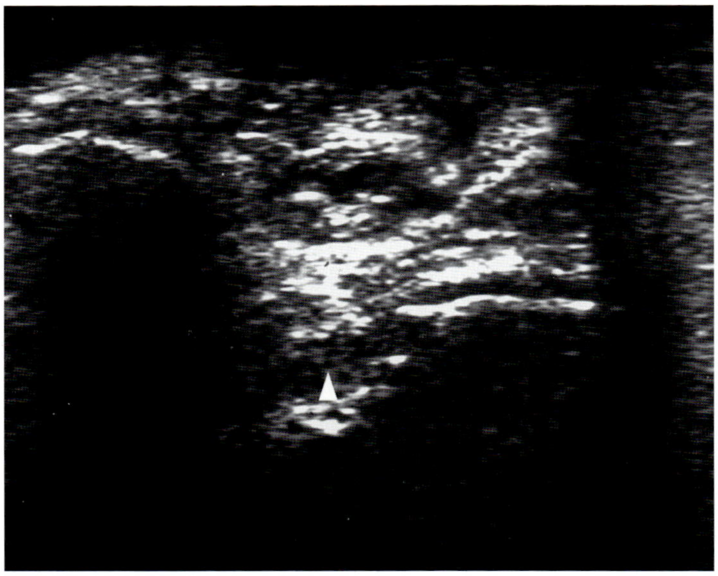

Abb. 65 Kniegelenk, dorsaler kondylärer Transversalschnitt: Unmittelbar der Kortikalis der Fossa condylaris lateralis anliegend findet sich eine echoarme Formation bei Vorliegen einer Ruptur des vorderen Kreuzbandes (Pfeil).

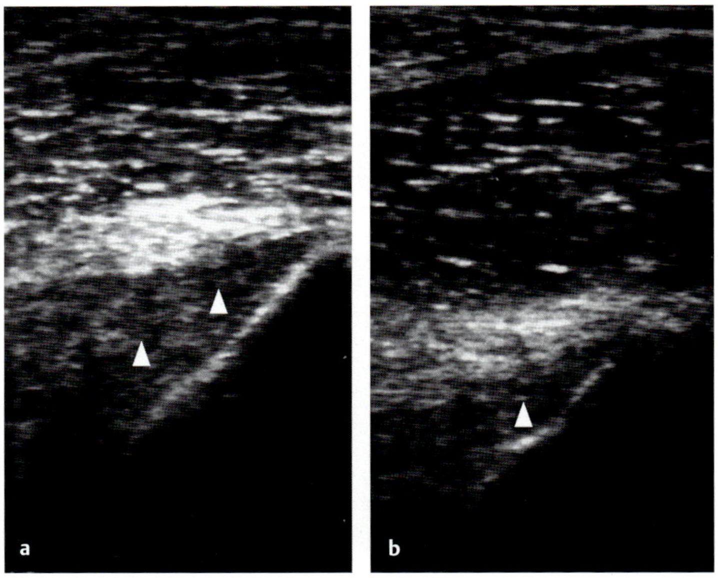

Abb. 66 a, b Kniegelenk, dorsaler interkondylärer Longitudinalschnitt im Seitenvergleich: Darstellung des rupturierten hinteren Kreuzbandes mit einer deutlichen Verbreiterung (**a**) (Pfeil), Abbildung des unauffälligen Befundes der Gegenseite (**b**) (Pfeil).

Fettgewebe

Typische pathologische Veränderungen des Fettgewebes sind Lipome und Liposarkome. Lipome grenzen üblicherweise an die Muskulatur an und sind im Allgemeinen von homogener echogener Binnenstruktur mit kapsulärer Begrenzung. Eine Abgrenzung zum Liposarkom ist aufgrund der Form und der Echogenität nicht sicher möglich.

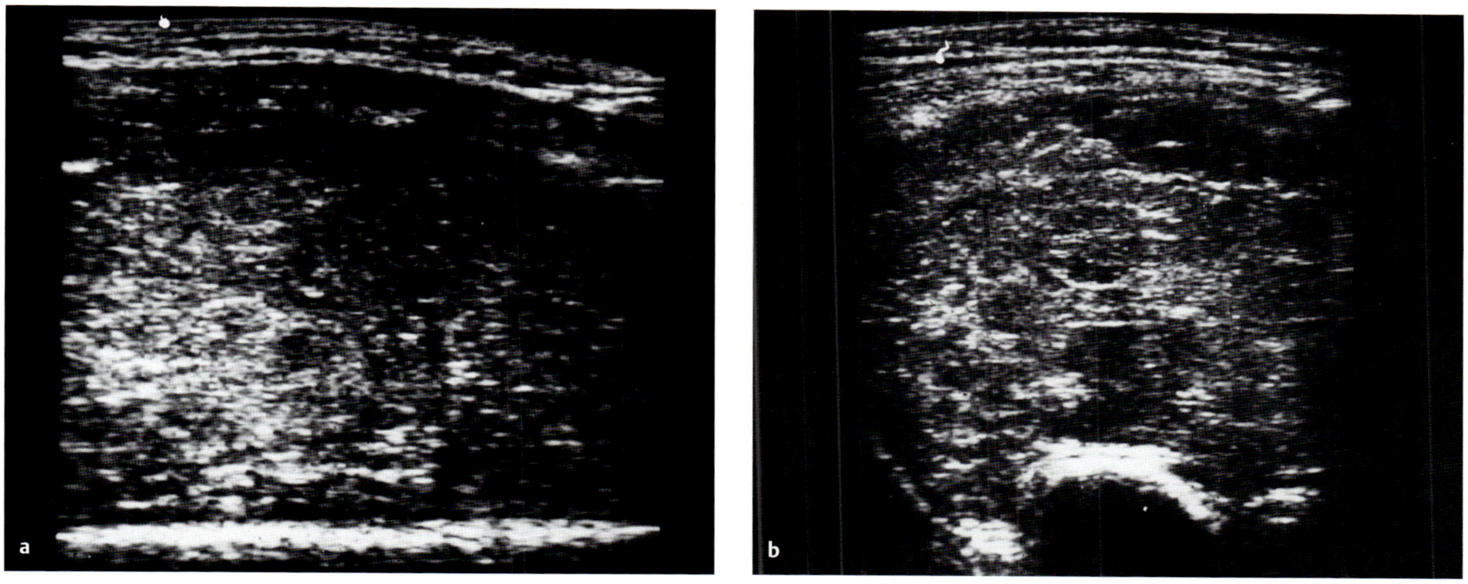

Abb. 67 a, b Proximaler Oberschenkel, ventraler Longitudinal- (**a**) und Transversalschnitt (**b**): Das Lipom liegt unmittelbar dem Femur auf und verdrängt die Muskulatur.

Nervengewebe

Pathologische Veränderungen des Nervengewebes können sich sowohl als Veränderung der Form als auch der Echogenität darstellen. Im Longitudinalschnitt kann z. B. ein Neurinom als spindelförmige Verbreiterung, das Engpasssyndrom des N. medianus als sanduhrförmige Einschnürung zur Abbildung kommen.

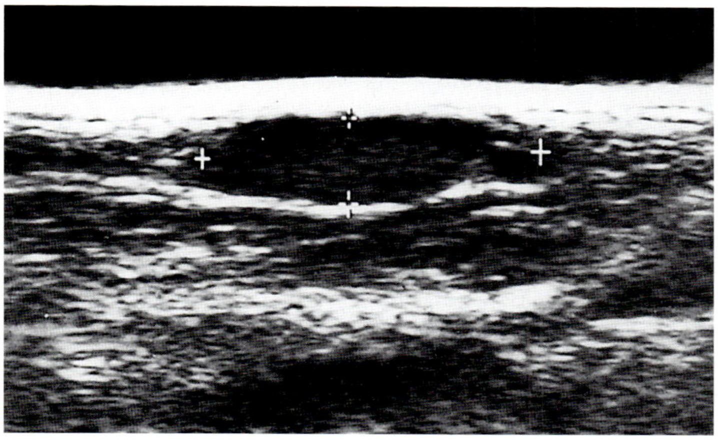

Abb. 68 Oberarm, volarer Longitudinalschnitt: Ein Neurinom im Bereich des N. medianus kommt hier als echoarme, spindelförmige Formation zur Darstellung. (Diese Abbildung wurde uns freundlicherweise von Herrn Prof. Dr. U. Harland, Saarbrücken, zur Verfügung gestellt.)

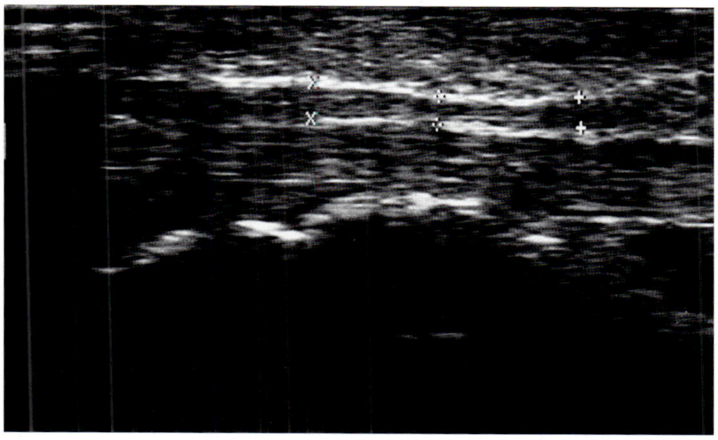

Abb. 69 Handgelenk, palmarer Longitudinalschnitt über dem N. medianus: Der N. medianus kommt echoarm mit charakteristischer sanduhrförmiger Einschnürung zur Abbildung. (Diese Abbildung wurde uns freundlicherweise von Herrn Dr. R. Berthold, Wetzlar, zur Verfügung gestellt.)

Gefäß – Arterie, Vene

Typische arterielle Veränderungen stellen Gefäßverschlüsse, Aneurysmen und arteriosklerotische Wandveränderungen dar. Aneurysmen kommen im Bereich der Stütz- und Bewegungsorgane am häufigsten in der Kniekehlenregion vor. Sie weisen eine typische Aussackung der Gefäßwand auf und sind an ihrer pulssynchronen Bewegung leicht gegenüber anderen Veränderungen, wie z. B. der Baker-Zyste abzugrenzen.

Bei einem Gefäßverschluss lässt sich das Lumen der betroffenen Arterie distal des Verschlusses nicht auffinden. Arteriosklerotische Veränderungen stellen sich als echogene Kalkeinlagerungen, teilweise mit Schallschatten dar.

Typische venöse Veränderungen stellen oberflächliche Venenkonvolute, Venenektasien sowie oberflächliche und tiefe Venenthrombosen dar.

Bei einer Phlebothrombose kann mit Hilfe der Kompressionsvenensonographie im B-Bild-Verfahren die betroffene Vene nicht mehr komprimiert werden, und es kann in einigen Fällen der Thrombus dargestellt werden. Als ein etabliertes und sehr sensitives Verfahren gilt für die meisten arteriellen und venösen Gefäßveränderungen die farbcodierte Duplexsonographie.

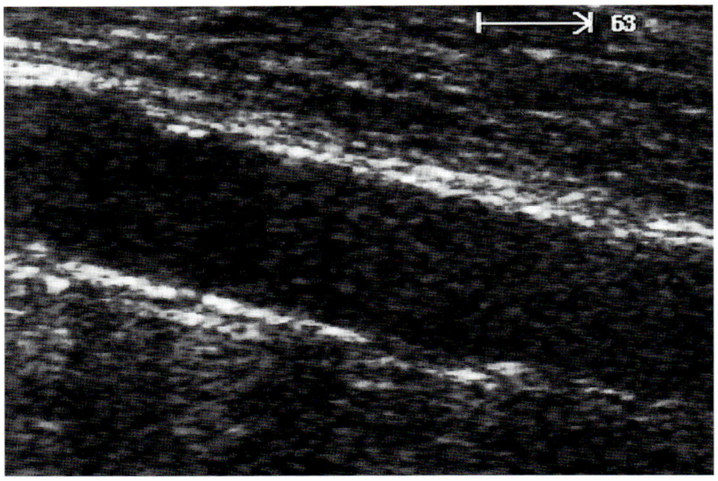

Abb. 70 Proximaler Oberschenkel, ventraler Longitudinalschnitt im Verlauf der Femoralgefäße: An der inneren Gefäßwand der A. femoralis befindet sich ein echogener Reflex mit Schallschatten bei Vorliegen einer Arteriosklerose.

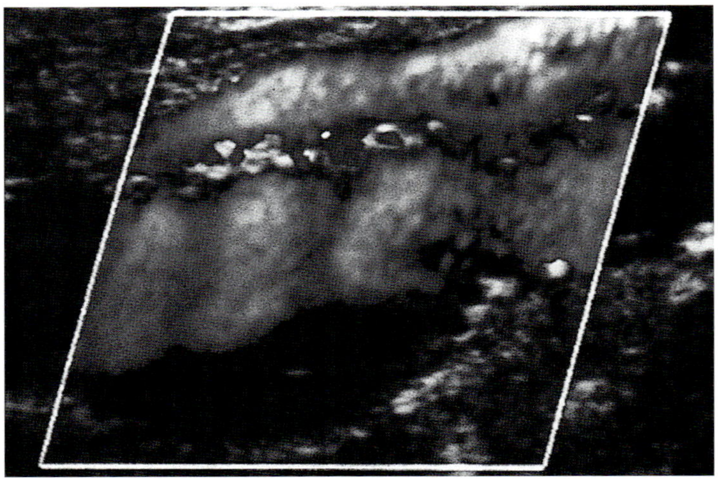

Abb. 71 Kniegelenk, dorsaler interkondylärer Longitudinalschnitt: Die echoarm dargestellte A. poplitea kommt mit einer auffälligen Volumenzunahme zur Abbildung. Es handelt sich um ein Aneurysma verum dieses Gefäßes. (Diese Abbildung wurde uns freundlicherweise von Herrn Dr. Huck, Mannheim, zur Verfügung gestellt.)

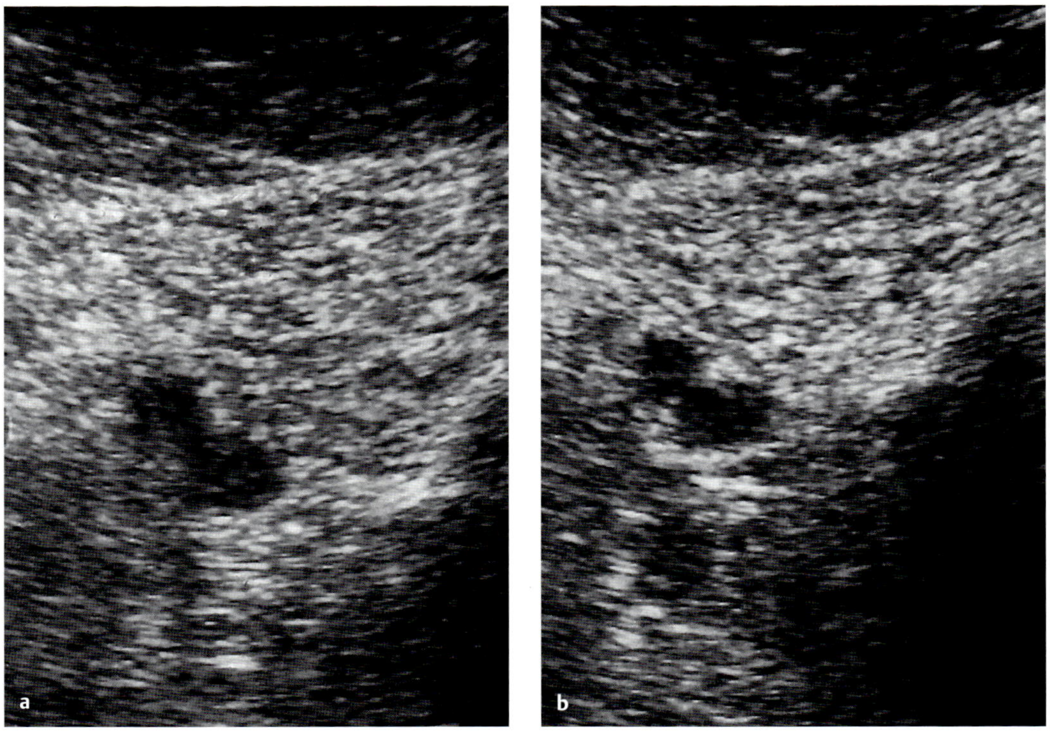

Abb. 72 a, b Proximaler Oberschenkel, ventraler Transversalschnitt im Verlauf der Femoralgefäße (**a, b**): Sowohl ohne (**a**) als auch mit Kompression (**b**) stellt sich das Gefäßlumen der V. femoralis gefüllt dar. Es handelt sich um eine Thrombose der V. femoralis.

Einführung

Die standardisierte sonographische Untersuchung des Schultergelenks erfasst das Gelenk in drei Regionen. Bezogen auf die Skapulalängsachse werden zwei dorsale, zwei superior-laterale und zwei ventrale Schnittebenen eingestellt.

In den drei Gelenkregionen werden jeweils zwei nahezu senkrecht zueinander stehende Schnittebenen (transversal und longitudinal) eingestellt.

Der aufrecht sitzende Patient wird mit Blick auf den Ultraschallmonitor zwischen Untersucher und Ultraschallgerät auf einem Stuhl platziert. Der Arm sollte entweder frei hängen oder um 90° im Ellenbogengelenk gebeugt sein, so dass während der sonographischen Untersuchung Rotationsbewegungen im Schultergelenk durchgeführt werden können. Durch die Rotationsbewegungen des Arms in Verbindung mit den unterschiedlichen Standardpositionen des Schallkopfes wird eine flächendeckende Untersuchung des Schultergelenks gewährleistet.

Nachfolgend sind sowohl typische als auch seltene pathologische Befunde und Indikationen für die sonographische Untersuchung des Schultergelenks aufgelistet.

Tabelle **2** Typische und seltene pathologische Befunde und Indikationen

Einteilung	Erkrankungen
Veränderungen des Knochens	• Omarthrose • Schultereckgelenk (ACG) – Verletzungen des AC-Gelenks – Verkalkung des Lig. coracoclaviculare – Arthrose und Arthritis des AC-Gelenks • Fraktur – Hill-Sachs-Defekt – Tuberculum-majus-Fraktur – Subkapitale Humerusfraktur
Veränderungen der Bursen und der Gelenkhöhle	• Intraartikuläre Volumenzunahme (Synovialitis, Gelenkerguss) • Bursitis – Bursitis subdeltoidea – Bursitis subscapularis
Veränderungen der Sehnen und der Bänder	• Bizepssehne – Tenosynovialitis bicipitis – Bizepssehnenriss – Bizepssehnenluxation – Rotatorenmanschettenintervallläsion – Tendinitis bicipitis – Bizepssehnenscheidenhygrom • Rotatorenmanschette – Tendinosis calcarea – Rotatorenmanschettenruptur – Atrophie der Mm. supra- und infraspinatus bei Engpasssyndrom des N. suprascapularis
Kombinierte Veränderungen und weitere Befunde	• Omarthrose (mit Synovialitis, Gelenkerguss) • Omarthritis – Rheumatoide Omarthritis – Tuberkulöse Omarthritis • Schultergelenkinstabilität – Schultergelenkluxation mit Begleitverletzungen • Lokaler Infekt nach Injektion • Fraktur • Tumor

Dorsale Region – Transversalschnitt

Der dorsale Transversalschnitt liegt distal der Spina scapulae in der Fossa infraspinata und steigt lateral entsprechend dem Verlauf der Spina scapulae geringfügig an. In diesem Schnitt werden die Skapula, das Labrum glenoidale posterius und der Humeruskopf abgebildet. Darüber liegt der längs geschnittene nach lateral zum Tuberculum majus ziehende M. infraspinatus sowie weiter oberhalb der quer geschnittene M. deltoideus. Dazwischen erscheint als echogene Linie die Bursa subdeltoidea. Bei der dynamischen Untersuchung wird bei Innenrotation der Humeruskopf von der Infraspinatussehne bedeckt, bei der Außenrotation stellt sich der M. infraspinatus in der Fossa infraspinata dar (Abb. **73 a – c**).

Wird der Schallkopf parallel nach kaudal verschoben, wird der längs geschnittene, nach lateral zum Tuberculum majus ziehende M. teres minor dargestellt.

Tipp

Oberarm am Körper anliegend.

Bei Verdacht auf eine intraartikuläre Volumenzunahme wird der Oberarm aktiv gegen den Oberkörper gepresst. Hierdurch gelangt die Flüssigkeit in den dorsalen Rezessus.

Die Überprüfung der anterioren und posterioren Translation (Stabilität) ist in dieser Schnittebene möglich.

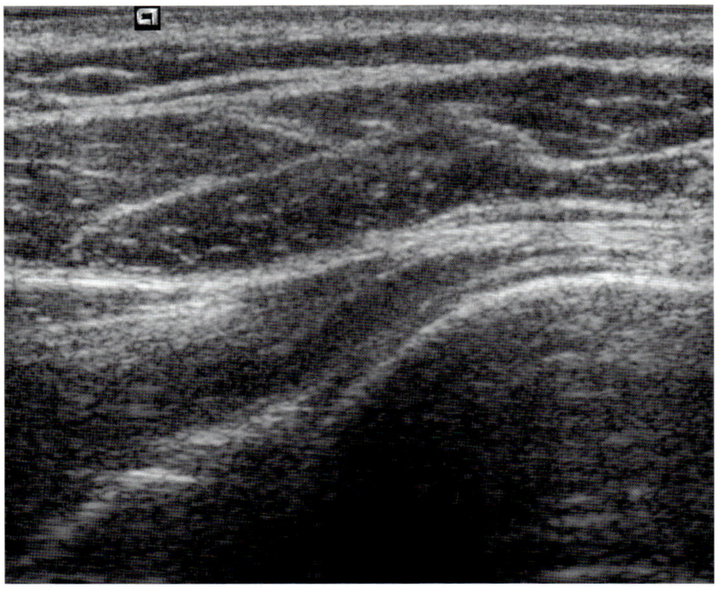

Abb. 73 a

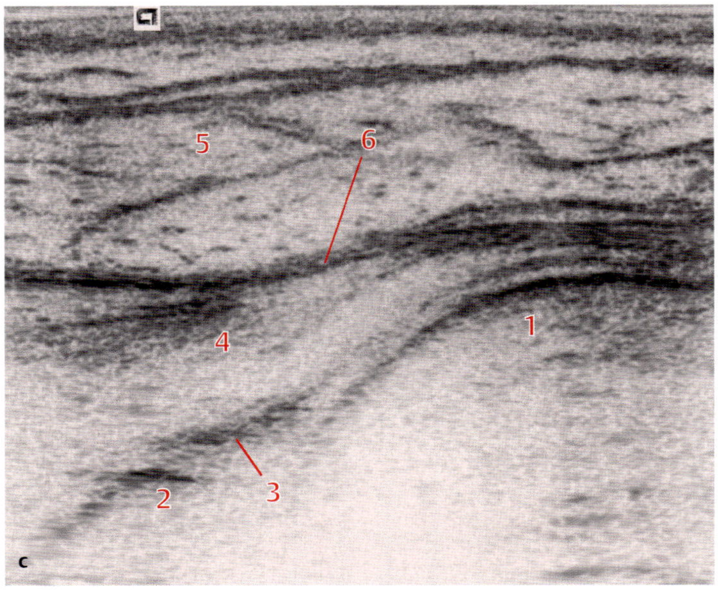

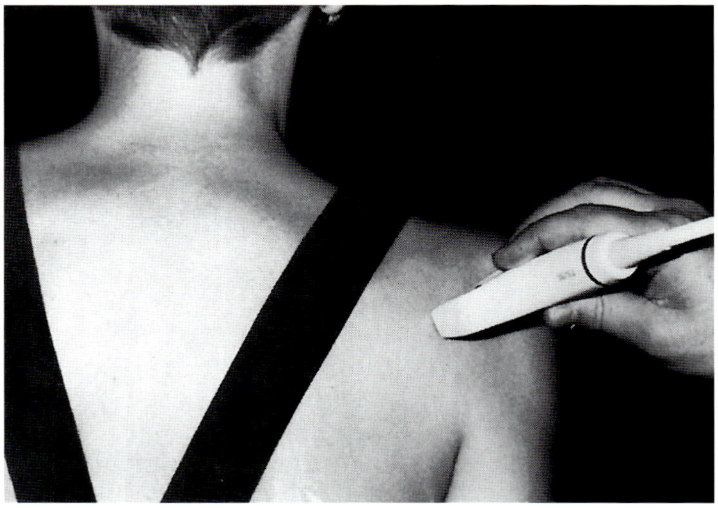

Abb. 73 b

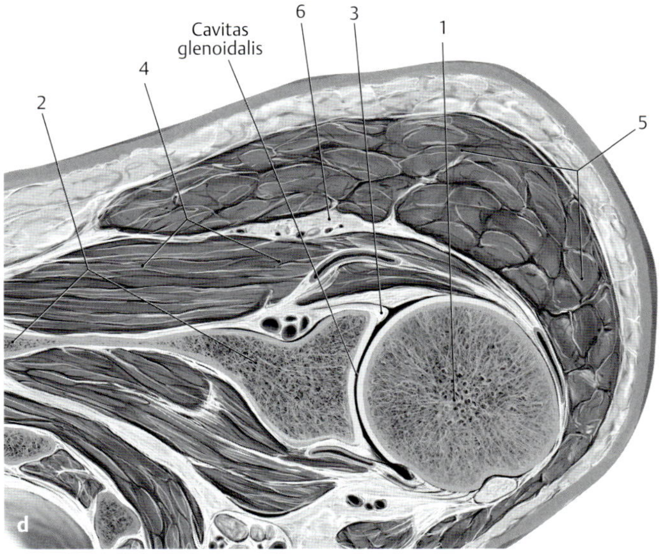

Abb. 73 c u. **d**

1 Humeruskopf
2 Skapula
3 Labrum glenoidale posterius
4 M. infraspinatus
5 M. deltoideus
6 Bursa subdeltoidea

Differenzialdiagnose

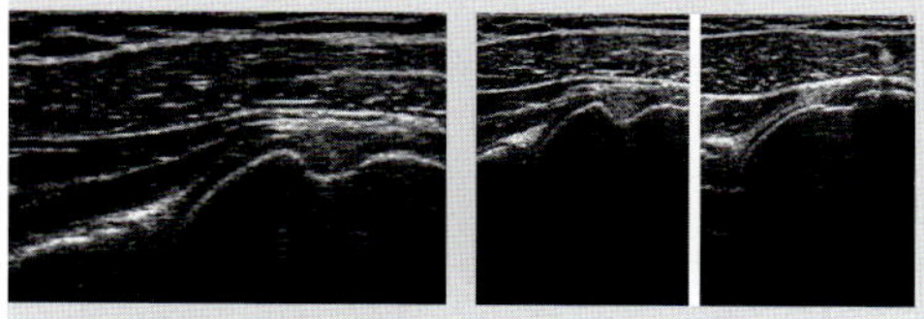

Hill-Sachs-Defekt
Abb. 117 a, b, s. S. 132

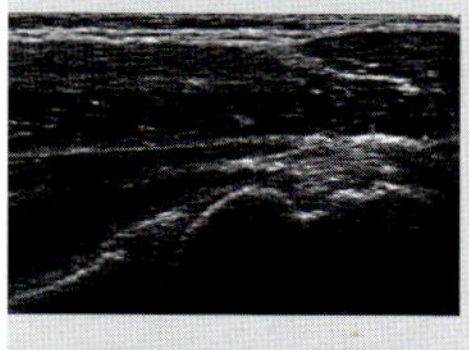

Abb. 118 a, s. S. 133

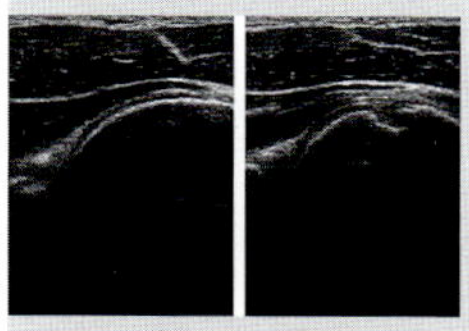

Abb. 119 a, s. S. 133

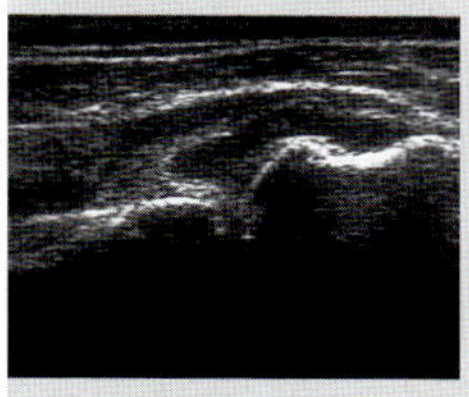

Abb. 168, s. S. 171

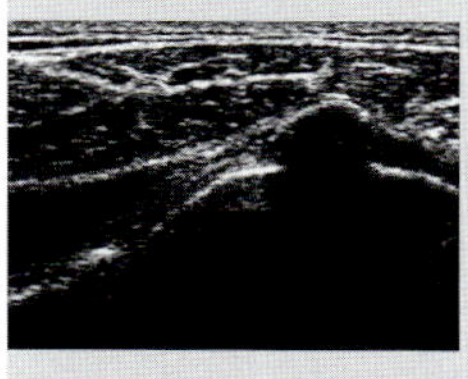

Tendinosis calcarea, M. infraspinatus
Abb. 149 a, s. S. 153

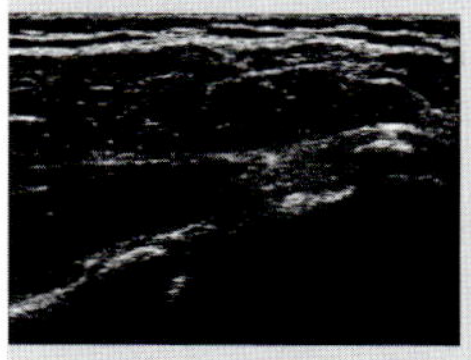

Abb. 151 a, s. S. 154

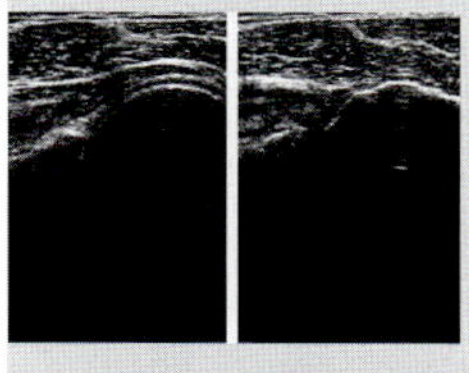

Rotatorenmanschettenruptur, Infraspinatussehne
Abb. 159 c, s. S. 162

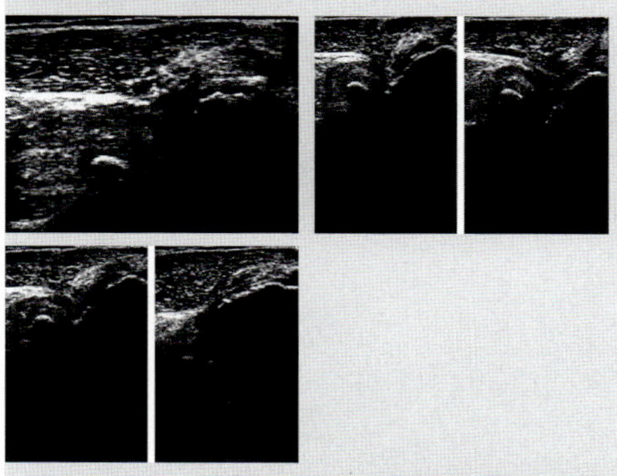

Abb. 161 b – d, s. S. 164

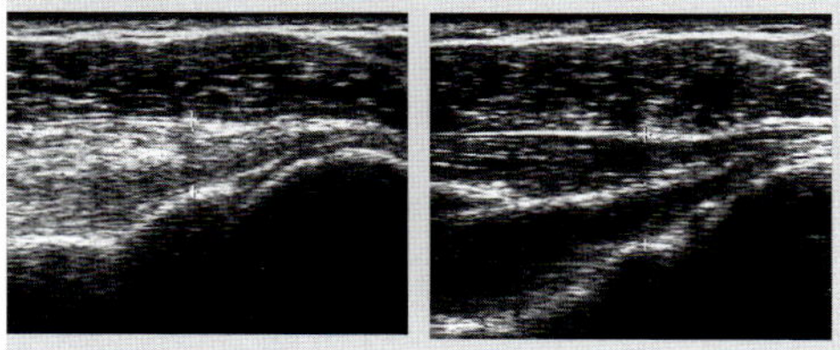

Nervenengpasssyndrom, N. suprascapularis
Abb. 162 a, c, s. S. 165

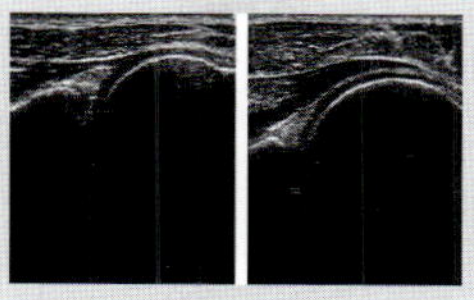

Subkapitale Humerusfraktur
Abb. 124 c, s. S. 137

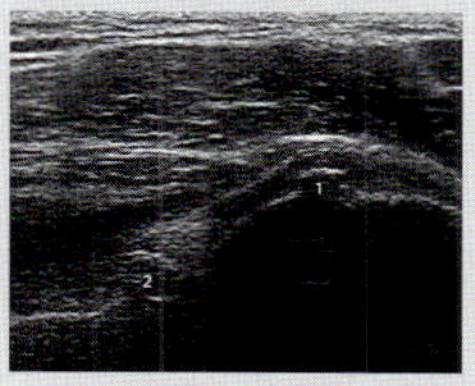

Omarthrose
Abb. 125 a, s. S. 138

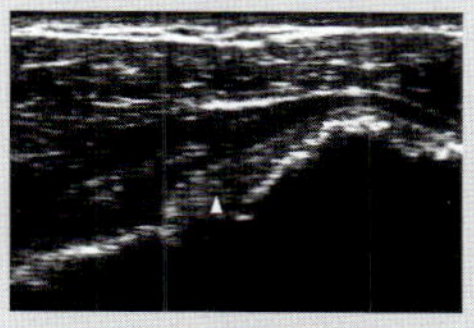

Abb. 126 a, s. S. 138

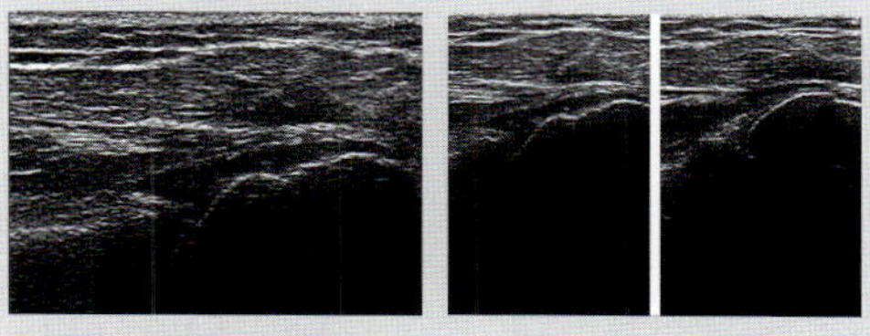

Omarthritis
Abb. 163 a, b, s. S. 166

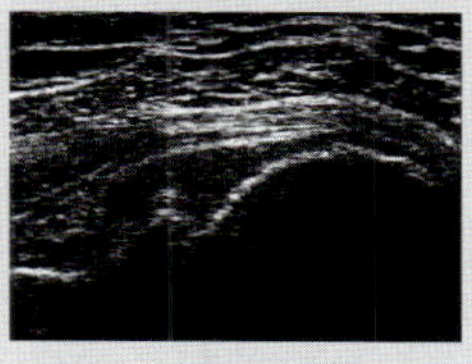

Abb. 164 a, s. S. 167

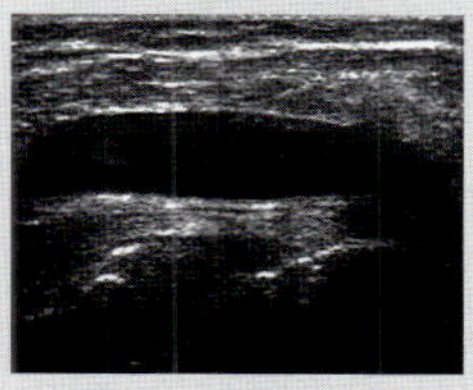

Rheumatoide Omarthritis
Abb. 165 a, b, s. S. 168

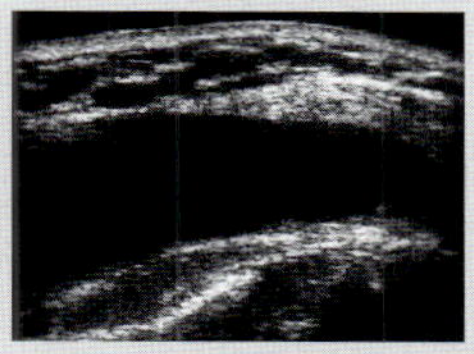

Tuberkulöse Omarthritis
Abb. 166 a, s. S. 169

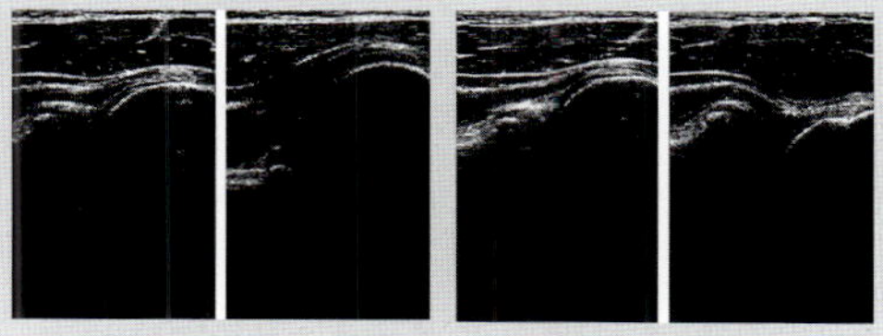

Schultergelenkinstabilität
Abb. 167 a, b, s. S. 170

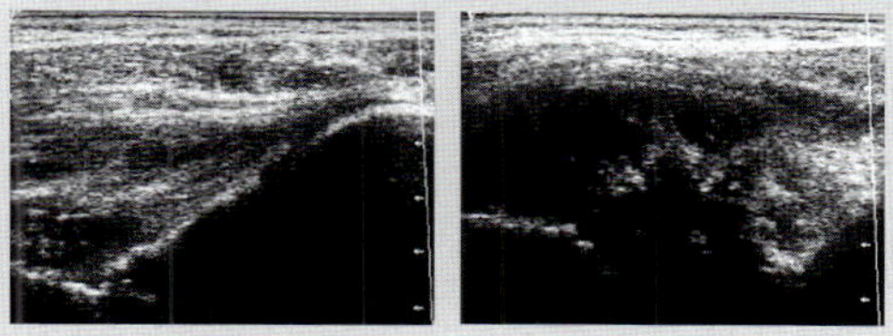

Tumor
Abb. 175 a, b, s. S. 178

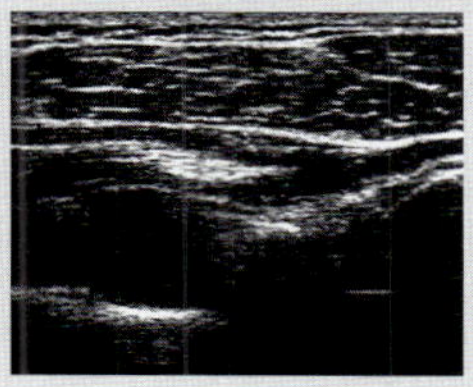

Abb. 176 a, s. S. 178

Dorsale Region – Longitudinalschnitt

Die Schallkopfposition liegt im Längsverlauf des Humerusschaftes und endet proximal auf Höhe des Akromions. Dieser Schnitt erfasst als knöcherne Strukturen das Akromion sowie den proximalen Humerus. In Innenrotation stellen sich im Querschnitt die Mm. supraspinatus, infraspinatus und teres minor dem Oberarmkopf konvexförmig aufliegend dar, oberflächlich der längs geschnittene M. deltoideus. Zwischen der Rotatorenmanschette und dem M. deltoideus erscheint als echogene Linie die Bursa subdeltoidea. In Außenrotation liegen die Mm. infraspinatus und teres minor nicht in der Schnittebene, es werden dann das Tuberculum majus mit Teilen des M. supraspinatus sowie des M. deltoideus abgebildet (Abb. **74 a – c**).

Tipp

Oberarm am Körper anliegend und in Innenrotationsstellung.

Nach Ausrichtung des Schallkopfes entsprechend der Humerusschaftlängsachse den Schallkopf von medial nach lateral verschieben.

Die Humerusschaftkortikalis wird parallel zum oberen Monitorrand eingestellt.

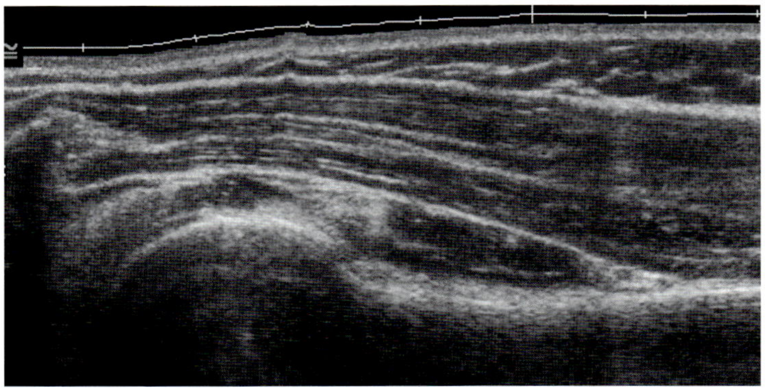

Abb. 74 a

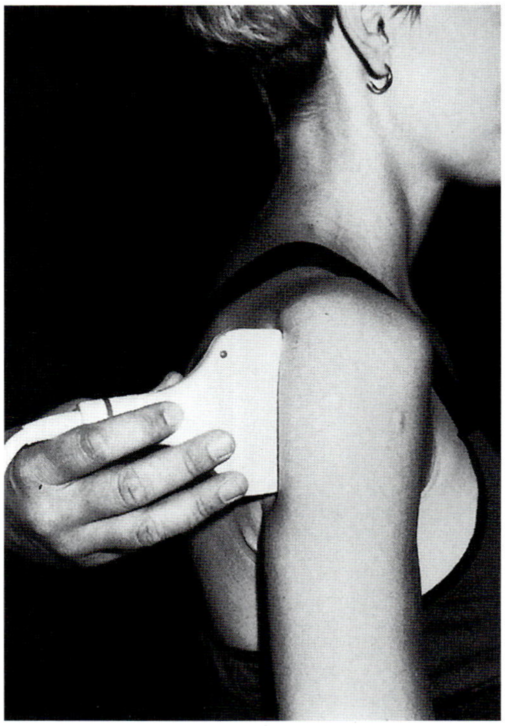

Abb. 74 b

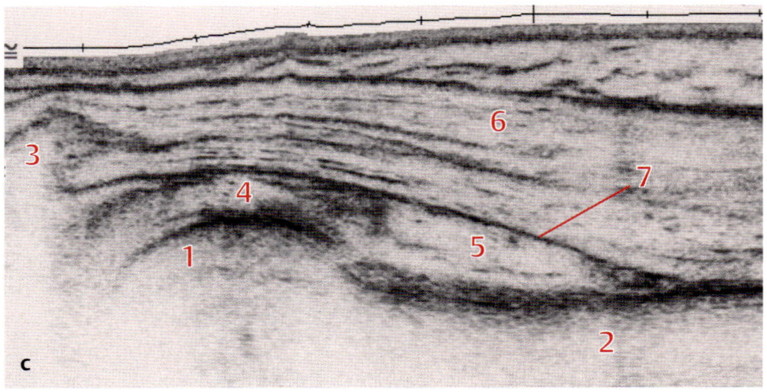

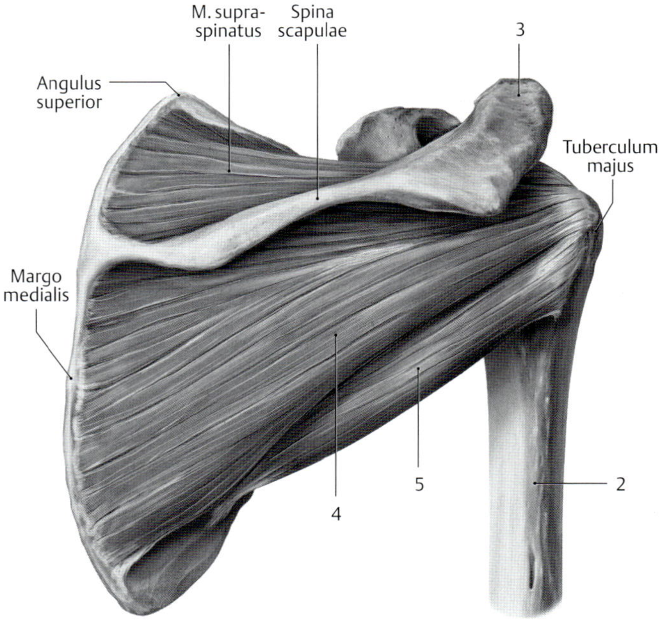

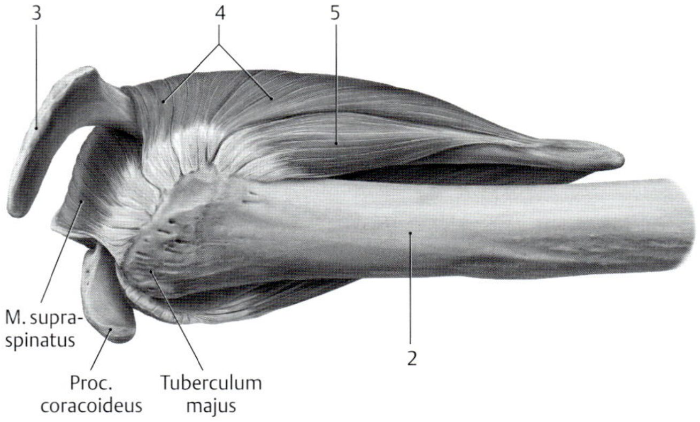

Abb. 74 c – e

1 Humeruskopf
2 Humerusschaft
3 Akromion
4 M. infraspinatus
5 M. teres minor
6 M. deltoideus
7 Bursa subdeltoidea

Differenzialdiagnose

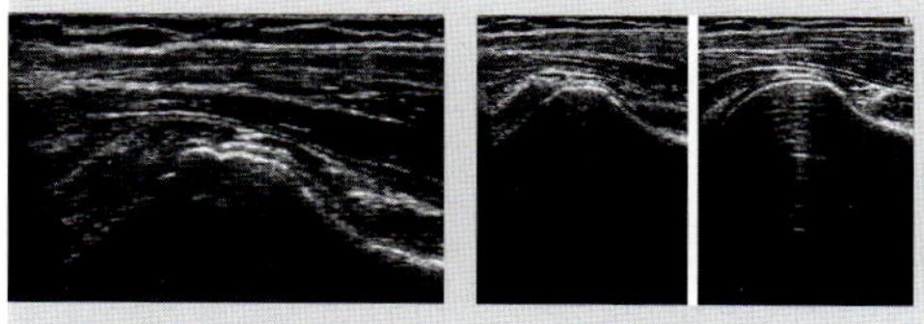

Hill-Sachs-Defekt
Abb. 117 c, d, s. S. 132

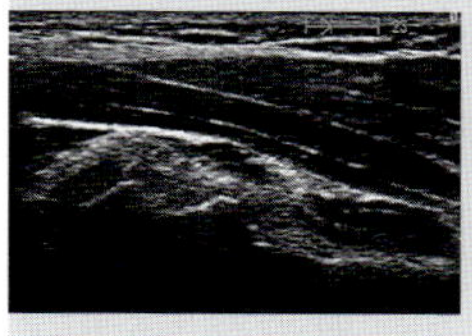

Abb. 118 b, s. S. 133

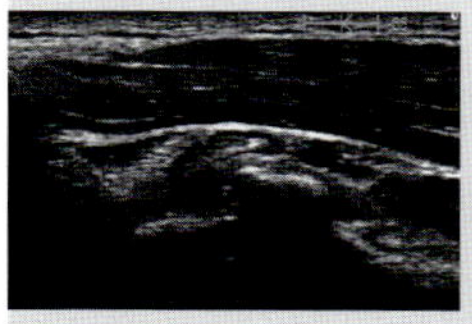

Abb. 119 b, s. S. 133

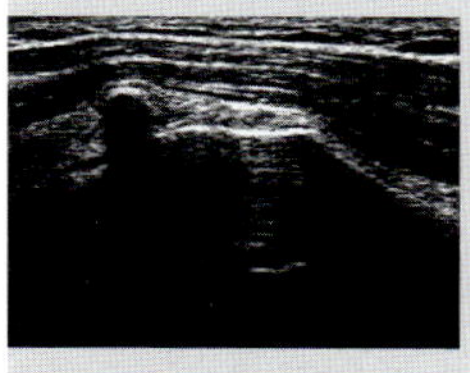

Tendinosis calcarea, M. infraspinatus
Abb. 149 b, s. S. 153

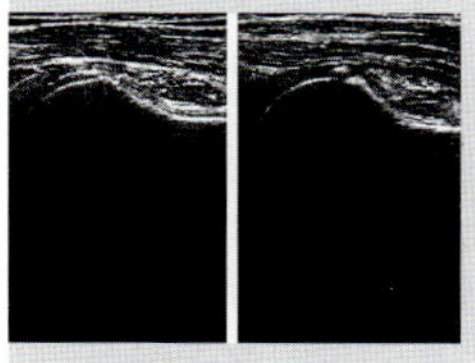

Rotatorenmanschettenruptur, Infraspinatussehne
Abb. 159 d, s. S. 162

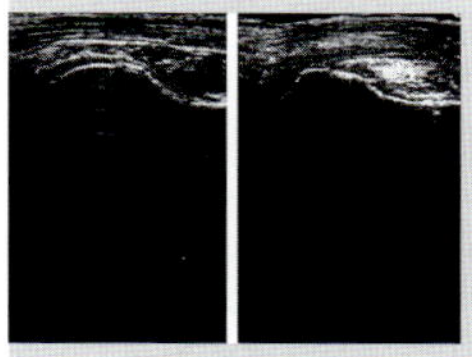

Abb. 161 a, s. S. 164

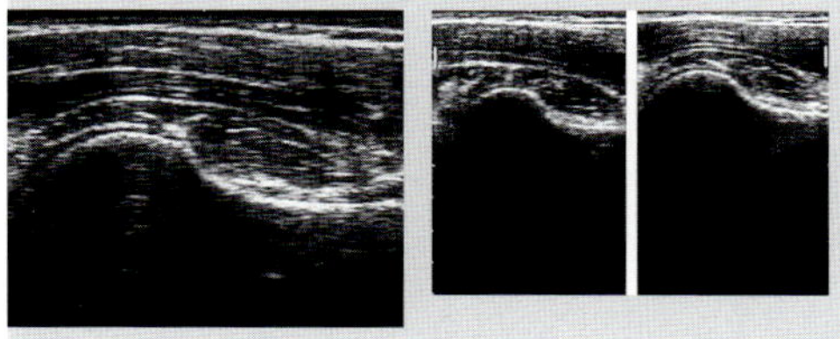

Nervenengpasssyndrom, N. suprascapularis
Abb. 162 b, d, s. S. 165

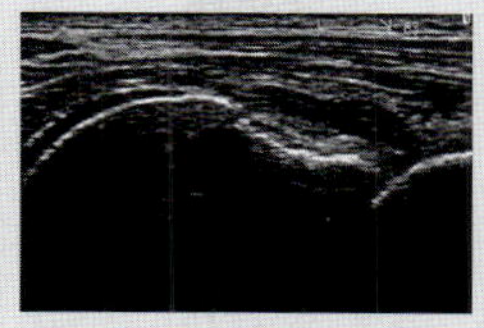

Subkapitale Humerusfraktur
Abb. 124, s. S. 137

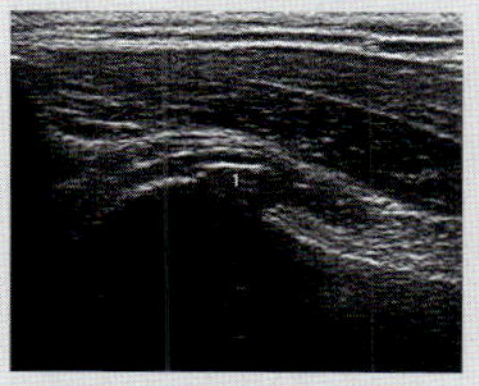

Omarthrose
Abb. 125 b, s. S. 138

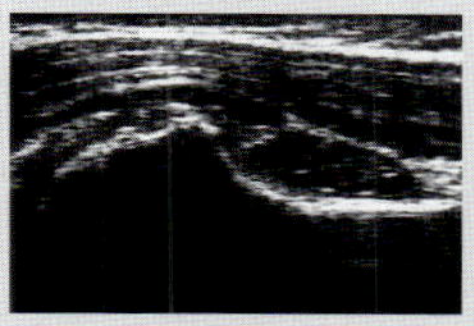

Abb. 126 b, s. S. 138

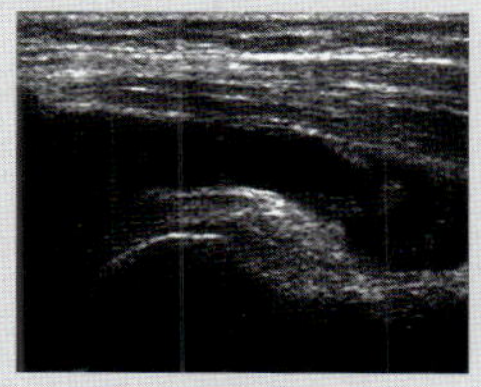

Rheumatoide Omarthritis
Abb. 165 c, s. S. 168

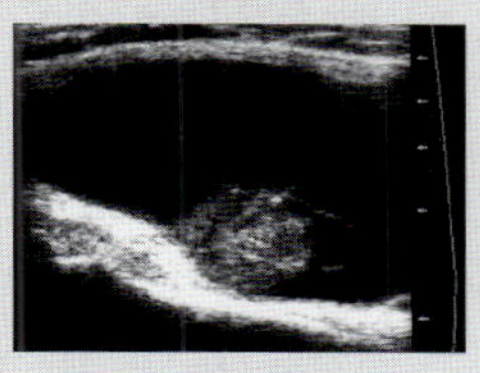

Tuberkulöse Omarthritis
Abb. 166 b, s. S. 169

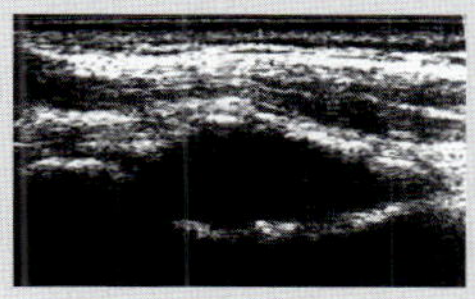

Tumor
Abb. 174 a, s. S. 177

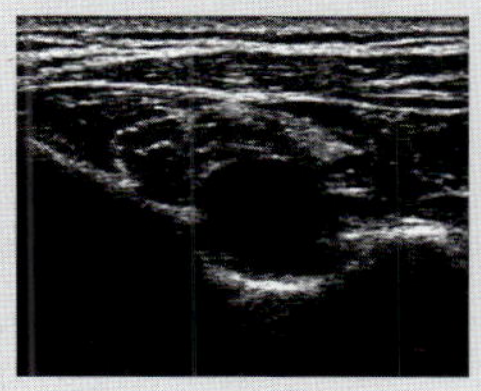

Abb. 176 b, s. S. 178

Lateral-superiore Region – Transversalschnitt (korakoakromialer Schnitt)

Der Schallkopf wird kaudal und parallel zum Lig. coracoacromiale aufgesetzt. Als knöcherne Struktur werden der Humeruskopf und das Korakoid erfasst. Dem Humeruskopf liegt die Rotatorenmanschette bogenförmig auf. Bei unveränderter Schallkopfposition werden durch Rotationsbewegungen des Armes unterschiedliche Anteile der Rotatorenmanschette erfasst. In Innenrotationsstellung des Armes wird die Sehne des M. supraspinatus abgebildet, in Außenrotation die Sehne des M. subscapularis. Zur Abgrenzung der beiden Sehnen wird die echogene, ovale, lange Bizepssehne aufgesucht. Medial von ihr liegt die Subskapularissehne, lateral die Supraspinatussehne, weiter nach dorsal schließt sich die Infraspinatussehne an. Zwischen der Rotatorenmanschette und dem oberflächlich gelegenen quer geschnittenen M. deltoideus wird als echogene Linie die Bursa subdeltoidea abgebildet (Abb. **75 a – c**).

Tipp

Das eingestellte Bild entspricht der Form eines Radausschnittes.

Als anatomische Orientierungshilfe wird die lange Bizepssehne oder der Sulcus intertubercularis aufgesucht. Wird der laterale Schallkopfbereich zu weit kaudal positioniert, kann die Supraspinatussehne nicht abgebildet werden, es würden falsch positive Befunde (Supraspinatussehnenruptur) resultieren.

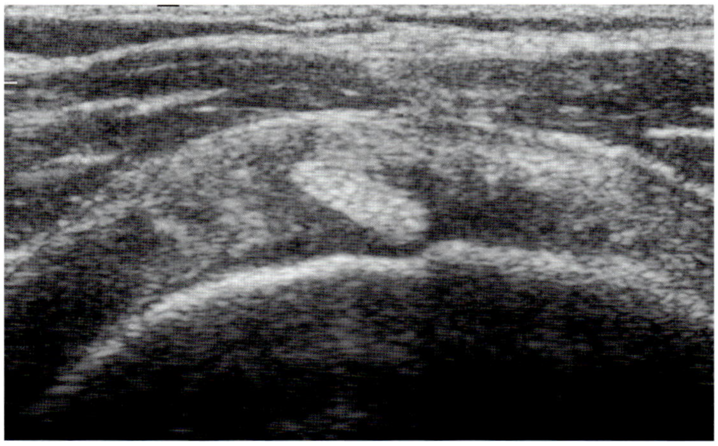

Abb. 75 a

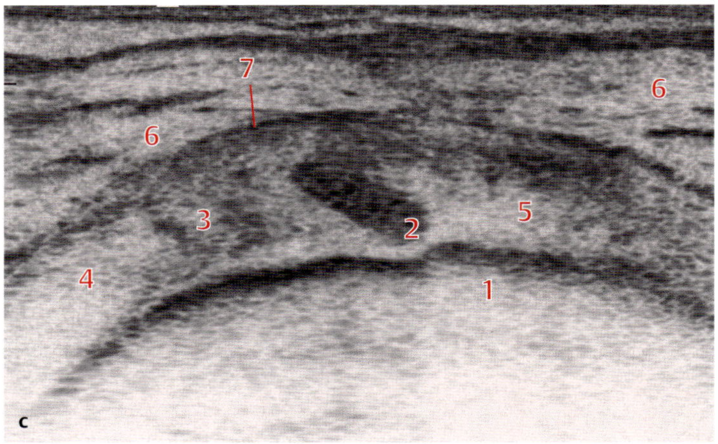

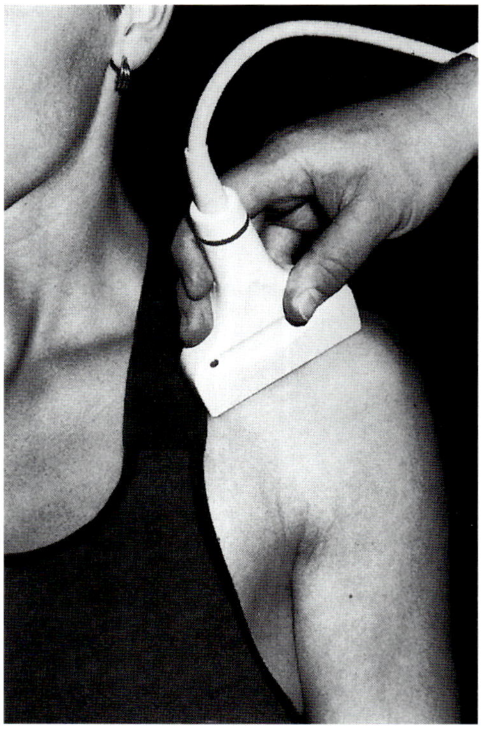

Abb. 75 b

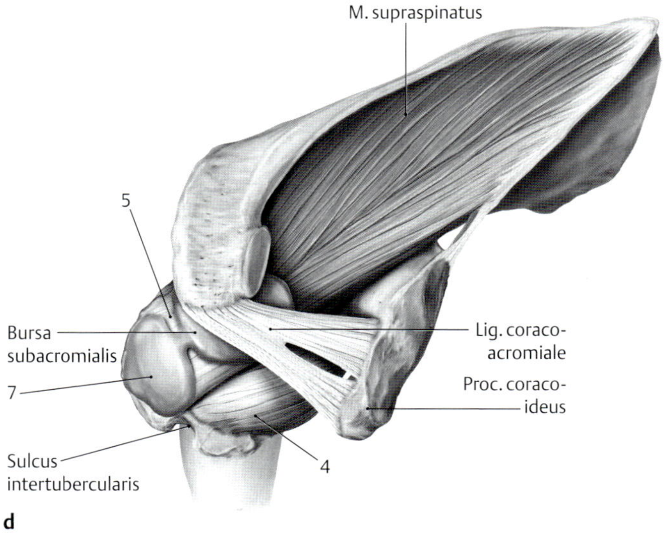

Abb. 75 c u. **d**

1 Humeruskopf
2 lange Bizepssehne
3 Lig. glenohumerale medium
4 Subskapularissehne
5 Supraspinatussehne
6 M. deltoideus
7 Bursa subdeltoidea

Differenzialdiagnose

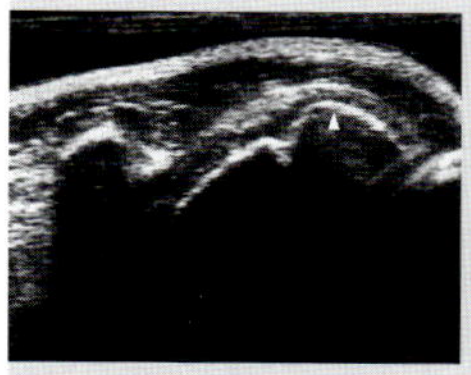

Tuberculum-majus-Fraktur
Abb. 121, s. S. 135

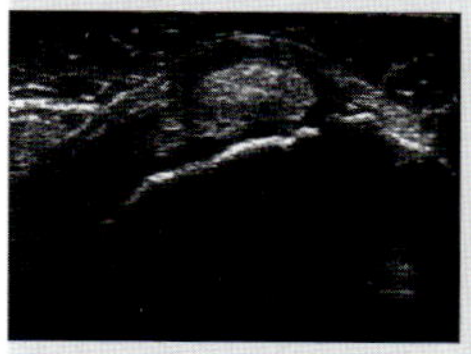

Tendinitis bicipitis
Abb. 144 a, b, s. S. 149

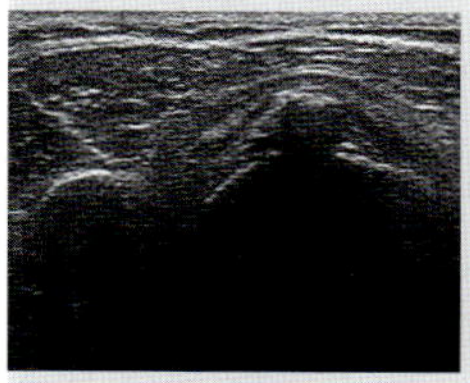

Tendinosis calcarea, M. supraspinatus
Abb. 146 a, s. S. 152

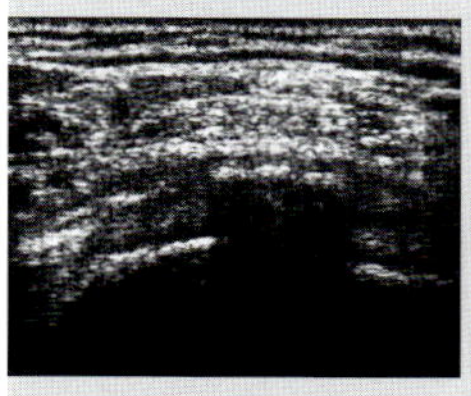

Abb. 147, s. S. 152

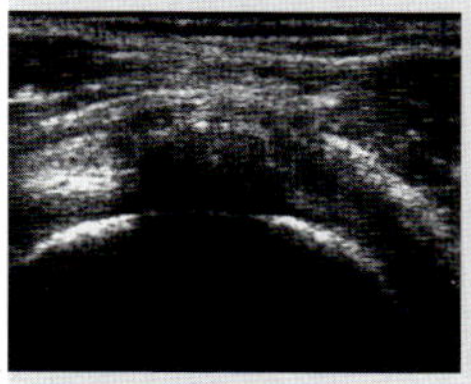

Abb. 148, s. S. 152

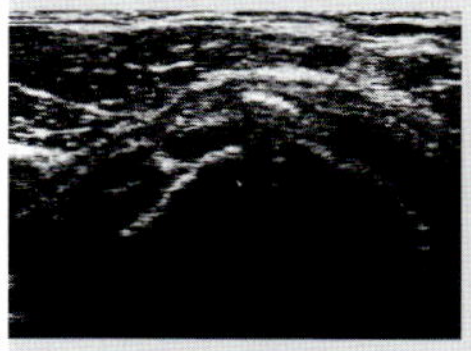

Abb. 151 d, s. S. 154

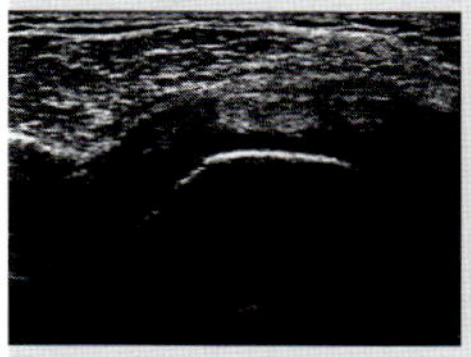

Abb. 152 a, s. S. 155

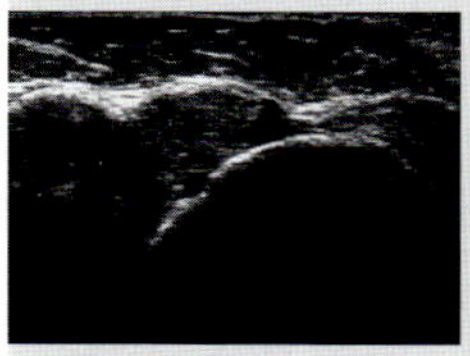

Rotatorenmanschettenruptur, Supraspinatussehne
Abb. 144 b, s. S. 149

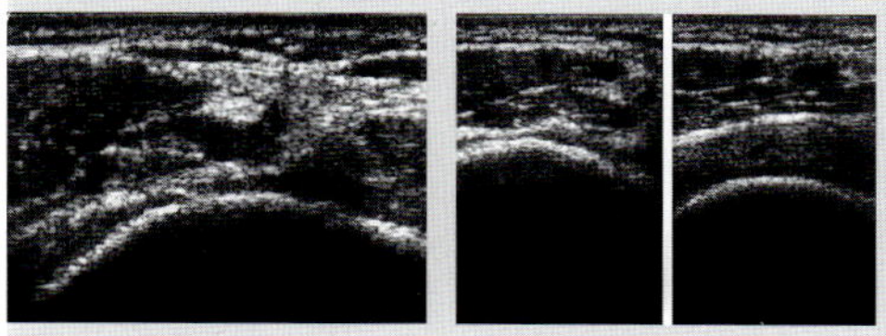

Abb. 154 a, b, s. S. 158

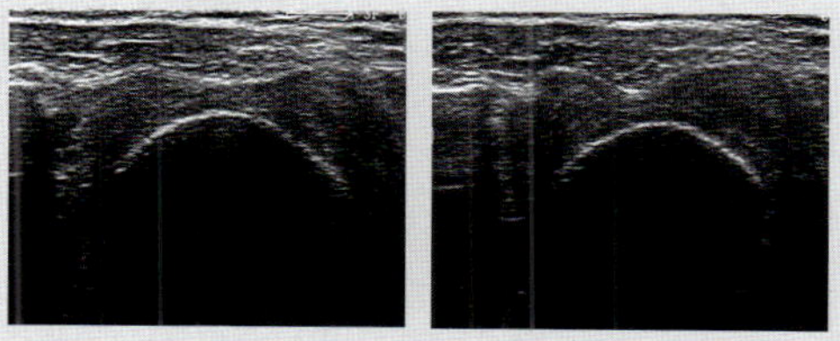

Abb. 156 a, b, s. S. 160

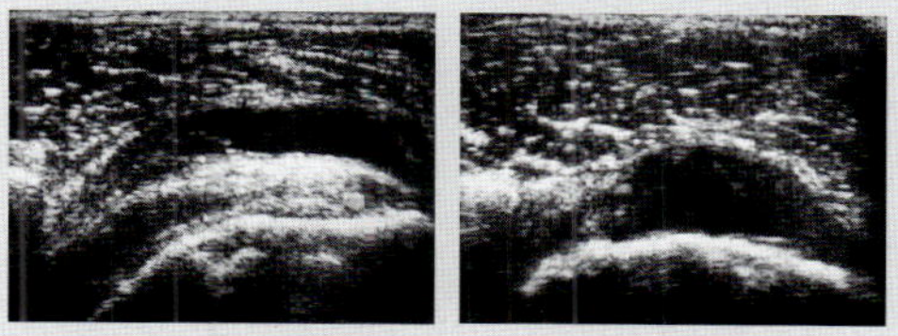

Abb. 157 a, b, s. S. 160

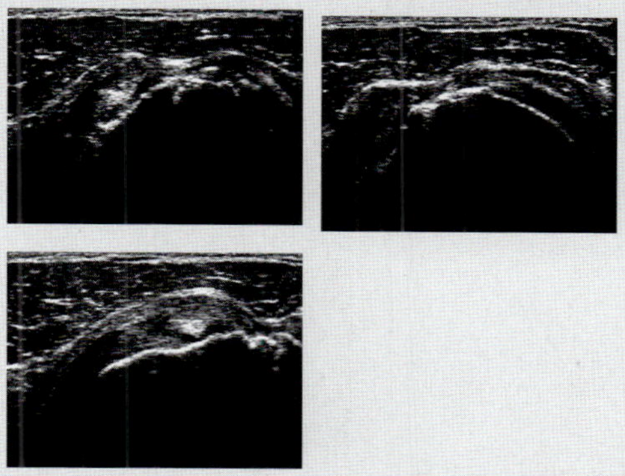

Abb. 158 a–c, s. S. 161

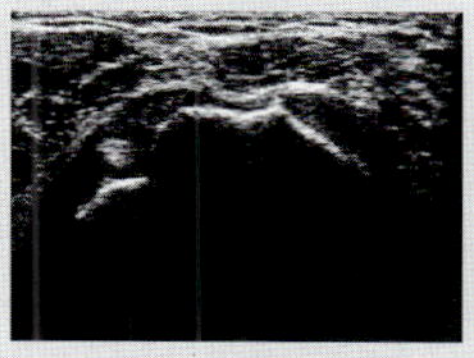

Abb. 159 a, s. S. 162

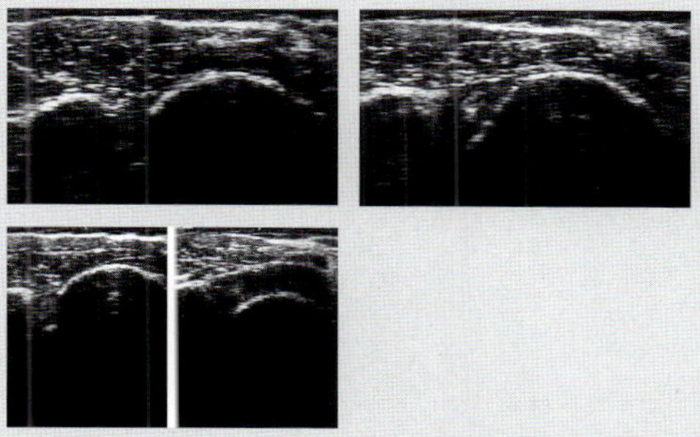

Rotatorenmanschettenruptur, Supraspinatussehne, Subskapularissehne
Abb. 155 a–c, s. S. 159

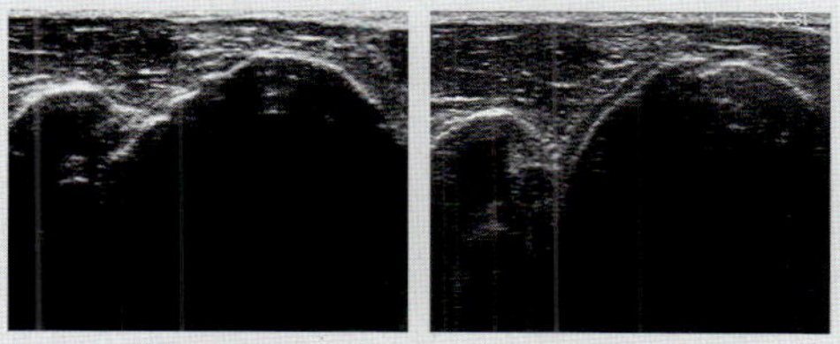

Abb. 160 a, b, s. S. 163

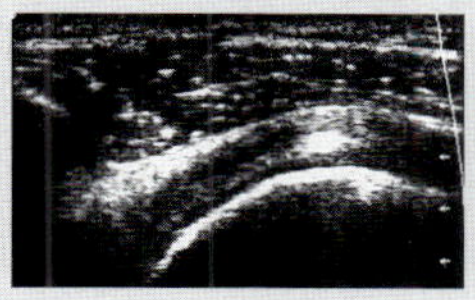

Tumor
Abb. 174 c
Tumor, s. S. 177

Lateral-superiore Region – Longitudinalschnitt

Der Schallkopf wird von kranial nahezu in der anatomischen Frontalebene auf das Akromion aufgelegt und etwas nach lateral verschoben. Als knöcherne Strukturen werden das Akromion und der Humeruskopf abgebildet. Dem Humeruskopf liegt die nach kranial konvexförmig begrenzte Supraspinatussehne auf. Oberhalb der Sehne wird als echogene Linie die Bursa subdeltoidea abgebildet, darüber der längs geschnittene M. deltoideus. Durch Rotationsbewegungen des Armes können große Teile der längs geschnittenen Supraspinatussehne sowie bei maximaler Innenrotation Anteile der höhengeminderten Infraspinatussehne abgebildet werden. Bei endgradiger Außenrotation kann medial vom Tuberculum majus die längs geschnittene lange Bizepssehne erfasst werden.

Im Anschluss an diese Untersuchung kann bei entsprechender Fragestellung durch Verschieben des Schallkopfes nach medial das Akromioklavikulargelenk dargestellt werden (Abb. **76a – c**).

Tipp

Oberarm am Körper anliegend.

Das eingestellte Bild entspricht der Form eines Vogelschnabels (Rabenschnabel ≙ gesunde Sehne, Entenschnabel ≙ Supraspinatussehnenruptur).

Die Überprüfung der inferioren Translation (Stabilität) ist in dieser Schnittebene möglich.

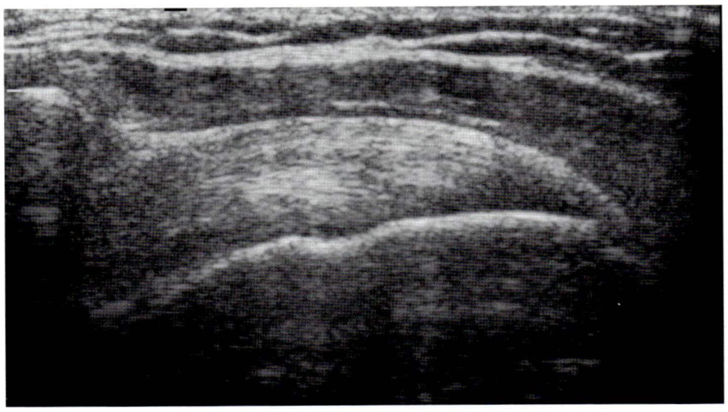

Abb. 76 a

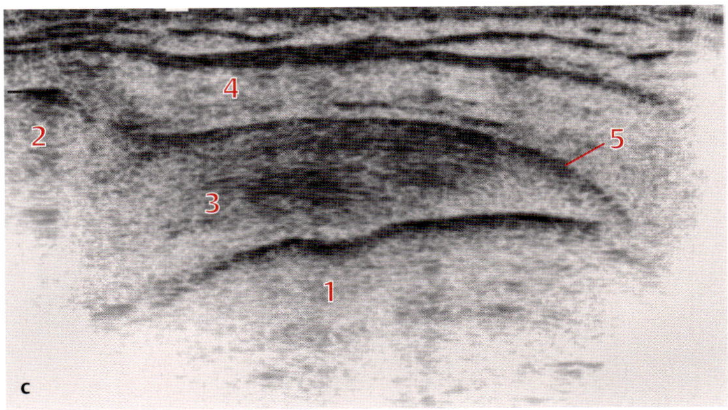

c

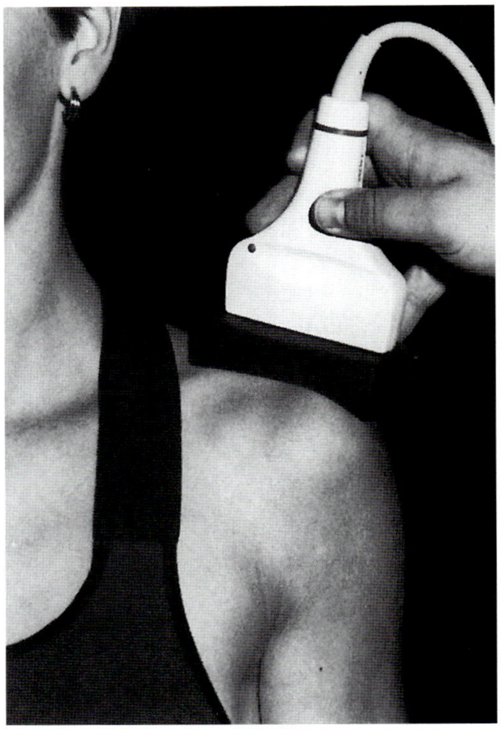

Abb. 76 b

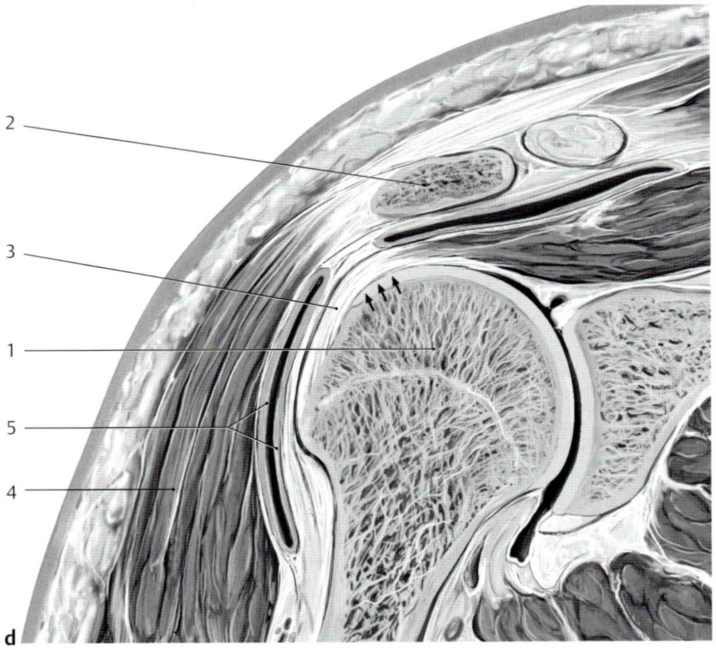

d

Abb. 76 c u. **d**
1 Humeruskopf
2 Akromion
3 Supraspinatussehne
4 M. deltoideus
5 Bursa subdeltoidea

Differenzialdiagnose

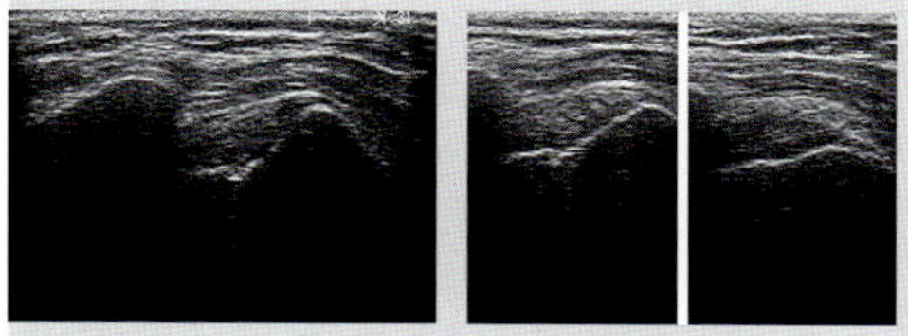

Tuberculum-majus-Fraktur

Abb. 120 a, b, s. S. 134

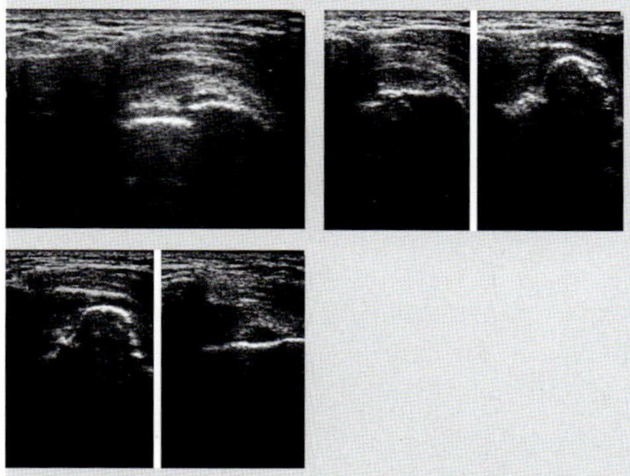

Abb. 122 a – c, s. S. 135

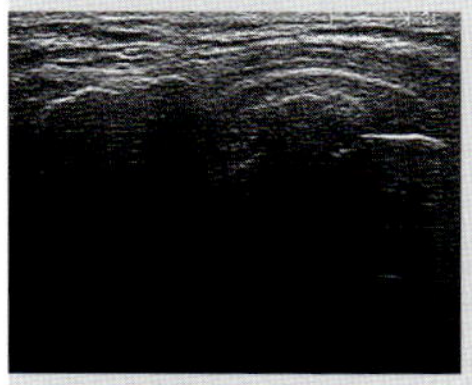

Tendinosis calcarea, M. supraspinatus

Abb. 146 b, s. S. 152

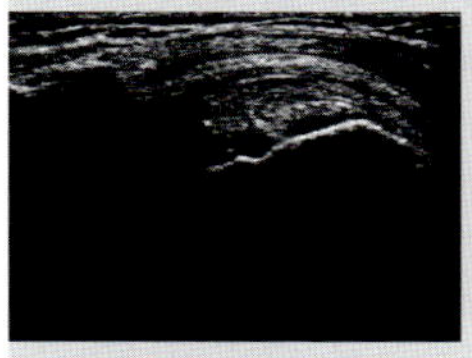

Abb. 152 b, s. S. 155

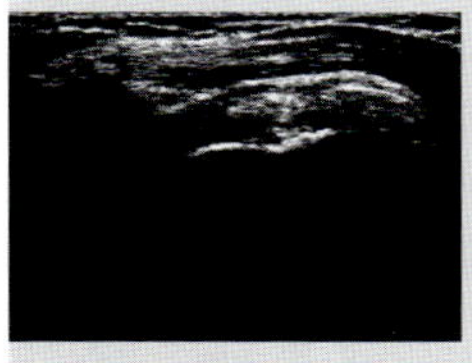

Tendinosis calcarea, M. subscapularis

Abb. 150 b, s. S. 153

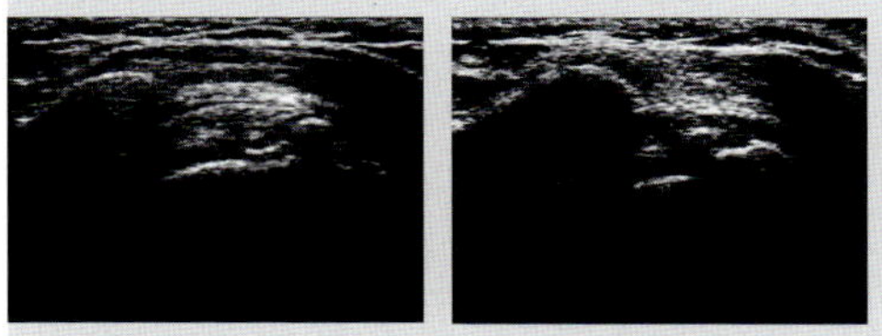

Tendinosis calcarea, M. subscapularis, M. supraspinatus

Abb. 151 b, c, s. S. 154

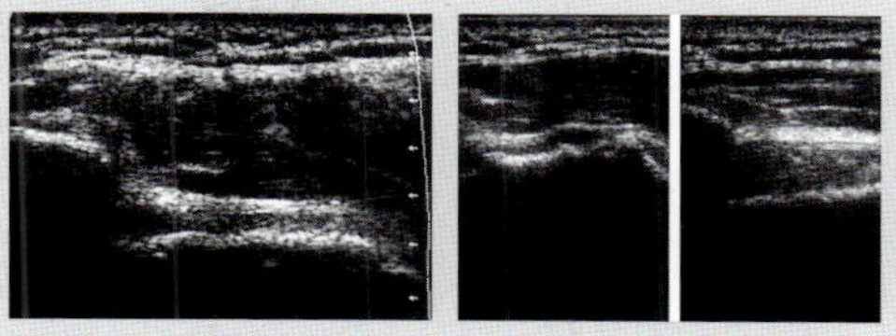

Rotatorenmanschettenruptur, Supraspinatussehne

Abb. 154 c, d, s. S. 158

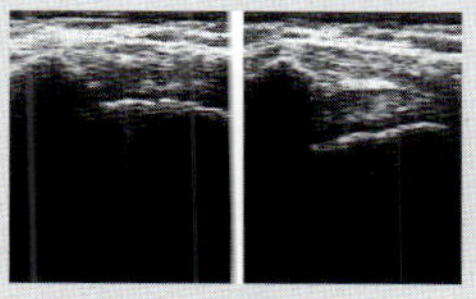

Abb. 155 d, s. S. 159

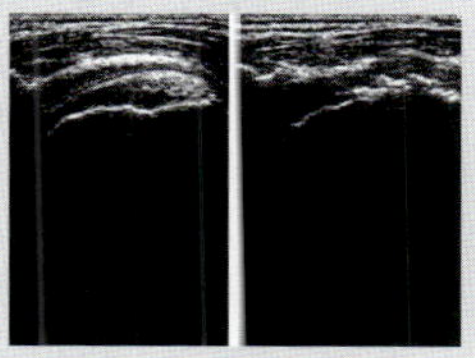

Abb. 158 d, s. S. 161

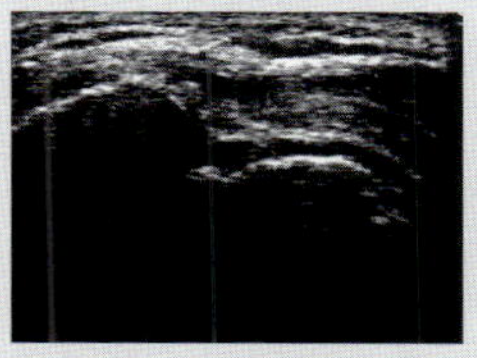

Abb. 159 b, s. S. 162

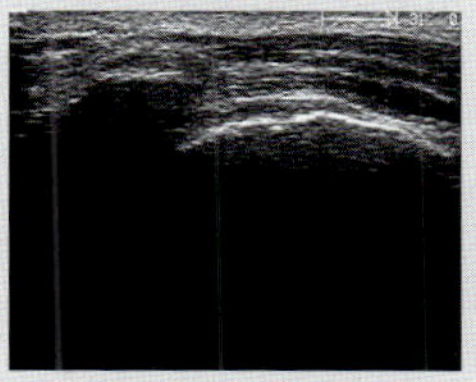

Abb. 160 c, s. S. 163

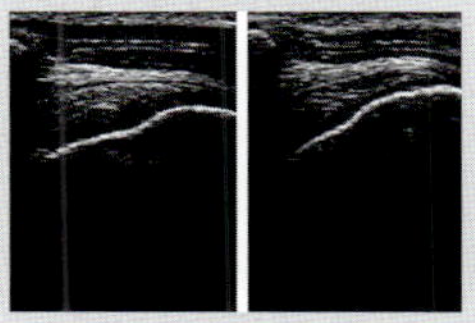

Subkapitale Humerusfraktur

Abb. 124 b, s. S. 137

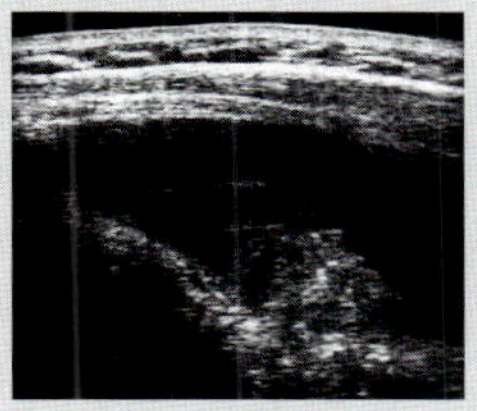

Tuberkulöse Omarthritis

Abb. 166 c, s. S. 169

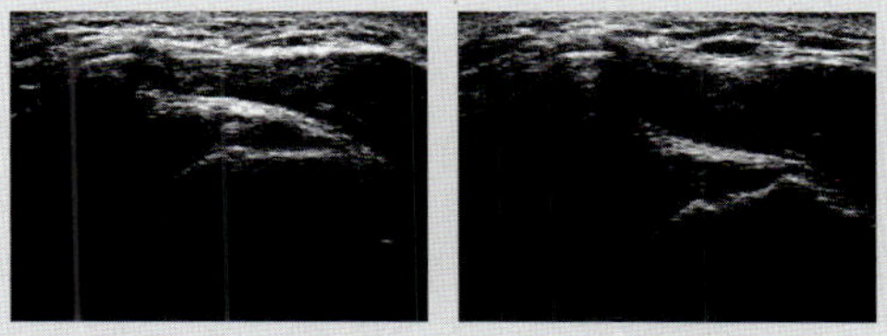

Schultergelenkinstabilität

Abb. 167 c, d, s. S. 170

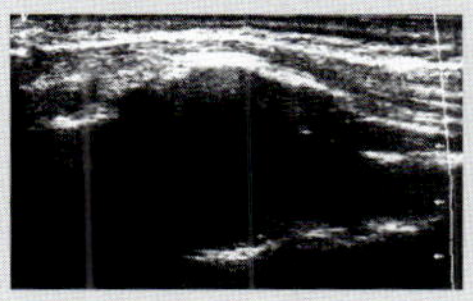

Tumor

Abb. 174 b, s. S. 177

Ventrale Region – Transversalschnitt

Der Schallkopf wird quer über dem Sulcus intertubercularis in der anatomischen Transversalebene aufgesetzt. Im ventralen Transversalschnitt wird der Humeruskopf mit den Tubercula minus und majus und dem Sulcus intertubercularis abgebildet. Im Sulcus intertubercularis erscheint die ovaläre lange Bizepssehne echogen bei orthogradem und echoarm bei schrägem Auftreffen der Ultraschallwellen. Zwischen dem Tuberculum minus sowie dem medialen Humeruskopfanteil und dem M. deltoideus wird die Sehne des M. subscapularis dargestellt. Ventral der Subskapularissehne kommt als echogene Linie die Bursa subscapularis zur Darstellung (Abb. **77 a – c**).

Tipp

Die Tenosynovialitis bicipitis mit typischem Haloeffekt kommt am besten distal des Sulcus intertubercularis zur Darstellung.

In Verbindung mit dem ventralen Transversalschnitt des Ellenbogengelenks ist diese Schnittebene zur Bestimmung des Humerus-hals-Retrotorsionswinkels erforderlich. Hierfür ist die Verwendung einer Wasserwaage oder eines Goniometers obligat.

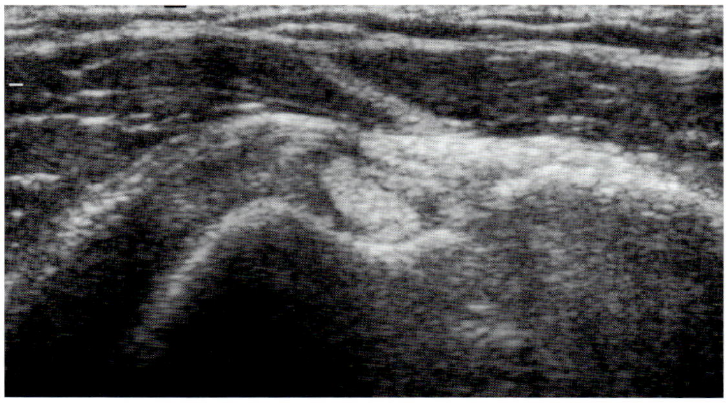

Abb. 77 a

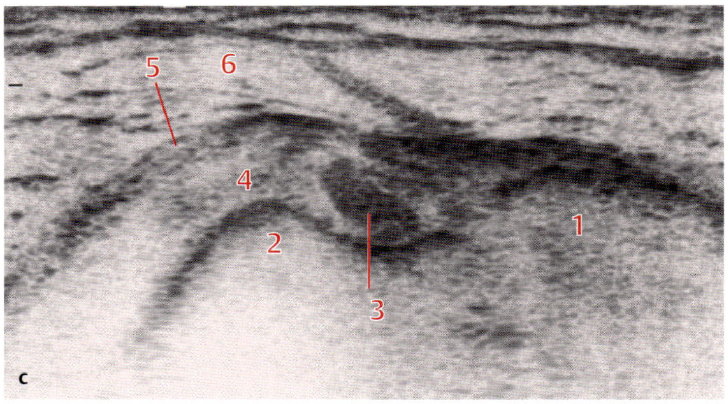

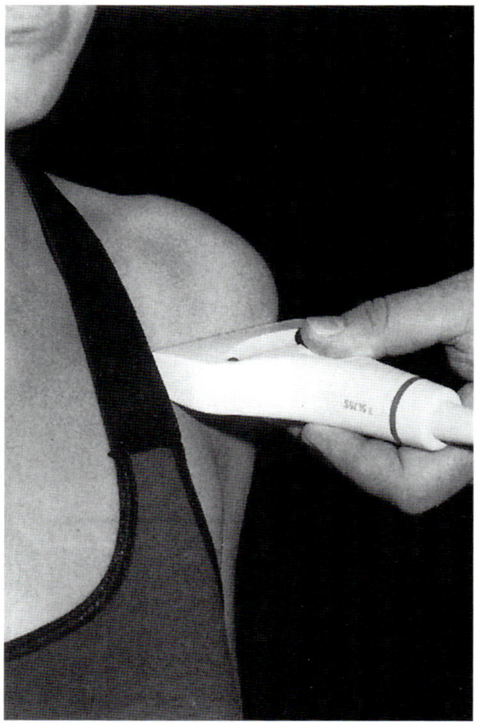

Abb. 77 b

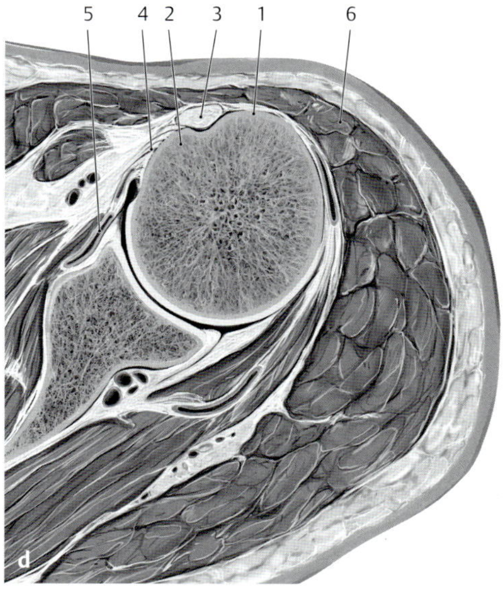

Abb. 77 c u. **d**
1 Tuberculum majus
2 Tuberculum minus
3 lange Bizepssehne
4 Subskapularissehne
5 Bursa subscapularis
6 M. deltoideus

Differenzialdiagnose

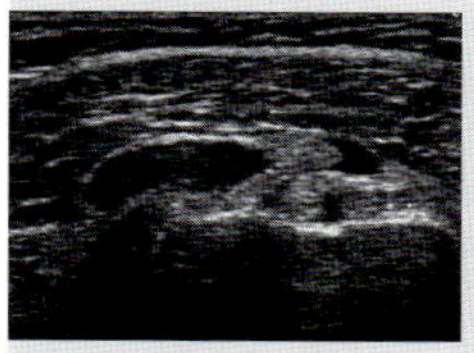

Bursitis subdeltoidea

Abb. 132 a, s. S. 142

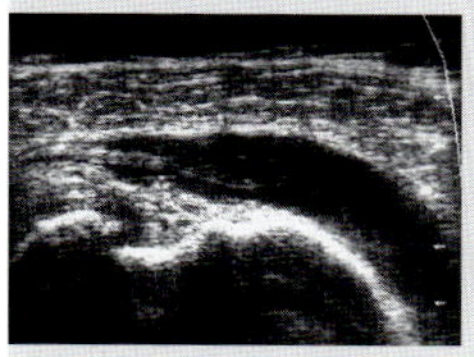

Abb. 133, s. S. 142

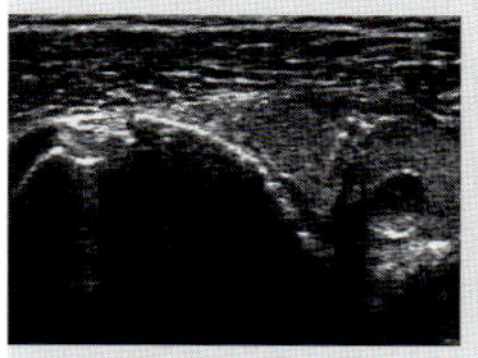

Abb. 135 a, s. S. 143

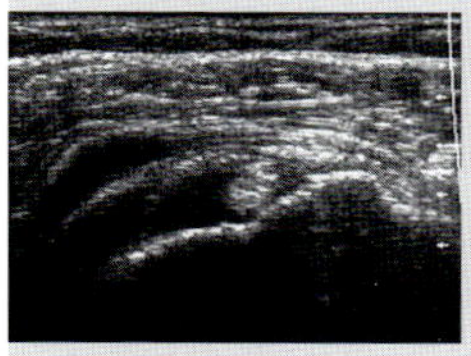

Bursitis subscapularis

Abb. 134, s. S. 143

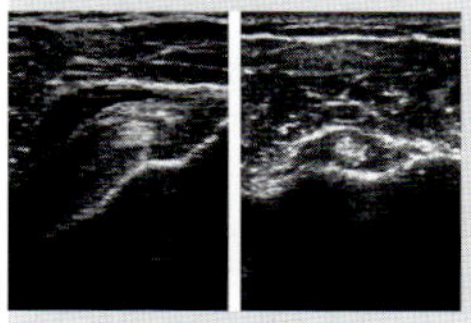

Tenosynovialitis bicipitis, Bursitis subdeltoidea

Abb. 137 a, s. S. 144

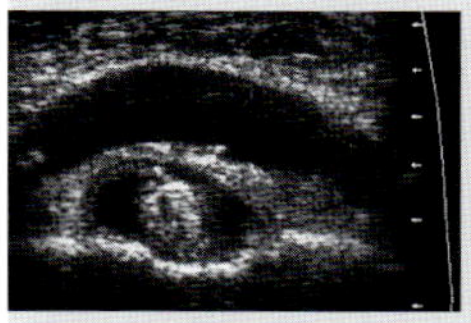

Abb. 138 a, s. S. 144

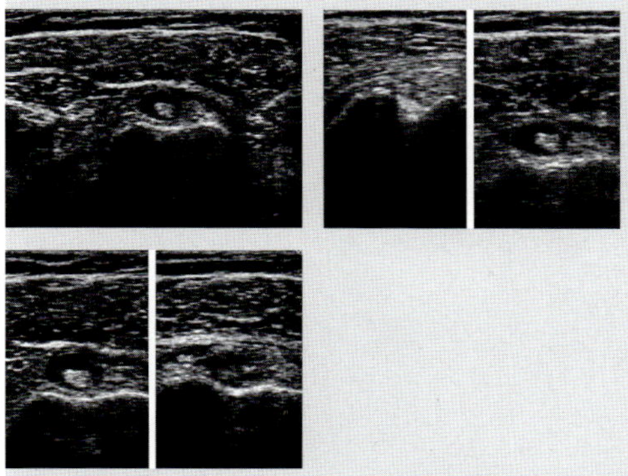

Tenosynovialitis bicipitis

Abb. 139 a, b, d, s. S. 145

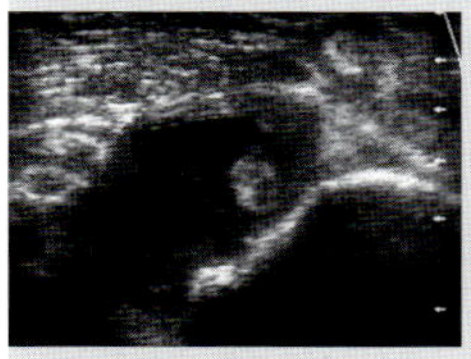

Abb. 140 a, s. S. 146

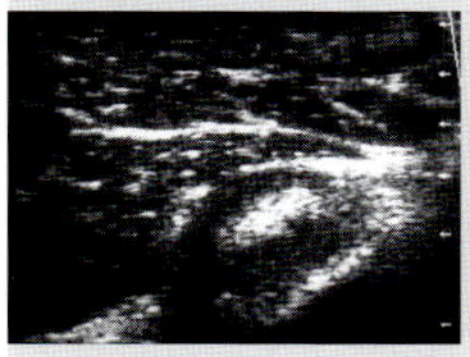

Abb. 141 a, s. S. 146

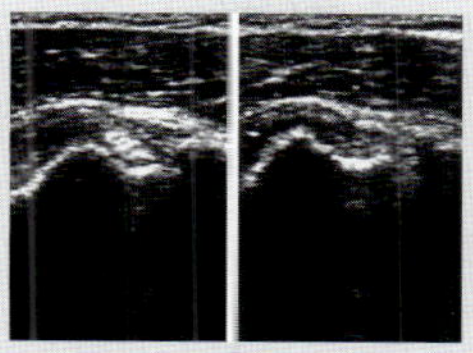

Riss der langen Bizepssehne

Abb. 142 d, s. S. 147

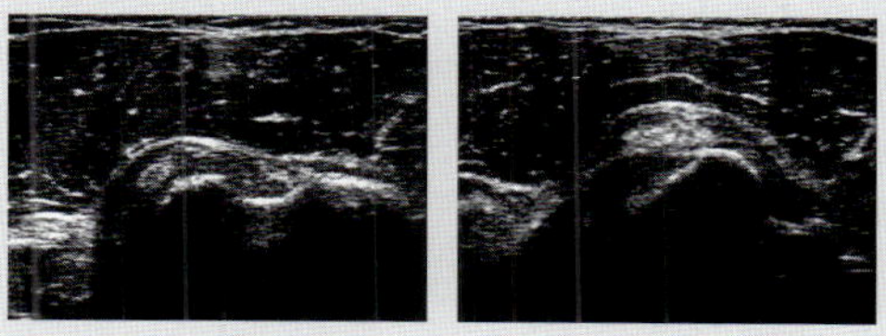

Bizepssehnen-luxation

Abb. 143 a, b, s. S. 148

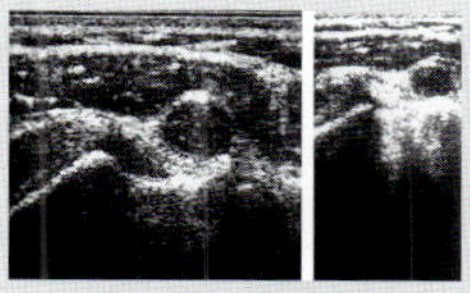

Bizepssehnen-scheidenhygrom

Abb. 145 a, b, s. S. 150

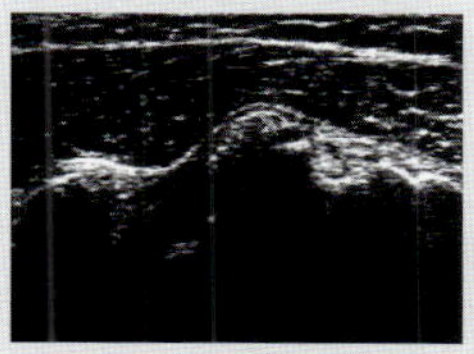

Tendinosis calcarea, M. subscapularis

Abb. 150 a, s. S. 153

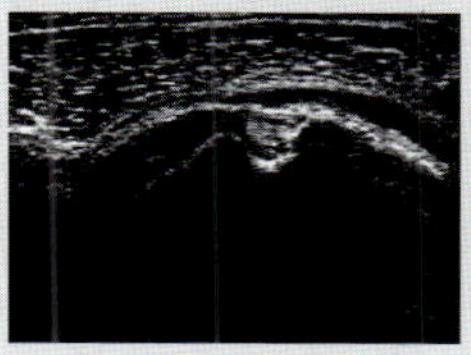

Tendinosis calcarea, M. supraspinatus, Bursitis subdeltoidea

Abb. 152 c, s. S. 155

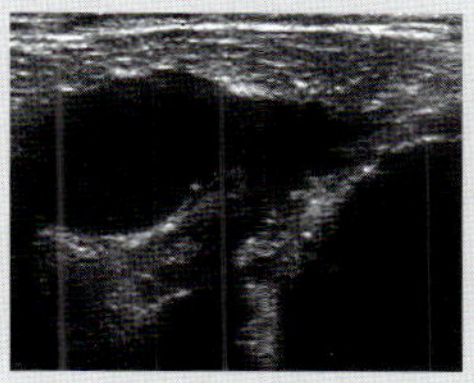

Rheumatoide Omarthritis

Abb. 165 d, s. S. 155

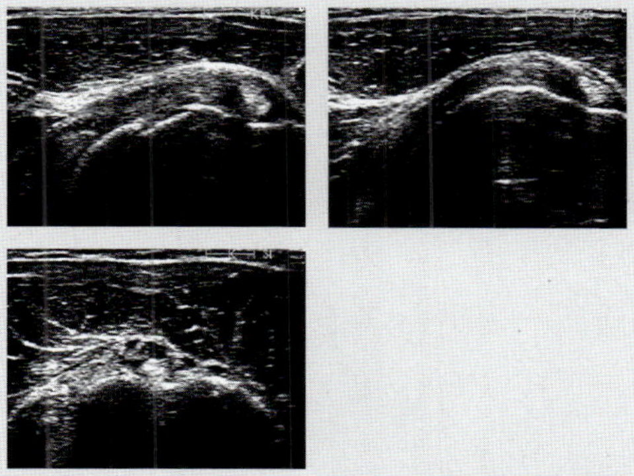

Schultergelenk-luxation, Tenosynovialitis bicipitis, anteriorer Hill-Sachs-Defekt

Abb. 171 a–c, s. S. 173

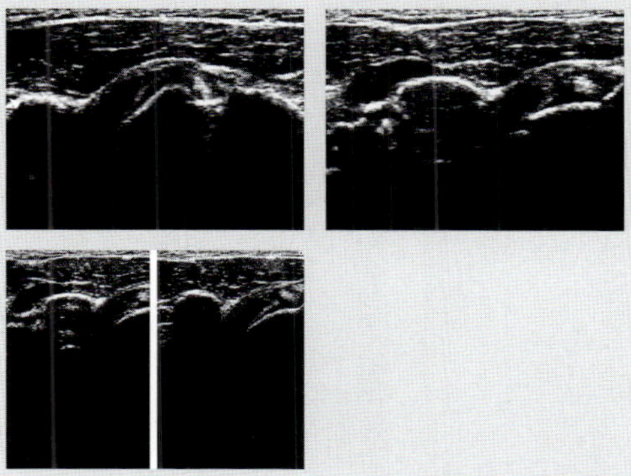

Tumor

Abb. 173 b, c, e, s. S. 175

Ventrale Region – Longitudinalschnitt

Der Schallkopf wird parallel zur Humerusschaftlängsachse aufgesetzt und parallel von medial nach lateral verschoben. Im ventralen Longitudinalschnitt wird als knöcherne Struktur der proximale Humerus im Längsverlauf abgebildet. Die lange Bizepssehne sollte ebenfalls im Längsverlauf in ganzer Länge nahezu senkrecht angeschallt werden, sie erscheint dann mit typischer echogener Textur. Die lange Bizepssehne und der Humerusschaft liegen dann parallel zum Monitoroberrand. Nach ventral schließen sich der längs geschnittene M. deltoideus, das Subkutangewebe sowie die Haut an (Abb. **78 a – c**).

Tipp

Um diese Position sicher und schnell aufzufinden, wird der ventrale Transversalschnitt mit Einstellung der langen Bizepssehne bei „12 Uhr" abgeschlossen.

Danach wird der Schallkopf von medial, parallel zur Humerusschaftlängsachse, so weit nach lateral geführt, bis die lange Bizepssehne im Längsverlauf dargestellt ist.

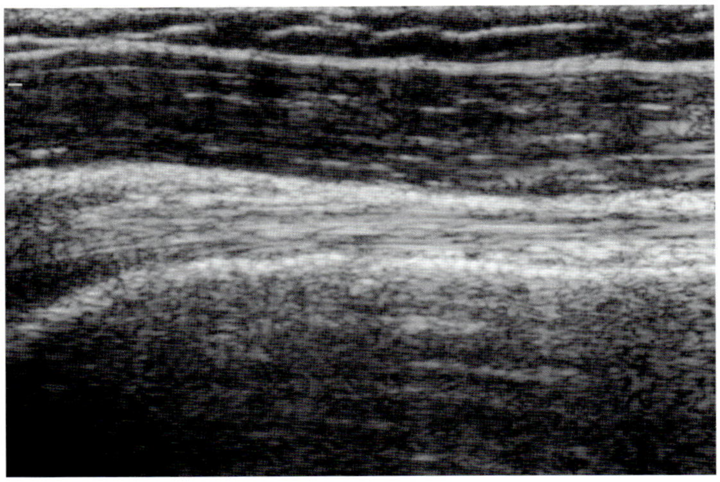

Abb. 78 a

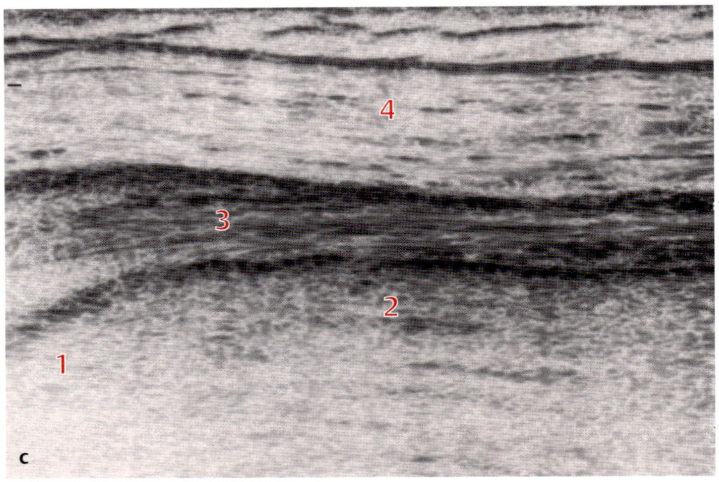

c

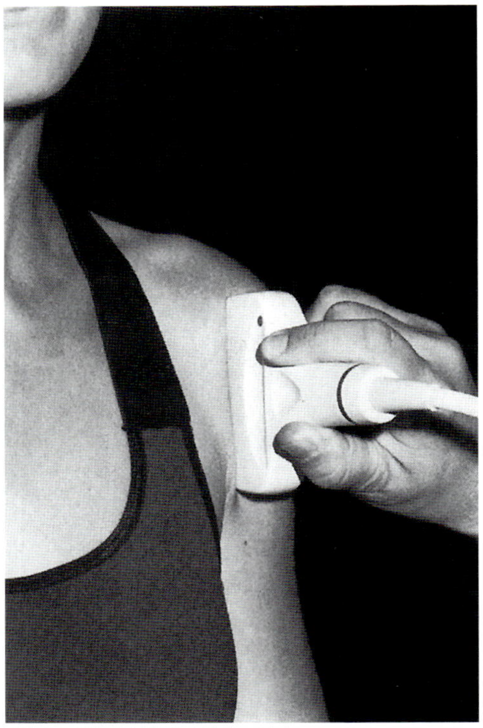

Abb. 78 b

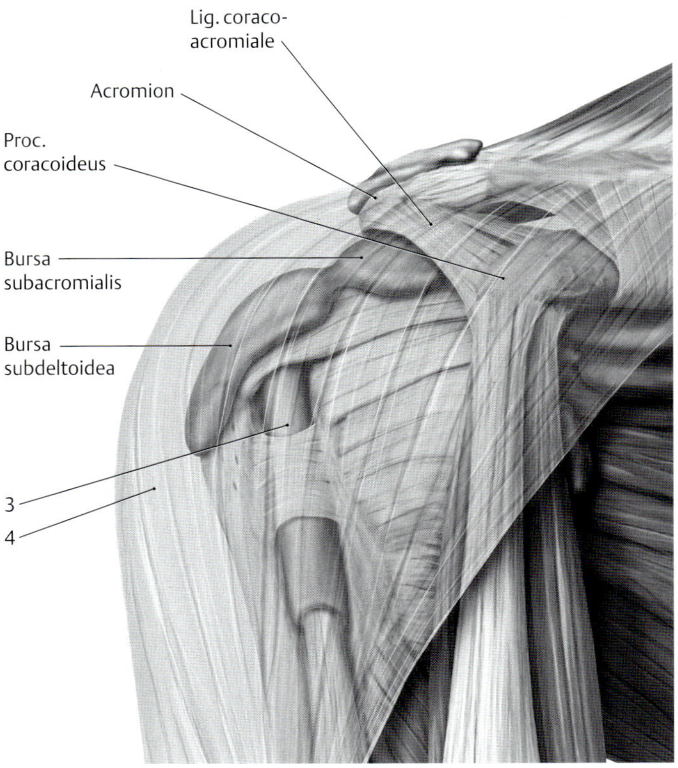

d

Abb. 78 c u. **d**
1 Humeruskopf
2 Humerusschaft
3 lange Bizepssehne
4 M. deltoideus

Differenzialdiagnose

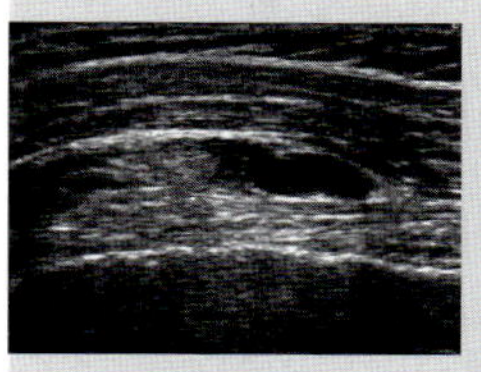

Bursitis subdeltoidea

Abb. 132 b, s. S. 142

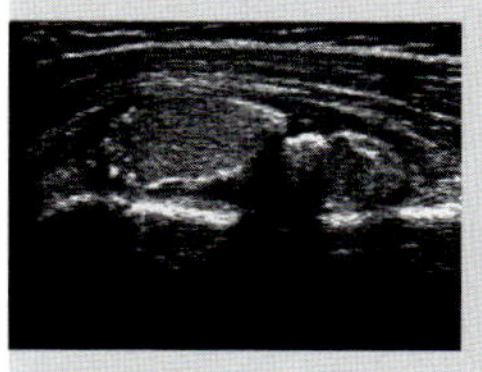

Abb. 135 b, s. S. 143

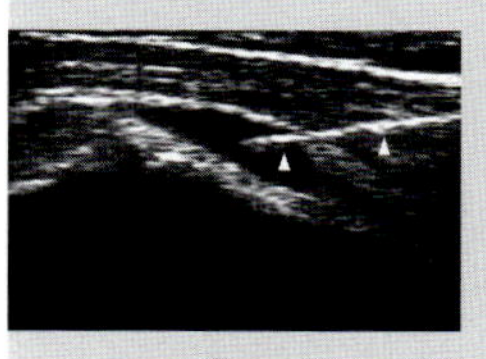

Bursitis subdeltoidea, Punktion, Injektion

Abb. 136, s. S. 143

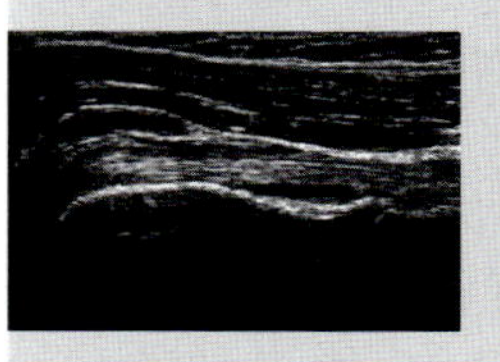

Tenosynovialitis bicipitis, Bursitis subdeltoidea

Abb. 137 b, s. S. 144

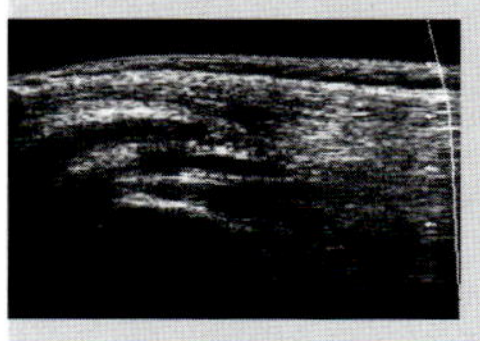

Abb. 138 b, s. S. 144

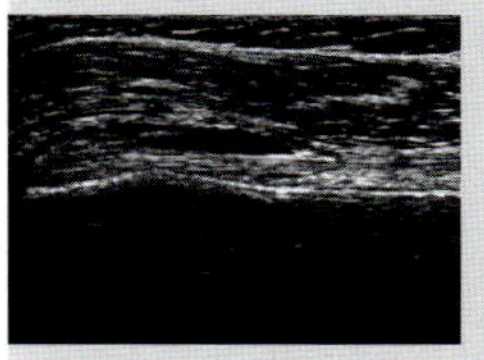

Tenosynovialitis bicipitis

Abb. 139 c, s. S. 145

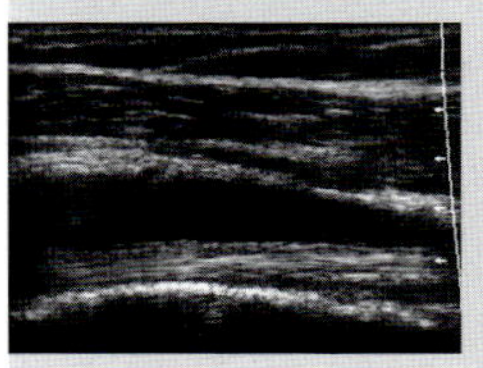

Abb. 141 b, s. S. 146

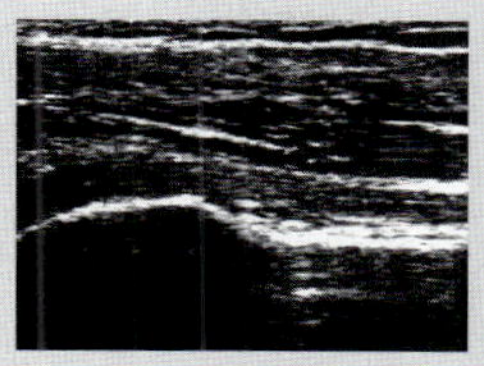

Riss der langen Bizepssehne

Abb. 142 a, s. S. 147

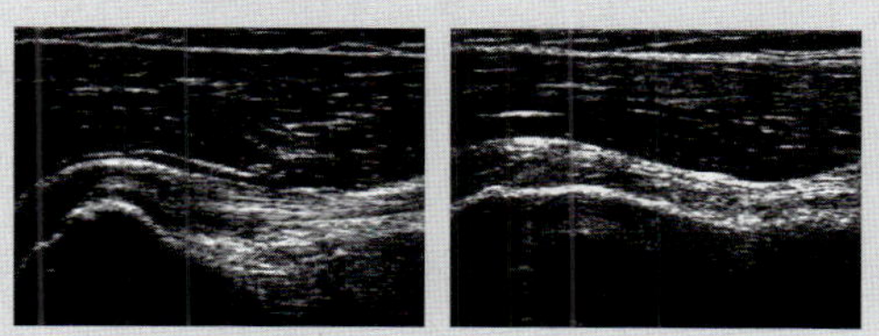

Bizepssehnen-luxation

Abb. 143 c, d, s. S. 148

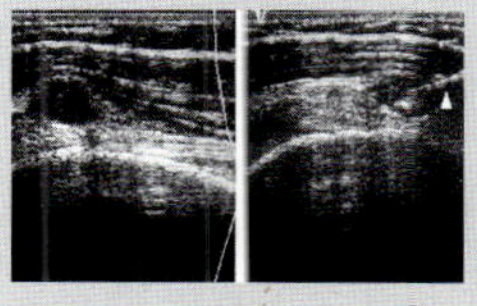

Bizepssehnen-scheidenhygrom

Abb. 145 c, d, s. S. 150

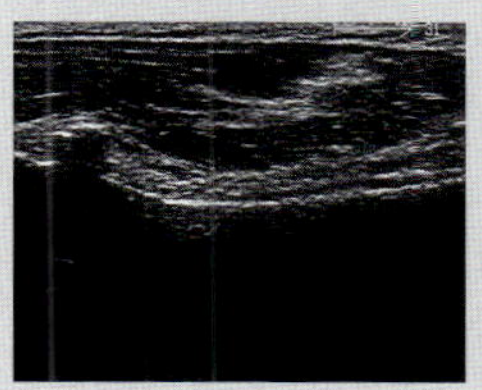

Tendinosis calcarea, lange Bizepssehne

Abb. 160 d, s. S. 163

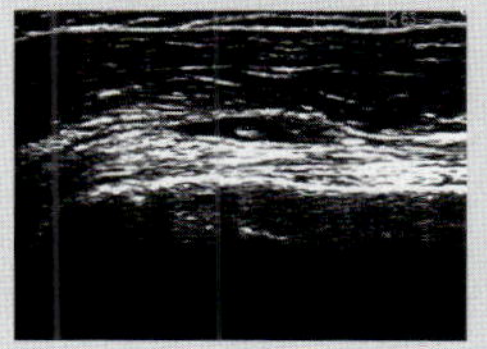

Schultergelenk-luxation

Abb. 171 d, s. S. 173

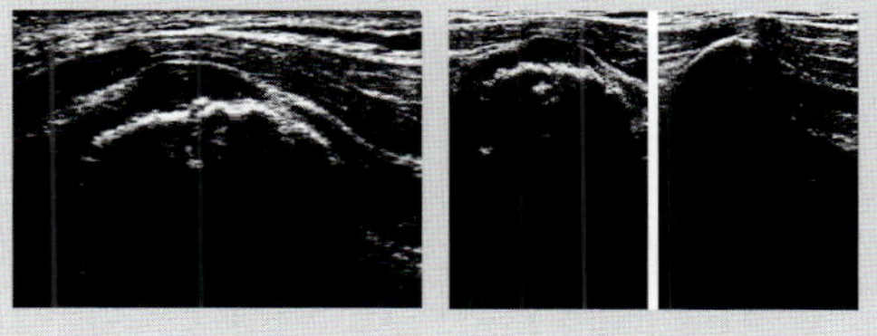

Tumor

Abb. 173 d, f, s. S. 175

Akromioklavikulargelenk – Longitudinalschnitt

Ausgehend vom superior-lateralen Longitudinalschnitt wird der Schallkopf nach medial über das Akromioklavikulargelenk geführt. Als knöcherne Struktur werden die distale Klavikula und das Akromion abgebildet. Der Gelenkspalt stellt sich echoarm dar. Die Gelenkkapsel ist leicht konvex nach kranial vorgewölbt (Abb. **79 a – c**).

Tipp

Bei sehr schlanken Patienten und bei der Sprengung des Schultereckgelenks empfiehlt sich zur besseren Ankoppelung die Verwendung einer Vorlaufstrecke.

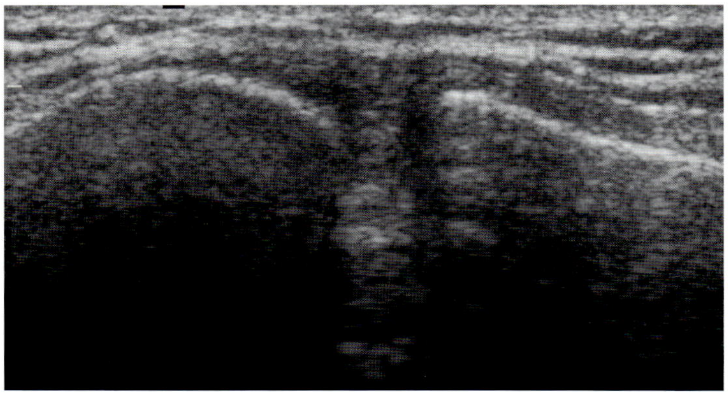

Abb. 79 a

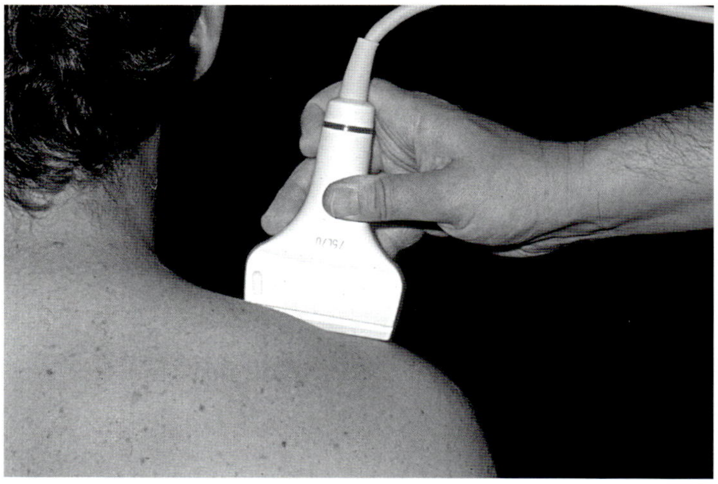

Abb. 79 b

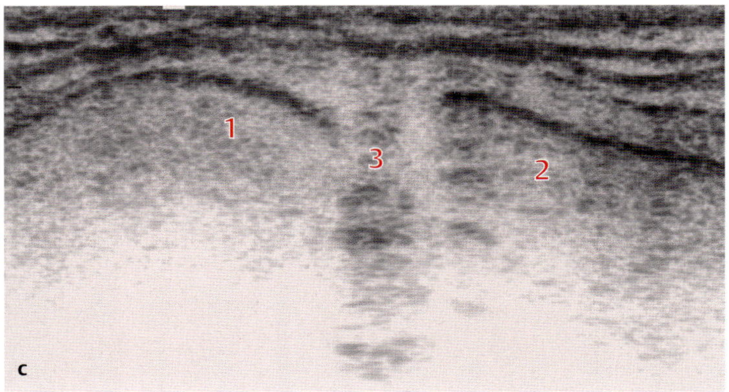

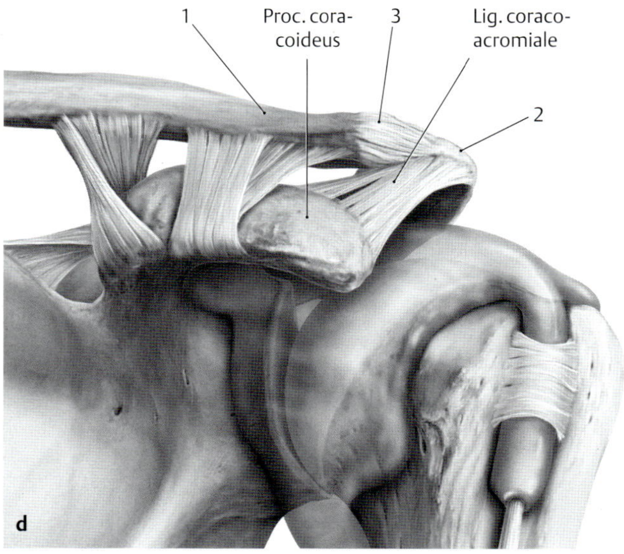

Abb. 79 c u. **d**
1 distale Klavikula
2 Akromion
3 Akromioklavikulargelenk

Differenzialdiagnose

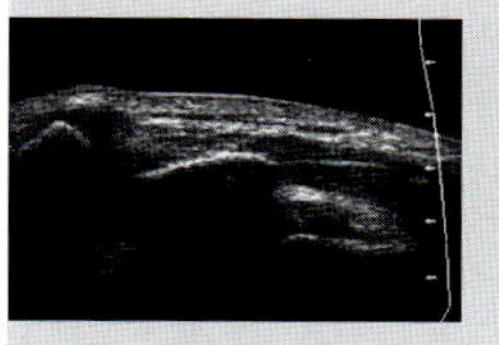

Verletzung des Akromioklavikulargelenks

Abb. 127 a, s. S. 139

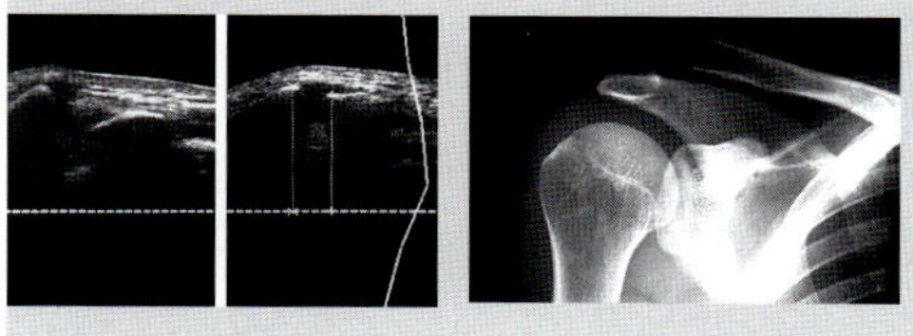

Abb. 127 c, d, s. S. 139

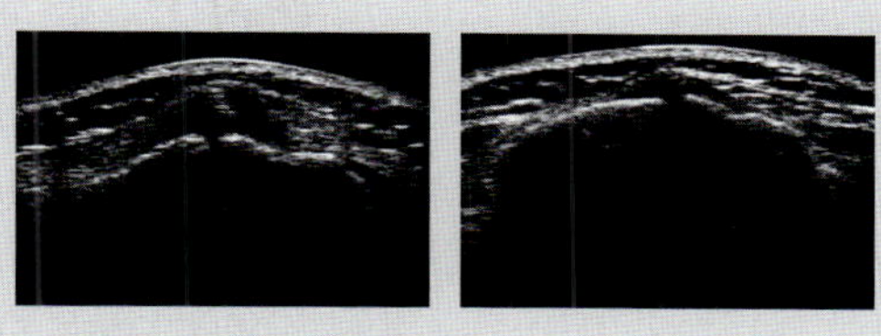

Arthrose und Arthritis des Akromioklavikulargelenks

Abb. 129 a, b, s. S. 141

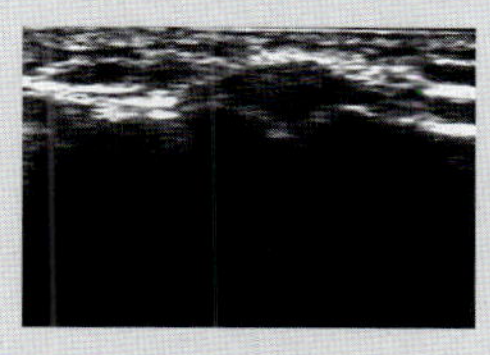

Abb. 130, s. S. 141

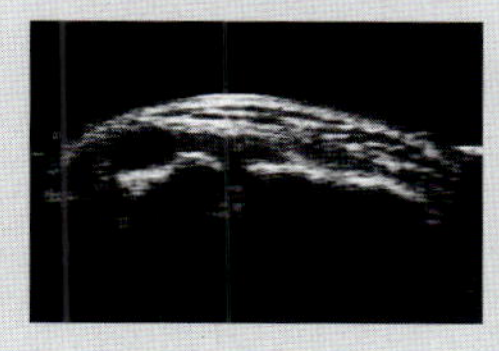

Arthrose und Arthritis des Akromioklavikulargelenks, Ganglion

Abb. 131, s. S. 141

Ventrale Region – Glenoid-Transversalschnitt

Ausgehend vom ventralen Transversalschnitt wird der Schallkopf parallel nach kaudal verschoben, der Arm des Patienten wird leicht abduziert. Ein konvex gebogener Schallkopf erleichtert das Auffinden des vorderen Pfannenrandes. Als knöcherne Strukturen kommen medial das Korakoid, lateral der Humeruskopf und dazwischen in der Tiefe der vordere Pfannenrand zur Abbildung. Zur Beurteilung des echogenen spitzzipfligen Labrum glenoidale anterius erfolgt zusätzlich zur statischen eine dynamische Untersuchung in Innen- und Außenrotation. Ventral bedecken die Gelenkkapsel und der M. subscapularis den vorderen Pfannenrand und den medialen Humeruskopf (Abb. **80 a – c**).

Tipp

Diese Schnittebene ist zur Beurteilung des Labrum glenoidale anterius indiziert. Es wird in der Regel ein Konvex-Schallkopf benötigt.

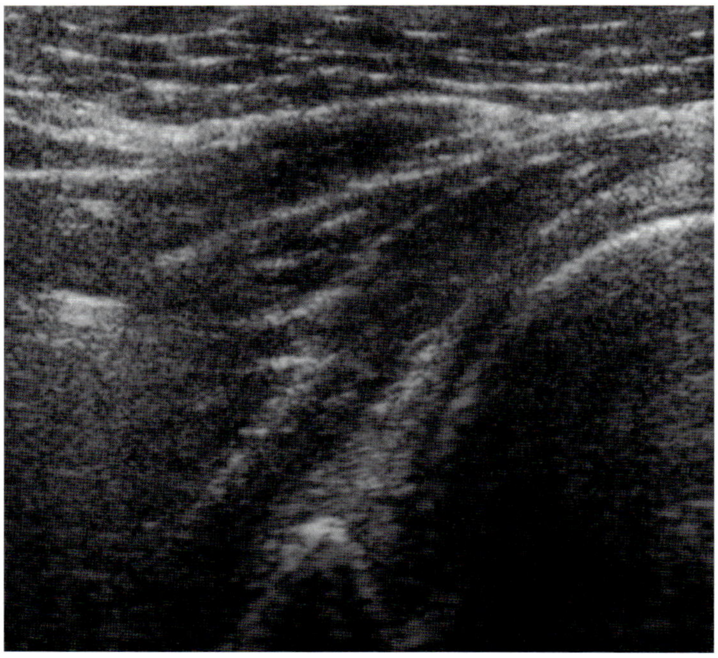

Abb. 80 a

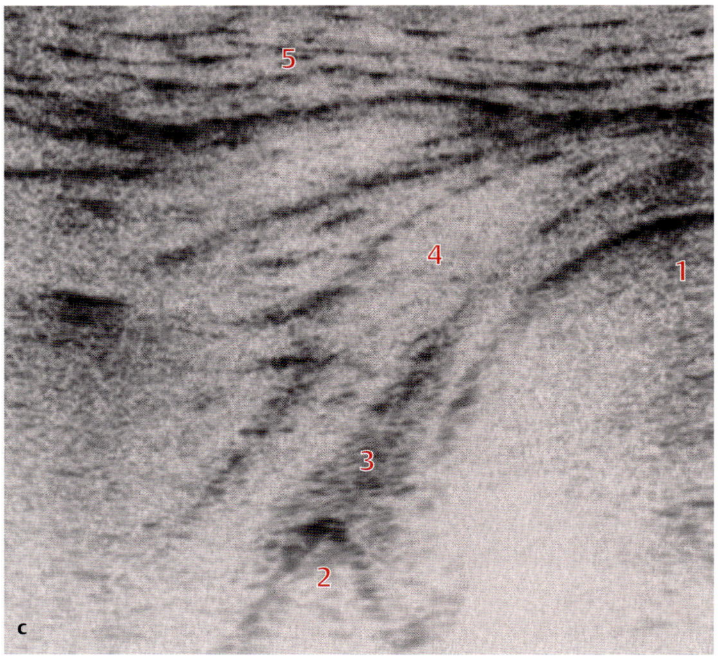

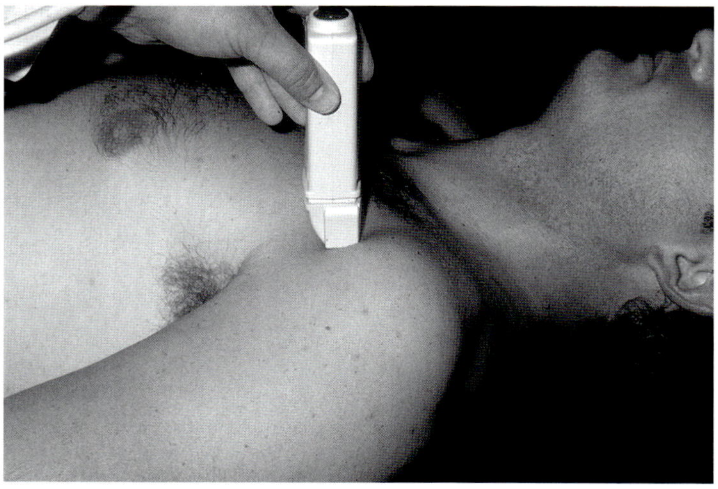

Abb. 80 b

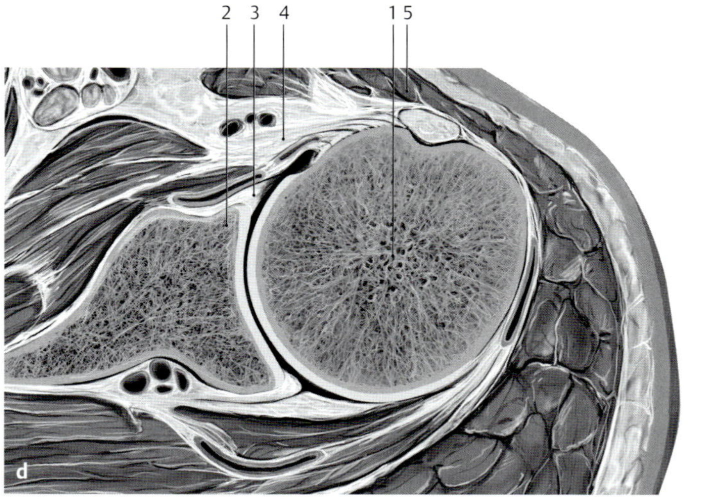

Abb. 80 c u. **d**
1 Humeruskopf
2 Glenoid
3 Labrum glenoidale anterius
4 M. subscapularis
5 M. deltoideus

Differenzialdiagnose

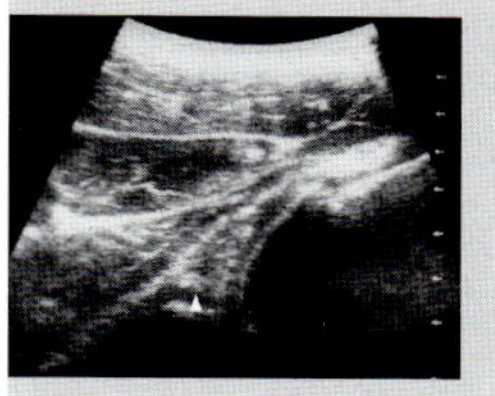

Bankart-Läsion

Abb. 169, s. S. 171

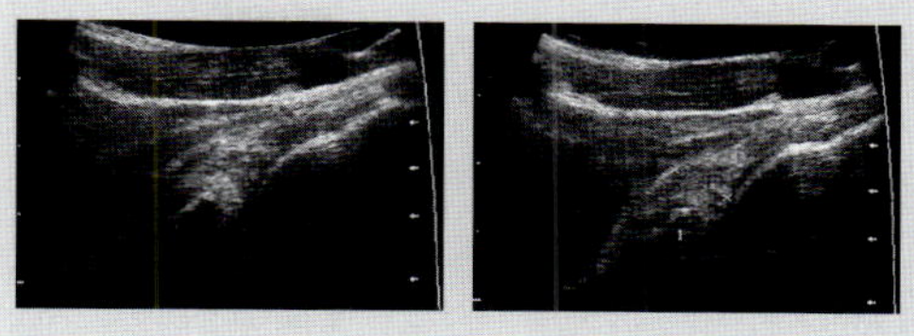

Abb. 170 a, b, s. S. 172

Sternoklavikulargelenk – Longitudinalschnitt

Der Schallkopf wird im Longitudinalschnitt über das Sternoklavikulargelenk geführt. Als knöcherne Struktur werden die mediale Klavikula und das Sternum abgebildet. Der Gelenkspalt mit dem Discus articularis stellt sich echoarm dar; der Diskus kann nicht sicher abgebildet werden. Die Gelenkkapsel ist leicht konvex nach kranial vorgewölbt (Abb. **81 a-c**).

Tipp

Bei sehr schlanken Patienten empfiehlt sich zur besseren Ankoppelung die Verwendung einer Vorlaufstrecke.

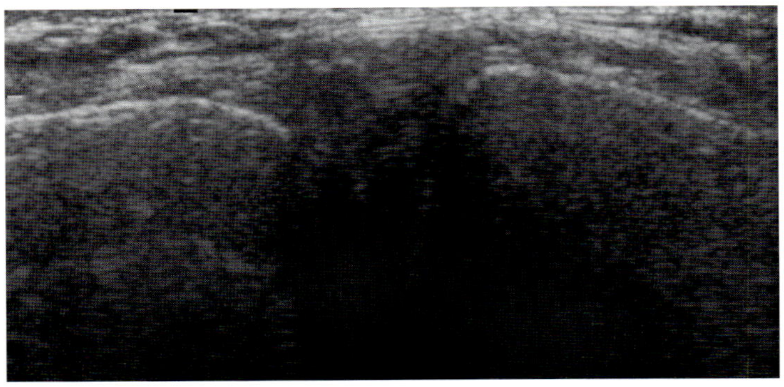

Abb. 81 a

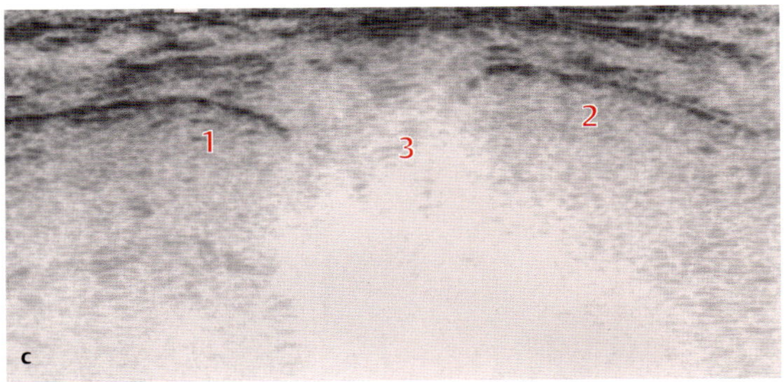

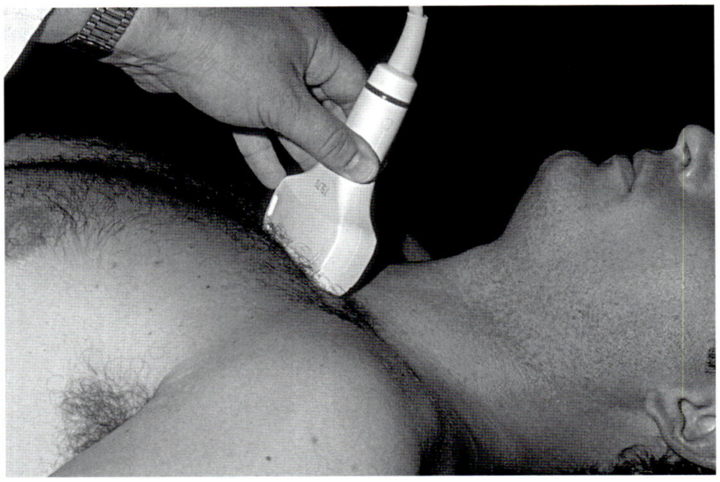

Abb. 81 b

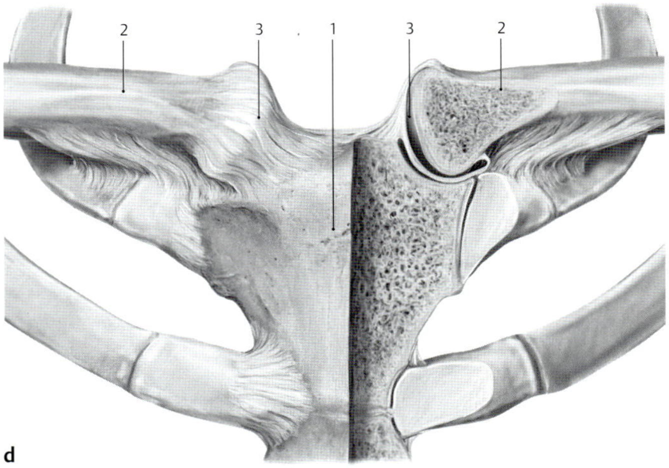

Abb. 81 c u. **d**
1 Sternum
2 proximale Klavikula
3 Sternoklavikulargelenk

Einführung

Die standardisierte sonographische Untersuchung des Ellenbogengelenks erfasst das Gelenk in der ventralen und dorsalen Gelenkregion.

Die ventralen Schnittebenen werden bei gestrecktem Ellenbogen, die dorsalen bei gebeugtem Ellenbogen eingestellt. Für die dorsalen Schnittebenen ist die Verwendung einer Vorlaufstrecke zu empfehlen, da mit deren Hilfe die Ankoppelung des Schallkopfes über dem Olekranon erleichtert wird.

In der dorsalen Region werden zwei nahezu senkrecht zueinander stehende Schnittebenen (transversal und longitudinal) eingestellt, in der ventralen Region eine Transversal- und zwei Longitudinalschnittebenen.

Nachfolgend sind sowohl typische als auch seltene pathologische Befunde und Indikationen für die sonographische Untersuchung des Ellenbogengelenks aufgelistet.

Tabelle **3** Typische und seltene pathologische Befunde und Indikationen

Einteilung	Erkrankungen
Veränderungen des Knochens	• Kubitalarthrose • Avaskuläre Osteonekrosen und Osteochondrosen • Freier Gelenkkörper • Fraktur – Fraktur des Processus coronoideus – Radiusköpfchenfraktur
Veränderungen der Bursen und der Gelenkhöhle	• Intraartikuläre Volumenzunahme (Synovialitis, Gelenkerguss) • Bursitis olecrani
Veränderungen der Sehnen und der Bänder	• Distaler Bizepssehnenriss • Trizepssehnenverkalkung
Kombinierte Veränderungen und weitere Befunde	• Kubitalarthrose (mit Synovialitis, Gelenkerguss) • Kubitalarthritis • Gichttophus • Rheumaknoten • Lymphadenitis • Fraktur • Tumor

Ventrale Region – Transversalschnitt

Die ventralen Longitudinalschnitte und der Transversalschnitt werden am sitzenden Patienten, im Ausnahmefall am liegenden Patienten (z.B. Patienten mit erheblich bewegungseingeschränktem Schultergelenk) bei gestrecktem supinierten Ellenbogengelenk eingestellt.

Bei der Einstellung des Transversalschnittes wird im distalen Drittel des Humerusschaftes der Schallkopf aufgesetzt und danach weiter nach distal über das Ellenbogengelenk geführt. Es stellen sich die Trochlea und das Capitulum humeri mit ihrem hyalinen Knorpelüberzug als geschweifte Klammer dar. Darüber werden die Mm. brachialis und brachioradialis abgebildet (Abb. **82 a – c**).

Tipp

Der distale Humerus stellt sich als „geschweifte Klammer“ dar. Diese wird parallel zum Monitoroberrand eingestellt.

In Verbindung mit dem ventralen Transversalschnitt des Schultergelenks ist die Einstellung dieser Schnittebene zur Bestimmung des Humerushals-Retrotorsionswinkels erforderlich. Hierfür ist die Verwendung einer Wasserwaage oder eines Goniometers obligat.

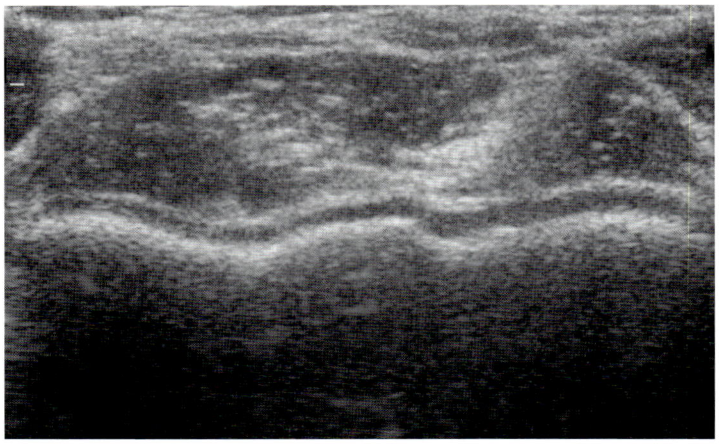

Abb. 82 a

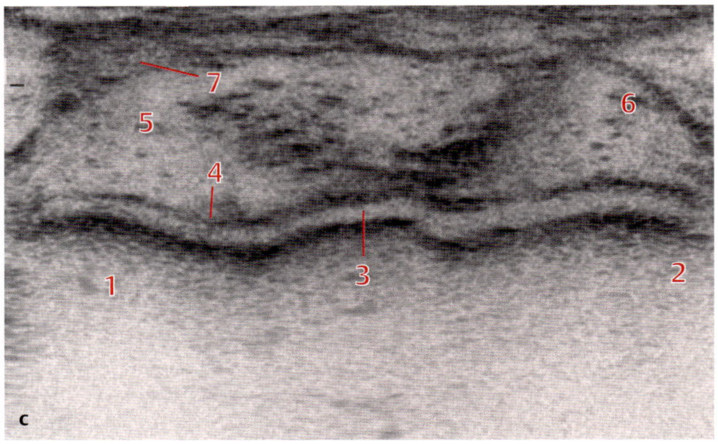

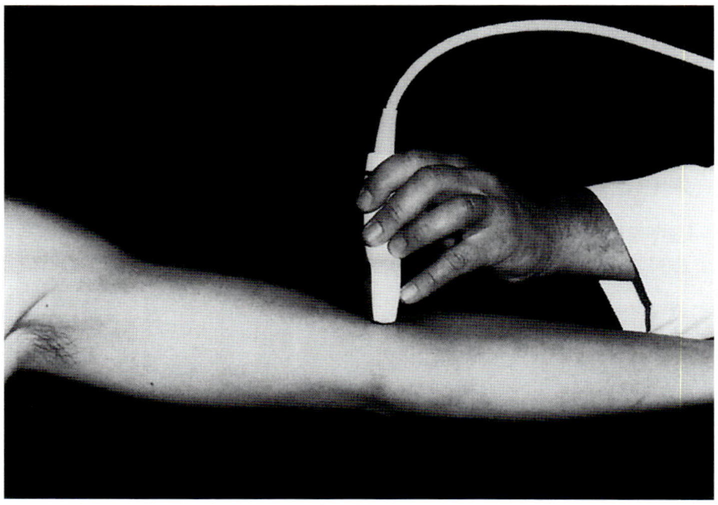

Abb. 82 b

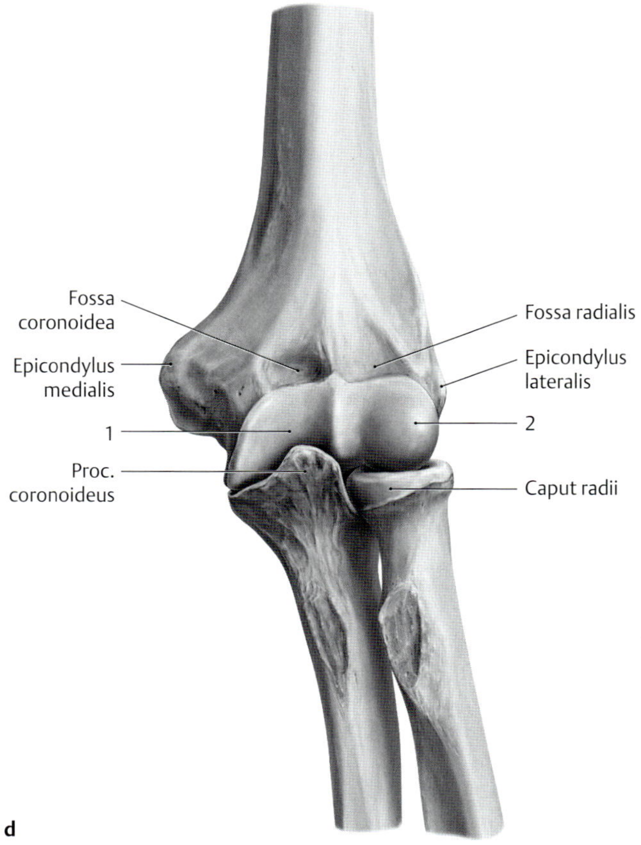

Abb. 82 c u. **d**

1 Trochlea humeri
2 Capitulum humeri
3 hyaliner Knorpel
4 Gelenkkapsel
5 M. brachialis
6 M. brachioradialis
7 A. brachialis

Differenzialdiagnose

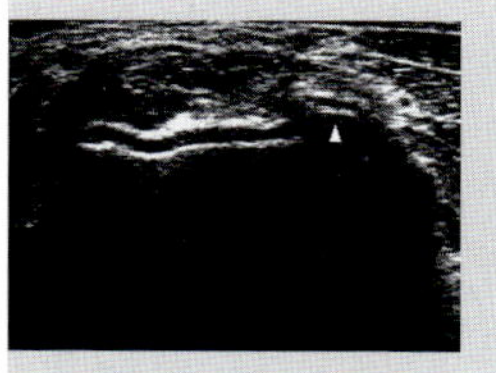

Freier Gelenkkörper

Abb. 178 c, s. S. 180

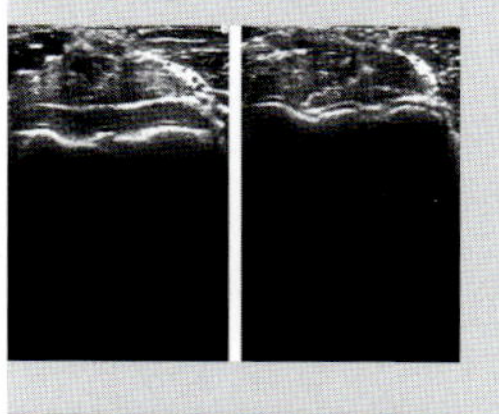

Radiusköpfchenfraktur

Abb. 181 a, s. S. 183

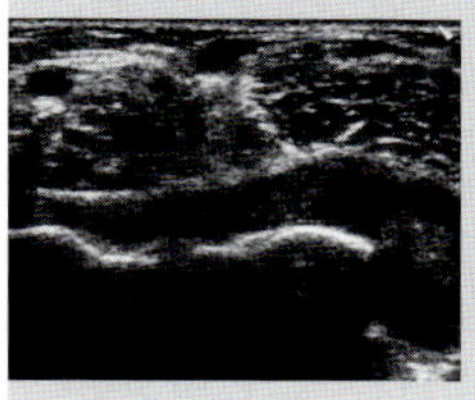

Kubitalarthritis

Abb. 186 b, s. S. 187

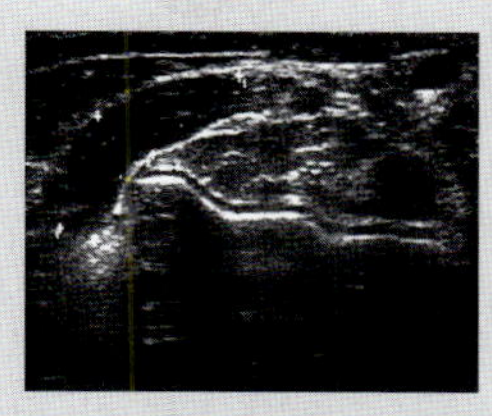

Lymphadenitis

Abb. 191 a, s. S. 191

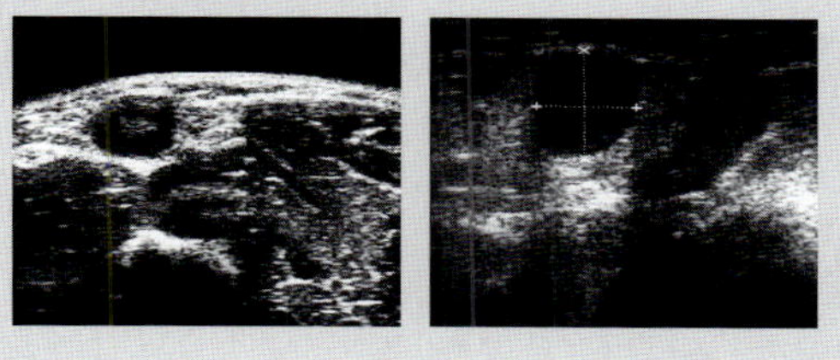

Tumor

Abb. 192 b, d, s. S. 192

Ventrale Region – Humeroradialer Longitudinalschnitt

Zunächst wird bei gestrecktem Ellenbogen der humeroradiale Longitudinalschnitt eingestellt. Der Schallkopf wird parallel zur Schaftlängsachse von Humerus und Radius aufgesetzt. In diesem Schnitt werden der distale Humerusschaft, die Fossa radii, das Capitulum humeri sowie das Radiusköpfchen und der proximale Radiusschaft abgebildet. Darüber verläuft der M. brachioradialis. Am Radiusköpfchen beginnend liegt zwischen dem Radius und dem M. brachioradialis der quer geschnittene M. supinator (Abb. **83 a – c**).

Tipp

Humerus- und Radiusschaft werden parallel zum Monitoroberrand eingestellt.

Bei Streckhemmung ist ein konvex gebogener Schallkopf zu empfehlen.

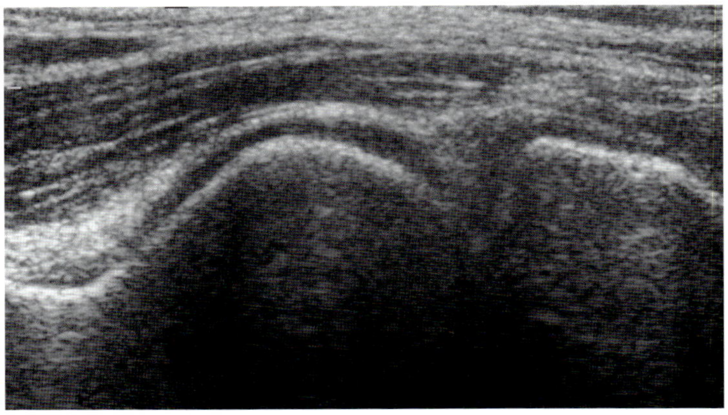

Abb. 83 a

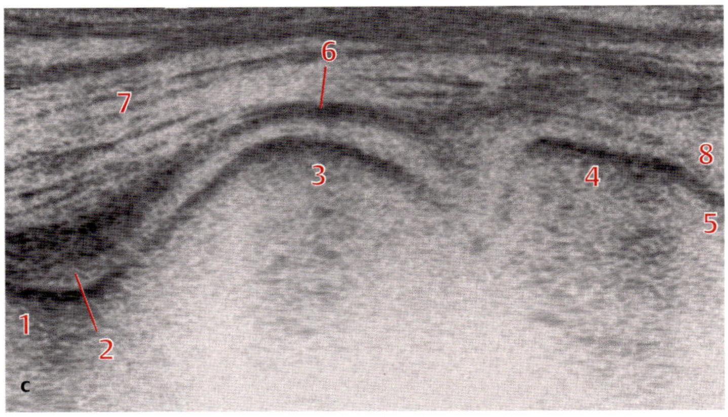

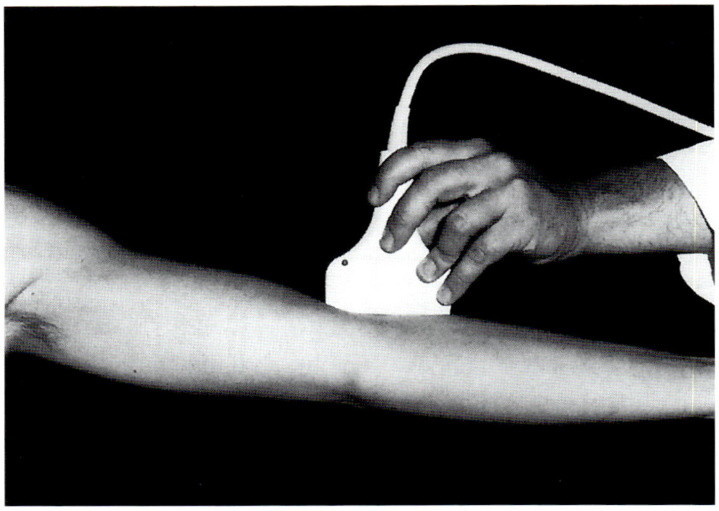

Abb. 83 b

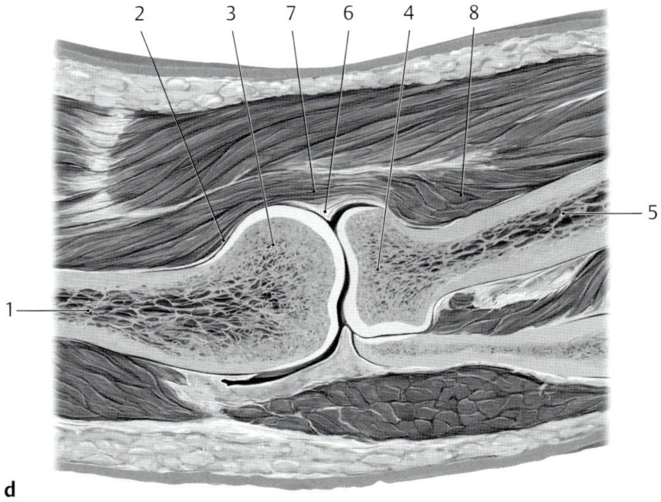

Abb. 83 c u. **d**

1 Humerusschaft
2 Fossa radii
3 Capitulum humeri
4 Caput radii
5 Radiusschaft
6 Gelenkkapsel
7 M. brachioradialis
8 M. supinator

Differenzialdiagnose

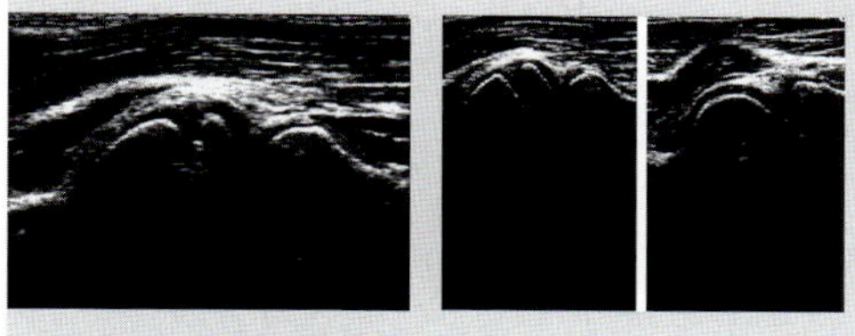

Osteochondrosis dissecans

Abb. 177 a, b, s. S. 179

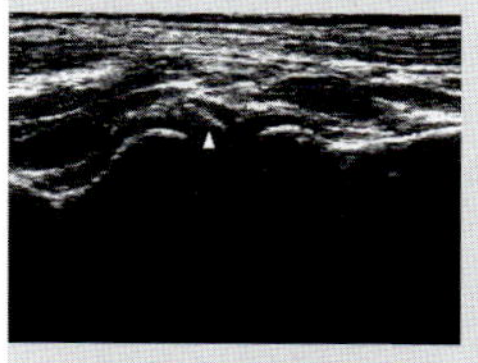

Freier Gelenkkörper

Abb. 178 a, s. S. 180

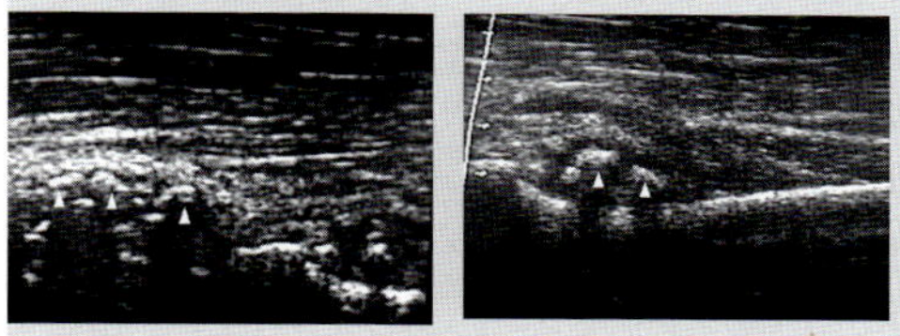

Chondromatose

Abb. 179 a, b, s. S. 181

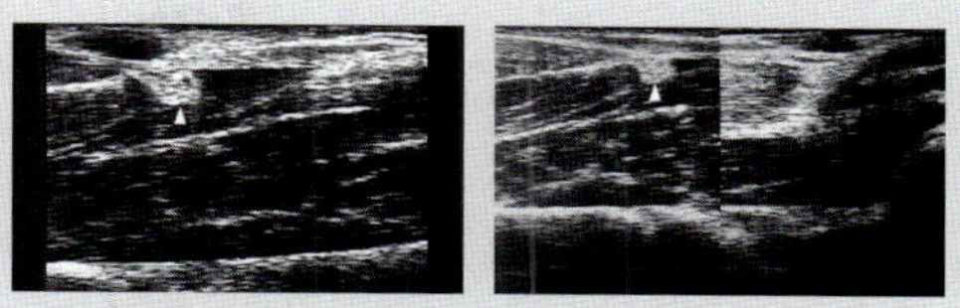

Distaler Bizepssehnenriss

Abb. 184 a, b, s. S. 185

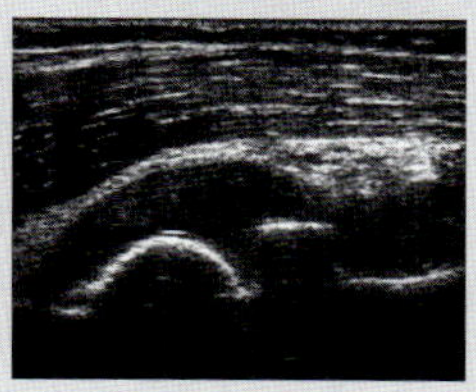

Kubitalarthritis

Abb. 186 a, s. S. 187

Grundkurs

Ventrale Region – Humeroulnarer Longitudinalschnitt

Ausgehend vom humeroradialen Longitudinalschnitt wird der Schallkopf bis zur Schaftlängsachse von Humerus und Ulna verschoben. Dieser Schnitt erfasst den distalen Humerusschaft, die Fossa coronoidea, die Trochlea humeri, den Processus coronoideus, die proximale Ulna sowie den M. brachialis und die Unterarmflexoren (Abb. **84 a – c**).

Tipp

Der Humerusschaft wird parallel zum Monitorrand eingestellt. Die Fossa coronoidea stellt sich beim Normalbefund echoreich dar. Die Einstellung der proximalen Ulna wird durch mäßige Flexion des Ellenbogengelenks oftmals erleichtert.

Bei Streckhemmung ist ein konvex geformter Schallkopf zu empfehlen.

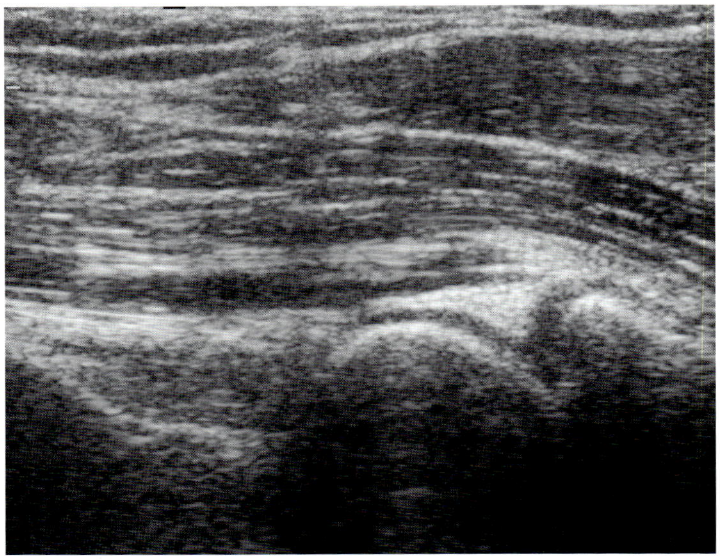

Abb. 84 a

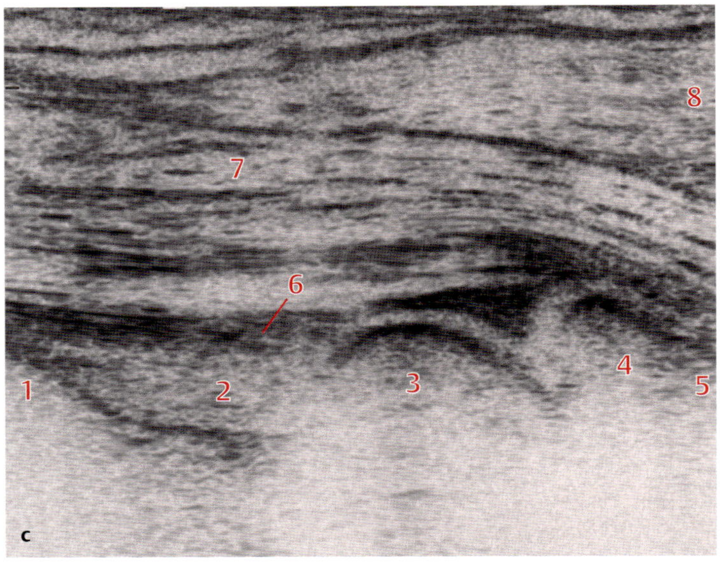

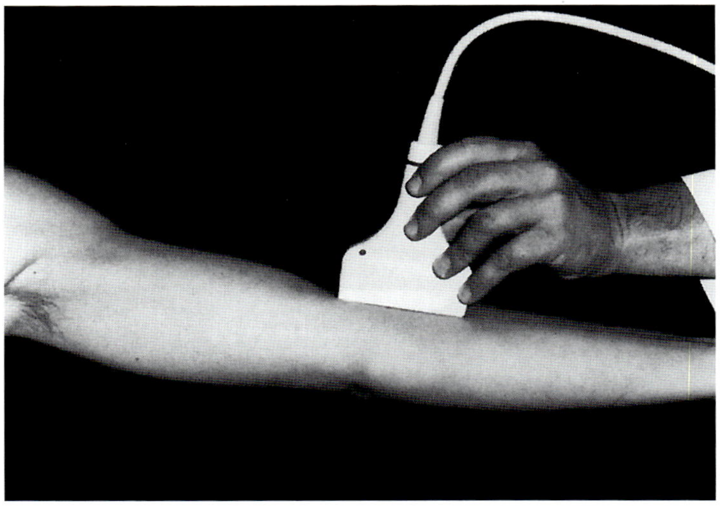

Abb. 84 b

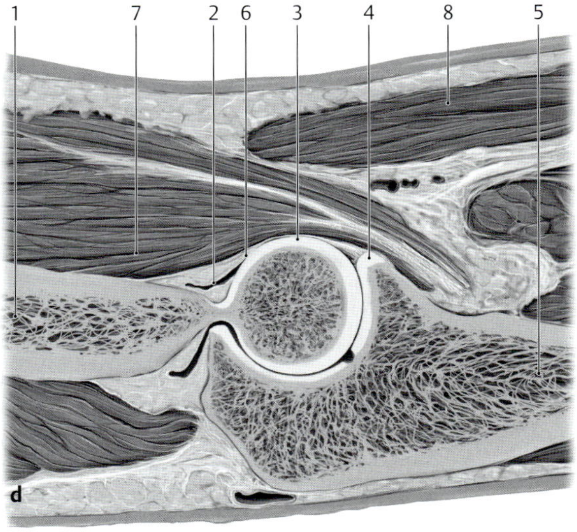

Abb. 84 c u. **d**

1 Humerusschaft
2 Fossa coronoidea
3 Trochlea humeri
4 Processus coronoideus
5 Ulnaschaft
6 Gelenkkapsel
7 M. brachialis
8 Unterarmflexoren

Differenzialdiagnose

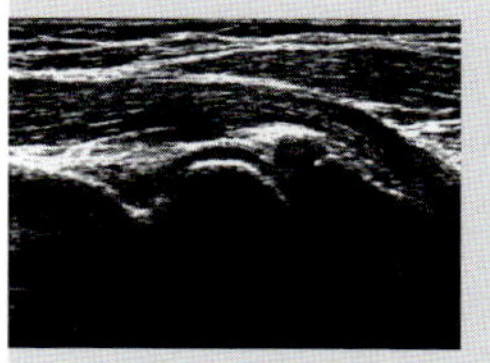

Freier Gelenkkörper

Abb. 178 b, s. S. 180

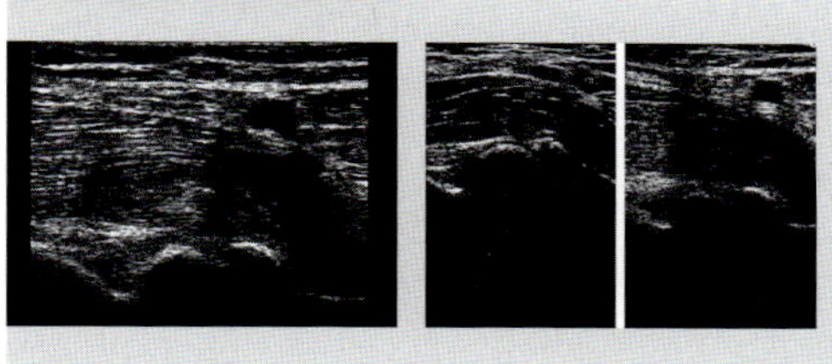

Fraktur des Processus coronoideus

Abb. 180 a, b, s. S. 182

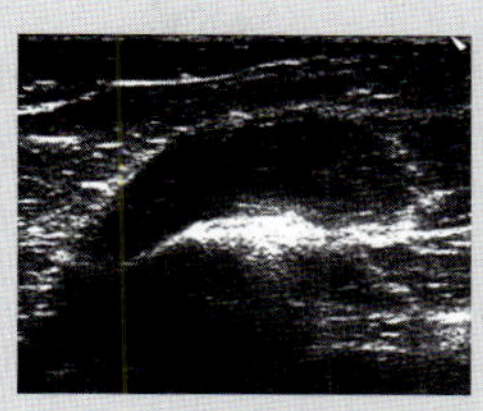

Lymphadenitis

Abb. 191 b, s. S. 191

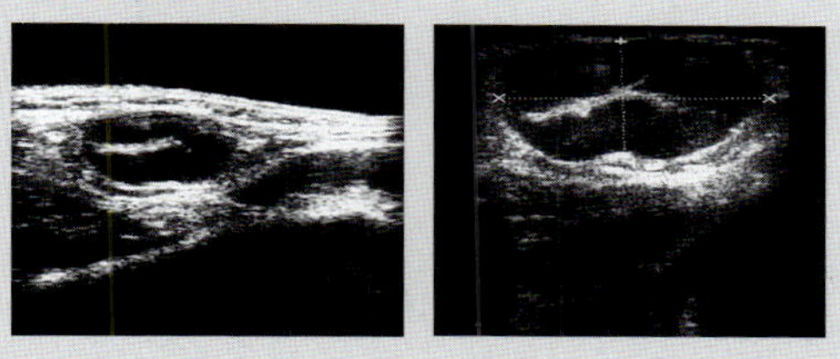

Tumor

Abb. 192 a, c, s. S. 192

Dorsale Region – Transversalschnitt

Der dorsale Longitudinal- und Transversalschnitt werden am sitzenden Patienten, im Ausnahmefall am liegenden Patienten bei gebeugtem Ellenbogen eingestellt.

Der Schallkopf wird vom distalen Drittel des Humerusschaftes bis zur Fossa olecrani nach distal geführt. Die Fossa olecrani bildet mit den beiden Epikondylen eine typische „U-Form". Sie ist mit Fettgewebe ausgefüllt, welches sich etwas echogener als der darüber verlaufende, quer geschnittene M. triceps brachii darstellt (Abb. **85 a – c**).

Tipp

Eine an den Kondylen angelegte imaginäre Tangente verläuft parallel zum Monitoroberrand.

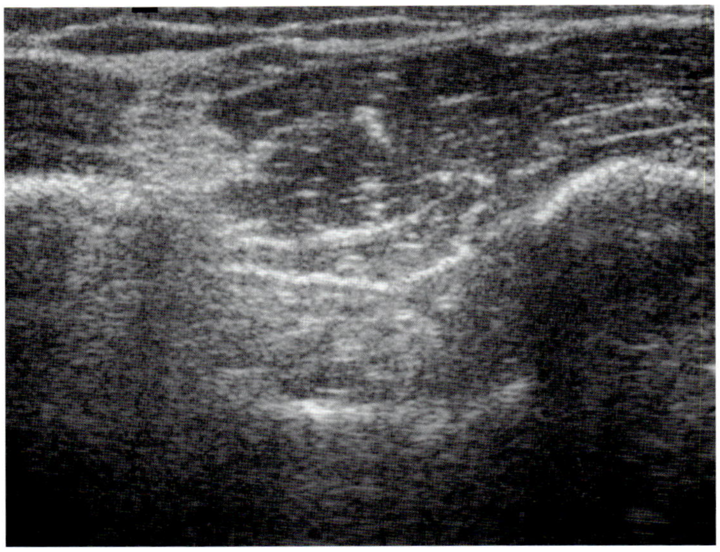

Abb. 85 a

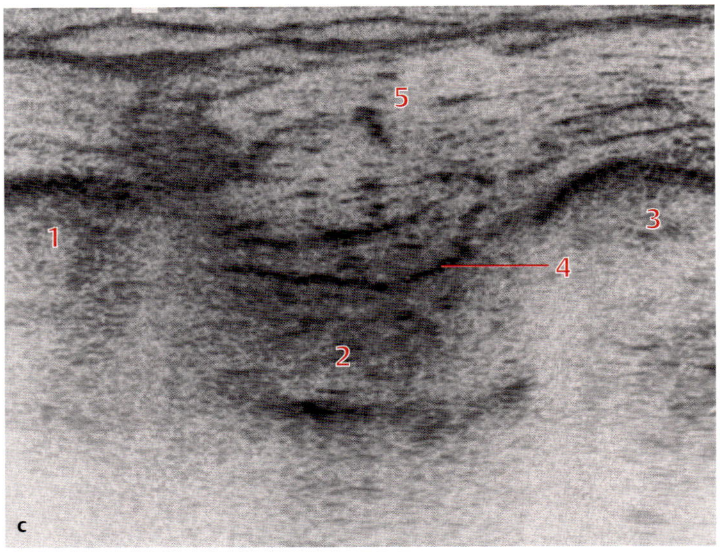

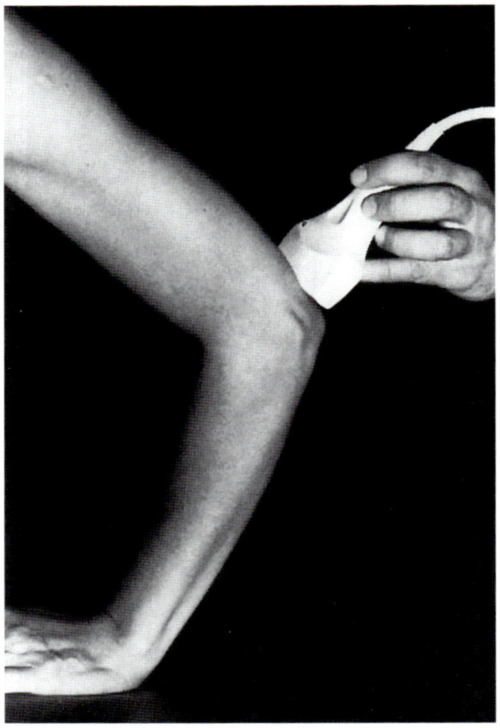

Abb. 85 b

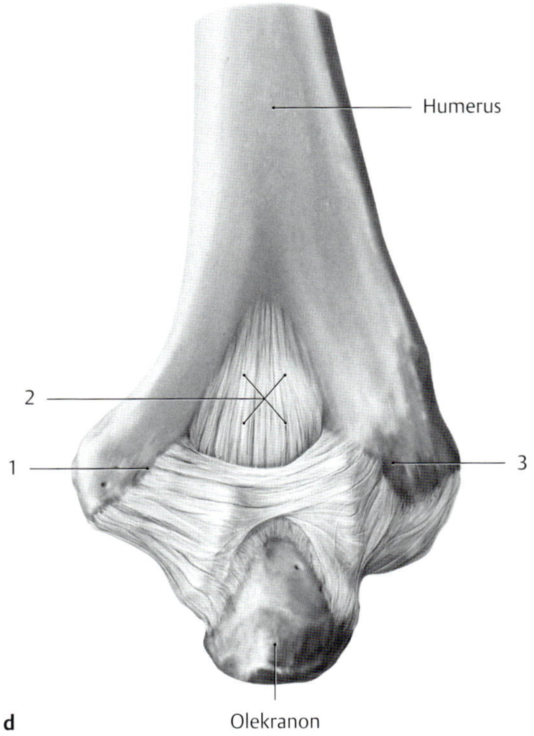

Abb. 85 c u. **d**
1 Condylus humeri ulnaris
2 Fossa olecrani
3 Condylus humeri radialis
4 Gelenkkapsel
5 M. triceps brachii

Differenzialdiagnose

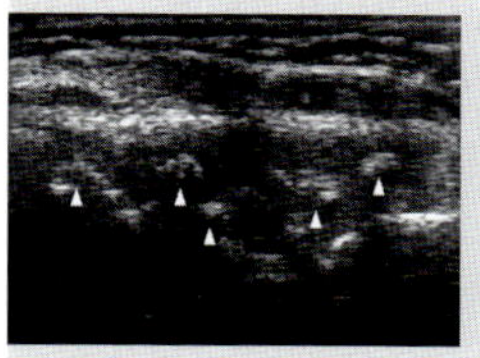

Chondromatose
Abb. 179 d, s. S. 181

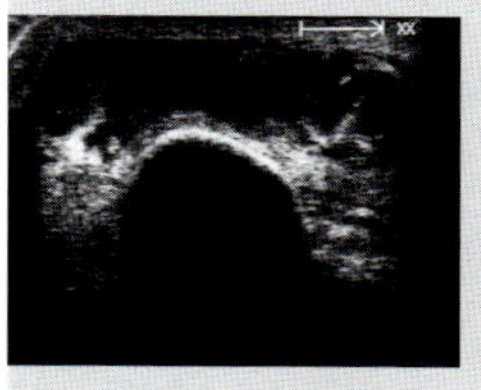

Bursitis olecrani
Abb. 182 b, s. S. 184

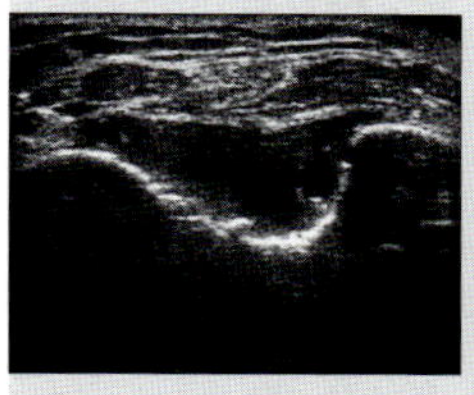

Kubitalarthritis
Abb. 186 d, s. S. 187

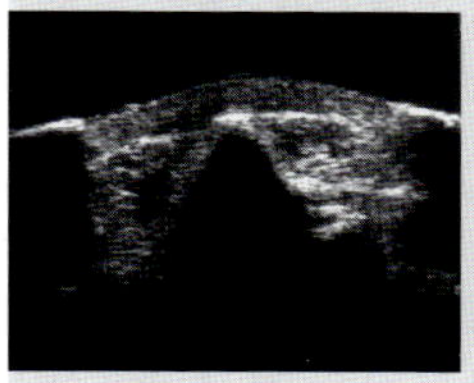

Abb. 187 b, s. S. 188

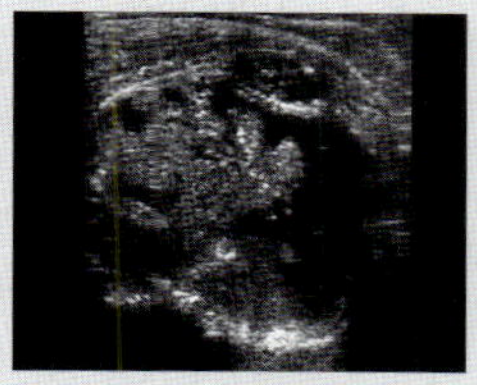

Abb. 188 b, s. S. 188

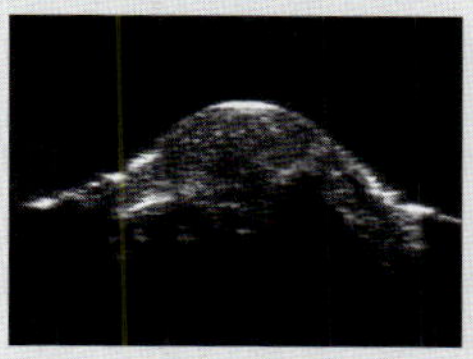

Gichttophus
Abb. 189 b, s. S. 189

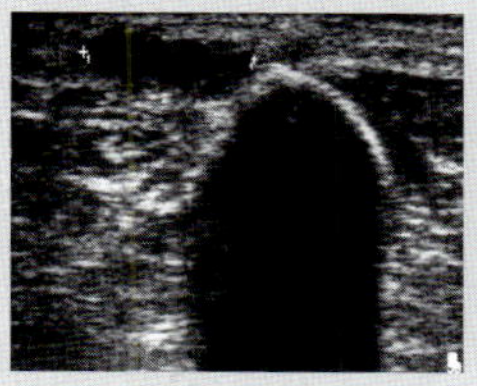

Rheumaknoten
Abb. 190 b, s. S. 190

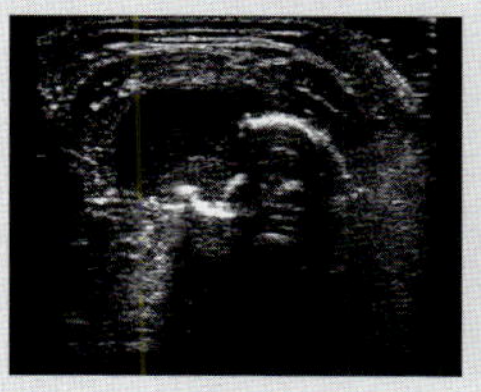

Tumor
Abb. 193 b, s. S. 193

Dorsale Region – Longitudinalschnitt

Der Schallkopf wird im Längsverlauf des Humerusschaftes über dem distalen Humerus und dem Olekranon bei gebeugtem Ellenbogen aufgesetzt. Hierbei werden der distale Humerusschaft, die Fossa olecrani als Vertiefung zwischen Trochlea und Humerusschaft sowie das Olekranon dargestellt. Darüber verläuft der M. triceps brachii. Aufgrund der schrägen Einstrahlung der Sehnenfasern kommt die Insertionszone der Trizepssehne echoarm zur Darstellung. Bei Streckung des Armes wird das Olekranon in der Fossa olecrani abgebildet (Abb. **86 a – c**).

Tipp

Der Humerusschaft wird parallel zum Monitoroberrand eingestellt. Die Fossa olecrani stellt sich beim Normalbefund echoreich dar.

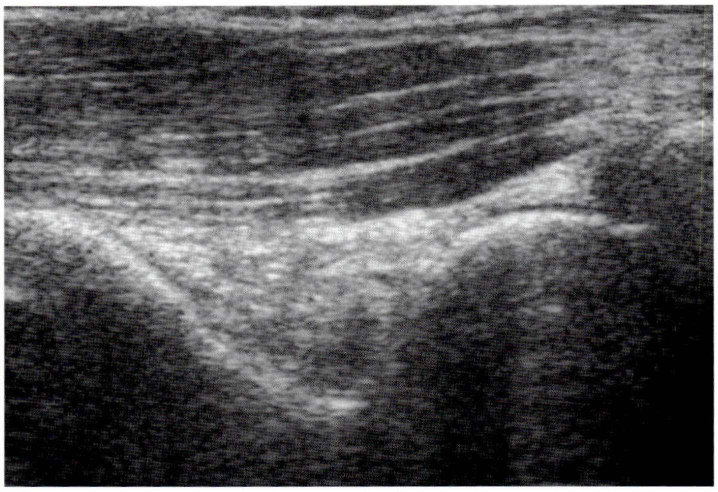

Abb. 86 a

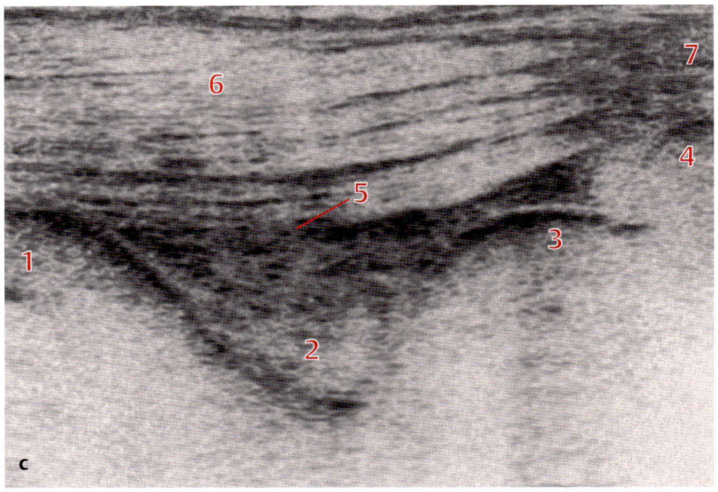

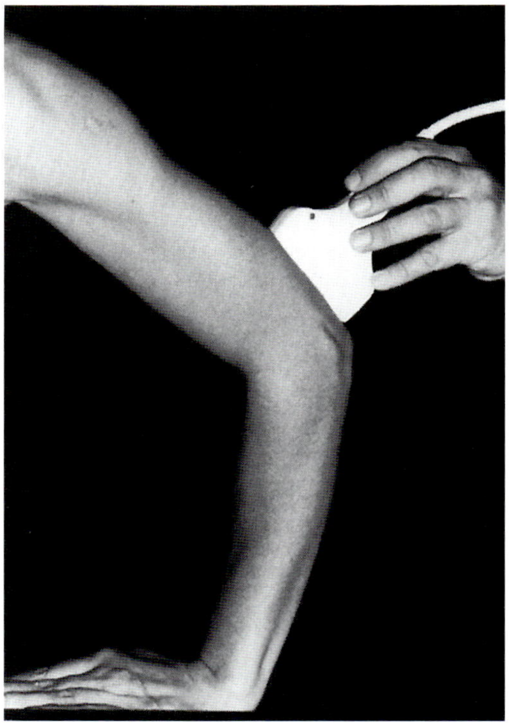

Abb. 86 b

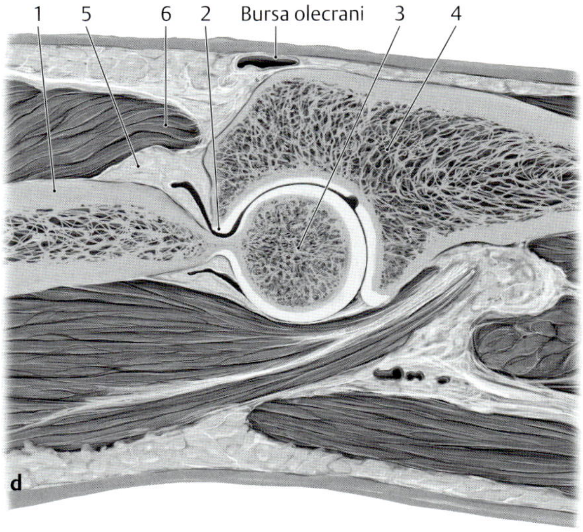

Abb. 86 c u. **d**

1 Humerusschaft
2 Fossa olecrani
3 Trochlea humeri
4 Olekranon
5 Gelenkkapsel
6 M. triceps brachii
7 Trizepssehne

Differenzialdiagnose

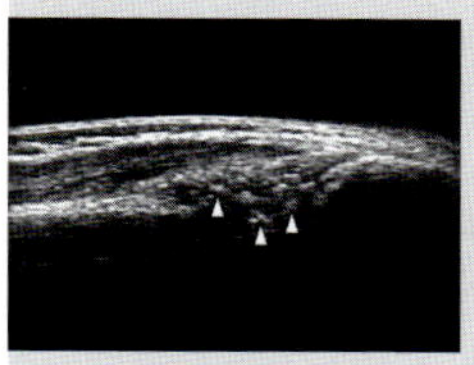

Chondromatose
Abb. 179 c, s. S. 181

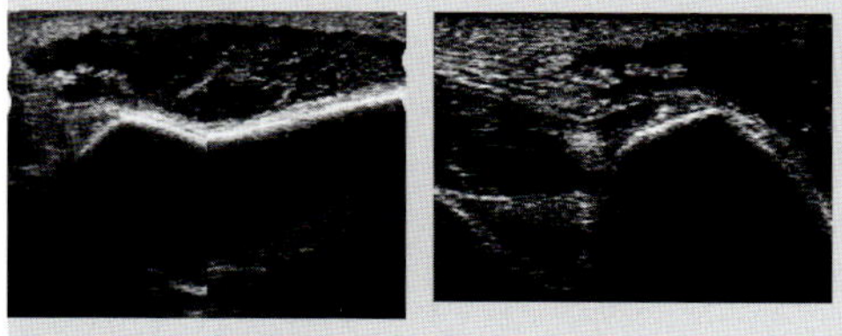

Bursitis olecrani
Abb. 182 a, c, s. S. 183

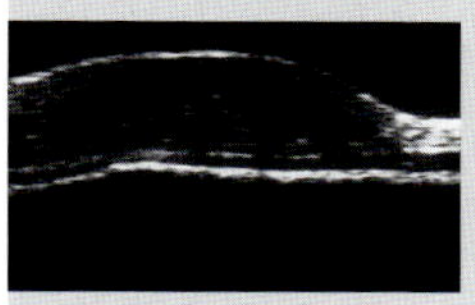

Abb. 183, s. S. 184

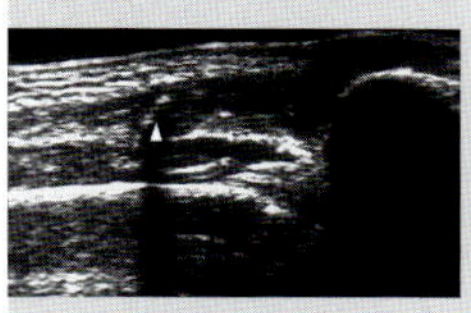

Trizepssehnenverkalkung
Abb. 185 a, s. S. 186

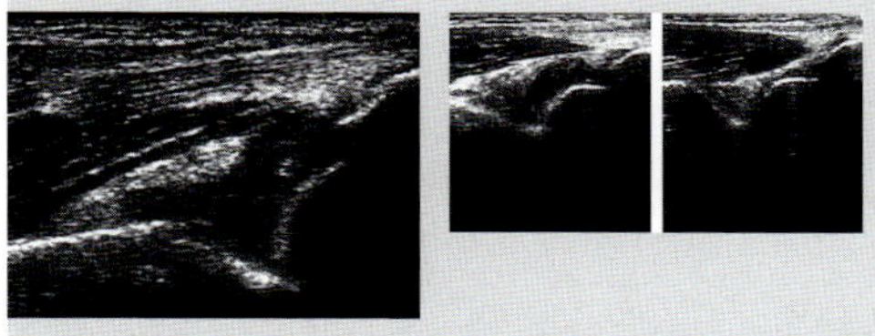

Radiusköpfchenfraktur
Abb. 181 b, c, s. S. 183

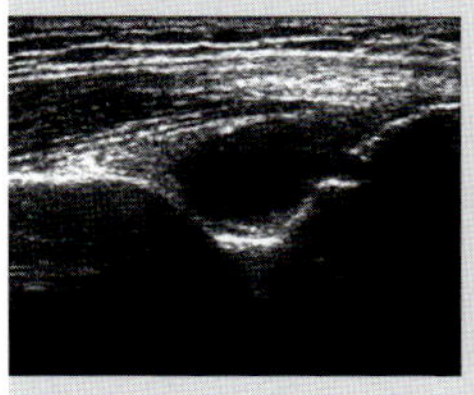

Kubitalarthritis
Abb. 186 c, s. S. 187

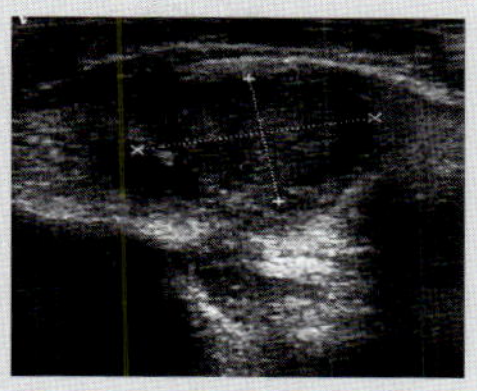

Abb. 188 a, s. S. 188

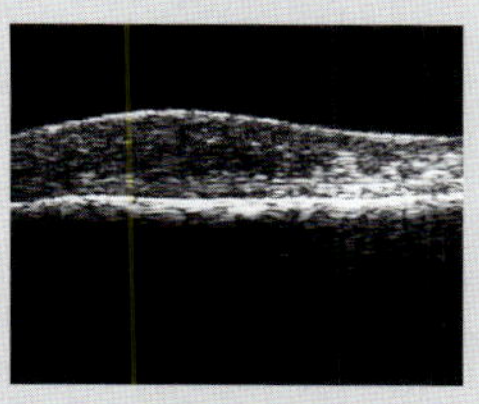

Weichteilveränderung bei rheumatoider Arthritis
Abb. 187 a, s. S. 188

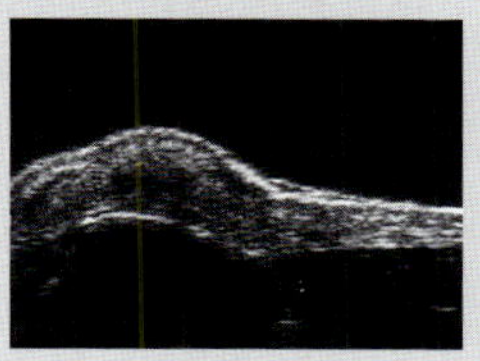

Gichttophus
Abb. 189 a, s. S. 189

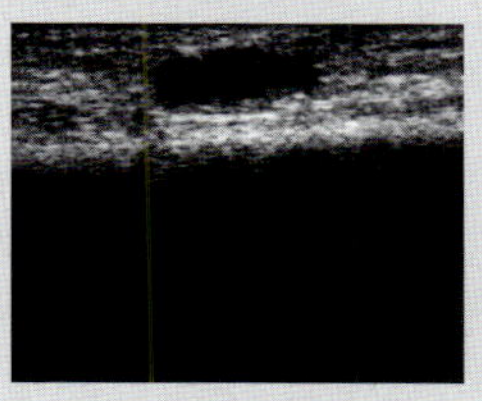

Rheumaknoten
Abb. 190 a, s. S. 190

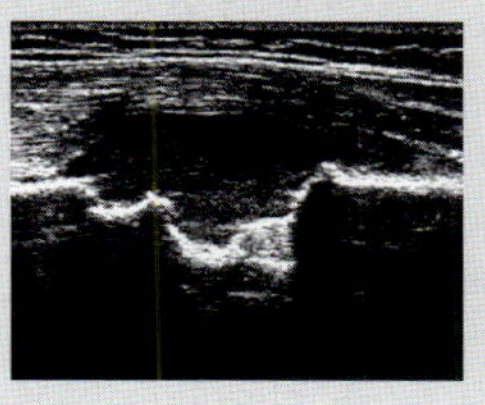

Tumor
Abb. 193 a, s. S. 193

Einführung

Die standardisierte sonographische Untersuchung des Handgelenks erfasst das Gelenk in der dorsalen und palmaren Gelenkregion. Für diese Schnittebenen kann die Verwendung einer Vorlaufstrecke sinnvoll sein.

In beiden Regionen werden zwei nahezu senkrecht zueinander stehende Schnittebenen (transversal und longitudinal) eingestellt. Die Einstellung der Longitudinalschnittebenen erfolgt durch Parallelverschieben des Schallkopfes nach ulnar bzw. radial.

Der Unterarm und die Hand werden bevorzugt auf einem Untersuchungstisch gelagert, so dass auch eine dynamische Untersuchung mit Funktionsbewegungen möglich ist.

Nachfolgend sind sowohl typische als auch seltene pathologische Befunde und Indikationen für die sonographische Untersuchung des Handgelenks aufgelistet.

Tabelle **4** Typische und seltene pathologische Befunde und Indikationen

Einteilung	Erkrankungen
Veränderungen des Knochens	• Arthrose • Fraktur
Veränderungen der Bursen und der Gelenkhöhle	• Intraartikuläre Volumenzunahme (Synovialitis, Gelenkerguss)
Veränderungen der Sehnen und der Bänder	• Tenosynovialitis • Ganglion • Morbus Dupuytren
Kombinierte Veränderungen und weitere Befunde	• Arthrose (mit Synovialitis, Gelenkerguss) • Karpalarthritis – Karpalarthritis und Tenosynovialitis • Karpaltunnelsyndrom • Parossaler Infekt • Fraktur • Tumor

Dorsale Region – Transversalschnitt

Der Schallkopf wird vom distalen Drittel des Unterarmes nach distal geführt. Als knöcherne Strukturen kommen echogen die Ulna und der Radius zur Abbildung. Darüber stellen sich echogen bei orthograder, echoarm bei tangentialer Anschallung die Extensorensehnen dar (Abb. **87 a – c**).

Tipp

Die Funktionsuntersuchung erleichtert die Differenzierung der Sehnenfächer.

Diese Schnittebene ermöglicht eine gute Übersicht bei pathologischen Veränderungen, insbesondere bei Ganglien und Tenosynovialitiden.

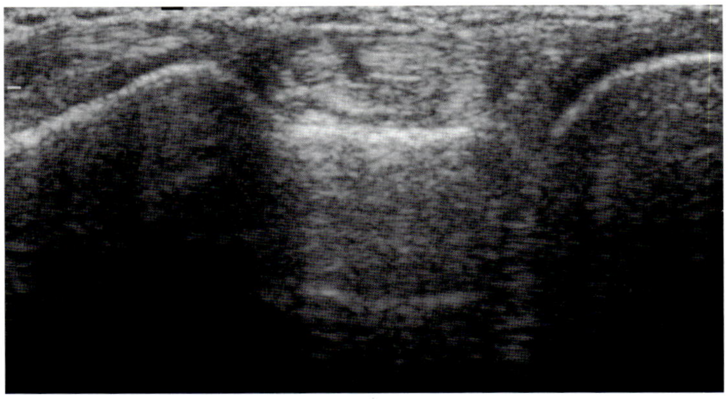

Abb. 87 a

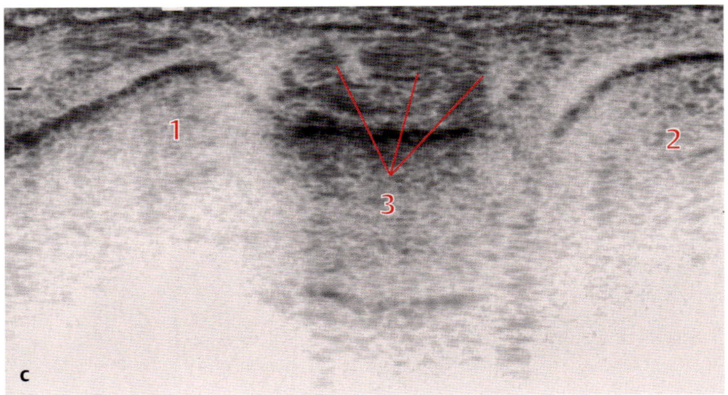

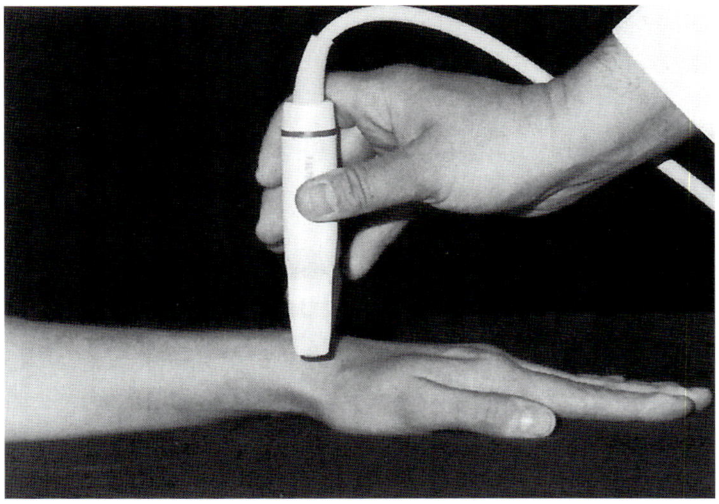

Abb. 87 b

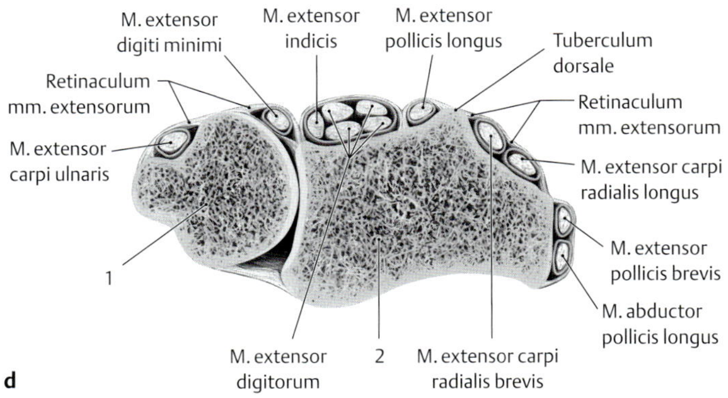

Abb. 87 c u. **d**
1 Ulna
2 Radius
3 Extensorensehnen

Differenzialdiagnose

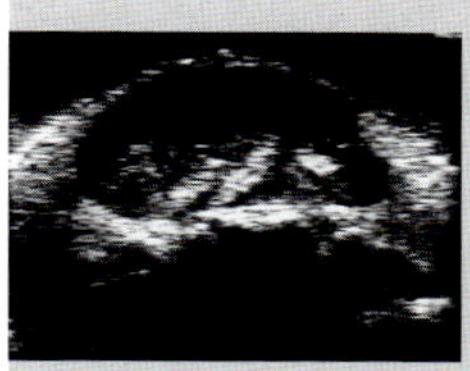

Tenosynovialitis

Abb. 194 b, s. S. 194

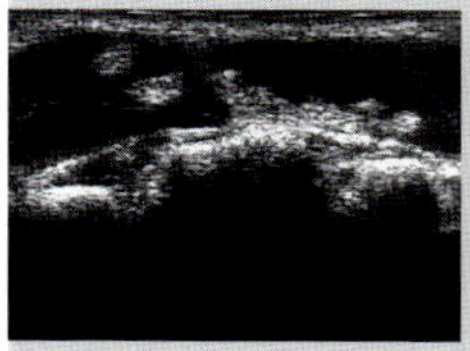

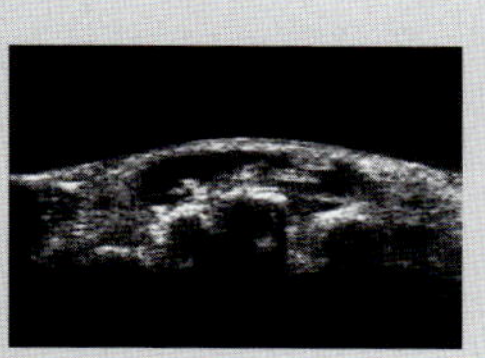

Abb. 195 b, c, s. S. 195

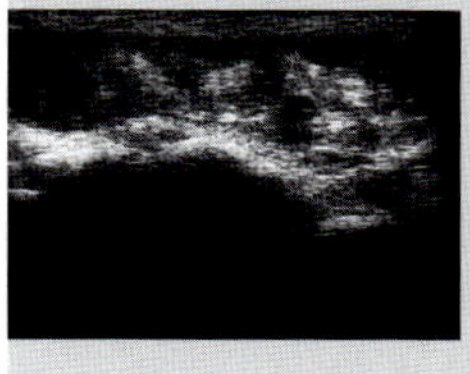

Abb. 196 c, s. S. 196

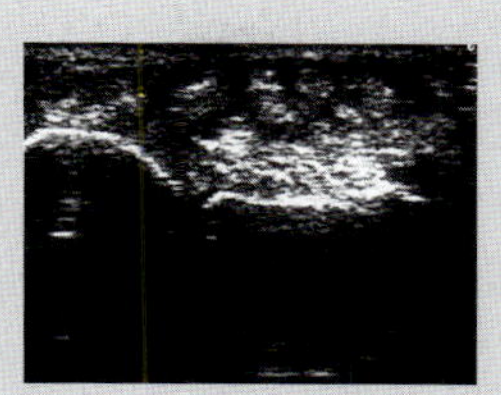

Abb. 206 b, s. S. 204

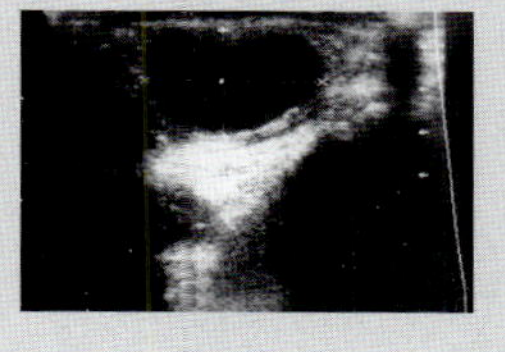

Ganglion

Abb. 198 b, s. S. 197

Dorsale Region – Longitudinalschnitt

Der Schallkopf wird parallel zur Schaftlängsachse von Ulna und Radius im distalen Drittel des Unterarmes aufgesetzt. Bei ulnarer Schallkopfposition kommen echogen als knöcherne Strukturen die Ulna, das Os triquetrum und das Os hamatum sowie das Os metacarpale IV zur Abbildung. Radial stellen sich der Radius, das Os scaphoideum und das Os trapezoideum sowie das Os metacarpale II dar. Die verschiedenen Extensorensehnen werden echogen bei orthograder und echoarm bei tangentialer Anschallung dargestellt. Eine dynamische Untersuchung erleichtert die Differenzierung der Extensorensehnen (Abb. **88 a – e**).

Tipp

Ulna- und Radiusschaft werden parallel zum Monitoroberrand eingestellt.

Durch Parallelverschieben des Schallkopfes nach ulnar und radial können die Sehnen folgender Muskeln eingestellt werden:
- M. extensor carpi ulnaris,
- M. extensor digiti minimi,
- M. extensor digitorum,
- M. extensor indicis,
- M. extensor pollicis longus,
- Mm. extensores carpi radiales longus und brevis,
- M. extensor pollicis brevis.

Die Funktionsuntersuchung erleichtert die Differenzierung dieser Sehnen.

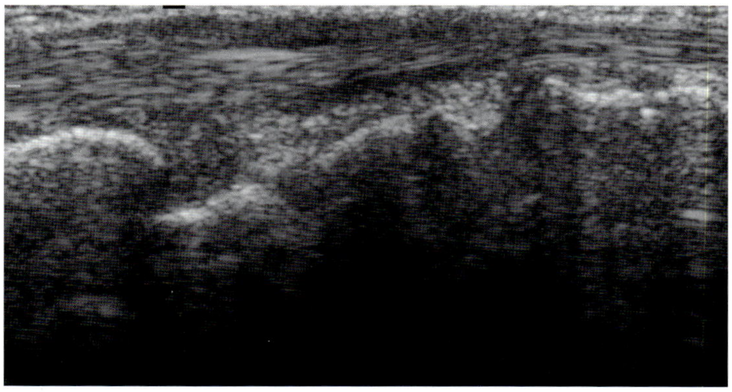

Abb. 88 a

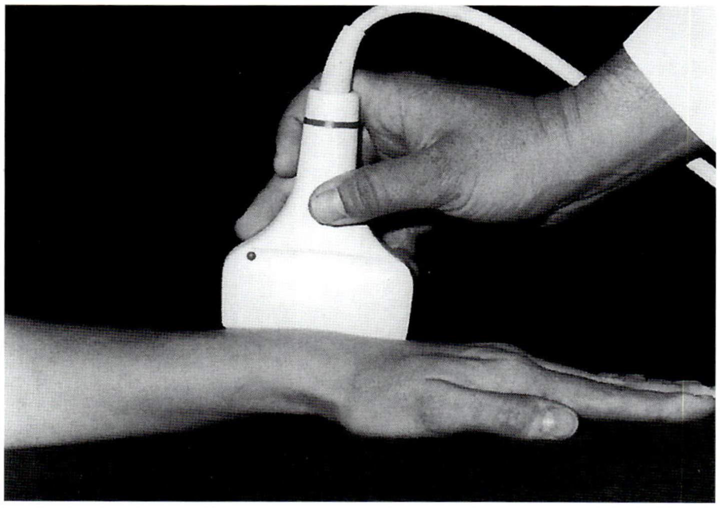

Abb. 88 b

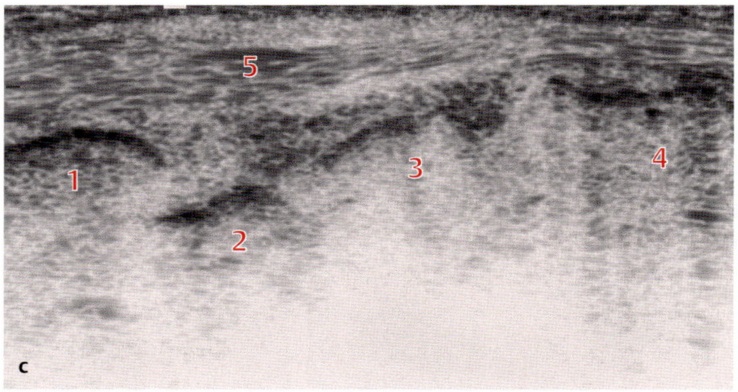

Abb. 88 a u. **c**
1 Ulna
2 Os triquetrum
3 Os hamatum
4 Os metacarpale IV
5 Extensorensehne

Abb. 88 d – f ▸

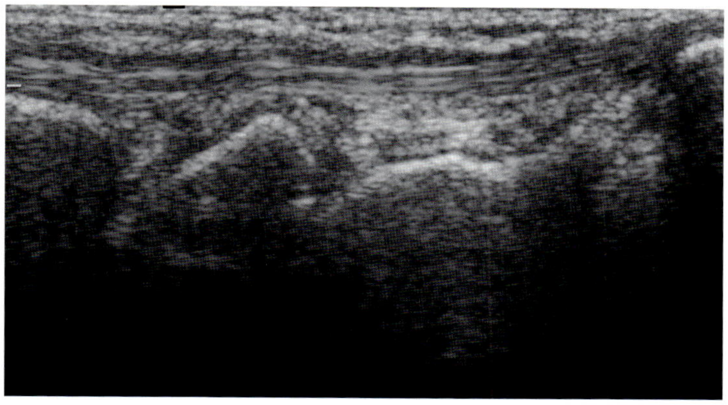

Abb. 88 d

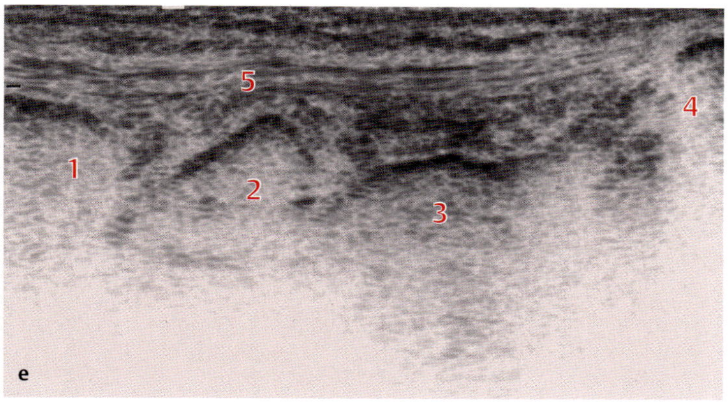

Abb. 88 d u. **e**

1 Radius
2 Os scaphoideum
3 Os trapezoideum
4 Os metacarpale II
5 Extensorensehne

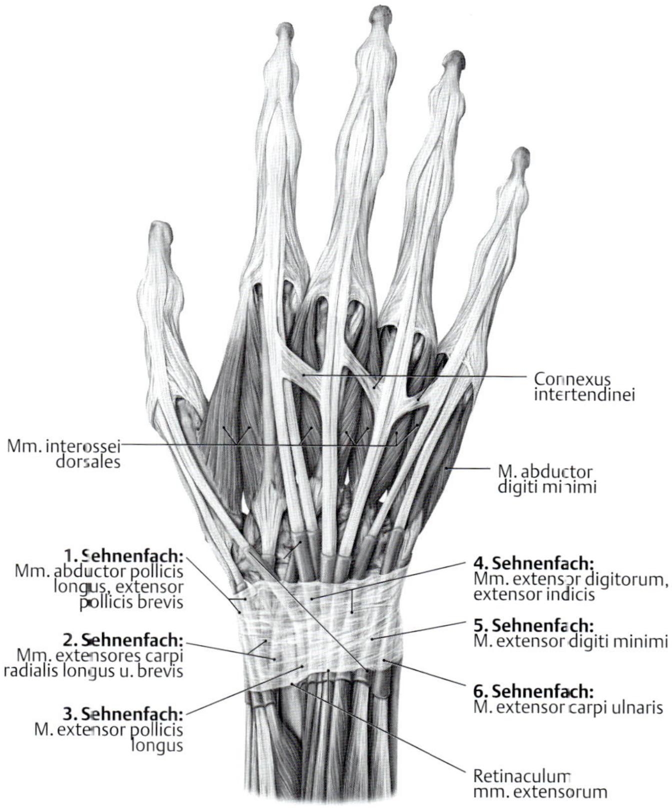

Abb. 88 f

Differenzialdiagnose

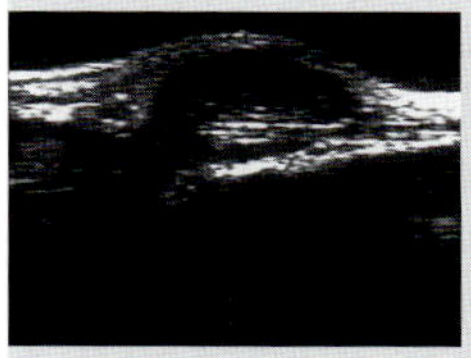

Tenosynovialitis

Abb. 194 a, s. S. 194

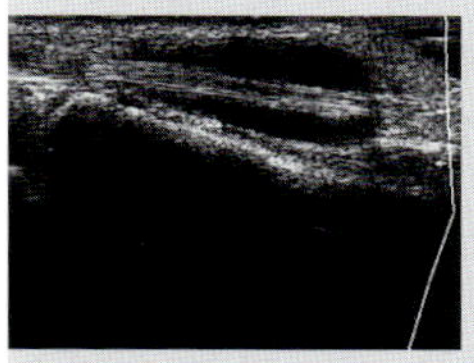

Abb. 195 a, s. S. 195

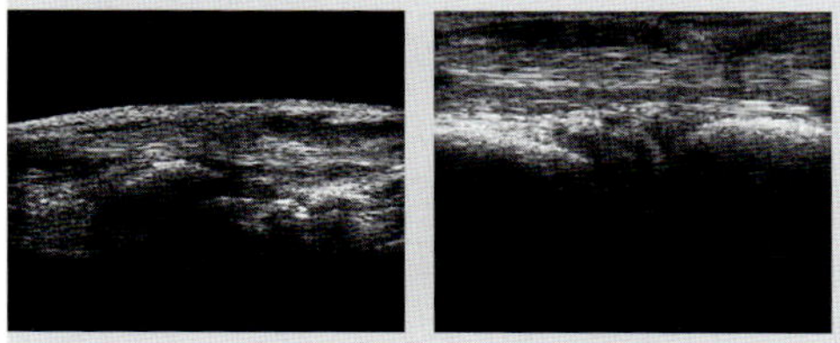

Abb. 196 a, b, s. S. 196

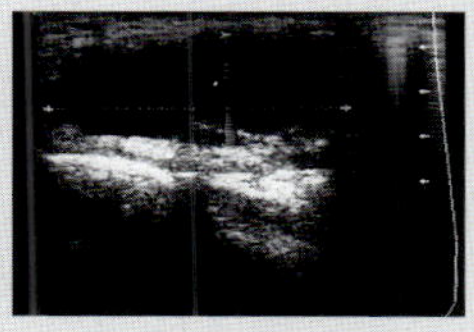

Ganglion

Abb. 198 a, s. S. 197

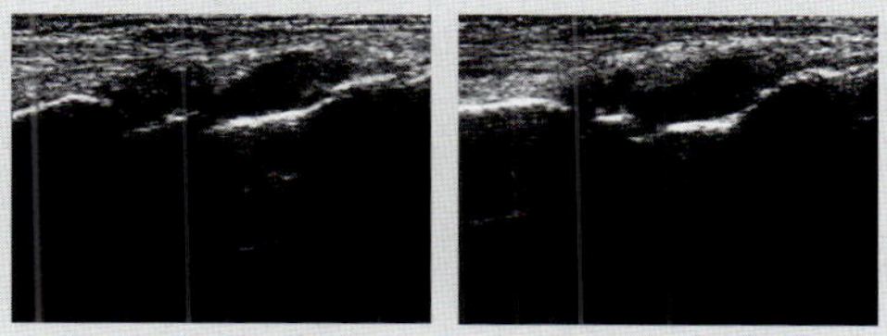

Karpalarthritis

Abb. 205 a, b, s. S. 203

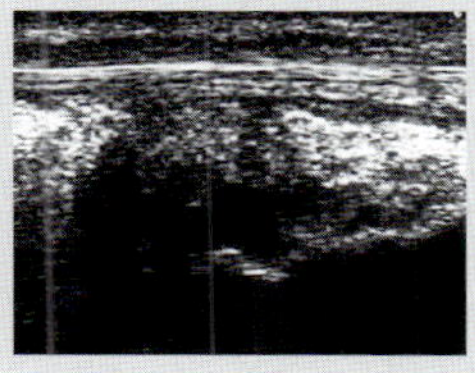

Karpalarthritis, Tenosynovialitis

Abb. 206 a, s. S. 204

Palmare Region – Transversalschnitt

Der Schallkopf wird vom distalen Drittel des Unterarmes bis zum Lig. carpi transversum nach distal geführt. Als knöcherne Strukturen stellen sich echogen das Os pisiforme, das Os scaphoideum und das Os capitatum dar. Darüber liegen der Karpaltunnel mit den Flexorensehnen, dem N. medianus, als schmales echogenes Band das Retinaculum flexorum sowie echofrei die A. ulnaris (Abb. **89 a – c**).

Tipp

Die Funktionsuntersuchung erleichtert die Differenzierung der Beugesehnen.

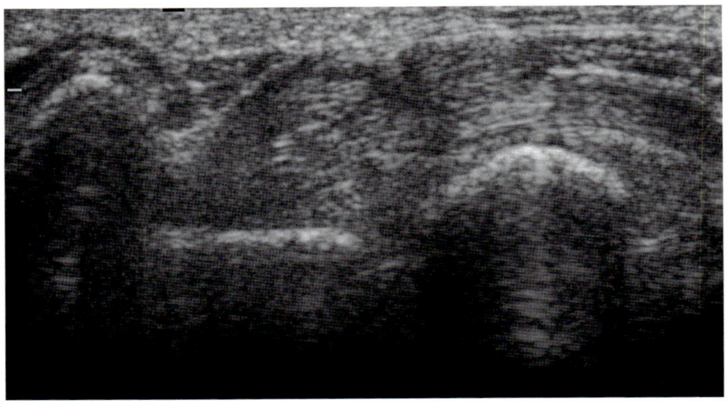

Abb. 89 a

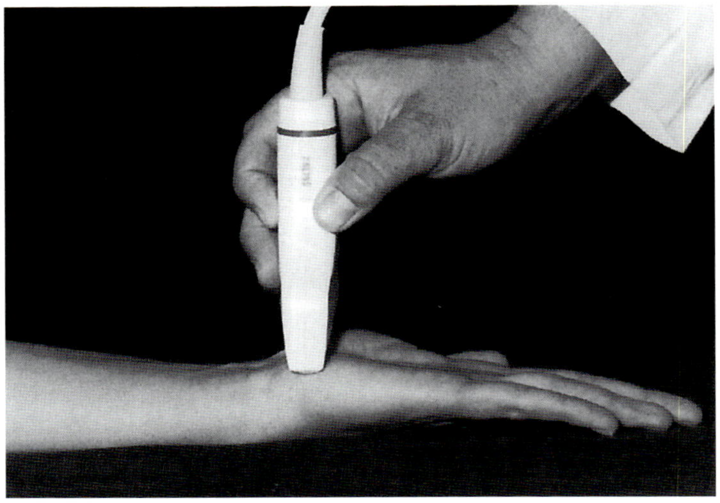

Abb. 89 b

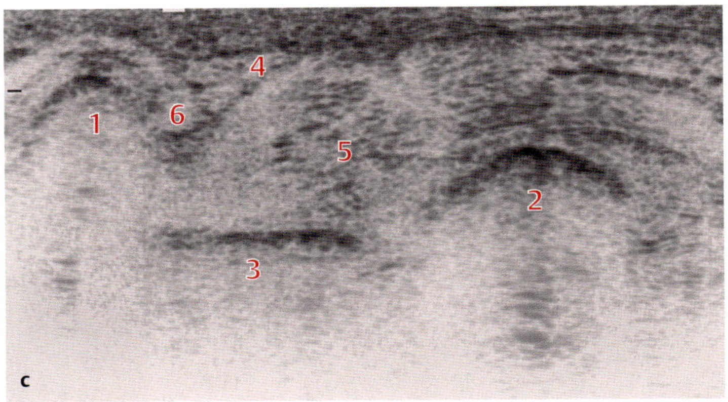

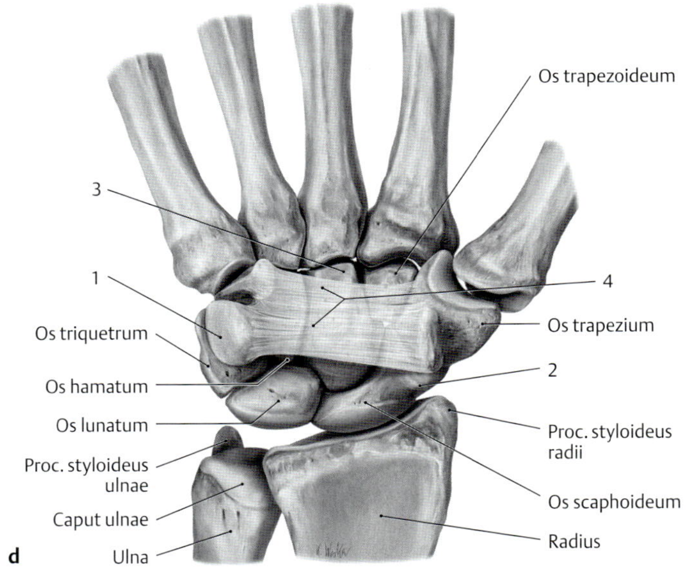

Abb. 89 c u. **d**

1 Os pisiforme
2 Os scaphoideum
3 Os capitatum
4 Retinaculum flexorum
5 Karpaltunnel mit Flexorensehnen

Differenzialdiagnose

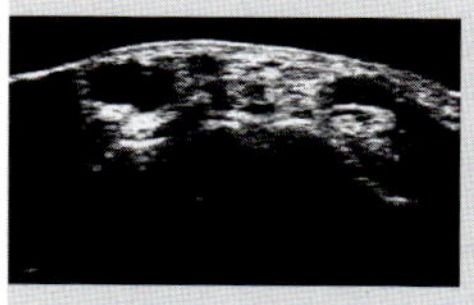

Ganglion

Abb. 199 b, s. S. 198

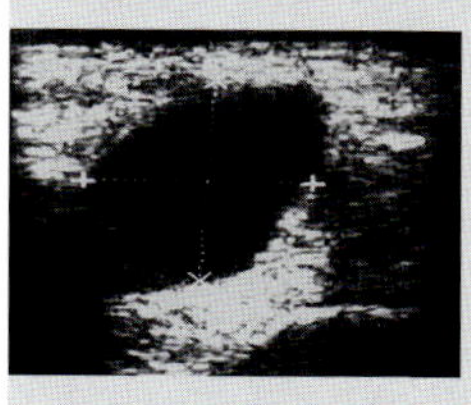

Abb. 200 b, s. S. 198

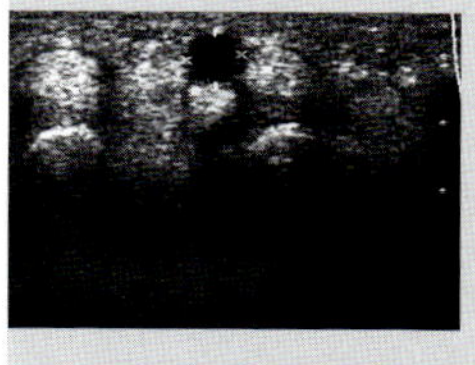

Abb. 201 b, s. S. 199

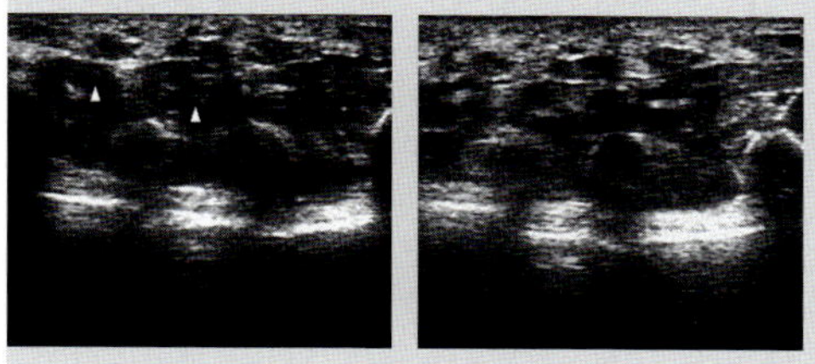

Morbus Dupuytren

Abb. 202 b, d, s. S. 200

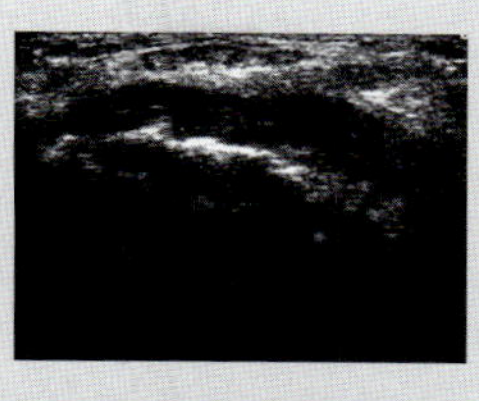

Karpalarthritis

Abb. 205 d, s. S. 203

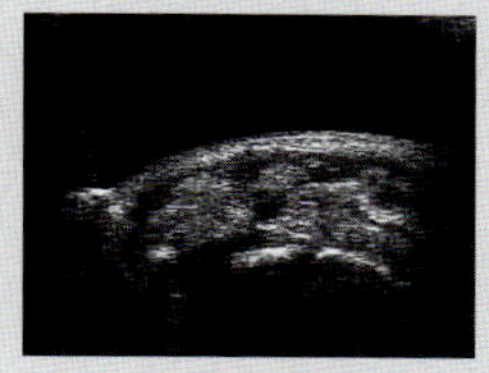

Parossaler Infekt

Abb. 207 b, s. S. 205

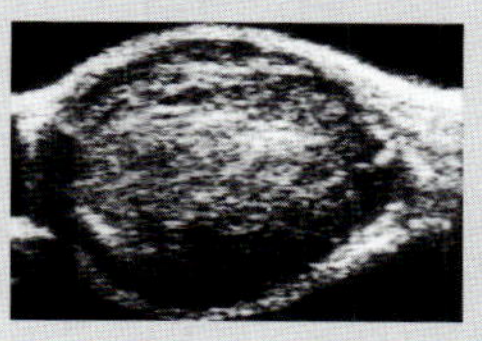

Tumor

Abb. 208 b, s. S. 206

Palmare Region – Longitudinalschnitt

Der Schallkopf wird parallel zur Schaftlängsachse von Radius und Os metacarpale III über dem N. medianus aufgesetzt. Als knöcherne Strukturen stellen sich echogen der Radius, das Os scaphoideum und das Os capitatum dar. Darüber verläuft eine Flexorensehne und darüber wiederum im Längsschnitt schlauchförmig echoarm der N. medianus. Bei entsprechender Fragestellung wird der Schallkopf aus dieser Position weiter nach ulnar oder radial geführt. Eine dynamische Untersuchung erleichtert die Differenzierung der Flexorensehnen (Abb. **90 a–c**).

Tipp

Durch Parallelverschieben des Schallkopfes nach ulnar und radial können die Sehnen folgender Muskeln eingestellt werden:

- M. flexor carpi ulnaris,
- M. flexor digitorum superficialis
- M. flexor digitorum profundus,
- M. palmaris longus,
- M. flexor pollicis longus,
- M. flexor carpi radialis.

Die Funktionsuntersuchung erleichtert die Differenzierung dieser Sehnen.

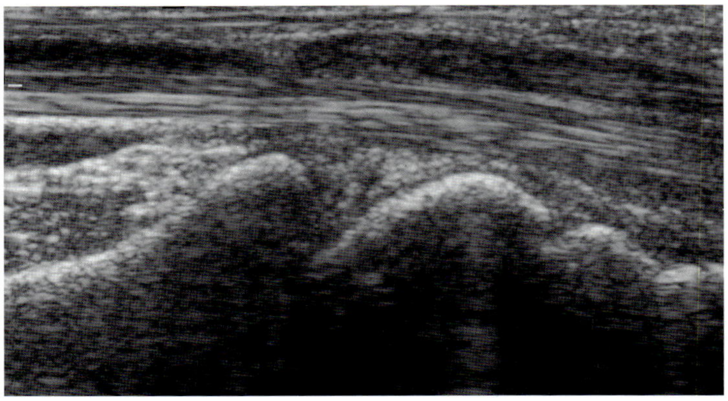

Abb. 90 a

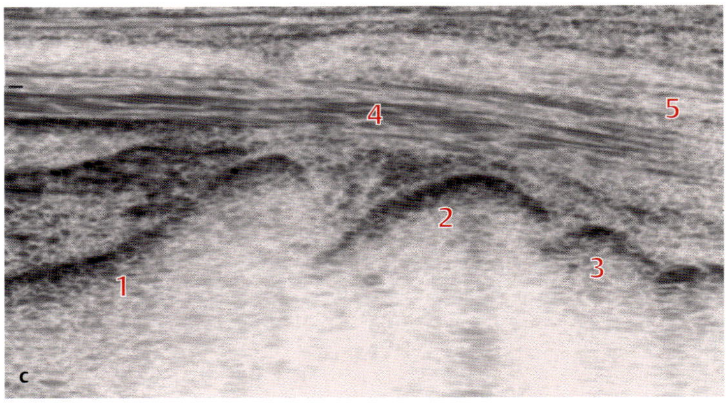

Abb. 90 c

1 Radius
2 Os scaphoideum
3 Os capitatum
4 Flexorensehne
5 N. medianus

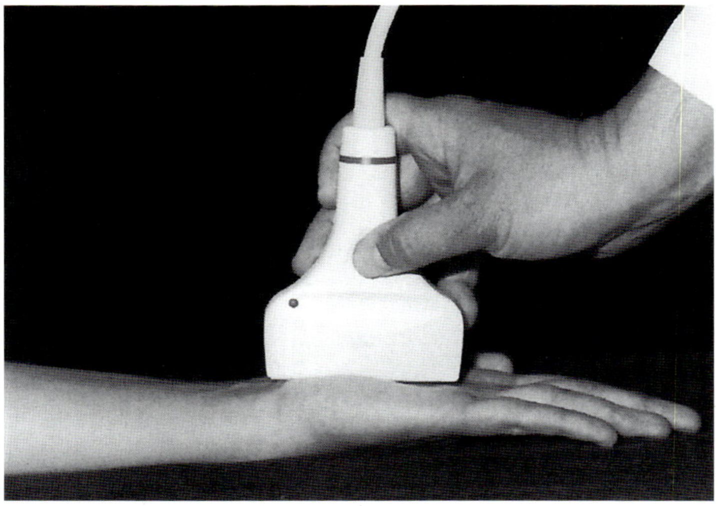

Abb. 90 b

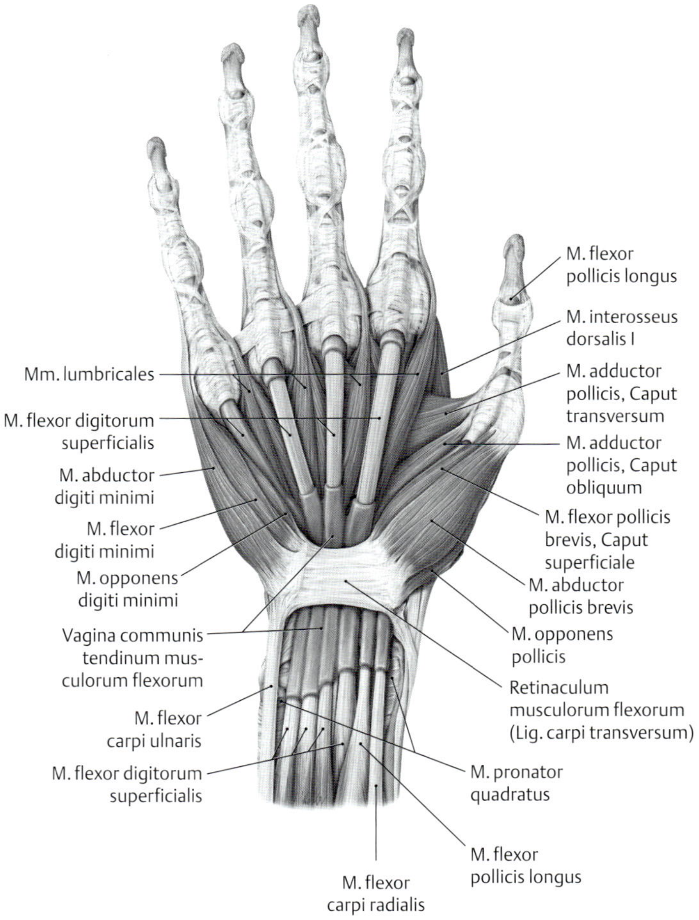

Abb. 90 d

Differenzialdiagnose

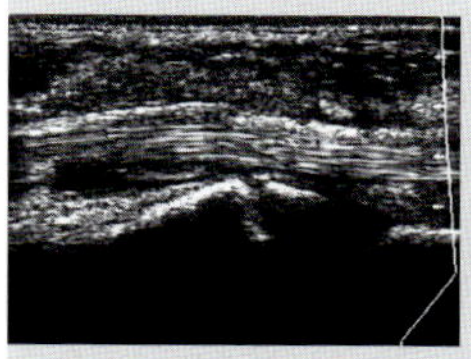

Tenosynovialitis
Abb. 197, s. S. 196

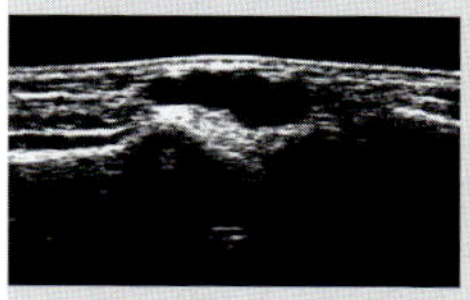

Ganglion
Abb. 199 a, s. S. 198

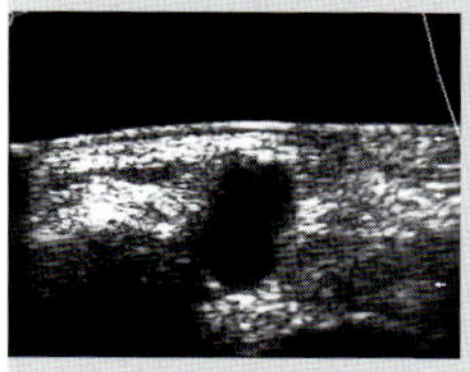

Abb. 200 a, s. S. 198

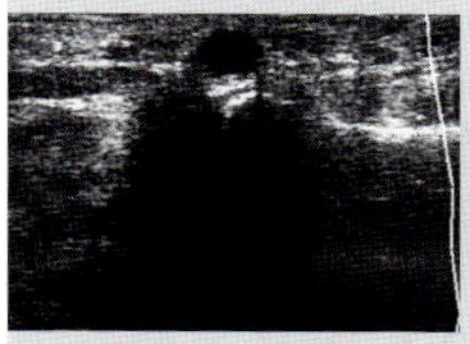

Abb. 201 a, s. S. 199

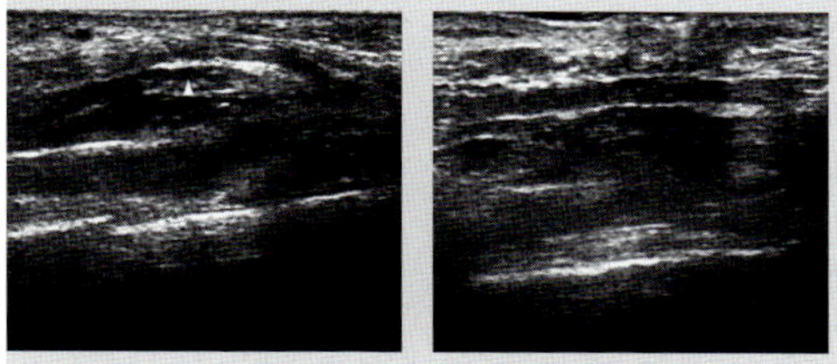

Morbus Dupuytren
Abb. 202 a, c, s. S. 200, 201

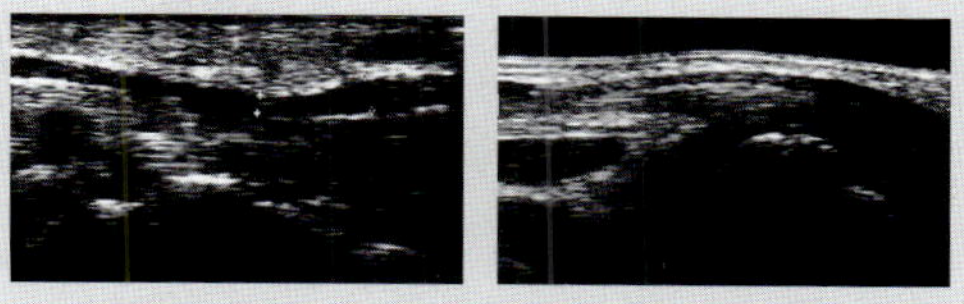

Karpaltunnelsyndrom
Abb. 203 a, b, s. S. 202

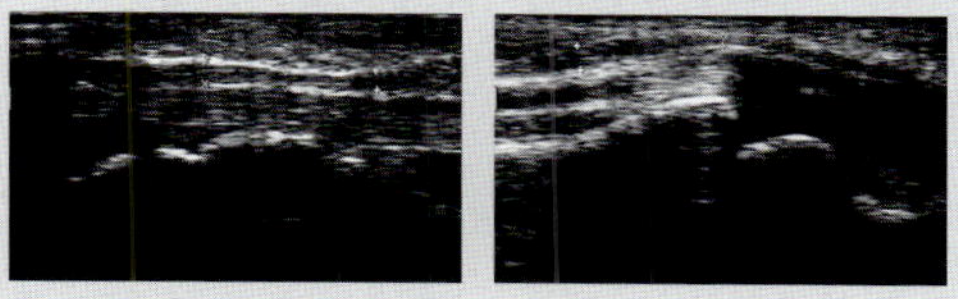

Abb. 204 a, b, s. S. 202

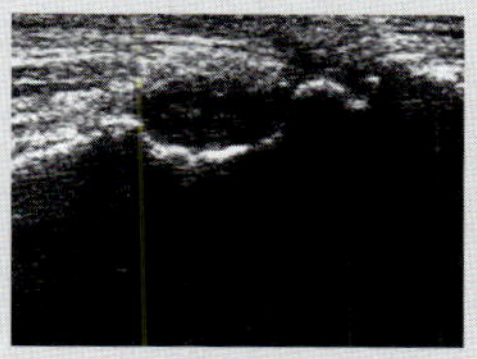

Karpalarthritis
Abb. 205 c, s. S. 203

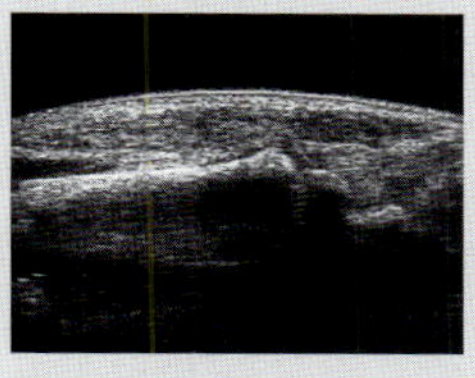

Parossaler Infekt
Abb. 207 a, s. S. 205

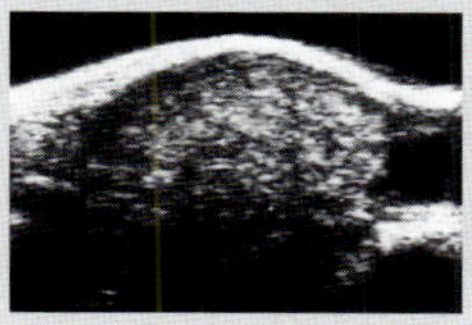

Tumor
Abb. 208 a, s. S. 206

Einführung

Die standardisierte sonographische Untersuchung des Hüftgelenks erfasst das Gelenk in zwei Regionen, der ventralen und der lateralen.

Die Untersuchung erfolgt am liegenden Patienten in Rückenlage, die Hüft- und Kniegelenke befinden sich in Neutral-Null-Position.

Bezogen auf den Schenkelhals werden in der ventralen Gelenkregion zwei nahezu senkrecht zueinander stehende Schnittebenen (transversal und longitudinal) eingestellt, in der lateralen Region zwei Longitudinalschnitte.

Nachfolgend sind sowohl typische als auch seltene pathologische Befunde und Indikationen für die sonographische Untersuchung des Hüftgelenks aufgelistet.

Tabelle **5** Typische und seltene pathologische Befunde und Indikationen

Einteilung	Erkrankungen
Veränderungen des Knochens	• Koxarthrose • Hüftdysplasie, Hüftluxation • Os acetabuli • Fraktur – Schenkelhalsfraktur
Veränderungen der Bursen und der Gelenkhöhle	• Intraartikuläre Volumenzunahme (Synovialitis, Gelenkerguss) • Bursitis trochanterica
Veränderungen der Sehnen und der Bänder	• Ganglion • Coxa saltans
Kombinierte Veränderungen und weitere Befunde	• Koxarthrose (mit Synovialitis, Gelenkerguss) • Femurkopfnekrose • Hämophiliearthropathie • Coxitis fugax • Morbus Perthes • Epiphyseolysis capitis femoris • Juvenile Arthritis • Septische Koxitis • Rheumatoide Koxitis • Totalendoprothese • Weichteilverletzung • Myositis ossificans • Abszess – Glutealabszess – Psoassenkungsabszess • Fraktur • Tumor

Ventrale Region – Transversalschnitt

Der Schallkopf wird quer über dem Hüftkopf und dem Schenkelhals aufgesetzt. Zusätzlich zum Longitudinalschnitt werden in dieser Schallkopfposition die Femoralgefäße medial des Hüftkopfes erfasst. Da je nach Schallkopfposition entweder der Hüftkopf oder der Schenkelhals abgebildet wird, ist der Überblick über das Hüftgelenk in dieser Standardschnittebene im Vergleich zum Longitudinalschnitt deutlich eingeschränkt (Abb. **91 a – c**).

Tipp

Diese Schnittebene ermöglicht eine Lagebeurteilung der Femoralgefäße in Bezug zum Hüftgelenk. Hierdurch wird bei interventionellen Maßnahmen (Punktion, Injektion, Biopsie u. a.) die Wahl des Zugangsweges erleichtert.

Für die Gefäßdiagnostik wird der Schallkopf nach medial verschoben.

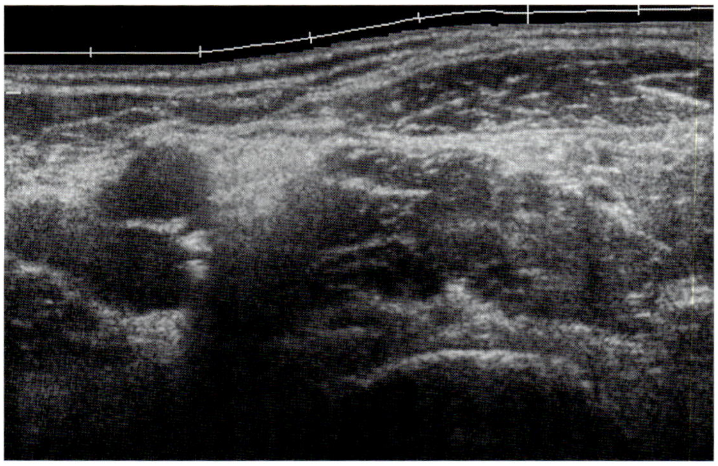

Abb. 91 a

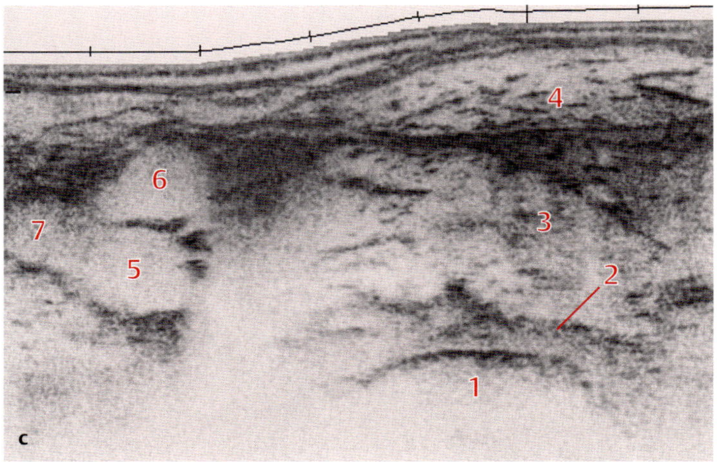

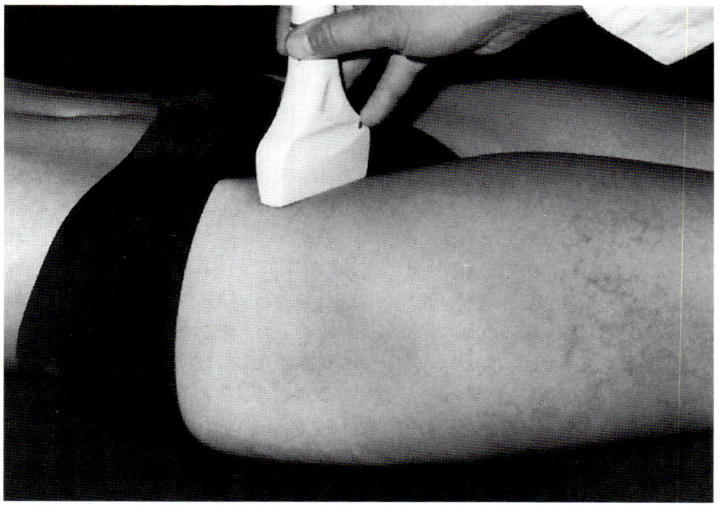

Abb. 91 b

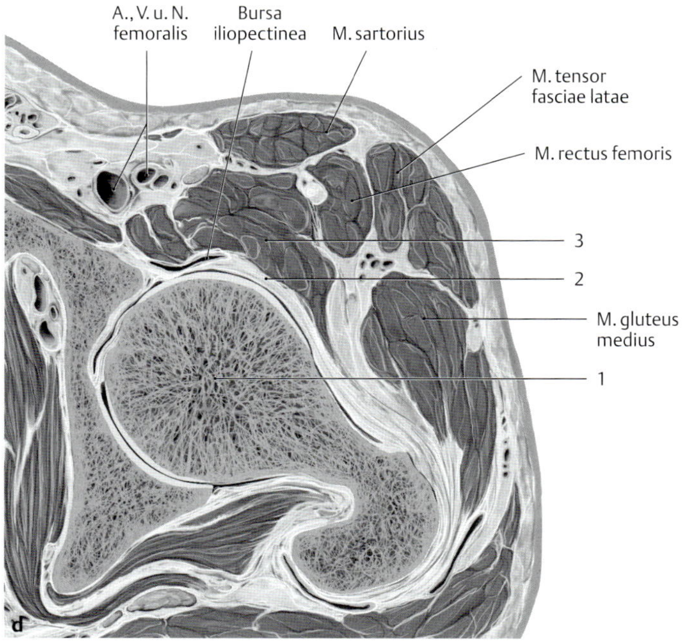

Abb. 91 c u. **d**

1 Femurkopf
2 Gelenkkapsel
3 M. iliopsoas
4 Mm. sartorius et rectus femoris
5 A. femoralis profunda
6 A. femoralis superficialis
7 V. femoralis

Differenzialdiagnose

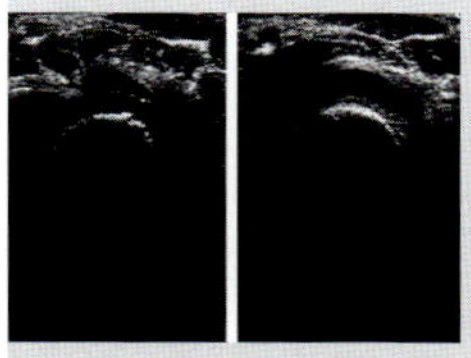

Coxitis fugax

Abb. 213 b, s. S. 210

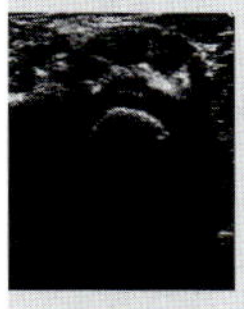

Abb. 227 a, rechte Hälfte, s. S. 220

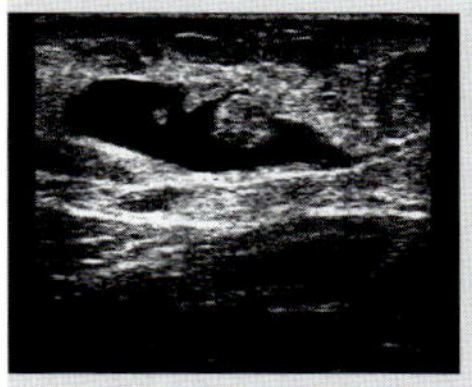

Weichteilverletzung

Abb. 250 b, s. S. 234

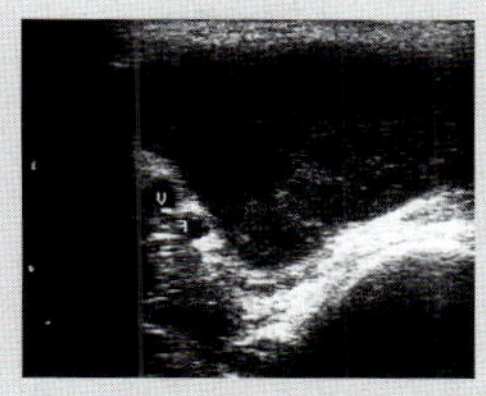

Tumor

Abb. 258 b, s. S. 240

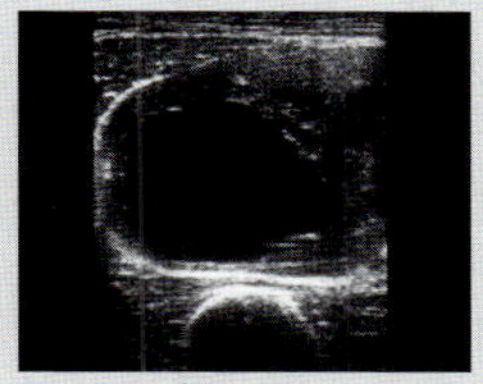

Abb. 260 d, s. S. 241

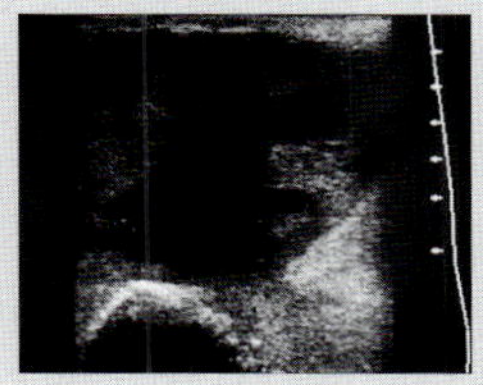

Abb. 262 b, s. S. 243

Ventrale Region – Longitudinalschnitt

Der Longitudinalschnitt ermöglicht eine sehr gute Beurteilung der ventralen Gelenkkapsel, der knöchernen und der periartikulären Strukturen des Hüftgelenks. Der Schallkopf wird ventral in der Schenkelhalslängsachse aufgesetzt. Die Oberflächenkonturen des ventralen Pfannenrandes, des halbkreisförmigen Hüftkopfes und des Schenkelhalses werden echogen mit dorsalem Schallschatten dargestellt. Der Hüftkopf ist beim Kind von der echofreien Epiphysenfuge unterbrochen, eine Unterscheidung von Epi- und Metaphyse ist hierdurch möglich. Die Gelenkkapsel verläuft parallel zu Hüftkopf und Schenkelhals. Bedingt durch die Membrana synovialis wird die Gelenkkapsel durch einen kleinen echoarmen Raum vom Schenkelhals getrennt. Am ventralen Pfannenrand kommt als echogene Kapselverstärkung das Lig. iliofemorale zur Darstellung. In den oberflächlichen Schichten liegen die hüftumgreifenden Muskeln: M. iliopsoas, M. rectus femoris, M. sartorius, M. vastus lateralis, M. tensor fasciae latae.

Durch Parallelverschieben des Schallkopfes nach medial und lateral sowie durch zusätzliche Rotation des Oberschenkels wird der Einblick auf das koxale Femur erweitert.

Für die Bestimmung des Schenkelhals-Antetorsionswinkels nach König hängen beide Unterschenkel senkrecht über dem Liegenrand (90° Knieflexion). Am Schallkopf wird eine Wasserwaage oder ein Goniometer befestigt (Abb. **92 a – c**).

Tipp

Diese Schnittebene ermöglicht die Beurteilung der ventralen Überdachung des Hüftkopfes bei Vorliegen einer Hüftdysplasie auch nach dem 1. Lebensjahr.

Der Schallkopf wird in der Schenkelhalslängsachse aufgesetzt.

Der Schenkelhals wird über Kippen des Schallkopfes in der Längsrichtung parallel zum Monitoroberrand eingestellt. Diese Schnittebene ermöglicht die Bestimmung des Schenkelhals-Antetorsionswinkels nach König.

Bei Verdacht auf einen Senkungsabszess wird der Schallkopf im Längsverlauf des M. iliopsoas nach proximal geführt.

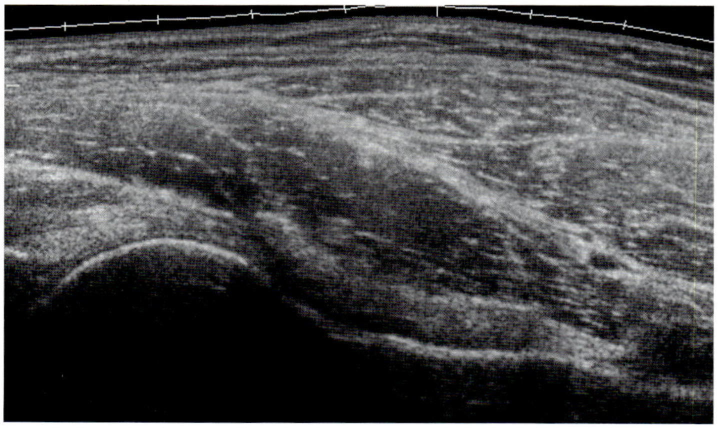

Abb. 92 a

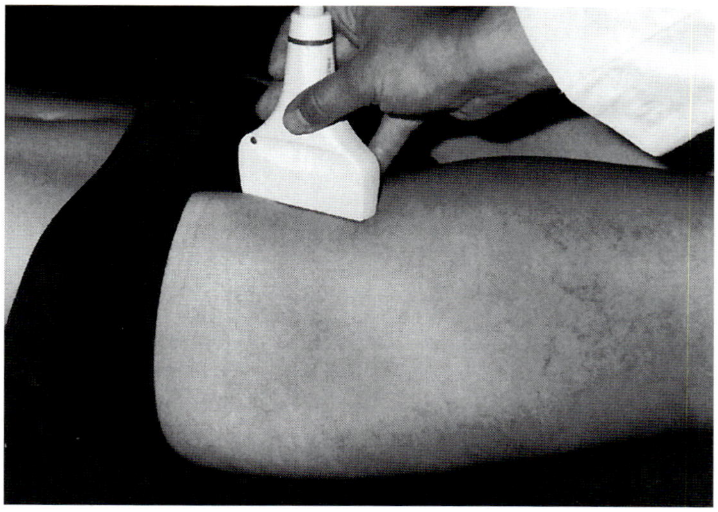

Abb. 92 b

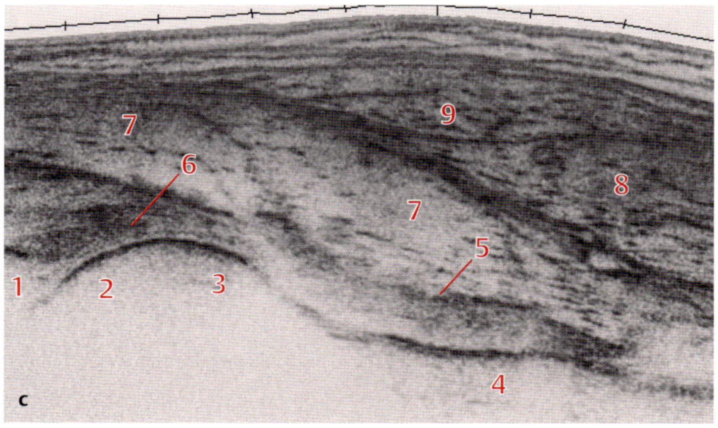

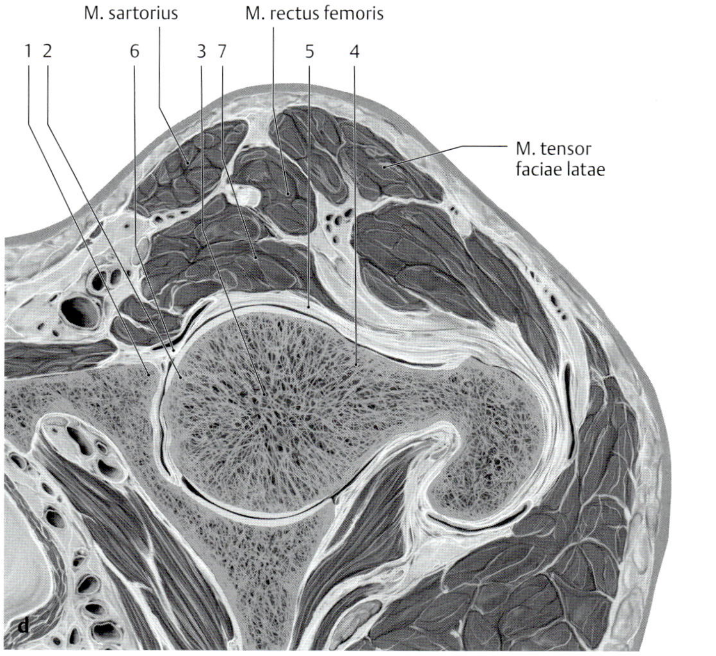

Abb. 92 c u. **d**

1 ventraler Azetabulumrand
2 Epiphyse
3 Metaphyse
4 Schenkelhals
5 Gelenkkapsel
6 Lig. iliofemorale
7 M. iliopsoas
8 Mm. vastus lateralis und tensor fasciae latae
9 Mm. sartorius und rectus femoris

Differenzialdiagnose

Hüftdysplasie

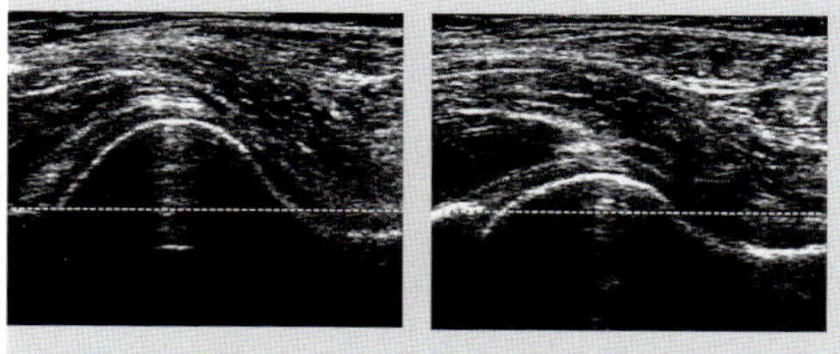
Abb. 209 a, b, s. S. 207

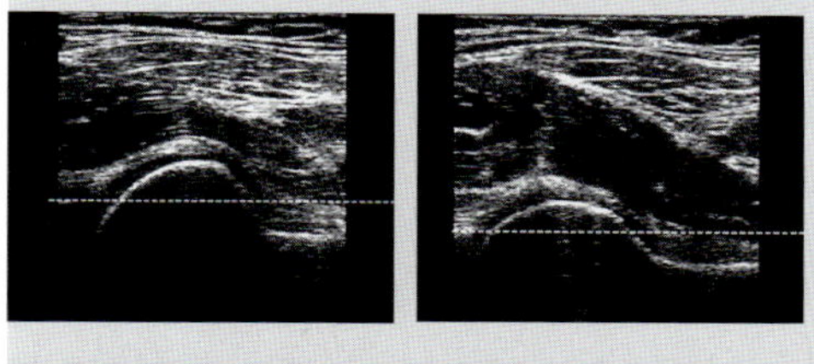
Abb. 210 a, b, s. S. 208

Septische Koxitis

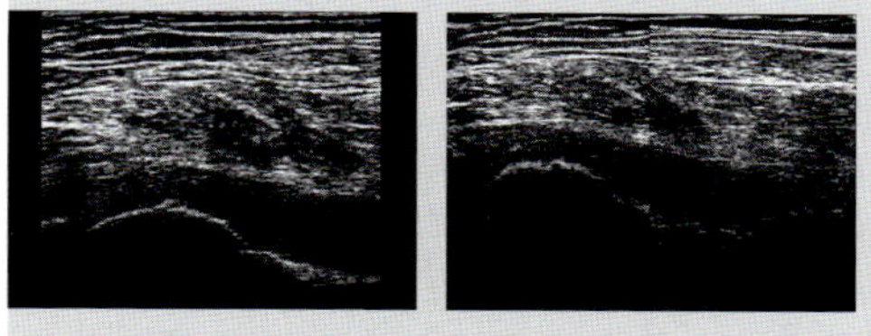
Abb. 214 a, b, s. S. 210

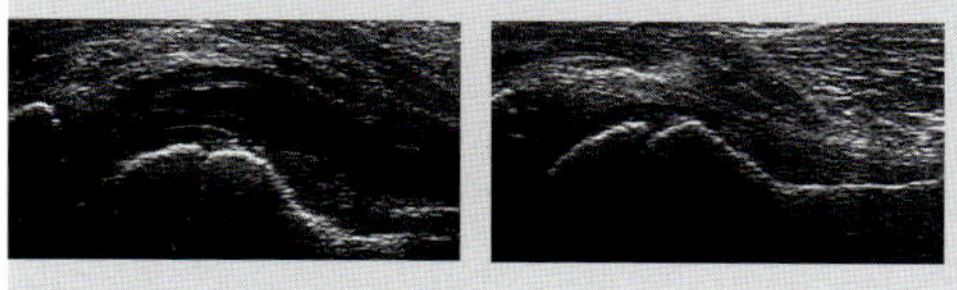
Abb. 215 a, b, s. S. 211

Psoassenkungs-abszess

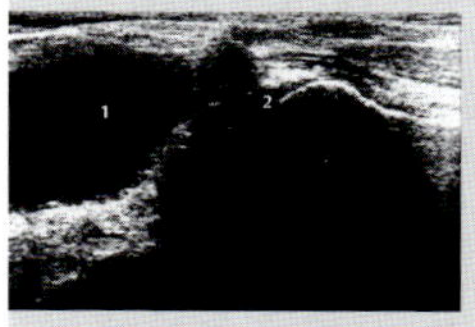
Abb. 256 a, s. S. 238

Koxarthrose

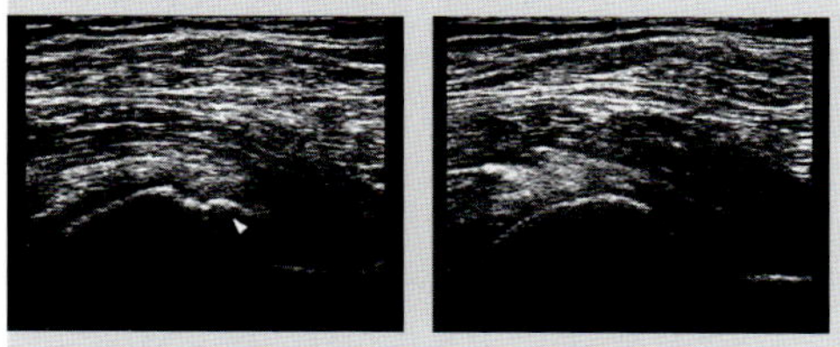
Abb. 219 a, b, s. S. 215

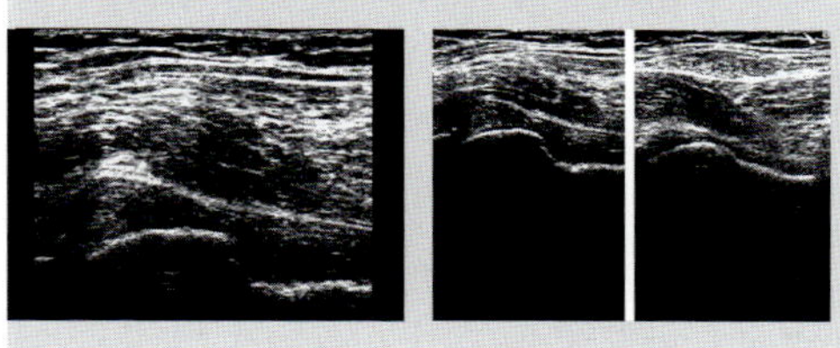
Abb. 220 a, b, s. S. 215

Femurkopf-nekrose

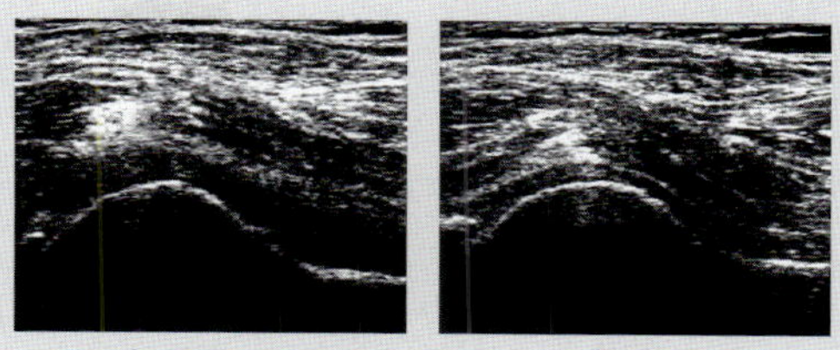
Abb. 221 a, b, s. S. 216

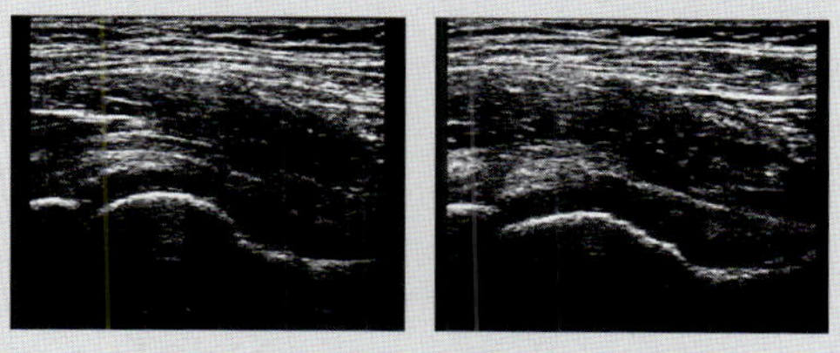
Abb. 222 a, b, s. S. 216

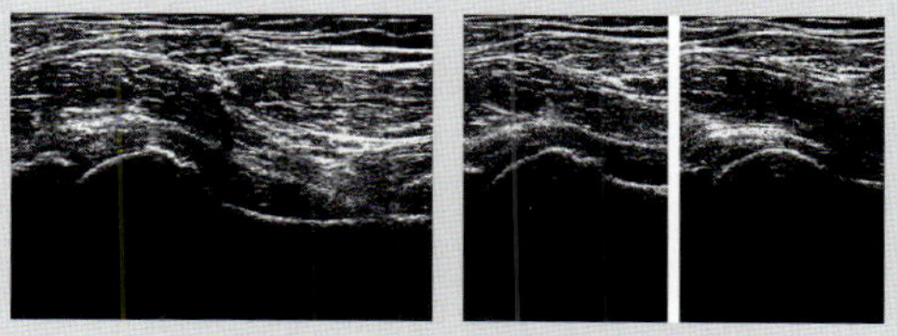
Abb. 223 a, b, s. S. 217

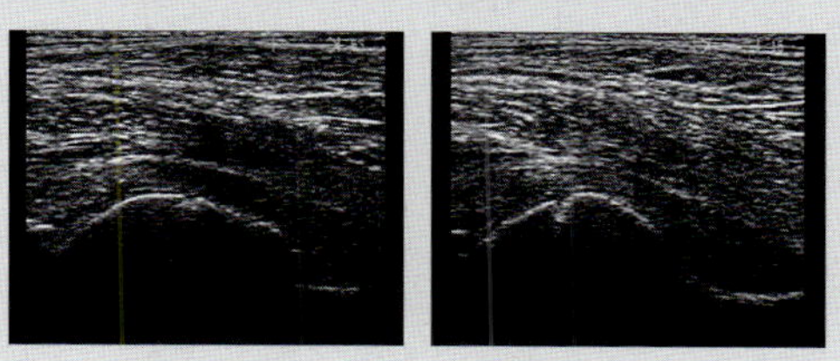
Abb. 224 a, b, s. S. 217

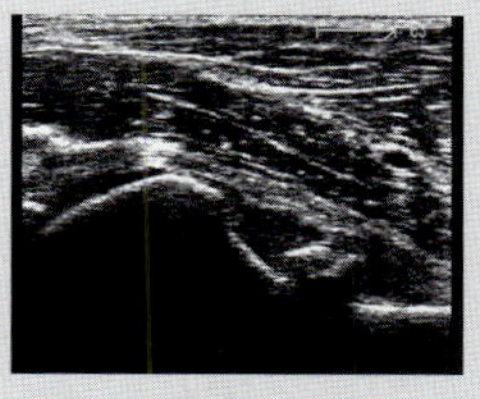
Abb. 225 a, b, s. S. 218

Hämophilie-arthropathie

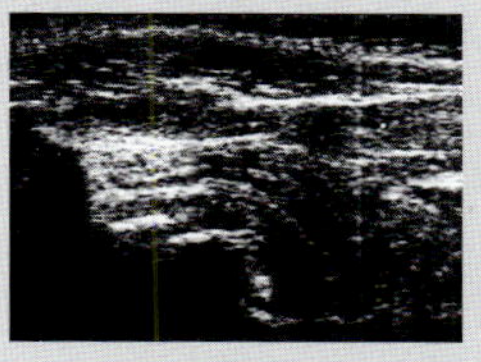
Abb. 226 a, s. S. 219

Coxitis fugax

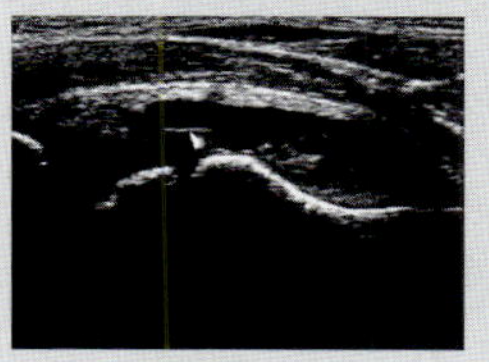
Abb. 213 a, s. S. 210

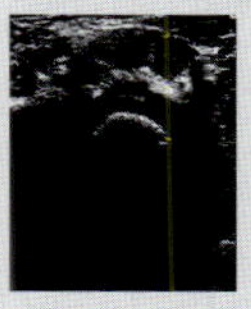
Abb. 227 a, s. S. 220

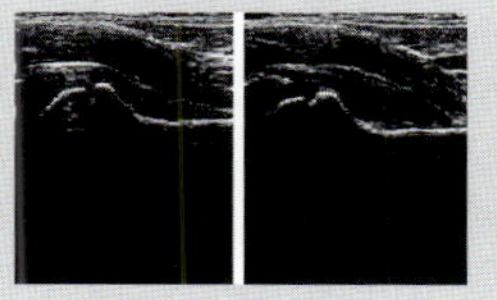
Abb. 227 b, s. S. 220

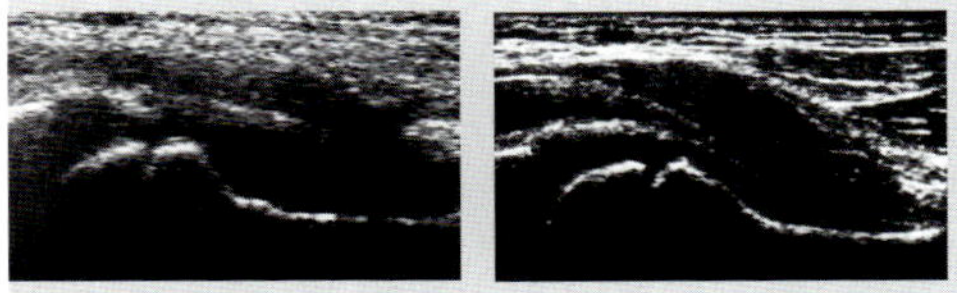

Morbus Perthes – Initialstadium

Abb. 228 a, b, s. S. 221

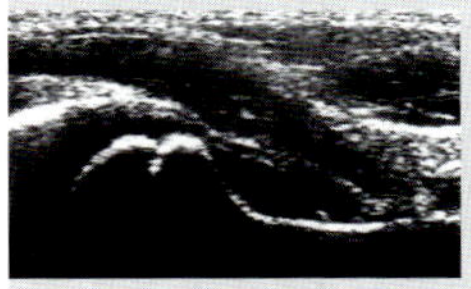

Morbus Perthes – Kondensationsstadium

Abb. 229, s. S. 222

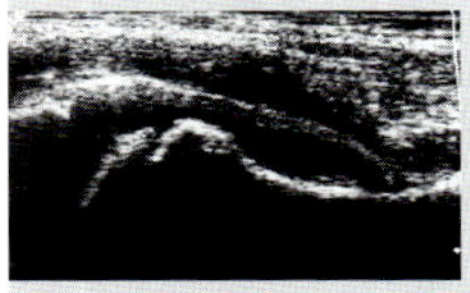

Abb. 230, s. S. 222

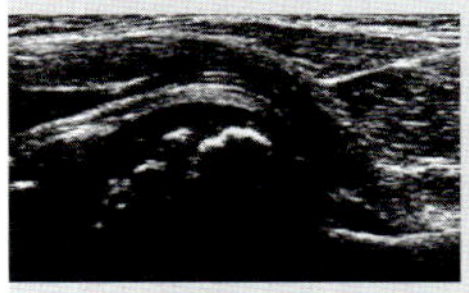

Morbus Perthes – Fragmentationsstadium

Abb. 231, s. S. 223

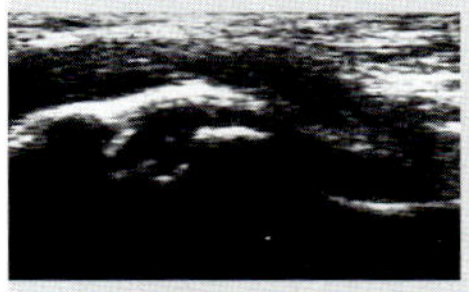

Abb. 232, s. S. 223

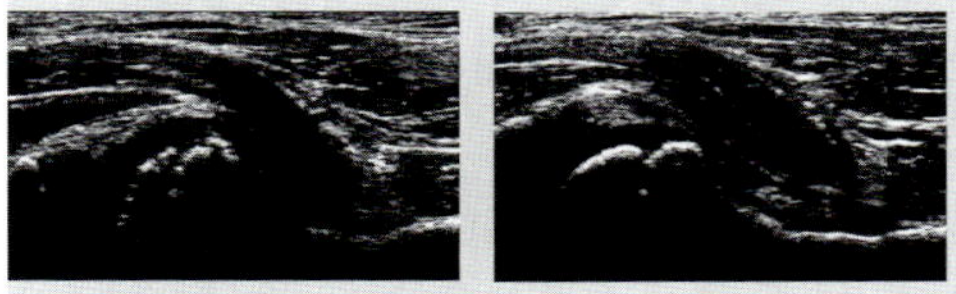

Morbus Perthes – Reparationsstadium

Abb. 233 a, b, s. S. 224

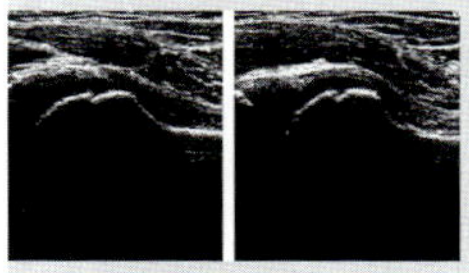

Morbus Perthes – Endstadium

Abb. 234, s. S. 224

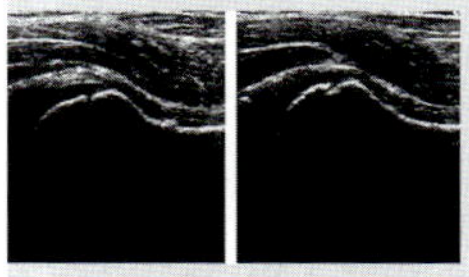

Abb. 235, s. S. 224

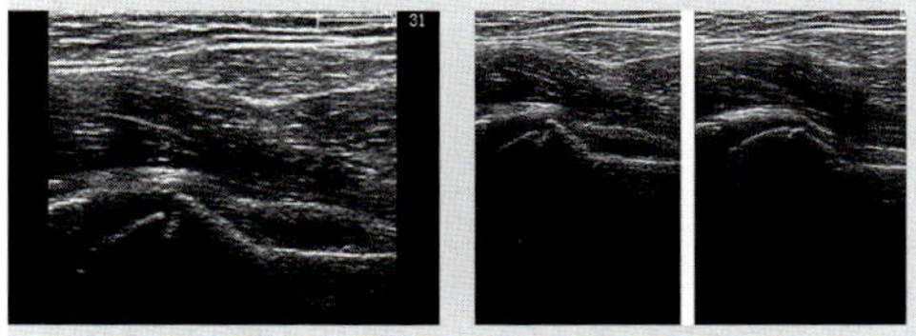

Epiphyseolysis capitis femoris

Abb. 239 a, b, s. S. 228

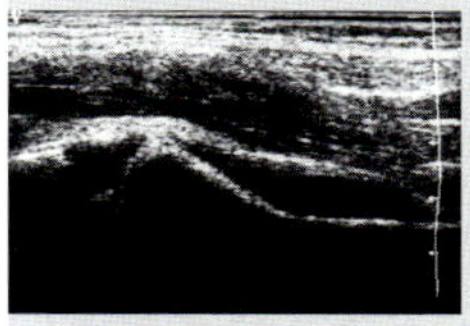

Abb. 240, s. S. 228

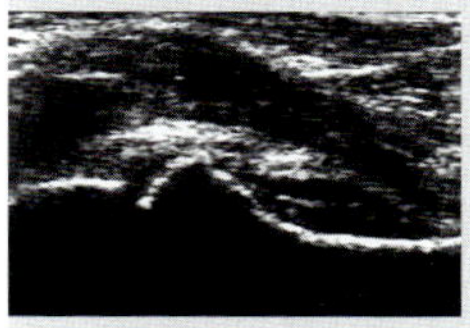

Abb. 241, s. S. 229

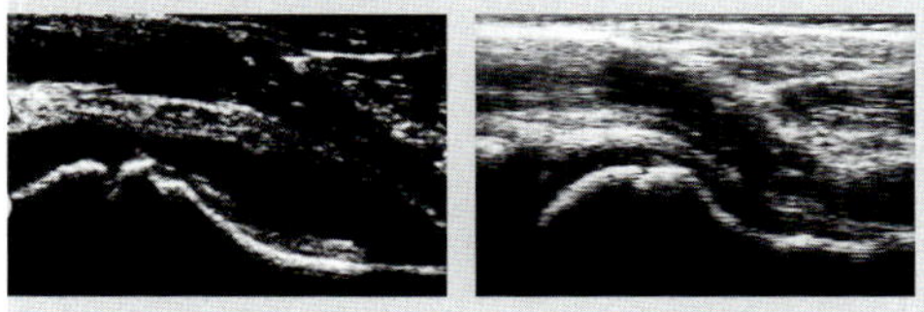

Juvenile rheumatoide Arthritis

Abb. 242 a, b, s. S. 229

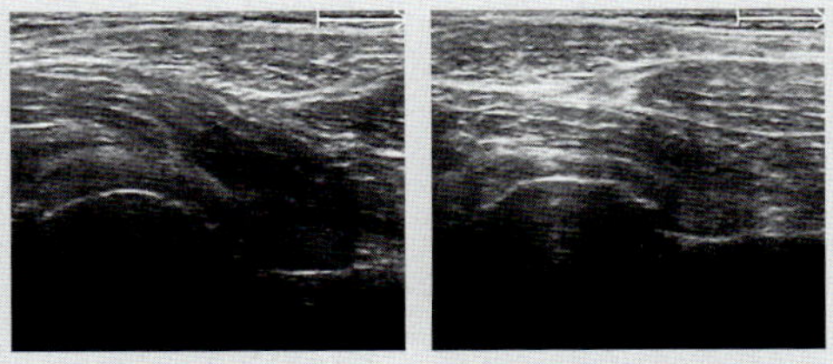

Koxitis bei rheumatoider Arthritis

Abb. 243 a, b, s. S. 230

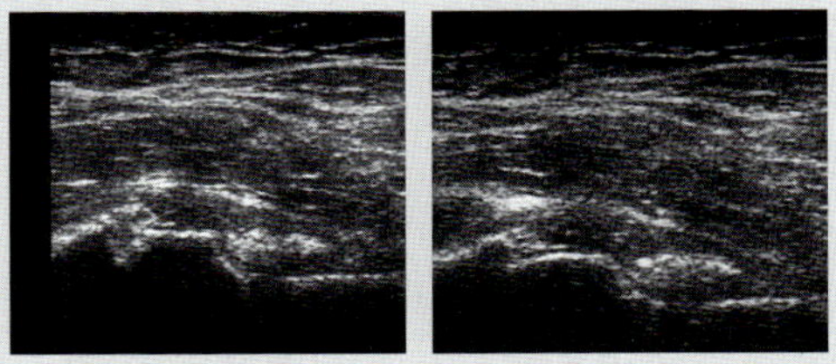

Koxitis

Abb. 244 a, b, s. S. 230

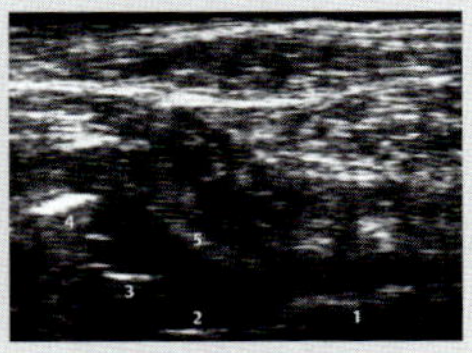

Totalendoprothese

Abb. 245, s. S. 231

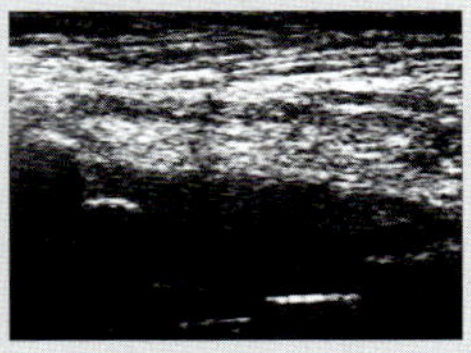

Abb. 246, s. S. 231

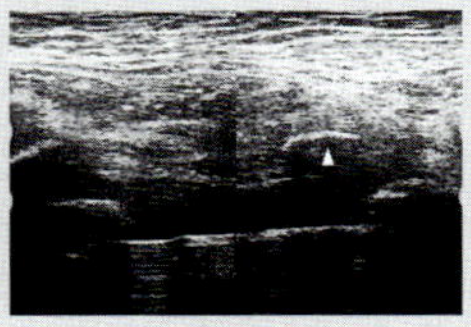

Abb. 247 a, s. S. 231

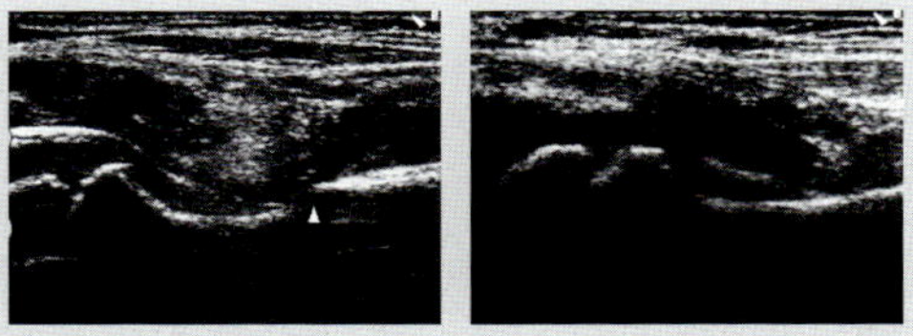

Fraktur

Abb. 249 a, b, s. S. 233

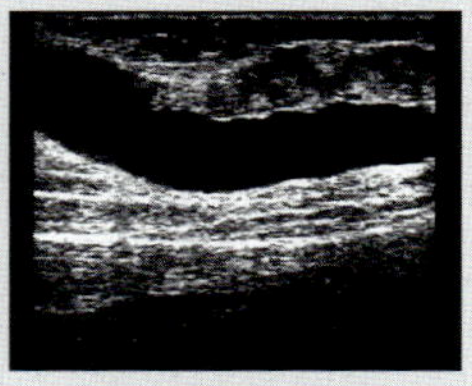

Weichteilverletzung

Abb. 250 a, s. S. 234

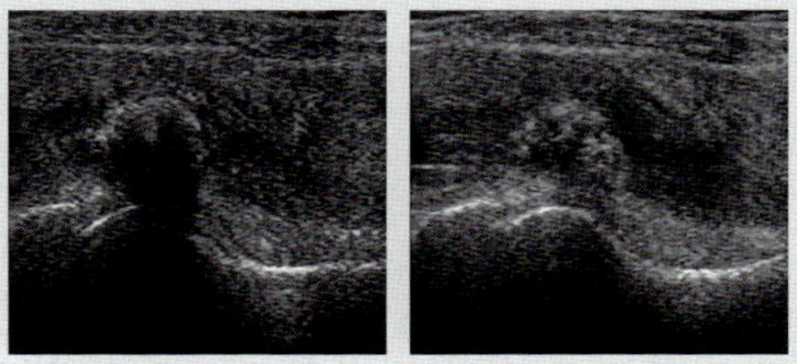

Myositis ossificans

Abb. 254 a, b, s. S. 236

Tumor

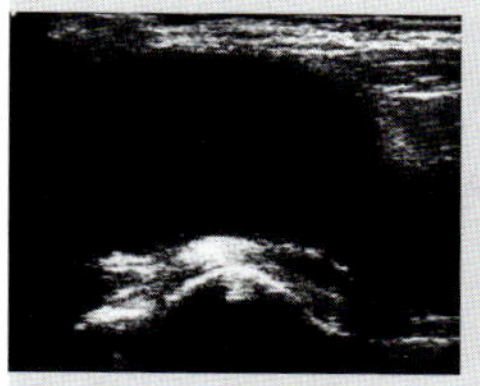

Abb. 258 a, s. S. 240

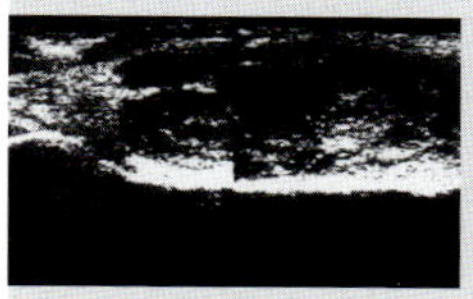

Abb. 259, s. S. 240

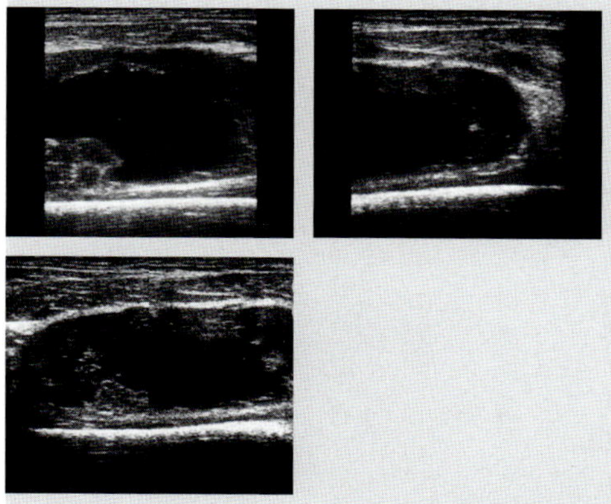

Abb. 260 a – c, s. S. 241

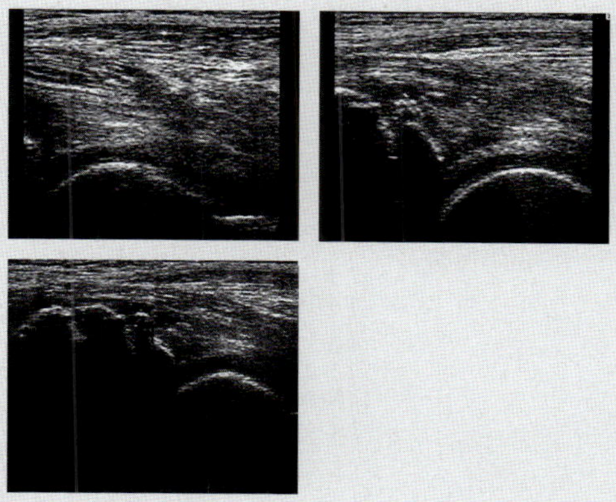

Abb. 261 a – c, s. S. 242

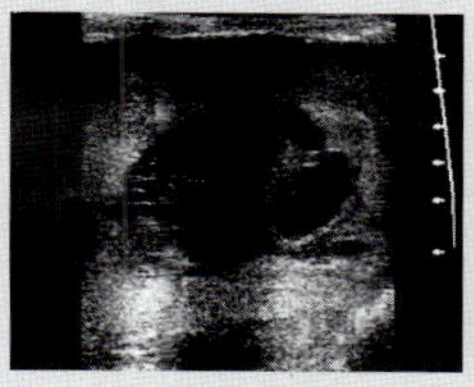

Abb. 262 a, s. S. 243

Laterale Region – Longitudinalschnitt

Der Longitudinalschnitt erfolgt in der anatomischen Frontalebene, der Schallkopf liegt über dem Hüftkopf und dem lateralen Anteil des Os ilium.

In dieser Ebene gelingt nur bedingt eine Aussage zur Kapseldistension, jedoch kann der Femurkopf bezüglich seiner Kontur, Stufenbildung und Lateralisation gut beurteilt werden. Eine dynamische Untersuchung in Neutral-, Adduktions- und Abduktionsstellung des Beines, z. B. zur Beurteilung eines Hinge-abduction-Phänomens bei lateralisiertem Hüftkopf beim Morbus Legg-Calvé-Perthes, ist in dieser Standardschnittebene möglich (Abb. **93 a – c**).

Tipp

Diese Schnittebene ermöglicht die Beurteilung der lateralen Überdachung des Hüftkopfes bei Vorliegen einer Hüftdysplasie auch nach dem 1. Lebensjahr.

Bei einer Lateralisation des Hüftkopfes (Morbus Legg-Calvé-Perthes) ist eine dynamische Untersuchung in der Frontalebene möglich.

Bei entsprechender Fragestellung kann durch Distal- und Dorsalverschieben des Schallkopfes die Region des Trochanter major beurteilt werden.

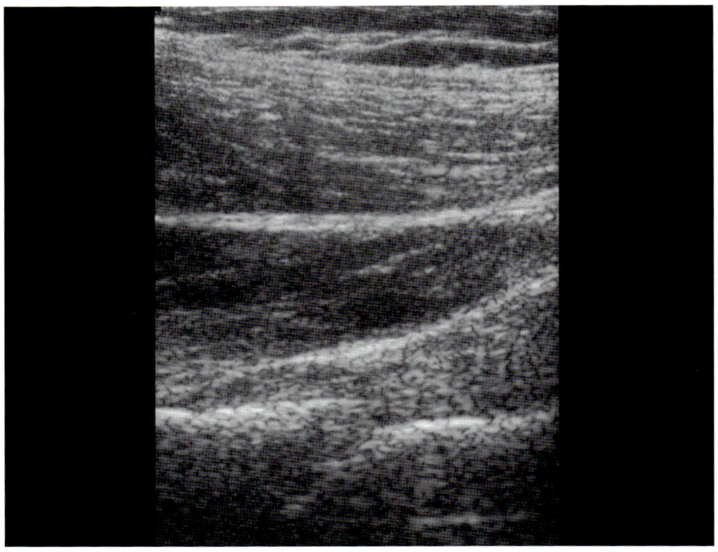

Abb. 93 a

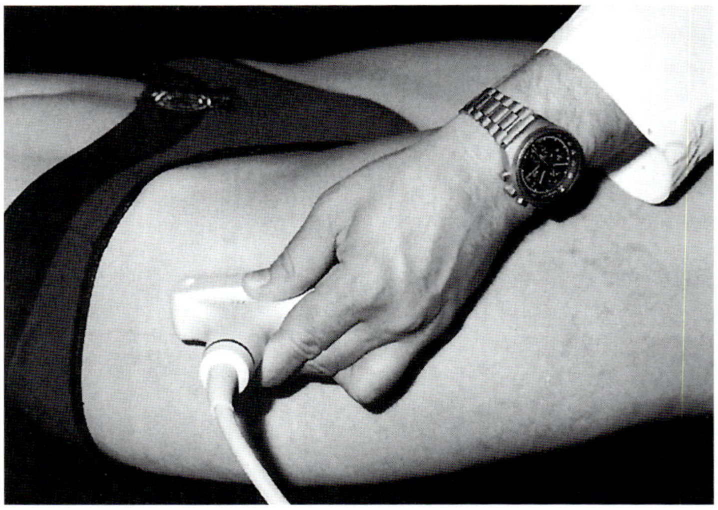

Abb. 93 b

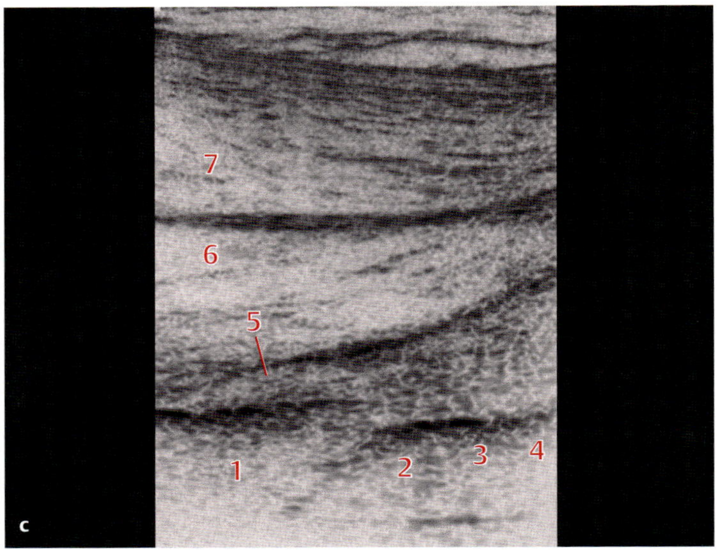

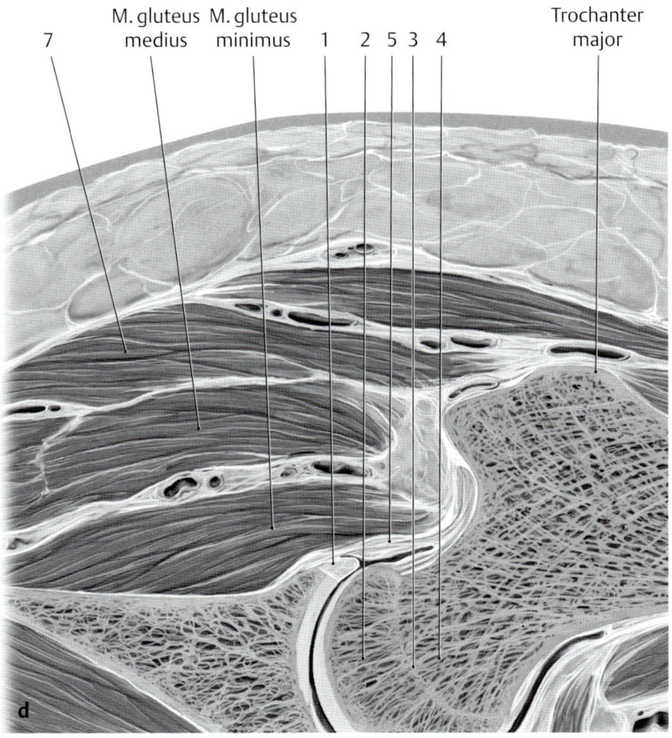

Abb. 93 c u. **d**

1 lateraler Azetabulumrand
2 Epiphyse
3 Epiphysenfuge
4 Metaphyse
5 Gelenkkapsel
6 Mm. gluteus minimus et medius
7 M. gluteus maximus

Differenzialdiagnose

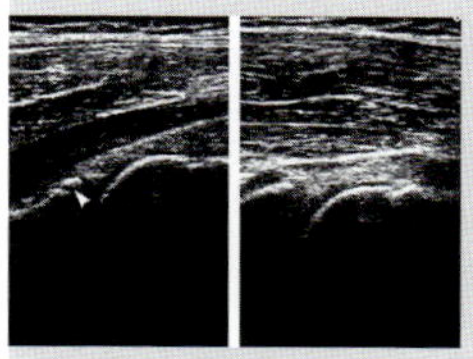

Os acetabuli

Abb. 211 a, s. S. 208

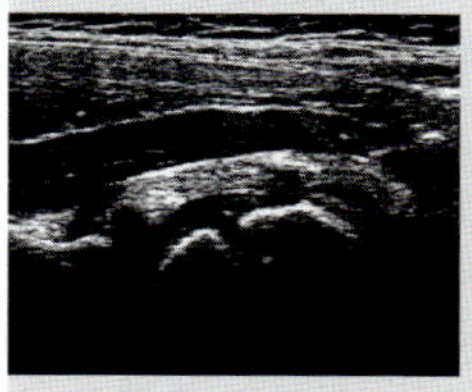

Coxitis fugax

Abb. 227 d, s. S. 220

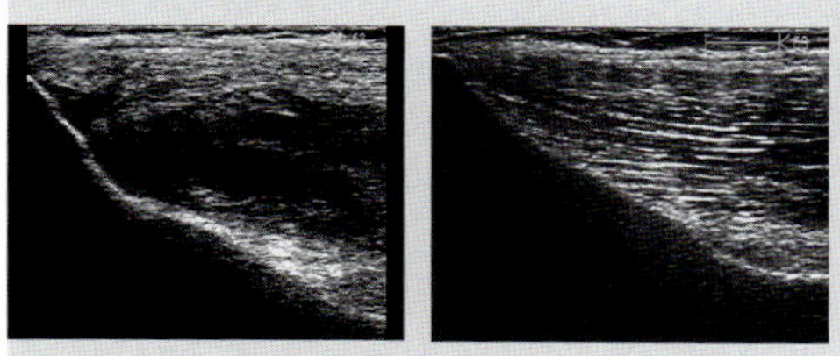

Glutealabszess

Abb. 255 a, b, s. S. 237

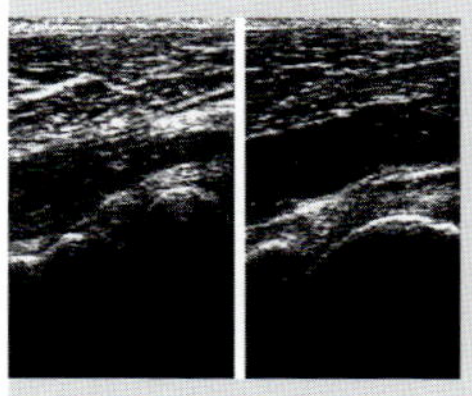

Femurkopfnekrose

Abb. 225 c, s. S. 218

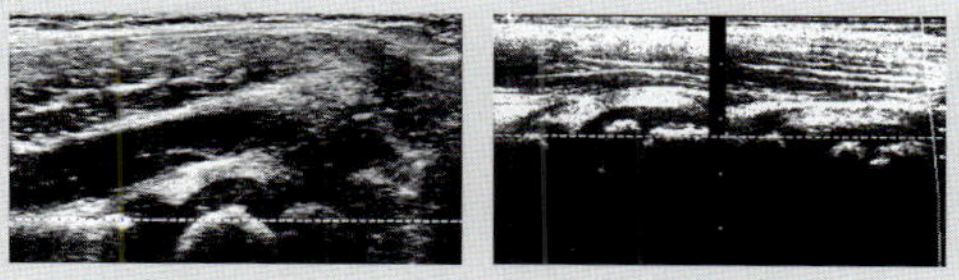

Morbus Perthes – Lateralisation

Abb. 236 a, b, s. S. 225

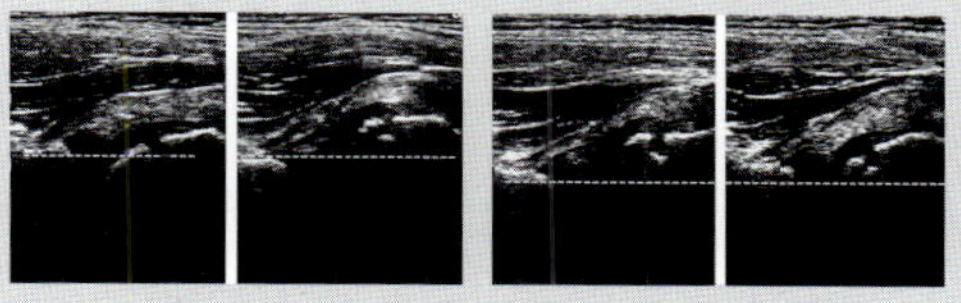

Morbus Perthes – Lateralisation – Dynamische Untersuchung

Abb. 237 a, b, s. S. 226

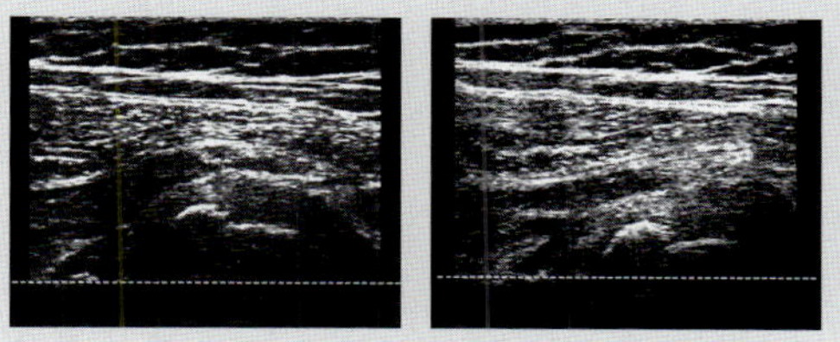

Morbus Perthes – Lateralisation – Hinge-abduction-Phänomen

Abb. 238 a, b, s. S. 227

Laterale Region – Longitudinalschnitt über dem Trochanter major

Wird der Schallkopf in der Frontalebene aus dem vorher beschriebenen Longitudinalschnitt nach distal und dorsal parallel verschoben, wird der Trochanter major abgebildet.

Tipp

Die Innenrotation des Oberschenkels erleichtert das Auffinden der Schnittebene. In dieser Schallkopfposition kann eine Bursitis trochanterica gut beurteilt werden.

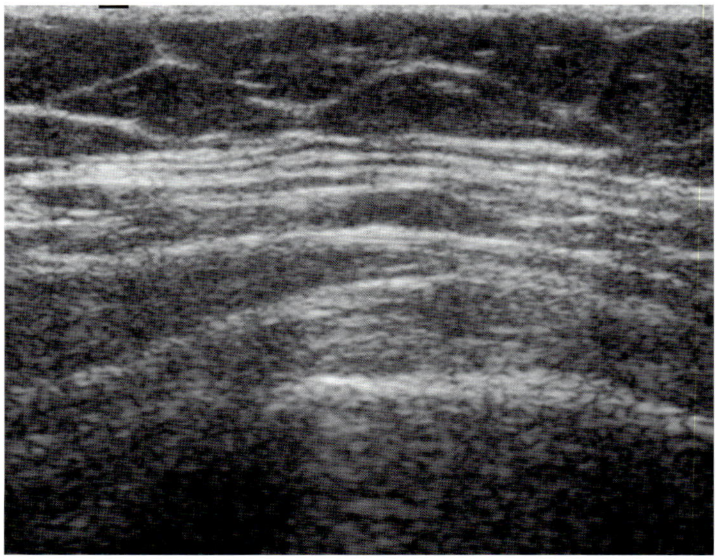

Abb. 94 a

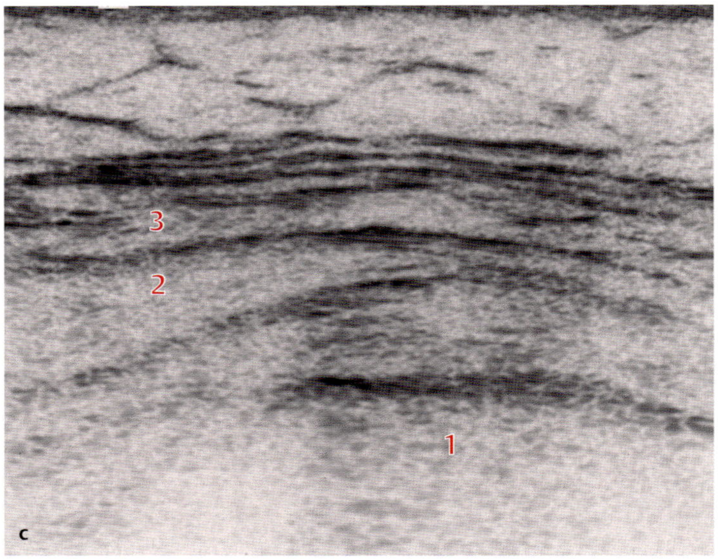

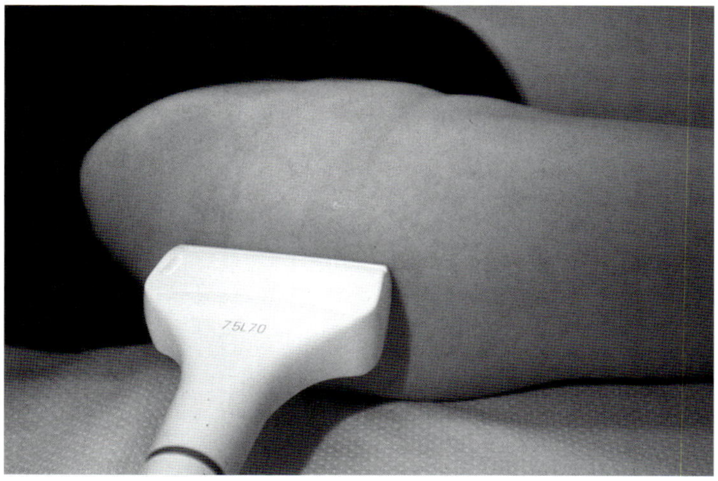

Abb. 94 b

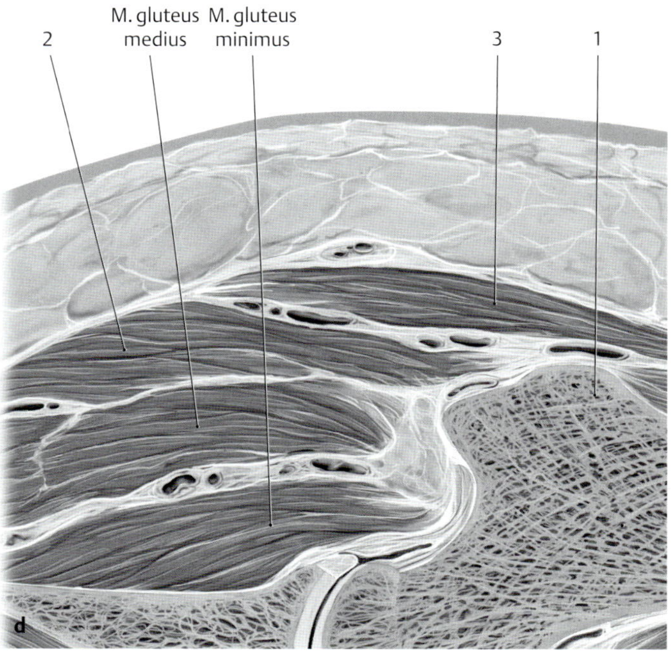

Abb. 94 c u. **d**
1 Trochanter major
2 M. gluteus maximus
3 M. tensor fasciae latae

Differenzialdiagnose

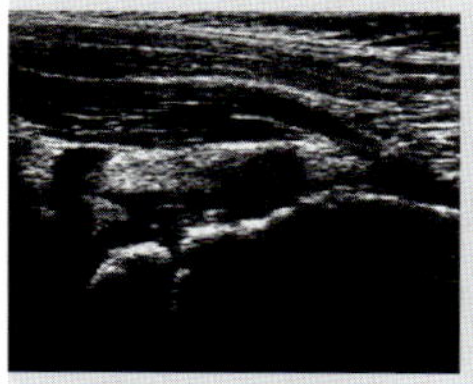

Coxitis fugax

Abb. 227 c, s. S. 220

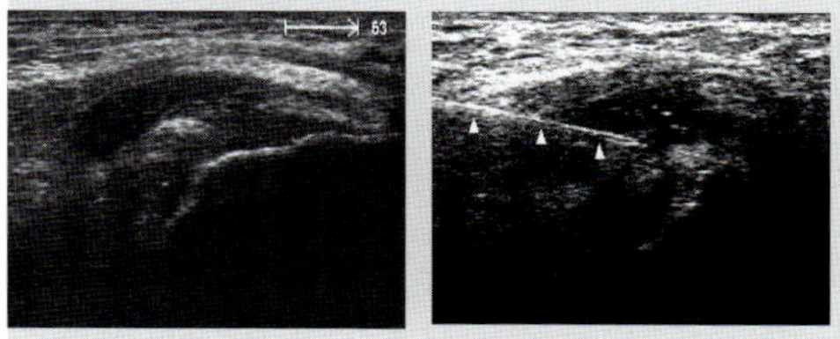

Bursitis trochanterica

Abb. 216 b, d, s. S. 212

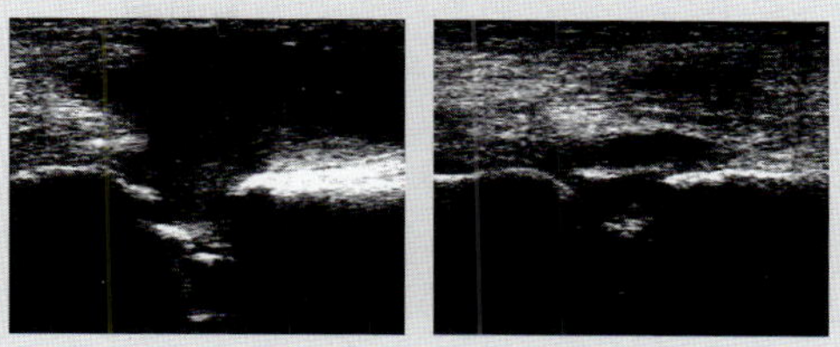

Totalendoprothese

Abb. 248 a, b, s. S. 232

Einführung

Die standardisierte sonographische Untersuchung des Kniegelenks erfasst das Gelenk in der ventralen, seitlichen und dorsalen Gelenkregion.

Die ventralen und seitlichen Schnittebenen werden in Rückenlage des Patienten in Kniestreck- und Beugestellung, die dorsalen Schnittebenen in Bauchlage des Patienten am gestreckten Kniegelenk eingestellt. Die Untersuchung der Muskulatur erfolgt in angespanntem und entspanntem Zustand.

In der ventralen Region werden zwei Transversal- und zwei Longitudinalschnittebenen, in den seitlichen Regionen zwei Longitudinalschnittebenen und in der dorsalen Region zwei Transversal- und drei Longitudinalschnittebenen eingestellt.

Nachfolgend sind sowohl typische als auch seltene pathologische Befunde und Indikationen für die sonographische Untersuchung des Kniegelenks aufgelistet.

Tabelle **6** Typische und seltene pathologische Befunde und Indikationen

Einteilung	Erkrankungen
Veränderungen des Knochens	• Gonarthrose • Freier Gelenkkörper • Patella bipartita • Fabella • Avaskuläre Osteonekrosen und Osteochondrosen – Osteochondrosis dissecans – Morbus Ahlbäck • Fraktur
Veränderungen der Bursen und der Gelenkhöhle	• Intraartikuläre Volumenzunahme (Synovialitis, Gelenkerguss) • Bursitis – Bursitis praepatellaris – Bursitis infrapatellaris superficialis – Bursitis infrapatellaris profunda • Baker-Zyste • Semimembranosussehnenzyste
Veränderungen der Sehnen und der Bänder	• Quadrizepssehnenruptur • Lig. patellae – Morbus Osgood-Schlatter – Knöcherner distaler Ausriss des Lig. patellae – Tendinose des Lig. patellae – Ruptur des Lig. patellae – Postoperative Veränderungen des Lig. patellae • Bizepssehnenganglion • Innenbandruptur – Innenbandruptur – Stabilitätsuntersuchung • Ruptur des vorderen Kreuzbandes – Ruptur des vorderen Kreuzbandes – Stabilitätsuntersuchung • Ruptur des hinteren Kreuzbandes
Kombinierte Veränderungen und weitere Befunde	• Gonarthrose (mit Synovialitis, Gelenkerguss) • Gonarthritis • Weichteilverletzung • Meniskus – Meniskusläsion – Meniskusganglion • Fraktur • Tumor

Ventrale Region – Suprapatellarer Longitudinalschnitt

Der Schallkopf wird längs über der Quadrizepssehne, proximal des oberen Patellapols, im Verlauf der Beinlängsachse aufgesetzt. Als knöcherne Strukturen werden die Femurkortikalis und der obere Patellapol echogen abgebildet. Der obere Rezessus lässt sich bei Vorliegen eines Normalbefundes nicht grundsätzlich als echoarmer Bezirk darstellen. Das Auffinden des oberen Rezessus wird erleichtert durch aktive Anspannung der Quadrizepsmuskulatur und/oder durch eine leichte passive Kompression des medialen und lateralen Rezessus durch den Untersucher (Abb. **95 a – c**).

Tipp

Die dynamische Untersuchung (entspannter/angespannter M. quadriceps femoris) erleichtert die Beurteilung der Quadrizepssehne.

Bei geringer intraartikulärer Volumenzunahme muss der Schallkopf parallel zum medialen und lateralen Rezessus verschoben werden.

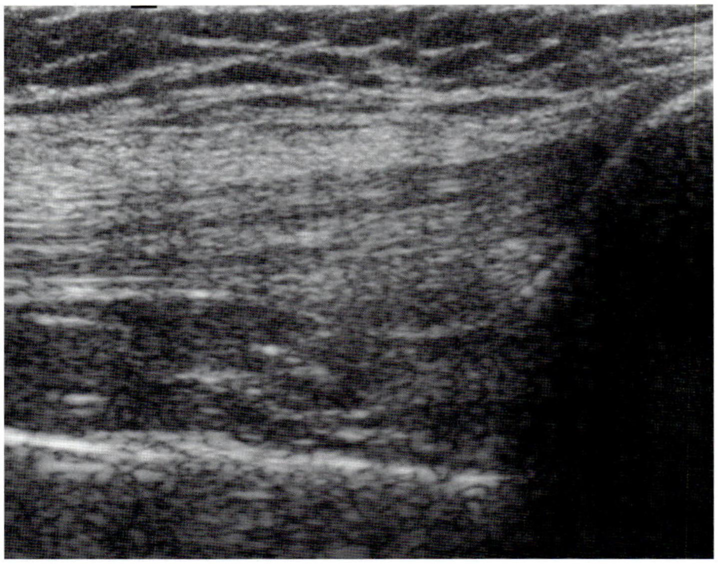

Abb. 95 a

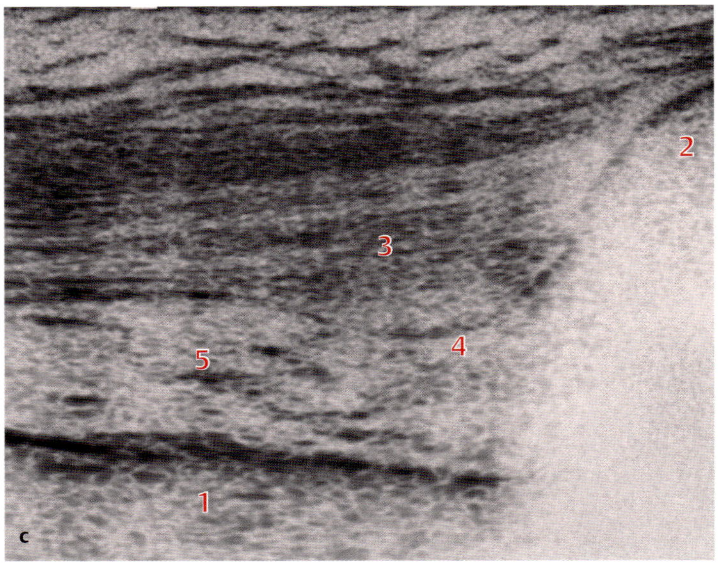

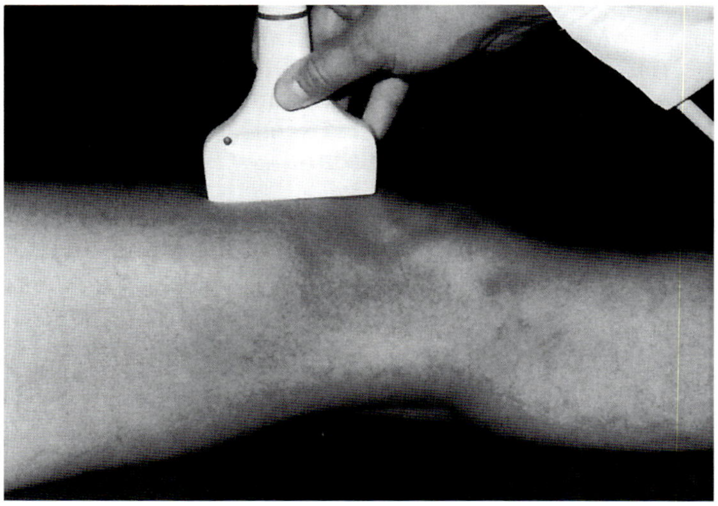

Abb. 95 b

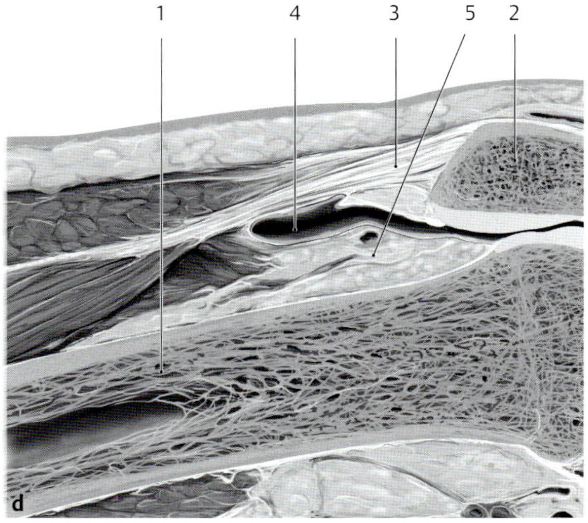

Abb. 95 c u. **d**
1 Femurschaft
2 Patella
3 Quadrizepssehne
4 oberer Rezessus
5 Fett- und Bindegewebsschicht

Differenzialdiagnose

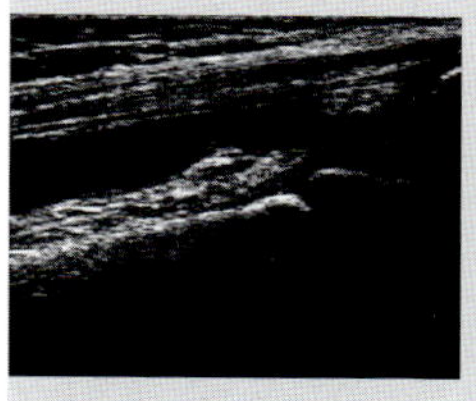

Intraartikuläre Volumenzunahme

Abb. 269 a, s. S. 249

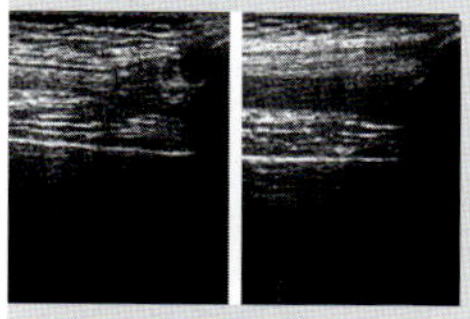

Abb. 270, s. S. 250

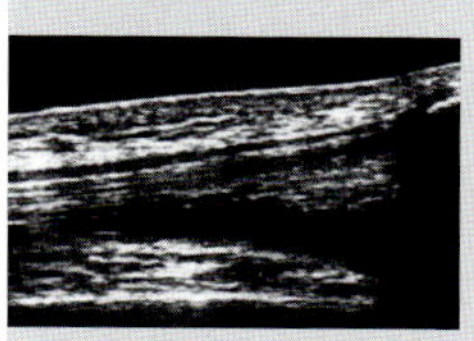

Abb. 271, s. S. 250

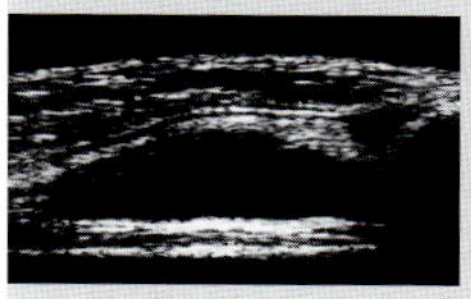

Abb. 272 a, s. S. 250

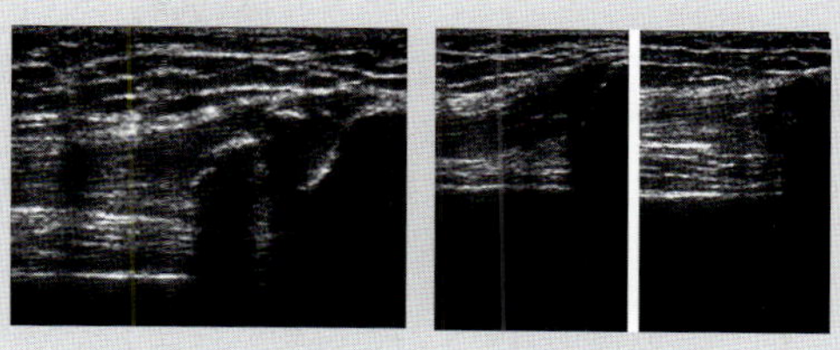

Quadrizeps-sehnenruptur

Abb. 292 a, b, s. S. 261

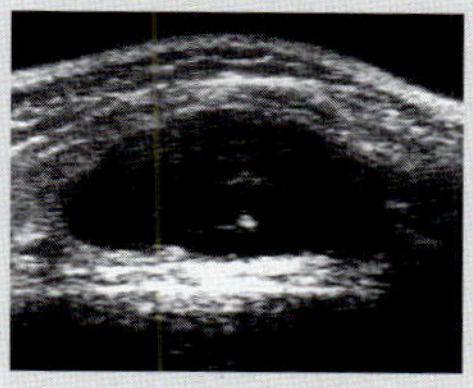

Tumor

Abb. 344 a, s. S. 293

Grundkurs

Ventrale Region – Suprapatellarer Transversalschnitt in Streckung und Beugung

Die Schallkopfposition wird bei über 90° Kniebeugung eingestellt. Dargestellt werden je nach Schallkopflage das distale Femur und der Eingangsbereich des femoralen Gleitlagers. Auf der echogenen Kortikalis des Gleitlagers wird der hyaline Knorpelbelag abgebildet. Darüber liegt echogen bei orthograder, echoarm bei tangentialer Anschallung dreieckförmig die Quadrizepssehne. Medial von ihr ist echoarm der quer geschnittene M. vastus medialis abgebildet (Abb. **96 a – c**). Zum Nachweis einer intraartikulären Volumenzunahme wird diese Schnittebene in Streckstellung des Kniegelenks eingestellt (Abb. **96 d**, **e**).

Tipp

Zum Nachweis einer intraartikulären Volumenzunahme wird diese Schnittebene in Streckstellung des Kniegelenks eingestellt.

Wenn der Schnitt in Beugung des Kniegelenks eingestellt wird, verläuft eine an den Kondylen angelegte imaginäre Tangente parallel zum Monitoroberrand.

Cave: M. vastus medialis nicht als intraartikuläre Volumenzunahme fehlinterpretieren.

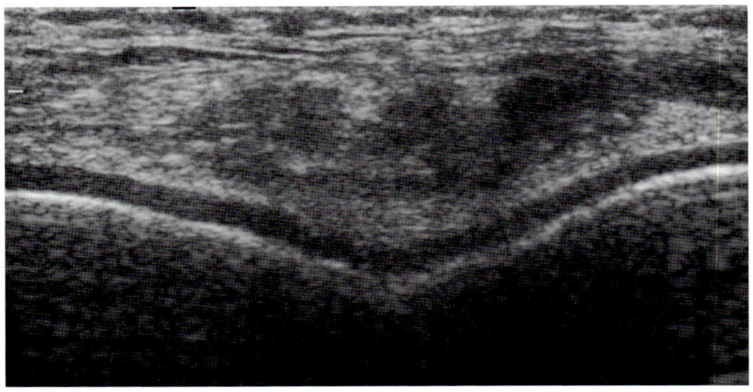

Abb. 96 a (gebeugt)

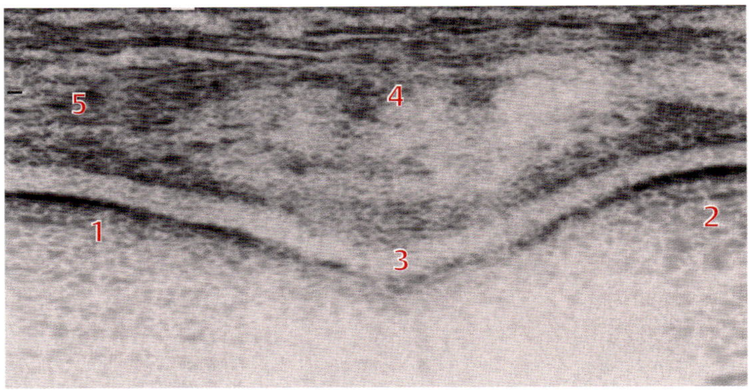

Abb. 96 c (gebeugt)
1 medialer Femurkondylus
2 lateraler Femurkondylus
3 hyaliner Knorpel
4 Quadrizepssehne
5 M. vastus medialis

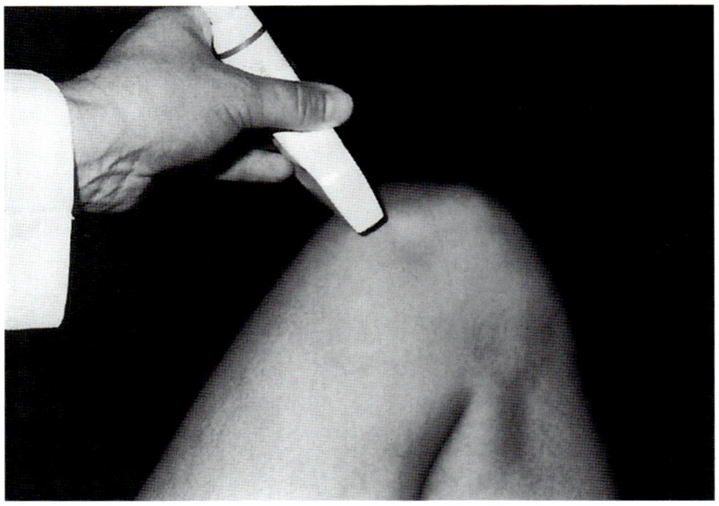

Abb. 96 b (gebeugt)

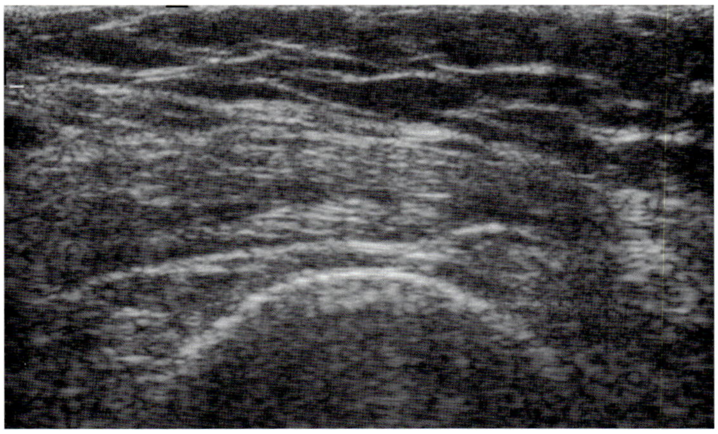

Abb. 96 d (gestreckt)

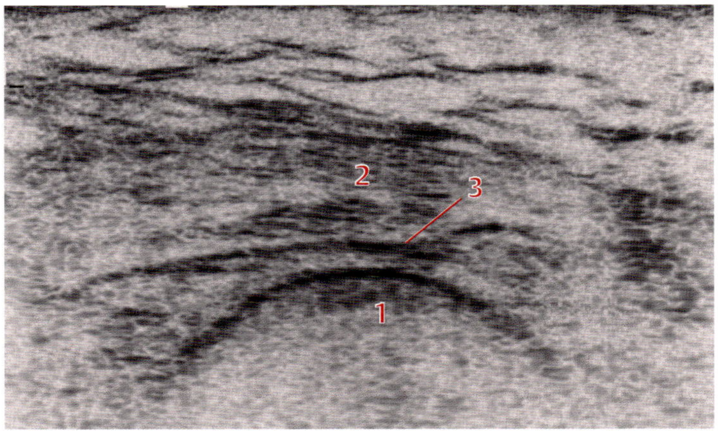

Abb. 96 e (gestreckt)
1 Femurschaft
2 M. quadriceps
3 Gelenkkapsel

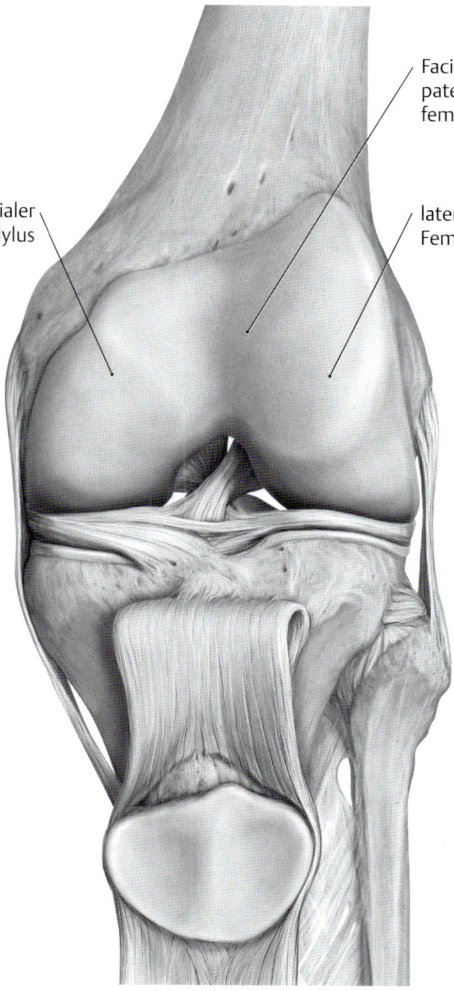

Abb. 96 f

Differenzialdiagnose

1. Streckung

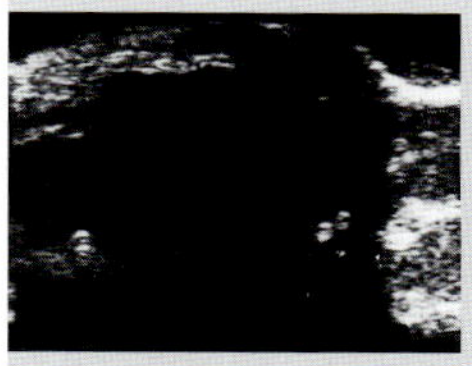

Patella bipartita

Abb. 264 a, s. S. 245

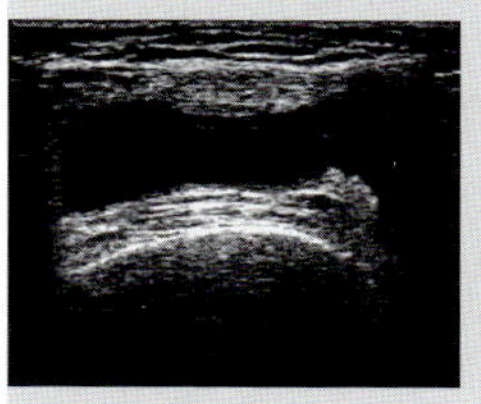

Intraartikuläre Volumenzunahme

Abb. 269 b, s. S. 249

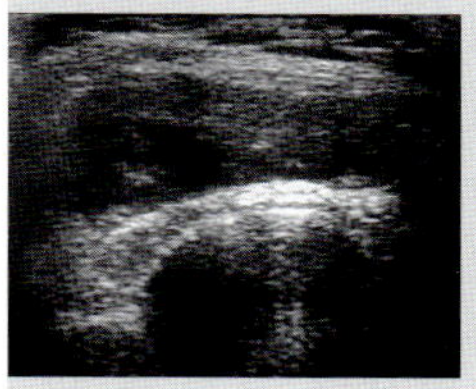

Tumor

Abb. 344 b, s. S. 293

2. Beugung

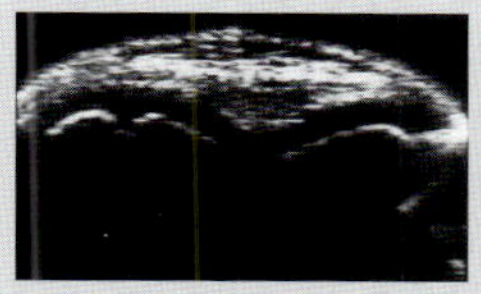

Osteochondrosis dissecans

Abb. 266 a, s. S. 247

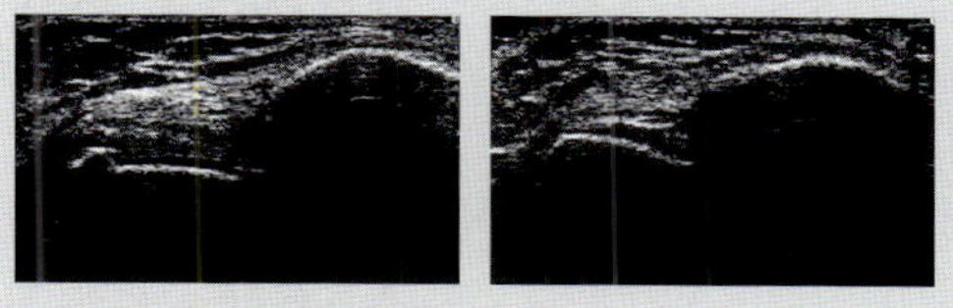

Morbus Ahlbäck

Abb. 268 c, d, s. S. 248

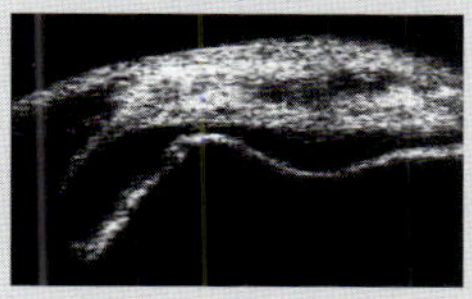

Intraartikuläre Volumenzunahme

Abb. 272 b, s. S. 250

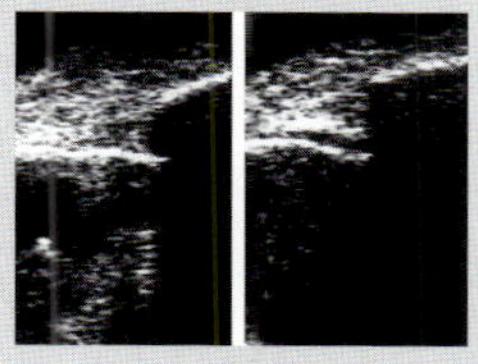

Gonarthrose

Abb. 318 b, s. S. 278

Ventrale Region – Infrapatellarer Longitudinalschnitt

Der Schallkopf liegt längs über dem Lig. patellae. Das Kniegelenk wird zunächst in maximaler Streckstellung, anschließend in einer leichten (15 – 20°) Beugestellung gelagert. Als knöcherne Strukturen werden der untere Patellapol und die Kortikalis der ventralen Tibia mit der Tuberositas tibiae abgebildet. Das dazwischen liegende Lig. patellae stellt sich echogen bei orthograder, echoarm bei tangentialer Anschallung dar. Unterhalb des Lig. patellae liegt der echoarme Hoffa-Fettkörper. Die Bursen stellen sich beim Normalbefund nur selten dar (Abb. **97 a – c**).

Tipp

Das Lig. patellae wird orthograd eingestellt (echoreiche Darstellung).

Die dynamische Untersuchung (entspannter/angespannter M. quadriceps femoris) erleichtert die Beurteilung des Lig. patellae.

Die Überprüfung der anterioren Stabilität (Lachman-Test) ist in dieser Schnittebene möglich.

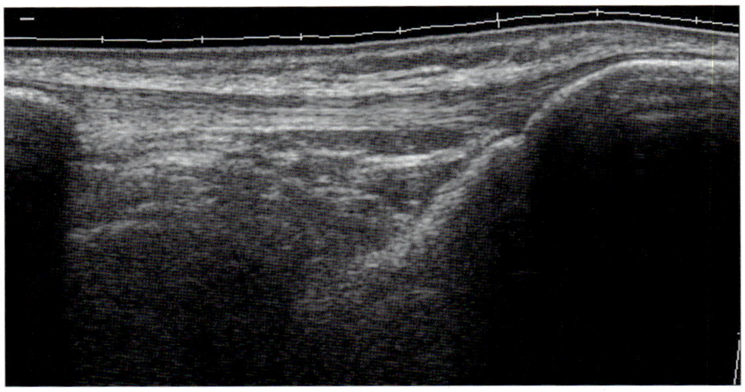

Abb. 97 a

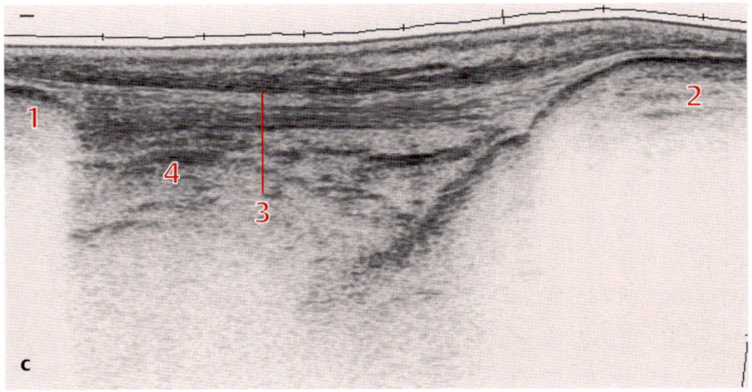

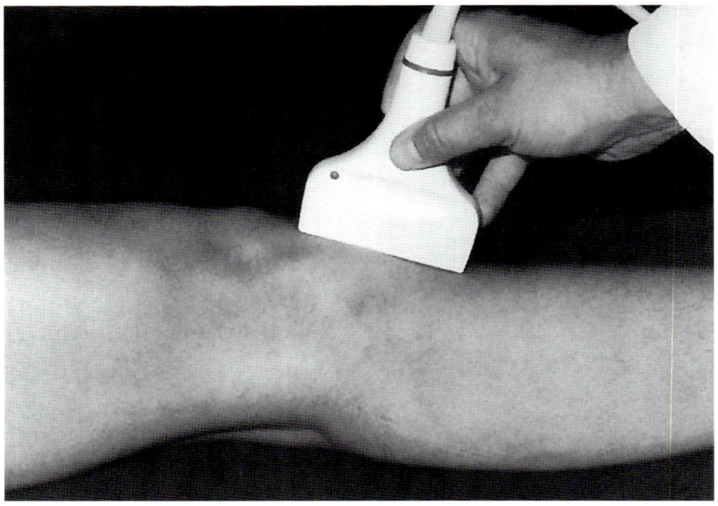

Abb. 97 b

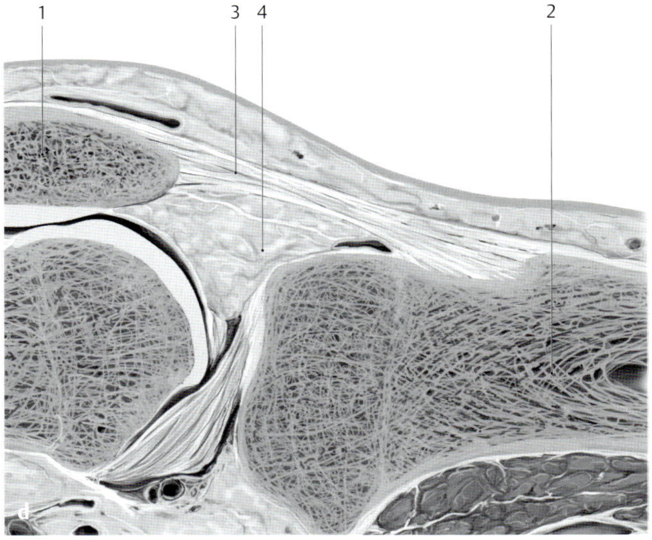

Abb. 97 c u. **d**
1 Patella
2 Tibia
3 Lig. patellae
4 Hoffa-Fettkörper

Differenzialdiagnose

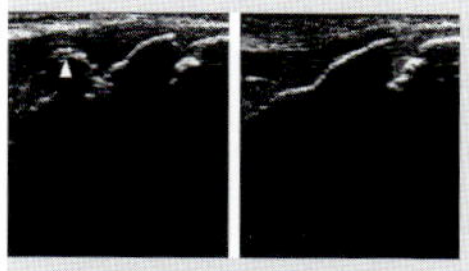

Morbus Osgood-Schlatter

Abb. 294 a, s. S. 263

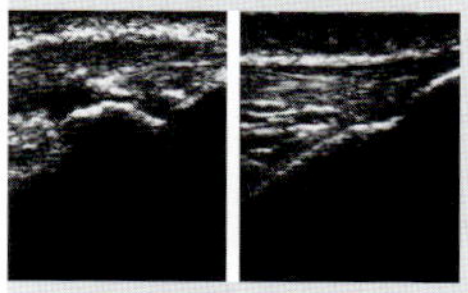

Abb. 295 a, s. S. 263

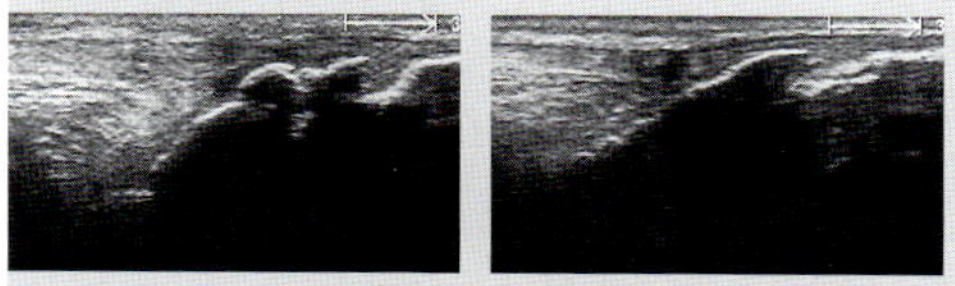

Abb. 296 a, b, s. S. 264

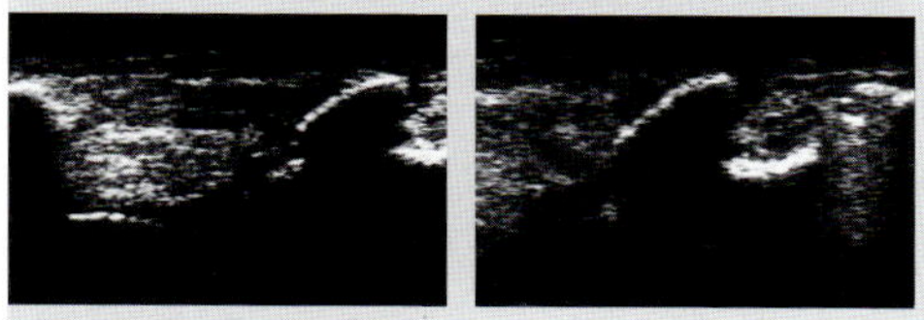

Knöcherner distaler Ausriss des Lig. patellae

Abb. 297 a, b, s. S. 264

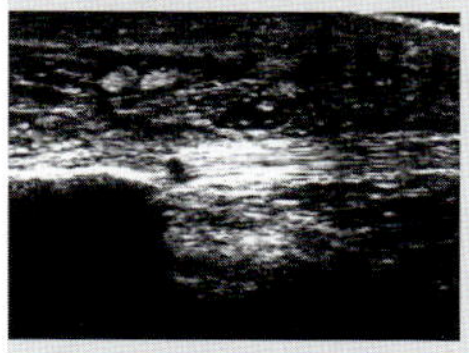

Bursitis praepatellaris

Abb. 275 a, s. S. 252

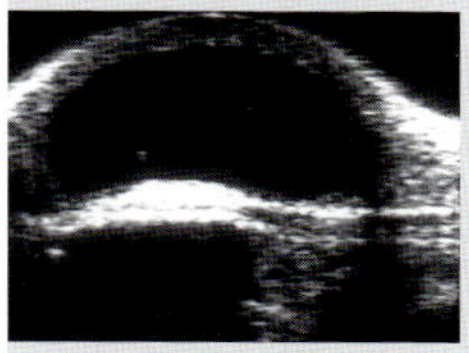

Abb. 276, s. S. 252

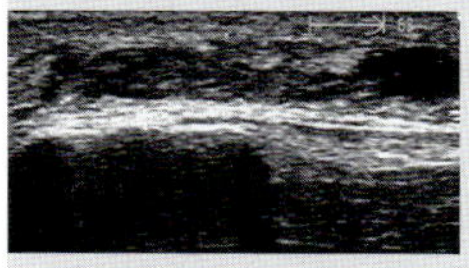

Abb. 277, s. S. 252

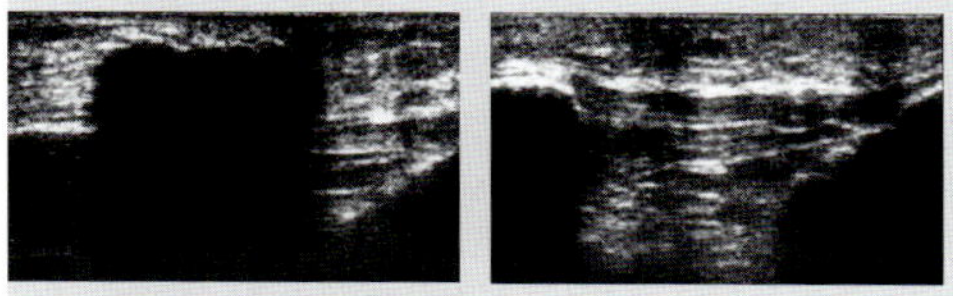

Bursitis infrapatellaris superficialis

Abb. 278 a, b, s. S. 253

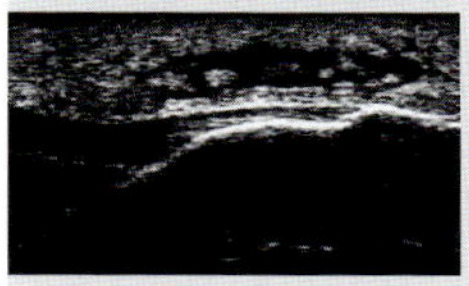

Abb. 279 a, s. S. 254

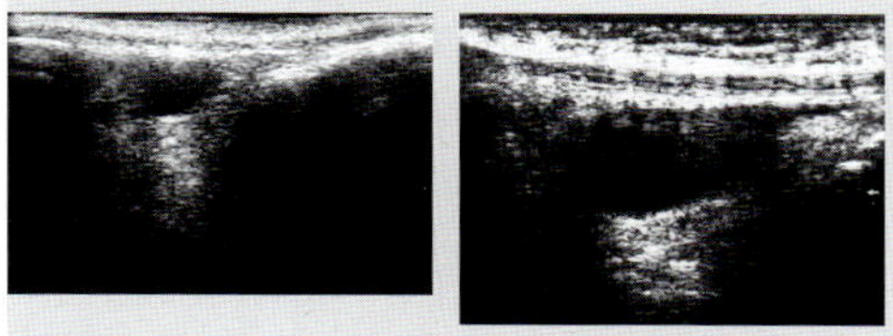

Bursitis infrapatellaris profunda

Abb. 280 a, b, s. S. 254

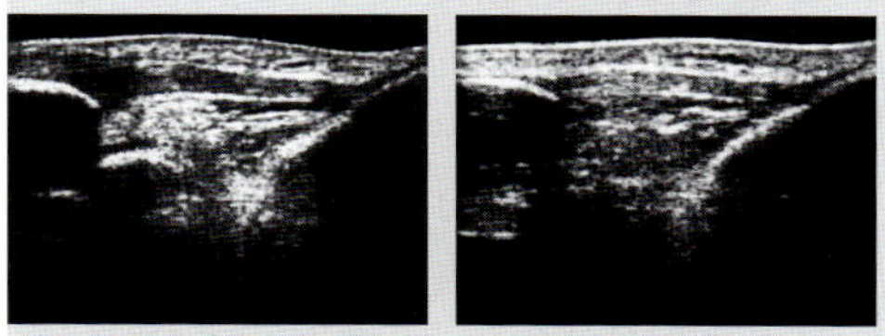

Tendinose des Lig. patellae

Abb. 298 a, b, s. S. 265

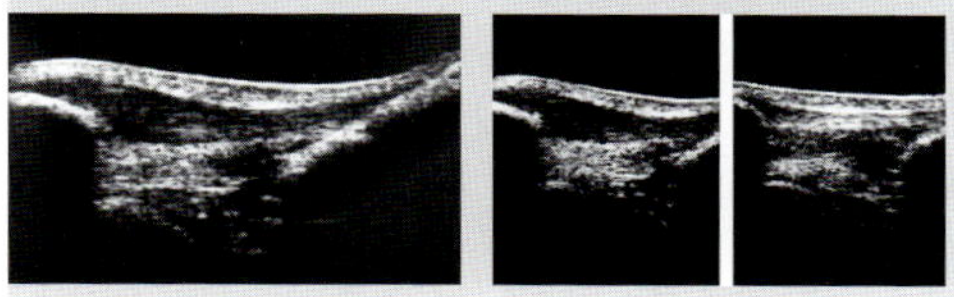

Abb. 299 a, b, s. S. 265

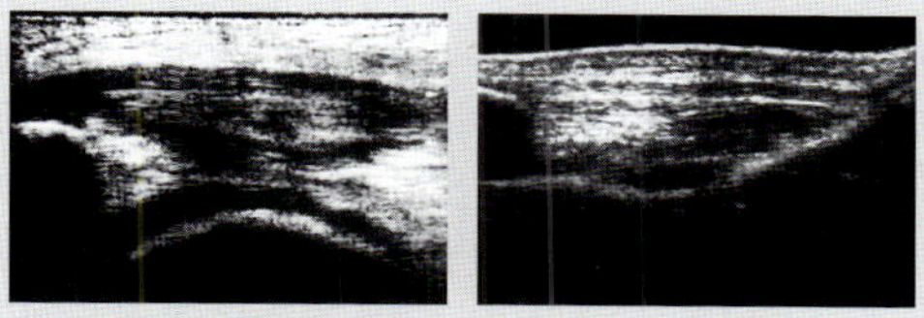

Tendinose des Lig. patellae

Abb. 300 a, b, s. S. 266

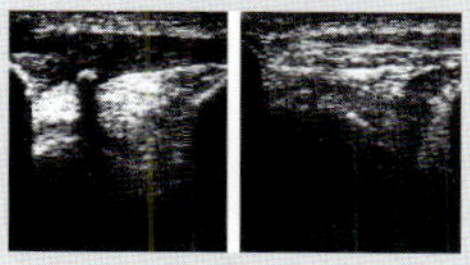

Abb. 301, s. S. 266

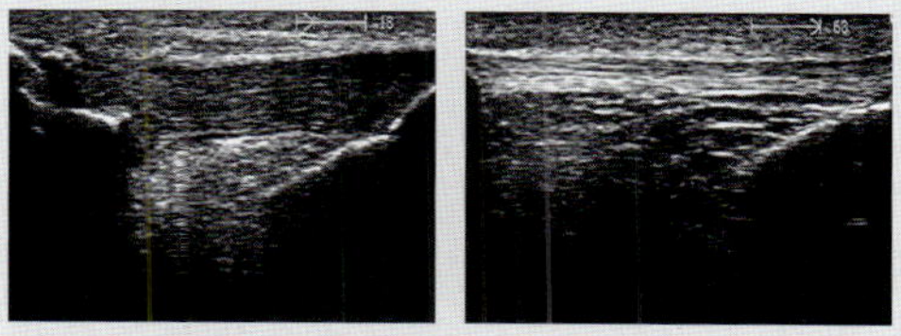

Abb. 303 a, b, s. S. 267

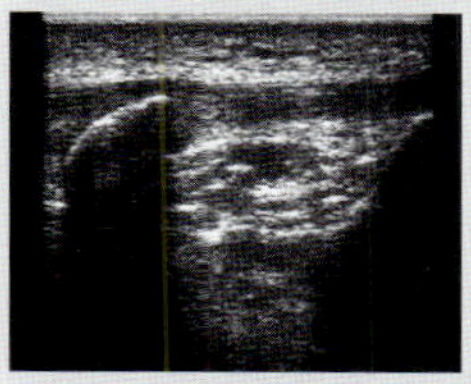

Verkalkung des Lig. patellae

Abb. 302, s. S. 266

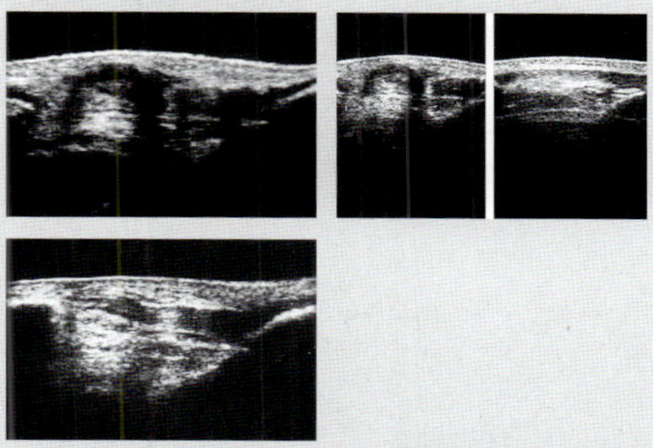

Ruptur des Lig. patellae

Abb. 304 a–c, s. S. 268

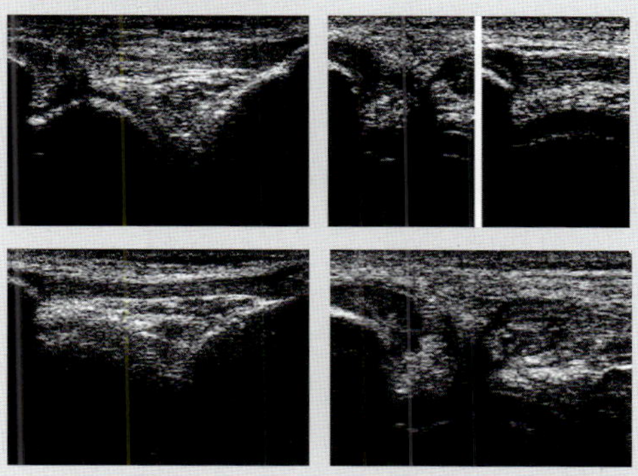

Abb. 305 a–d, s. S. 269

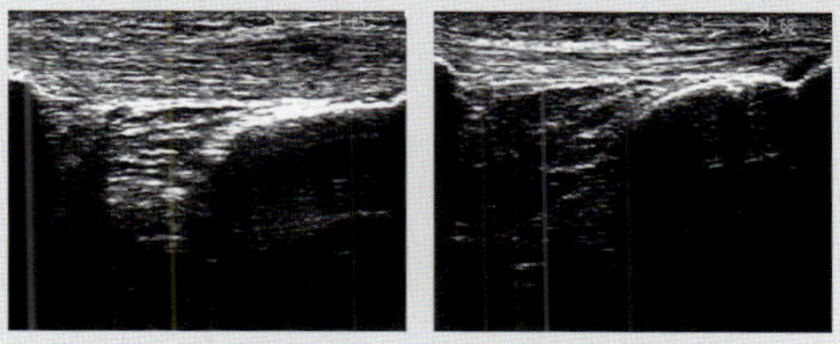

Postoperative Veränderung des Lig. patellae

Abb. 306 a, b, s. S. 270

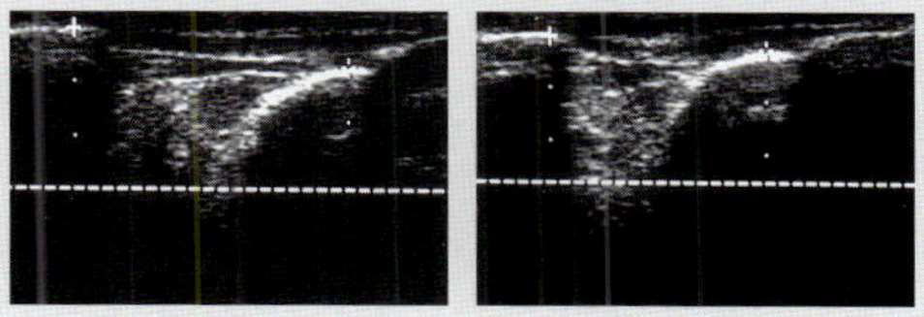

Ruptur des vorderen Kreuzbandes – Stabilitätsuntersuchung

Abb. 315 a, b, s. S. 276

Seitliche Region – Medialer Longitudinalschnitt

Der Schallkopf wird bei gestrecktem Kniegelenk, entsprechend dem Verlauf des medialen Kollateralbandes, über dem medialen Gelenkspalt positioniert. Entscheidend ist eine ausreichend dorsal gelegene Schallkopfposition. Das distale Femur sowie der proximale Bereich der Tibia stellen sich echogen als nahezu horizontal verlaufende Strukturen dar. Im echoarmen Bereich des Gelenkspaltes kommt als echogene Struktur die Pars intermedia des Innenmeniskus zur Abbildung. Für sonographische Stressuntersuchungen zur Überprüfung des Innenbandapparates ist eine Lagerung des Kniegelenks in 20° Flexion erforderlich. Der Valgusstress wird am besten durch eine Hilfsperson durchgeführt (Abb. **98 a – c**).

Tipp

Diese Schnittebene liegt in der Frontalebene, der Schallkopf wird parallel zur Untersuchungsliege geführt.

Die Überprüfung der medialen Stabilität (Valgusstress) ist in dieser Schnittebene möglich.

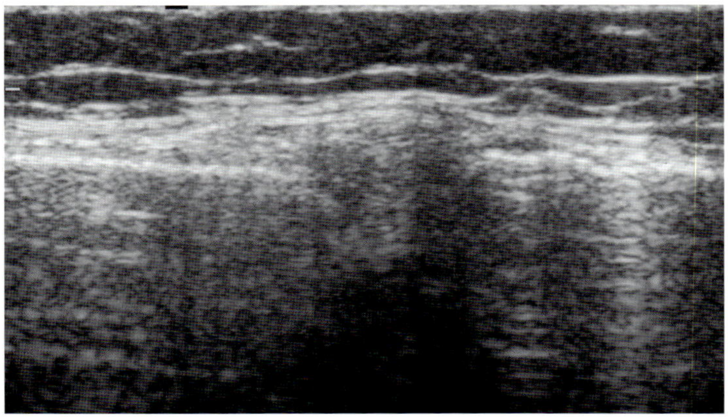

Abb. 98 a

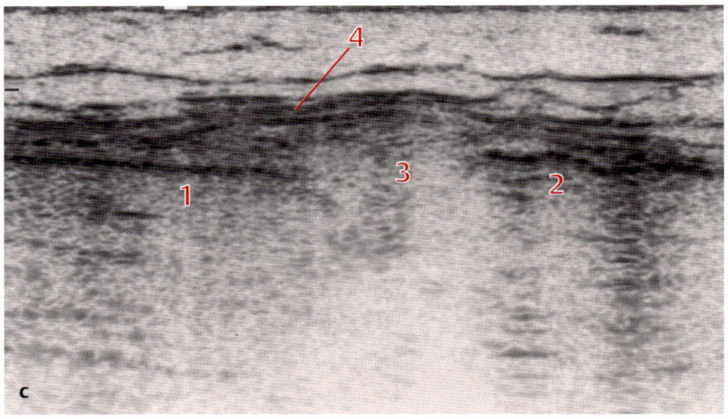

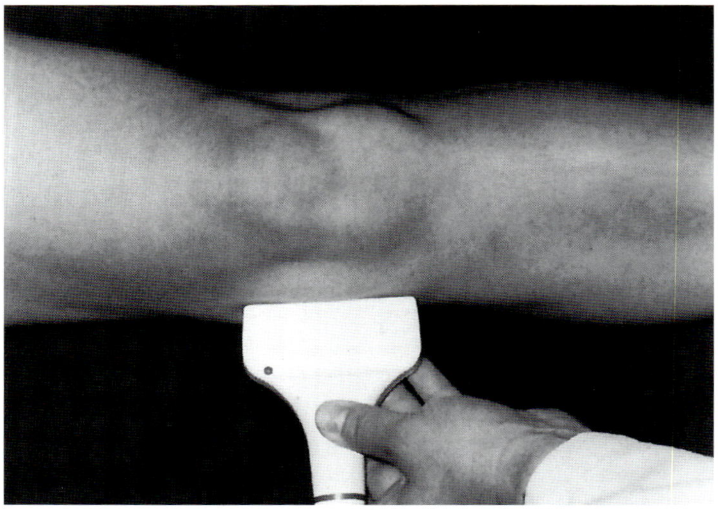

Abb. 98 b

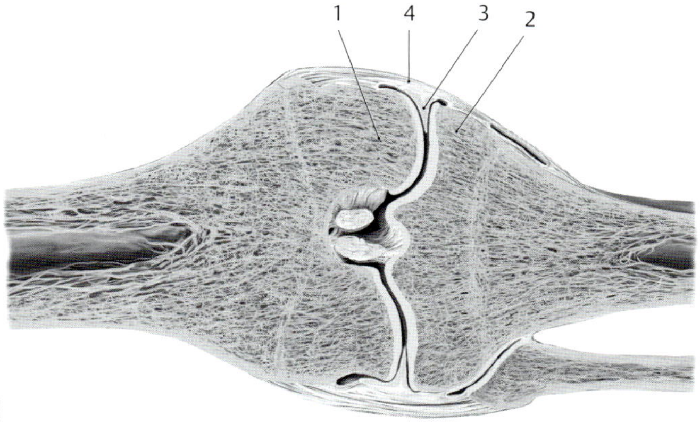

d

Abb. 98 c u. **d**

1 medialer Femurkondylus
2 Tibia
3 medialer Gelenkspalt mit Innenmeniskus (Pars intermedia)
4 medialer Kapsel-Band-Apparat

Differenzialdiagnose

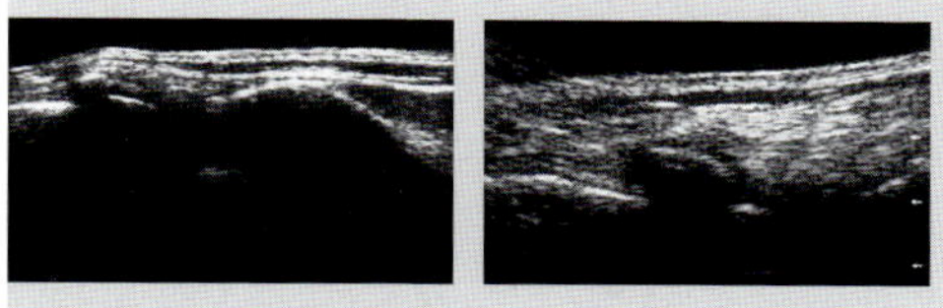

Freier Gelenkkörper
Abb. 263 a, b, s. S. 244

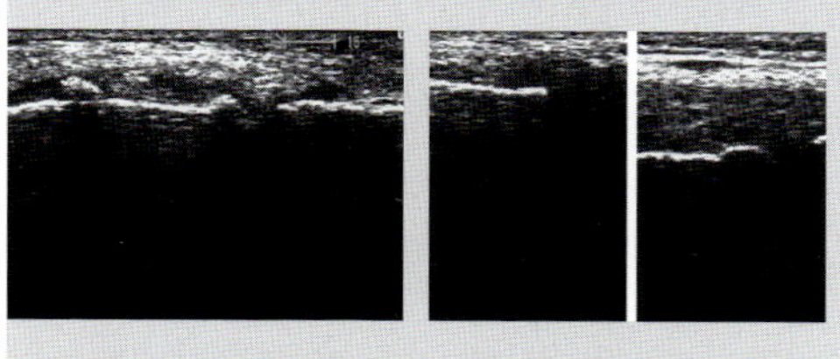

Innenbandruptur
Abb. 308 a, b, s. S. 272

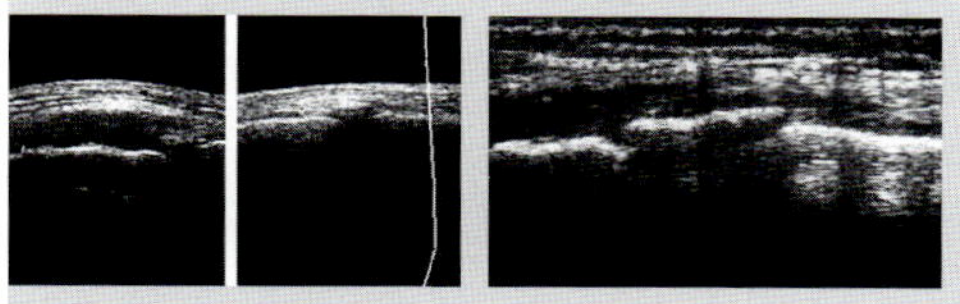

Abb. 309 a, b, s. S. 273

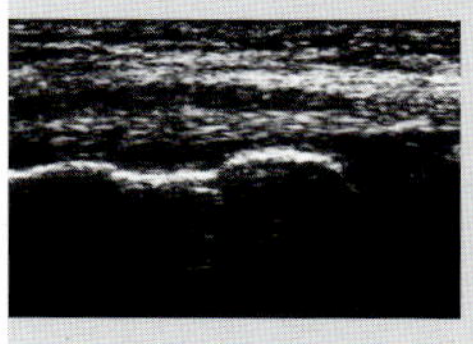

Innenbandläsion
Abb. 310, s. S. 273

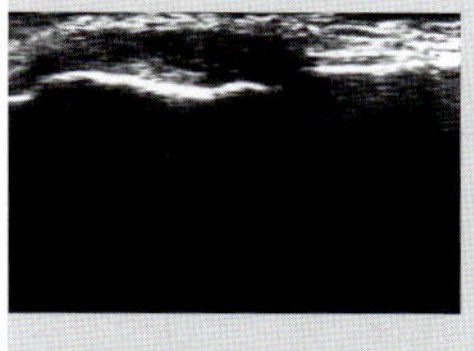

Abb. 311, s. S. 273

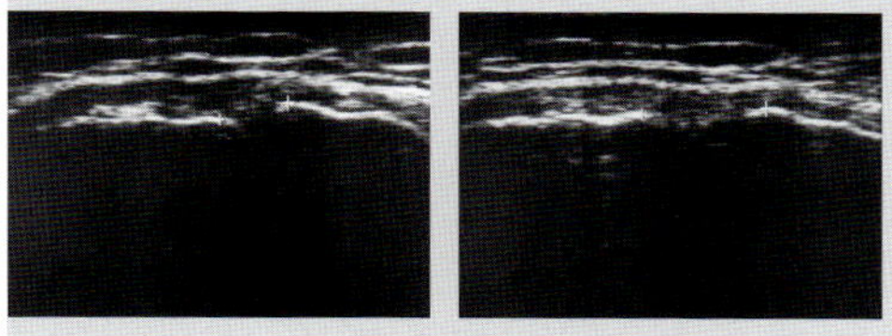

Abb. 312 a, b, s. S. 274

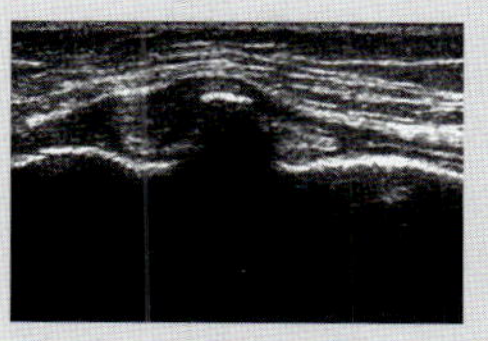

Gonarthrose
Abb. 318 c, s. S. 278

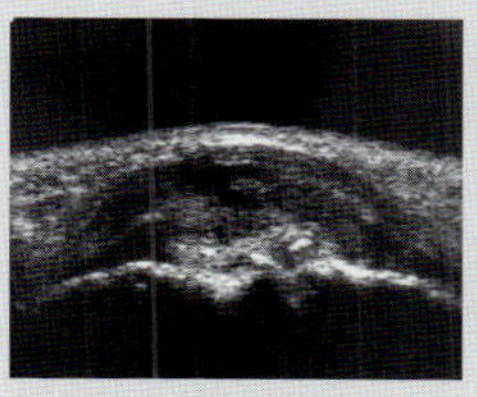

Meniskusganglion
Abb. 325, s. S. 282

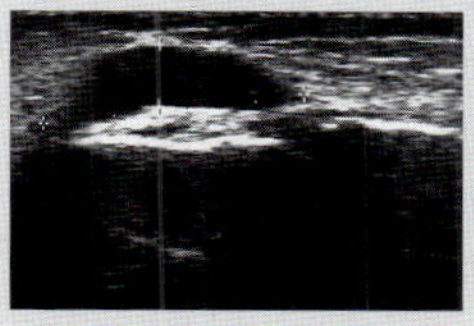

Abb. 326, s. S. 282

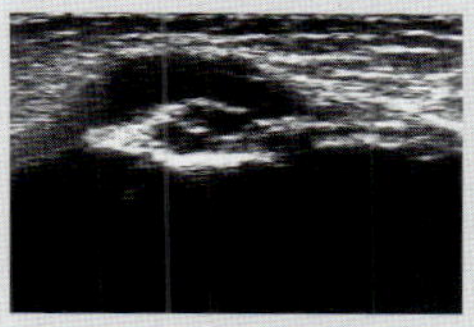

Abb. 327, s. S. 283

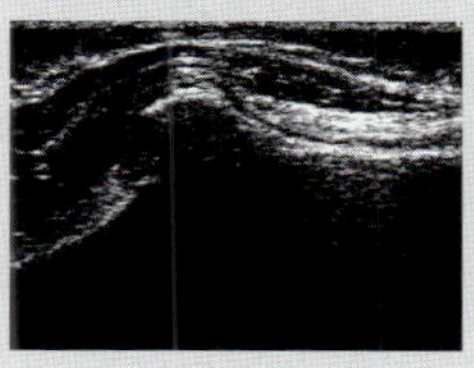

Tumor
Abb. 336 a, s. S. 287

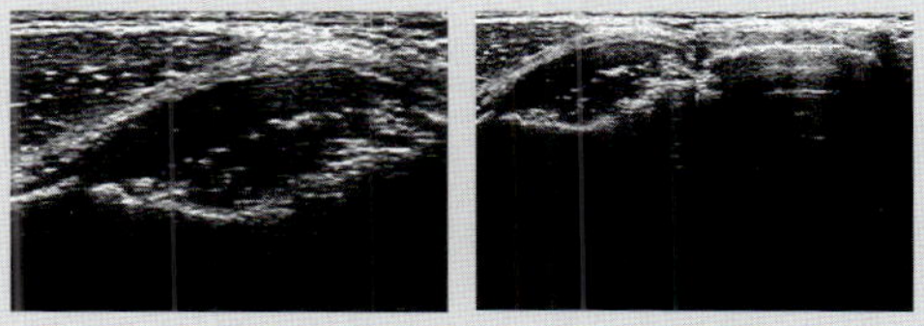

Abb. 341 b, c, s. S. 291

Seitliche Region – Lateraler Longitudinalschnitt

Der Schallkopf wird bei gestrecktem Kniegelenk über dem lateralen Gelenkspalt, entsprechend dem Verlauf des lateralen Kollateralbandes aufgesetzt. Abgebildet wird der Bereich der lateralen Femurkondyle, die sich in diesem Anteil in Form eines liegenden „S“ darstellt. Die Tibiakortikalis lässt sich als mäßig geschwungene echogene Struktur einstellen. Zwischen den echogenen Kortikalisstrukturen der Femurkondyle und des Tibiakopfes kommt der Gelenkspalt als echoarme Zone mit der echogenen Pars intermedia des Außenmeniskus zur Abbildung. Wird der distale Anteil des Schallkopfes weiter nach dorsal geführt, so lässt sich das Fibulaköpfchen darstellen. Für sonographische Stressuntersuchungen zur Überprüfung des Außenbandapparates ist eine Lagerung des Kniegelenks in 20°-Flexion erforderlich. Der Varusstress wird am besten durch eine Hilfsperson durchgeführt (Abb. **99 a – c**).

Tipp

Diese Schnittebene liegt in der Frontalebene, der Schallkopf wird parallel zur Untersuchungsliege geführt.

Durch Dorsalverschiebung des Schallkopfes kann das Fibulaköpfchen eingestellt werden.

Die Überprüfung der lateralen Stabilität (Varusstress) ist in dieser Schnittebene möglich.

Eine Differenzierung zwischen Pars tibialis und Pars fibularis des lateralen Kollateralbandapparates ist nicht sicher möglich.

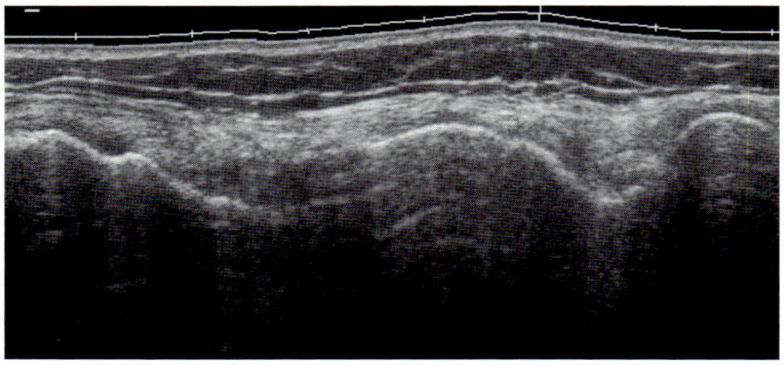

Abb. 99 a

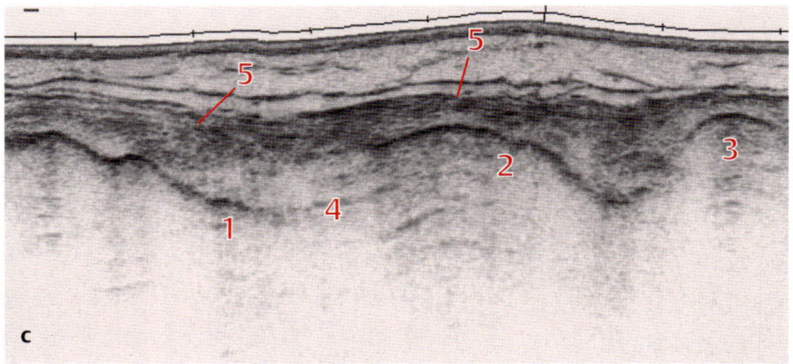

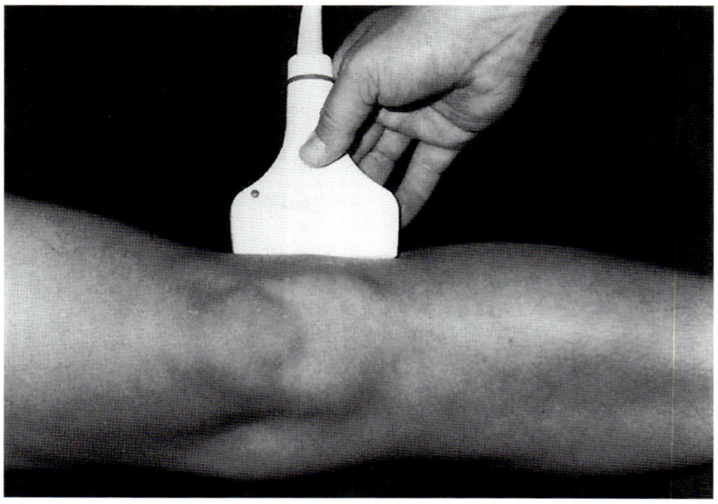

Abb. 99 b

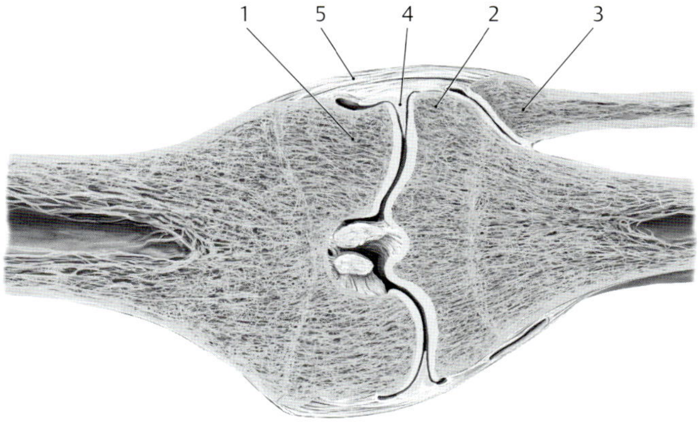

d

Abb. 99 c u. **d**

1 lateraler Femurkondylus
2 Tibia
3 Fibulaköpfchen
4 lateraler Gelenkspalt mit Außenmeniskus (Pars intermedia)
5 lateraler Kapsel-Band-Apparat

Differenzialdiagnose

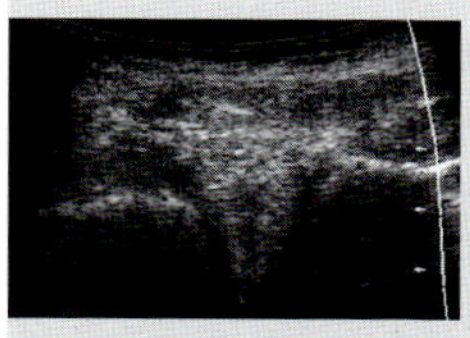

Meniskusläsion

Abb. 322, s. S. 281

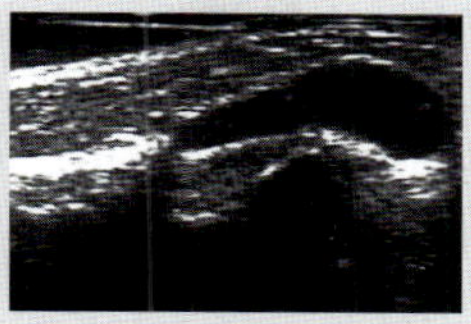

Abb. 330, s. S. 284

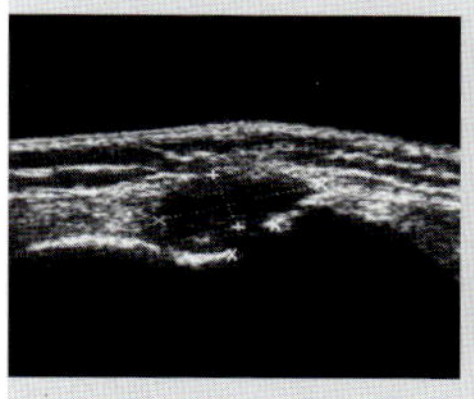

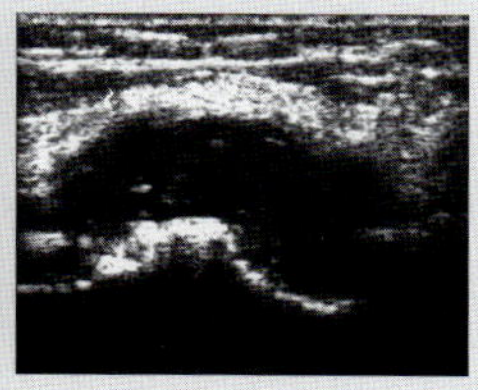

Meniskusganglion

Abb. 328 a, b, s. S. 283

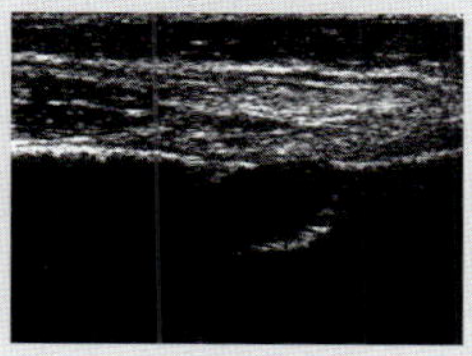

Tumor

Abb. 336 c, s. S. 287

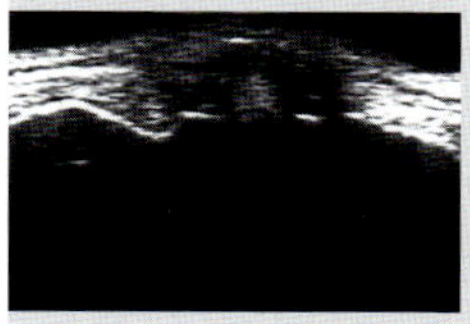

Abb. 329, s. S. 283

Dorsale Region – Medialer Longitudinalschnitt

Der Schallkopf wird in Kniestreckstellung im Verlauf der Beinlängsachse über dem medialen Kompartiment aufgesetzt. Als knöcherne Strukturen stellen sich die echogene konvexe Kortikalisstruktur der medialen Kondyle mit dem echofreien hyalinen Knorpelbelag sowie der mediale Tibiakopf dar. Zwischen diesen beiden Strukturen liegen die dorsale Kapsel und das Innenmeniskus-Hinterhorn. Darüber liegen der M. semimembranosus und die Sehne des M. semitendinosus (Abb. **100 a – c**).

Tipp

Aufgrund der physiologischen Valgusstellung des Femurs wird beim Normalbefund der Übergang vom medialen Femurkondylus zum Femurschaft nicht abgebildet.

Eine Baker-Zyste wird in dieser Schnittebene im Längsschnitt erfasst.

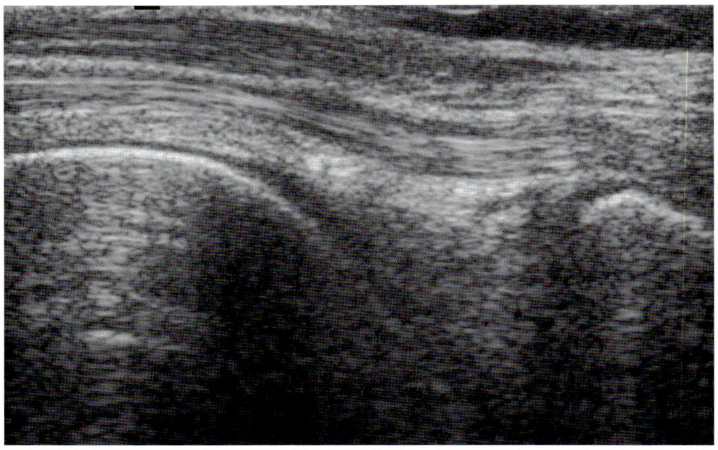

Abb. 100 a

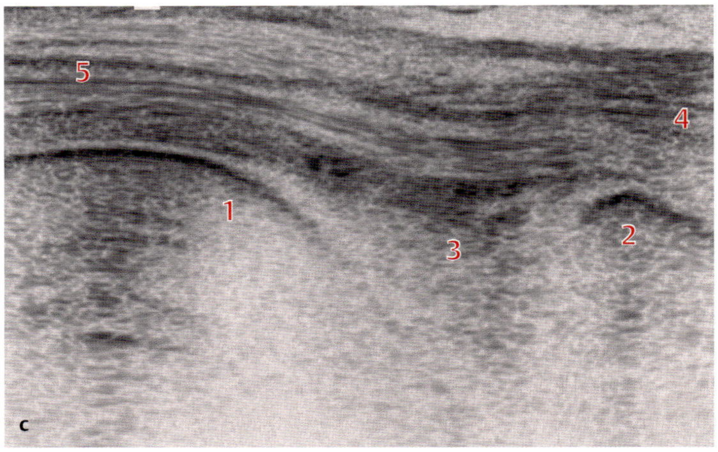

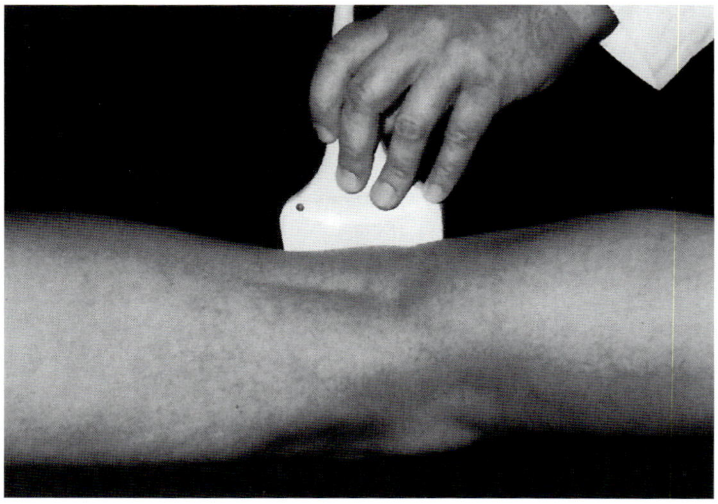

Abb. 100 b

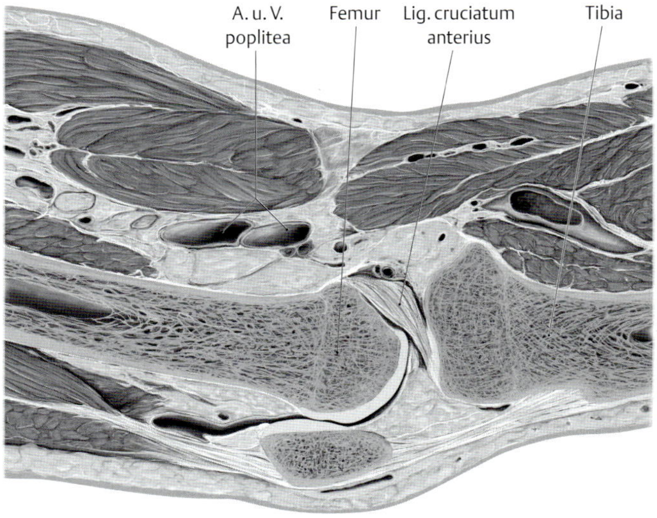

d

Abb. 100 c u. **d**

1 medialer Femurkondylus
2 Tibia
3 medialer Gelenkspalt mit Innenmeniskus-Hinterhorn
4 Caput mediale m. gastrocnemii
5 Mm. semimembranosus und semitendinosus

Differenzialdiagnose

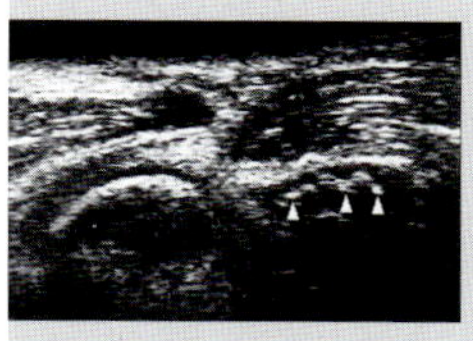

Chondromatose

Abb. 273 a, s. S. 251

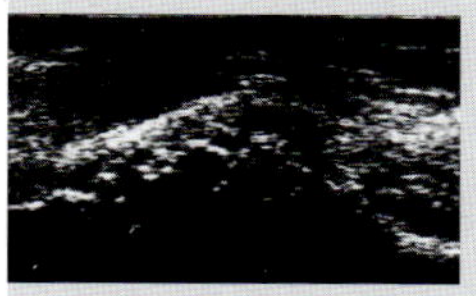

Abb. 274 a, s. S. 251

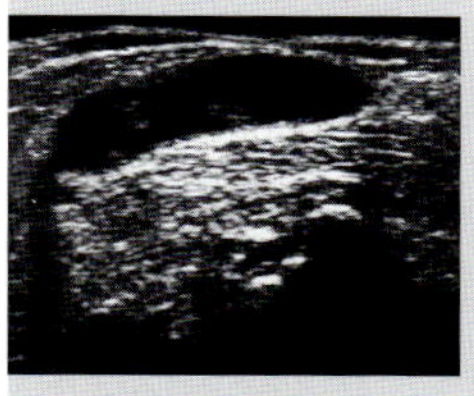

Baker-Zyste

Abb. 281 a, s. S. 255

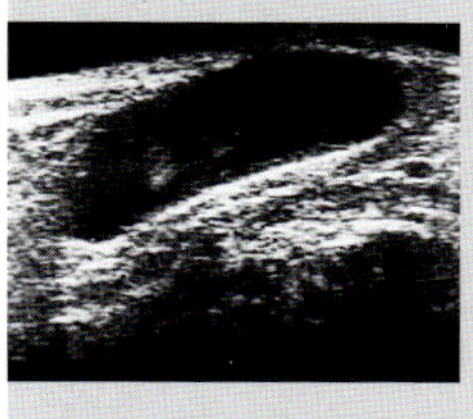

Abb. 282 a, s. S. 256

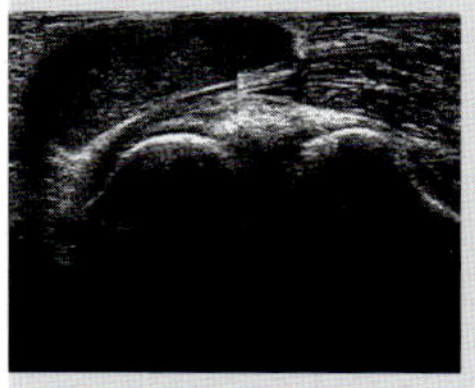

Abb. 283 a, s. S. 256

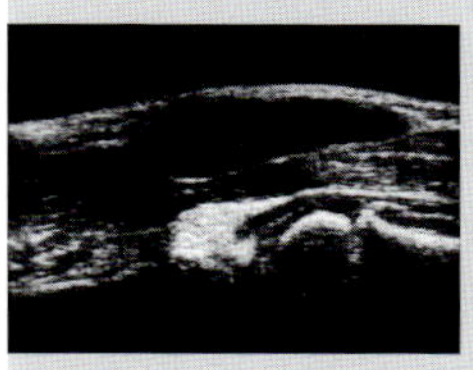

Abb. 284 a, s. S. 257

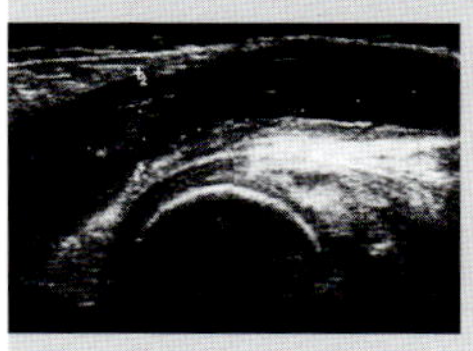

Abb. 285, s. S. 257

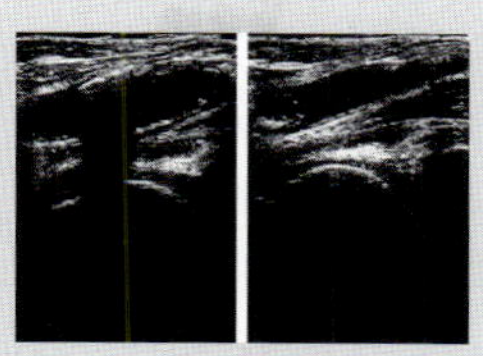

Abb. 286, s. S. 257

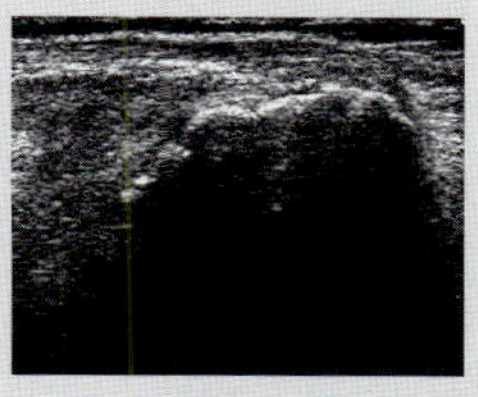

Abb. 287, s. S. 258

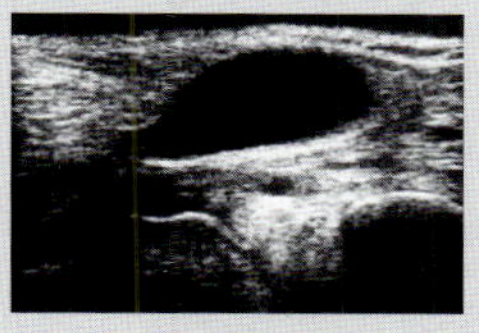

Abb. 288 a, s. S. 258

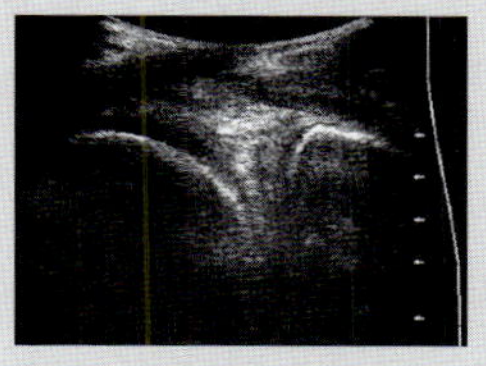

Meniskusläsion

Abb. 320 a, s. S. 280

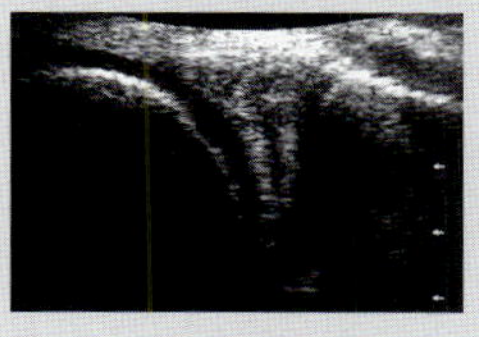

Abb. 321, s. S. 281

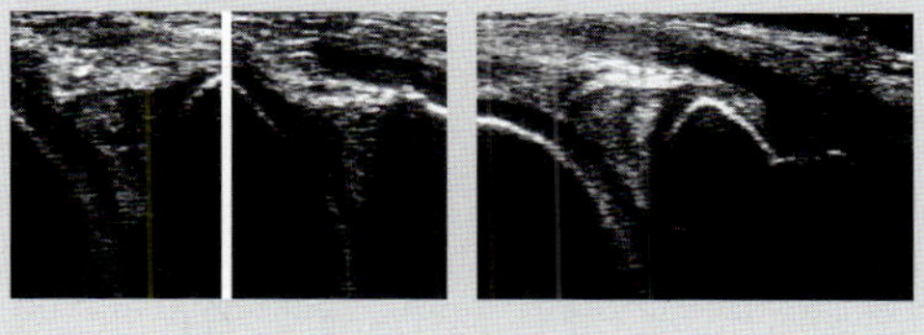

Abb. 323 a, b, s. S. 281

Dorsale Region – Interkondylärer Longitudinalschnitt

Aus der vorher genannten Schallkopfposition heraus wird der Schallkopf im Verlauf parallel zur Beinlängsachse nach lateral geführt. Im interkondylären Bereich kommt die A. poplitea als pulsierende echofreie Struktur zur Darstellung. Bei Fixierung des Schallkopfes in dieser Position lässt sich – nach Kompression der Wade – die V. poplitea als ebenfalls echofreie Struktur kurzzeitig dorsal, d. h. oberhalb der Arterie gelegen, abbilden. Die Vene entleert sich beim Gesunden wieder rasch (Abb. **101 a – c**).

Tipp

Durch Kompression der Wade oder einen Valsalva-Pressversuch wird die V. poplitea dorsal der A. poplitea abgebildet (Diagnostik der Beinvenenthrombose).

Medial der Popliteagefäße wird der tibiale Anteil des hinteren Kreuzbandes im Längsverlauf echoarm dargestellt.

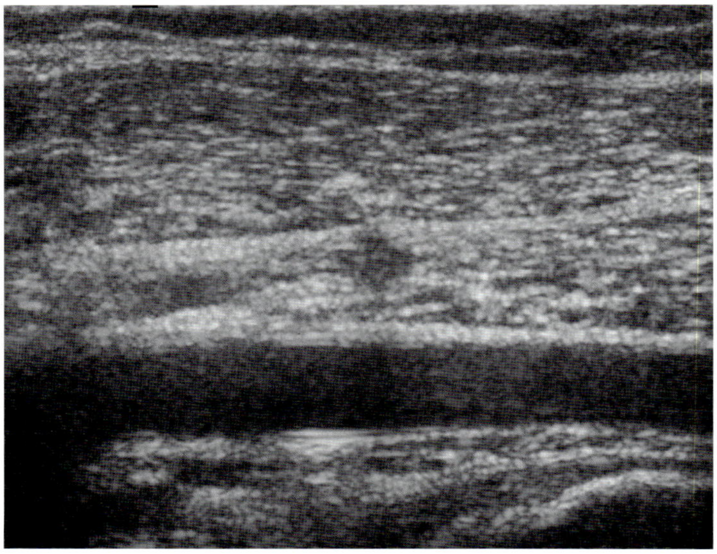

Abb. 101 a

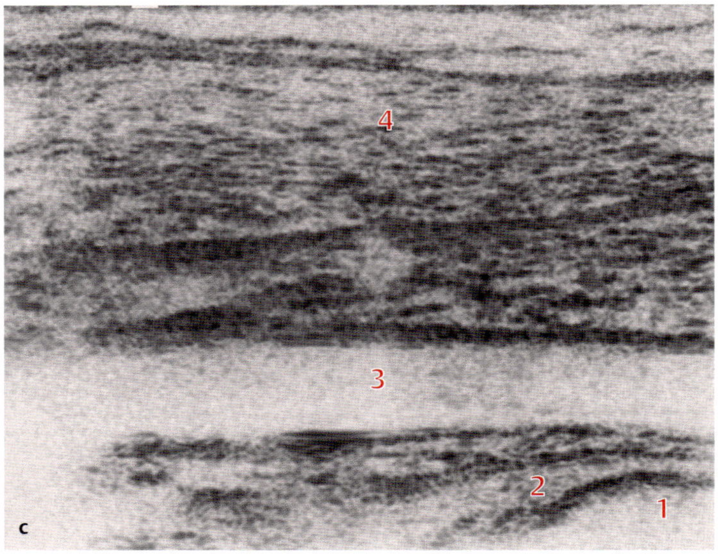

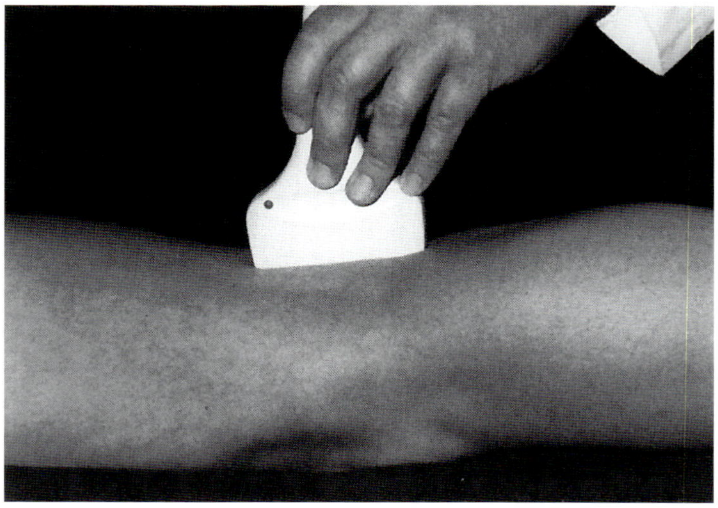

Abb. 101 b

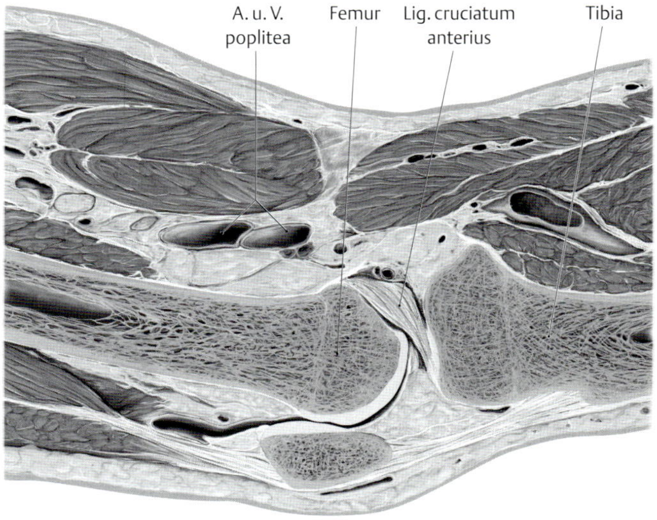

Abb. 101 c u. **d**
1 Tibia
2 hinteres Kreuzband
3 A. poplitea
4 Caput mediale m. gastrocnemii

Differenzialdiagnose

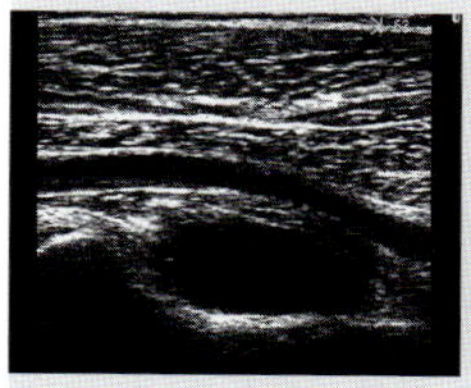

Baker-Zyste

Abb. 289 a, s. S. 259

Dorsale Region – Lateraler Longitudinalschnitt

Aus der Position des interkondylären Longitudinalschnittes heraus wird der Schallkopf weiter nach lateral geführt. Als knöcherne Strukturen erscheinen die echogene konvexe Kontur der lateralen Kondyle mit dem echofreien hyalinen Knorpelbelag sowie der laterale Tibiakopf. Zwischen beiden Strukturen kommen die dorsalen Kapselanteile und das Hinterhorn des Außenmeniskus zur Abbildung. Aufgrund der physiologischen Valgusstellung des Kniegelenks lässt sich das distale laterale Femur im Gegensatz zum distalen medialen Femur im gesamten Bereich abbilden (Abb. **102 a – c**).

Tipp

Aufgrund der Valgusstellung des Femurs wird beim Normalbefund der Übergang vom lateralen Femurkondylus zum Femurschaft abgebildet.

Durch Lateralverschiebung des Schallkopfes lässt sich das Fibulaköpfchen darstellen.

Cave: Fabella nicht fehlinterpretieren.

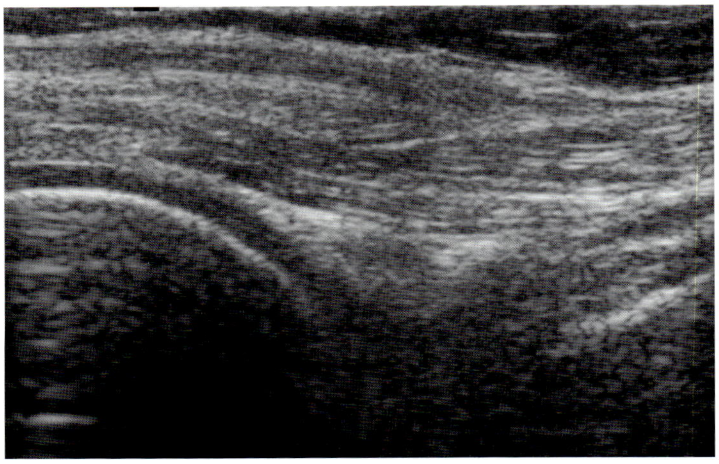

Abb. 102 a

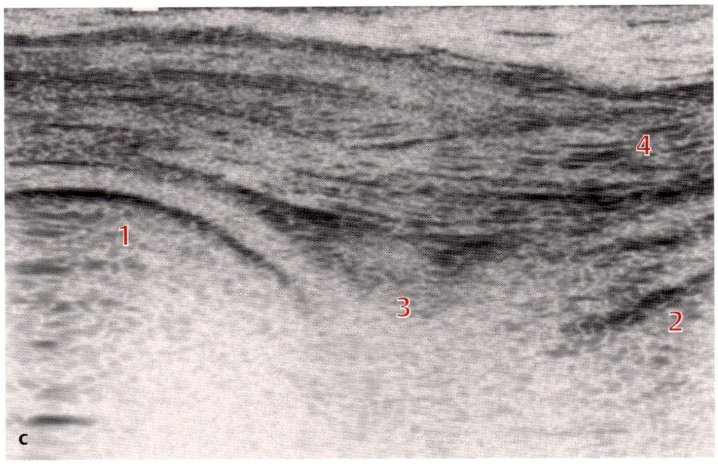

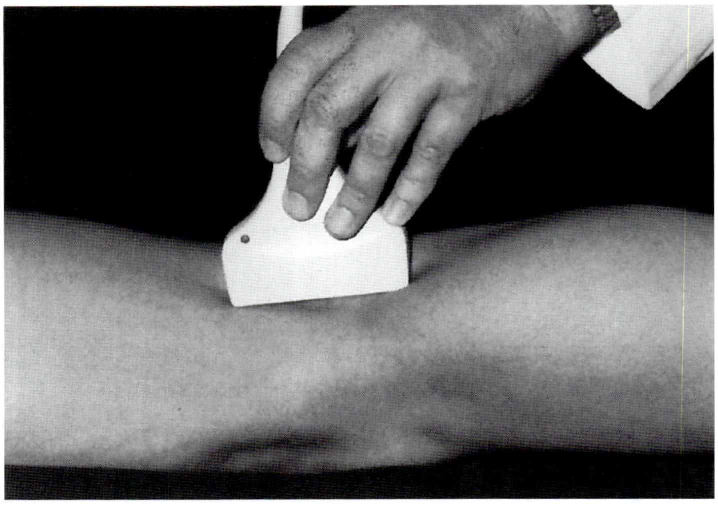

Abb. 102 b

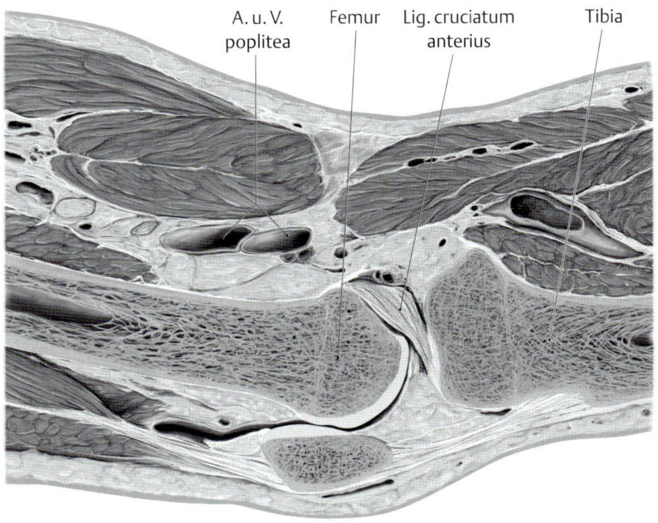

Abb. 102 c u. **d**
1 lateraler Femurkondylus
2 Tibia
3 lateraler Gelenkspalt mit Außenmeniskus-Hinterhorn
4 Caput laterale m. gastrocnemii

Differenzialdiagnose

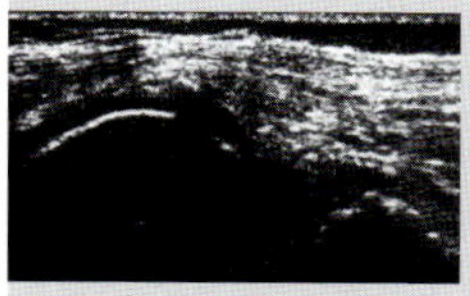

Fabella

Abb. 265 a, s. S. 246

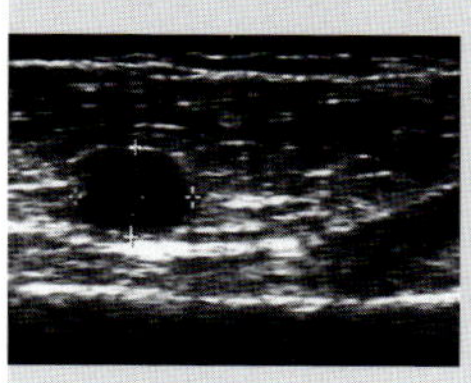

Bizepssehnenganglion

Abb. 307 a, s. S. 271

Dorsale Region – Kondylärer Transversalschnitt

Für die Einstellung dieser Schnittebene empfiehlt es sich, den Schallkopf proximal des Kniegelenks im Bereich des distalen Femurs, senkrecht zur Femurlängsachse, aufzusetzen. Der Schallkopf wird nun nach distal geführt, um die beiden Kondylen im Querschnitt, jeweils als Kreisausschnitt, abzubilden. Der echogenen Kondylenkortikalis ist der echofreie hyaline Knorpel aufgelagert. Die Poplitealgefäße stellen sich dorsomedial des lateralen Kondylus dar (Abb. **103 a – c**).

Tipp

Eine an den Kondylen angelegte imaginäre Tangente verläuft parallel zum Monitoroberrand.

Durch Kompression der Wade oder einen Valsalva-Pressversuch wird die V. poplitea dorsal der A. poplitea abgebildet (Diagnostik der Beinvenenthrombose).

Die Fossa intercondylaris stellt sich im Normalbefund echoreich dar.

Durch Innenrotation des Beins oder Verschiebung des Schallkopfes nach medial wird die Fossa condylaris lateralis (femorale Insertion des vorderen Kreuzbandes) in dieser modifizierten Schnittebene dargestellt.

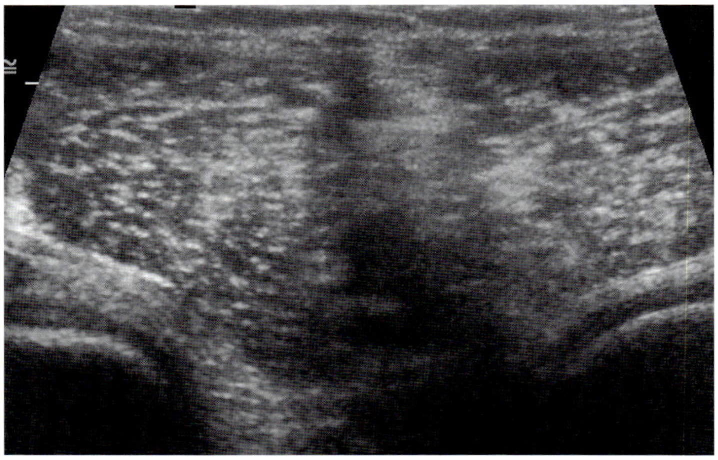

Abb. 103 a

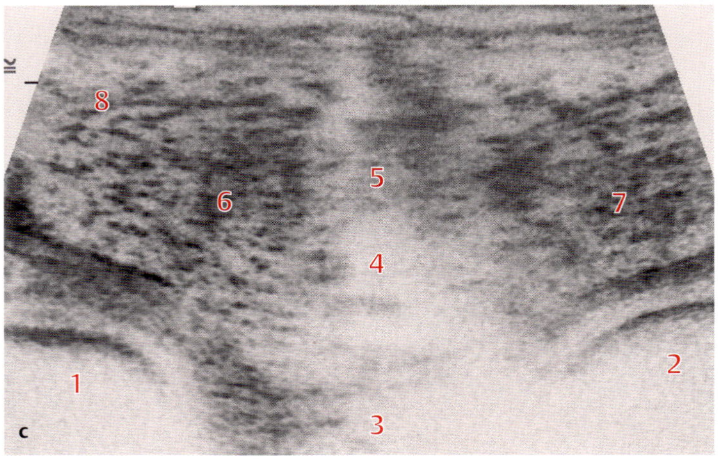

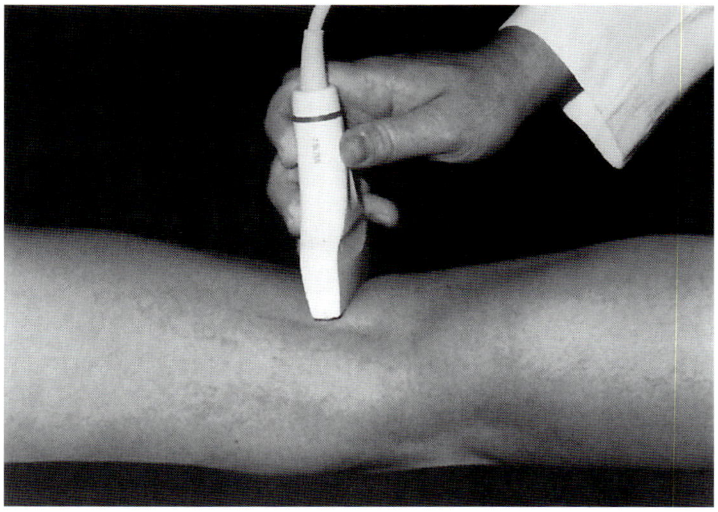

Abb. 103 b

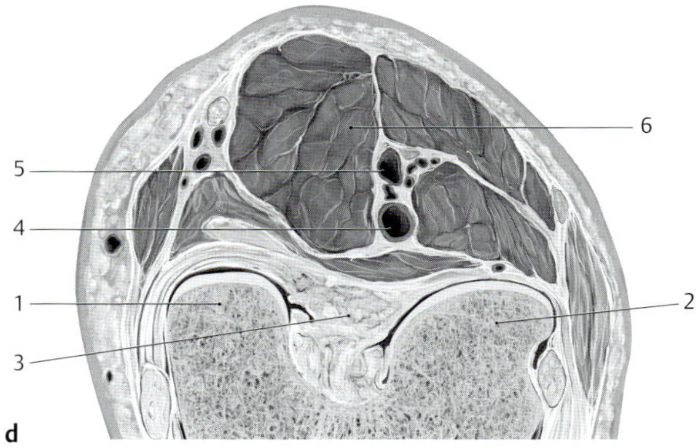

Abb. 103 c u. **d**

1 medialer Femurkondylus
2 lateraler Femurkondylus
3 Fossa intercondylaris
4 A. poplitea
5 V. poplitea
6 Caput mediale m. gastrocnemii
7 Caput laterale m. gastrocnemii
8 Mm. semimembranosus und semitendinosus

Differenzialdiagnose

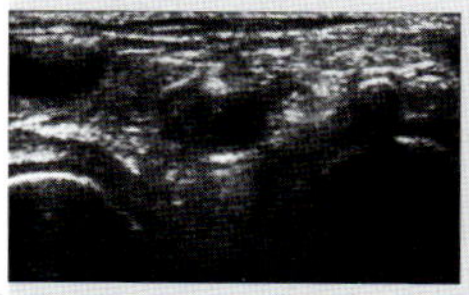

Fabella

Abb. 265 b, s. S. 246

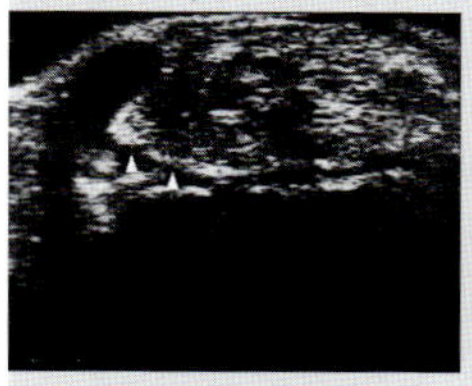

Baker-Zyste

Abb. 281 b, s. S. 255

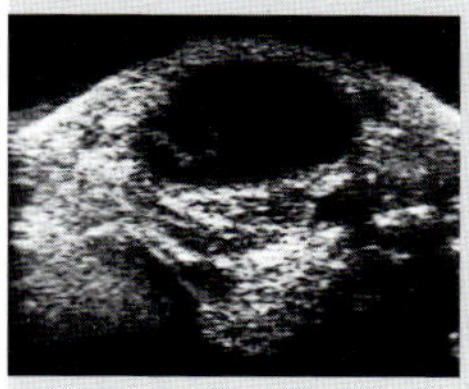

Abb. 282 b, s. S. 256

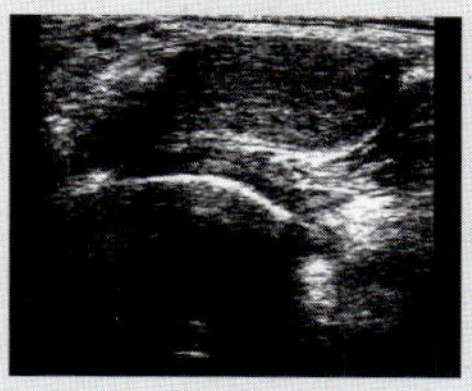

Abb. 283 b, s. S. 256

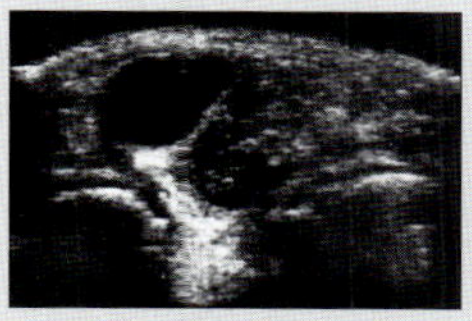

Abb. 288 b, s. S. 258

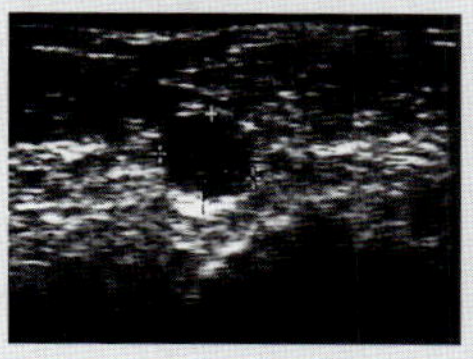

Bizepssehnen-ganglion

Abb. 307 b, s. S. 271

Dorsale Region – Tibialer Transversalschnitt

Der Schallkopf wird aus der vorgenannten Position etwas weiter nach distal geführt. Die Kortikalisstruktur des hinteren Tibiakopfes stellt sich als typische echogene „geschwungene" Linie dar. Das quer geschnittene hintere Kreuzband kommt bei orthograder Anschallung echogen, die Poplitealgefäße echoarm zur Abbildung (Abb. **104 a – c**).

Tipp

Durch Kompression der Wade oder einen Valsalva-Pressversuch wird die V. poplitea dorsal der A. poplitea abgebildet (Diagnostik der Beinvenenthrombose).

In Verbindung mit dieser Schnittebene in Höhe des distalen Unterschenkels kann der Tibiatorsionswinkel bestimmt werden. Hierfür ist die Verwendung einer Wasserwaage oder eines Goniometers obligat.

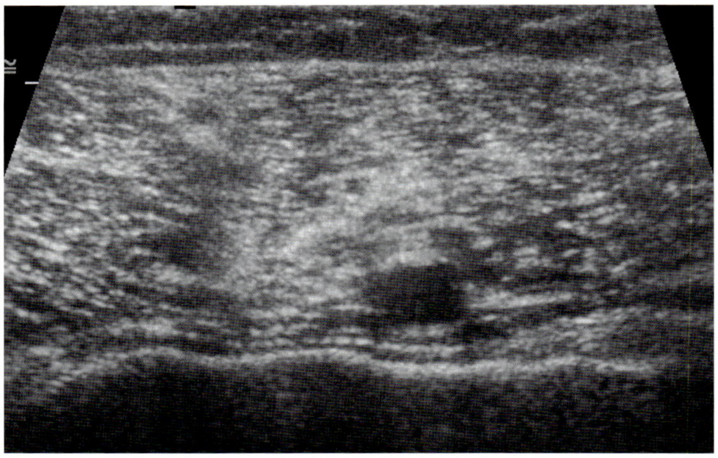

Abb. 104 a

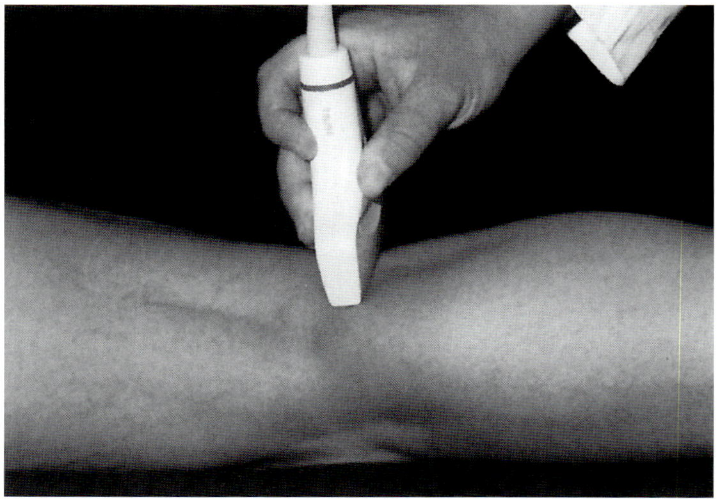

Abb. 104 b

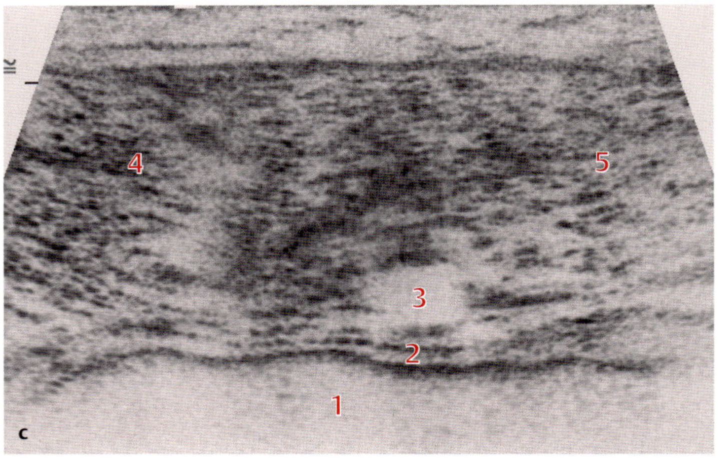

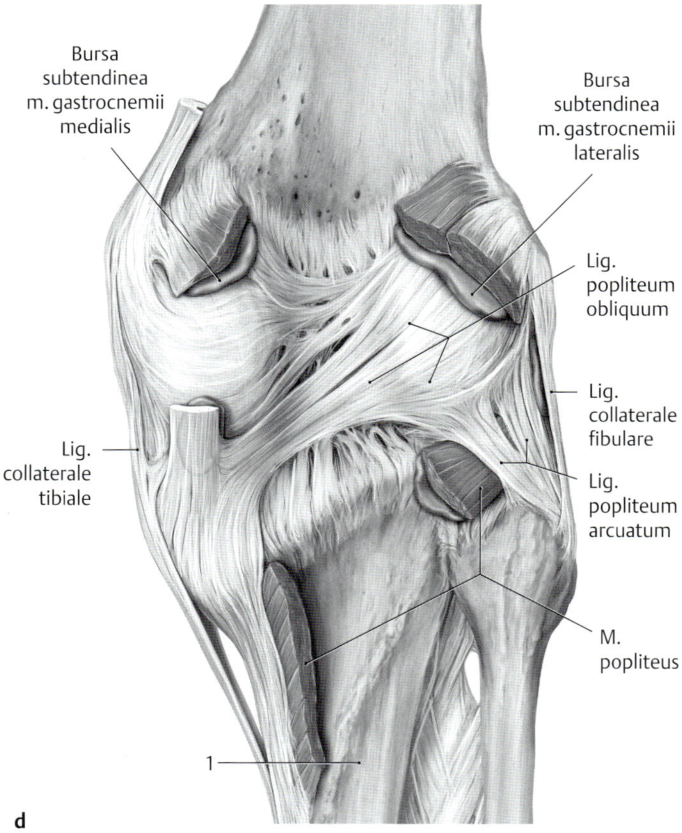

Abb. 104 c u. **d**
1 Tibia
2 hinteres Kreuzband
3 A. poplitea
4 Caput mediale m. gastrocnemii
5 Caput laterale m. gastrocnemii

Differenzialdiagnose

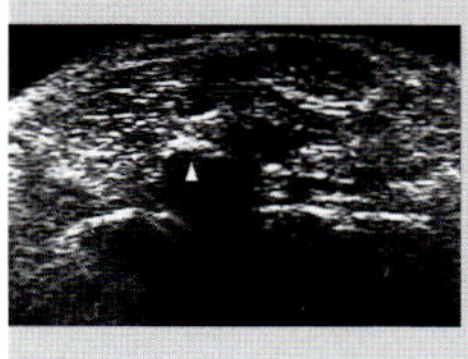

Chondromatose

Abb. 273 b, s. S. 251

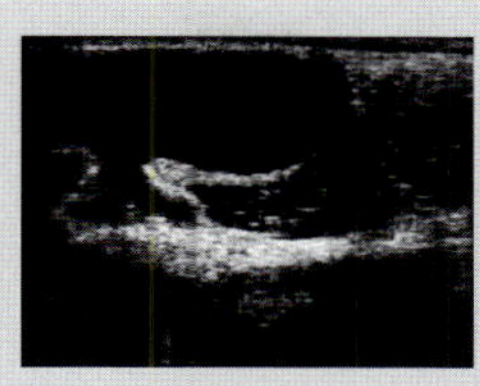

Baker-Zyste

Abb. 284 b, s. S. 257

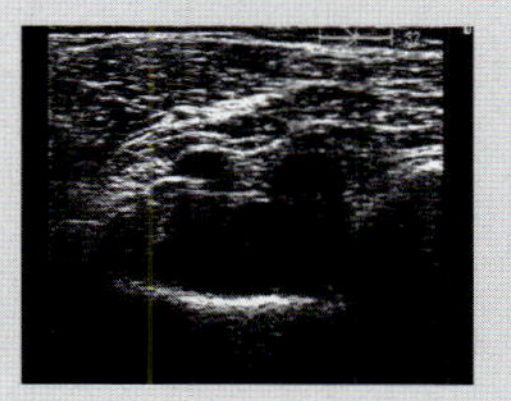

Abb. 289 b, s. S. 259

Vorderes Kreuzband – Ventrale Region – Infrapatellarer Diagonalschnitt

Das vordere Kreuzband wird in Rückenlage des Patienten in maximaler Kniebeugestellung mittels eines infrapatellaren Diagonalschnittes – dem Verlauf des vorderen Kreuzbandes entsprechend – als echoarme Struktur direkt abgebildet (Abb. **105 a–c**).

Tipp

In dieser Schallkopfposition kann lediglich der tibiale Bereich des vorderen Kreuzbandes beurteilt werden. Bei frisch traumatisierten Kniegelenken ist die erforderliche Kniebeugestellung oftmals sehr schmerzhaft und somit nicht durchführbar.

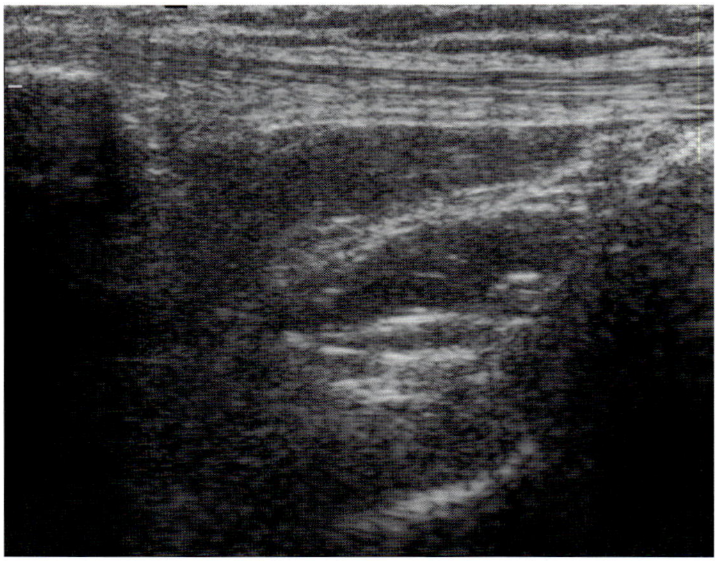

Abb. 105 a

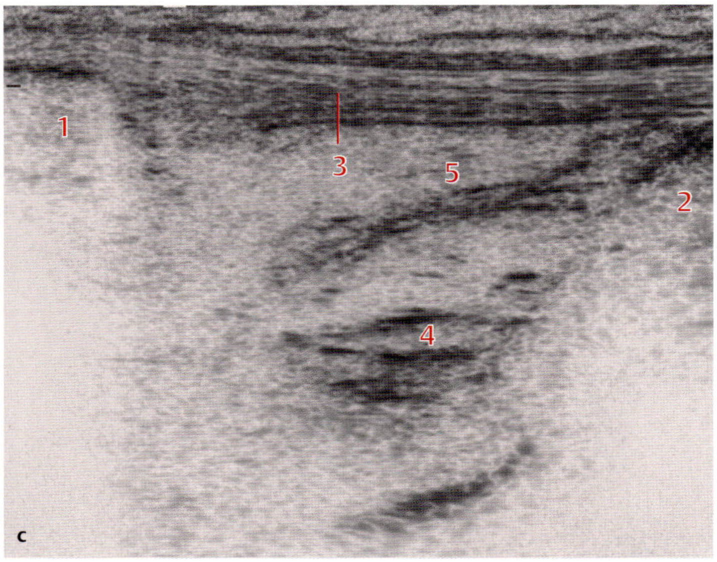

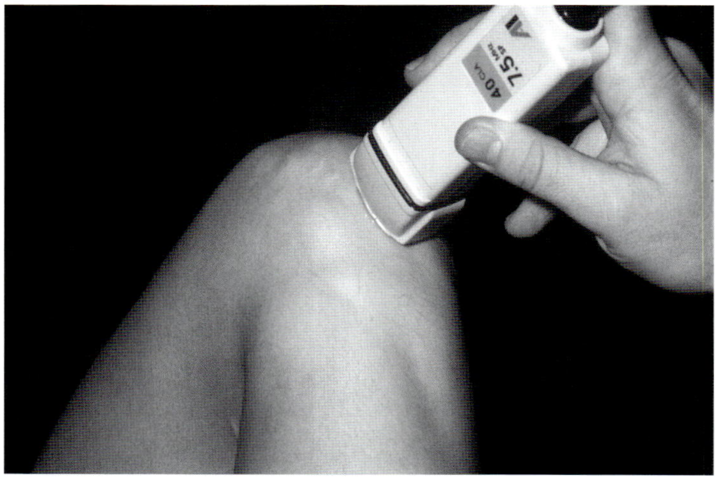

Abb. 105 b

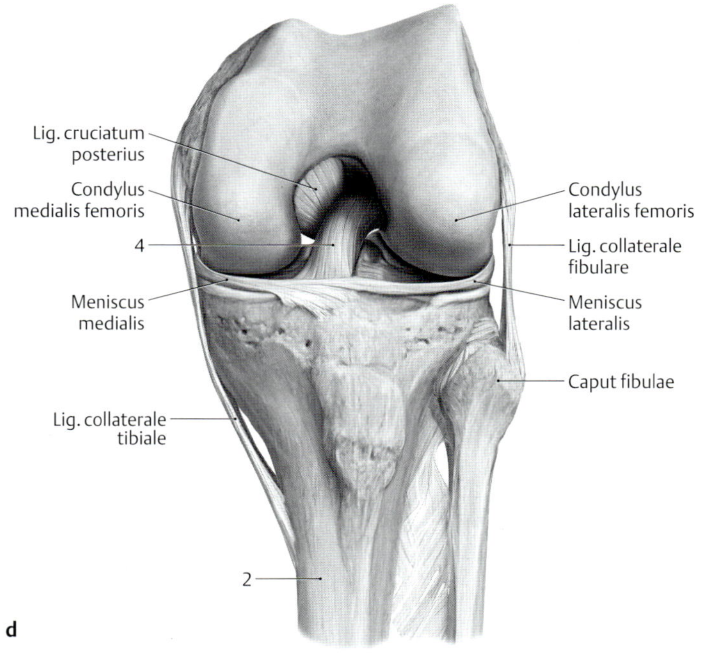

Abb. 105 c u. **d**
1 Patella
2 Tibia
3 Lig. patellae
4 vorderes Kreuzband
5 Hoffa-Fettkörper

Differenzialdiagnose

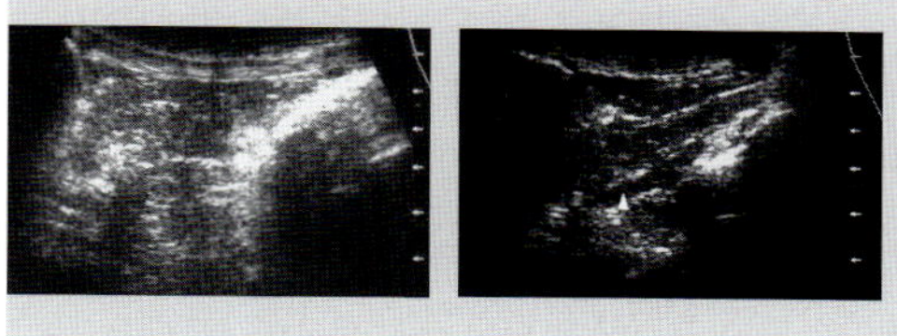

Ruptur des vorderen Kreuzbandes

Abb. 313 a, b, s. S. 275

Vorderes Kreuzband – Dorsale Region – Modifizierter kondylärer Transversalschnitt

In dieser Schnittebene wird bei schräg eingestellter Schallkopfposition (Schallkopf nach medial geneigt oder das Bein innenrotiert) die Fossa condylaris lateralis von den Schallwellen orthograd getroffen. Die hier befindliche femorale Insertionsstelle des vorderen Kreuzbandes stellt sich über einer schmalen echoarmen – der echogenen Kortikalis direkt aufliegenden – Zone echoreich dar (Abb. **106 a – c**).

Tipp

Vorderes Kreuzband: Als Voraussetzung für die Auswertung des Sonogramms gilt die durchgehende echogene Abbildung der Fossa condylaris lateralis.

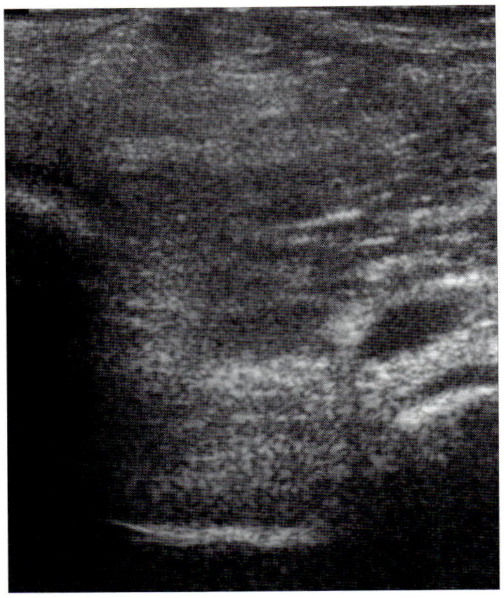

Abb. 106 a

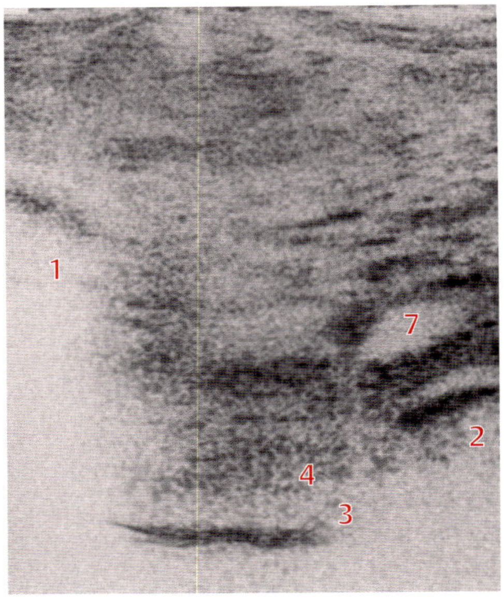

Abb. 106 b

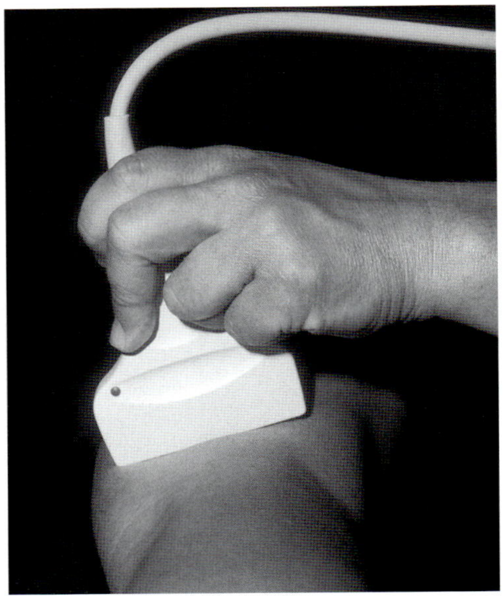

Abb. 106 c

Zusatzschnitt – Hinteres Kreuzband – Dorsale Region – Modifizierter kondylärer Transversalschnitt

In dieser Schnittebene wird bei schräg eingestellter Schallkopfposition (Schallkopf nach lateral geneigt oder das Bein außenrotiert) die Fossa condylaris medialis von den Schallwellen orthograd getroffen. Die hier befindliche femorale Insertionsstelle des hinteren Kreuzbandes stellt sich über einer schmalen echoarmen – der echogenen Kortikalis direkt aufliegenden – Zone echoreich dar (Abb. **107 a – c**).

Tipp

Hinteres Kreuzband: Als Voraussetzung für die Auswertung des Sonogramms gilt die durchgehende echogene Abbildung der Fossa condylaris medialis.

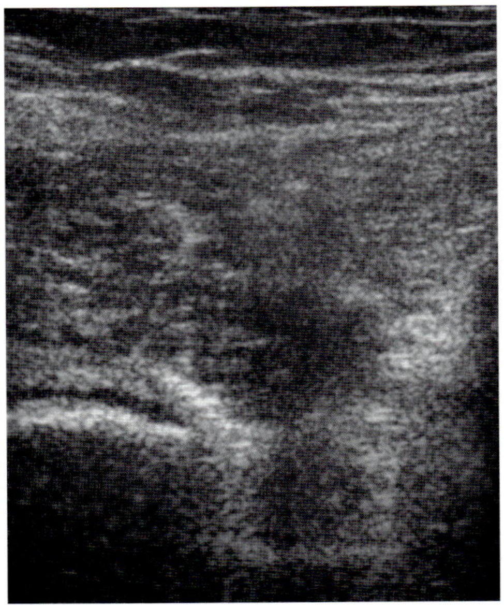

Abb. 107 a

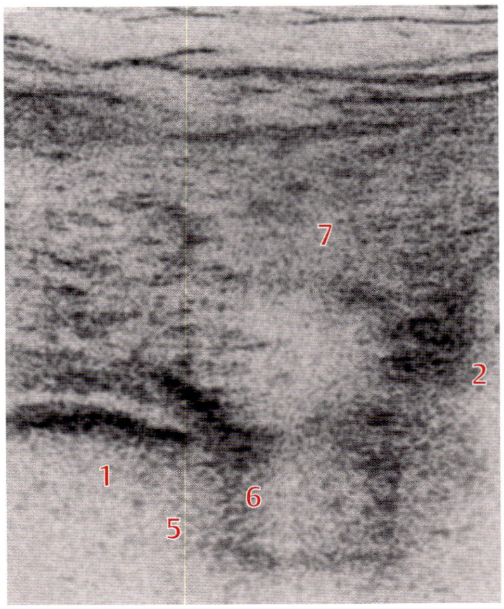

Abb. 107 b

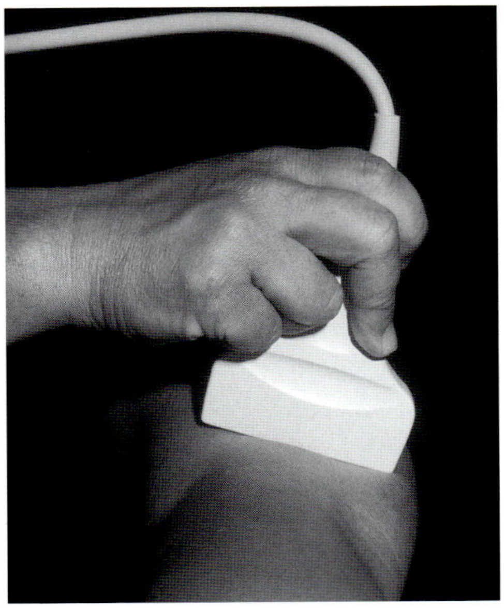

Abb. 107 c

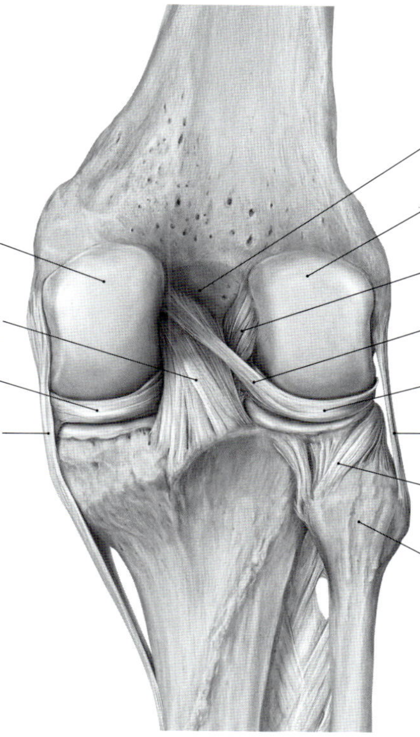

Abb. 106 u. **107**

1 medialer Femurkondylus
2 lateraler Femurkondylus
3 Fossa condylaris lateralis
4 vorderes Kreuzband (femoraler Anteil)
5 Fossa condylaris medialis
6 hinteres Kreuzband (femoraler Anteil)
7 A. poplitea

Differenzialdiagnose

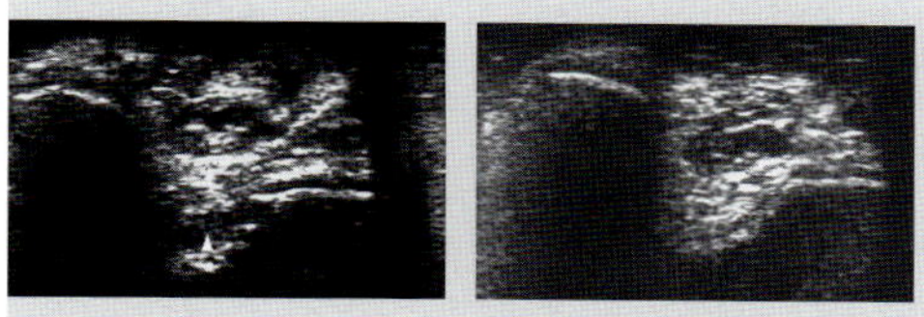

Ruptur des vorderen Kreuzbandes

Abb. 314 a, b, s. S. 276

Hinteres Kreuzband – Dorsale Region – Modifizierter interkondylärer Longitudinalschnitt

Im dorsalen interkondylären Longitudinalschnitt kommt unmittelbar medial der Poplitealgefäße das hintere Kreuzband im Längsverlauf, unmittelbar der echogenen Kortikalis des Tibiakopfes aufliegend, als echofreie, schlauchförmige Struktur zur Abbildung (Abb. **108 a – c**).

Tipp

In dieser Schallkopfposition kann das hintere Kreuzband am besten beurteilt werden. Ausgehend vom interkondylären Longitudinalschnitt wird der Schallkopf entsprechend dem Längsverlauf des hinteren Kreuzbandes rotiert.

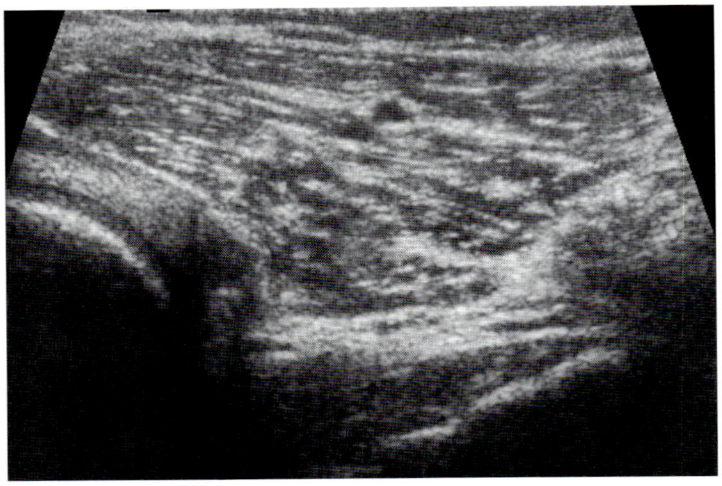

Abb. 108 a

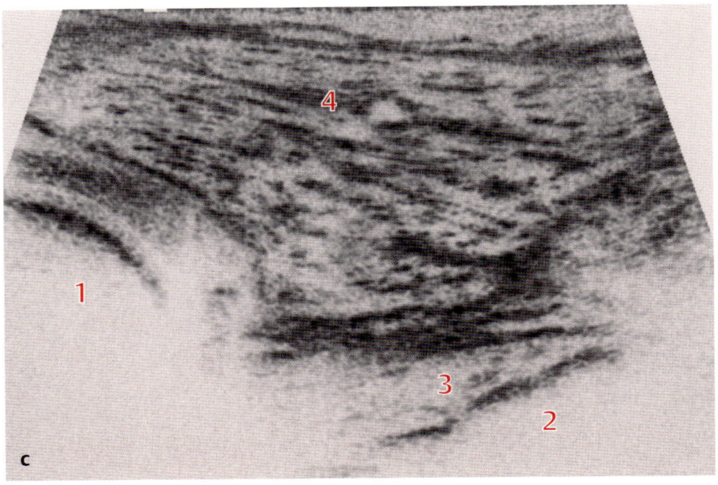

c

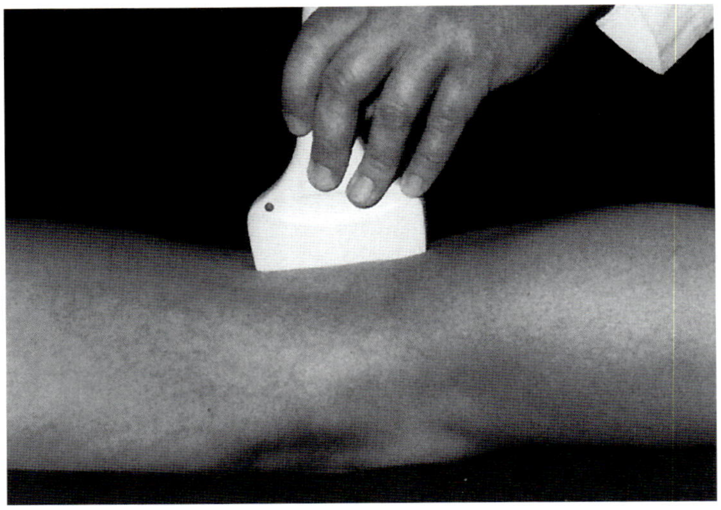

Abb. 108 b

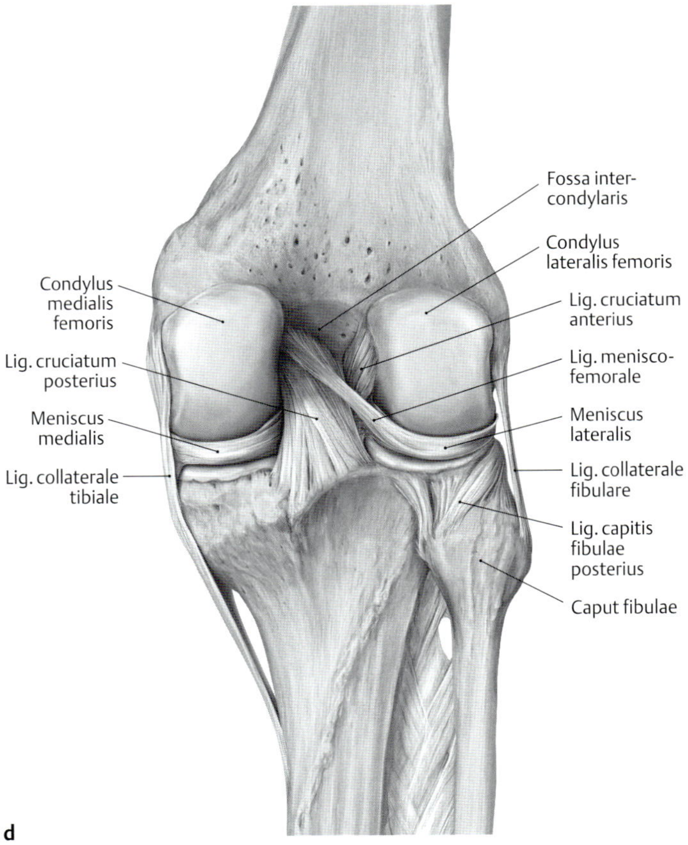

d

Abb. 108 c u. **d**

1 Femur
2 Tibia
3 hinteres Kreuzband
4 Caput mediale m. gastrocnemii

Differenzialdiagnose

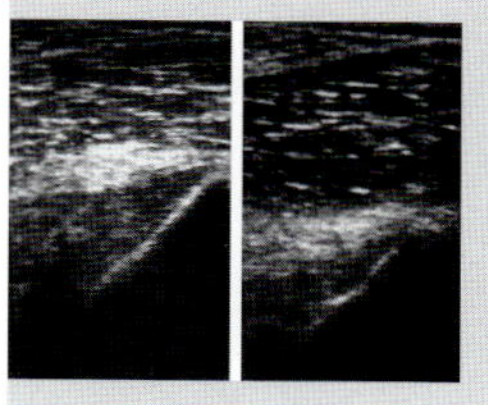

Ruptur des hinteren Kreuzbandes

Abb. 316, s. S. 277

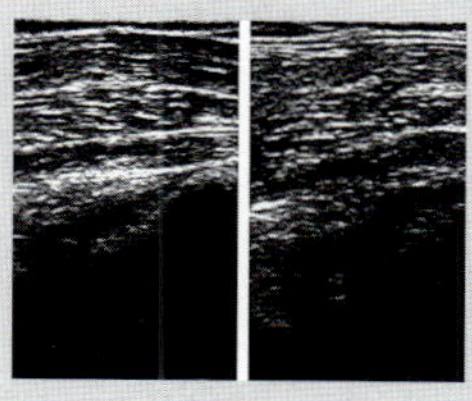

Abb. 317, s. S. 277

Innen- und Außenmeniskus – Longitudinalschnitt

Der mediale und laterale Meniskus lassen sich in allen drei Anteilen untersuchen. Der Hinterhornbereich kann mitunter bereits mit einem Linearschallkopf eingestellt werden; seine Beurteilung lässt sich – wie auch im Bereich des Vorderhorns und der Pars intermedia – besser mit einem Sektor- oder Curved-Array-Schallkopf durchführen. Der Meniskus-Vorderhornbereich wird in Rückenlage des Patienten, in maximaler Kniestreckstellung, im Längsschnitt eingestellt. Die Pars intermedia wird am besten in Rückenlage in der sog. „Vierer-Position", d. h. bei 90°-Kniegelenkflexion und Außenrotation im Hüftgelenk, beurteilt. Das Hinterhorn wird in Bauchlage in Kniestreckung und leichter Beugung mit unterschiedlichen Rotationsstellungen des Unterschenkels (dynamische Untersuchung) jeweils im Längsschnitt abgebildet (Abb. **109 a – c**).

Tipp

Die dynamische Untersuchung in unterschiedlichen Flexions- und Rotationsstellungen des Kniegelenks verbessert die Aussagefähigkeit der Methode.

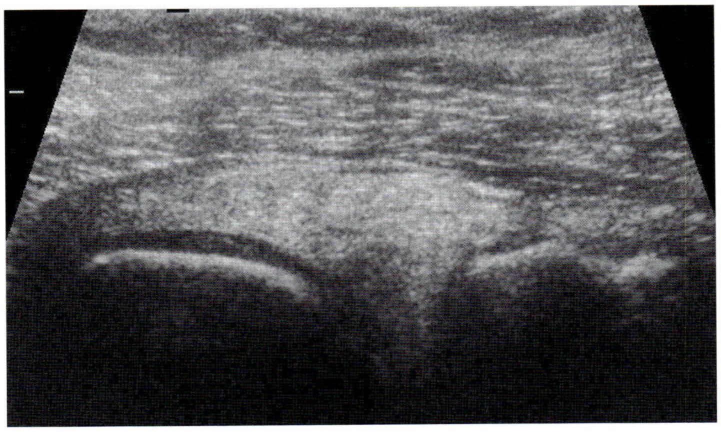

Abb. 109 a

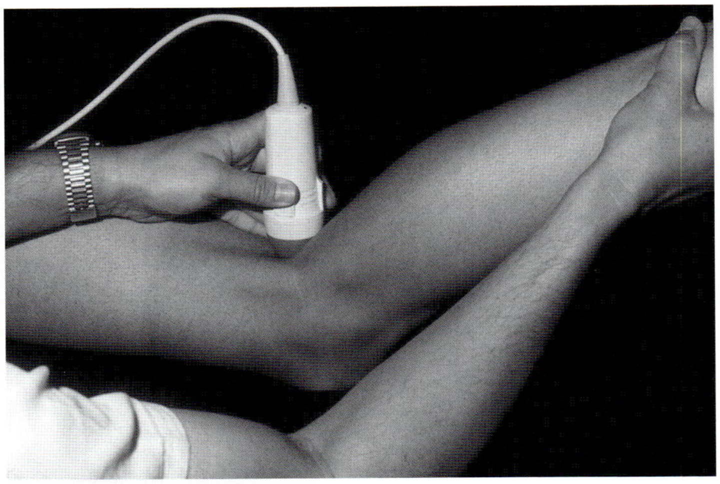

Abb. 109 b

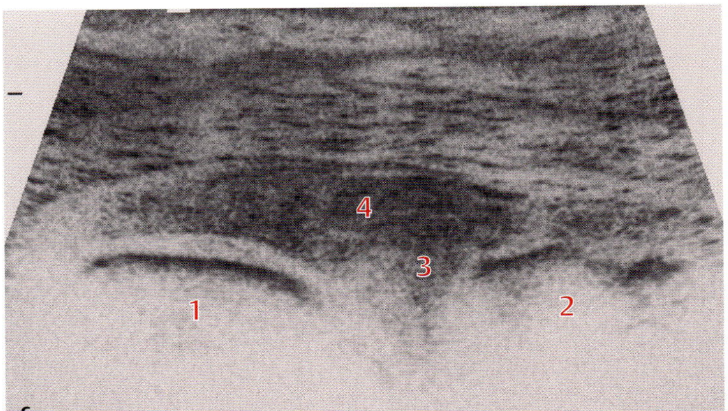

c

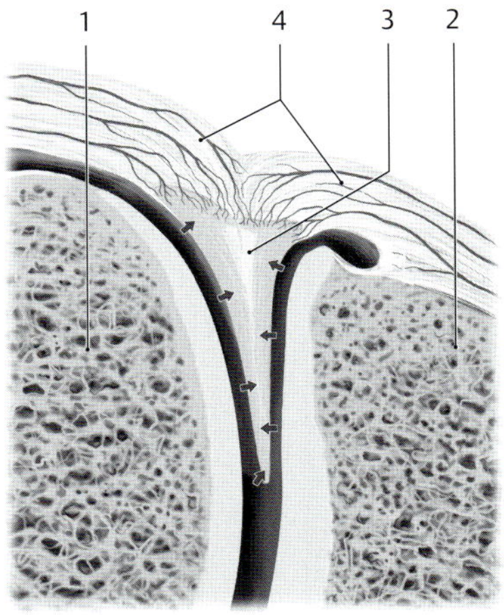

d

Abb. 109 c u. **d**
1 Femur
2 Tibia
3 Innenmeniskushinterhorn
4 Membrana fibrosa

Differenzialdiagnose

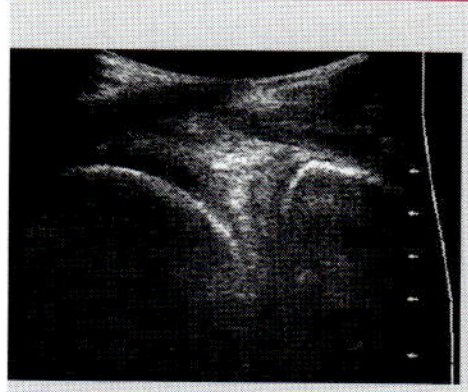

Meniskusläsion

Abb. 320 a, s. S. 280

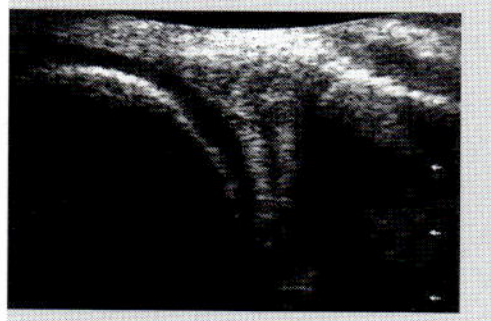

Abb. 321, s. S. 281

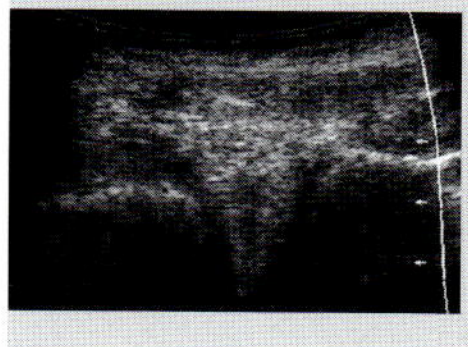

Abb. 322, s. S. 281

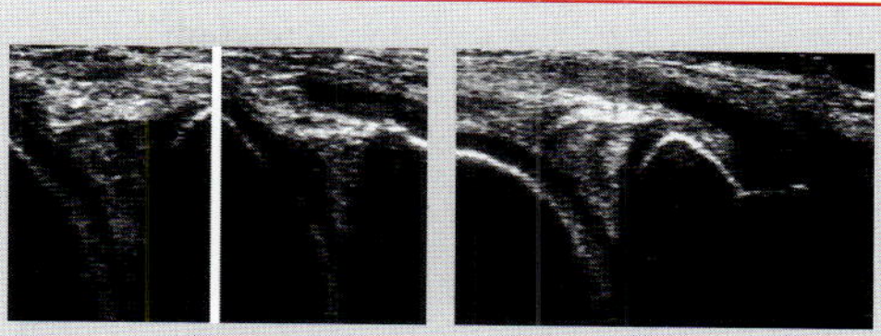

Abb. 323 a, b, s. S. 281

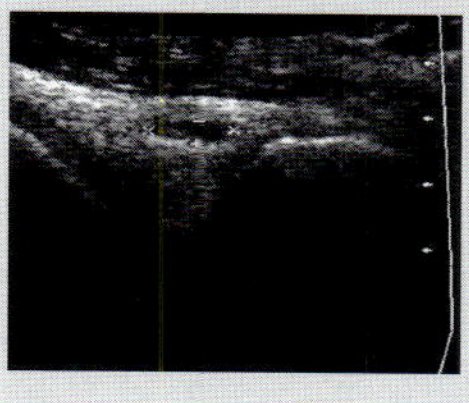

Meniskusganglion

Abb. 324 s. S. 282

Einführung

Die standardisierte sonographische Untersuchung des Sprunggelenks erfasst das Gelenk in der ventralen, lateralen und dorsalen Gelenkregion.

Für die laterale und die dorsalen Schnittebenen ist die Verwendung einer Vorlaufstrecke zu empfehlen, da mit deren Hilfe die Ankoppelung des Schallkopfes erleichtert wird.

In der ventralen, dorsalen und plantaren Region werden zwei nahezu senkrecht zueinander stehende Schnittebenen (transversal und longitudinal) eingestellt, in der lateralen Region eine Diagonalschnittebene.

Nachfolgend sind sowohl typische als auch seltene pathologische Befunde und Indikationen für die sonographische Untersuchung des Sprunggelenks aufgelistet.

Tabelle **7** Typische und seltene pathologische Befunde und Indikationen

Einteilung	Erkrankungen
Veränderungen des Knochens	• Arthrose • Fraktur
Veränderungen der Bursen und der Gelenkhöhle	• Intraartikuläre Volumenzunahme (Synovialitis, Gelenkerguss) – Arthritis OSG – Juvenile rheumatoide Arthritis OSG • Bursitis achillae
Veränderungen der Sehnen und der Bänder	• Fasciitis plantaris • Ganglion • Achillessehne – Enthesiopathie der Achillessehne – Achillodynie – Achillodynie – peritendinöse Veränderungen – Achillessehnenruptur – Achillessehnenverkalkung – Xanthomatose der Achillessehne – Achillessehne – Fremdkörperverletzung • Tenosynovialitis • Ruptur der Sehne des M. tibialis anterior • Fibulare Bandruptur • Partialruptur des Caput mediale des M. gastrocnemius • Ruptur der vorderen Syndesmose
Kombinierte Veränderungen und weitere Befunde	• Arthrose (mit Synovialitis, Gelenkerguss) • Arthritis OSG • Juvenile rheumatoide Arthritis OSG • Periossärer Abszess Innenknöchel • Fraktur • Tumor

Ventrale Region – Transversalschnitt

Der Schallkopf liegt quer über der Talusrolle. Bei dieser Schnittführung stellt sich die Kortikalis der Talusrolle echogen und der hyaline Gelenkknorpel echofrei dar. Die Gelenkkapsel liegt direkt dem echofreien hyalinen Knorpel auf. Darüber kommen die Strecksehnen im Querschnitt echogen bei orthograder, echoarm bei tangentialer Anschallung zur Abbildung (Abb. **110 a – c**).

Tipp

Die Sehnen der Mm. tibialis anterior, extensor hallucis longus und extensor digitorum longus können bei der dynamischen Untersuchung differenziert werden.

Diese Schnittebene ermöglicht eine gute Übersicht bei pathologischen Prozessen, insbesondere bei Ganglien und pertendinösen Veränderungen.

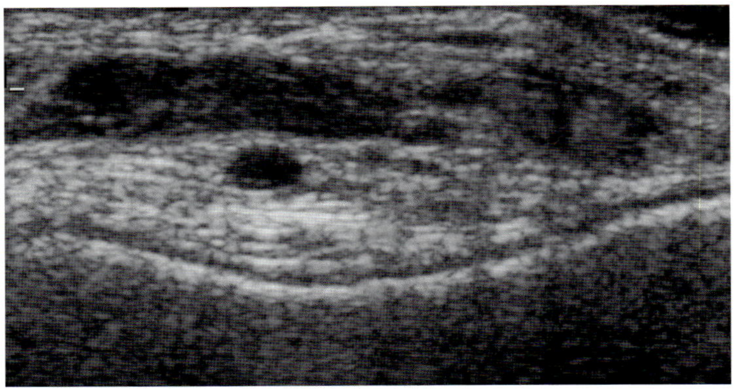

Abb. 110 a

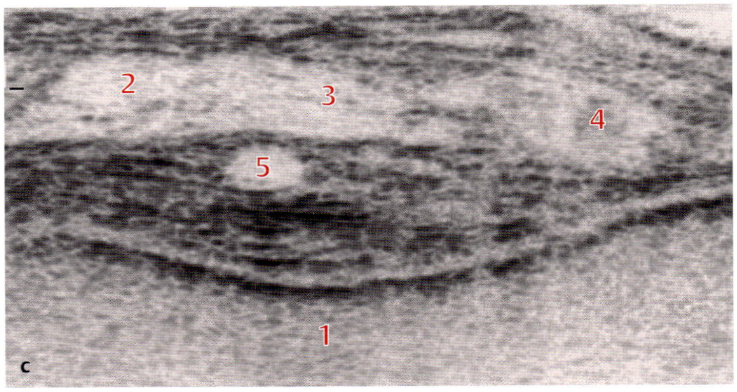

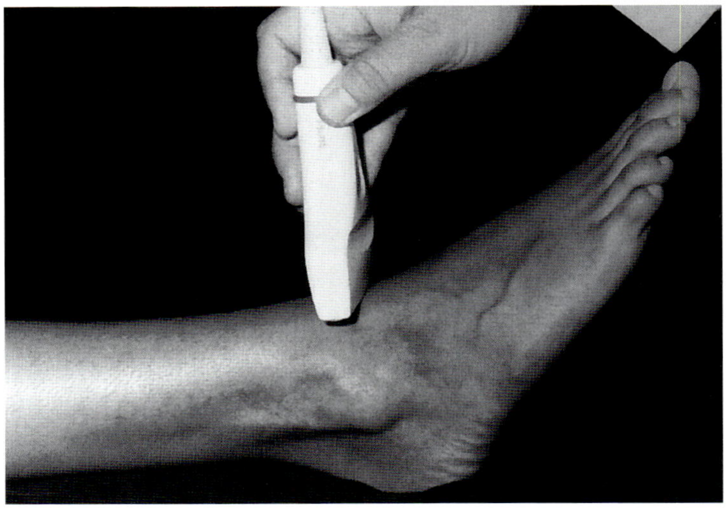

Abb. 110 b

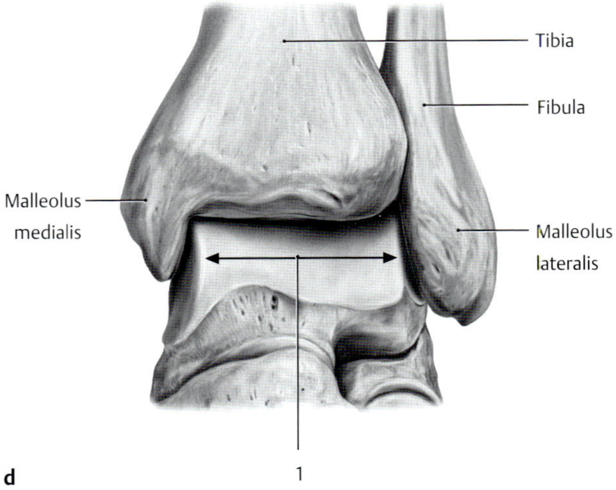

Abb. 110 c u. **d**
1 Talus
2 M. tibialis anterior
3 M. extensor hallucis longus
4 M. extensor digitorum longus
5 A. dorsalis pedis

Differenzialdiagnose

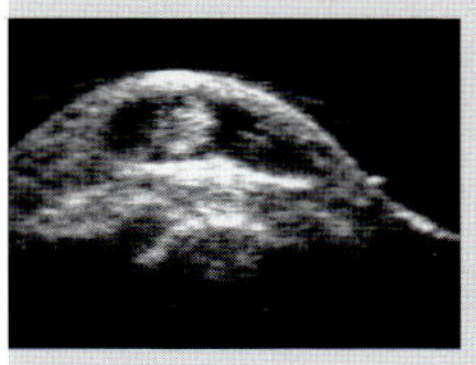

Tenosynovialitis

Abb. 367 b, s. S. 308

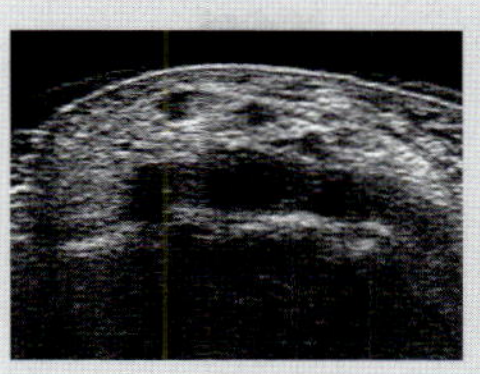

Arthritis oberes Sprunggelenk

Abb. 346 c, s. S. 295

Ventrale Region – Longitudinalschnitt

Diese Schnittebene liegt im Längsverlauf der Strecksehnen über dem oberen Sprunggelenk. Es werden die echogene Kortikalis der distalen Tibia und des Talus erfasst. Das Os naviculare schließt sich nach distal an, die Gelenkkapsel liegt ventral über den knöchernen Strukturen und direkt dem echofreien hyalinen Gelenkknorpel der Talusrolle auf. Je nach Schallkopfposition (medial – lateral) wird eine der drei Strecksehnen (M. tibialis anterior, M. extensor hallucis longus, M. extensor digitorum longus) echogen bei orthograder, echoarm bei tangentialer Anschallung abgebildet. In maximaler Plantarflexion lässt sich ein größerer Anteil der Talusrolle beurteilen. Der obere Sprunggelenkspalt kommt nicht zur Abbildung, da er sich im Schallschatten der ventralen Tibiakortikalis befindet (Abb. **111 a – c**).

Tipp

Die Einstellung des Talonavikulargelenks ist durch Distalverschieben des Schallkopfes möglich.

Durch Parallelverschiebung des Schallkopfes nach medial und lateral können die Sehnen der Mm. tibialis anterior, extensor hallucis longus und extensor digitorum longus abgebildet werden. Die dynamische Untersuchung erleichtert die Differenzierung dieser Sehnen.

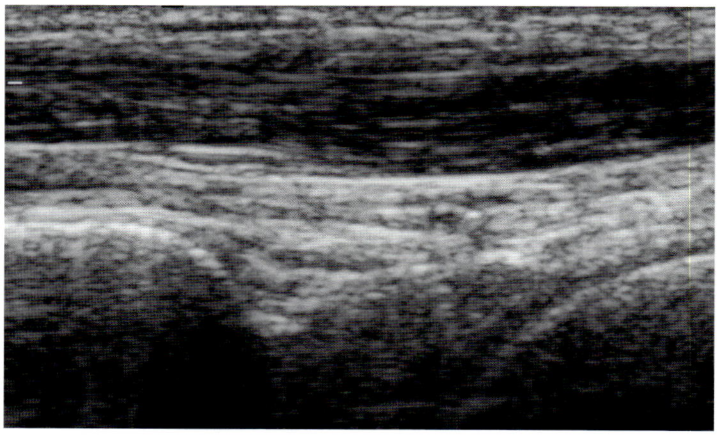

Abb. 111 a

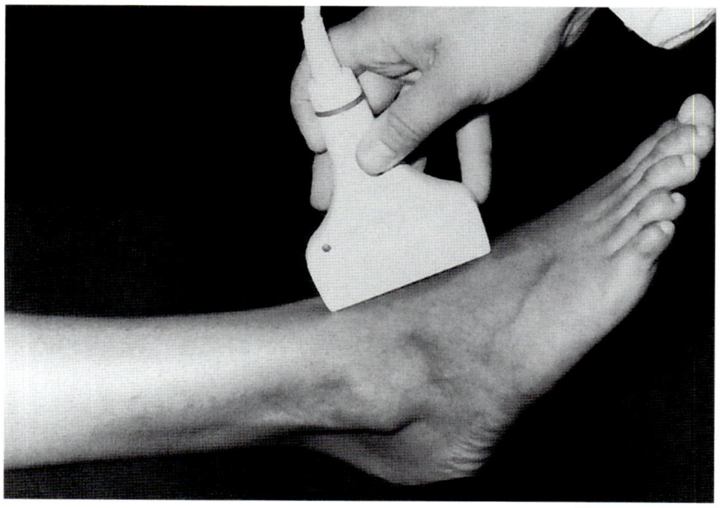

Abb. 111 b

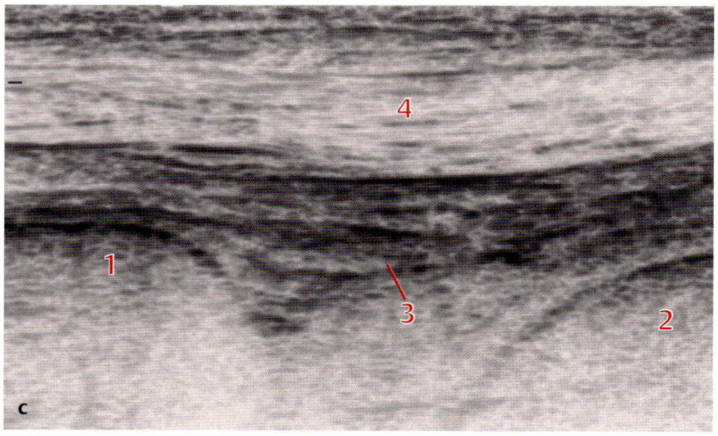

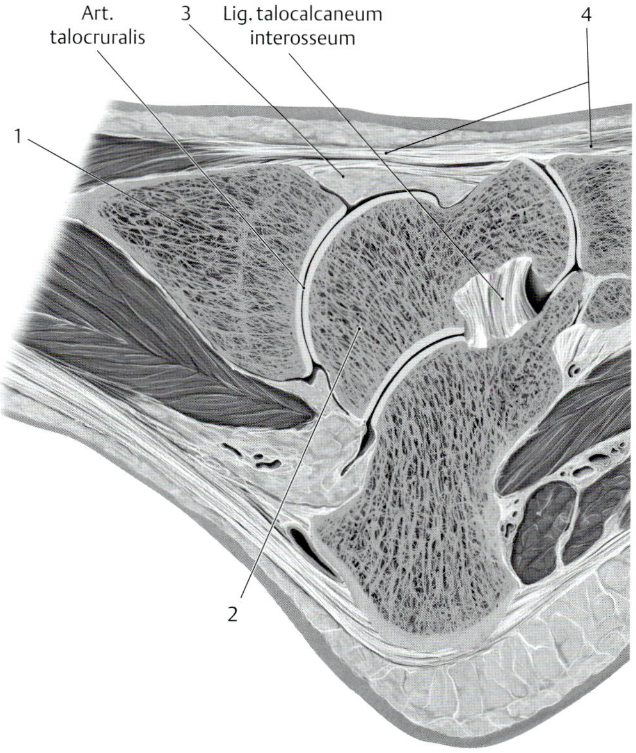

Abb. 111 c u. **d**
1 Tibia
2 Talus
3 Gelenkkapsel
4 M. extensor hallucis longus

Differenzialdiagnose

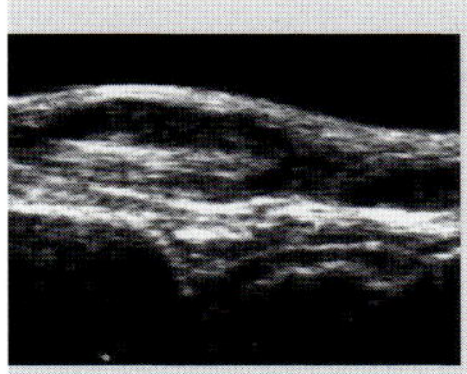

Tenosynovialitis
Abb. 367 a, s. S. 308

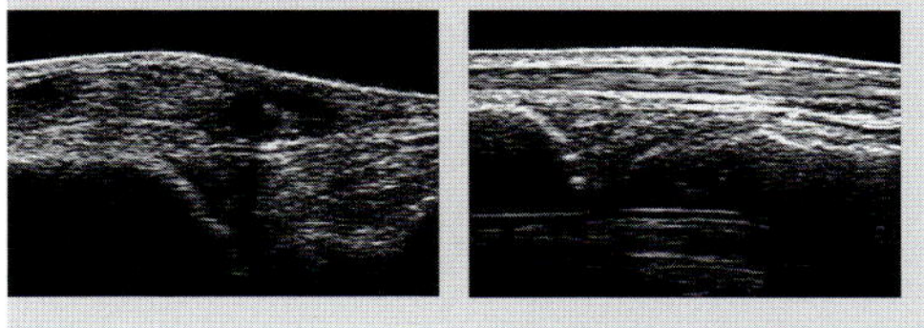

Ruptur der Sehne des M. tibialis anterior
Abb. 368 a, b, s. S. 308

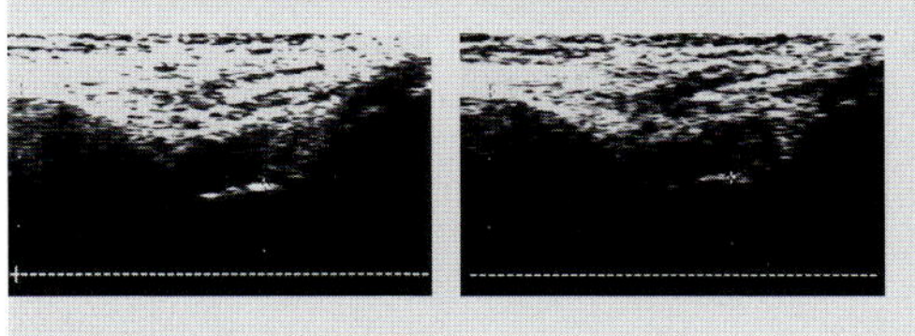

Fibulare Bandruptur
Abb. 370 a, b, s. S. 310

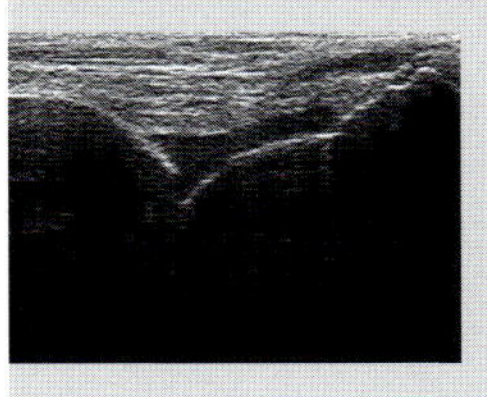

Vordere Syndesmosenruptur
Abb. 372 c, s. S. 312

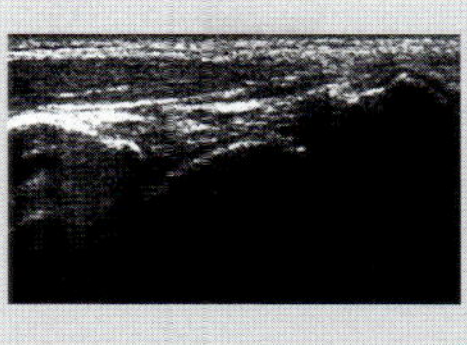

Arthrose
Abb. 345 a, s. S. 294

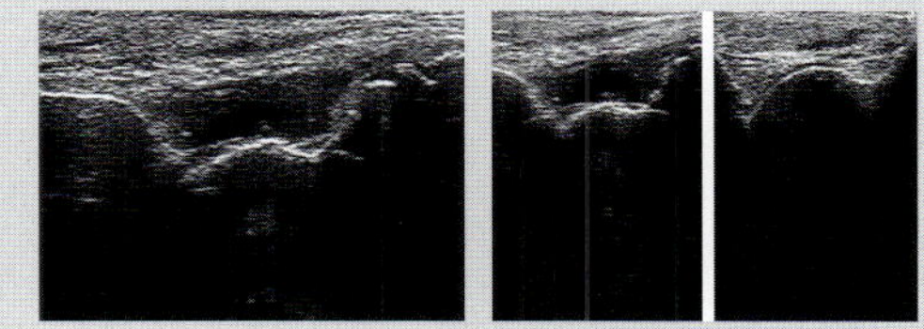

Arthritis oberes Sprunggelenk
Abb. 346 a, b, s. S. 295

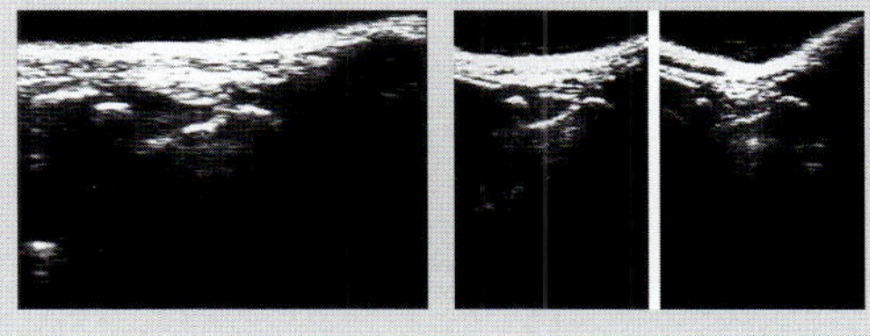

Juvenile rheumatoide Arthritis oberes Sprunggelenk
Abb. 348 a, b, s. S. 296

Laterale Region – Diagonalschnitt

Der Schallkopf wird im Längsverlauf der vorderen Syndesmose aufgesetzt. Diese kommt als echoarme Struktur mit echogener Begrenzung, zwischen der echogenen Kortikalis von Tibia und Fibula gelegen, zur Abbildung. Der Einsatz einer Vorlaufstrecke erleichtert die Abbildung (Abb. **112 a – c**).

Tipp

In dieser Schnittebene wird die vordere Syndesmose beurteilt.

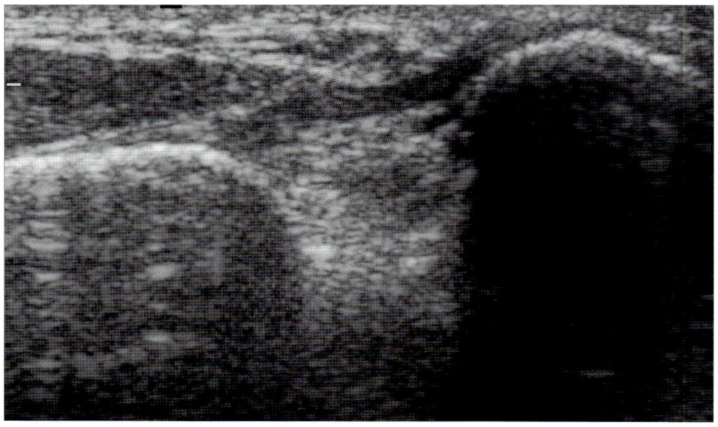

Abb. 112 a

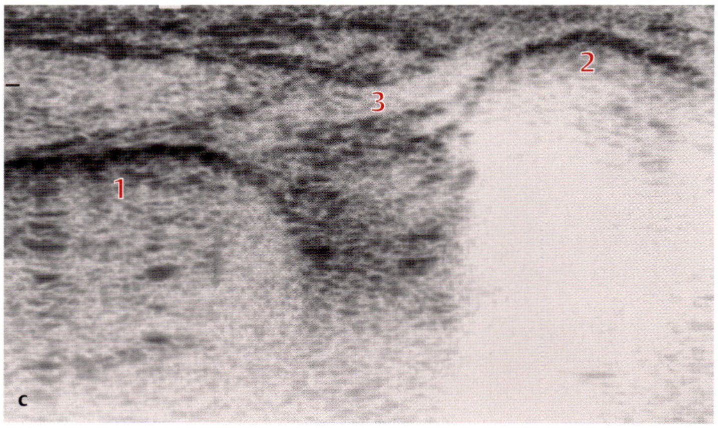

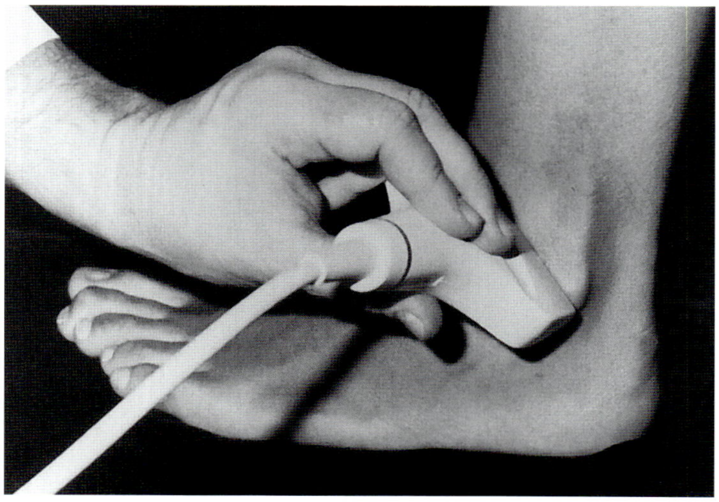

Abb. 112 b

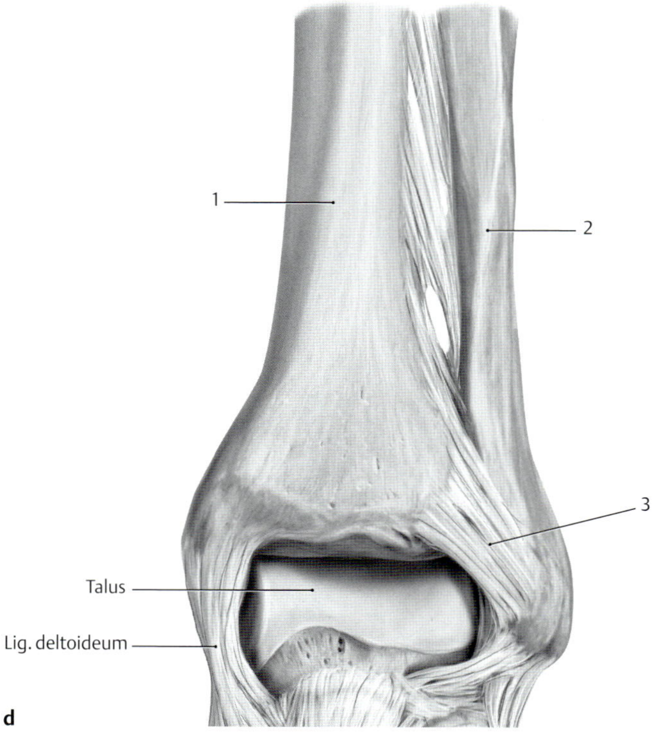

d

Abb. 112 c u. **d**
1 Tibia
2 Fibula
3 vordere Syndesmose

Differenzialdiagnose

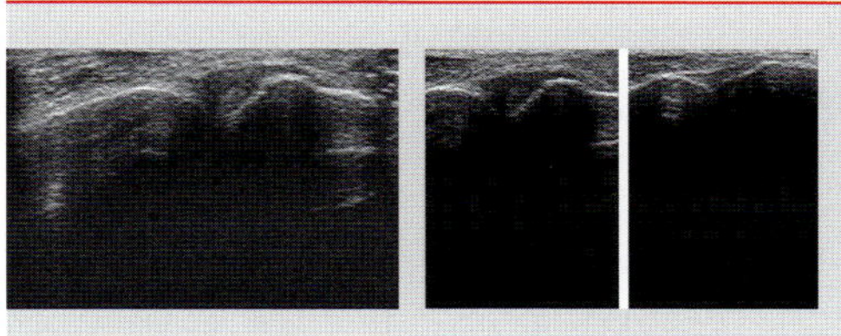

Vordere Syndesmosenruptur
Abb. 372 a, b, s. S. 312

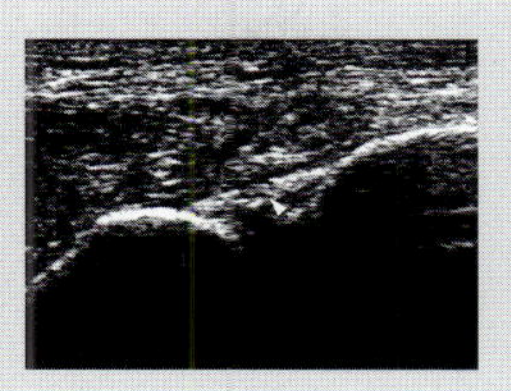

Subkutanes Hämatom
Abb. 373, s. S. 312

Dorsale Region – Transversalschnitt

Im Transversalschnitt wird der Schallkopf vom distalen Drittel des Unterschenkels zum Kalkaneus geführt. Die Achillessehne stellt sich ovalär mit dorsaler und ventraler Abflachung dar, echogen bei orthograder, echoarm bei tangentialer Anschallung. Der Einsatz einer Vorlaufstrecke erleichtert die Abbildung (Abb. **113 a – c**).

Tipp

Paraachilläre Veränderungen und deren Lagebeziehung zur Achillessehne können in dieser Einstellung gut beurteilt werden.

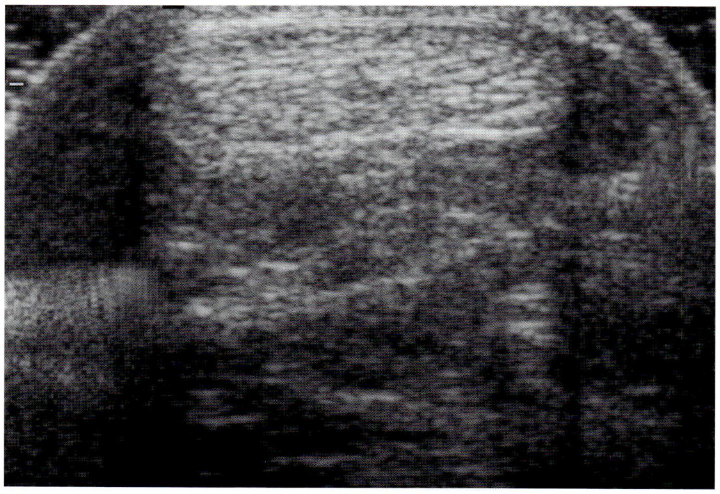

Abb. 113 a Orthograde Anschallung

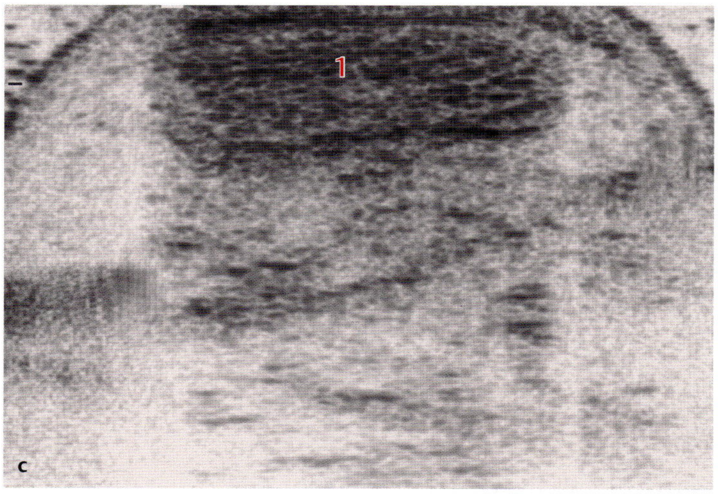

Abb. 113 c
1 Achillessehne

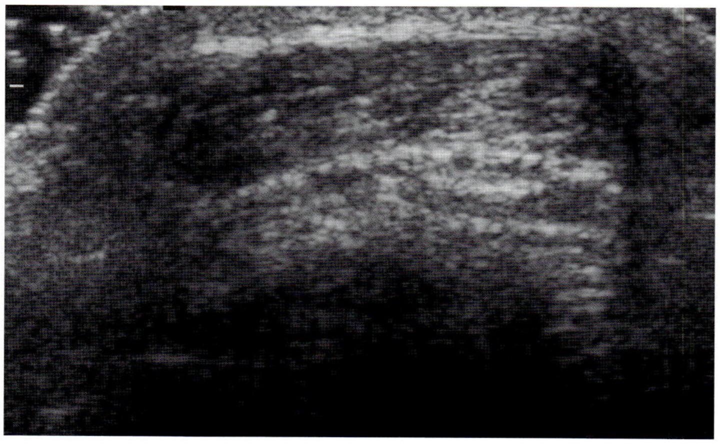

Abb. 113 a Tangentiale Anschallung

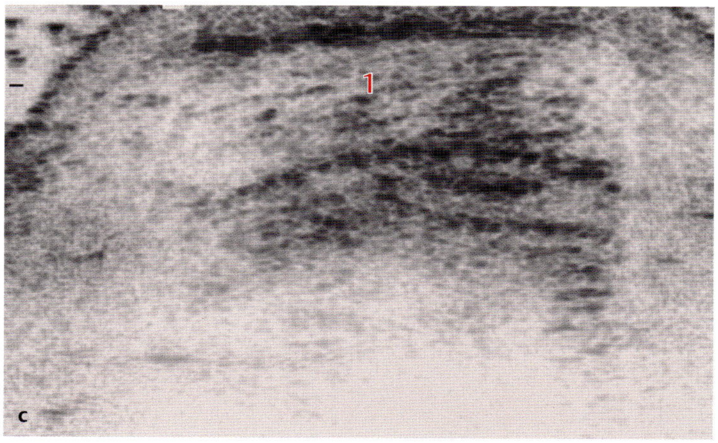

Abb. 113 c
1 Achillessehne

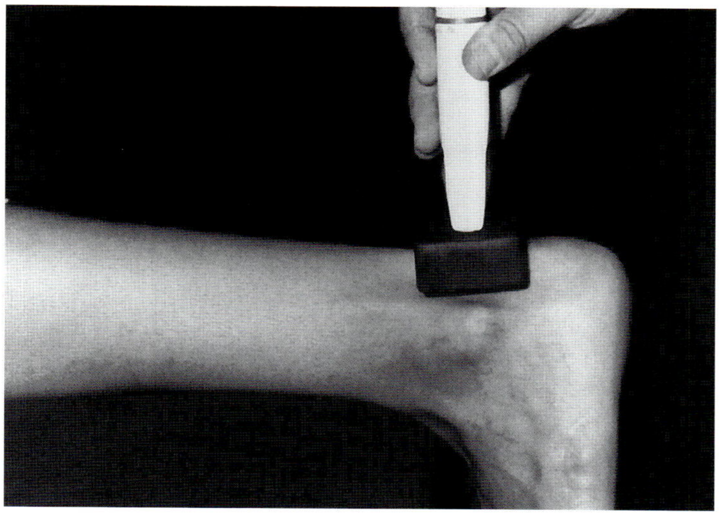

Abb. 113 b

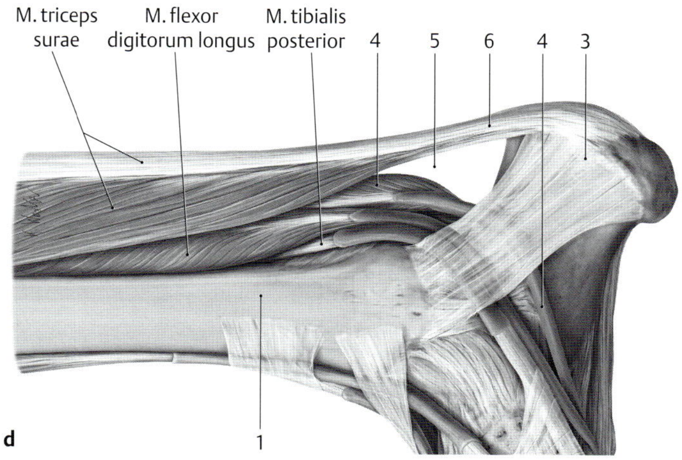

Abb. 113 d

Differenzialdiagnose

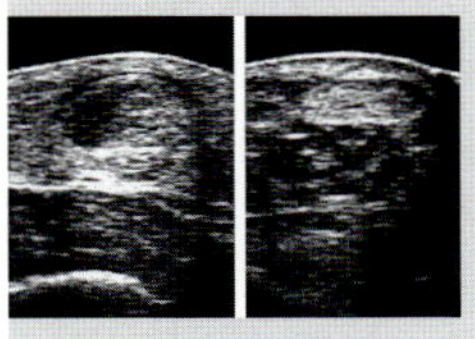

Achillodynie
Abb. 354 b, s. S. 301

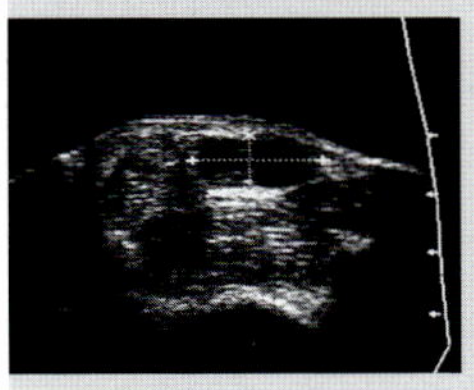

Peritendinöse Veränderung
Abb. 356 a, s. S. 302

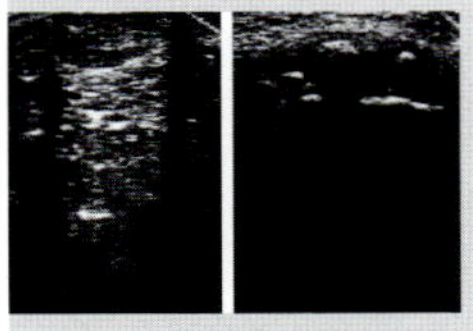

Achillessehnenverkalkung
Abb. 361 b, s. S. 304

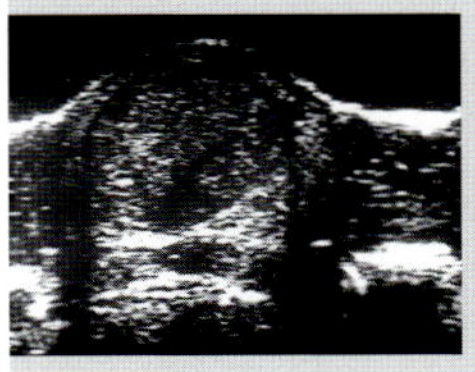

Xanthomatose der Achillessehne
Abb. 362 b, s. S. 305

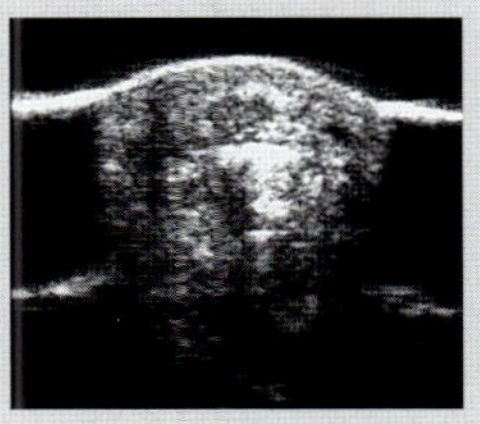

Achillessehne – Fremdkörperverletzung
Abb. 363 b, s. S. 306

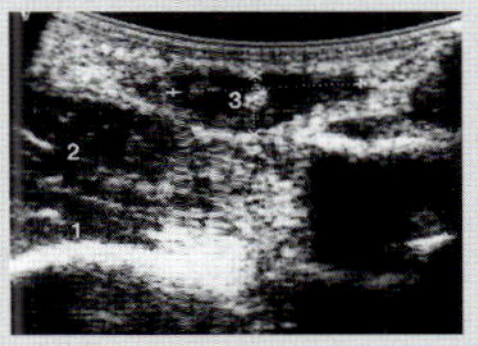

Fremdkörperverletzung
Abb. 364 b, s. S. 306

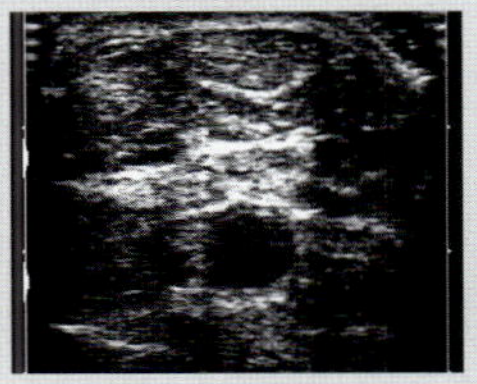

Arthritis oberes Sprunggelenk
Abb. 347 b, s. S. 296

Dorsale Region – Longitudinalschnitt

Der Schallkopf liegt im Längsverlauf der Achillessehne. Knöchern werden die echogene Kortikalis der Tibiahinterkante, des Talus und des Kalkaneus abgebildet. Bei zunehmender Plantarflexion kann der Talus nicht mehr dargestellt werden, da er sich dann im Schallschatten des Kalkaneus befindet. Der M. flexor hallucis longus liegt direkt der Tibiahinterkante auf. Das Kager-Dreieck stellt sich homogen-echogen zwischen der Achillessehne, dem Kalkaneus und dem M. flexor hallucis longus dar. Die Achillessehne stellt sich bei orthogradem Anschallwinkel echogen, bei tangentialem echoarm dar. Aufgrund der schrägen Einstrahlung der Sehnenfasern kommt die Insertionszone der Achillessehne echoarm zur Abbildung. Der Einsatz einer Vorlaufstrecke erleichtert insbesondere bei der dynamischen Untersuchung die Abbildung (Abb. **114 a – c**).

Tipp

Durch eine dynamische Untersuchung (Dorsal- und Plantarflexion) kann der Gleitvorgang der Achillessehne beurteilt werden. Die Insertionszone der Achillessehne kommt echoarm zur Abbildung. Bei der Achillessehnenruptur ist die Distanz zwischen den Stumpfenden messbar.

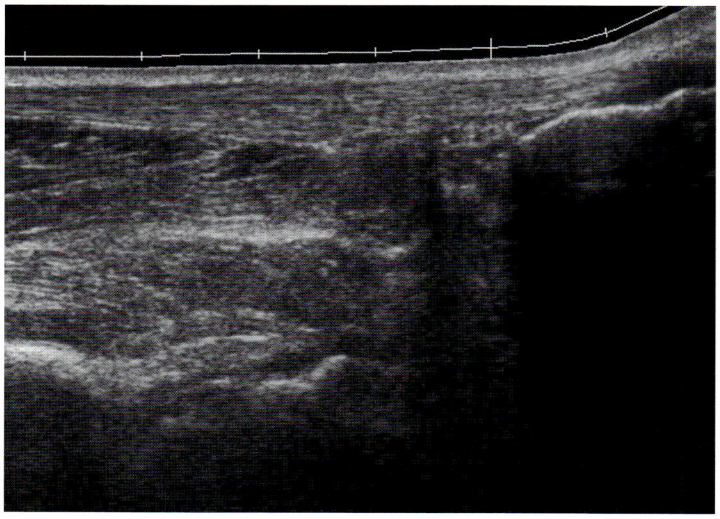

Abb. 114 a

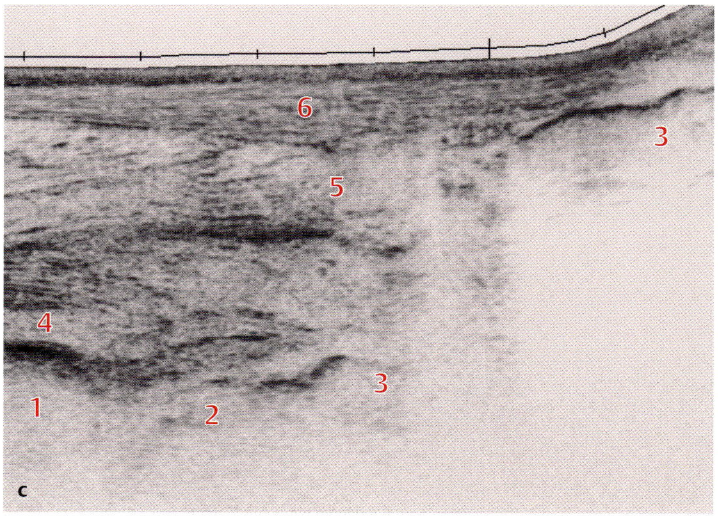

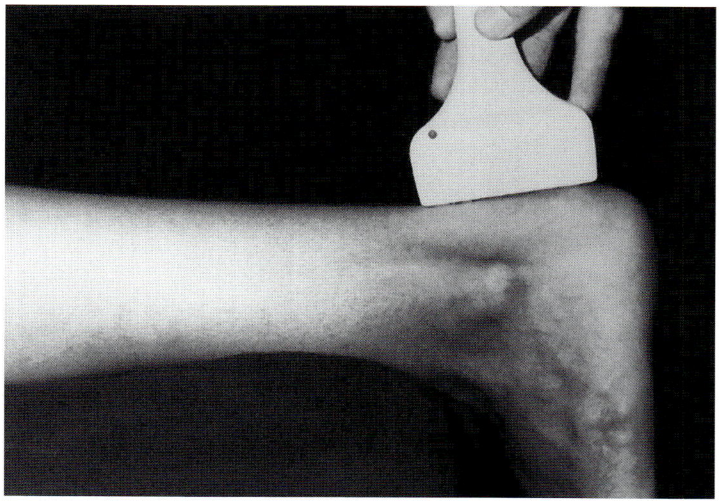

Abb. 114 b

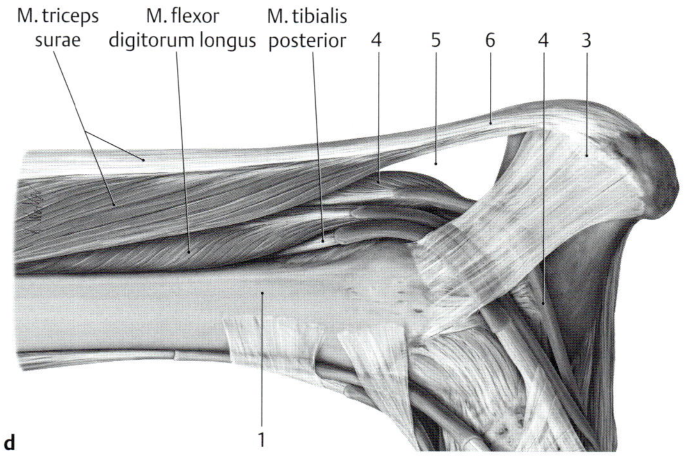

Abb. 114 c u. d

1 Tibia
2 Talus
3 Kalkaneus
4 M. flexor hallucis longus
5 Kager-Dreieck
6 Achillessehne

Differenzialdiagnose

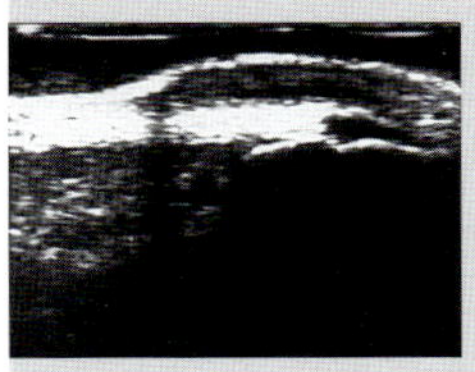

Bursitis achillae
Abb. 349, s. S. 297

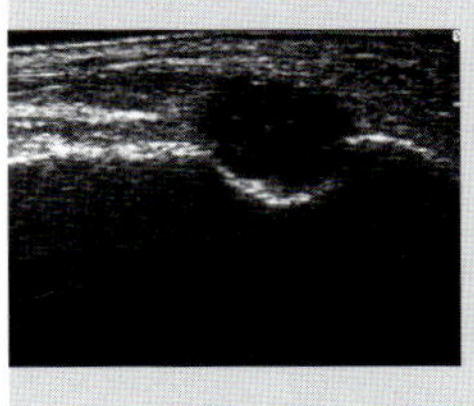

Ganglion
Abb. 350, s. S. 297

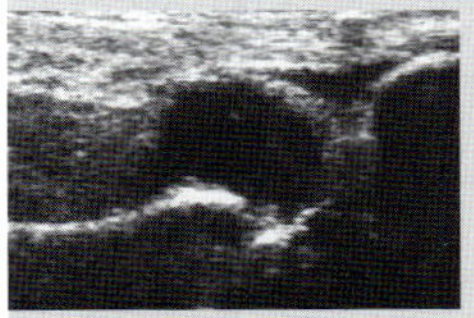

Abb. 353 a, b, s. S. 300

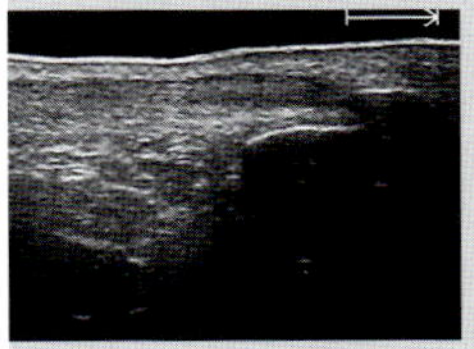

Dorsaler Fersensporn
Abb. 351 a, s. S. 298

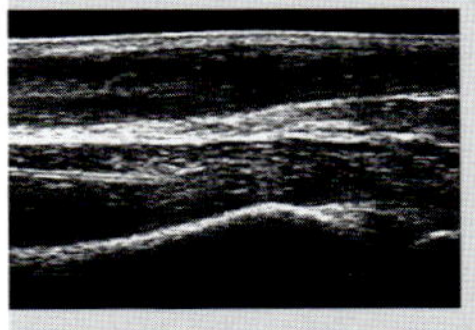

Achillodynie
Abb. 354 a, s. S. 301

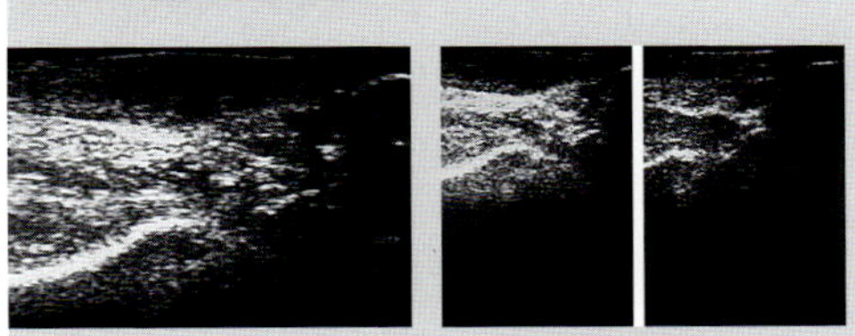

Abb. 355 a, b, s. S. 301

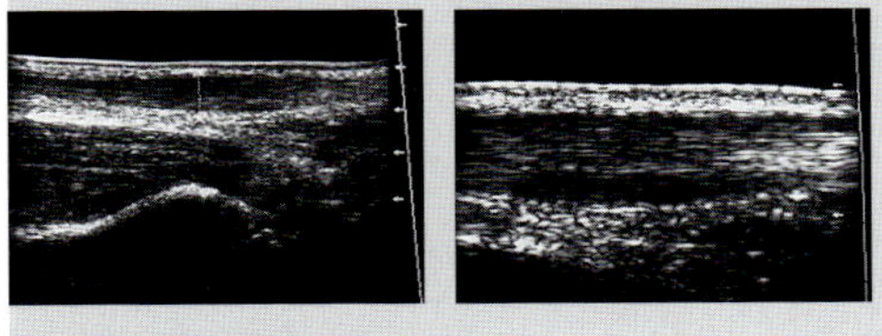

Abb. 357 a, b, s. S. 302

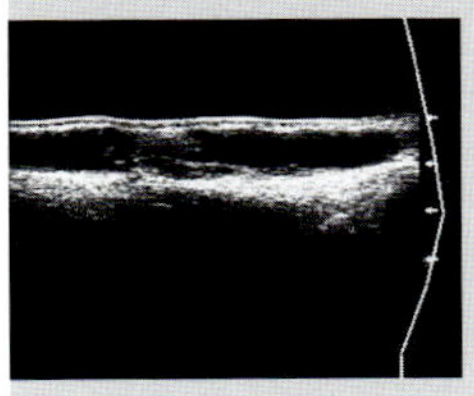

Peritendinöse Veränderungen
Abb. 356 b, s. S. 302

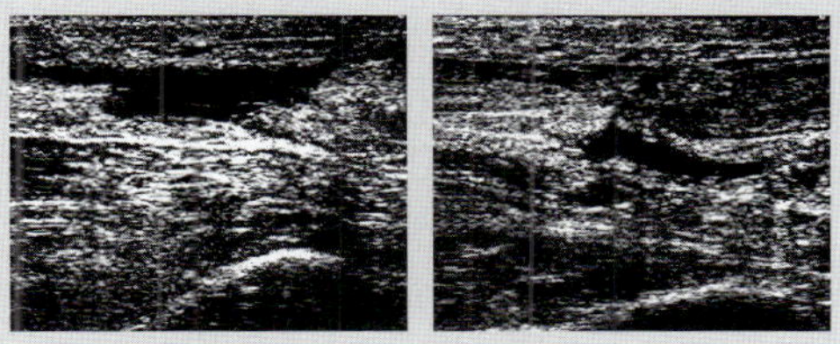

Achillessehnenruptur
Abb. 358 a, b, s. S. 303

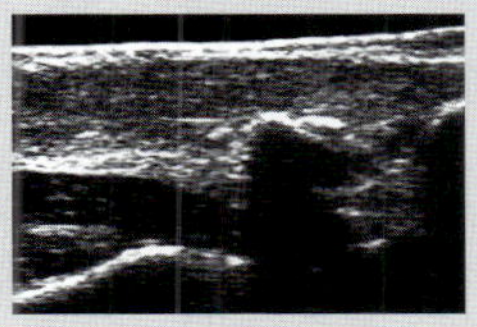

Abb. 359, s. S. 304

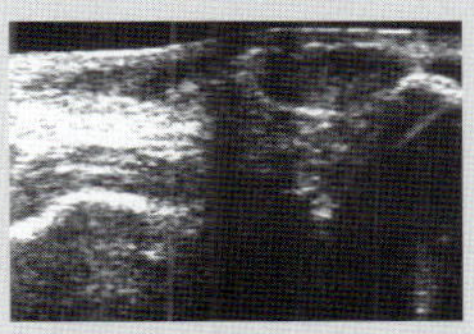

Abb. 360, s. S. 304

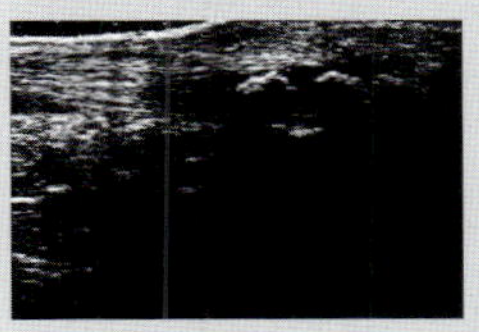

Achillessehnenverkalkung
Abb. 361 a, s. S. 304

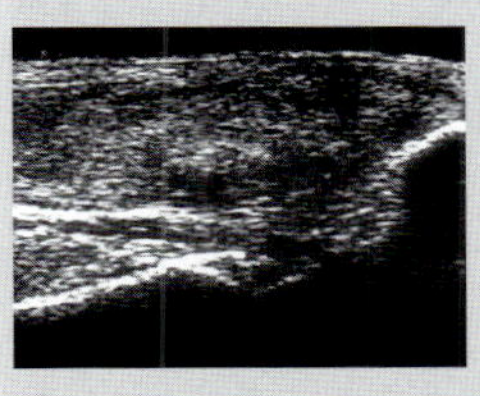

Xanthomatose der Achillessehne
Abb. 362 a, s. S. 305

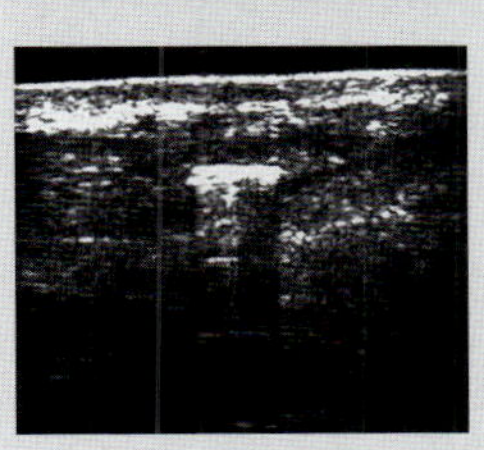

Achillessehne – Fremdkörperverletzung
Abb. 363 a, s. S. 306

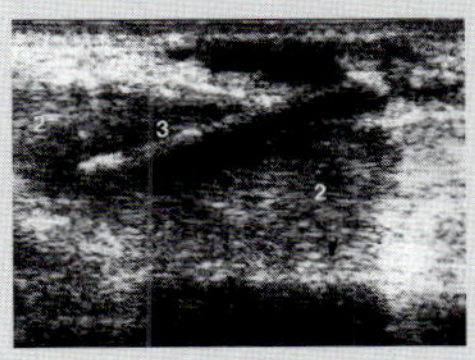

Fremdkörperverletzung
Abb. 364 a, s. S. 306

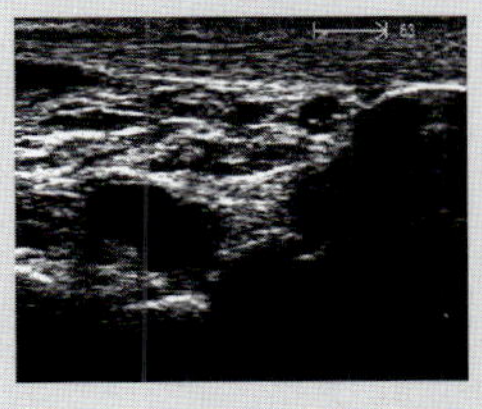

Arthritis oberes Sprunggelenk
Abb. 347 a, s. S. 296

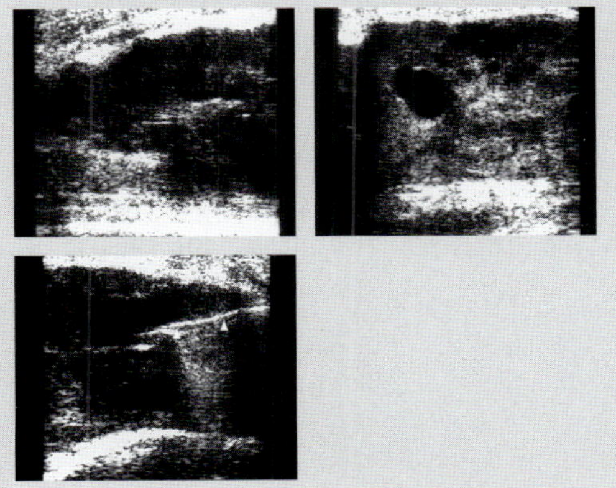

Tumor
Abb. 375 a – c, s. S. 314

Plantare Region – Longitudinalschnitt

Der Schallkopf liegt im Längsverlauf der Fußsohle über Ferse und Fußwurzel. Knöchern werden die echogene Kortikalis des Kalkaneus und ggf. der Fußwurzelknochen abgebildet. Die Plantarfaszie kommt bei orthogradem Anschallwinkel echogen mit echoarmer dreieckförmiger Insertionszone zur Darstellung (Abb. **115 a – c**).

Tipp

In Verbindung mit der extrakorporalen Stoßwellentherapie (ESWT) hat diese Schnittebene eine besondere Bedeutung für die sonographische Ortung der Insertionszone der Plantarfaszie.

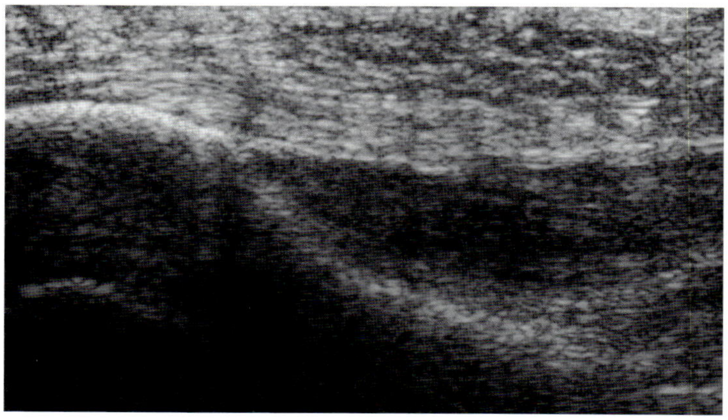

Abb. 115 a

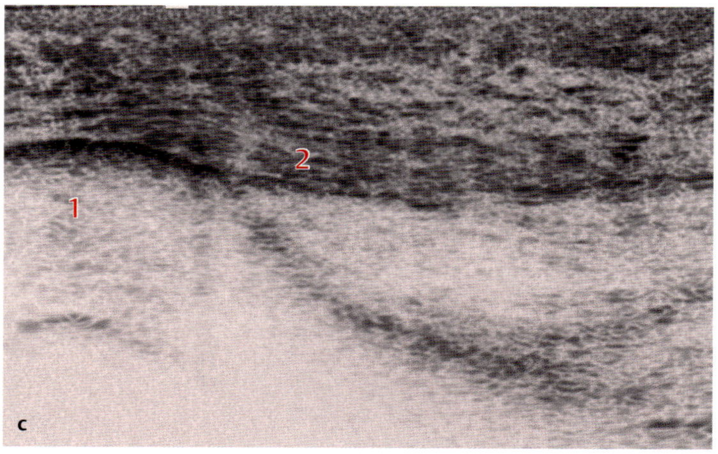

c

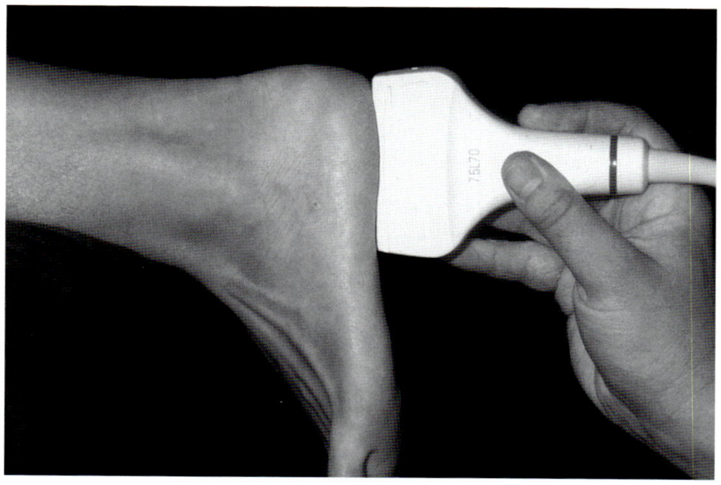

Abb. 115 b

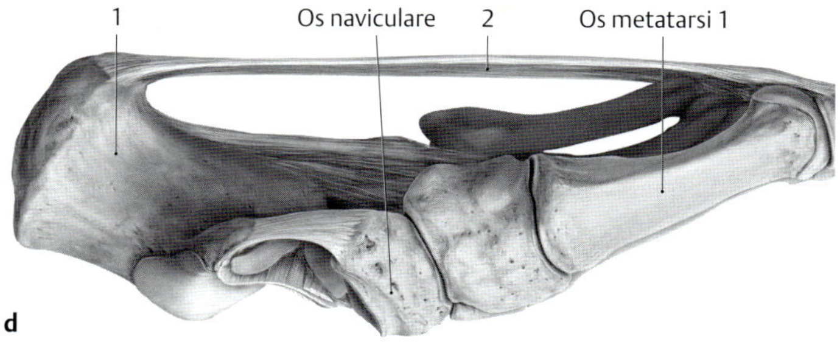

d

Abb. 115 c u. **d**
1 Kalkaneus
2 Plantarfaszie

Differenzialdiagnose

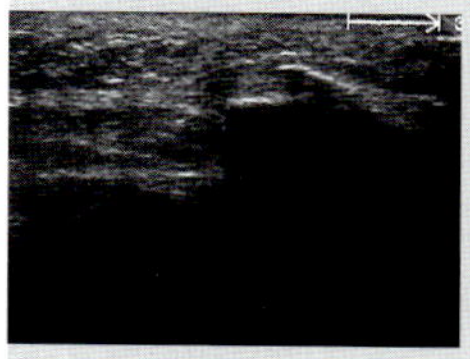

Plantarer Fersensporn

Abb. 352 a, s. S. 299

Plantare Region – Transversalschnitt

Der Schallkopf liegt quer zur Fußsohle und wird von der Ferse zur Fußwurzel verschoben. Knöchern werden die echogene Kortikalis des Kalkaneus und der Fußwurzelknochen abgebildet. Die Plantarfaszie kommt bei orthogradem Anschallwinkel echogen, bei tangentialem echoarm zur Darstellung (Abb. **116 a – c**).

Tipp

Durch Verschieben des Schallkopfes vom Rückfuß zum Mittelfuß lässt sich die Insertionszone gut beurteilen.

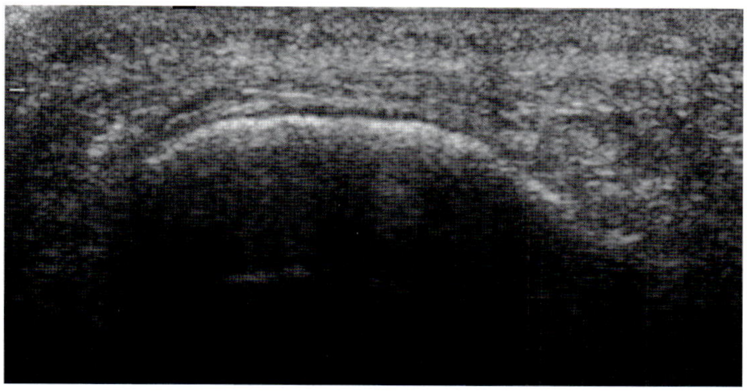

Abb. 116 a

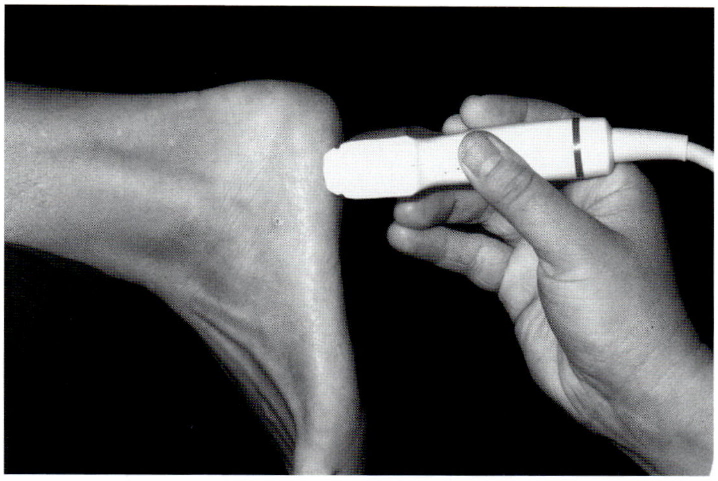

Abb. 116 b

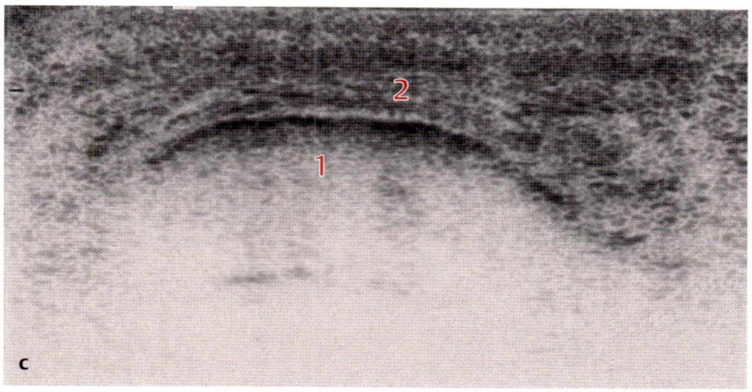

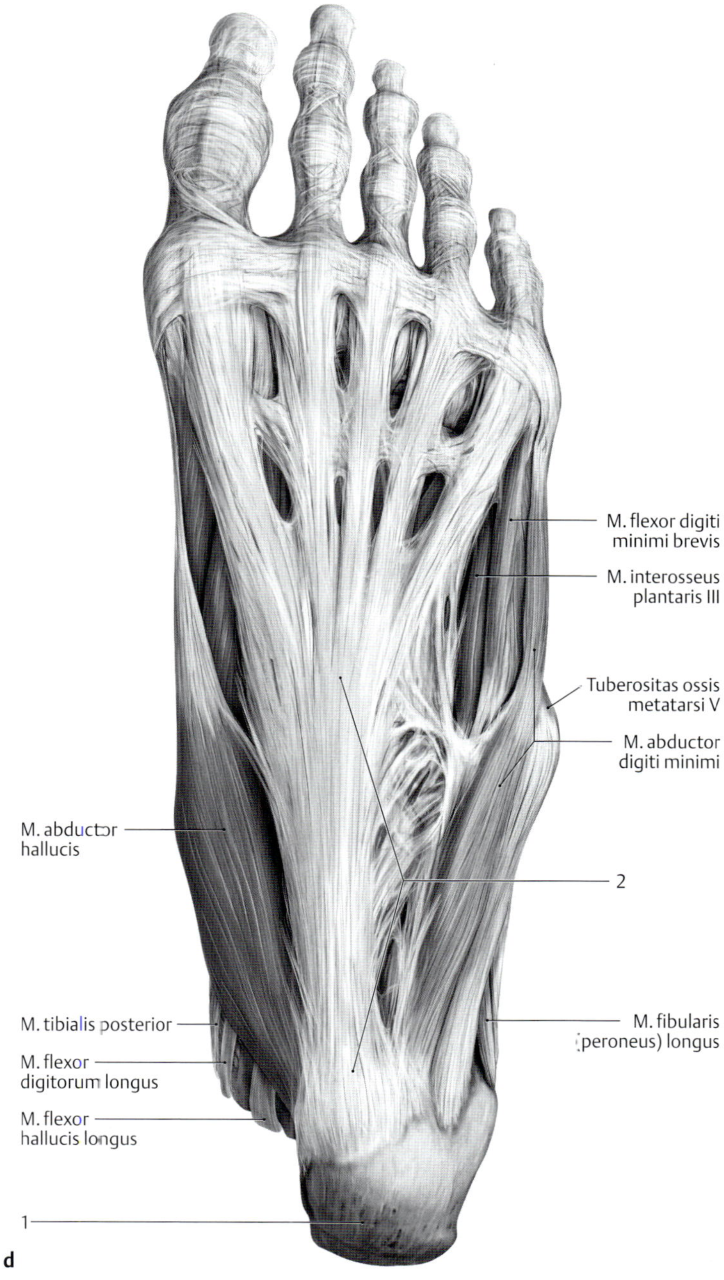

Abb. 116 c u. **d**
1 Kalkaneus
2 Plantarfaszie

Aufbaukurs

Pathologie

Veränderungen des Knochens

1. Hill-Sachs-Defekt

Klinik

Eine anteriore traumatische Schultergelenkluxation kann eine charakteristische osteochondrale Impressionsfraktur der dorsalen Humeruskopfoberfläche bewirken.

Sonographie

Der Hill-Sachs-Defekt (HSD) wird in der dorsalen Region in zwei Standardschnittebenen erfasst. Der beim Gesunden nahezu kreisrunde Oberarmkopf wird hierdurch entrundet abgebildet. Durch die dynamische Untersuchung und im Seitenvergleich lässt sich der HSD gegenüber dem Collum anatomicum abgrenzen.

Fall 1.1

Abb. 117 a–d: 36-jähriger Patient, rechtes Schultergelenk.

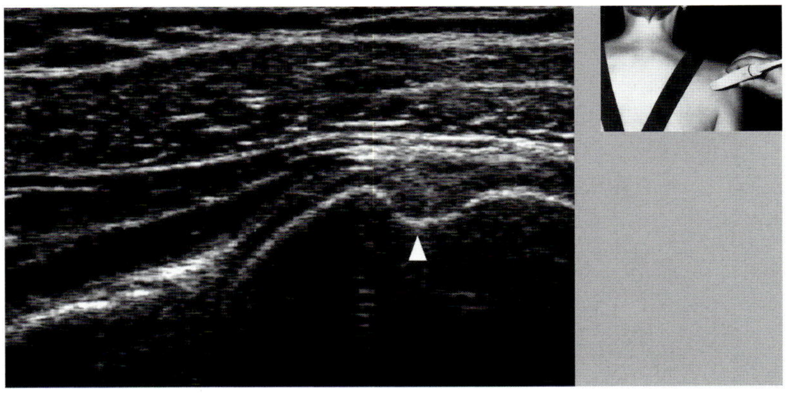

Dorsaler Transversalschnitt re.
Es findet sich als Ausdruck der Impressionsfraktur eine Unterbrechung der Humeruskopfkortikalis mit Basisreflex (Pfeil).

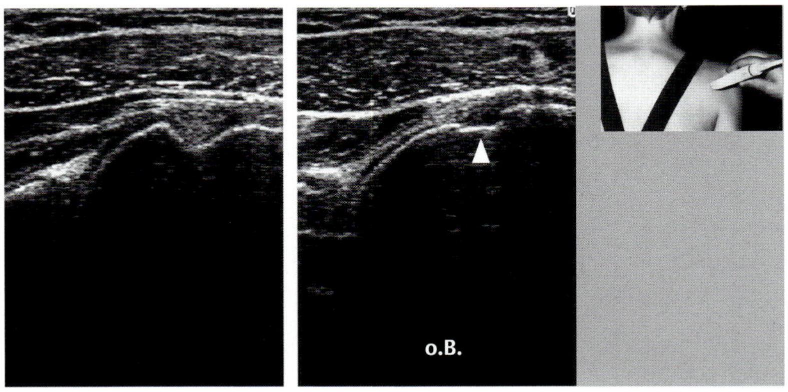

Dorsaler Transversalschnitt re. u. li.
Der Seitenvergleich zeigt den HSD in Abgrenzung zum Normalbefund mit dem Collum anatomicum (Pfeil).

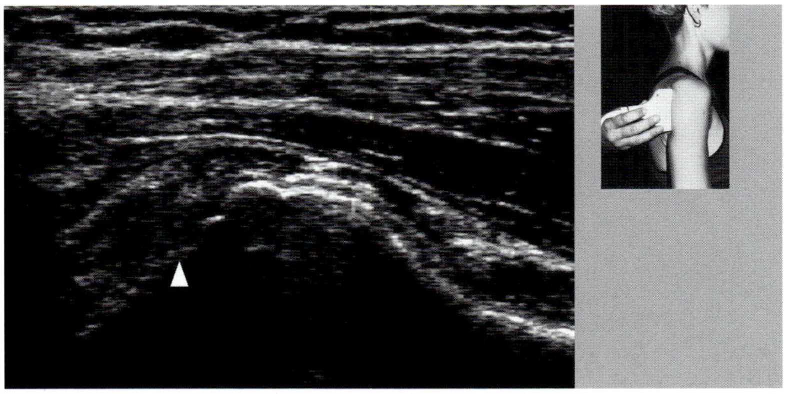

Dorsaler Longitudinalschnitt re.
In der zweiten Ebene zeigt sich die Impression durch eine Abflachung des Oberarmkopfes (Pfeil). Aufgrund der schrägen Anschallung des Knochens kommt hier die Kortikalis mit verminderter Echogenität zur Abbildung.

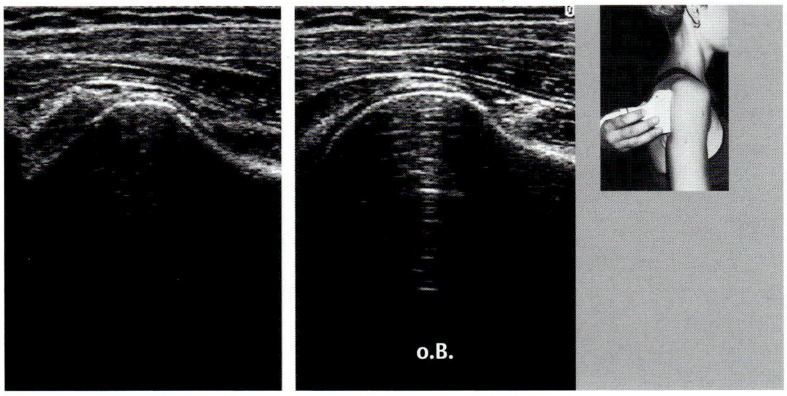

Dorsaler Longitudinalschnitt re. u. li.
Der Seitenvergleich zeigt den HSD und den Normalbefund mit rundem Oberarmkopfausschnitt.

MERKE

Die Sensitivität der Methode wird erhöht durch Parallelverschieben des Schallkopfes nach kranial und kaudal sowie durch Anteflexion des Armes im Schultergelenk, da hierdurch erst der möglicherweise kranial gelegene betroffene Bezirk in die Schnittebene gebracht wird.

Fall 1.2

Abb. 118 a u. **b**:
26-jährige Patientin,
rechtes Schultergelenk.

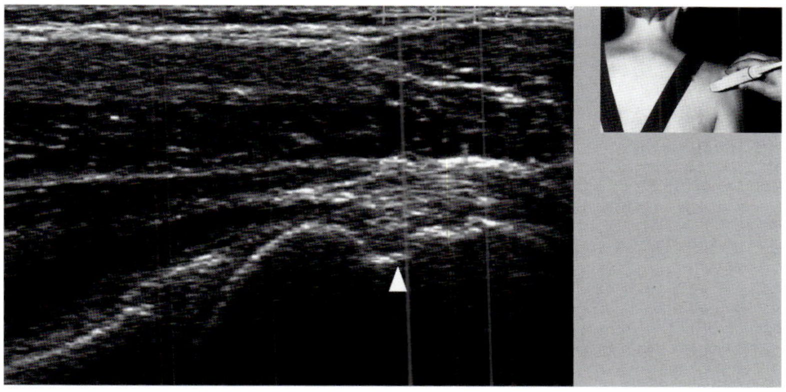

Dorsaler Transversalschnitt re.
In beiden Standardschnittebenen findet sich als Ausdruck der Impressionsfraktur eine Unterbrechung der Humeruskopfkortikalis mit Basisreflex (Pfeil).

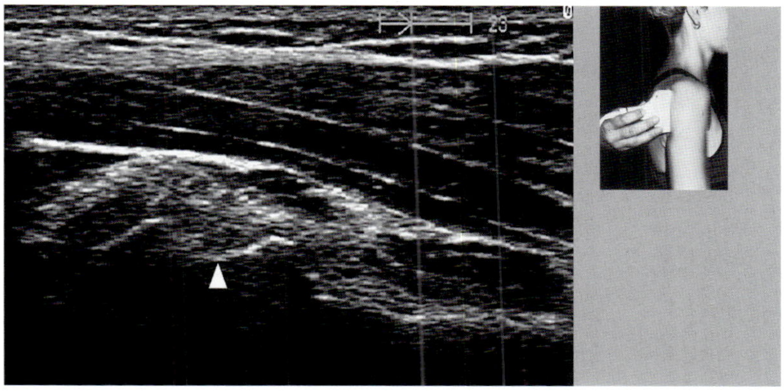

Dorsaler Longitudinalschnitt re.

Fall 1.3

Abb. 119 a u. **b**:
19-jähriger Patient,
linkes Schultergelenk.

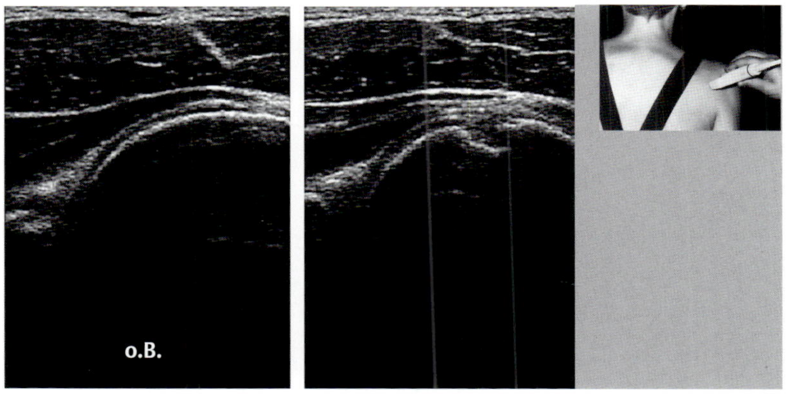

Dorsaler Transversalschnitt re. u. li.
Im Seitenvergleich kommt eine charakteristische Impression der Humeruskopfkortikalis der betroffenen Seite zur Abbildung.

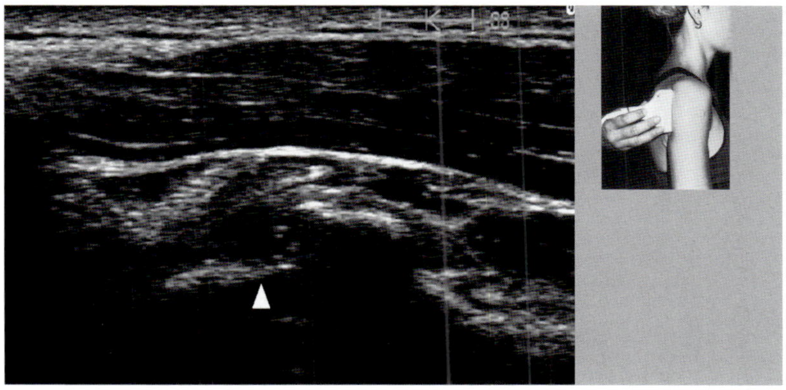

Dorsaler Longitudinalschnitt li.
In der zweiten Ebene zeigt sich eine Aufhebung der halbkreisförmigen Humeruskopfzirkumferenz (Pfeil).

2. Tuberculum-majus-Fraktur

Klinik und Sonographie

Eine Ausrissfraktur des Tuberculum majus mit typischer Dislokation des Fragments nach kranial und ventral wird in der lateral-superioren und in der ventralen Region in jeweils zwei Standardschnittebenen erfasst. In diesen Schnittebenen kommt eine charakteristische Stufenbildung mit Darstellung des ausgerissenen Fragments über dem normalen Kortikalisniveau zur Abbildung. Das Ausmaß der Stufenbildung kann sonographisch gemessen werden, hierdurch ergibt sich eine wichtige Aussage für das weitere therapeutische Vorgehen.

Fall 2.1

Abb. 120 a – c:
50-jähriger Patient, linkes Schultergelenk.

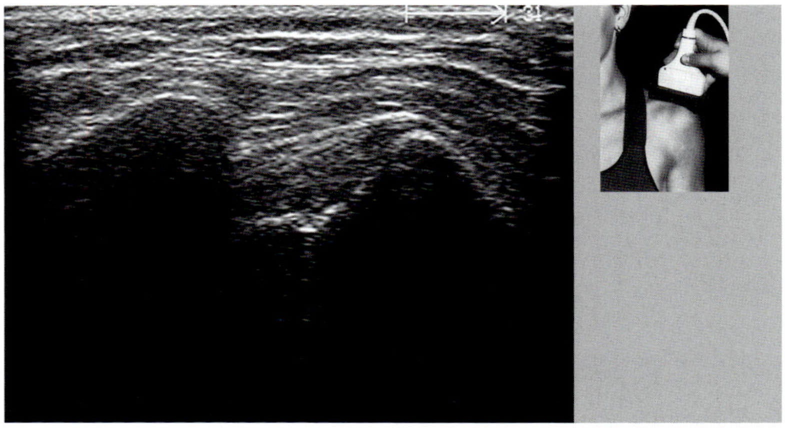

Lateral-superiorer Longitudinalschnitt li.
Die Kortikalis des proximalen Oberarmkopfes steigt lateral des Frakturbereichs steil an, das Tuberculum majus ist nach kranial disloziert.

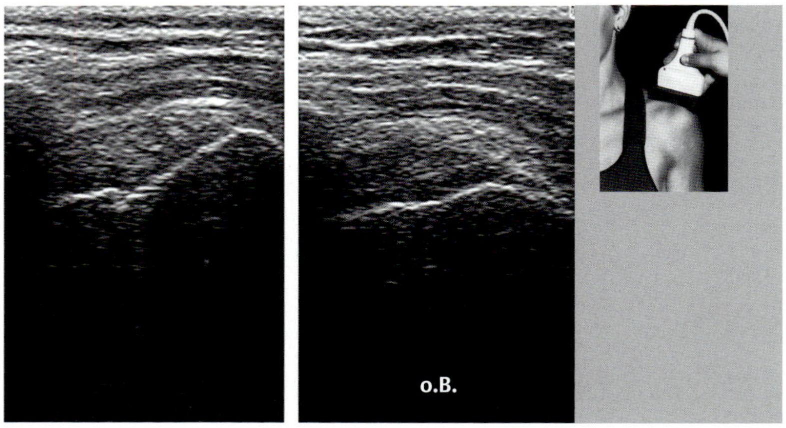

Lateral-superiorer Longitudinalschnitt re. u. li.
Der Seitenvergleich zeigt die Ausrissfraktur in Abgrenzung zum Normalbefund.

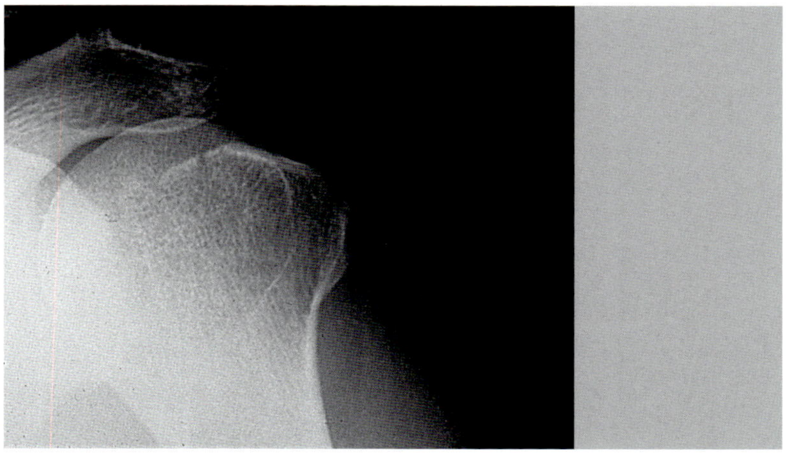

Röntgenaufnahme im a.-p. Strahlengang.

Fall 2.2

Abb. 121:
19-jähriger Patient,
rechtes Schultergelenk.

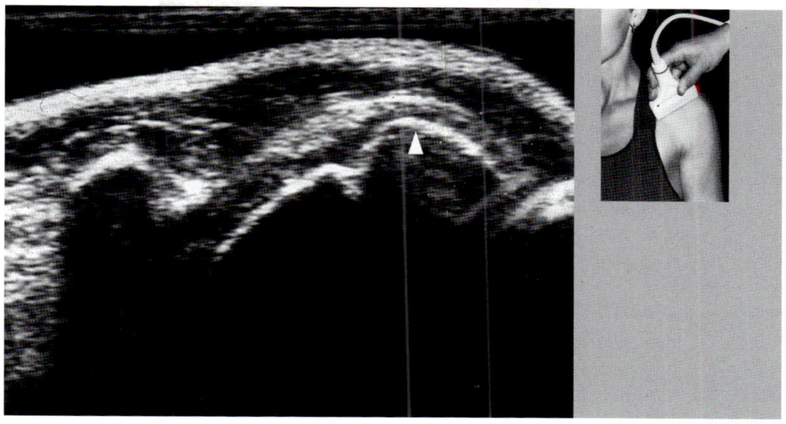

Lateral-superiorer Transversalschnitt re.
Die Kortikalis des proximalen Oberarmkopfes steigt lateral des Frakturbereichs (Pfeil) steil an, das Tuberculum majus ist nach ventral disloziert.

Fall 2.3

Abb. 122 a – d:
44-jährige Patientin,
linkes Schultergelenk.

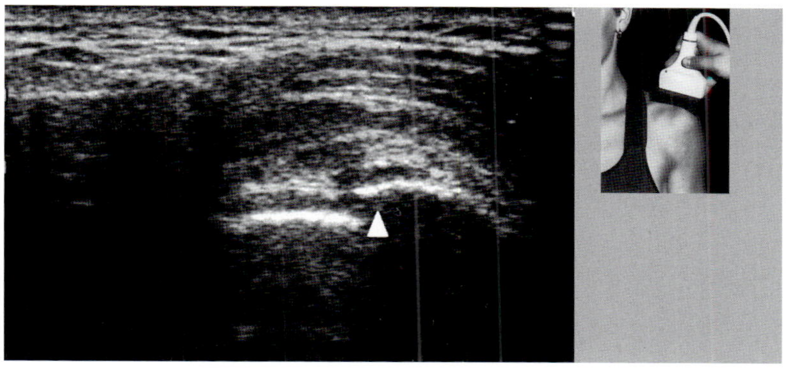

Lateral-superiorer Longitudinalschnitt li.
Die Kortikalis des proximalen Oberarmkopfes steigt lateral des Frakturbereichs an, das Tuberculum majus ist nach kranial disloziert (Pfeil).

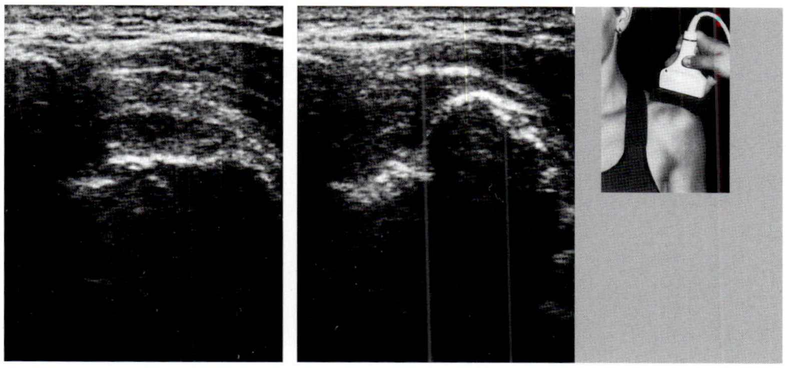

Lateral-superiorer Longitudinalschnitt re. u. li.
In Innenrotation (linke Bildhälfte) zeigt sich lediglich eine diskrete Stufenbildung, in Außenrotation (rechte Bildhälfte) kommt eine ausgeprägte Stufenbildung zur Darstellung.

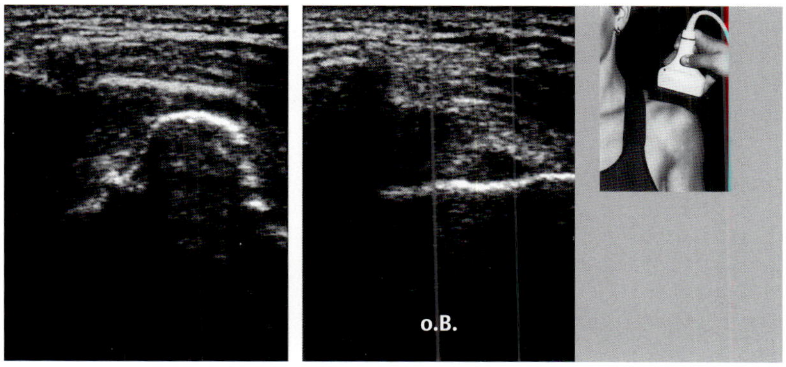

Lateral-superiorer Longitudinalschnitt re. u. li.
Der Seitenvergleich zeigt die Ausrissfraktur in Abgrenzung zum Normalbefund.

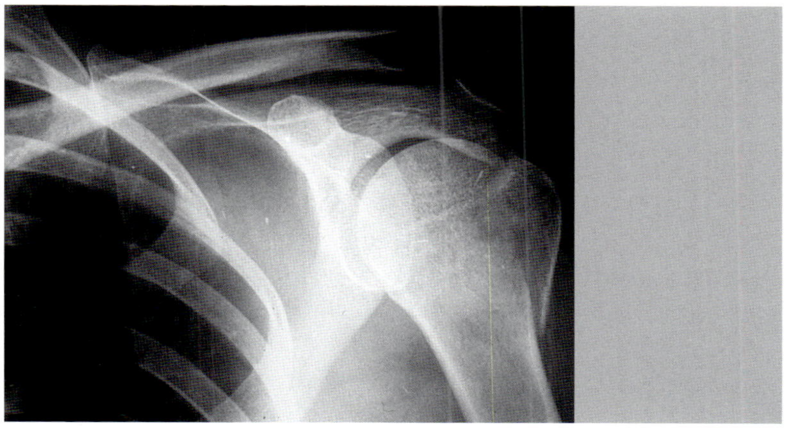

Röntgenaufnahme im a.-p. Strahlengang.
Das Röntgenbild zeigt die Fraktur mit Dislokation des Tuberculum majus.

Fall 2.4

Abb. 123 a – d:
38-jährige Patientin,
linkes Schultergelenk.

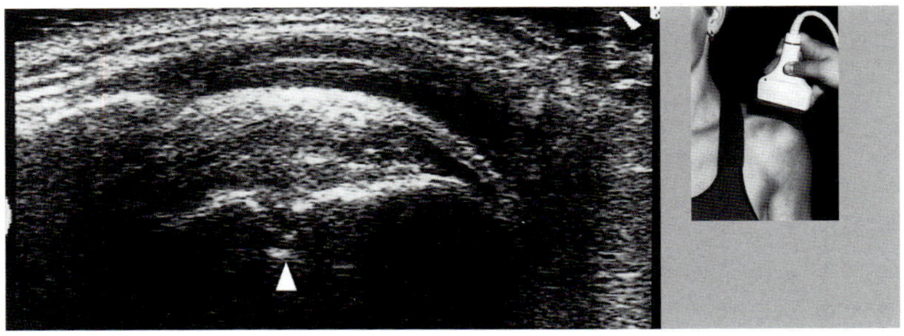

Lateral-superiorer Longitudinalschnitt li.
Die Oberfläche der Kortikalis des proximalen Oberarmkopfes ist unterhalb der Supraspinatussehne (**a**) sowie lateral vom Ansatz (**b**) unterbrochen. Das Tuberculum majus ist nicht disloziert (Pfeil).

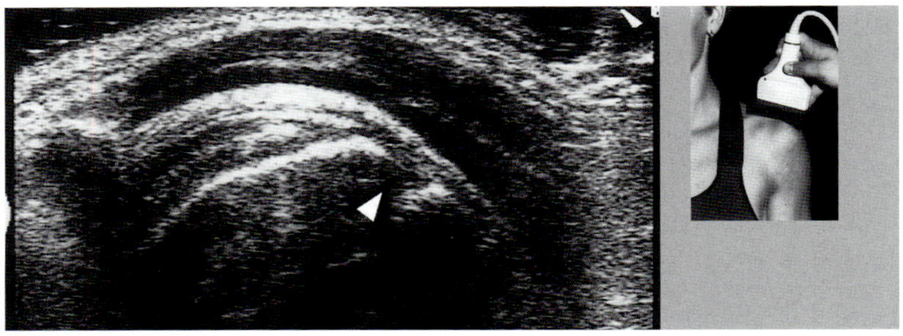

Lateral-superiorer Longitudinalschnitt li.

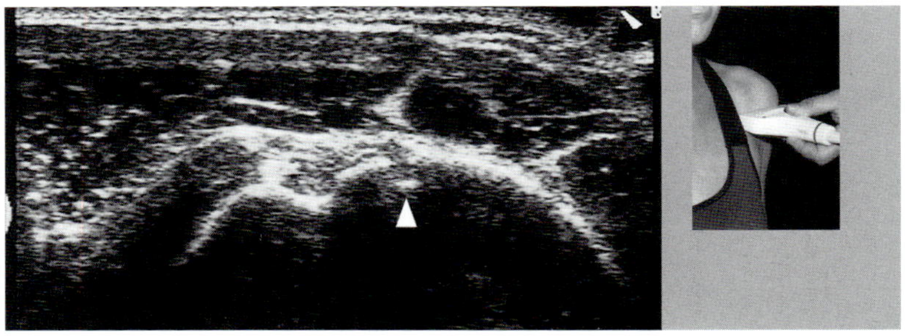

Ventraler Transversalschnitt.
Der Transversalschnitt zeigt die Fraktur unmittelbar neben dem Sulcus intertubercularis (Pfeil).

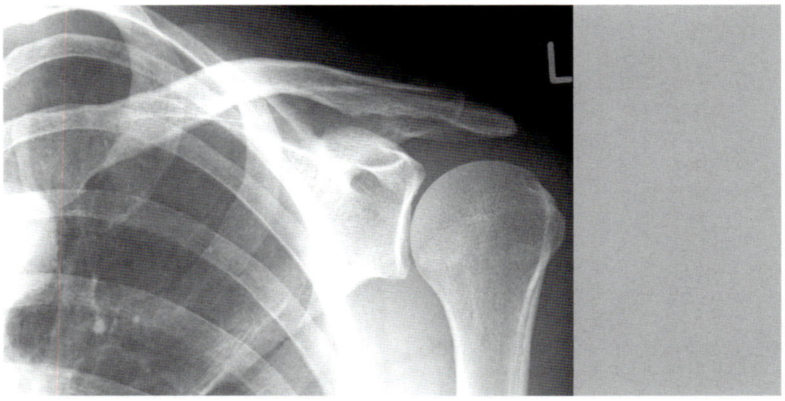

Röntgenaufnahme im a.-p. Strahlengang.
Das Röntgenbild zeigt die Fraktur ohne Dislokation des Tuberculum majus.

3. Subkapitale Humerusfraktur

Klinik und Sonographie

Bei Frakturen können sowohl primäre als auch sekundäre Veränderungen sonographisch erfasst werden. Zu den Primärveränderungen werden das Frakturhämatom, die Kortikalisunterbrechung als Hinweis auf die Fraktur, Achsdeviationen sowie die Periostabhebung bei Grünholzfrakturen gezählt. Als Sekundärveränderungen werden die Muskelatrophie aufgrund der Inaktivität, Achsdeviationen sowie Veränderungen der knöchernen Kortikalisoberfläche erfasst.

Fall 3.1

Abb. 124a–d: 15-jähriger Patient, linkes Schultergelenk.

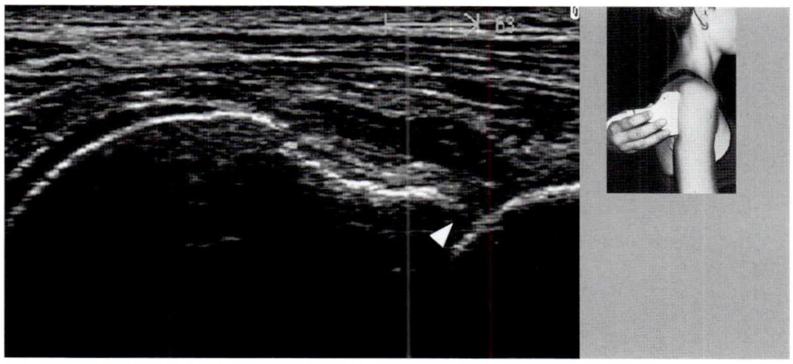

Dorsaler Longitudinalschnitt li. Subkapital findet sich eine Unterbrechung des Kortikalisreflexes (Pfeil).

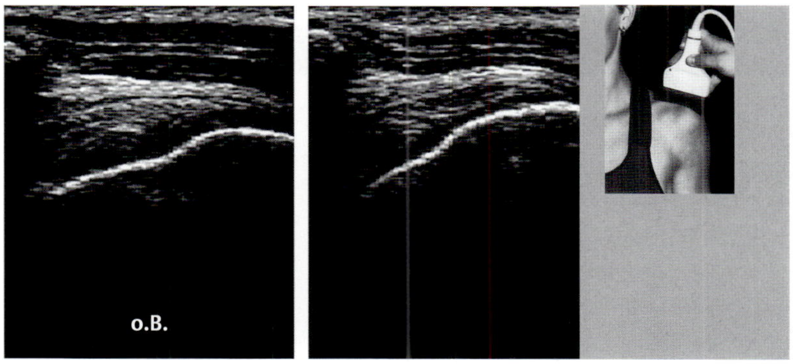

Lateral-superiorer Longitudinalschnitt re. u. li. Die linke Bildhälfte zeigt den Normalbefund der Gegenseite. Die rechte Bildhälfte zeigt die varische Abkippung des Humeruskopfes mit intakter Supraspinatussehne.

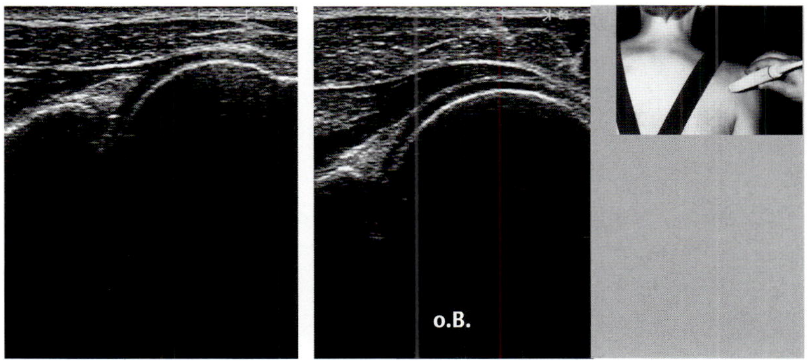

Dorsaler Transversalschnitt re. u. li. Fünf Wochen nach der Verletzung kommt im Seitenvergleich eine Inaktivitätsatrophie der Mm. deltoideus und infraspinatus zur Abbildung. Der Frakturbereich ist nicht abgebildet (linke Bildhälfte).

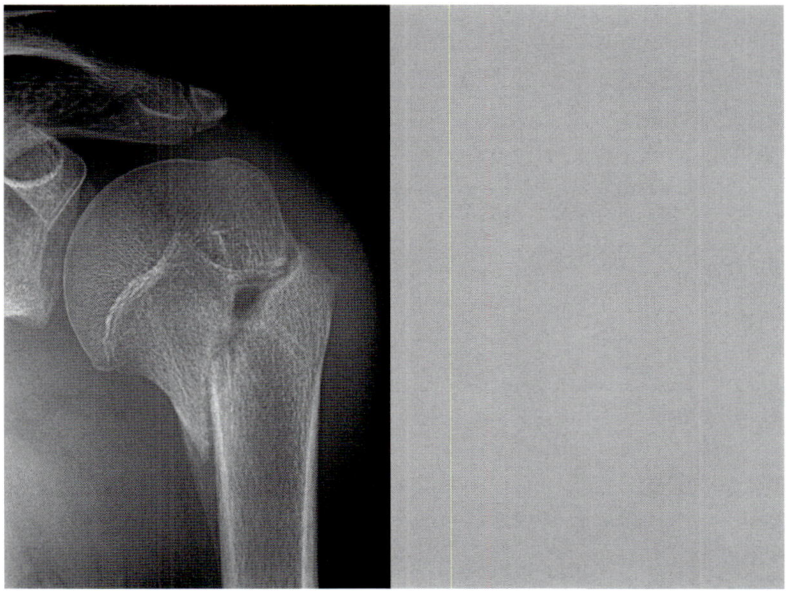

Röntgenaufnahme im a.-p. Strahlengang. Die varische Humeruskopfabkippung wird röntgenologisch bestätigt.

4. Omarthrose

Klinik und Sonographie

Eine Omarthrose stellt sich durch Veränderungen der knöchernen Strukturen (Osteophyt, Usur) und der Weichteile (Rezessus, Gelenkkapsel, Bursa) dar. Diese Veränderungen können prinzipiell in unterschiedlicher Ausprägung und je nach Lokalisation in den sechs Standardschnittebenen erfasst werden.

Fall 4.1

Abb. 125 a u. **b**:
62-jähriger Patient,
rechtes Schultergelenk.

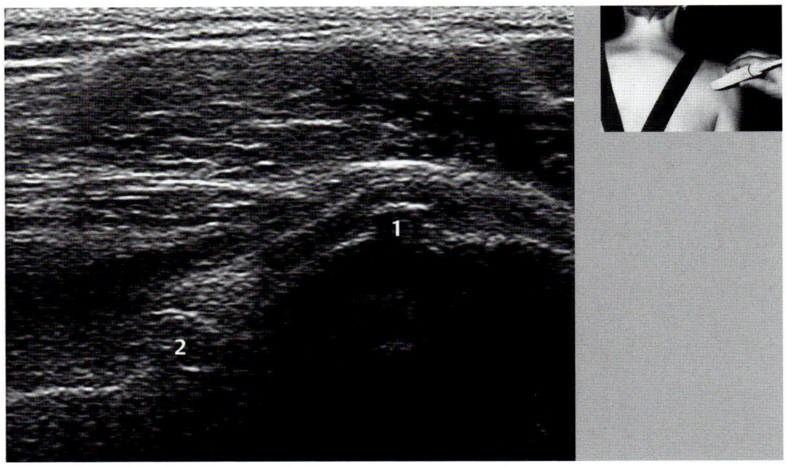

Dorsaler Transversalschnitt re.
In beiden Schnittebenen kommt ein Osteophyt (1) als echogener Reflex über normalem Kortikalisniveau am Humeruskopf zur Abbildung.
Im dorsalen Transversalschnitt stellt sich ein Osteophyt im Bereich des Glenoids (2) dar.

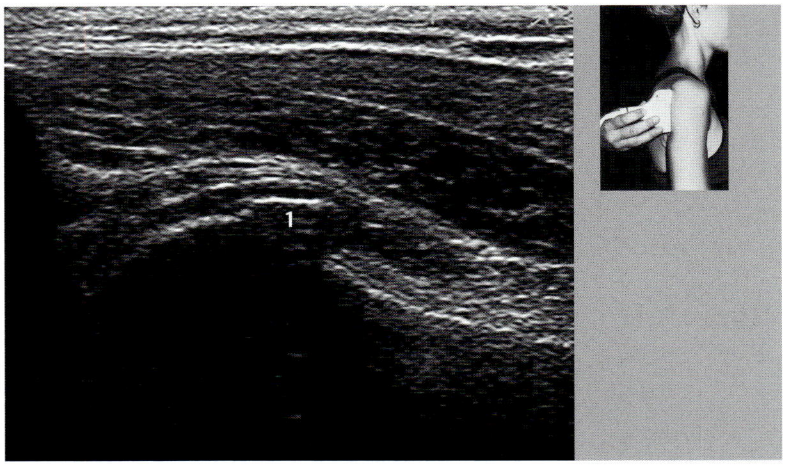

Dorsaler Longitudinalschnitt re.

Fall 4.2

Abb. 126 a u. **b**:
71-jährige Patientin,
linkes Schultergelenk.

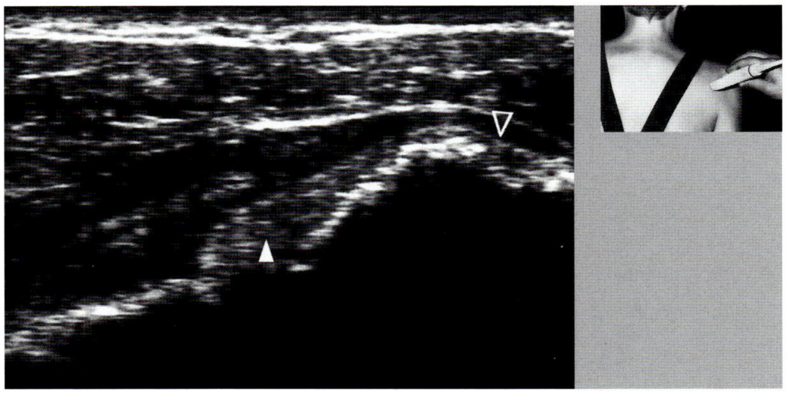

Dorsaler Transversalschnitt li.
In beiden Schnittebenen kommt der Humeruskopf asphärisch deformiert zur Darstellung. Zusätzlich findet sich, insbesondere im Transversalschnitt, eine Abhebung der Gelenkkapsel (Pfeil) als Hinweis auf eine intraartikuläre Volumenzunahme bei Vorliegen einer aktivierten Omarthrose sowie eine Bursitis subdeltoidea (offener Pfeil).

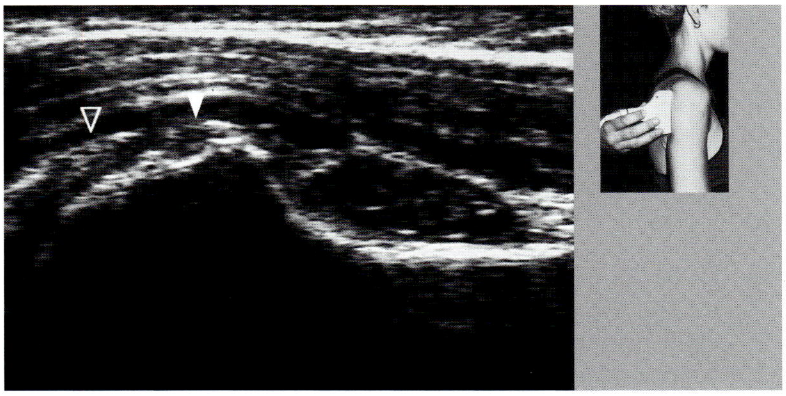

Dorsaler Longitudinalschnitt li.

5. Verletzung des Akromioklavikulargelenks

Klinik

Direkte Traumen (z. B. Sportunfälle) führen nicht selten zu Verletzungen des Schultereckgelenks (ACG). Als typisches Verletzungsmuster ist ein Sturz auf die Schulter bei adduziertem Arm zu finden. Die AC-Gelenkverletzungen werden nach Tossy in 3 Grade und nach Rockwood in 6 Grade eingeteilt. Die Rockwood-Einteilung berücksichtigt zusätzlich die Mitverletzung der Muskelansätze und die seltenen posterioren und inferioren Luxationen.

Beim Typ I nach Tossy (entspricht Rockwood I) liegt nur eine Dehnung der Bandstrukturen am Schultereckgelenk vor, sonographisch sieht man eine Abhebung der Gelenkkapsel des ACG. Beim Typ II nach Tossy (entspricht Rockwood II) ist das akromioklavikulare Band zerrissen und die korakoklavikulären Bänder sind gedehnt. Das laterale Klavikulaende steht um bis zu halber Schaftbreite nach kranial im AC-Gelenk subluxiert. Beim Typ Tossy III (entspricht Rockwood III) sind zusätzlich die korakoklavikulären Bänder zerrissen und es findet sich eine Dislokation des AC-Gelenks mit einem Höhertreten des lateralen Klavikulaendes.

Bei einer Typ-IV-Verletzung nach Rockwood ist das laterale Klavikulaende nach dorsal verschoben, bei einer Typ-V-Verletzung ist die Klavikula im Vergleich zum Typ III stärker nach kranial disloziert und bei der Typ-VI-Verletzung nach Rockwood liegt die seltene Luxation der Klavikula unter den Processus coracoideus vor. Auf die Röntgenuntersuchung der verletzten Seite zum Frakturausschluss kann nicht verzichtet werden.

Sonographie

Die Röntgenpanoramaaufnahme kann durch die sonographische Untersuchung im Seitenvergleich mit und ohne Belastung ersetzt werden.

Fall 5.1

Abb. 127 a – d: 19-jähriger Patient, rechtes Schultergelenk.

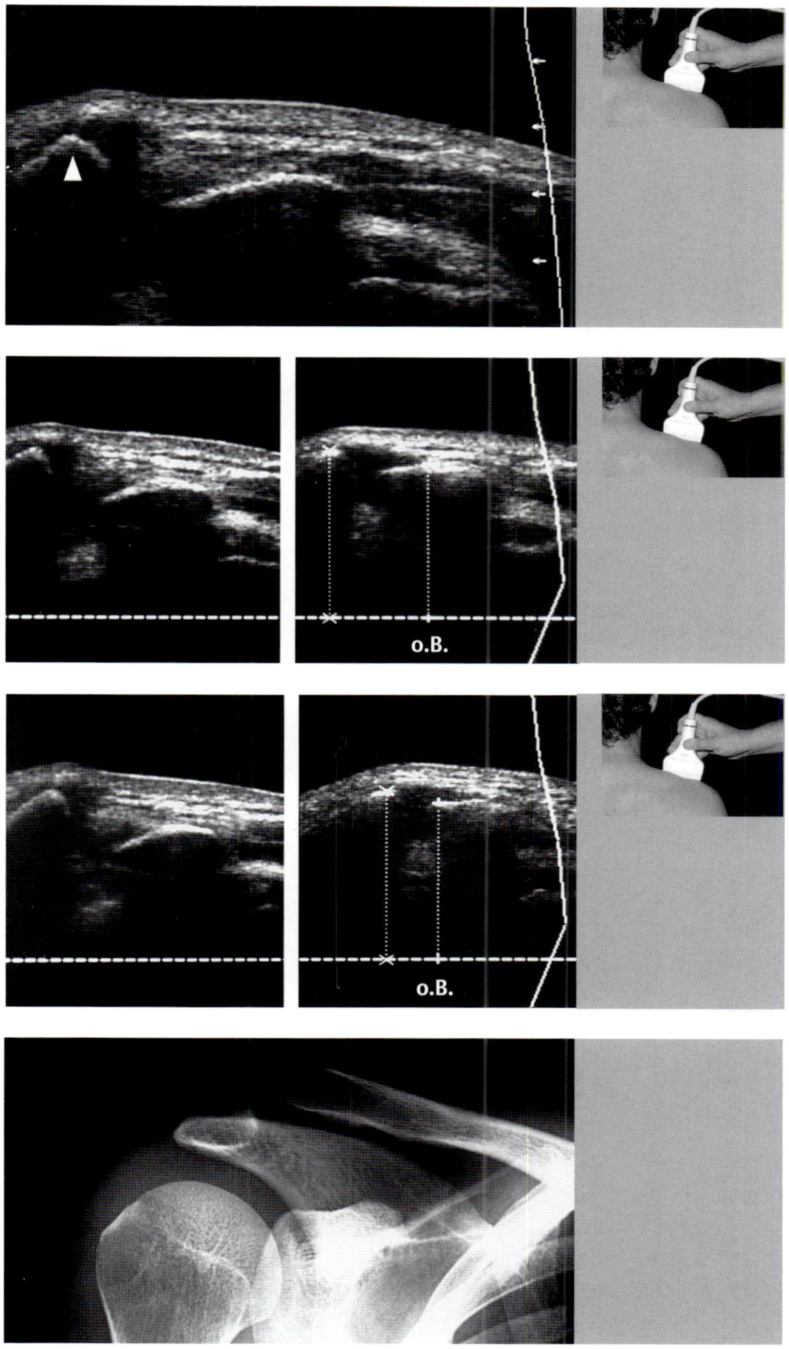

Longitudinalschnitt über dem AC-Gelenk. Verletzte Seite ohne Belastung, der laterale Klavikulaanteil steht im Vergleich mit dem Akromion kranialisiert (Pfeil).

Longitudinalschnitt über dem AC-Gelenk. Der Vergleich der beiden AC-Gelenke lässt den Hochstand des rechten lateralen Klavikulaanteils um 4 mm im Seitenvergleich erkennen.

Longitudinalschnitt über dem AC-Gelenk. Seitenvergleich mit jeweils 10 kp Belastung, hier nimmt auf der verletzten Seite die Distanz zwischen Klavikula und Akromion um weitere 5 mm zu, die unverletzte Seite bleibt unverändert. Es handelt sich um eine AC-Gelenkverletzung Typ III nach Tossy.

Röntgenpanoramaaufnahme mit je 10 kp Belastung.

6. Verkalkung des Ligamentum coracoclaviculare

Klinik und Sonographie

Als Folge einer Bandverletzung bei einer Schultereckgelenksprengung treten Weichteilverkalkungen und Verknöcherungen bei über 50% der Patienten sowohl nach konservativer als auch nach operativer Therapie im Bereich der korakoklavikulären Bänder auf. In der Regel entstehen durch die Verkalkungen und Verknöcherungen keine Funktionsbehinderungen.

Fall 6.1

Abb. 128 a – d: 52-jähriger Patient, rechtes Schultergelenk.

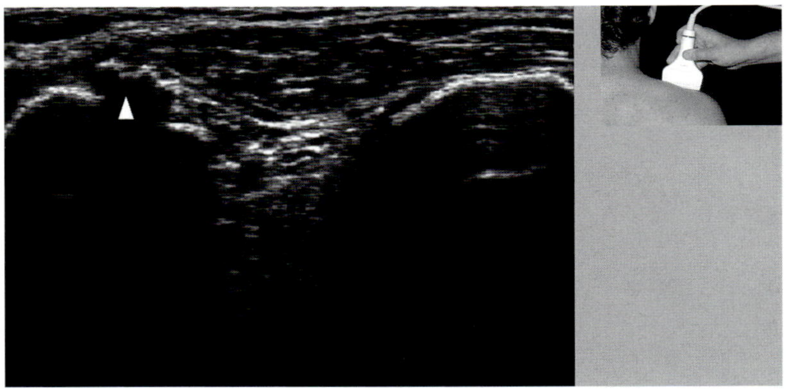

Longitudinalschnitt über dem Lig. coracoclaviculare re. Ventral distal der Klavikula findet sich im Bandverlauf ein echogenes Areal mit Schallschatten (Pfeil).

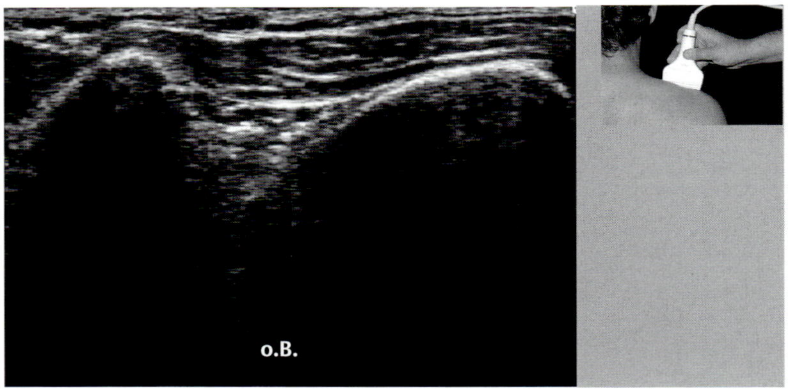

Longitudinalschnitt über dem Lig. coracoclaviculare li.

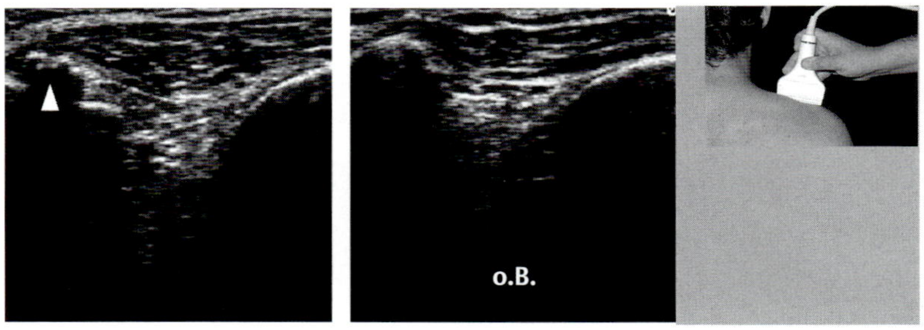

Longitudinalschnitt über dem Lig. coracoclaviculare re. u. li. Der Seitenvergleich bestätigt den Befund (Pfeil).

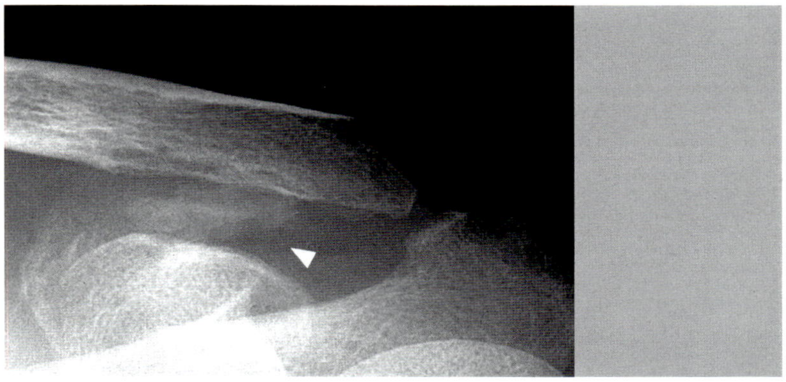

Röntgenaufnahme im a.-p. Strahlengang. Röntgenologisch kommt eine Weichteilverkalkung im Verlauf der korakoklavikulären Bänder zur Abbildung (Pfeil).

7. Arthrose und Arthritis des Akromioklavikulargelenks

Klinik und Sonographie

Die aktivierte AC-Gelenkarthrose und die AC-Gelenkarthritis imponieren durch eine konvexförmige Kapseldistension mit überwiegend echoarmer Raumforderung. Bei gleichzeitigem Vorliegen einer AC-Gelenkarthrose kommt der Gelenkspalt verschmälert zur Darstellung, die osteophytären Randzacken können im Sonogramm erfasst werden. Weitere Weichteilveränderungen wie ein AC-Gelenkganglion können entsprechend der Lage sonographisch abgebildet werden. Subakromial oder subklavikulär gelegene Osteophyten liegen im Schallschatten des Akromions bzw. der Klavikula und können sonographisch nicht dargestellt werden.

Fall 7.1

Abb. 129 a u. **b**:
59-jährige Patientin, rechtes Schultergelenk.

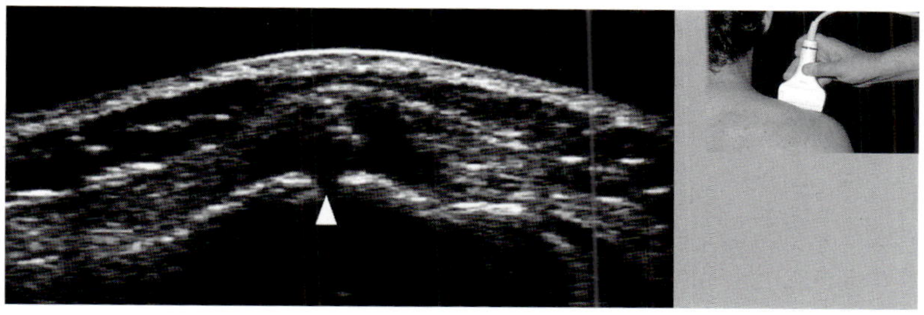

Longitudinalschnitt über dem AC-Gelenk re.
Auf der betroffenen Seite wird die konvexförmige Kapseldistension sowie die Gelenkspaltverschmälerung sonographisch diagnostiziert (Pfeil).

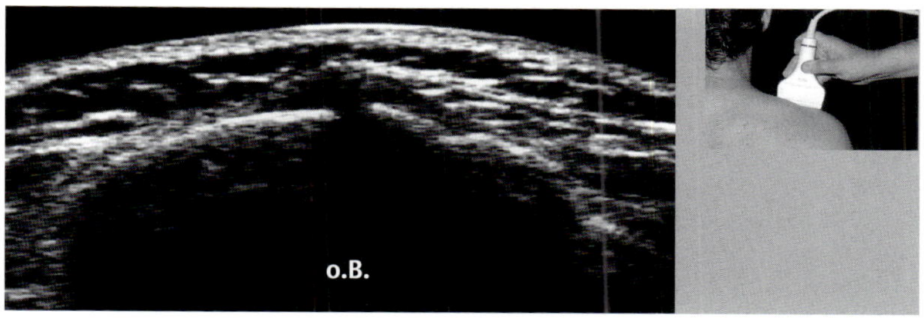

Longitudinalschnitt über dem AC-Gelenk li.
Normalbefund der Gegenseite.

Fall 7.2

Abb. 130:
67-jähriger Patient, rechtes Schultergelenk.

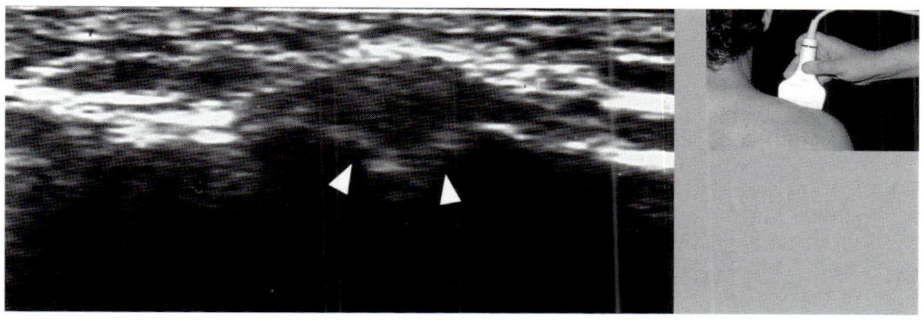

Longitudinalschnitt über dem AC-Gelenk re.
Bei ausgeprägter AC-Gelenkarthrose kommen zusätzlich zur Gelenkspaltverschmälerung die osteophytären Randanbauten zur Abbildung (Pfeil).

Fall 7.3

Abb. 131:
71-jährige Patientin, linkes Schultergelenk.

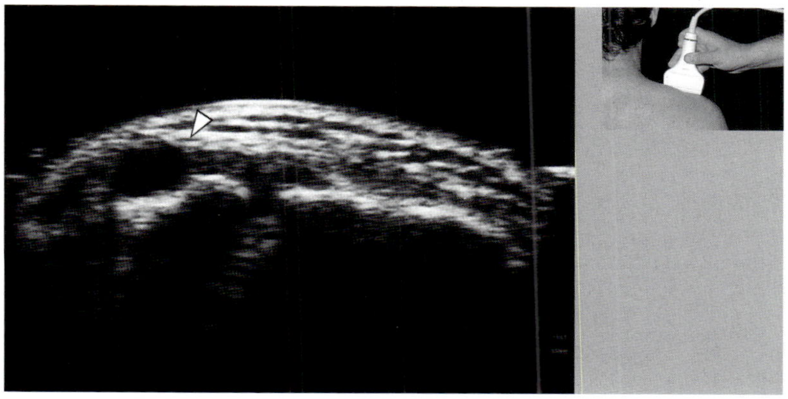

Longitudinalschnitt über dem AC-Gelenk li.
Medial des AC-Gelenks stellt sich ein kleines echoarmes Ganglion dar (Pfeil).

Veränderungen der Bursen und der Gelenkhöhle

1. Bursitis subdeltoidea, Bursitis subscapularis

Klinik

Bursitiden kommen sehr häufig in Kombination mit Veränderungen der Rotatorenmanschette und des Subakromialraums vor, können jedoch auch als eigenständiges Krankheitsbild auftreten. Die Bursa subscapularis kommuniziert über das Foramen Weitbrecht mit dem Intraartikulärraum.

Sonographie

Je nach Lokalisation und Ausprägungsgrad lässt sich eine Bursitis in den verschiedenen Standardschnittebenen erfassen; hierdurch ist eine exakte anatomische Lagebeziehung möglich. Überwiegend kommt der Bursitisinhalt echofrei bis echoarm zur Darstellung, jedoch kann er gerade bei Patienten mit einer rheumatoiden Arthritis echogene korpuskuläre Anteile aufweisen.

Verkalkungen in der Bursa stellen sich als echogene Reflexe mit Schallschatten dar. Sie können zum Teil das gesamte Volumen der Bursa ausfüllen, so dass der Einblick auf die knöchernen Strukturen reduziert ist.

MERKE

Zur Eingrenzung der Diagnose und zur Therapie der Bursitis ist eine ultraschallgesteuerte Punktion/Injektion der Bursa möglich.

Fall 1.1

Abb. 132 a u. **b**:
65-jähriger Patient, rechtes Schultergelenk.

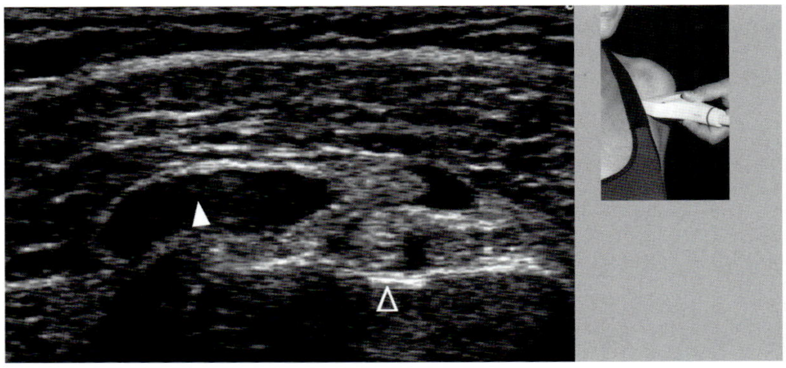

Ventraler Transversalschnitt re.
In beiden Ebenen kommt die echoarme Bursitis mit zum Teil echogenem Binnenmaterial zur Abbildung (Pfeil). Im Transversalschnitt gelingt eine eindeutige Abgrenzung zur langen Bizepssehne (offener Pfeil).

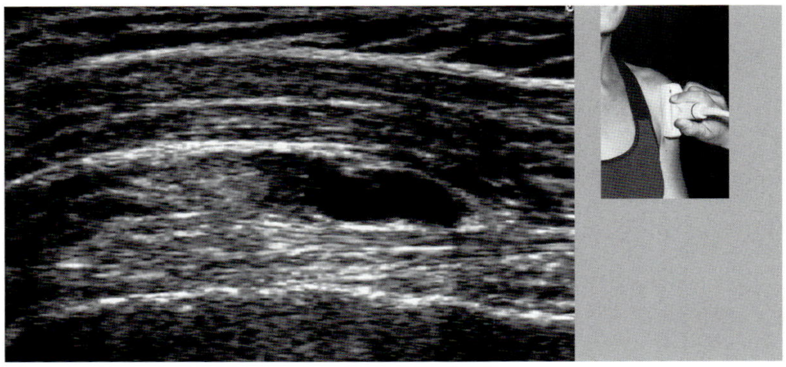

Ventraler Longitudinalschnitt re.

Fall 1.2

Abb. 133:
80-jährige Patientin, rechtes Schultergelenk.

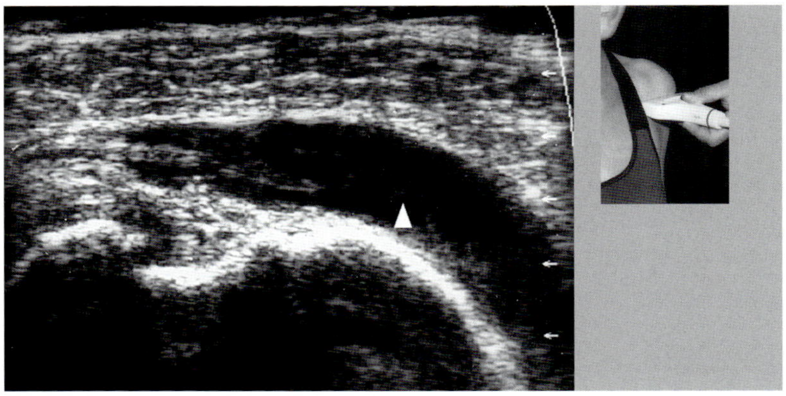

Ventraler Transversalschnitt re.
Die Bursa subdeltoidea kommt als großvolumige echoarme Formation ventrolateral des Sulcus intertubercularis zur Abbildung (Pfeil).

Fall 1.3

Abb. 134:
65-jährige Patientin,
rechtes Schultergelenk.

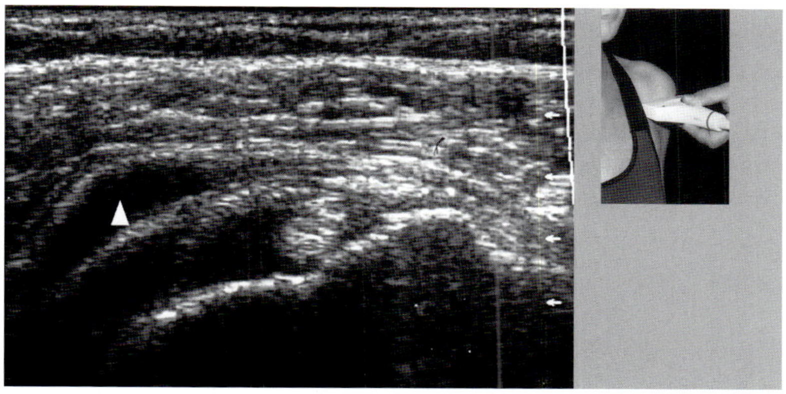

Ventraler Transversalschnitt re.
Ventral des M. subscapularis findet sich eine echoarme Bursitis subscapularis (Pfeil).

Fall 1.4

Abb. 135 a–c:
32-jähriger Patient,
rechtes Schultergelenk.

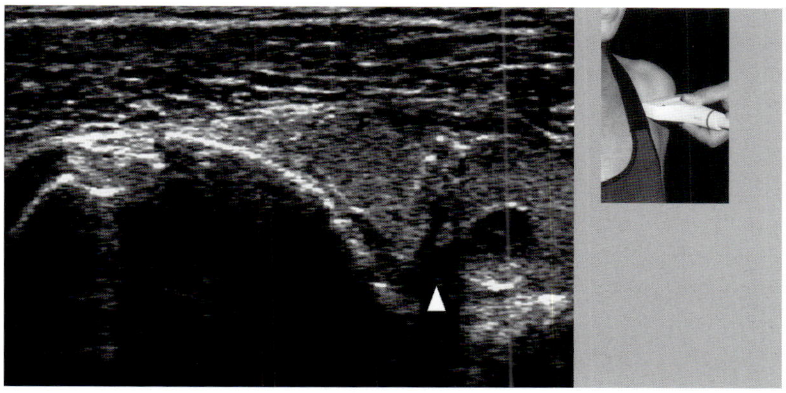

Ventraler Transversalschnitt re.
Im überwiegend echogenen Eursainhalt befinden sich einzelne stark echogene Bereiche mit Schallschatten (Pfeil).

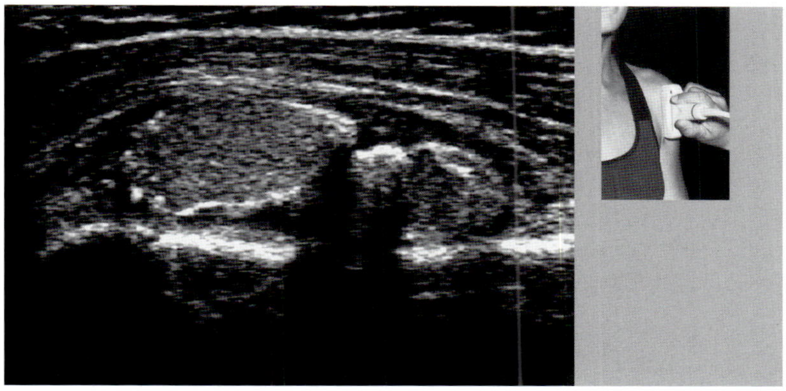

Ventraler Longitudinalschnitt re.

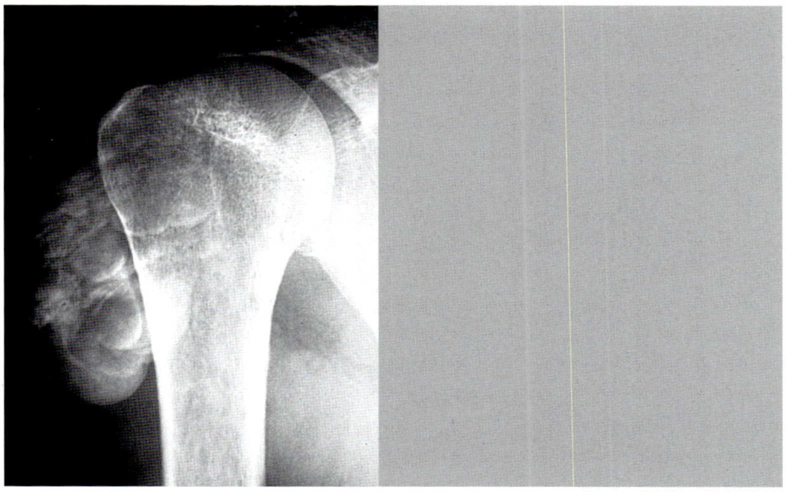

Röntgenaufnahme im a.-p. Strahlengang.
Das Röntgenbild zeigt den Befund der verkalkten Bursitis.

Fall 1.5

Abb. 136:
34-jähriger Patient,
linkes Schultergelenk.

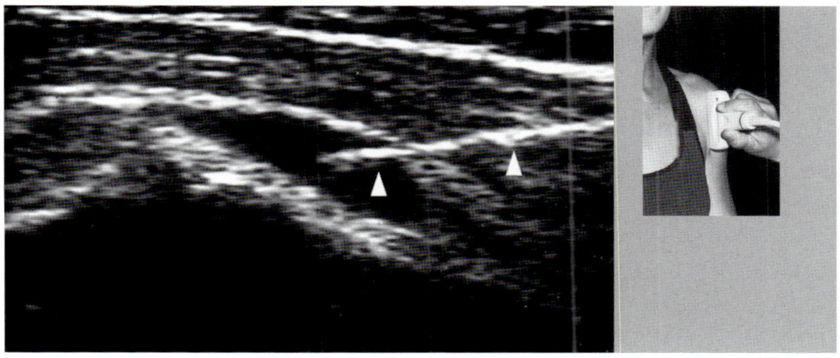

Ventraler Longitudinalschnitt li.
Hier kommt die Bursitis echoarm zur Abbildung. Die Punktionskanüle stellt sich als echogener Reflex dar (Pfeil).

Veränderungen der Sehnen und der Bänder

1. Tenosynovialitis bicipitis und Bursitis subdeltoidea

Klinik

Bei Patienten mit entzündlich-rheumatischen Erkrankungen stehen neben den knöchernen Veränderungen hauptsächlich die entzündlich bedingten Veränderungen der periartikulären Weichteile (Bursa, lange Bizepssehne, Rotatorenmanschette) im Vordergrund. Gerade im initialen Stadium finden sich die Veränderungen vor allem in den Weichteilstrukturen, erst später kommt es zur Beteiligung von Knorpel und Knochen. Trotz relativer Beschwerdearmut der Patienten wird der Befall der Schultergelenke mit ca. 60% angegeben.

Sonographie

Bei gleichzeitigem Bestehen einer Bursitis und einer Tenosynovialitis bicipitis können diese beiden pathologischen Veränderungen sonographisch sicher voneinander getrennt werden. Durch orthogrades Anschallen der langen Bizepssehne mit entsprechender echogener Darstellung kann die Sehne besser von der echoarmen entzündlichen Formation oder auch von Flüssigkeit abgegrenzt werden.

Fall 1.1

Abb. 137 a u. **b**:
66-jähriger Patient,
rechtes Schultergelenk.

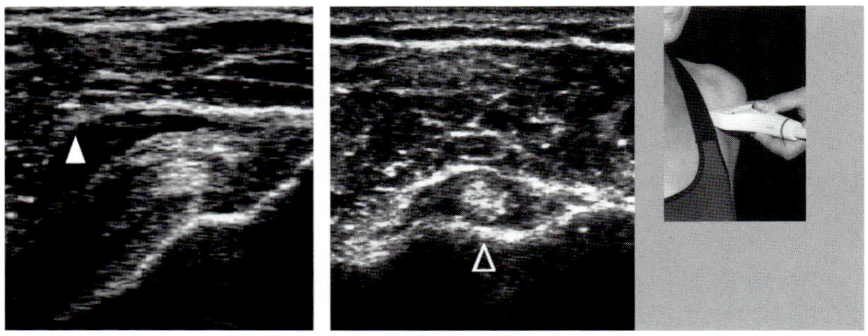

Ventraler Transversalschnitt re.
Im Transversalschnitt auf Niveau des M. subscapularis findet sich die Bursitis als echoarme Raumforderung (linke Bildhälfte, Pfeil), distal des Sulcus intertubercularis die Synovialitis bicipitis (rechte Bildhälfte, offener Pfeil).

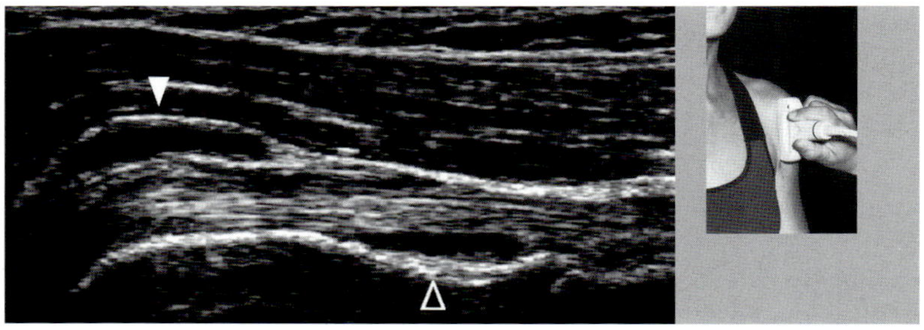

Ventraler Longitudinalschnitt re.
Im Longitudinalschnitt kommt die Bursitis subdeltoidea als echoarme Formation ventral (Pfeil), die echoarme Formation der Tenosynovialitis bicipitis dorsal (offener Pfeil) der langen Bizepssehne zur Abbildung.

Fall 1.2

Abb. 138 a u. **b**:
60-jähriger Patient,
rechtes Schultergelenk.

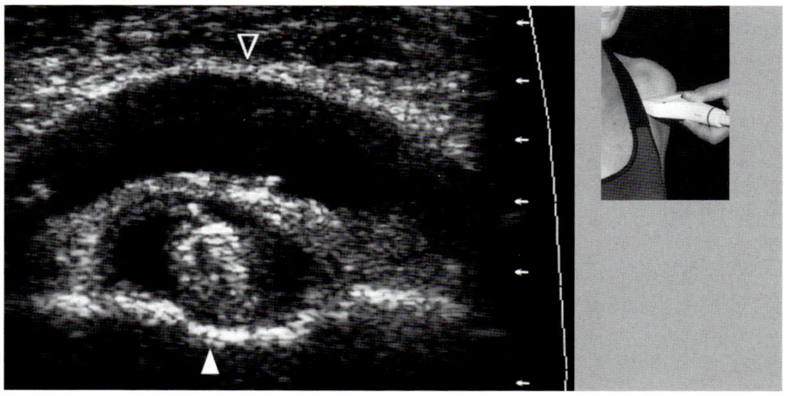

Ventraler Transversalschnitt re.
Die echogene lange Bizepssehne ist von einem echoarmen Hof (Halo) umgeben (Pfeil). Ventral hiervon kommt die echoarme Bursitis zur Abbildung (offener Pfeil). Anhand der echogenen Grenzlinie, entsprechend Bizepssehnenscheide und Bursablatt, lassen sich die beiden entzündlich veränderten Strukturen eindeutig voneinander abgrenzen.

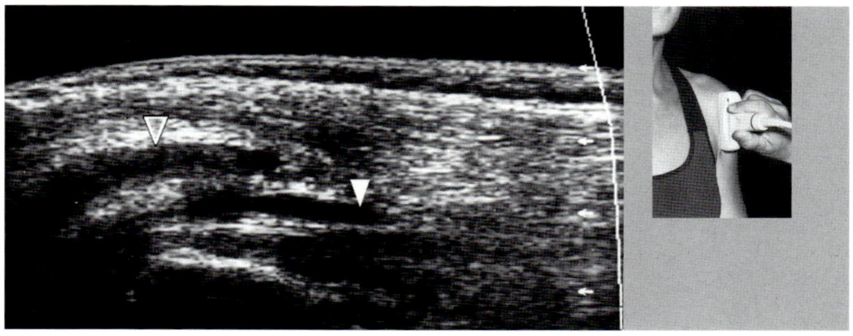

Ventraler Longitudinalschnitt re.

2. Tenosynovialitis bicipitis

Klinik

Die lange Bizepssehne ist als Stabilisator des Glenohumeralgelenks ein funktioneller Bestandteil der Rotatorenmanschette. Bedingt durch den intraartikulären Verlauf der langen Bizepssehne in direkter Nachbarschaft zur Rotatorenmanschette tritt häufig eine Mitbeteiligung dieser Sehne bei degenerativen Veränderungen des Subakromialraumes und intraartikulären Veränderungen mit Ergussbildung auf. Dies führt sekundär nicht selten zu einer typischen Subakromialsymptomatik.

Sonographie

Die Synovialitis bicipitis wird im Transversalschnitt am besten distal des Sulcus intertubercularis erfasst. Die lange Bizepssehne kann im Transversalschnitt in der echoarmen Formation dezentral lateral liegen, die größte Ausdehnung des entzündlichen Gewebes befindet sich medial der Sehne. Hierdurch lässt sich erklären, dass in diesen Fällen im Longitudinalschnitt die größte Ausdehnung des entzündlich veränderten Gewebes nicht gemeinsam mit der langen Bizepssehne abgebildet werden kann.

Fall. 2.1

Abb. 139 a – d:
33-jährige Patientin, linkes Schultergelenk.

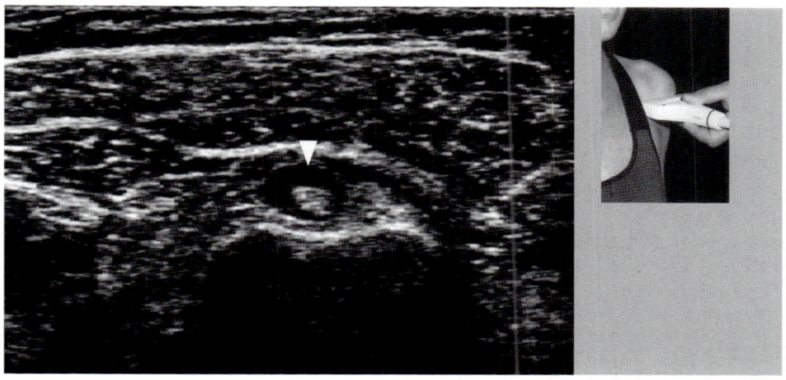

Ventraler Transversalschnitt li.
Im Transversalschnitt befindet sich die lange Bizepssehne in einer echoarmen Formation, sog. Halophänomen, das sich häufig distal des Sulkus besser nachweisen lässt (Pfeil).

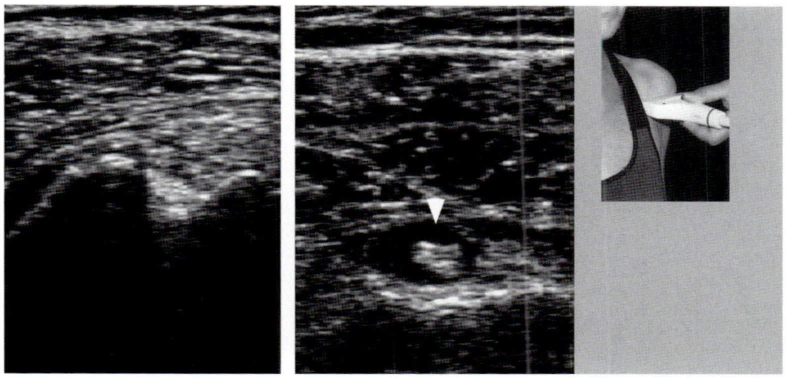

Ventraler Transversalschnitt li.

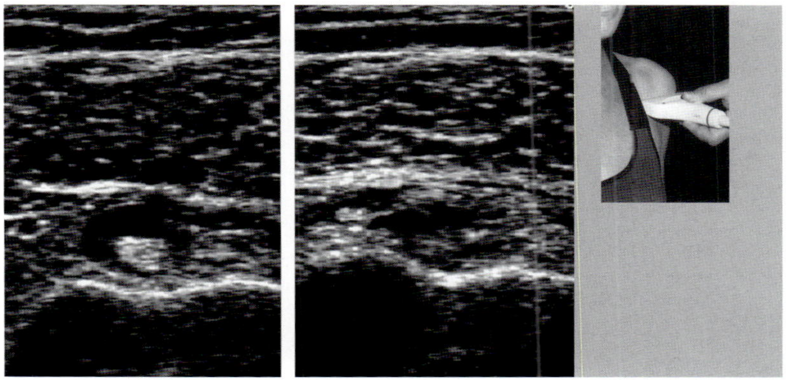

Ventraler Transversalschnitt li.
Nur bei echogener Sehnendarstellung gelingt eine sichere Abgrenzung zur umliegenden echoarmen Formation (linke Bildhälfte).

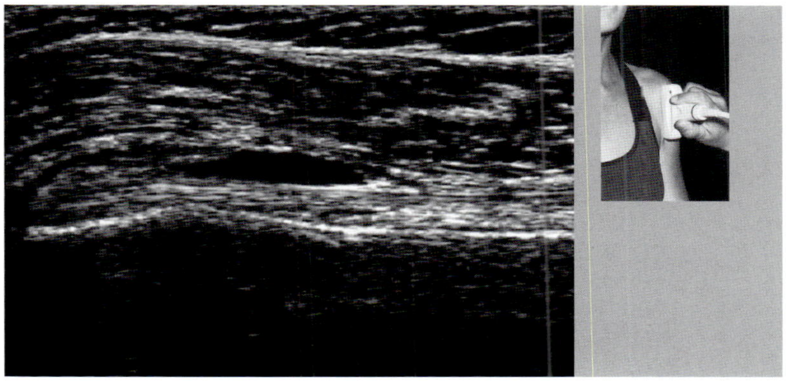

Ventraler Longitudinalschnitt li.
Im Longitudinalschnitt liegt die echoarme Formation im ventralen Anteil der Bizepssehnenscheide, eine eindeutige Abgrenzung zur Bursa subdeltoidea ist mit diesen Schnitten möglich.

Fall 2.2

Abb. 140 a u. **b**:
42-jähriger Patient,
rechtes Schultergelenk.

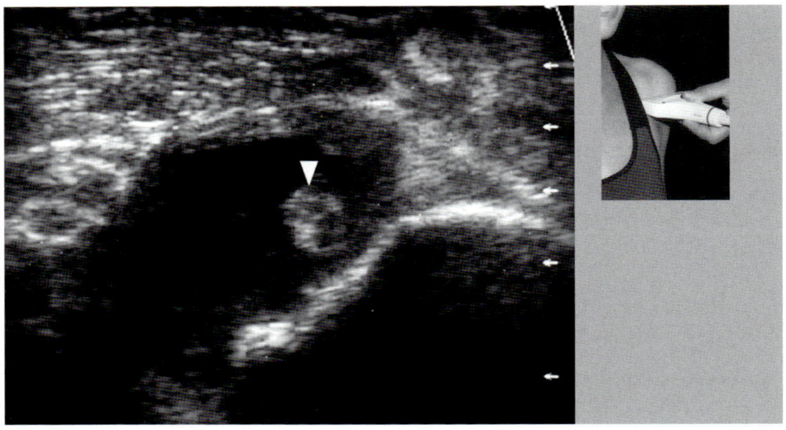

Ventraler Transversalschnitt re.
Die echogene lange Bizepssehne (Pfeil) befindet sich in einer großvolumigen echoarmen Formation, sog. Halophänomen.

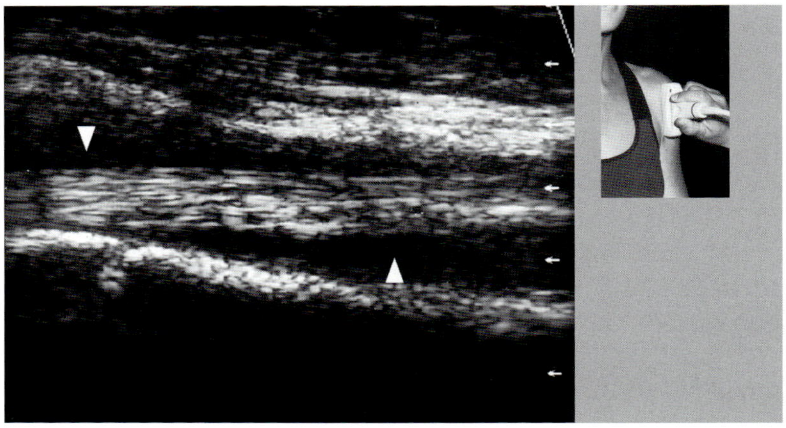

Ventraler Longitudinalschnitt re.
Im Longitudinalschnitt kommt die echoarme Formation sowohl ventral als auch dorsal der langen Bizepssehne zur Abbildung (Pfeil). Die echogene Darstellung der Sehne ermöglicht eine exakte Abgrenzung zur umliegenden echoarmen Formation.

Fall 2.3

Abb. 141 a u. **b**:
53-jähriger Patient,
rechtes Schultergelenk.

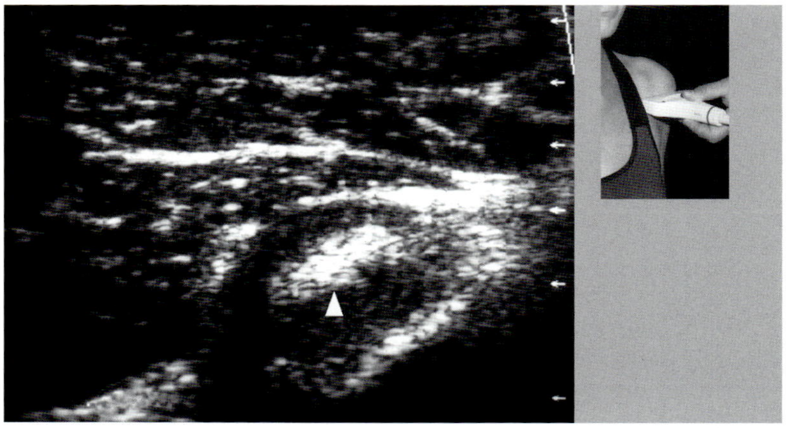

Ventraler Transversalschnitt re.
Die echogene lange Bizepssehne (Pfeil) ist von einem großen echoarmen Hof umgeben.

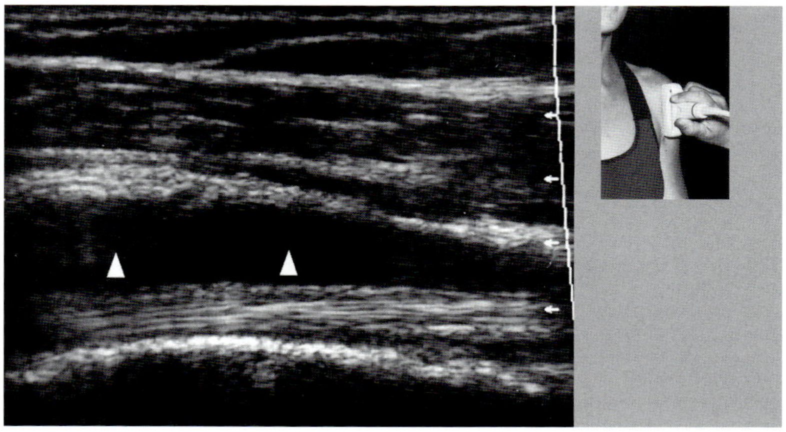

Ventraler Longitudinalschnitt re.
Im Longitudinalschnitt kommt auf Niveau des Humeruskopfes die echoarme Formation ventral der echogenen langen Bizepssehne zur Abbildung (Pfeil).

3. Bizepssehnenriss

Klinik

Rupturen der langen Bizepssehne treten entweder durch direkte Gewalteinwirkung oder in Zusammenhang mit Rotatorenmanschettenrupturen auf.

Sonographie

Bei Vorliegen einer proximalen Ruptur der langen Bizepssehne kann diese sowohl im Longitudinal- als auch im Transversalschnitt trotz orthogradem Anschallwinkel nicht mehr echogen mit typischer Sehnentextur dargestellt werden. Der Abstand zwischen dem Humerus und dem M. deltoideus bleibt nahezu seitengleich erhalten. Mit hoch auflösenden Schallsystemen können die Sehnenstümpfe exakt lokalisiert werden.

MERKE

Eine SLAP-Läsion kann sonographisch nicht beurteilt werden, da die intraartikuläre Ansatzregion der langen Bizepssehne am Tuberculum supraglenoidale nicht dargestellt werden kann.

Fall 3.1

Abb. 142 a – d: 49-jähriger Patient, rechtes Schultergelenk.

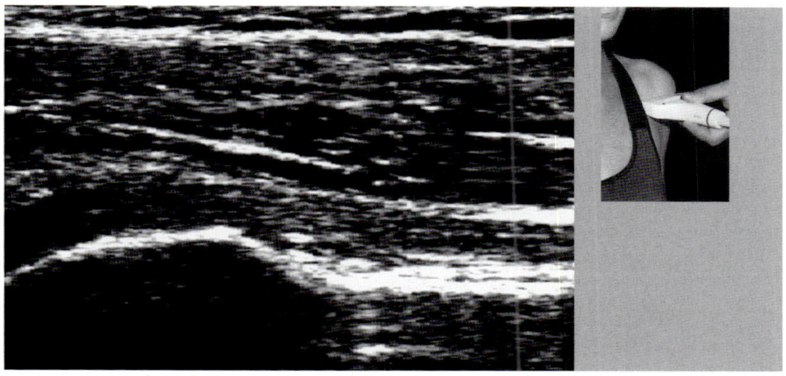

Ventraler Transversalschnitt re. Der Sulcus intertubercularis kommt bei jedem Anschallwinkel echoarm zur Darstellung (Pfeil).

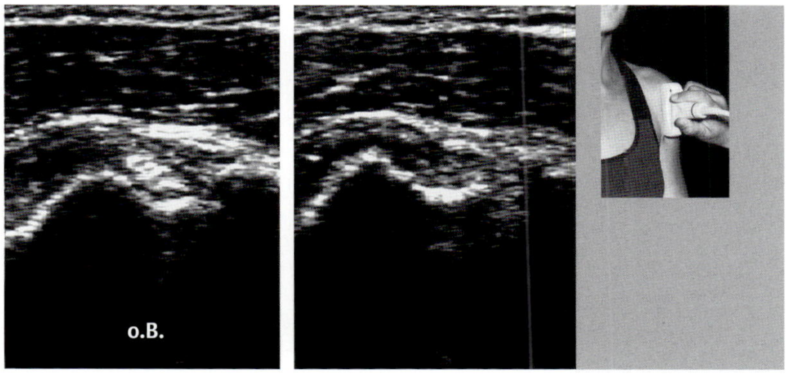

Ventraler Transversalschnitt re. u. li. Der Seitenvergleich verdeutlicht die pathologische Veränderung.

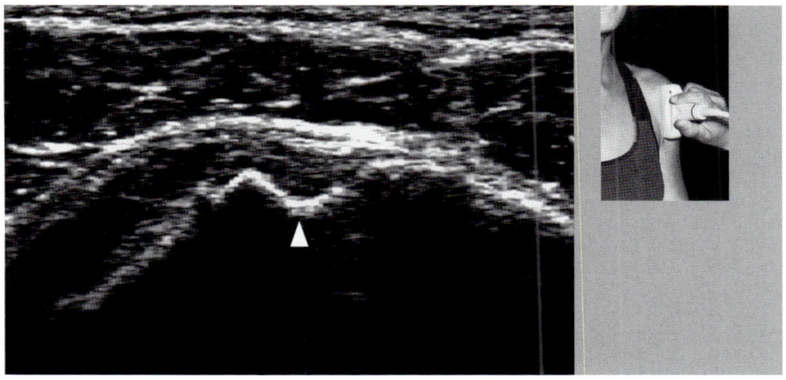

Ventraler Longitudinalschnitt re.

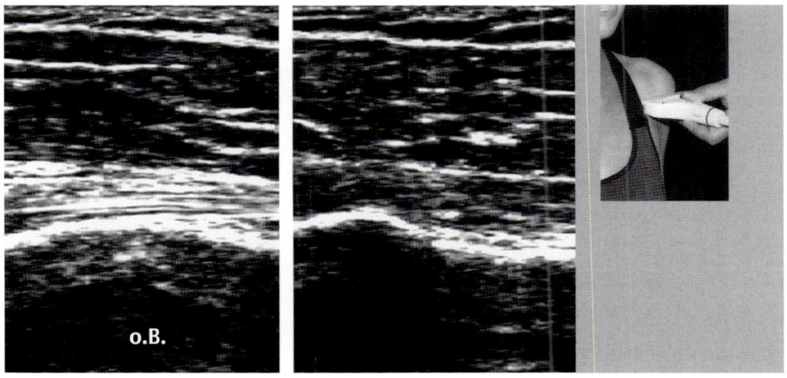

Ventraler Longitudinalschnitt re u. li.

4. Bizepssehnenluxation – Rotatorenmanschettenintervallläsion

Klinik

Eine (Sub-) Luxation der langen Bizepssehne wird entweder bei einer Läsion des Rotatorenmanschettenintervalls, bei einer anlagebedingten Sulkuswandveränderung oder bei Verletzungen im Bereich des Tuberculum minus und der hier inserierenden Subskapularissehne gesehen. Im Rotatorenintervall bilden das Lig. glenohumerale superius und das Lig. coracohumerale eine Schlinge (Pulley-System) um die lange Bizepssehne. Ein kleiner humeralseitiger Riss der Supraspinatussehne kann zu einer Lockerung führen und dann zu einem folgenden Riss des Lig. coracohumerale. Hieraus resultiert eine Subluxation der langen Bizepssehne nach medial. Die nicht mehr stabilisierte lange Bizepssehne zerstört das Lig. glenohumerale superius und die Subskapularissehne. Klinisch findet sich bei Innenrotation und Beugung des Unterarms (Anspannung der Bizepssehne) eine Schmerzsymptomatik aufgrund der Subluxation der Bizepssehne nach medial.

Sonographie

In beiden Standardschnittebenen der ventralen Region lässt sich die lange Bizepssehne nicht im Sulcus intertubercularis auffinden.

Fall 4.1

Abb. 143 a – d: 51-jähriger Patient, rechtes Schultergelenk.

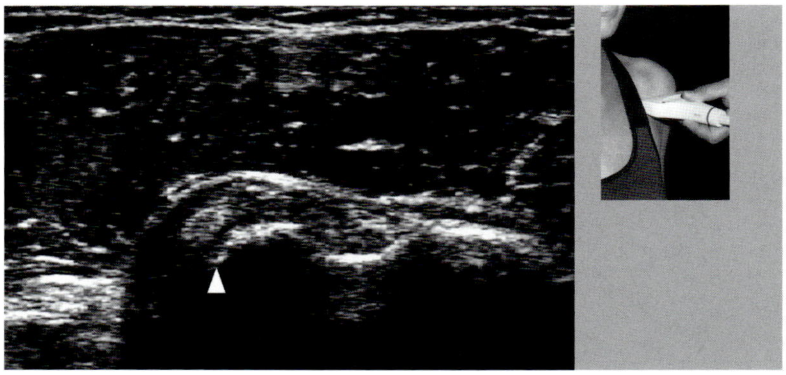

Ventraler Transversalschnitt re.
In der Transversalschnittebene befindet sich die echogene lange Bizepssehne medial des Tuberculum minus (Pfeil).

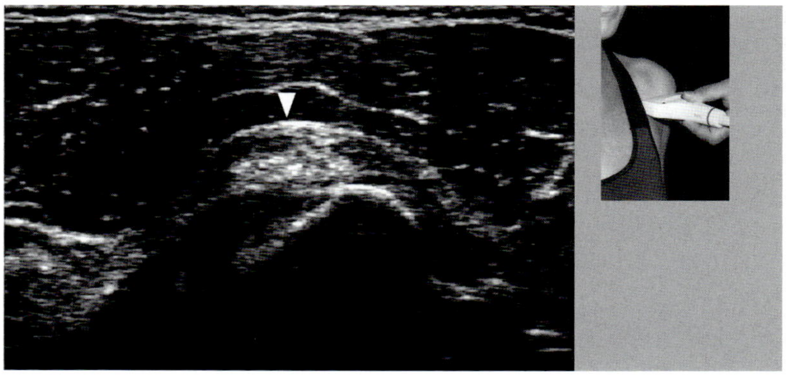

Ventraler Transversalschnitt re.
In Außenrotationsstellung des Oberarmes liegt die lange Bizepssehne ventral vom M. subscapularis (Pfeil).

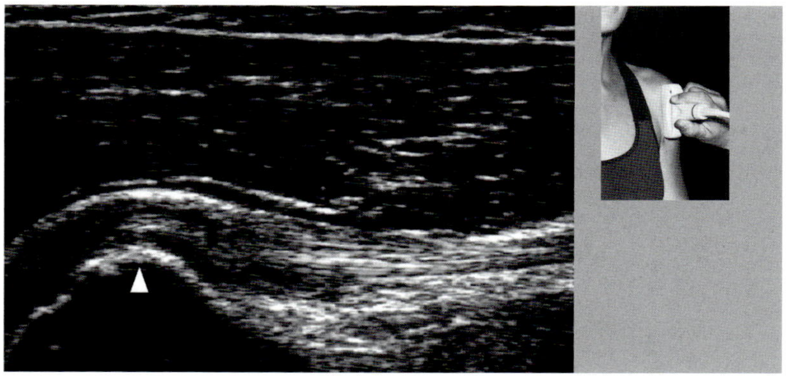

Ventraler Longitudinalschnitt re.
Im Longitudinalschnitt erscheint die lange Bizepssehne mit typischer echogener Sehnentextur medial des Sulcus intertubercularis, nahe des Tuberculum minus (Pfeil).

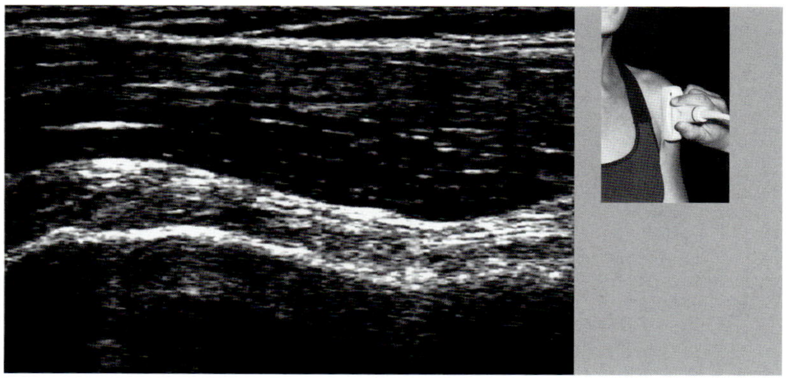

Ventraler Longitudinalschnitt re.
Auf Sulkusniveau kann die lange Bizepssehne nicht abgebildet werden. Es liegt eine Rotatorenintervallläsion mit luxierter langer Bizepssehne vor.

5. Tendinitis bicipitis

Klinik und Sonographie

Nicht selten finden sich bei alten Rotatorenmanschettenrupturen signifikante Querschnittzunahmen der langen Bizepssehne, wobei aufgrund der Rechts-/Linksdominanz intraindividuelle Seitendifferenzen berücksichtigt werden müssen.

Fall 5.1

Abb. 144 a u. **b**:
77-jähriger Patient,
rechtes Schultergelenk.

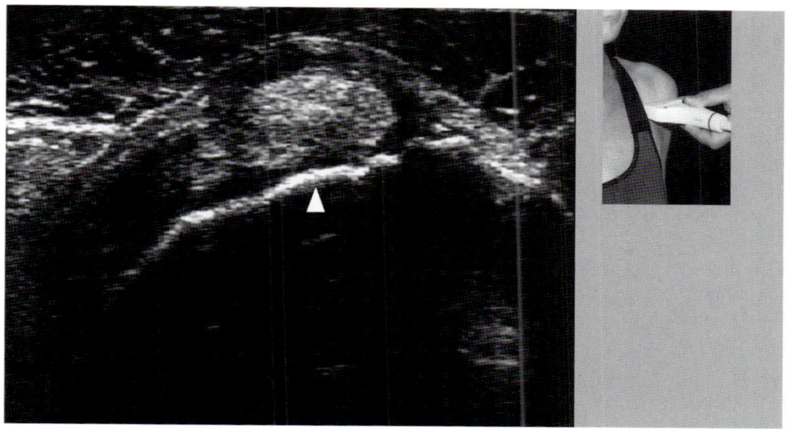

Ventraler Transversalschnitt re.
Zusätzlich zur im Transversalschnitt deutlich verbreiterten echogenen langen Bizepssehne (Pfeil) kommt im lateral-superioren Transversalschnitt eine Supraspinatussehnenruptur zur Darstellung (offener Pfeil).

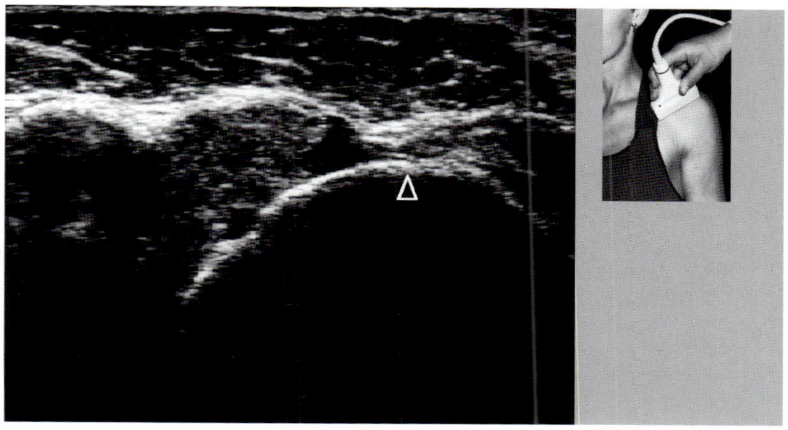

Lateral-superiorer Transversalschnitt re.

6. Bizepssehnenscheidenhygrom

Klinik und Sonographie

Das Sehnenscheidenhygrom imponiert als nahezu kreisrunde, überwiegend echoarme Struktur in unmittelbarer Nachbarschaft der Bizepssehnenscheide.

MERKE

Therapeutisch ist eine ultraschallgesteuerte Punktion/Injektion des Sehnenscheidenhygroms möglich.

Fall 6.1

Abb. 145 a – d:
19-jährige Patientin, linkes Schultergelenk.

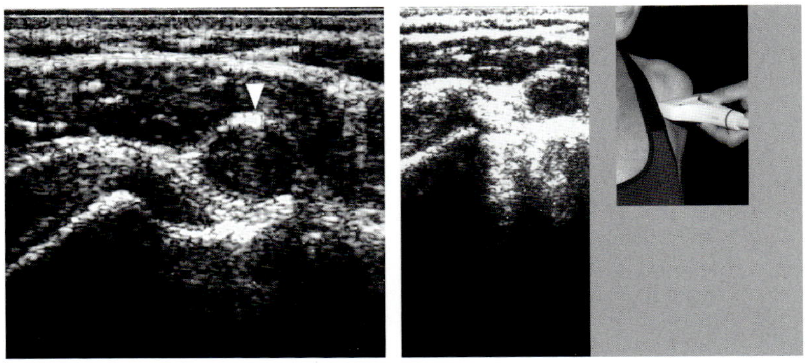

Ventraler Transversalschnitt li.
Durch orthogrades Anschallen der langen Bizepssehne lässt sich diese eindeutig vom Sehnenscheidenhygrom (Pfeil) differenzieren.

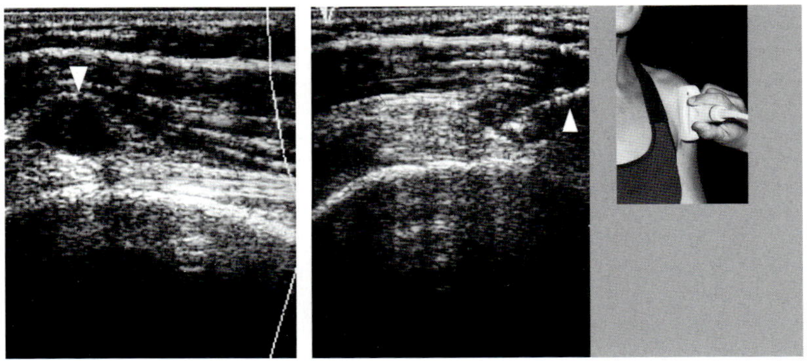

Ventraler Longitudinalschnitt li.
Im Longitudinalschnitt liegt das Hygrom ventral der langen Bizepssehne (Pfeil). Die Kanüle stellt sich als echogener Reflex dar (rechte Bildhälfte, Pfeil).

7. Tendinosis calcarea

Klinik

Die Tendinosis calcarea der Schulter stellt ein eigenständiges Krankheitsbild dar. Ätiopathogenetisch werden zwei Konzepte diskutiert: Während in der Vergangenheit das Konzept der verkalkten Nekrose aufgrund mechanischer, vaskulärer, biochemischer oder genetischer Faktoren vordergründig gesehen wurde, so ist derzeit das Konzept der Verkalkung nach Metaplasie mit einer aktiven Kalzifizierung in der vitalen Sehne die aktuell anerkannteste Theorie.

Die Erkrankung durchläuft 4 Phasen: In der **Transformationsphase** beobachtet man eine Metaplasie von Tenozyten zu Chondrozyten, in der **Kalzifikations- oder Formationsphase** werden Hydroxylapatitkristalle in der Interzellularsubstanz der Knorpelzellen eingelagert, in der **Resorptionsphase** kommt es aufgrund eines noch unbekannten Stimulus (z. B. auch Needling oder extrakorporale Stoßwellentherapie) zu einem Einwachsen von Gefäßen mit nachfolgender Phagozytose der Kristalle, und in der **Reparationsphase** erfolgt die Sehnenneubildung. Das Kalkdepot findet sich typischerweise in der hypovaskulären Zone zwischen der Faserknorpelregion und dem Sehnenansatz der Rotatorenmanschette.

Am häufigsten ist die Supraspinatussehne (ca. 90%) in der Nähe des Ansatzes am Tuberculum majus betroffen, der Kalkherd kann jedoch auch in jeder anderen Sehne oder auch in mehreren Sehnen gleichzeitig lokalisiert sein, selbst in der langen Bizepssehne. Bezogen auf die klinische Symptomatik unterscheidet man eine akute von einer chronischen Phase. Die Resorptionsphase mit Spontanresorption des Kalkherdes zeigt ein hochakutes Krankheitsbild über einige Tage bis Wochen. Nach Resorption des Kalkherdes können noch für einige Monate Restbeschwerden, wie z. B. bei Überkopfarbeiten, bestehen bleiben.

Röntgenologisch werden entsprechend der Klassifikation von Gärtner 3 Typen unterschieden: Beim Typ 1 ist das Kalkdepot scharfrandig begrenzt und dicht. Dieser Typ wird in der Kalzifikationsphase angetroffen. Beim Typ 2 handelt es sich um einen „Mischtyp", das Kalkdepot ist entweder unscharf begrenzt und dicht oder scharfrandig begrenzt und transparent. Beim Typ 3 ist das Kalkdepot unscharf begrenzt und transparent, dieser Typ wird in der Resorptionsphase gesehen.

Sonographie

Sonographisch wird bei der dynamischen Untersuchung das Kalkdepot in gleicher Richtung wie die entsprechende Sehne der Rotatorenmanschette mitbewegt. Hierdurch gelingt eine Abgrenzung zu einer Verkalkung innerhalb der Bursa sowie zu einem knöchernen Ausriss der Rotatorenmanschette. Durch die Rotationsbewegung des Oberarms lässt sich der Kalkherd in die entsprechende Schnittebene einstellen.

Bei gleichzeitigem Vorliegen mehrerer Verkalkungen können diese in den verschiedenen Standardschnittebenen erfasst werden. Im lateral-superioren Longitudinalschnitt liegt die Infraspinatussehnenverkalkung in der Regel weit lateral, während die Supraspinatussehnenverkalkung eher zentral anzutreffen ist. Insbesondere die Transversalschnitte erleichtern die topographische Zuordnung der Verkalkung zu den einzelnen Sehnen der Rotatorenmanschette

MERKE

Verkalkungen haben kein einheitliches sonographisches Abbildungsmuster. Je nach Konsistenz kommen entweder echogene Reflexe mit oder ohne Schallabschwächung/Schallschatten oder Inhomogenitäten der Sehne ohne Schallabschwächung zur Darstellung. Die makroskopisch harten Kalkherde, welche im Röntgenbild als scharfrandige, dichte Verschattungen imponieren, weisen sonographisch neben einem stark echogenen Reflex einen ebenso deutlichen Schallschatten auf (entsprechend Röntgentyp 1 nach Gärtner). Makroskopisch flüssige, breiige Verkalkungen, die im Röntgenbild unscharf begrenzt und transparent sind, führen nicht zu einer Totalreflexion der Schallwellen. Sie kommen entweder als echogener Reflex oder als Inhomogenität der Sehne zur Abbildung, der wegweisende Schallschatten fehlt (entsprechend Röntgentyp 2 oder 3 nach Gärtner).

Fall 7.1

Abb. 146 a u. **b**:
46-jähriger Patient,
rechtes Schultergelenk.

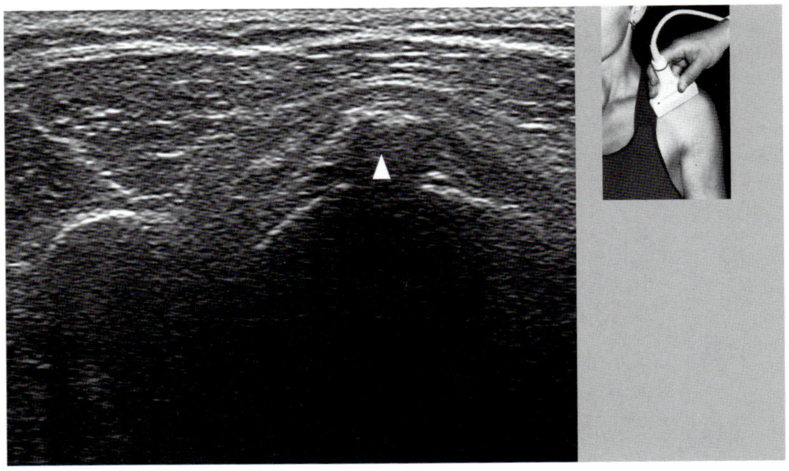

Lateral-superiorer Transversalschnitt re.
In der Supraspinatussehne befindet sich eine schallundurchlässige echogene Struktur, deren Schallschatten eine Konturunterbrechung der Humeruskopfkontur bewirkt (Pfeil).

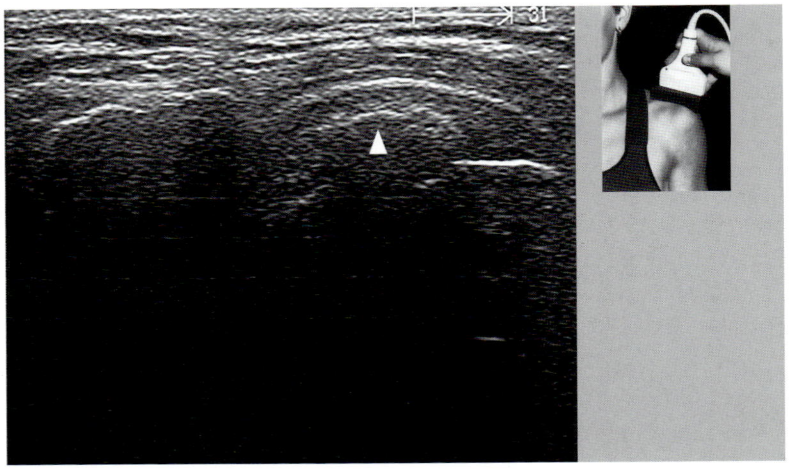

Lateral-superiorer Longitudinalschnitt re.

Fall 7.2

Abb. 147:
40-jähriger Patient,
rechtes Schultergelenk.

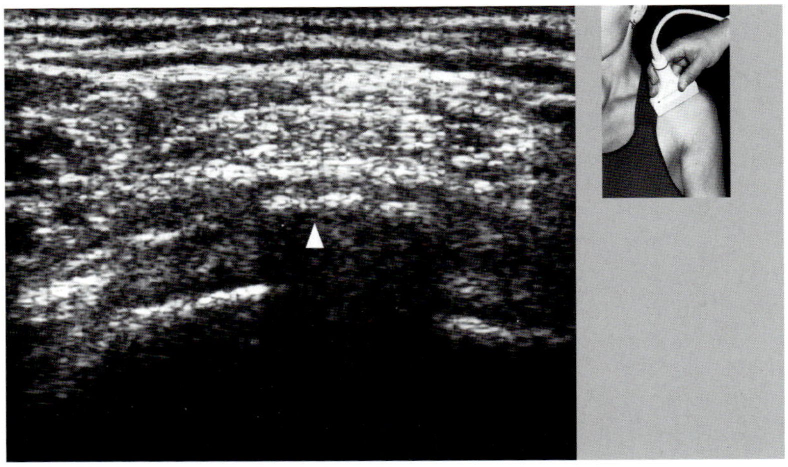

Lateral-superiorer Transversalschnitt re.
In der Supraspinatussehne liegt ein echogener Reflex mit dorsalem Schallschatten (Pfeil), der zu einer kompletten Schallauslöschung des darunter befindlichen Humeruskopfanteils führt.

Fall 7.3

Abb. 148:
34-jähriger Patient,
rechtes Schultergelenk

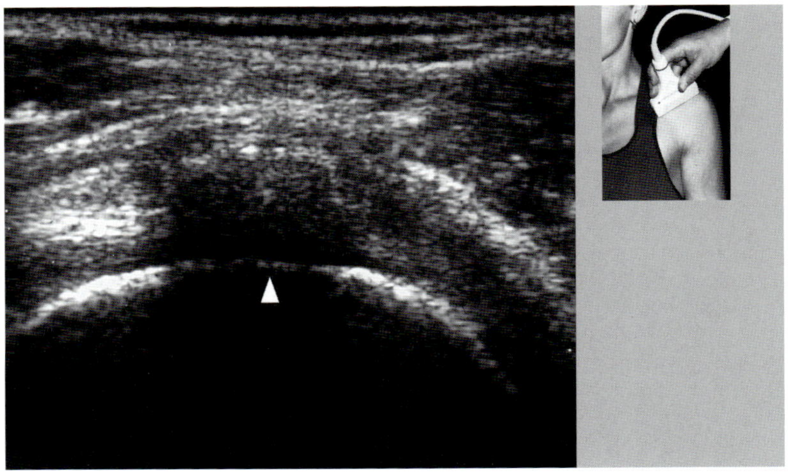

Lateral-superiorer Transversalschnitt re.
In der Supraspinatussehne kommt eine echogene Struktur mit Schallschatten und unvollständiger Auslöschung der Humeruskopfkortikalis zur Abbildung (Pfeil). Es handelt sich um eine flüssige Verkalkung. Dieses Phänomen kann auch bei harten Kalkherden auftreten, wenn der Kalkherd nicht orthograd angeschallt wird.

Fall 7.4

Abb. 149 a u. **b**:
73-jähriger Patient,
rechtes Schultergelenk.

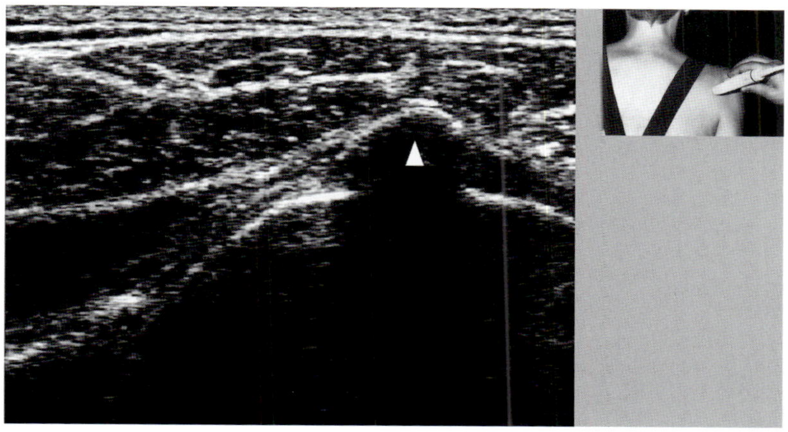

Dorsaler Transversalschnitt re.
Der in der Infraspinatussehne gelegene echogene Reflex mit Schallschatten wird bevorzugt im dorsalen Transversalschnitt aufgefunden (Pfeil).

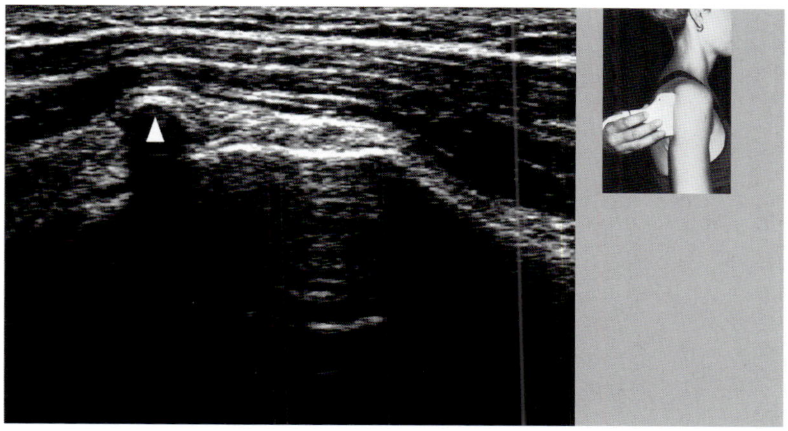

Dorsaler Longitudinalschnitt re.
Im Longitudinalschnitt wird der Kalkherd durch die dynamische Untersuchung (von der Innenrotation zur Außenrotation) in der Schnittebene eingestellt (Pfeil).

Fall 7.5

Abb. 150 a u. **b**:
55-jährige Patientin,
rechtes Schultergelenk.

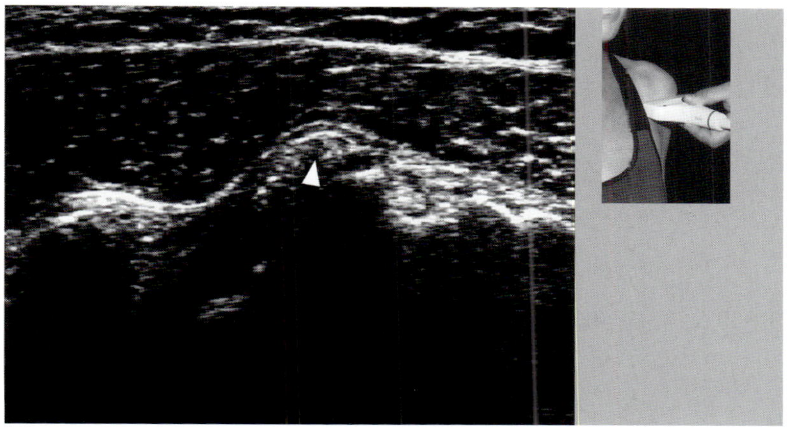

Ventraler Transversalschnitt re.
Der echogene Reflex mit dorsalem Schallschatten liegt in der Subskapularissehne medial des Tuberculum minus (Pfeil).

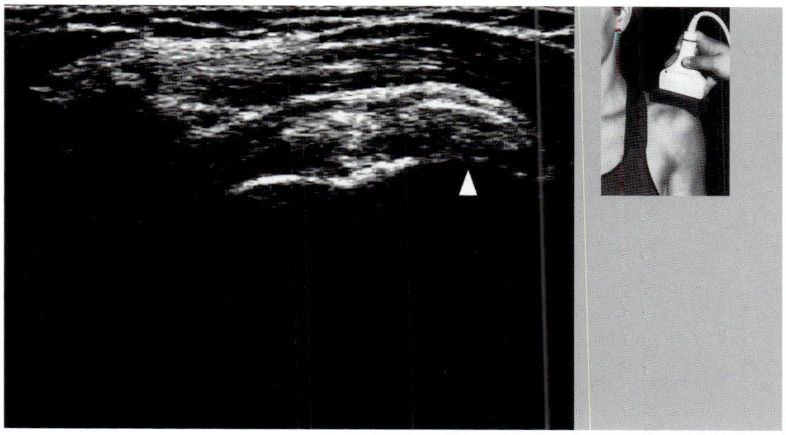

Lateral-superiorer Longitudinalschnitt re.
Für die Einstellung im lateral-superioren Longitudinalschnitt muss der Arm außenrotiert werden (Pfeil).

Fall 7.6

Abb. 151 a – d:
48-jährige Patientin,
rechtes Schultergelenk.

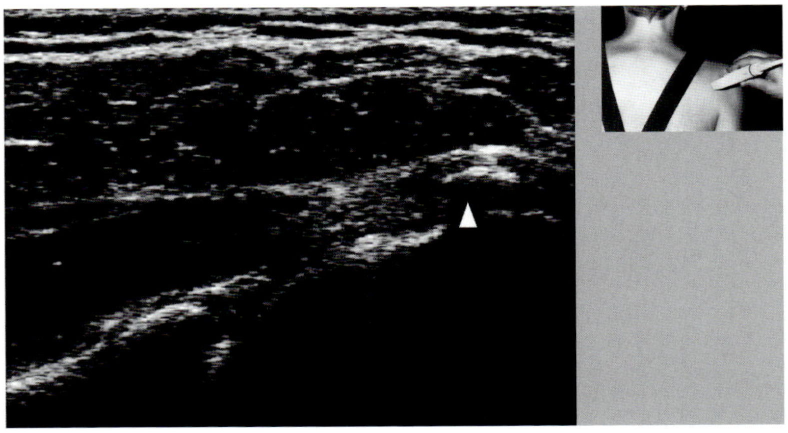

Dorsaler Transversalschnitt re.
Das Kalkdepot in der Infraspinatussehne (**a** u. **b**) sowie in der Supraspinatussehne (**c** u. **d**) kommt jeweils als echogener Reflex mit Schallschatten zur Abbildung (Pfeil).

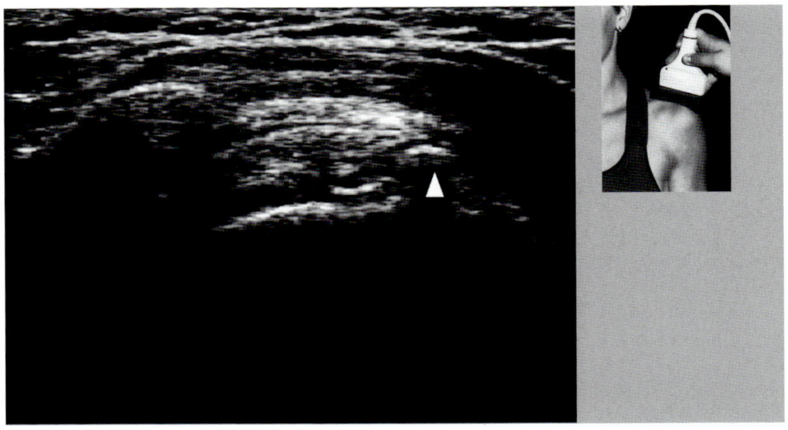

Lateral-superiorer Longitudinalschnitt in maximaler Innenrotation re.

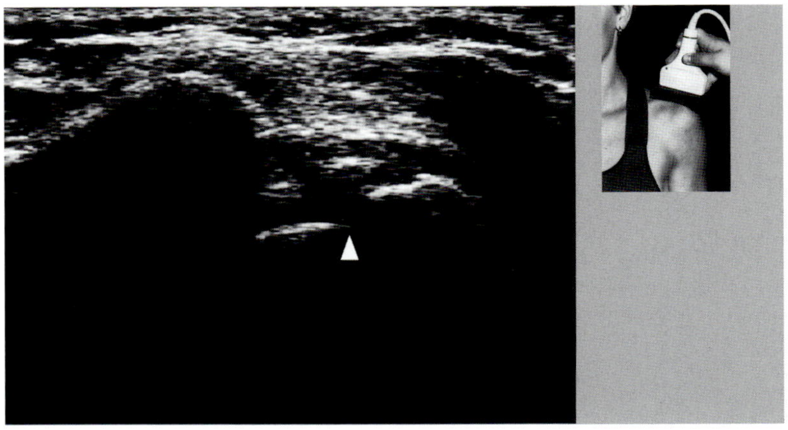

Lateral-superiorer Longitudinalschnitt in Neutralstellung re.

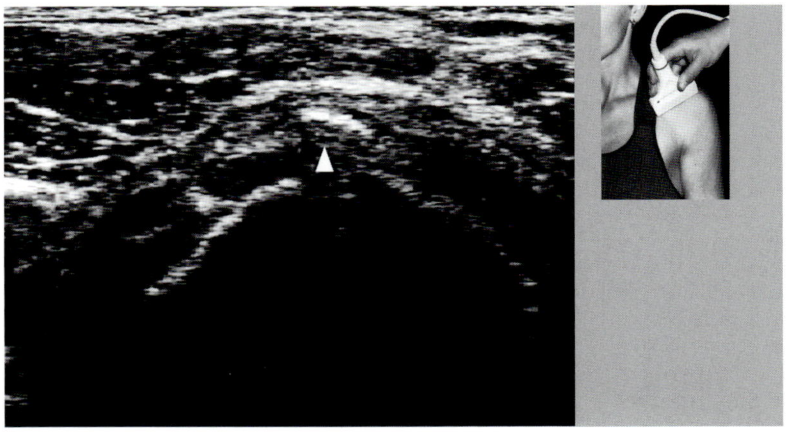

Lateral-superiorer Transversalschnitt re.

Fall 7.7

Abb. 152 a–d:
57-jähriger Patient,
rechtes Schultergelenk.

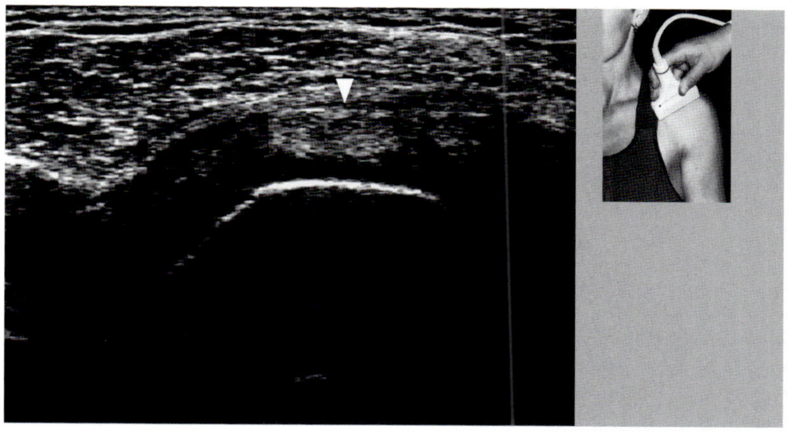

Lateral-superiorer Transversalschnitt re.
In beiden Schnittebenen befindet sich in der Supraspinatussehne ein großvolumiger echogener Reflex ohne Schallschatten (Pfeil).

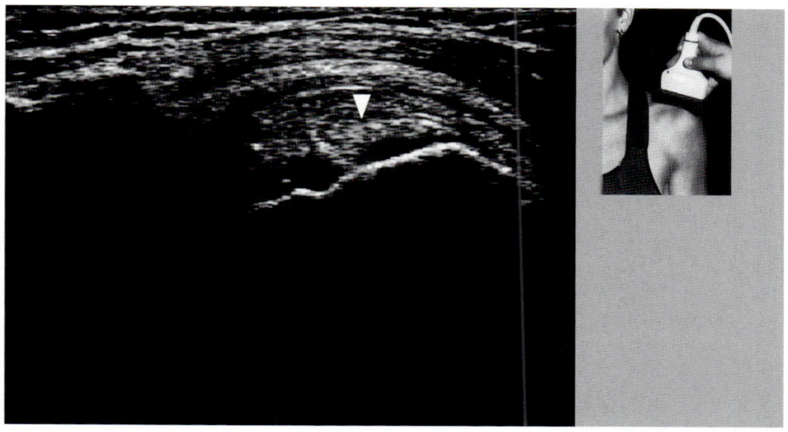

Lateral-superiorer Longitudinalschnitt re.

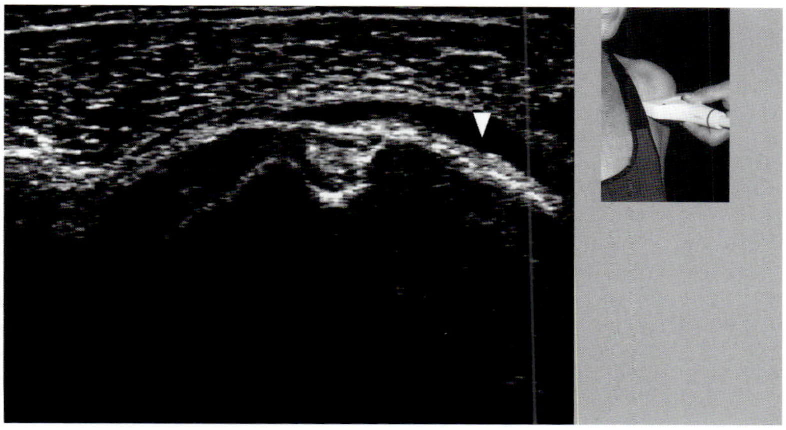

Ventraler Transversalschnitt re.
Nebenbefundlich wird eine Bursitis subdeltoidea nachgewiesen (Pfeil).

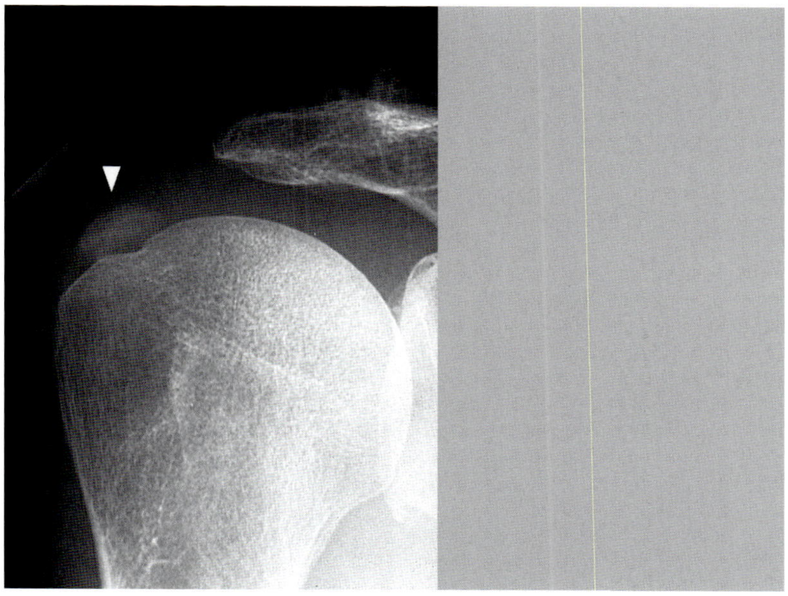

Röntgenaufnahme im a.-p. Strahlengang.
Röntgenologisch findet sich eine unscharf begrenzte Verschattung (Pfeil). Es handelt sich um eine Verkalkung in der Supraspinatussehne im Resorptionsstadium mit Durchbruch in die Bursa subdeltoidea mit daraus resultierender Bursitis.

Fall 7.8

Abb. 153 a – d:
61-jährige Patientin,
rechtes Schultergelenk.

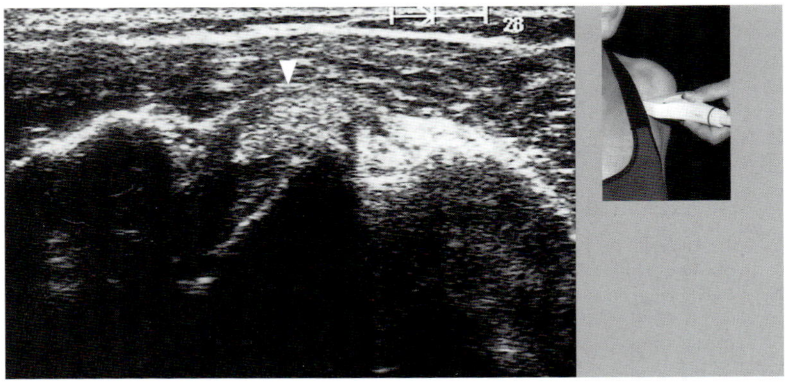

Ventraler Transversalschnitt re.
In beiden Schnittebenen befindet sich in der Subskapularissehne ein großvolumiger echogener Reflex ohne Schallschatten (Pfeil). Röntgenologisch zeigt sich eine Verkalkung Typ Gärtner III.

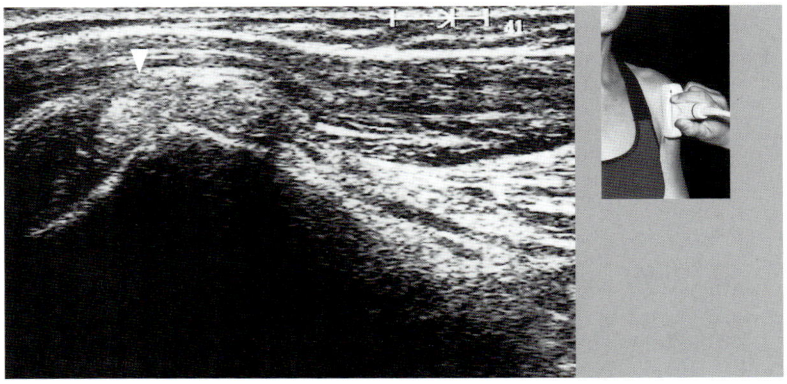

Ventraler Longitudinalschnitt re.

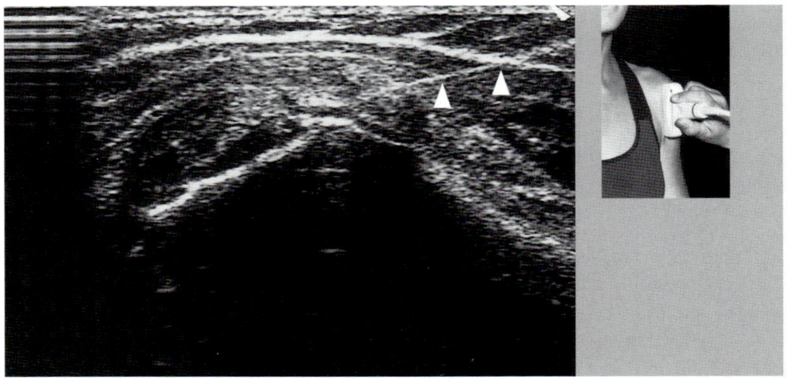

Ventraler Longitudinalschnitt re.
Unter sonographischer Kontrolle wird das Kalkdepot punktiert und mit einem Lokalanästhetikum mehrfach gespült (Pfeil ≙ Kanüle).

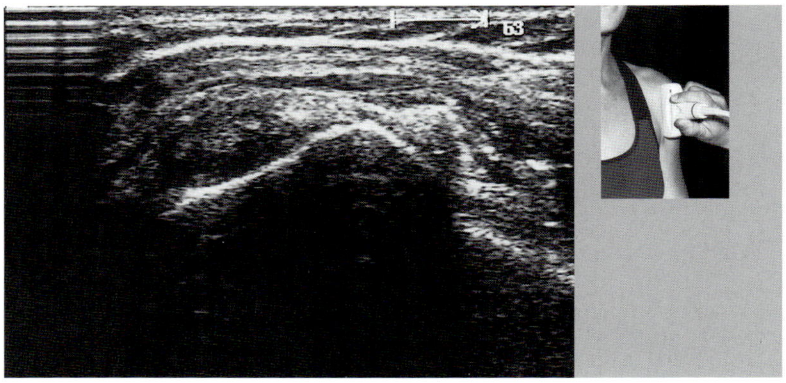

Ventraler Longitudinalschnitt re.
Nach der Punktion ist das Kalkdepot deutlich verkleinert.

8. Rotatorenmanschettenruptur

Klinik

Rotatorenmanschettenrupturen entstehen auf dem Boden von traumatischen oder degenerativen Veränderungen. Degenerative Veränderungen mit entsprechenden Rissbildungen treten mit zunehmender Häufigkeit ab dem 50. Lebensjahr auf, bleiben jedoch klinisch oftmals symptomlos. Es werden komplette Rupturen von Partialrupturen (akromialseitig, intratendinös, gelenkseitig) differenziert. Bei der Untersuchung ergibt sich folgendes typische Bild: meist freie passive Beweglichkeit des Schultergelenks mit Krepitation, schmerzhafter Bogen bis hin zur Pseudoparalyse. Der horizontal abduzierte Arm kann häufig nur kurzfristig in dieser Stellung gehalten werden.

Rupturen der Supraspinatussehne treten mit über 90% häufiger auf als isolierte Rupturen der Infraspinatussehne. Isolierte Subskapularissehnenrupturen finden sich extrem selten und können in ca. 70% der Fälle auf ein adäquates Trauma zurückgeführt werden. Hingegen wird eine isolierte Ruptur der langen Bizepssehne nur zu ca. 30% durch ein entsprechendes Trauma ausgelöst. Der Anteil der Sportverletzungen mit Supra- und Infraspinatussehnenrupturen liegt bei ca. 16%.

Rotatorenmanschettenläsionen sind häufig mit anderen pathologischen Veränderungen vergesellschaftet, u.a. im Bereich der langen Bizepssehne und der Schleimbeutel.

Bereits eine isolierte Supraspinatussehnenruptur führt zu einer Destabilisierung des Humeruskopfes, hieraus resultiert ein Humeruskopfhochstand. Bei komplexen, anterosuperioren oder posterosuperioren Rotatorenmanschettendefekten kann es zu einer multidirektionalen Instabilität kommen. Neben den pathomorphologischen Veränderungen der Rotatorenmanschette lassen sich die Richtung sowie das Ausmaß der Instabilität erfassen.

Sonographie

Bei der sonographischen Beurteilung der Rotatorenmanschettenruptur werden sichere von unsicheren Rupturzeichen unterschieden. Als sichere Zeichen einer Rotatorenmanschettenruptur gelten: Veränderungen der Form sowie fehlendes Mitbewegen der Sehne bei der dynamischen Untersuchung (Rotation des Oberarmes). Die Rotatorenmanschette hat physiologischerweise zur Bursa und zum M. deltoideus eine konvexe Oberfläche. Beim Vorliegen einer kleineren Komplettruptur oder einer bursaseitigen Partialruptur kommt es zur Aufhebung der Konvexität, es liegt eine konkave Konturumkehr vor. Bei ausgedehnter Komplettruptur besteht eine Humeruskopfglatze. Zu den unsicheren Zeichen werden insbesondere Echogenitätsveränderungen der Sehne gezählt.

Die dynamische Untersuchung ist eine Grundvoraussetzung für eine suffiziente Beurteilung der Rotatorenmanschette. Hierdurch werden auch kleinere Rupturzonen im lateral-superioren Longitudinalschnitt in der Schnittebene eingestellt, während ohne die Rotationsbewegung die Ruptur oftmals in dieser Schallebene nicht erfasst würde. Bei Vorliegen einer Infraspinatussehnenruptur ist zusätzlich zur Darstellung der Rupturzone das fehlende Mitbewegen der Sehne bei dynamischer Untersuchung wegweisend.

MERKE

Die multiplanare sonographische Untersuchung in den Standardschnittebenen ermöglicht eine gründliche Erfassung aller pathologischen Veränderungen.

Durch die dynamische Untersuchung und Darstellung der langen Bizepssehne bzw. des Sulcus intertubercularis gelingt eine exakte topographische Zuordnung der jeweiligen Rotatorenmanschettenrupturzone.

Fall 8.1

Abb. 154 a – d:
49-jähriger Patient,
rechtes Schultergelenk.

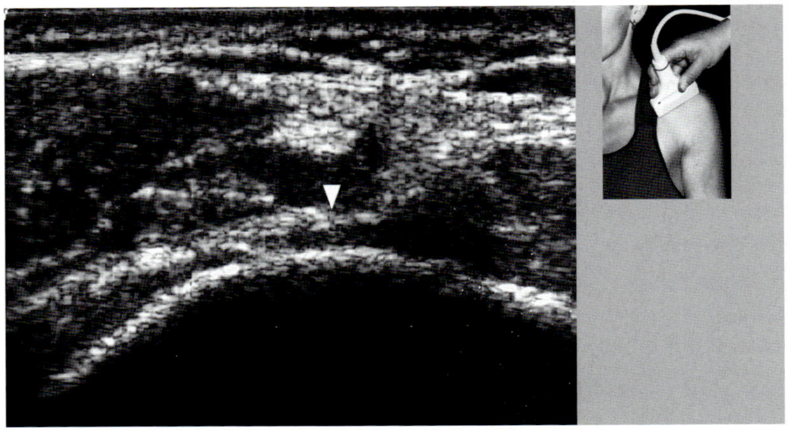

Lateral-superiorer Transversalschnitt re.
Im Transversalschnitt ist die charakteristische „Wagenradform" der Supraspinatussehne aufgehoben (Pfeil).

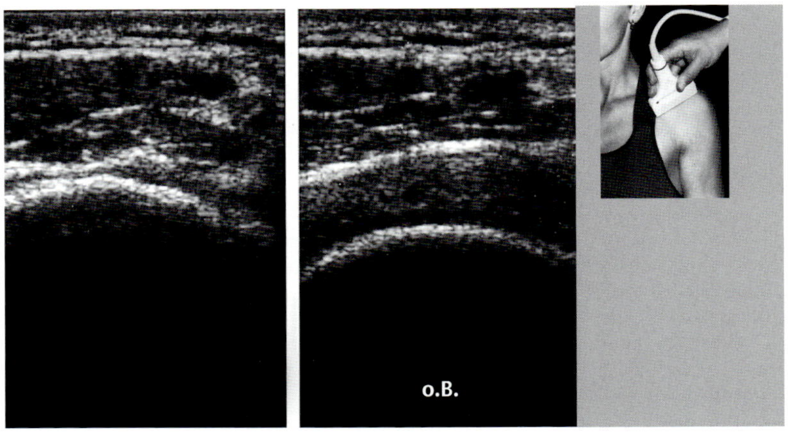

Lateral-superiorer Transversalschnitt im Seitenvergleich re. u. li.
Im Seitenvergleich findet sich eine Humeruskopfglatze (linke Bildhälfte).

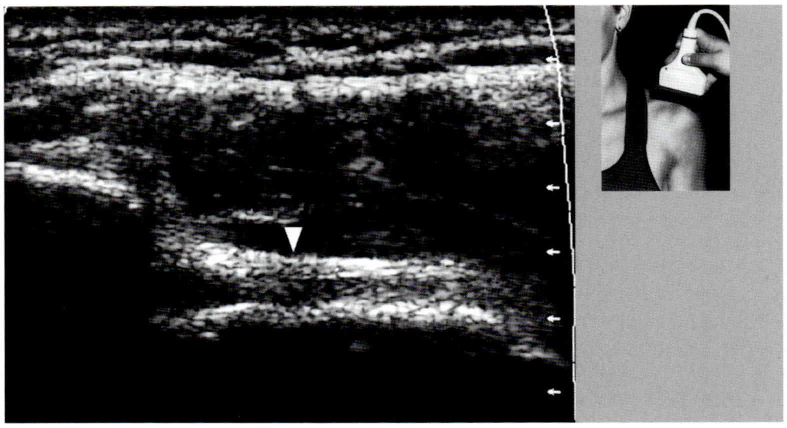

Lateral-superiorer Longitudinalschnitt re.
Im Longitudinalschnitt stellt sich die Supraspinatussehne nicht in der typischen Form eines „Rabenschnabels", sondern bedingt durch die Ruptur als „Entenschnabel" dar (Pfeil).

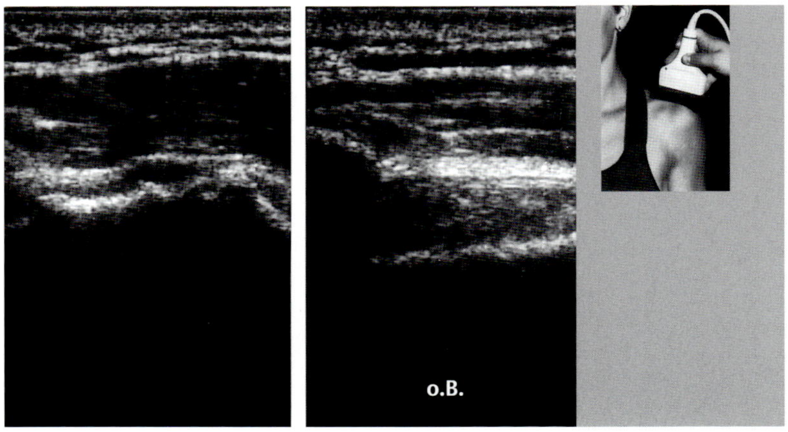

Lateral-superiorer Longitudinalschnitt re. u. li.
Im Seitenvergleich imponiert ein Humeruskopfhochstand bei gleichzeitigen arthrotischen Veränderungen der Kopfoberfläche (linke Bildhälfte).

Fall 8.2

Abb. 155 a–d:
66-jähriger Patient, rechtes Schultergelenk.

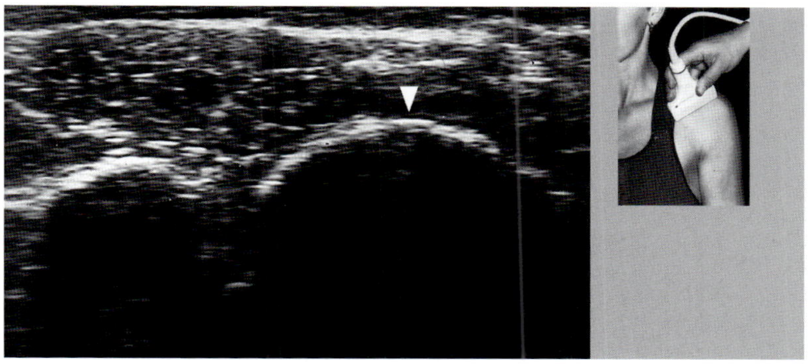

Lateral-superiorer Transversalschnitt re.
In Innenrotation findet sich bei vorliegender kompletter Ruptur der Supraspinatussehne eine Humeruskopfglatze (Pfeil).

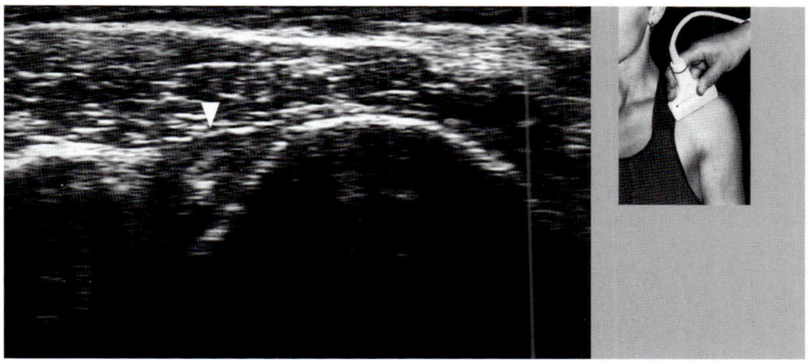

Lateral-superiorer Transversalschnitt re.
In Außenrotation befindet sich medial des Rupturbereichs die Subskapularissehne (Pfeil).

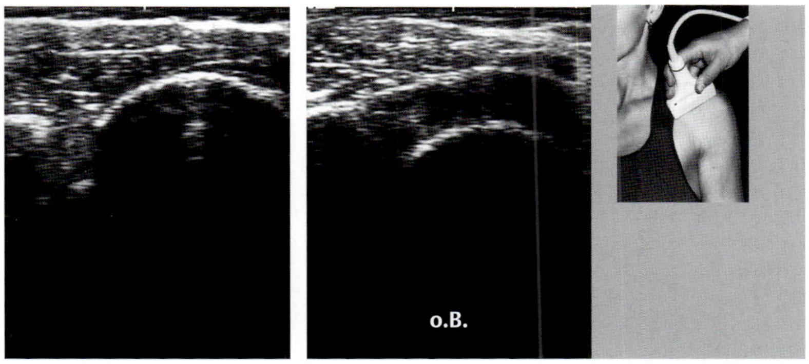

Lateral-superiorer Transversalschnitt re. u. li.
Der Seitenvergleich erleichtert die Abgrenzung zum Normalbefund.

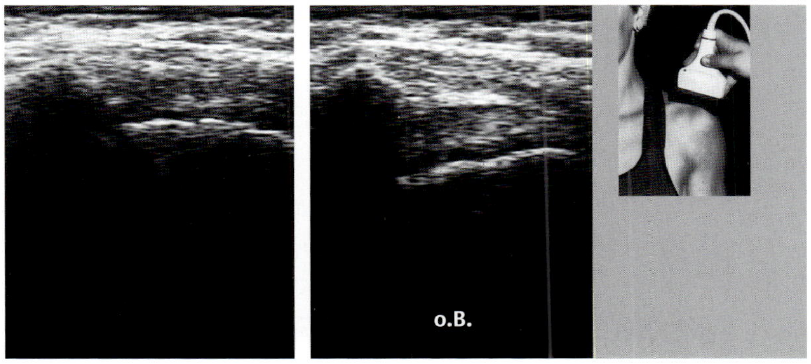

Lateral-superiorer Longitudinalschnitt re. u. li.

Fall 8.3

Abb. 156 a u. **b**:
68-jährige Patientin,
linkes Schultergelenk.

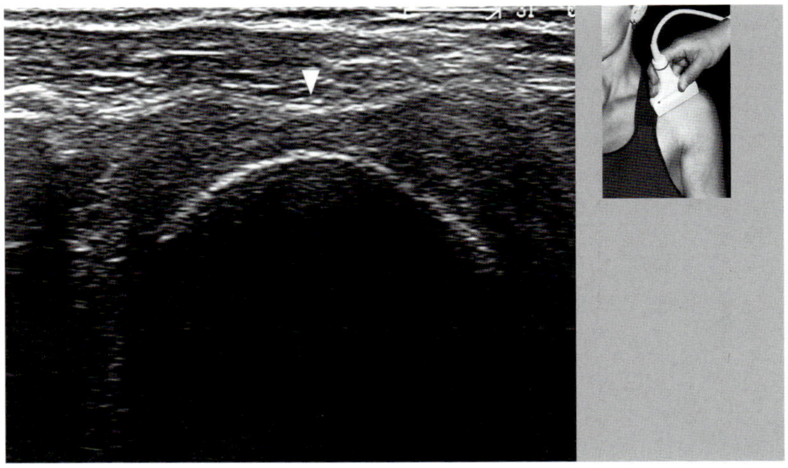

Lateral-superiorer Transversalschnitt li.
In Neutralstellung kommt die bursaseitige Partialruptur im Bereich der Supraspinatussehne mit einer typischen konkaven Konturumkehr zur Abbildung (Pfeil).

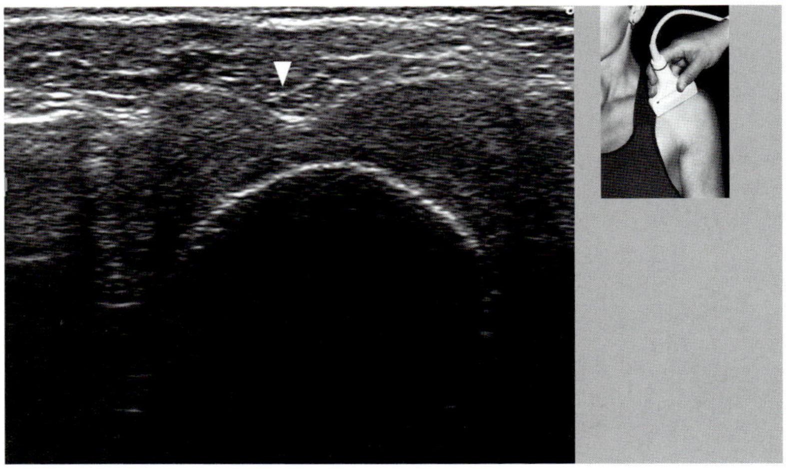

Lateral-superiorer Transversalschnitt li.
Durch Innenrotation wird die Rupturzone nach medial verlagert. Bei Betrachtung des M. deltoideus fällt bei der dynamischen Untersuchung eine wellenartige Mitbewegung auf (Pfeil).

Fall. 8.4

Abb. 157 a u. **b**:
47-jähriger Patient,
rechtes Schultergelenk.

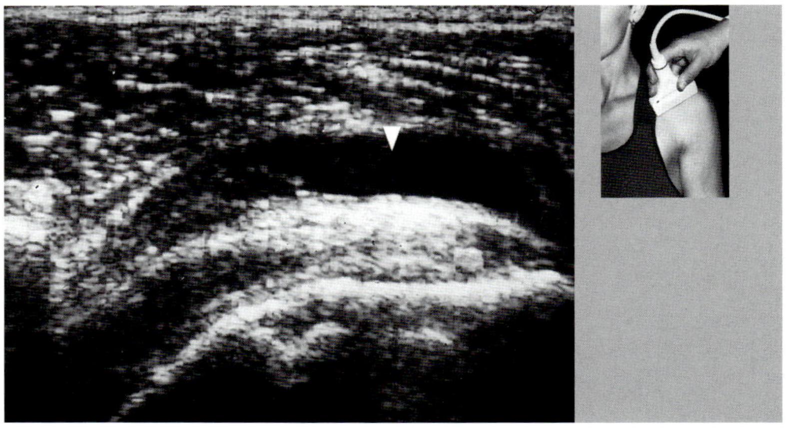

Lateral-superiorer Transversalschnitt re.
In Außenrotation befindet sich ventral der intakten Subskapularissehne eine echoarme Bursitis subscapularis (Pfeil).

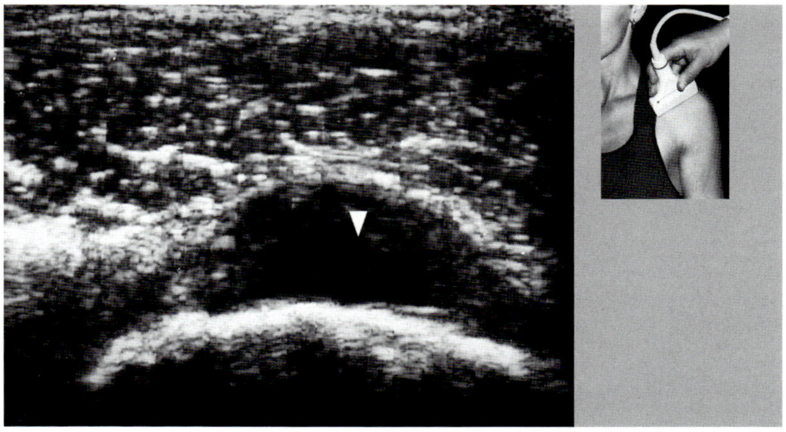

Lateral-superiorer Transversalschnitt re.
In Innenrotationsstellung des Oberarmes wird bei gleichzeitig vorliegender Supraspinatussehnenruptur die Bursitis direkt auf den Humeruskopf verlagert (Pfeil).

Fall 8.5

Abb. 158 a–d:
55-jähriger Patient,
linkes Schultergelenk.

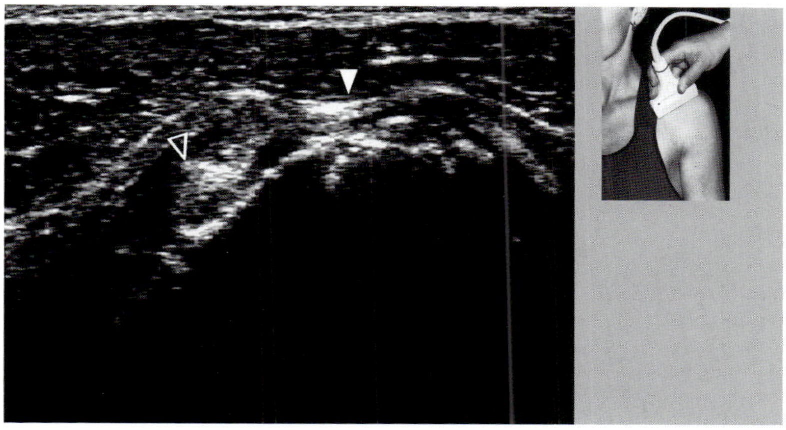

Lateral-superiorer Transversalschnitt li.
In Neutralposition kommt eine typische konkave Konturumkehr auf Niveau der Supraspinatussehne zur Abbildung (Pfeil). Durch den echogenen Reflex der langen Bizepssehne (offener Pfeil) wird eine eindeutige topographische Zuordnung ermöglicht.

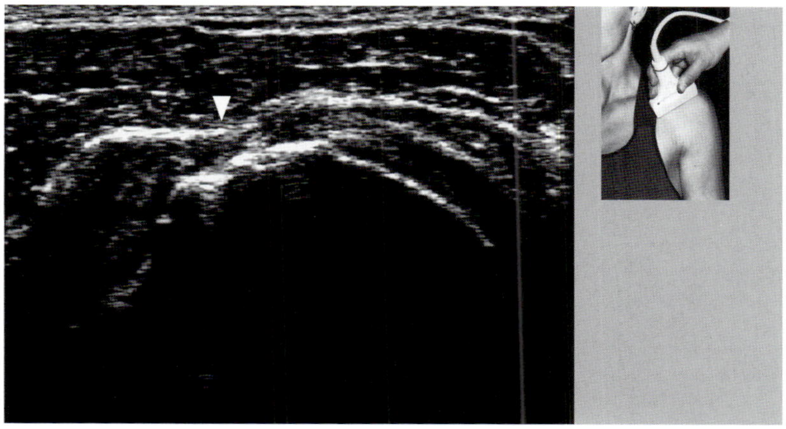

Lateral-superiorer Transversalschnitt li.
In Innenrotation des Oberarmes wird die Rupturzone der Supraspinatussehne sonographisch weiter medial aufgefunden (Pfeil).

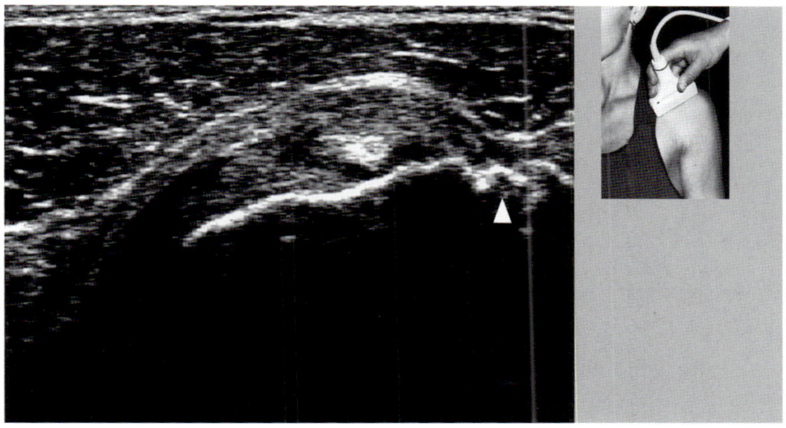

Lateral-superiorer Transversalschnitt li.
In Außenrotation des Oberarmes wird bei unauffälliger Subskapularissehne die Rupturzone der Supraspinatussehne sonographisch weiter lateral aufgefunden. Nebenbefundlich finden sich knöcherne Veränderungen des Humeruskopfes (Pfeil).

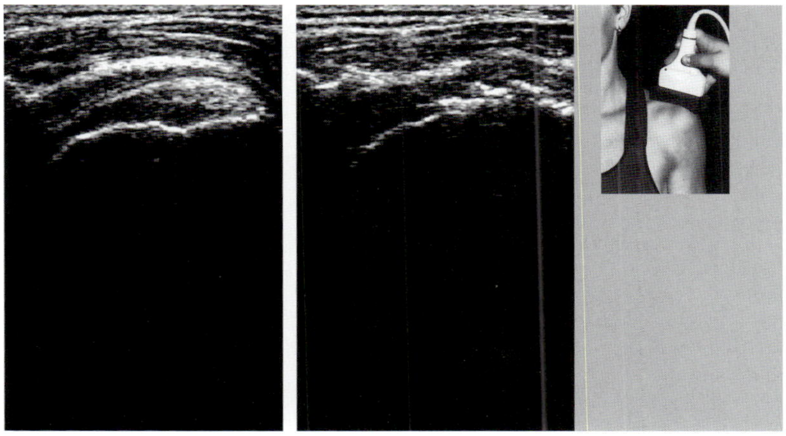

Lateral-superiorer Longitudinalschnitt li.
Im Longitudinalschnitt wird in Innenrotation (linke Bildhälfte) die unauffällige Infraspinatussehne mit kleiner Bursitis und in Neutralstellung (rechte Bildhälfte) die Rupturzone der Supraspinatussehne abgebildet.

Fall 8.6

Abb. 159 a – d:
62-jähriger Patient,
rechtes Schultergelenk.

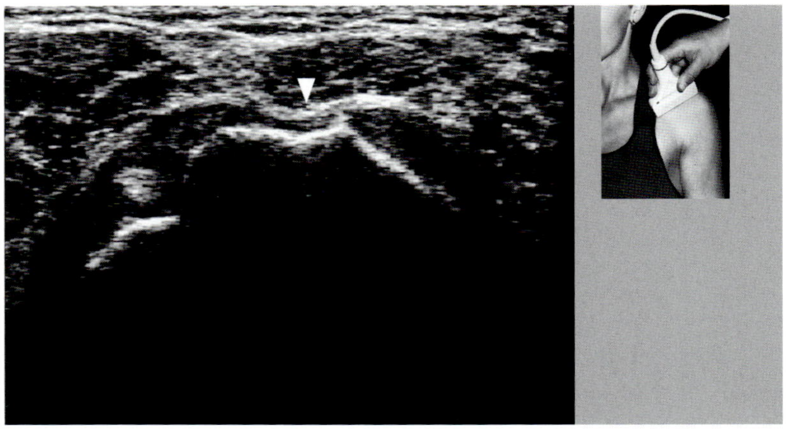

Lateral-superiorer Transversalschnitt re.
Im Transversalschnitt findet sich eine Humeruskopfglatze als Ausdruck der Supraspinatussehnenruptur (Pfeil).

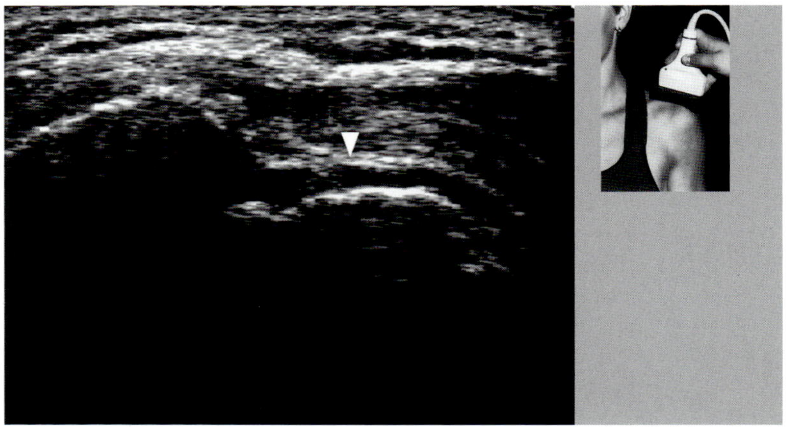

Lateral-superiorer Longitudinalschnitt re.
Im Longitudinalschnitt findet sich ein „Entenschnabel“ als Ausdruck der Supraspinatussehnenruptur (Pfeil).

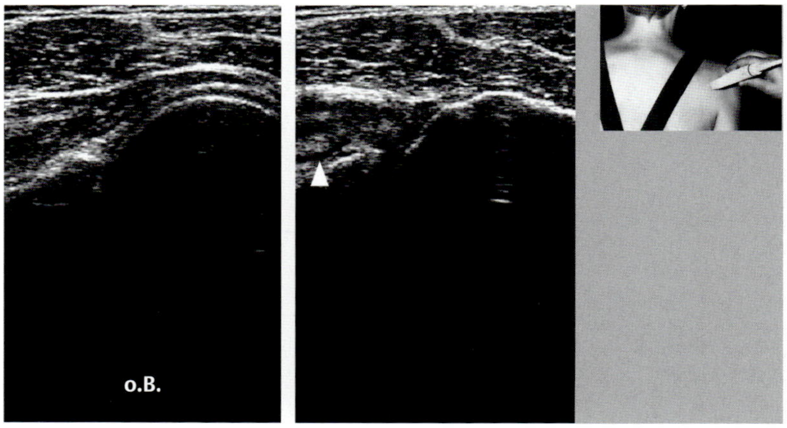

Dorsaler Transversalschnitt re. u. li.
In den dorsalen Schnittebenen (jeweils mit Seitenvergleich) liegt eine Querschnittsminderung der Infraspinatussehne vor (Pfeil). Bei der dynamischen Untersuchung fällt das fehlende Mitbewegen des M. infraspinatus auf.

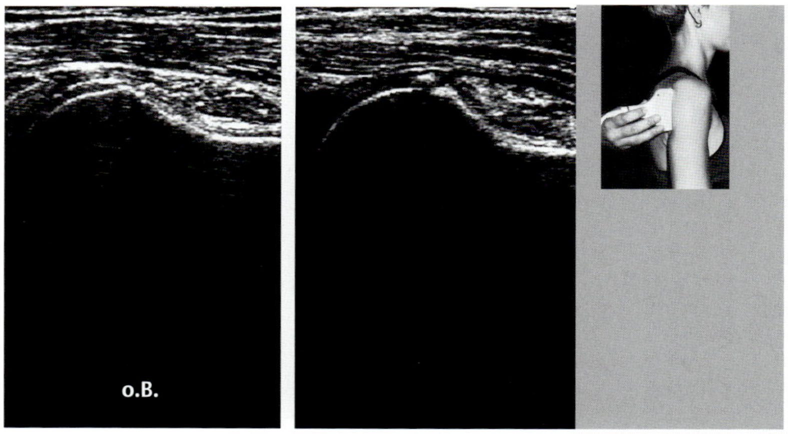

Dorsaler Longitudinalschnitt re. u. li.

Fall 8.7

Abb. 160 a – d:
57-jähriger Patient,
rechtes Schultergelenk.

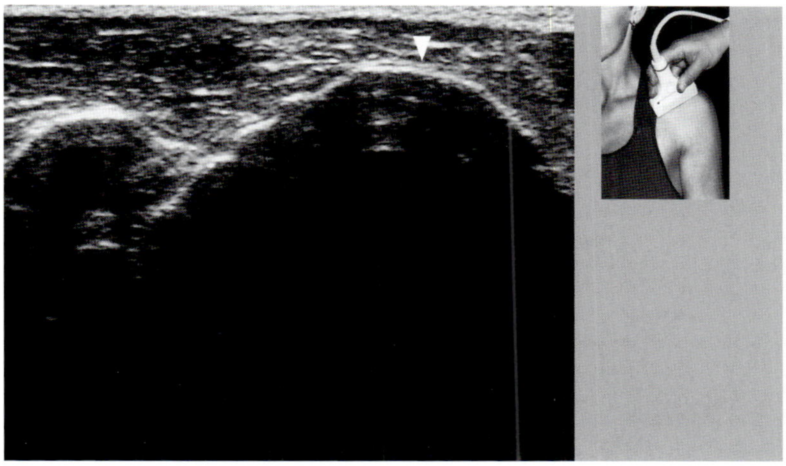

Lateral-superiorer Transversalschnitt re.
Es findet sich bei Vorliegen einer Supraspinatussehnenruptur in Innenrotation des Oberarmes eine Humeruskopfglatze (Pfeil).

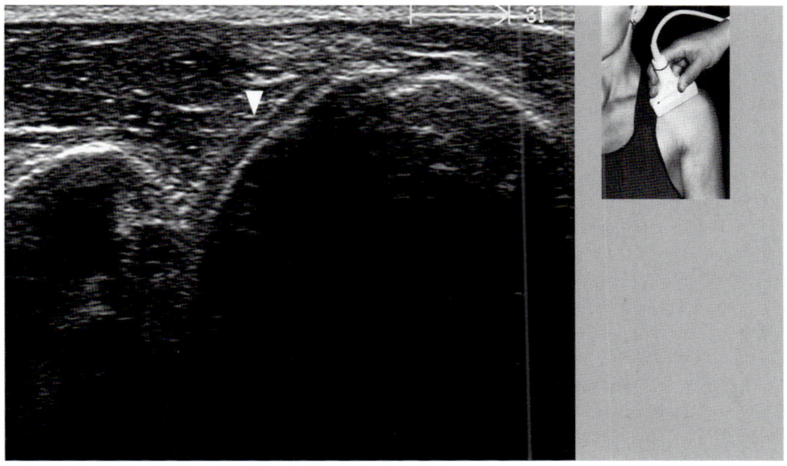

Lateral-superiorer Transversalschnitt re.
In Außenrotationsstellung des Oberarmes liegt bei der Subskapularissehnenruptur eine Humeruskopfglatze mit gleichzeitiger Ventralisation des Humeruskopfes vor (Pfeil).

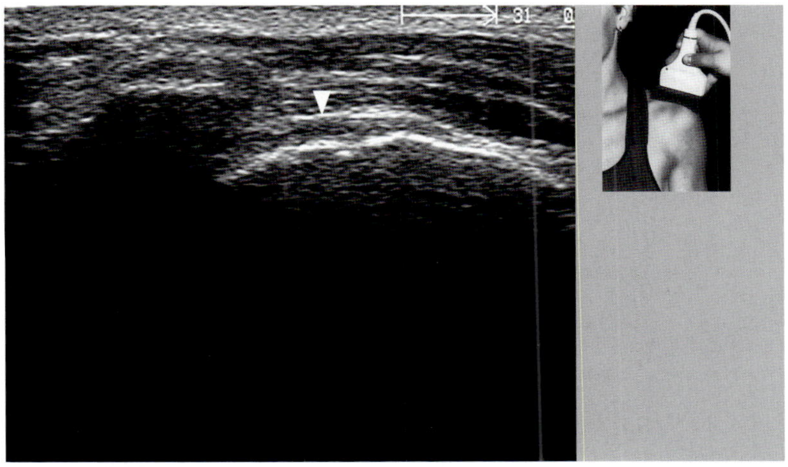

Lateral-superiorer Longitudinalschnitt re.
Es findet sich bei Vorliegen einer Supraspinatussehnenruptur in Innenrotation des Oberarmes der typische „Entenschnabel" mit Humeruskopfhochstand (Pfeil).

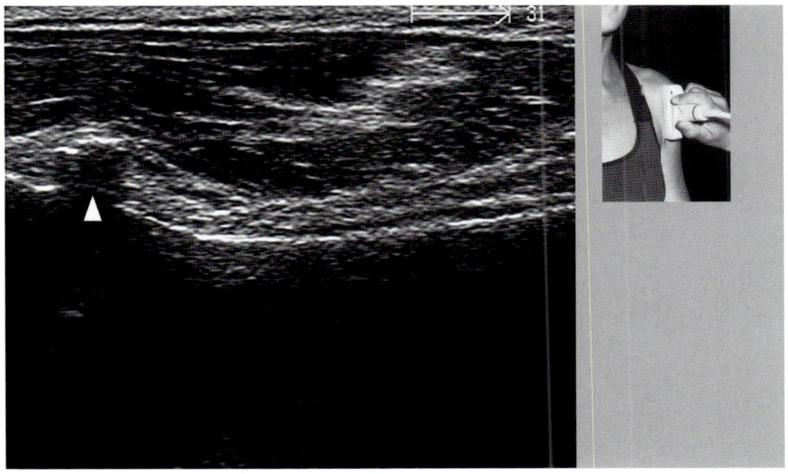

Ventraler Longitudinalschnitt re.
In der ventralen Region zeigt sich ein echogener Reflex mit Schallschatten in der langen Bizepssehne distal des Sulcus intertubercularis (Pfeil).

Fall 8.8

Abb. 161 a – d:
72-jährige Patientin,
linkes Schultergelenk.

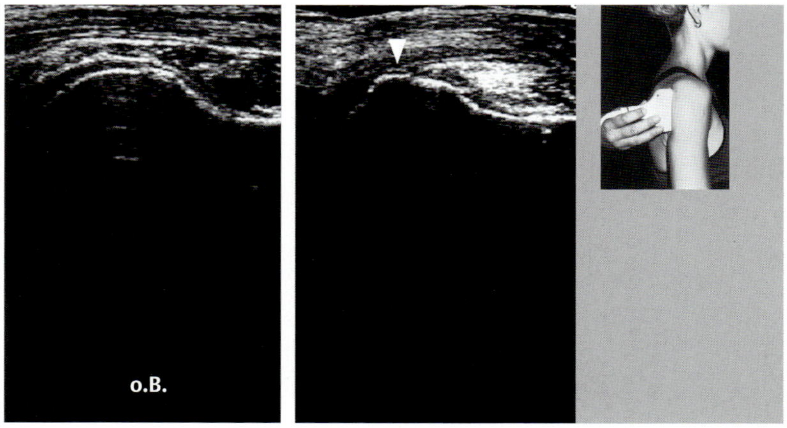

Dorsaler Longitudinalschnitt re. u. li.
Bei innenrotiertem Oberarm fehlt die Darstellung der Infraspinatussehne (Pfeil). Der Vergleich mit der unauffälligen Gegenseite (linke Bildhälfte) erleichtert die Befundung.

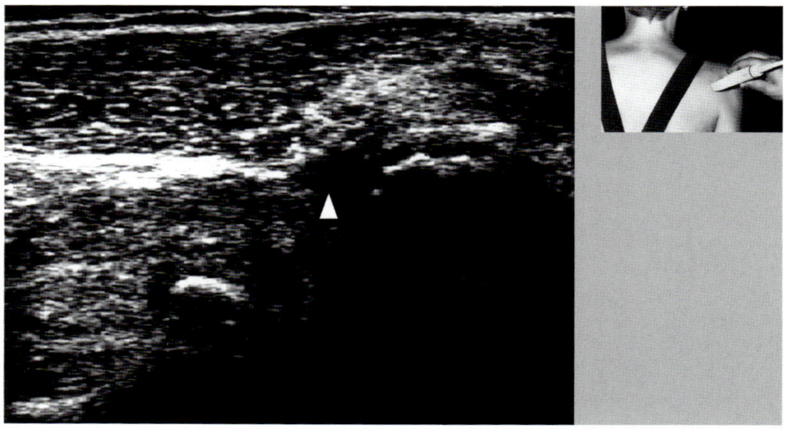

Dorsaler Transversalschnitt li.
Die Stabilitätsuntersuchung nach anterior und posterior ist im Transversalschnitt möglich; in Neutralstellung findet sich die Kontinuitätsunterbrechung der Infraspinatussehne (Pfeil).

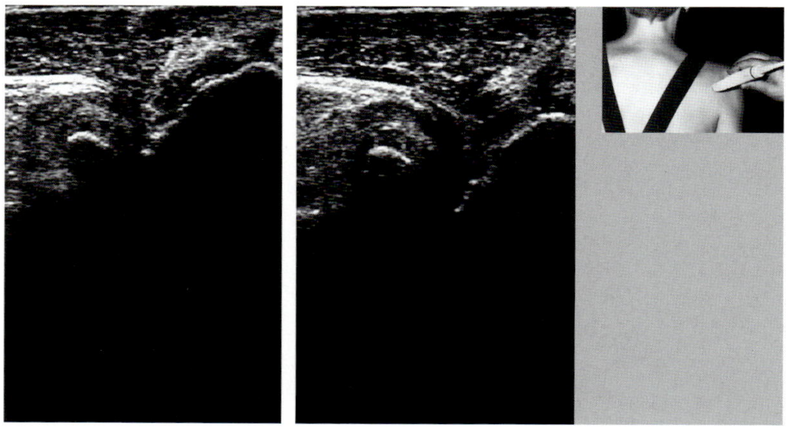

Dorsaler Transversalschnitt li.
Bei anteriorer Humerustranslation lässt sich das Ausmaß der Instabilität erfassen. Hierbei wird jeweils der Abstand zwischen Glenoidrückfläche und Humeruskopf mit und ohne Translation beurteilt.

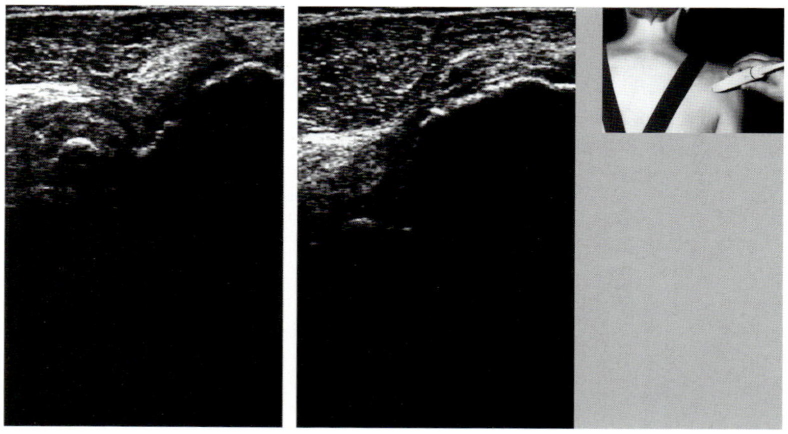

Dorsaler Transversalschnitt li.
Bei posteriorer Humerustranslation lässt sich das Ausmaß der Instabilität erfassen. Hierbei wird jeweils der Abstand zwischen Glenoidrückfläche und Humeruskopf mit und ohne Translation beurteilt.

9. Nervenengpasssyndrom

Klinik

Der N. suprascapularis tritt gemeinsam mit der A. suprascapularis durch die Incisura scapulae. Diese wird durch das Lig. transversum scapulae superius überspannt. Wird dieser tunnelartige Raum eingeengt, so kann dies zu einer Kompression des N. suprascapularis mit Parese des M. infraspinatus und des M. supraspinatus mit entsprechenden Sekundärveränderungen führen.

Sonographie

Bei der sonographischen Untersuchung werden die Sekundärveränderungen beurteilt: Muskelatrophie und Echogenitätsveränderungen der Muskeln im Vergleich zur Gegenseite.

Fall 9.1

Abb. 162 a – d: 42-jähriger Patient, rechtes Schultergelenk.

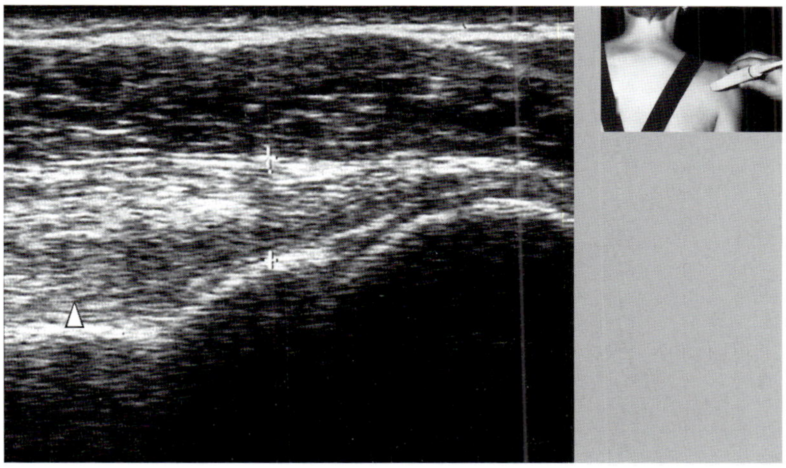

Dorsaler Transversalschnitt re. In beiden Standardebenen imponiert eine im Vergleich mit der gesunden Gegenseite deutliche Querschnittsminderung und Echogenitätszunahme des M. infraspinatus (Pfeil).

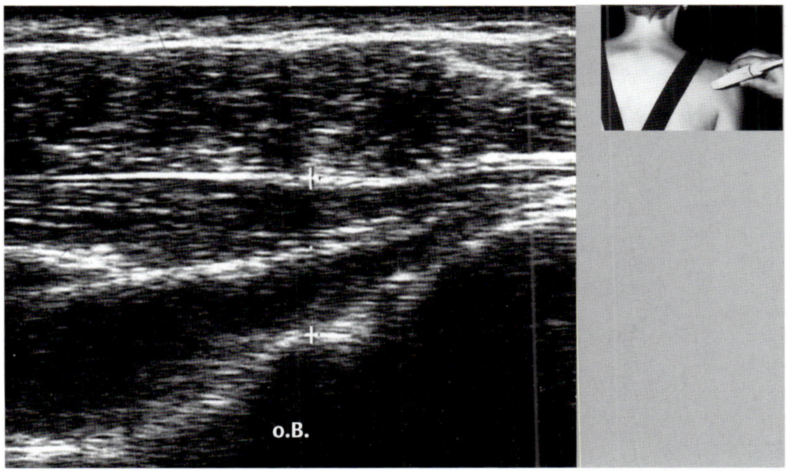

Dorsaler Transversalschnitt li.

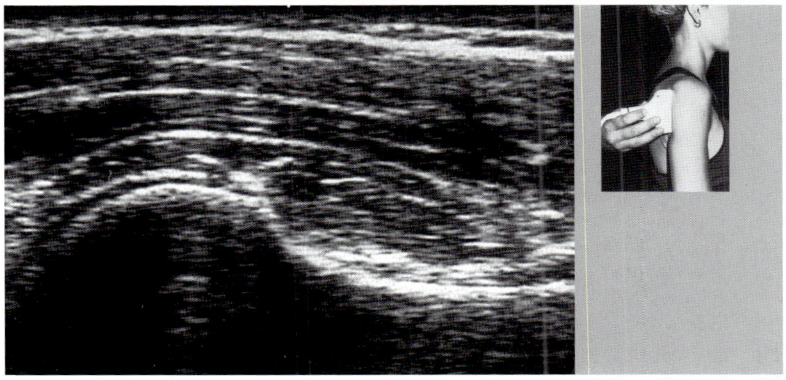

Dorsaler Longitudinalschnitt re.

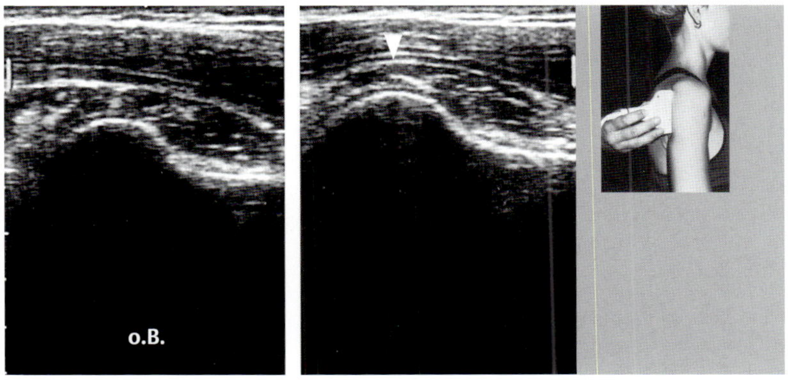

Dorsaler Longitudinalschnitt re. u. li.

Kombinierte Veränderungen und weitere Befunde

1. Omarthritis

Klinik und Sonographie

Eine intraartikuläre Raumforderung wird bevorzugt in der dorsalen Region im dorsalen Rezessus abgebildet. Durch aktives Anpressen des Oberarmes an den Oberkörper kommen auch kleinere Flüssigkeitsansammlungen besser zur Darstellung. Als mögliche Differenzialdiagnosen kommen eine Synovialitis sowie aseptische und septische Flüssigkeitsansammlungen in Frage. Durch die intraartikuläre Volumenzunahme wird der M. infraspinatus nach dorsal verlagert. Insbesondere bei Verdacht auf ein septisches Geschehen mit klinisch unklarer Lokalisation (intra- oder periartikulär), z. B. nach Injektionen, ermöglicht die Sonographie eine exakte Lokalisation und gibt wichtige Informationen für einen möglichen operativen Eingriff.

Fall 1.1

Abb. 163 a u. **b**: 43-jährige Patientin, rechtes Schultergelenk.

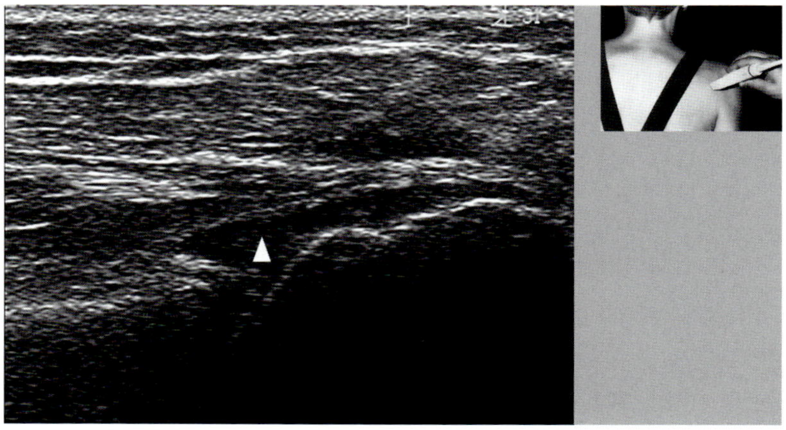

Dorsaler Transversalschnitt re. Die intraartikuläre Volumenzunahme kommt als echoarme Formation zwischen dem M. infraspinatus und dem Humeruskopf sowie der Skapula zur Abbildung (Pfeil). Es handelt sich um einen septischen Gelenkerguss.

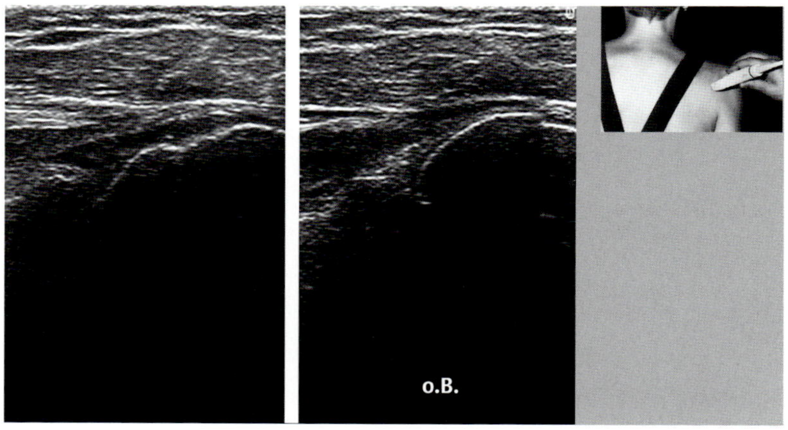

Dorsaler Transversalschnitt re. u. li. Der Seitenvergleich verdeutlicht die pathologische Veränderung.

Fall 1.2

Abb. 164 a u. **b**:
87-jährige Patientin, rechtes Schultergelenk.

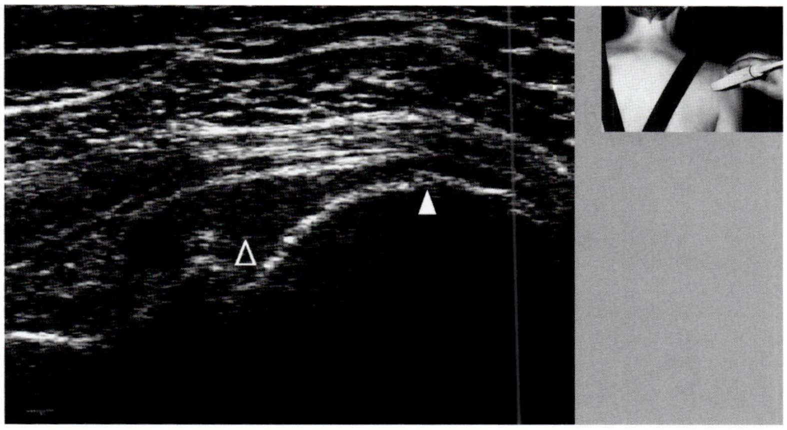

Dorsaler Transversalschnitt re.
In beiden Schnittebenen kommt ein Osteophyt als echogener Reflex über normalem Kortikalisniveau (Pfeil) sowie als Ausdruck einer aktivierten Arthrose eine intraartikuläre Volumenzunahme mit Kapseldistension im dorsalen Rezessus zur Abbildung (offener Pfeil).

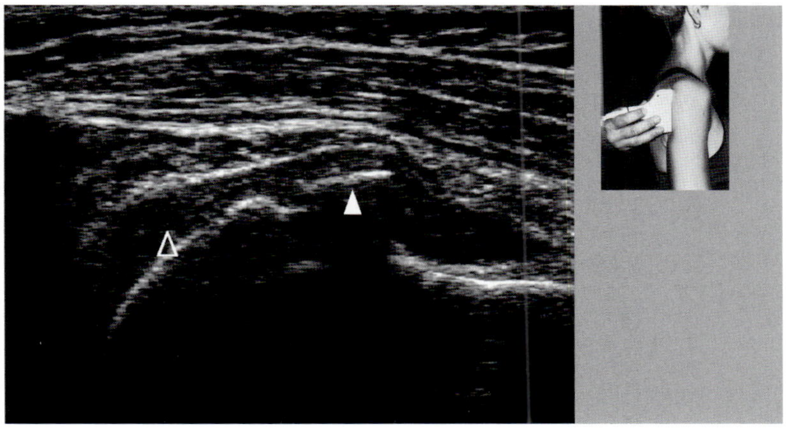

Dorsaler Longitudinalschnitt re.

2. Rheumatoide Omarthritis

Klinik

Bei Patienten mit entzündlich-rheumatischen Erkrankungen stehen neben den knöchernen Veränderungen hauptsächlich die entzündlich bedingten Veränderungen der periartikulären Weichteile (Bursa, lange Bizepssehne, Rotatorenmanschette) im Vordergrund. Gerade im initialen Stadium finden sich die Veränderungen vor allem in den Weichteilstrukturen, erst später kommt es zur Beteiligung von Knorpel und Knochen. Trotz relativer Beschwerdearmut der Patienten wird der Befall der Schultergelenke mit ca. 60% angegeben.

Sonographie

Bei der sonographischen Untersuchung werden sowohl die periartikulären Weichteile (Bursa, Rotatorenmanschette, lange Bizepssehne) als auch die intraartikulären Strukturen (Gelenkkapsel, Synovialis, Knorpel, Knochenoberfläche etc.) beurteilt.

Fall 2.1

Abb. 165 a – d:
56-jährige Patientin, linkes Schultergelenk.

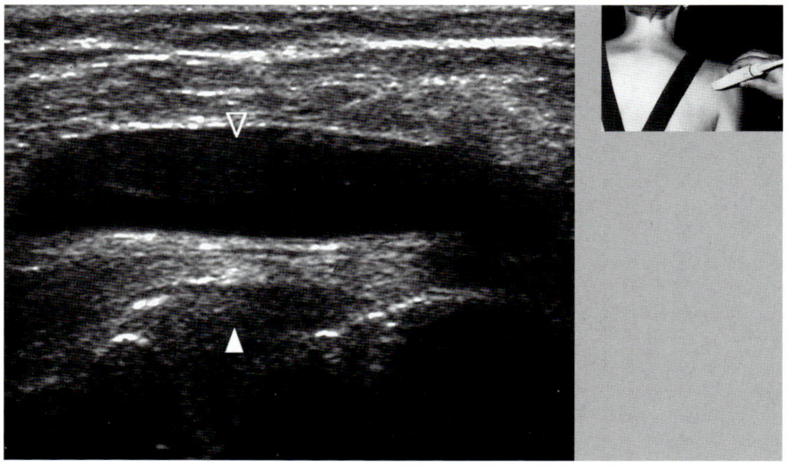

Dorsaler Transversalschnitt li.
Die intraartikuläre Volumenzunahme verdrängt die Gelenkkapsel nach dorsal (Pfeil). Zwischen M. infraspinatus und M. deltoideus findet sich eine große überwiegend echoarme Raumforderung (Bursitis subdeltoidea, offener Pfeil).

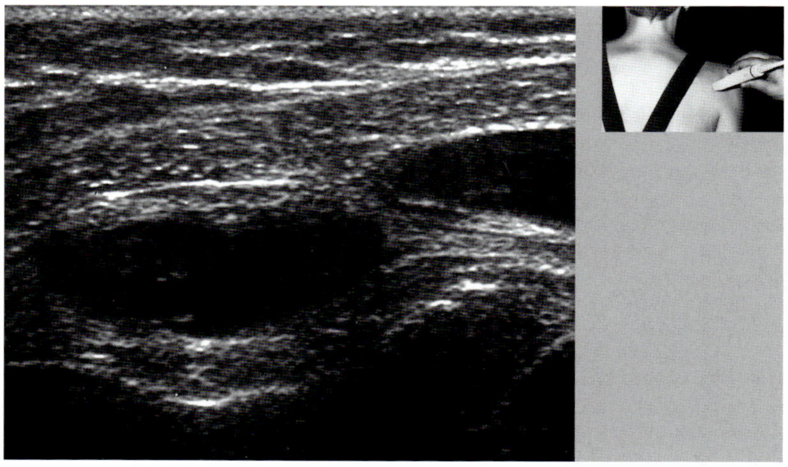

Dorsaler Transversalschnitt li.
Durch Verschieben des Schallkopfes nach medial wird die gesamte Ausdehnung der Bursitis subdeltoidea erfasst.

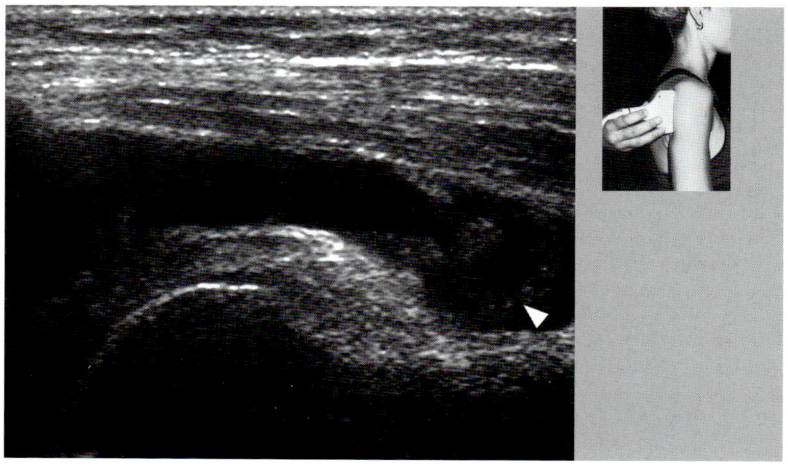

Dorsaler Longitudinalschnitt li.
Die Ausdehnung der echoarmen Formation nach distal wird im Longitudinalschnitt erfasst. Zusätzlich kommen hier echogene Areale in der Bursa zur Abbildung (Pfeil).

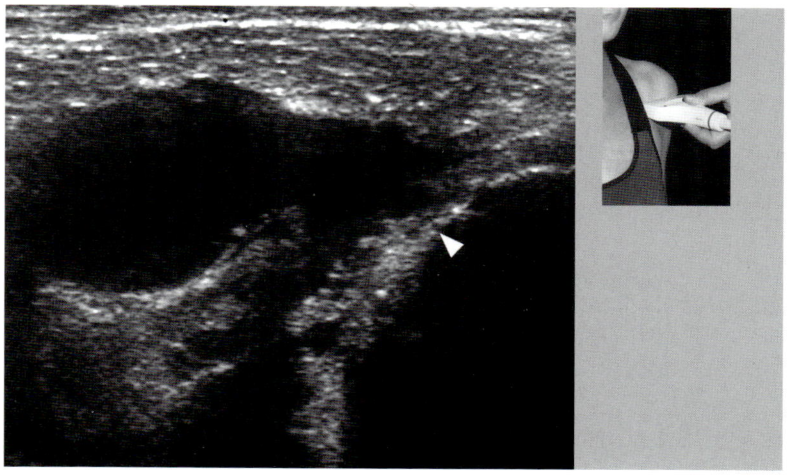

Ventraler Transversalschnitt li.
Auch in der ventralen Region befindet sich eine ausgedehnte echoarme Formation, zusätzlich liegt eine Ruptur der Subskapularissehne vor (Pfeil).

3. Tuberkulöse Omarthritis

Klinik und Sonographie

Das sonographische Abbildungsmuster des Bursitisinhaltes lässt keine Rückschlüsse auf dessen Genese zu. So ist eine Differenzierung der zugrunde liegenden Erkrankung – aseptisch oder septisch – aufgrund des Ultraschallbefundes nicht möglich.

Fall 3.1

Abb. 166 a – d:
72-jähriger Patient, linkes Schultergelenk.

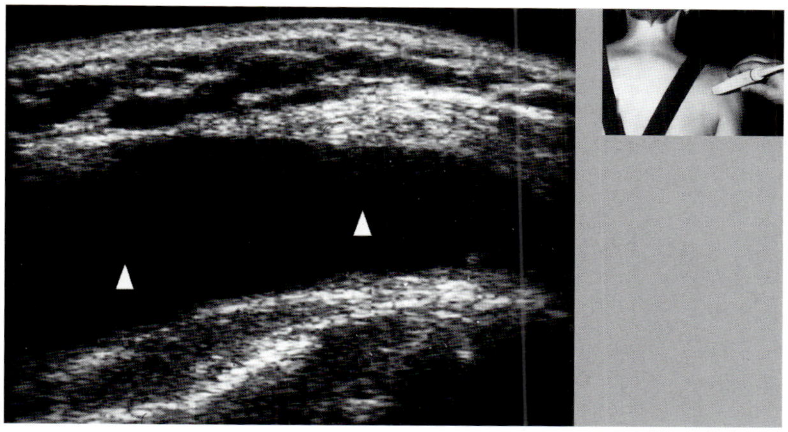

Dorsaler Transversalschnitt li.
In den drei Schnittebenen wird eine intraartikuläre Volumenzunahme zwischen dem Humeruskopf/Glenoid und der Infraspinatussehne abgebildet. Zusätzlich finden sich ausgeprägte knöcherne Destruktionen am Humeruskopf. Zwischen der Rotatorenmanschette und dem M. deltoideus kommt eine ausgeprägte echoarme Formation teilweise mit echogenem Binnenmaterial zur Abbildung (Pfeil).

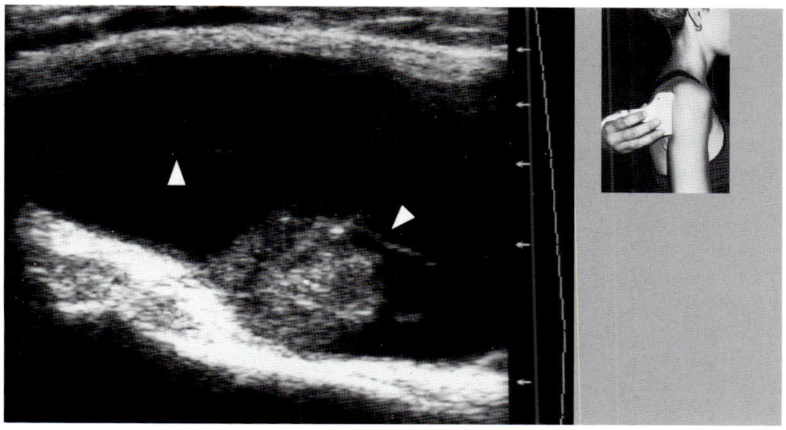

Dorsaler Longitudinalschnitt li.

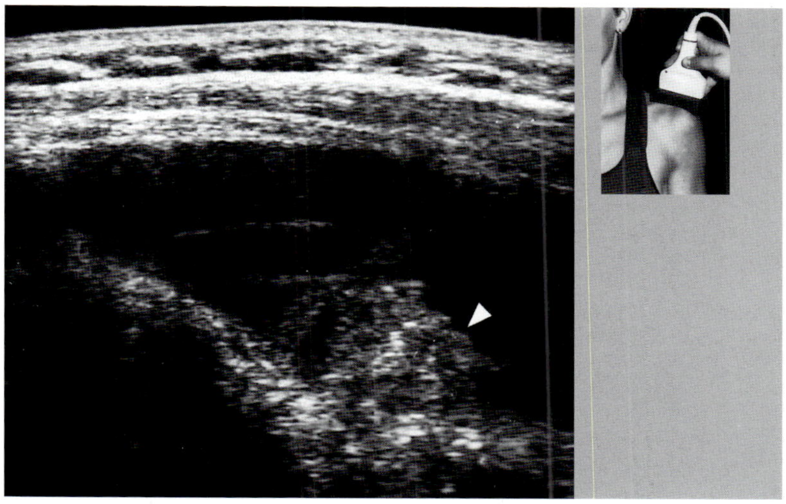

Lateral-superiorer Longitudinalschnitt li.

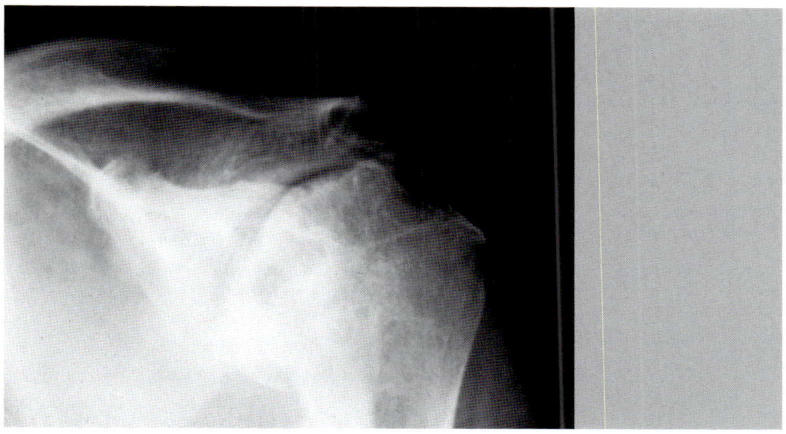

Röntgenaufnahme im a.-p. Strahlengang.
Röntgenologisch werden die ausgeprägten ossären Destruktionen erfasst. Es handelt sich um eine tuberkulöse Omarthritis.

4. Schultergelenkinstabilität

Klinik

40–50% aller Gelenkluxationen betreffen das Glenohumeralgelenk. Die Schulterinstabilitäten werden klassifiziert nach Pathogenese, Luxationsrichtung und -form. Bezüglich der Pathogenese differenziert man zwischen traumatischer und atraumatischer Luxation ohne oder mit Hyperlaxität. Die Luxationsrichtung wird mit anterior, posterior und inferior angegeben. 95% der Schulterluxationen treten in anterior-inferiorer Richtung auf. Ferner unterscheidet man einfache, zweifach kombinierte und multidirektionale Instabilitäten. Die Luxationsform gibt an, ob das Ereignis unwillkürlich oder willkürlich auftritt.

Sonographie

Sonographisch wird die anteriore und posteriore Translation im dorsalen Transversalschnitt, die inferiore Translation im lateral-superioren Longitudinalschnitt dargestellt.

Fall 4.1

Abb. 167 a–d:
26-jähriger Patient,
rechtes Schultergelenk.

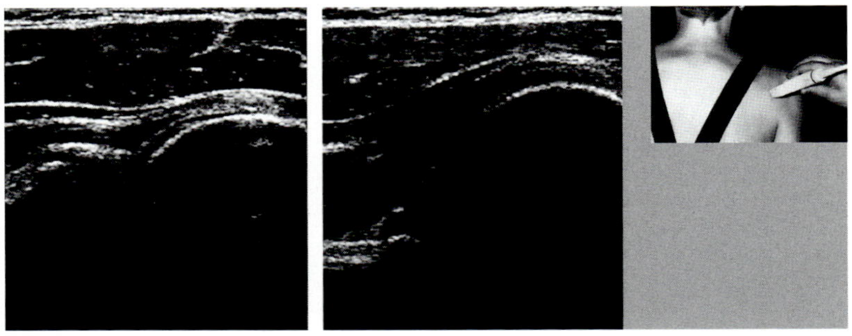

Dorsaler Transversalschnitt re.
Auf der linken Bildhälfte ist die Neutralstellung, auf der rechten die posteriore Humeruskopftranslation dokumentiert.

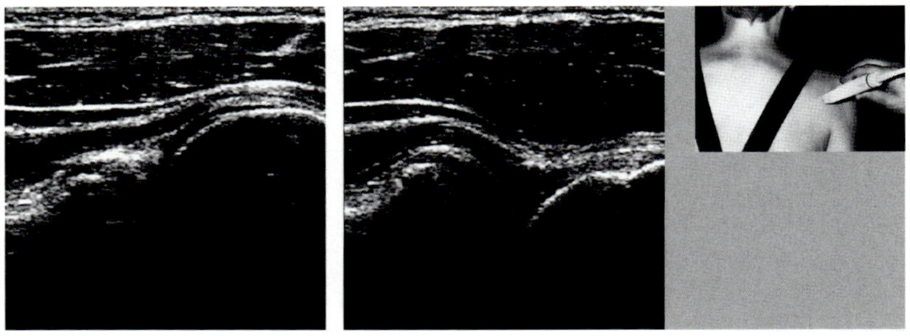

Dorsaler Transversalschnitt re.
Das Ausmaß der anterioren Humeruskopftranslation ist durch den Vergleich der Neutralstellung (links) mit der Abbildung in endgradiger Translation (rechts) anhand des veränderten Abstandes zwischen Glenoid- und Humeruskopfrückfläche zu bestimmen.

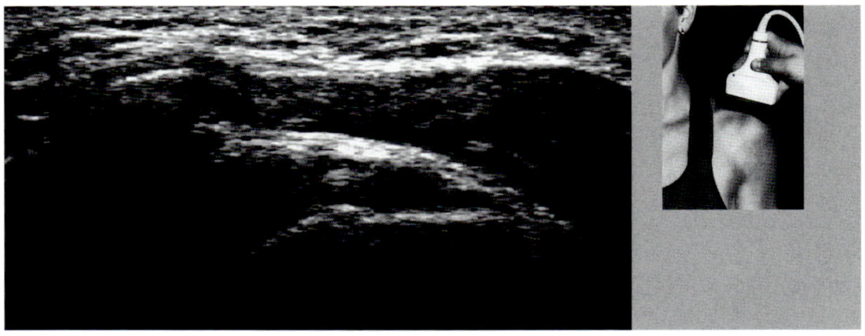

Lateral-superiorer Longitudinalschnitt re. (Neutralstellung).
Die inferiore Humeruskopftranslation lässt sich im lateral-superioren Longitudinalschnitt ermitteln. Bei diesem Patienten handelt es sich um eine atraumatische multidirektionale Schulterinstabilität.

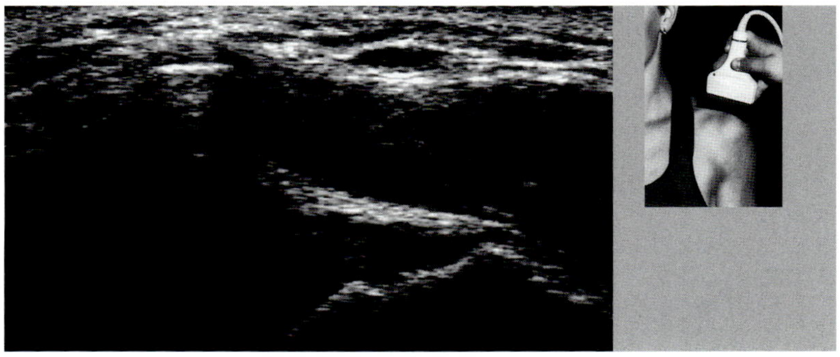

Lateral-superiorer Longitudinalschnitt re. (endgradige inferiore Translation).

5. Schultergelenkluxation – Hill-Sachs-Defekt – Bankart-Läsion

Klinik

Als Begleitverletzungen einer anterioren traumatischen Schultergelenkluxation können Rupturen der Rotatorenmanschette (beim über 40-jährigen Patienten bis zu 70%), eine intraartikuläre Ergussbildung, ein Hill-Sachs-Defekt (HSD) und eine Bankart-Läsion auftreten. Ein HSD tritt bei 50 – 75% der Fälle nach der Erstluxation auf. Es handelt sich hierbei um eine osteochondrale Impressionsfraktur im Bereich des posterolateralen Humeruskopfes. Bei der Bankart-Läsion liegt ein Abriss des Labrum glenoidale anterius vor, der entweder nur den knorpeligen oder zusätzlich den knöchernen Pfannenrand betrifft.

Sonographie

Bei der Beurteilung des Labrum glenoidale anterius werden statische und dynamische Zeichen bewertet. Als statisches Kriterium gilt der echogene Doppelreflex an der Labrumbasis oder die fehlende Darstellung des Labrums. Die Abscherbewegung des Labrums nach medial bei der Innenrotation des Oberarms ist ein sicheres dynamisches Kriterium. Bei der Außenrotation legt sich das Labrum wieder vor den vorderen Pfannenrand. Hieraus lässt sich ableiten, dass nach anteriorer traumatischer Erstluxation die Schulter in 20°-Außenrotation für 2 – 3 Wochen ruhig gestellt werden sollte. Hierdurch kommt es zu einer Reposition des Labrum glenoidale anterius vor den vorderen Pfannenrand (anatomische Position). Die Gelenkkapsel wird durch die angespannte Subskapularissehne an den Pfannenhals gedrückt und hat somit die Möglichkeit, dass sie anatomisch anheilt. Dies belegen auch MR-tomographische und klinische Studien von Itoi.

Fall 5.1

Abb. 168: 23-jähriger Patient, linkes Schultergelenk.

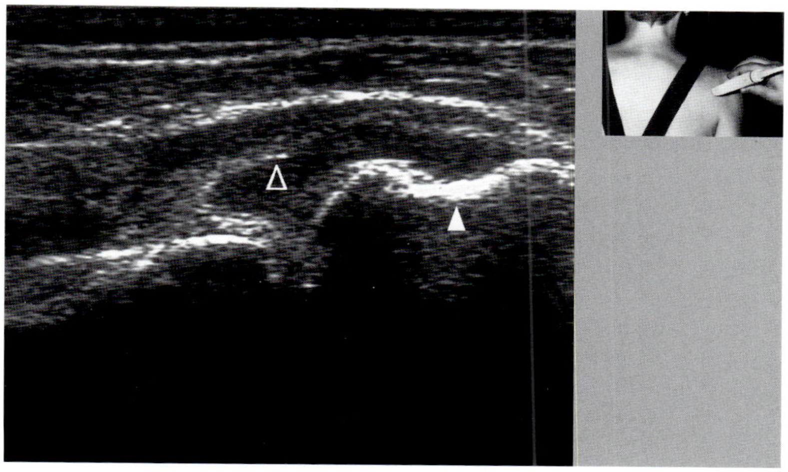

Dorsaler Transversalschnitt li.
Der HSD kommt als Unterbrechung der Humeruskopfoberfläche mit Basisreflexion zur Abbildung (Pfeil). Zusätzlich stellt sich mediodorsal des Humeruskopfes eine intraartikuläre Volumenzunahme als echoarme Formation dar (offener Pfeil).

Fall 5.2

Abb. 169: 25-jähriger Patient, rechtes Schultergelenk.

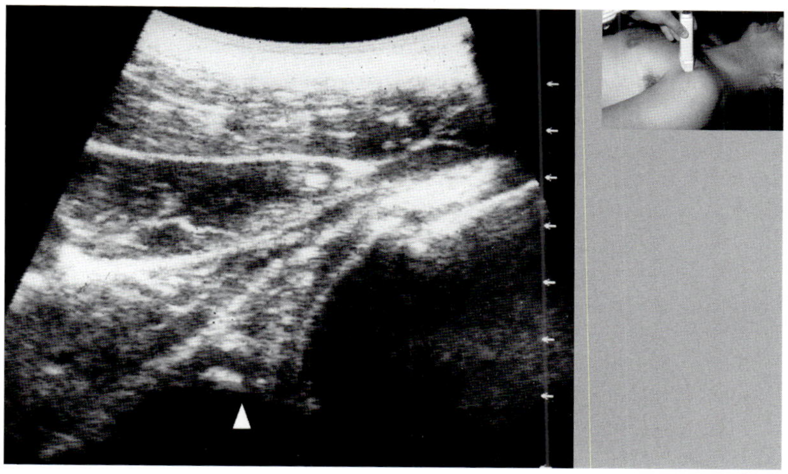

Ventraler Glenoid-Transversalschnitt re.
Bei der statischen Untersuchung erscheint an der Labrumbasis ein echogener Doppelreflex als Ausdruck der Bankart-Läsion.

Fall 5.3

Abb. 170 a u. **b**:
20-jähriger Patient, rechtes Schultergelenk.

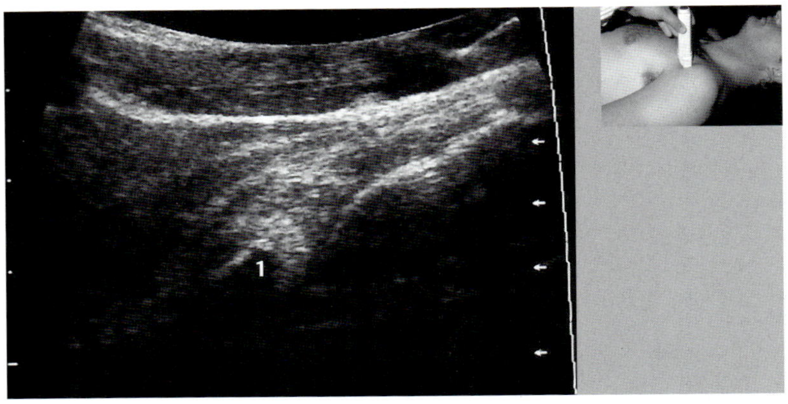

Ventraler Glenoid-Transversalschnitt re.
Als knöcherne Leitstrukturen kommen der ventrale Pfannenrand (1) und der mediale Anteil des Humeruskopfes zur Abbildung. Das Labrum glenoidale anterius ist deutlich verbreitert und wird bei Innenrotation nach medial abgeschert.

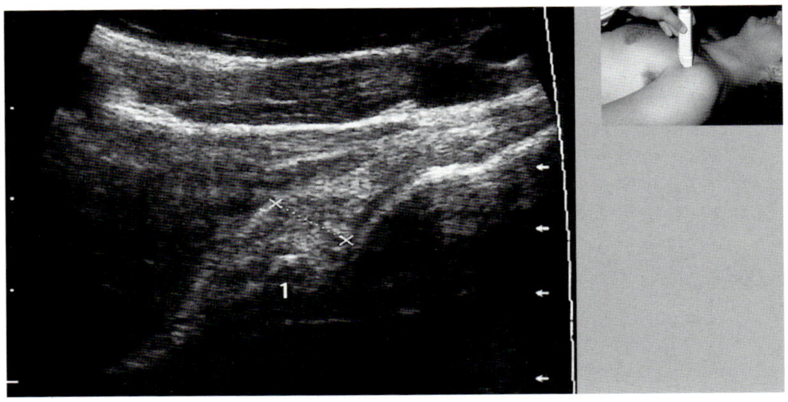

Ventraler Glenoid-Transversalschnitt re.
Bei Übergang in die Außenrotation wird das Labrum vor das Glenoid verlagert. Die Untersuchung wurde mit einem Konvexschallkopf durchgeführt.

6. Schultergelenkluxation – Begleitverletzungen

Fall 6.1

Abb. 171 a – d:
32-jähriger Patient, rechtes Schultergelenk.

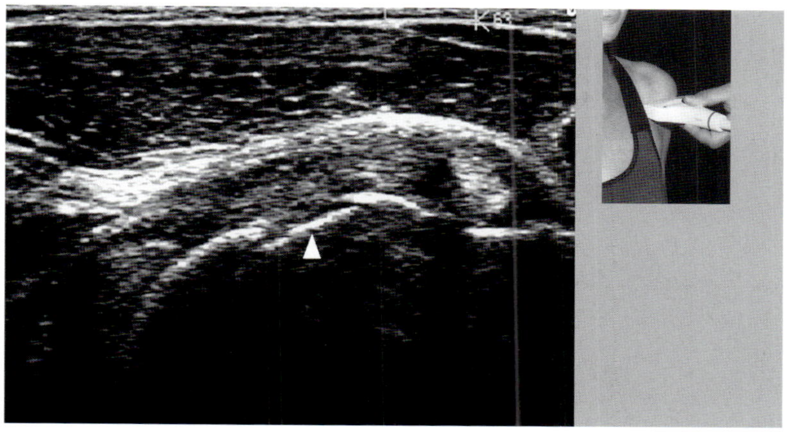

Ventraler Transversalschnitt re.
Bei einer posterioren traumatischen Schulterluxation kommt der anteriore HSD (inversed Hill-Sachs-Defekt) als Unterbrechung der Humeruskopfoberfläche mit Basisreflexion medial des Sulcus intertubercularis zur Abbildung (Pfeil).

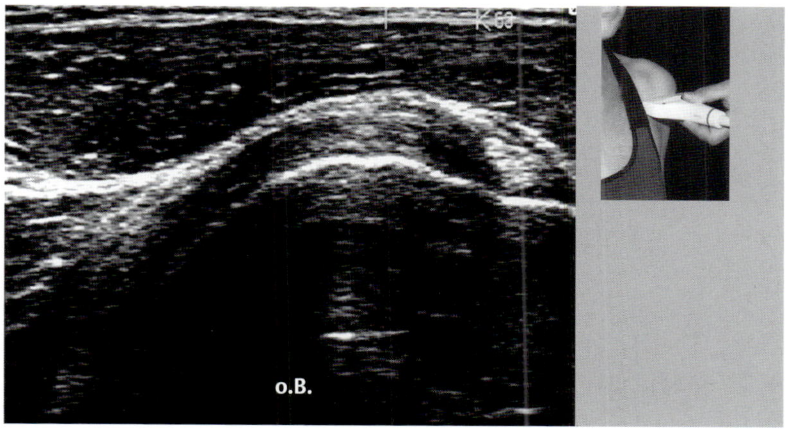

Ventraler Transversalschnitt li.
Der Vergleich mit der gesunden Gegenseite verdeutlicht die Veränderung.

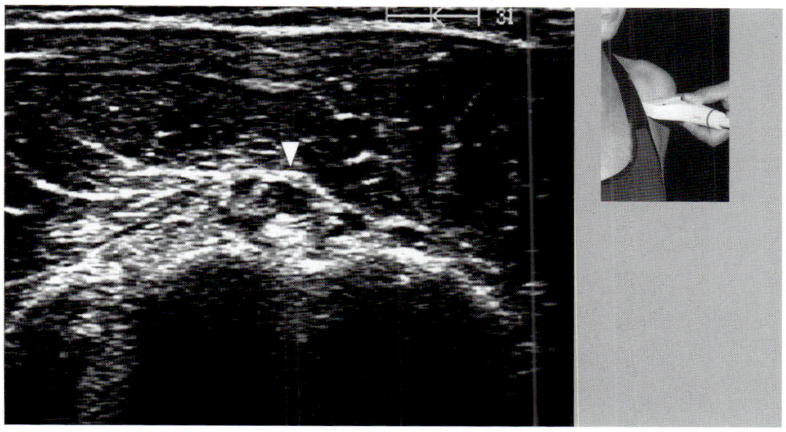

Ventraler Transversalschnitt re.
Zusätzlich stellt sich ventral in der Sehnenscheide der langen Bizepssehne eine echoarme Formation als Ausdruck einer intraartikulären Volumenzunahme dar (**c** u. **d**) (Pfeil).

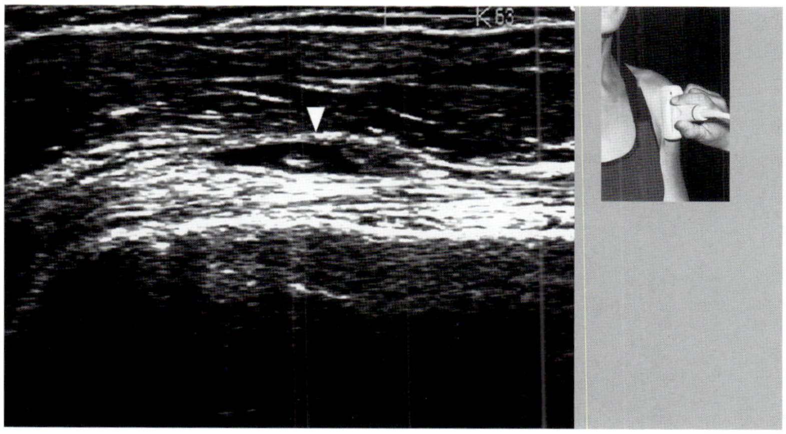

Ventraler Longitudinalschnitt re.

7. Lokaler Infekt nach Injektion

Klinik und Sonographie

Aufgrund der Echogenität ist ein Rückschluss auf die Genese von Flüssigkeitsansammlungen nicht möglich. Eine sonographisch gesteuerte Punktion mit anschließender bakteriologischer Untersuchung des Punktats und zusätzlicher Bestimmung der Leukozytenzahl im Punktat ist als weiterführende diagnostische Maßnahme oftmals indiziert.

Fall 7.1

Abb. 172 a – d: 52-jährige Patientin, rechtes Schultergelenk.

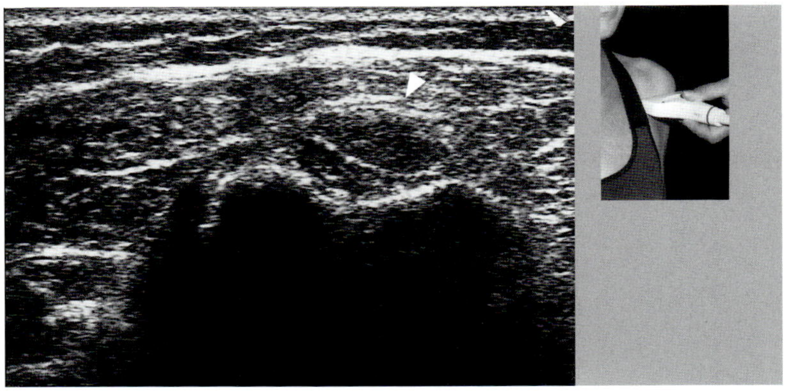

Ventraler Transversalschnitt re. Ventral der langen Bizepssehne findet sich eine ovaläre, glatt begrenzte, echoarme Formation (Pfeil). Eine Woche vorher erfolgte eine Injektion in diesem Bereich aufgrund einer kleinen Verkalkung in der Supraspinatussehne. Die echoarme Formation wurde punktiert, es handelte sich um einen lokal abgekapselten Infekt.

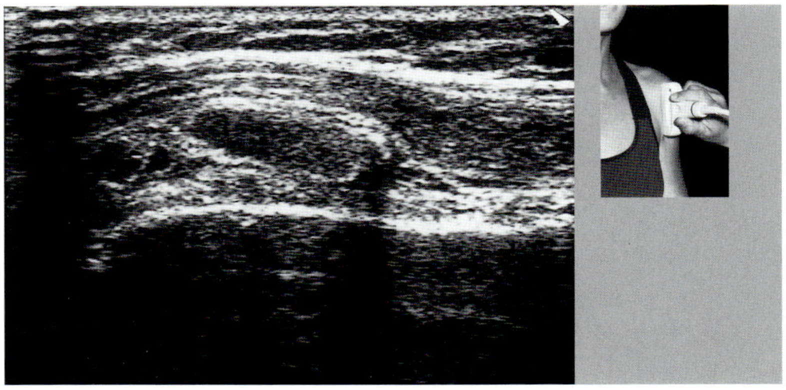

Ventraler Longitudinalschnitt re.

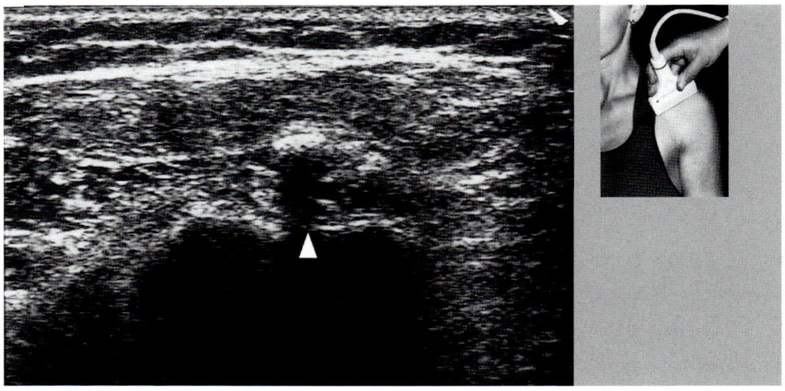

Lateral-superiorer Transversalschnitt re. Echogener Reflex mit Schallschatten in der Supraspinatussehne (Pfeil).

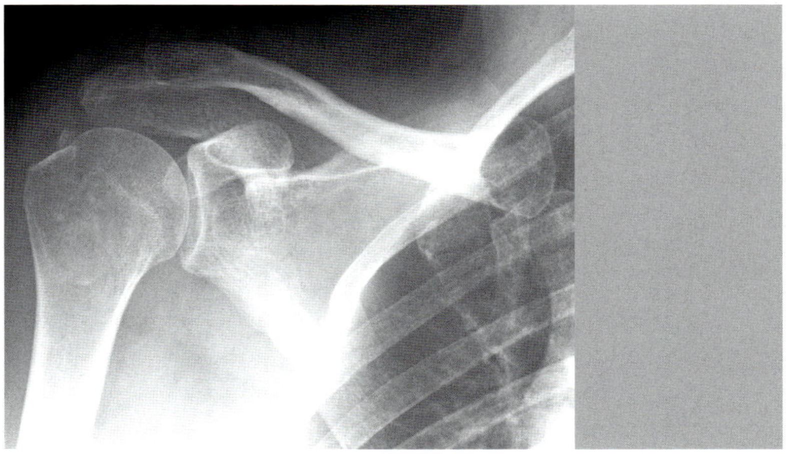

Röntgenaufnahme im a.-p. Strahlengang. Röntgenologisch findet sich eine scharf begrenzte, dichte Verschattung. Es handelt sich um eine kleine Verkalkung in der Supraspinatussehne.

8. Tumor

Klinik

Im Bereich des Schultergürtels können sowohl benigne und maligne Weichteil- und Knochentumoren als auch Metastasen auftreten.

Sonographie

Nicht selten werden solche Veränderungen im Rahmen der flächendeckenden sonographischen Untersuchung diagnostiziert. Dies unterstreicht die Forderung nach einem flächendeckenden sonographischen Untersuchungsablauf. Bei benignen und malignen Weichteil- und Knochentumoren sowie bei Metastasen können entsprechend der Tumorentität Veränderungen der Knochenoberfläche und der Weichteile sonographisch erfasst werden. Eine histopathologische Feindifferenzierung ist aufgrund des Sonogramms nicht möglich. Zur weiteren Abklärung sind neben der obligaten Röntgendiagnostik in zwei Ebenen weitere bildgebende Verfahren und in der Regel auch eine histopathologische Gewebeuntersuchung erforderlich.

Fall 8.1

Abb. 173 a – h: 55-jähriger Patient, linkes Schultergelenk.

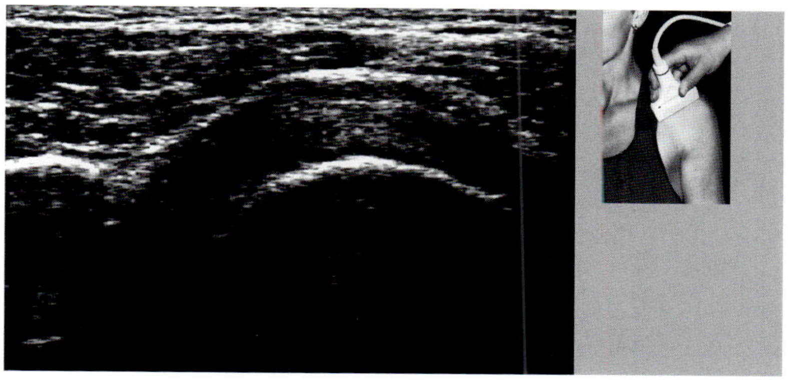

Lateral-superiorer Transversalschnitt li.
Die Supraspinatussehne stellt sich unauffällig dar. Die Subskapularissehne sowie die lange Bizepssehne stellen sich unauffällig dar.

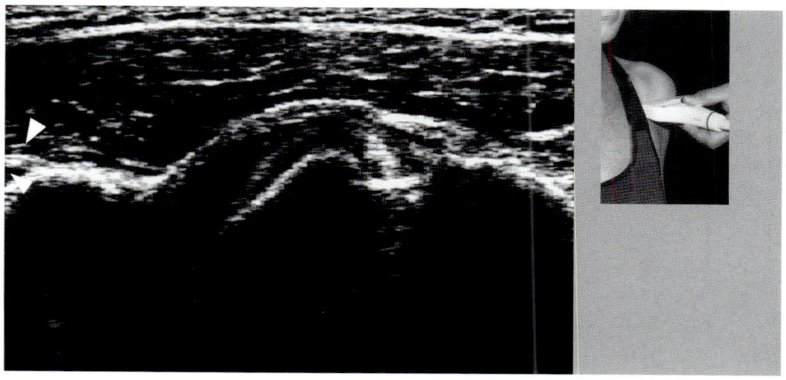

Ventraler Transversalschnitt li.
Lediglich im medialen Abschnitt des Processus coracoideus liegt ventral der knöchernen Kontur eine kleine echoarme Zone als Hinweis auf eine pathologische Veränderung (Pfeil).

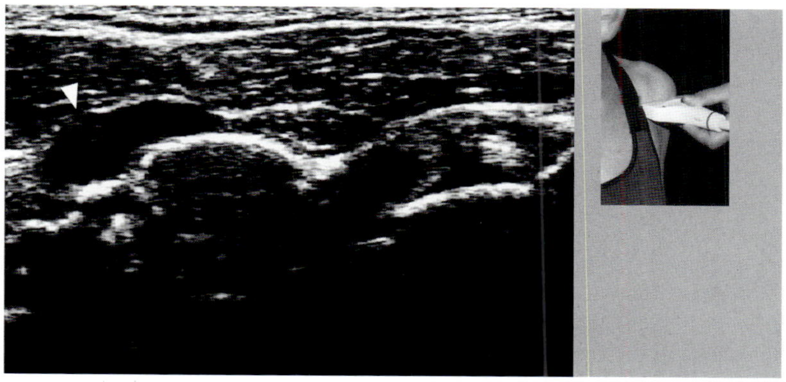

Ventraler Transversalschnitt li.
Bei kompletter Abbildung des Korakoids in zwei Schnittebenen wird dieser auffällige Befund in Verbindung mit knöchernen Konturunregelmäßigkeiten in ganzer Ausdehnung erfasst. Bei diesem Befund handelt es sich um ein Chondrosarkom Grad I (Pfeil).

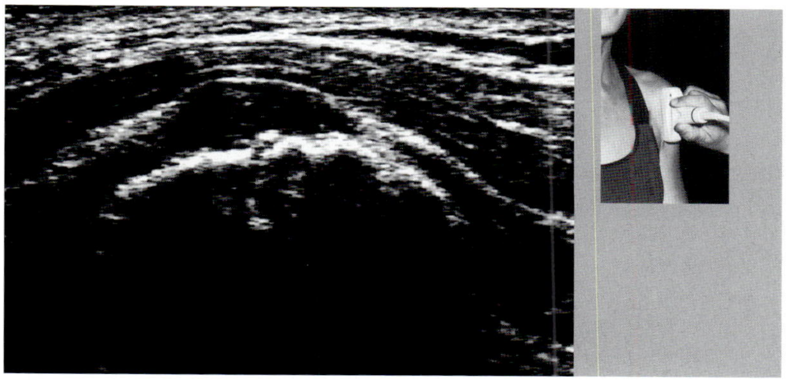

Ventraler Longitudinalschnitt über dem Korakoid li.

Fortsetzung ▸

Abb. 173 e – h

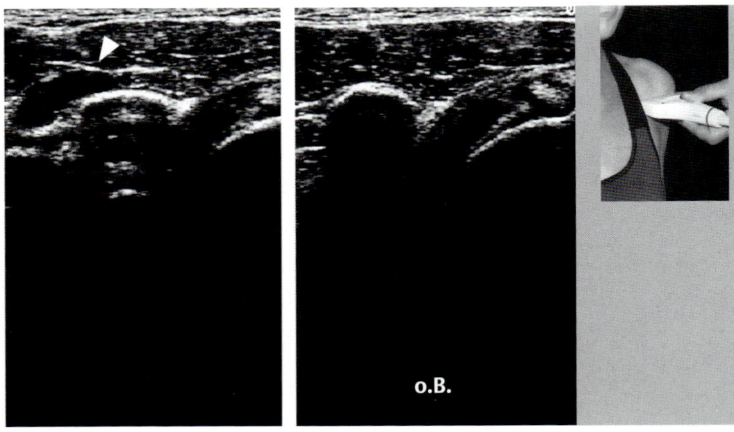

Ventraler Transversalschnitt re. u. li.
Die medioventral des Korakoids gelegene echoarme Formation (jeweils linke Bildhälfte) als Ausdruck der Weichteilkomponente des Tumors (Pfeil) lässt sich auf der gesunden Gegenseite nicht nachweisen. Darüber hinaus ist die physiologische Form und Größe des Korakoids der betroffenen Seite verändert.

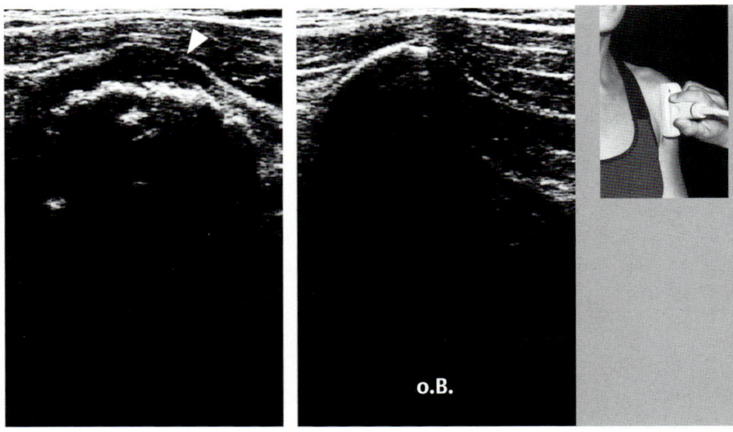

Ventraler Longitudinalschnitt über dem Korakoid re. u. li.

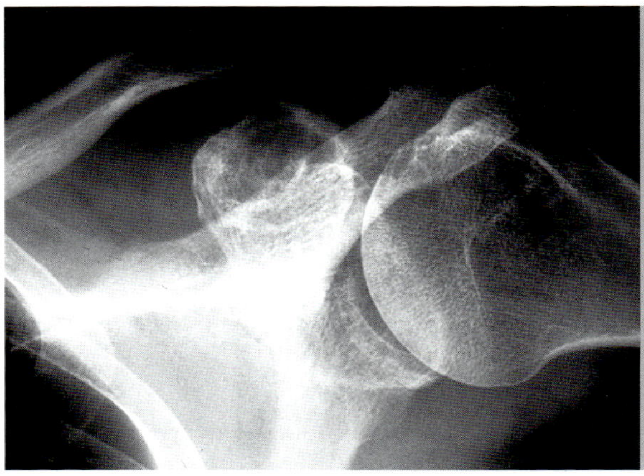

Röntgenaufnahme im axialen Strahlengang.
Röntgenologisch und computertomographisch wird die Auftreibung des Korakoids bestätigt und zusätzlich werden intraossäre Destruktionen abgebildet.

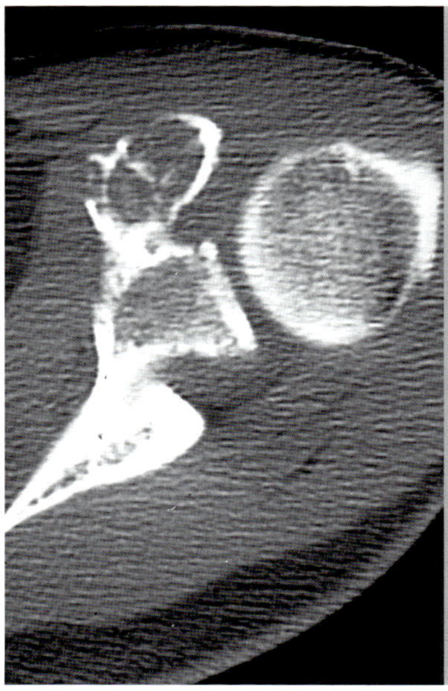

CT.

Fall 8.2

Abb. 174 a – d: 21-jähriger Patient, rechtes Schultergelenk.

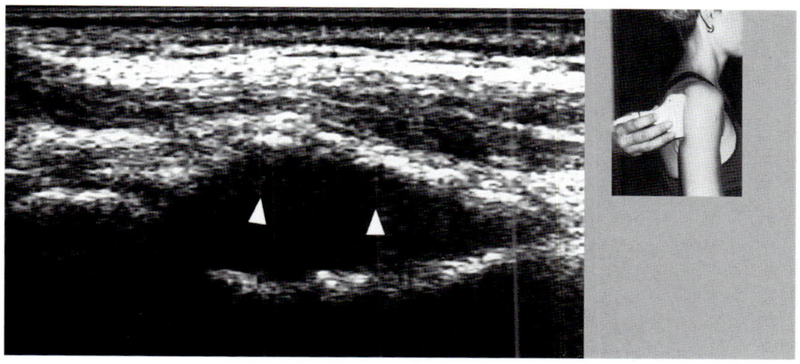

Dorsaler Longitudinalschnitt re.
Distal des Humeruskopfes befindet sich eine große, nach dorsal vorgewölbte echoarme Raumforderung, welche direkt dem Humerusschaft aufliegt und die dorsalen Anteile der Rotatorenmanschette verdrängt (Pfeil).

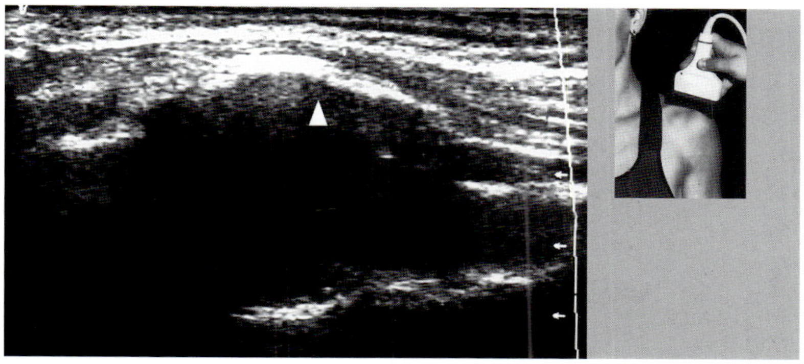

Lateral-superiorer Longitudinalschnitt re.
Ein ähnlicher Befund zeigt sich im lateral-superioren Longitudinalschnitt. Hier ist durch die echoarme Raumforderung der M. deltoideus nach kranial verdrängt (Pfeil).

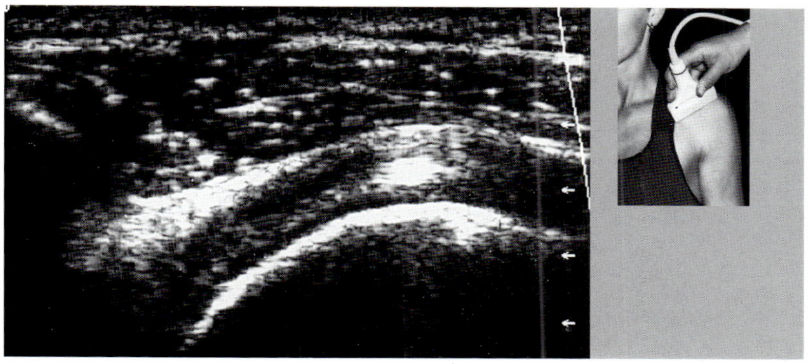

Lateral-superiorer Transversalschnitt re.
Im Transversalschnitt zeigt sich in Außenrotationsstellung des Oberarmes ein Normalbefund, da der Tumor lateral dieser Schnittebene liegt.
Die histopathologische Aufarbeitung des Operationspräparates ergab den Befund eines Ewing-Sarkoms.

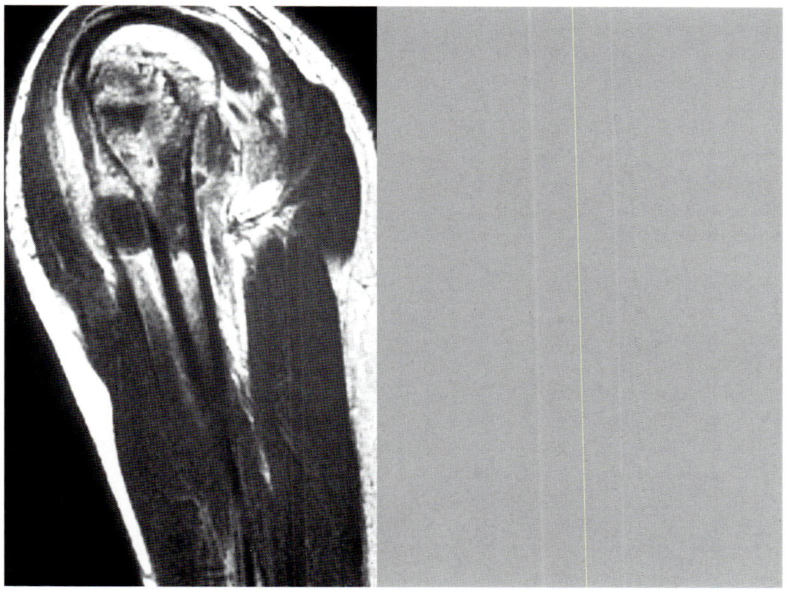

MR-Tomographie.

Fall 8.3

Abb. 175 a u. **b**:
49-jährige Patientin, rechtes Schultergelenk.

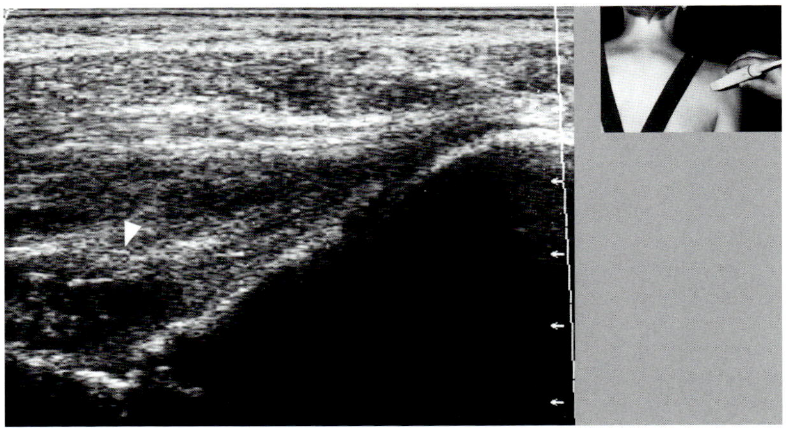

Dorsaler Transversalschnitt re.
In dieser Standardschnittebene fällt eine im lateralen Abschnitt der Skapula dorsal der knöchernen Kontur gelegene echoarme Zone als Hinweis auf eine pathologische Veränderung auf (Pfeil). Diese echoarme Raumforderung verdrängt den M. infraspinatus nach dorsal.

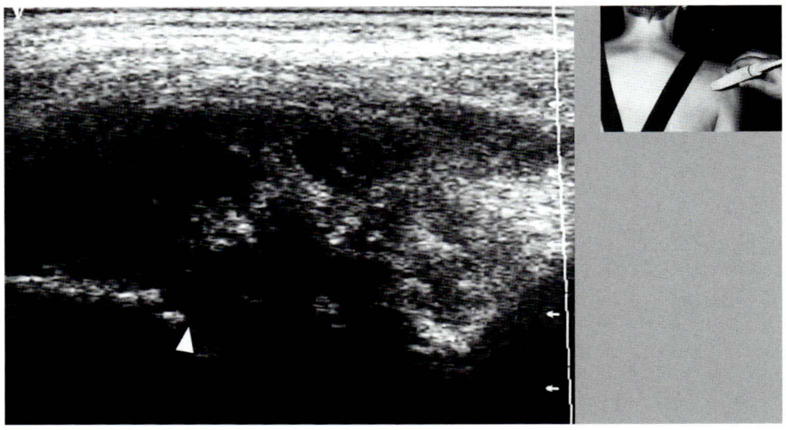

Dorsaler Transversalschnitt re.
Bei kompletter Abbildung dieses Befundes werden zusätzlich knöcherne Destruktionen mit Schallschattengebung erfasst (Pfeil).
Die histopathologische Aufarbeitung des Operationspräparates ergab den Befund einer Metastase eines Ösophaguskarzinoms im Bereich der Skapula.

Fall 8.4

Abb. 176 a u. **b**:
29-jähriger Patient, rechtes Schultergelenk.

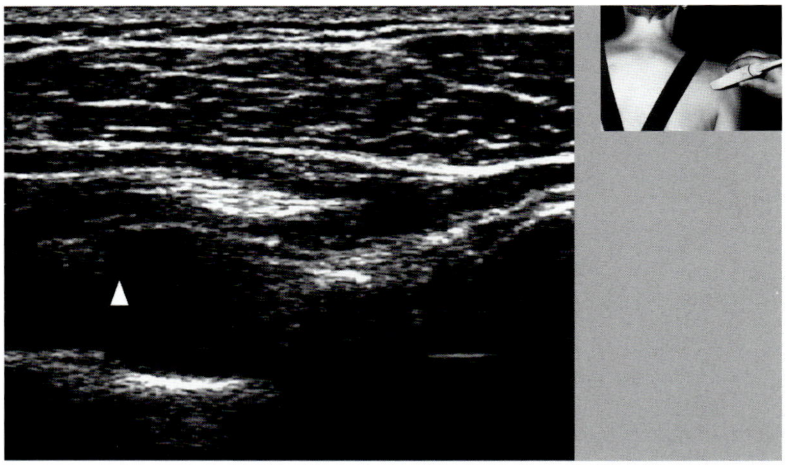

Dorsaler Transversalschnitt re.
Dem lateralen Skapulabereich aufgelagert findet sich in beiden Schnittebenen eine große echoarme Formation als Hinweis auf eine pathologische Veränderung. Der M. infraspinatus wird durch die Raumforderung nach dorsal verlagert (Pfeil).
Ein vorgeschlagener operativer Eingriff zur differenzialdiagnostischen Abklärung wurde von dem Patienten abgelehnt.

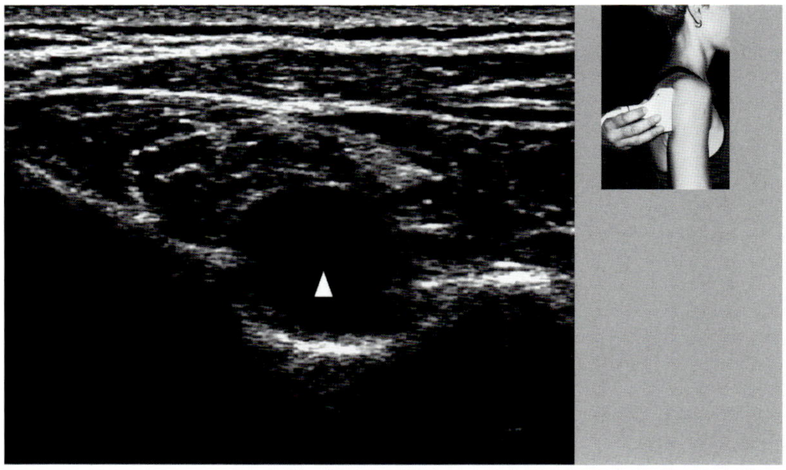

Dorsaler Longitudinalschnitt über der Skapula.

Veränderungen des Knochens

1. Avaskuläre Osteonekrosen und Osteochondrosen

Klinik

Die Ätiopathogenese der avaskulären Knorpel-Knochen-Nekrose ist noch nicht sicher geklärt.

Am Ellenbogengelenk ist am häufigsten das Capitulum humeri (Morbus Panner) und am zweithäufigsten die Trochlea humeri (Morbus Hegemann) betroffen. Die Osteochondrosis dissecans wird nach dem Kniegelenk am zweithäufigsten am Ellenbogengelenk angetroffen. Die Hauptlokalisation sind die konvexen Gelenkflächen. Die Osteochondrosis dissecans betrifft doppelt so häufig das männliche Geschlecht und tritt bevorzugt zwischen dem 10. und 50. Lebensjahr auf. Löst sich das Dissekat aus dem Mausbett, so resultiert hieraus ein freier Gelenkkörper (Gelenkmaus). Dieser wird bevorzugt in der Fossa olecrani und der Fossa coronoidea aufgefunden.

Sonographie

Sonographisch werden die knöchernen Veränderungen sowie eine mögliche Kapseldistension beurteilt.

Fall 1.1

Abb. 177 a–d:
14-jähriger Patient, linkes Ellenbogengelenk.

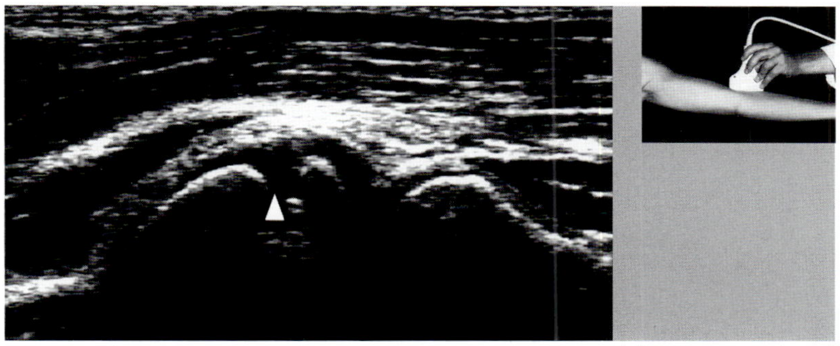

Ventraler humeroradialer Longitudinalschnitt li.
Das Capitulum humeri weist eine Konturunterbrechung mit Basisreflex auf (Pfeil). Der Knorpelbelag kann nicht sicher beurteilt werden. Eine intraartikuläre Volumenzunahme kann sicher ausgeschlossen werden.

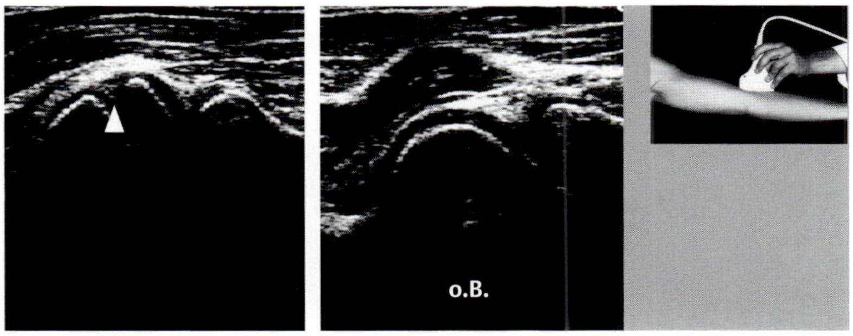

Ventraler humeroradialer Longitudinalschnitt re. u. li.
Die Gegenseite (rechte Bildhälfte) zeigt den Normalbefund.

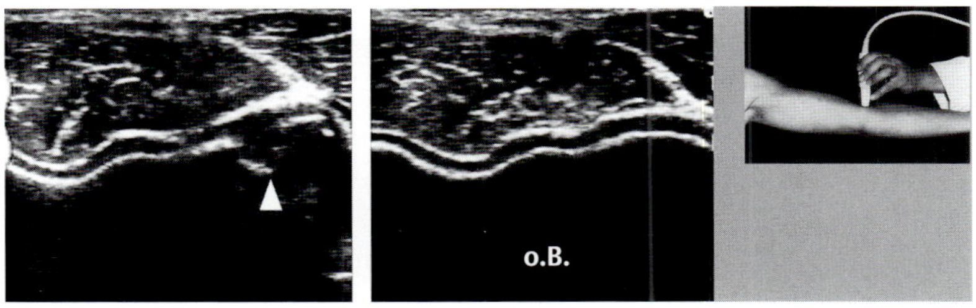

Ventraler Transversalschnitt normal re. u. li.

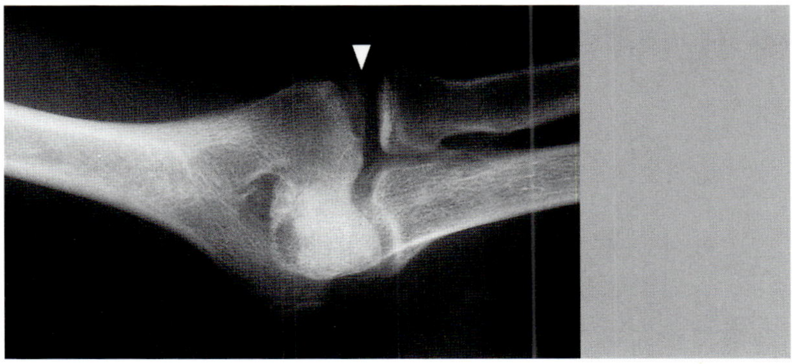

Röntgenaufnahme im a.-p. Strahlengang.
Das Röntgenbild verdeutlicht den Befund. Es handelt sich um eine Osteochondrosis dissecans des Capitulum humeri (Pfeil).

2. Freier Gelenkkörper

Klinik

Freie Gelenkkörper können entsprechend der Häufigkeit geordnet bei einer Chondromatose, einer Osteochondrosis dissecans, bei der Arthrose und bei einer intraartikulären Fraktur vorkommen. Sie können zu Gelenkblockierungen führen.

Sonographie

Freie Gelenkkörper lassen sich sonographisch an mehreren Stellen der Gelenkhöhle nachweisen. Häufigste Lokalisation ist die Fossa olecrani und die Fossa coronoidea.

Fall 2.1

Abb. 178 a – d:
12-jährige Patientin,
rechtes Ellenbogengelenk.

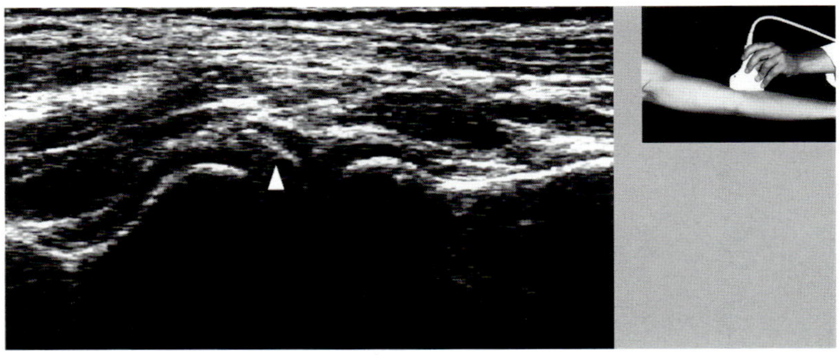

Ventraler humeroradialer Longitudinalschnitt re.
Der adhärente Gelenkkörper kommt als echogene längliche Struktur mit Schallschatten im Bereich des Capitulum humeri zur Darstellung (Pfeil) (**a** u. **c**).

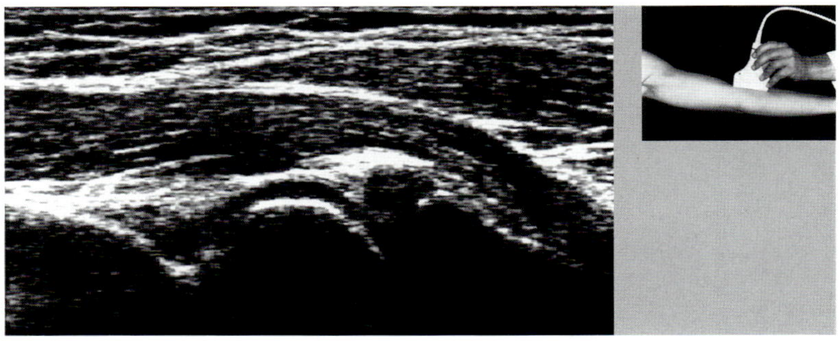

Ventraler humeroulnarer Longitudinalschnitt re.
Humeroulnar zeigt sich ein unauffälliger Befund (**b** u. **c**).

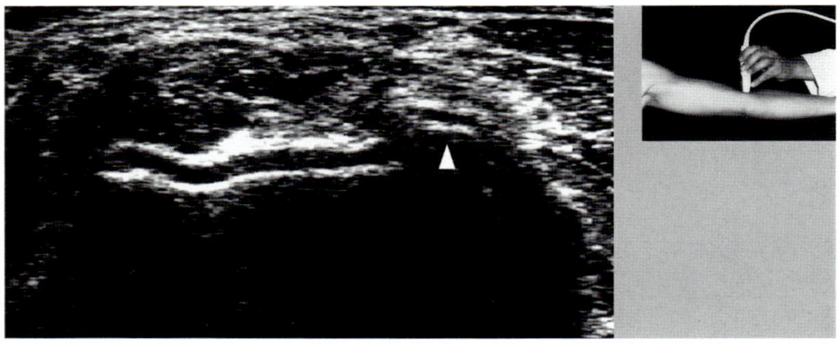

Ventraler Transversalschnitt re.

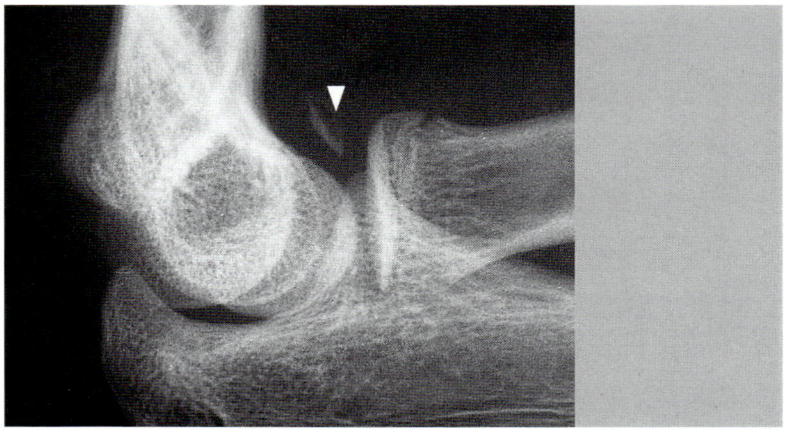

Röntgenaufnahme im seitlichen Strahlengang.
Das Röntgenbild verdeutlicht den Befund (Pfeil).

3. Chondromatose

Klinik

Bei der Chondromatose handelt es sich um eine seltene Erkrankung, die am häufigsten am Ellenbogengelenk auftritt. Bedingt durch eine Metaplasie der Plica synovialis werden teilweise über 100 Chondrome in der Gelenkhöhle gebildet.

Sonographie

Die Chondrome sind zunächst knorpelig (sonographisch echoarm ohne Schallschatten) und verknöchern zunehmend (sonographisch echogen mit Schallschatten), flottieren im Gelenk und führen typischerweise zu rezidivierenden Gelenkblockierungen.

Fall 3.1

Abb. 179 a – d:
34-jähriger Patient,
rechtes Ellenbogengelenk.

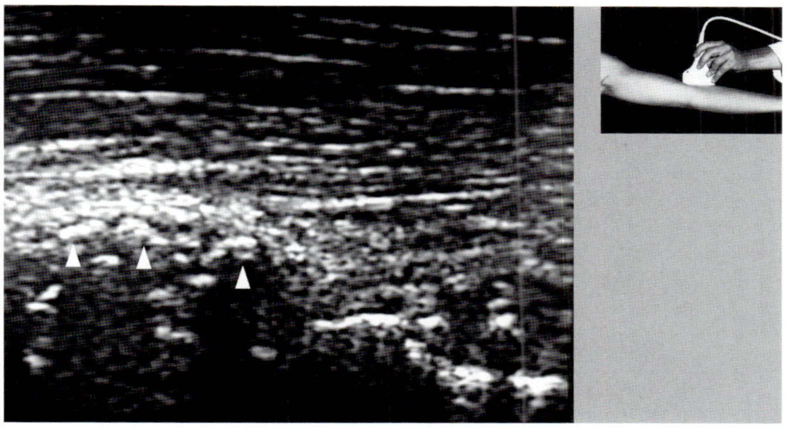

Ventraler humeroradialer Longitudinalschnitt re.
Die multiplen Chondrome kommen zum Teil als echoarme, zum Teil als echogene Strukturen mit Schallschatten (Pfeile) zur Abbildung (**a – d**). Aufgrund dessen ist das Capitulum humeri nicht mehr abbildbar (**a** u. **b**).

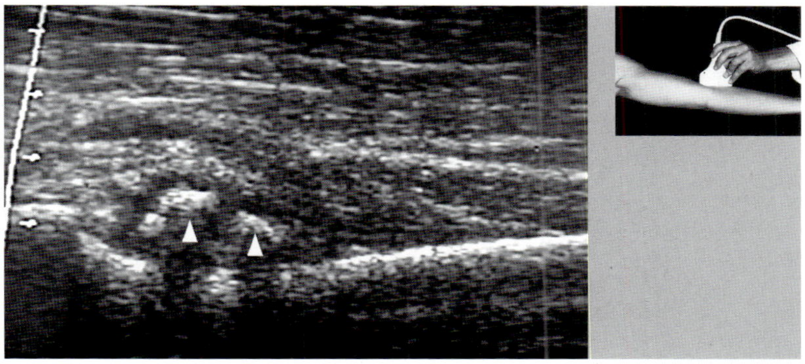

Ventraler humeroradialer Longitudinalschnitt re.

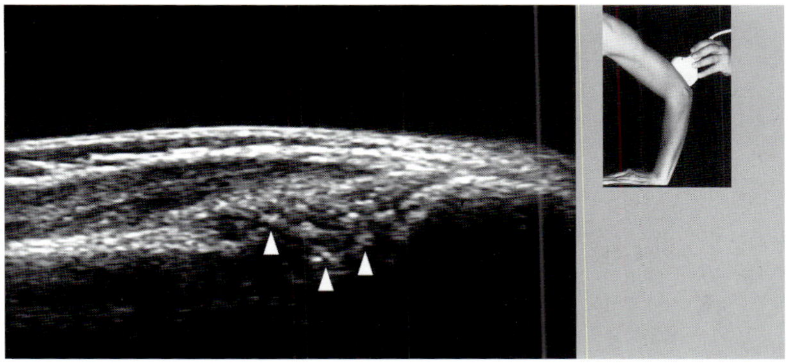

Dorsaler Longitudinalschnitt re.
Auch im Bereich der Fossa olecrani werden multiple Chondrome dargestellt. Hierdurch ist der Boden der Fossa olecrani sonographisch nicht einsehbar (**c** u. **d**).

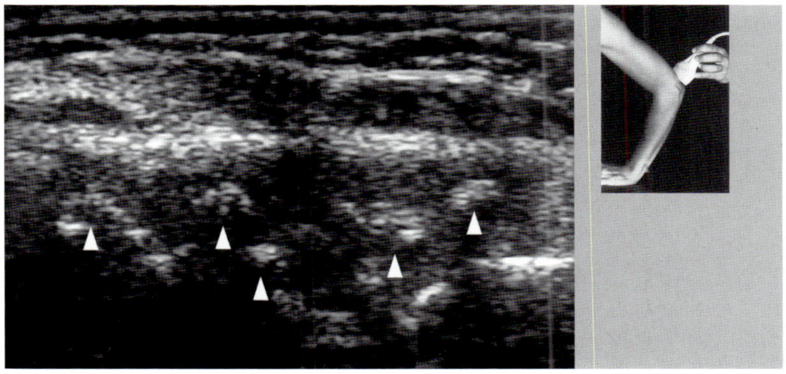

Dorsaler Transversalschnitt re.

4. Fraktur des Processus coronoideus

Sonographie

Zur Beurteilung einer Fraktur ist die Röntgendiagnostik das Verfahren der Wahl. Bei der sonographischen Untersuchung können im Frakturbereich eine Stufenbildung, eine eventuelle Achsabweichung in jeder Ebene sowie das Frakturhämatom als üblicherweise echoarme Formation nachgewiesen werden.

Fall 4.1

Abb. 180 a u. **b**:
52-jähriger Patient,
rechtes Ellenbogengelenk.

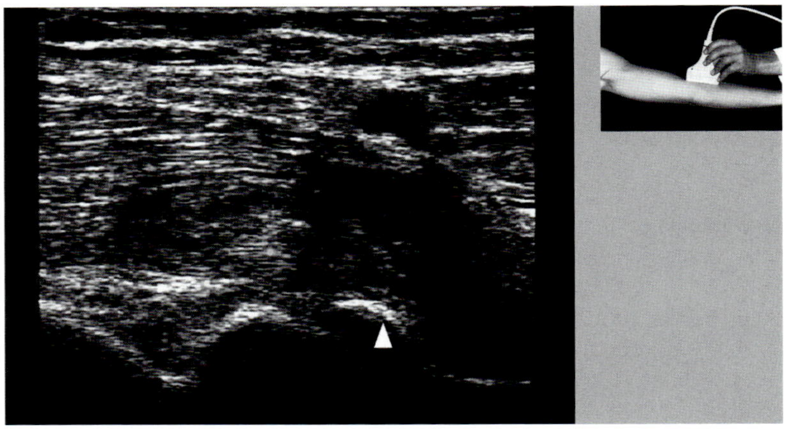

Ventraler humeroulnarer Longitudinalschnitt re.
Bei Vorliegen einer Fraktur des Processus coronoideus stellt sich dieser nicht wie im Normalfall (**b**, linke Bildhälfte) als spitzzipfliger echogener Reflex dar, sondern in diesem Fall als breiter echogener Reflex (**a**, **b**) (Pfeil). Zusätzlich liegt eine diskrete Kapseldistension bei intraartikulärem Hämarthros vor (**b**).

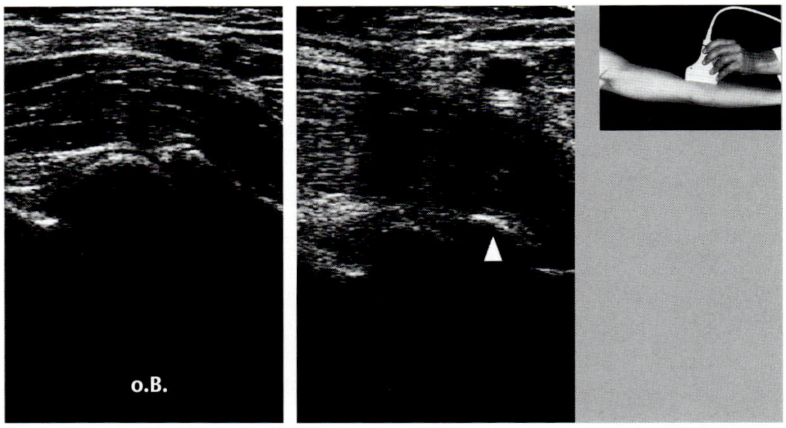

Ventraler humeroulnarer Longitudinalschnitt re. u. li.

5. Radiusköpfchenfraktur

Klinik

Während die dislozierte Radiusköpfchenfraktur mit eindeutiger Anamnese, klinischem Befund und röntgenologischem Nachweis der Fraktur keine wesentlichen diagnostischen Probleme bereitet, gibt es manchmal Fälle, bei denen trotz typischer Anamnese und klinischem Befund keine eindeutigen röntgenologischen Frakturzeichen gefunden werden. Bei der Radiusköpfchenfraktur kommt es infolge der intraartikulär gelegenen Fraktur zu einem Hämarthros.

Sonographie

Aufgrund der schmerzbedingten Schonhaltung mit Beugung im Ellenbogengelenk kann die dorsale Region problemlos sonographisch untersucht werden. Bei Vorliegen eines Hämarthros kann die konvexförmige Abhebung der Gelenkkapsel sonographisch nachgewiesen werden. Zusätzlich kann das Radiusköpfchen sowie die Radiushalsregion ggf. von ventral mit einem konvex gebogenen Schallkopf untersucht werden, in einigen Fällen lässt sich eine Stufenbildung auffinden. Eine sonographisch gesteuerte Punktion mit Aspiration des Hämarthros zur Druckentlastung des Gelenks kann an die Routineuntersuchung angeschlossen werden.

Fall 5.1

Abb. 181 a–d:
32-jähriger Patient,
linkes Ellenbogengelenk.

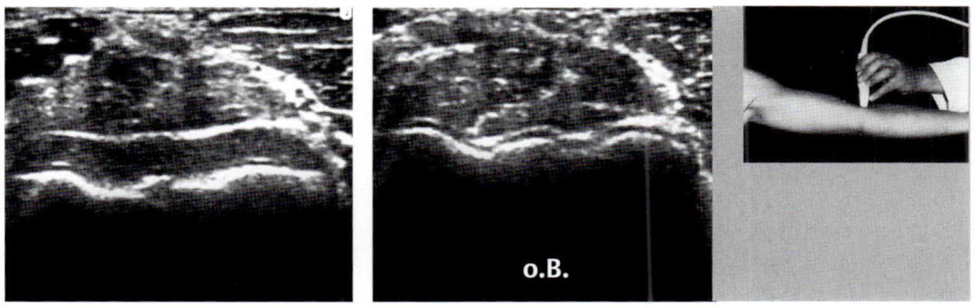

Ventraler Transversalschnitt im Seitenvergleich re. u. li.
Als Ausdruck des Hämarthros kommt in beiden Schnittebenen eine Kapseldistension bei echoarmer intraartikulärer Volumenzunahme zur Abbildung.

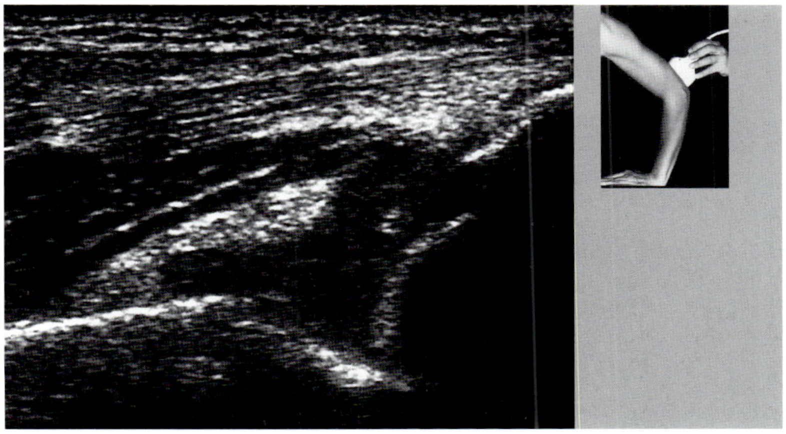

Dorsaler Longitudinalschnitt li.

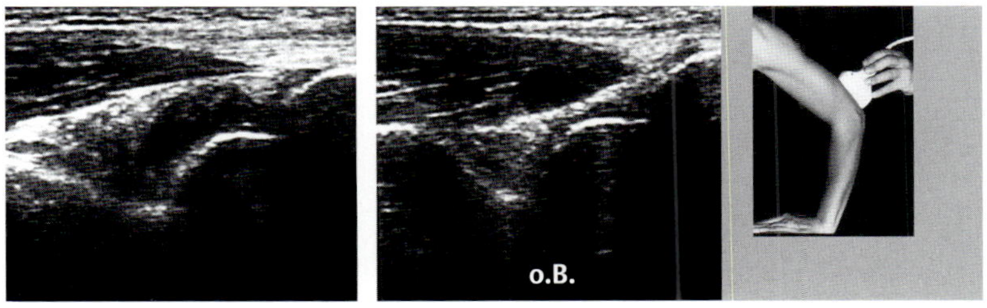

Dorsaler Longitudinalschnitt im Seitenvergleich re. u. li.

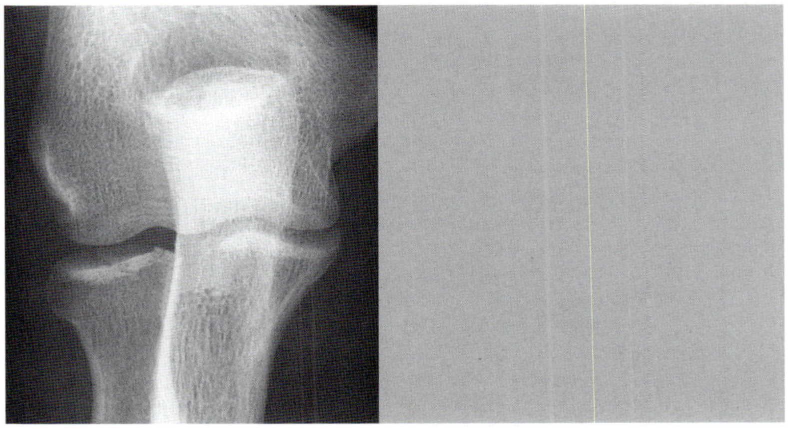

Röntgenaufnahme im a.-p. Strahlengang.
Eine Stufenbildung lässt sich röntgenologisch nicht eindeutig nachweisen.

Aufbaukurs

Veränderungen der Bursen und der Gelenkhöhle

1. Bursitis olecrani

Klinik

Die Bursa olecrani liegt zwischen dem Subkutangewebe und dem Olekranon und ist im Normalfall sonographisch nicht darstellbar. Bei einer Bursitis olecrani handelt es sich um eine umschriebene fluktuierende Schwellung dorsal des Olekranons. Sie muss differenzialdiagnostisch von einem Rheumaknoten und einem Gichttophus abgegrenzt werden.

Sonographie

Die sonographische Untersuchung wird bei einer Bursitis olecrani i. d. R. bei gestrecktem Ellenbogen durchgeführt.

Fall 1.1

Abb. 182 a – c:
26-jähriger Patient,
linkes Ellenbogengelenk.

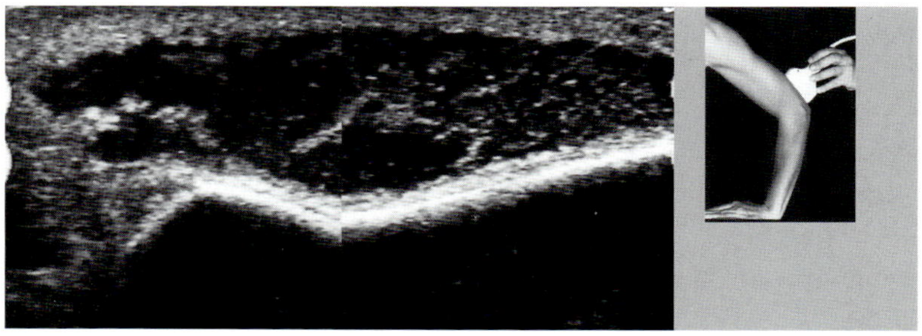

Dorsaler Longitudinalschnitt in Streckstellung li.
Die septische Bursitis olecrani imponiert in diesem Fall als ausgedehnte, überwiegend echoarme Raumforderung mit echogenen Binnenstrukturen.

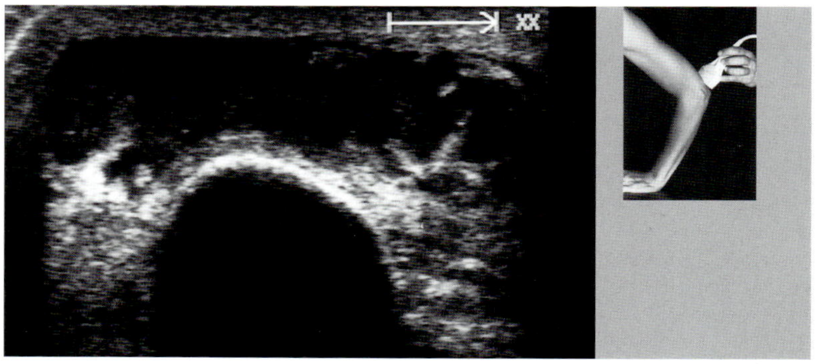

Dorsaler Transversalschnitt li.

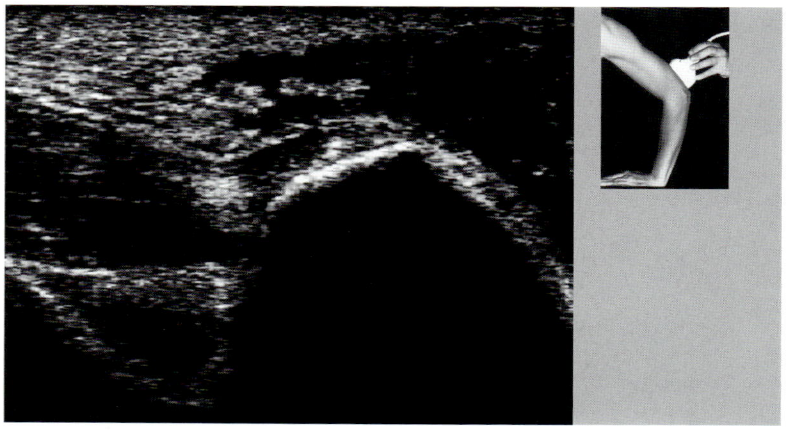

Dorsaler Longitudinalschnitt in Beugestellung li.
Die Trizepssehne und der Intraartikularraum stellen sich in der dorsalen Region unauffällig dar.

Fall 1.2

Abb. 183:
70-jähriger Patient,
linker proximaler Unterarm.

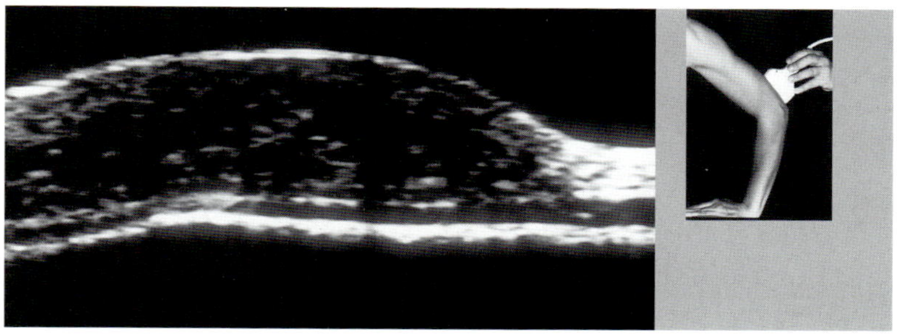

Dorsaler Longitudinalschnitt li.
Unmittelbar dorsal der Ulnakortikalis kommt eine überwiegend echoarme Formation zur Abbildung. Es handelt sich um eine septische Bursitis olecrani.

Veränderungen der Sehnen und der Bänder

1. Distaler Bizepssehnenriss

Klinik

Der distale Bizepssehnenabriss tritt im Vergleich zum proximalen Abriss der langen Bizepssehne sehr selten auf. In den meisten Fällen ist die Ursache traumatisch bedingt, der Sehnenriss wird häufiger bei Sportlern gesehen.

Sonographie

Sonographisch wird die Insertionsregion der Sehne an der Tuberositas radii aufgesucht. Der Schallkopf wird aus dieser Position im Längsverlauf des M. biceps nach proximal geführt.

Fall 1.1

Abb. 184 a u. **b**:
33-jähriger Patient,
rechtes Ellenbogengelenk.

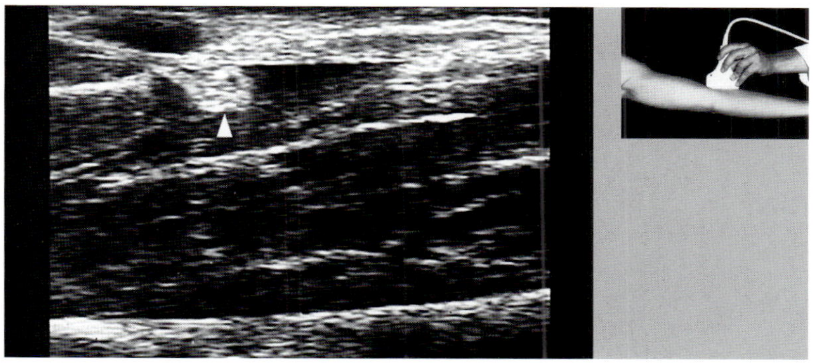

Ventraler humeroradialer Longitudinalschnitt re.
Die Rupturzone kommt am distalen volaren Oberarm als dreieckförmiger, echoarmer Bereich (Pfeil) zur Abbildung. Das proximale Sehnenende der distalen Bizepssehne kommt echogen zur Abbildung.

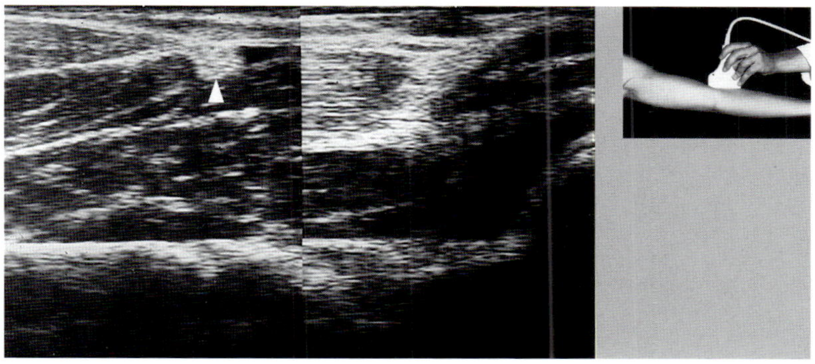

Ventraler humeroradialer Longitudinalschnitt re.
Die Übersichtsaufnahme (zusammengesetztes Bild) veranschaulicht die Lage in Bezug zum Capitulum humeri (Pfeil).

Aufbaukurs

2. Trizepssehnenverkalkung

Klinik

Verkalkungen im Bereich der Muskulatur oder der Sehnen können bei degenerativen Veränderungen posttraumatisch sowie postinfektiös auftreten.

Sonographie

Die Verkalkung ist im Ultraschallbild nicht sicher von einer Myositis ossificans zu differenzieren, da sich beide mit einem echogenen Reflex mit Schallschatten abbilden.

Fall 2.1

Abb. 185 a u. **b**:
41-jähriger Patient,
linkes Ellenbogengelenk.

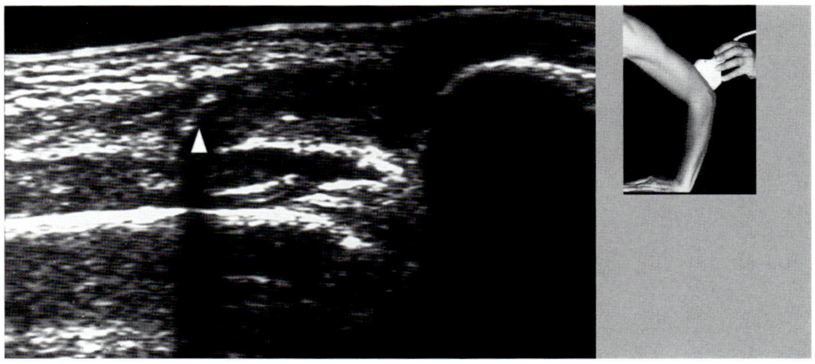

Dorsaler Longitudinalschnitt li.
Im Verlauf der Trizepssehne wird die Verkalkung als echogener Reflex mit Schallschatten (Pfeil) dargestellt.

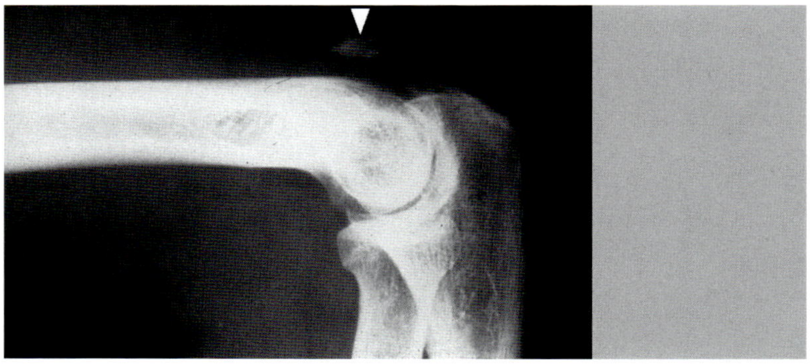

Röntgenaufnahme im seitlichen Strahlengang.
Das Röntgenbild verdeutlicht den Befund (Pfeil).

Kombinierte Veränderungen und weitere Befunde

1. Kubitalarthritis

Klinik

Bei einer Mitbeteiligung des Ellenbogengelenks bei rheumatischer Grunderkrankung können sowohl der Knochen, die Gelenkhöhle als auch die periartikulären Weichteile betroffen sein.

Sonographie

Während beim Gesunden der Inhalt der Fossa olecrani und der Fossa coronoidea echogener als die darüber liegende Muskulatur ist, kommt bei Vorliegen einer rheumatoiden Arthritis mit Ellenbogengelenkbefall der Inhalt der Fossae echoarm bis echofrei ggf. mit Kapseldistension zur Abbildung. Knorpelige und knöcherne Destruktionen können sonographisch erfasst werden.

Fall 1.1

Abb. 186 a – d:
59-jährige Patientin, rechtes Ellenbogengelenk.

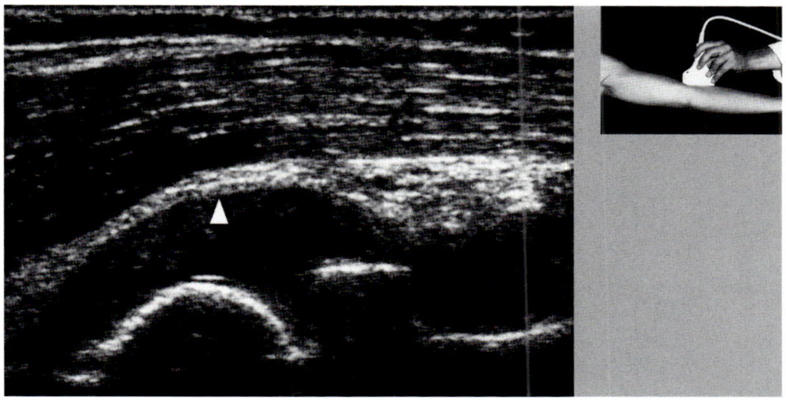

Ventraler humeroradialer Longitudinalschnitt re.
In den abgebildeten Schnittebenen imponiert eine ausgeprägte Kapseldistension bei einer echoarmen intraartikulären Volumenzunahme (Pfeil). Knöcherne Veränderungen sind sonographisch nicht nachweisbar. Es handelt sich um eine rheumatoide Arthritis.

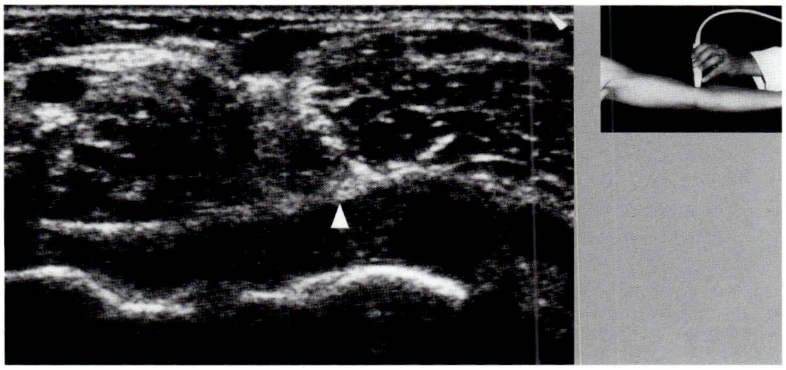

Ventraler Transversalschnitt re.

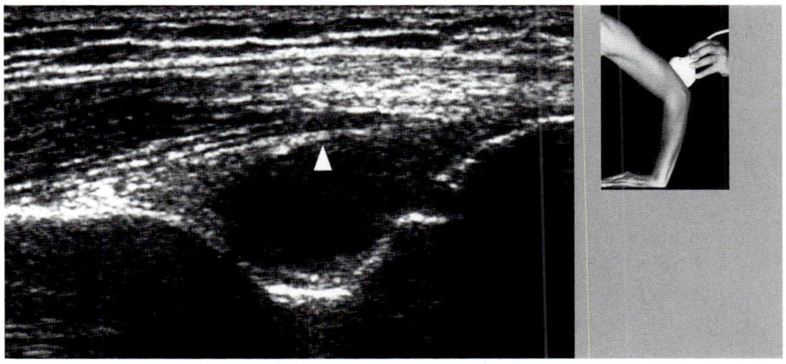

Dorsaler Longitudinalschnitt re.

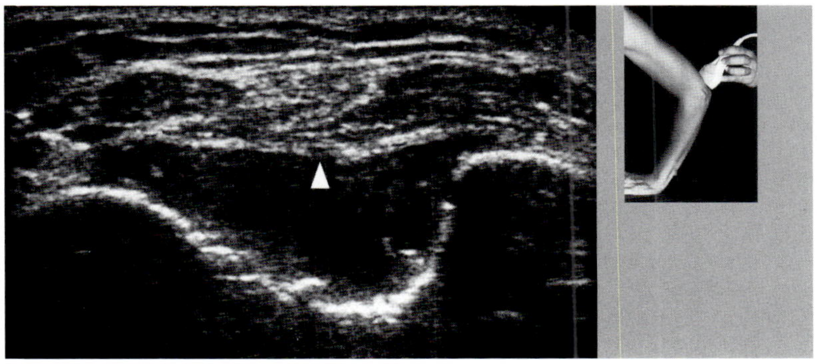

Dorsaler Transversalschnitt re .

Fall 1.2

Abb. 187 a u. **b**:
50-jähriger Patient, rechte proximale dorsale Ulna.

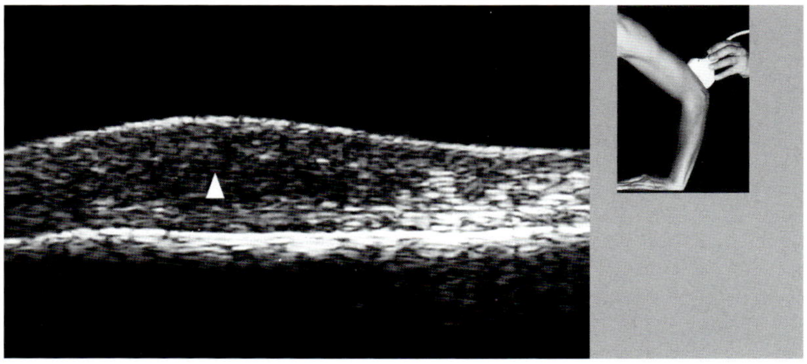

Dorsaler Longitudinalschnitt re.
Dorsoradial der Ulnakortikalis kommt in beiden Schnittebenen eine homogene echogene Weichteilformation zur Abbildung (Pfeil). Es handelt sich um eine Weichteilveränderung bei rheumatoider Arthritis.

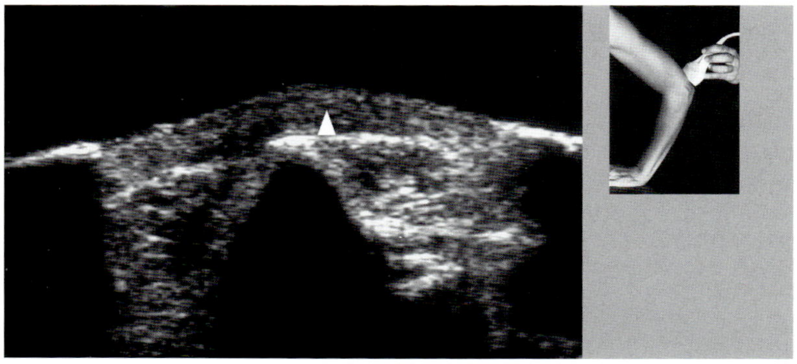

Dorsaler Transversalschnitt re.

Fall 1.3

Abb. 188 a u. **b**:
63-jährige Patientin, linkes Ellenbogengelenk.

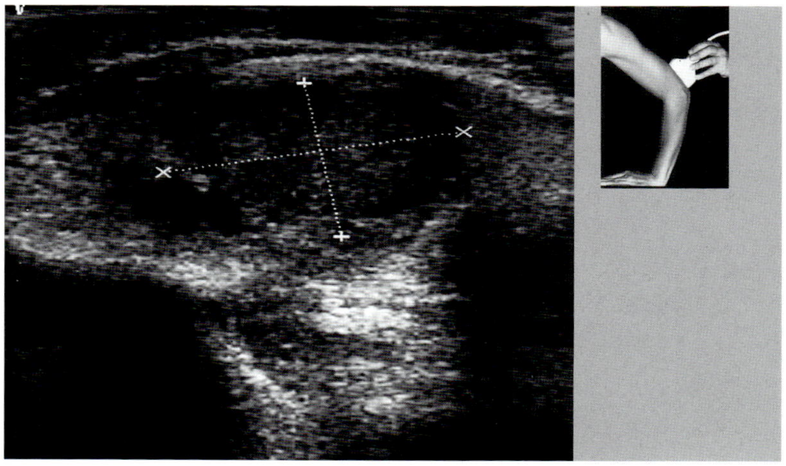

Dorsaler Longitudinalschnitt li.
Dorsal der Fossa olecrani kommt in beiden Schnittebenen eine Weichteilformation, überwiegend echogen mit echoarmen Randbezirken, zur Darstellung. Im Transversalschnitt erscheint die Oberfläche zottenförmig (Pfeil). Der M. triceps ist nach dorsal verdrängt. Es handelt sich um eine Weichteilveränderung bei rheumatoider Arthritis.

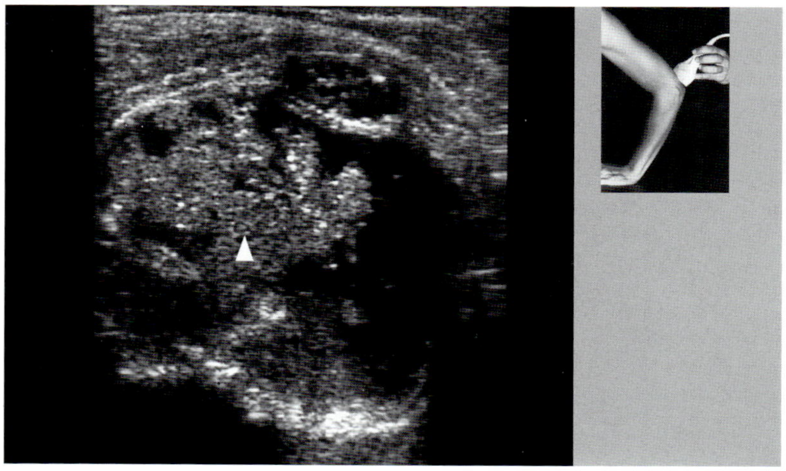

Dorsaler Transversalschnitt li.

2. Gichttophus

Klinik

Bei chronischem Verlauf der Hyperurikämie kommt es zu Ablagerungen von Uratkristallen im Gelenkknorpel und der Gelenkkapsel sowie im Subkutangewebe.

Sonographie

Der Gichttophus stellt sich sonographisch echogen ohne Schallschatten dar und ist in der Regel echogener als der Rheumaknoten.

Fall 2.1

Abb. 189 a u. **b**:
54-jähriger Patient,
rechtes Ellenbogengelenk.

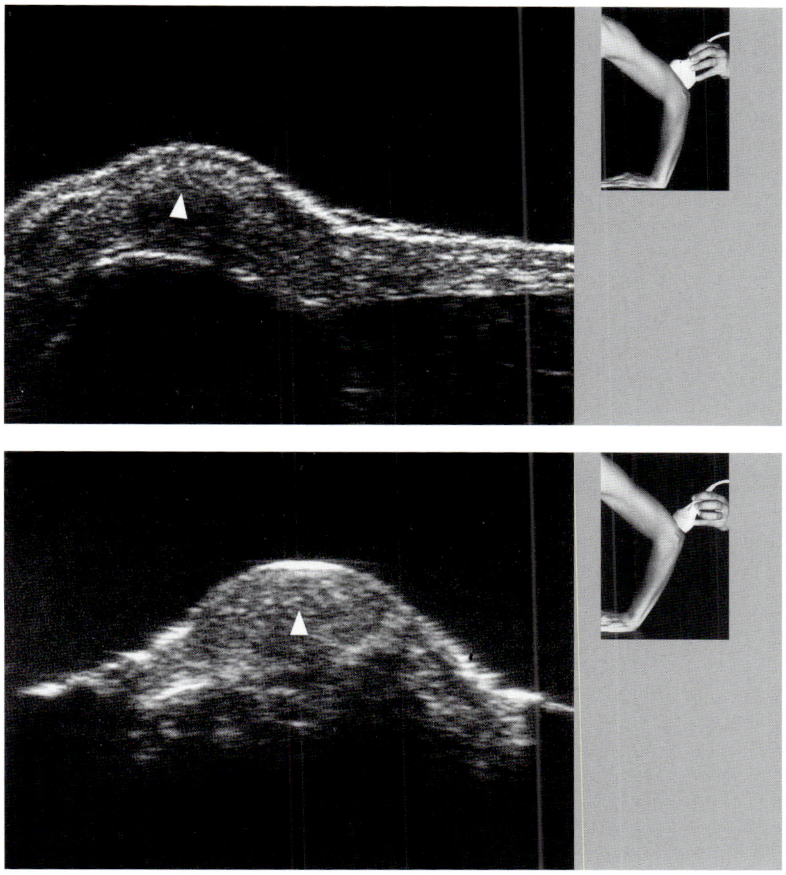

Dorsaler Longitudinalschnitt re.
In beiden Schnittebenen kommt dorsal des Olekranons eine überwiegend echogene Formation zur Abbildung (Pfeil).

Dorsaler Transversalschnitt re.

3. Rheumaknoten

Klinik und Sonographie

Rheumaknoten befinden sich typischerweise gelenknah an der Streckseite der proximalen Ulna. Sie sind in der Regel echoarm und haben eine ovale Form.

Fall 3.1

Abb. 190 a u. **b**:
50-jährige Patientin,
linker proximaler Unterarm.

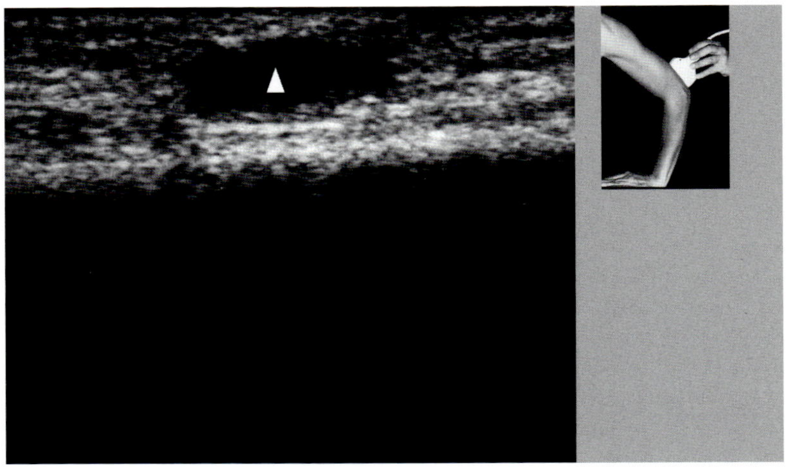

Dorsaler Longitudinalschnitt li.
Im Subkutanbereich kommt in beiden Schnittebenen eine echoarme, ovaläre Struktur unmittelbar dorsomedial der Ulna zur Darstellung (Pfeil).

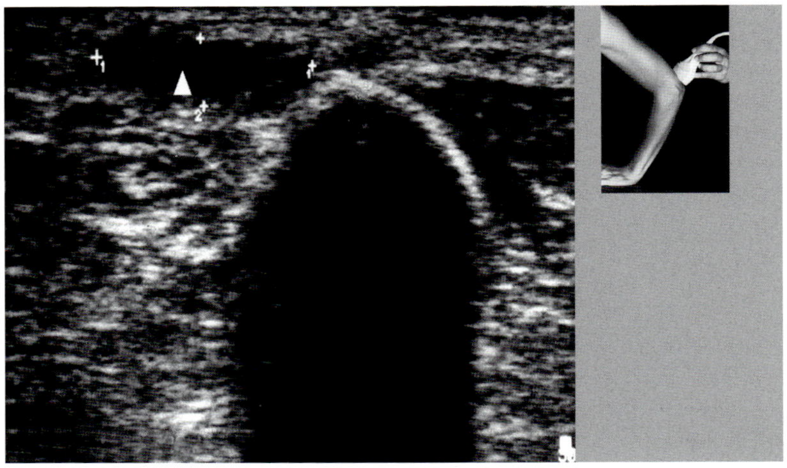

Dorsaler Transversalschnitt li.

4. Lymphadenitis

Klinik und Sonographie

Schwere Entzündungen führen zu einer regionalen Lymphangitis und aufgrund der exsudativen Entzündung zu einer Beteiligung der regionären Lymphknoten mit dem histologischen Bild einer unspezifischen Lymphadenitis.

Fall 4.1

Abb. 191 a u. **b**:
25-jährige Patientin,
linkes Ellenbogengelenk.

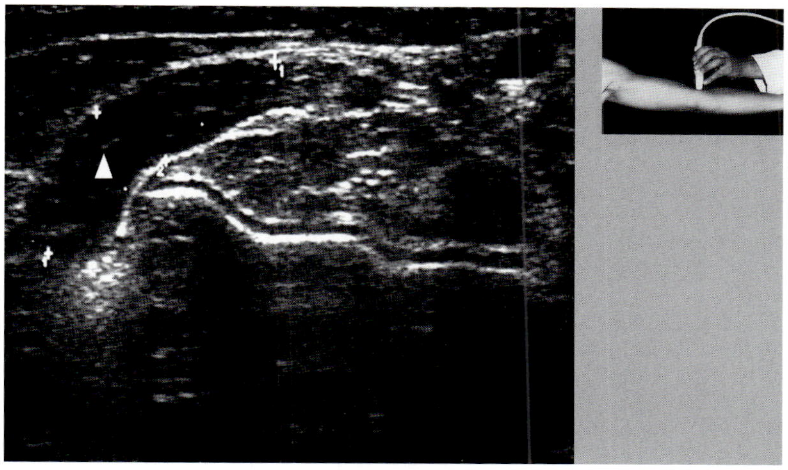

Ventraler Transversalschnitt li.
In beiden Schnittebenen kommt eine echoarme Struktur mit echogener Begrenzung volar/ulnar der Trochlea gelegen zur Abbildung (Pfeil). Eine intraartikuläre Volumenzunahme lässt sich im Ultraschallbild nicht feststellen. Die histologische Aufarbeitung ergab die Diagnose einer unspezifischen Lymphknotenveränderung.

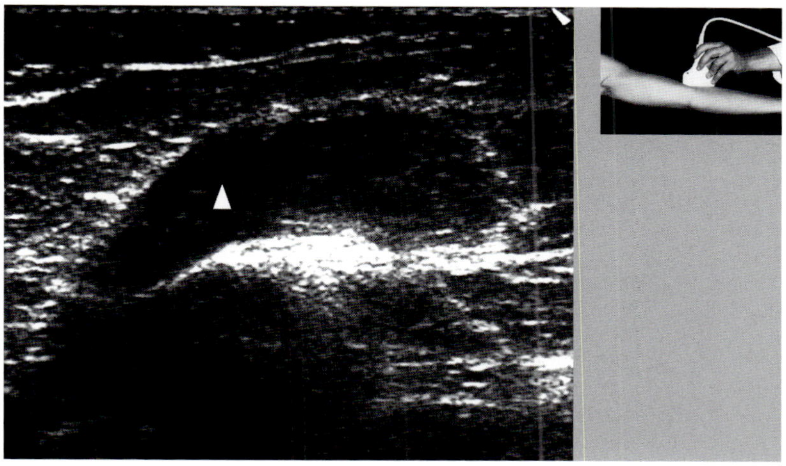

Ventraler Longitudinalschnitt über dem Lymphknoten li.

5. Tumor

Klinik

Im Bereich des Ellenbogengelenkes können sowohl benigne und maligne Weichteil- und Knochentumoren als auch Metastasen auftreten.

Sonographie

Nicht selten werden solche Veränderungen im Rahmen der flächendeckenden sonographischen Untersuchung diagnostiziert. Dies unterstreicht die Forderung nach einem flächendeckenden sonographischen Untersuchungsablauf. Bei benignen und malignen Weichteil- und Knochentumoren sowie bei Metastasen können entsprechend der Tumorentität Veränderungen der Knochenoberfläche und der Weichteile sonographisch erfasst werden. Eine histopathologische Feindifferenzierung ist aufgrund des Sonogramms nicht möglich. Zur weiteren Abklärung sind neben der obligaten Röntgendiagnostik in zwei Ebenen weitere bildgebende Verfahren und in der Regel auch eine histopathologische Gewebeuntersuchung erforderlich.

Fall 5.1

Abb. 192 a – d: 39-jähriger Patient, rechter distaler Humerus.

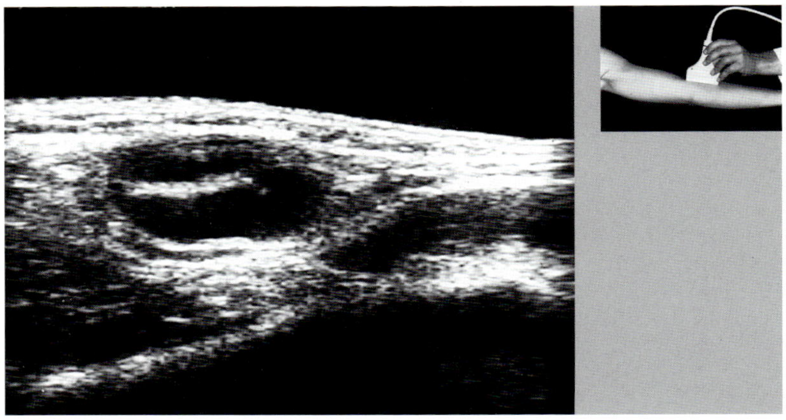

Ventraler humeroruInarer Longitudinalschnitt re.
Ventral der Humeruskortikalis kommt in beiden Schnittebenen zwischen dem M. brachialis und dem Subkutangewebe eine überwiegend echoarme Raumforderung mit echogener Septierung zur Darstellung. Die histologische Aufarbeitung ergab die Diagnose eines Ganglions.

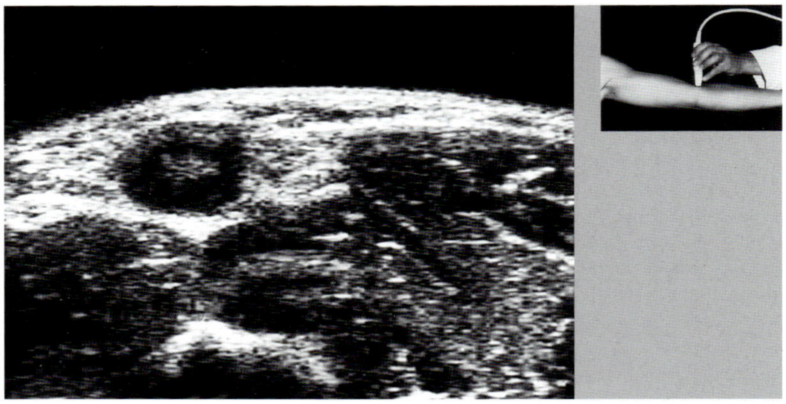

Ventraler Transversalschnitt re.

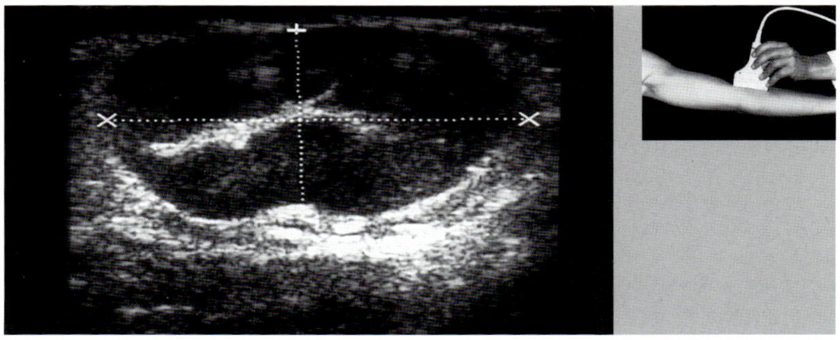

Ventraler humeroruInarer Longitudinalschnitt re.

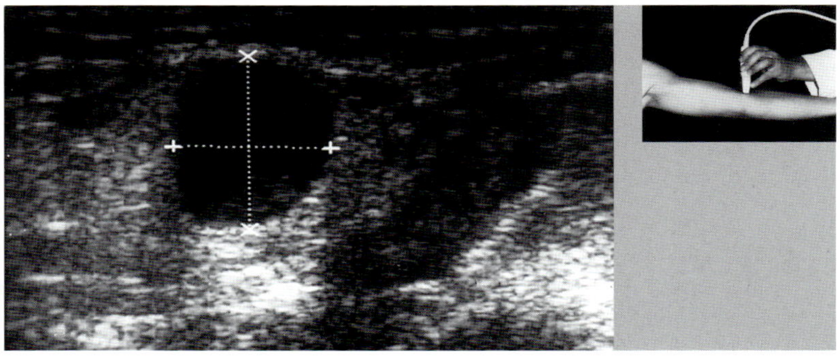

Ventraler Transversalschnitt re.

Fall 5.2

Abb. 193 a – d:
60-jähriger Patient,
rechter distaler Humerus.

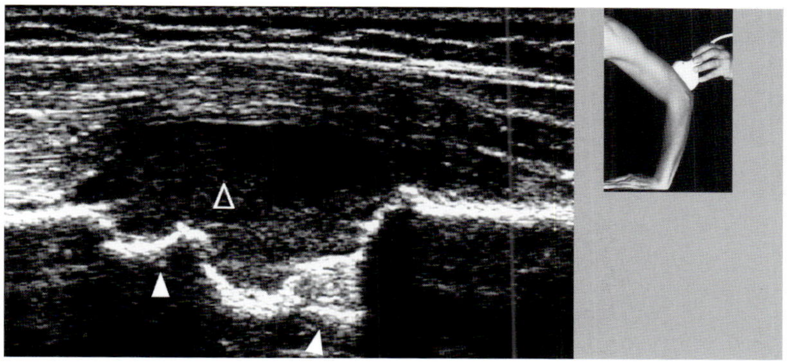

Dorsaler Longitudinalschnitt re.
Die destruierte distale Humeruskortikalis stellt sich in beiden Schnittebenen sonographisch unterbrochen und unter dem Niveau der angrenzenden Kortikalis gelegen dar (Pfeil). Die überwiegend echoarme, begrenzte Tumorweichteilkomponente verdrängt den M. triceps nach dorsal (offener Pfeil).

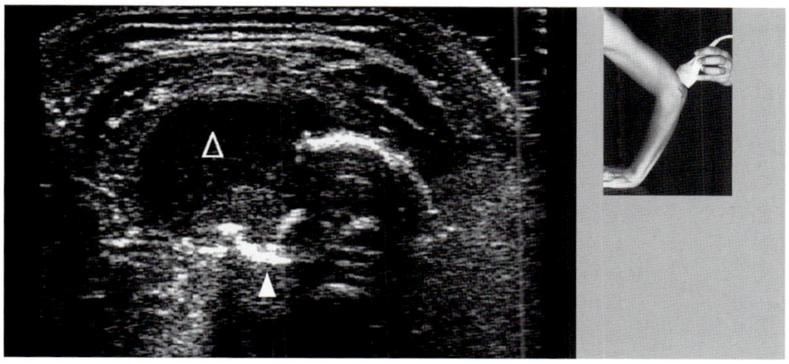

Dorsaler Transversalschnitt re.

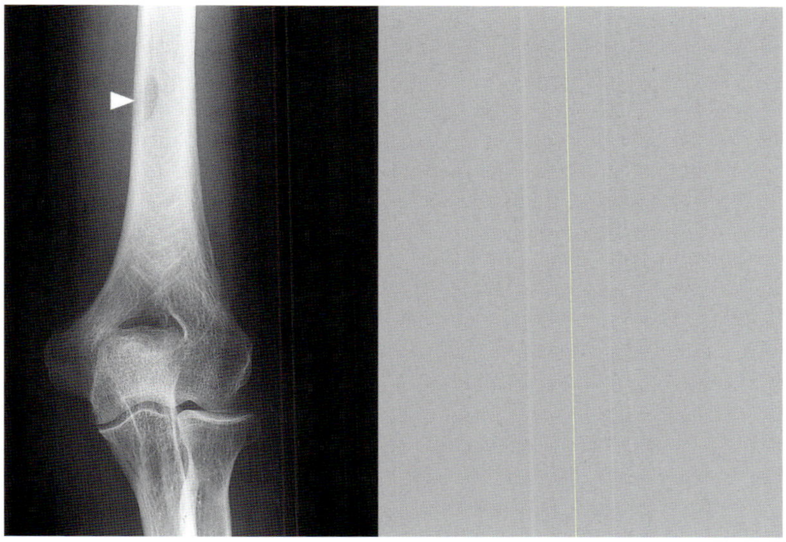

Röntgenaufnahme.
Die Röntgenbilder in 2 Ebenen verdeutlichen den Befund (Pfeil).
Die histologische Aufarbeitung ergab die Diagnose einer Metastase eines Bronchialkarzinoms.

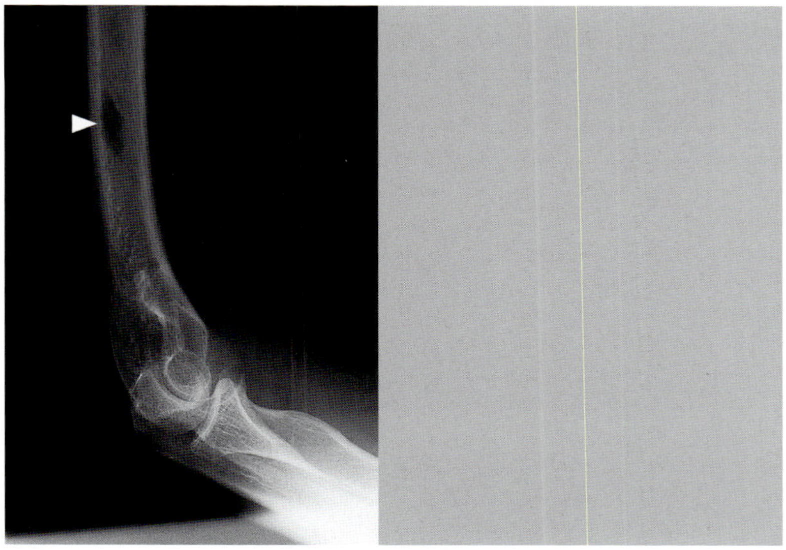

Röntgenaufnahme.

Veränderungen der Sehnen und Bänder

1. Tenosynovialitis

Klinik

Bei der Beurteilung der Flexorensehnen auf Niveau der Hohlhand und des Handgelenks ist zu berücksichtigen, dass die Sehnen D II-V eine gemeinsame Sehnenscheide haben. Gleiches gilt für die Extensorensehnen des 4. Sehnenfachs.

Sonographie

Die Sehnen mit zugehörigen Sehnenscheiden sind der sonographischen Untersuchung sowohl palmar- als auch dorsalseitig leicht zugänglich. Aufgrund des teilweise gebogenen Sehnenverlaufs ist es mitunter nicht möglich, eine Sehne im Longitudinalschnitt auf ganzer Abbildungsbreite mit einheitlicher Echogenität abzubilden. Erst die echogene Sehnendarstellung durch orthograde Schallstrahlrichtung erlaubt bei Vorliegen einer Tenosynovialitis eine Abgrenzung zum umliegenden entzündlichen Sehnenscheidengewebe.

Fall 1.1

Abb. 194 a u. **b**: 70-jähriger Patient, rechte Hand.

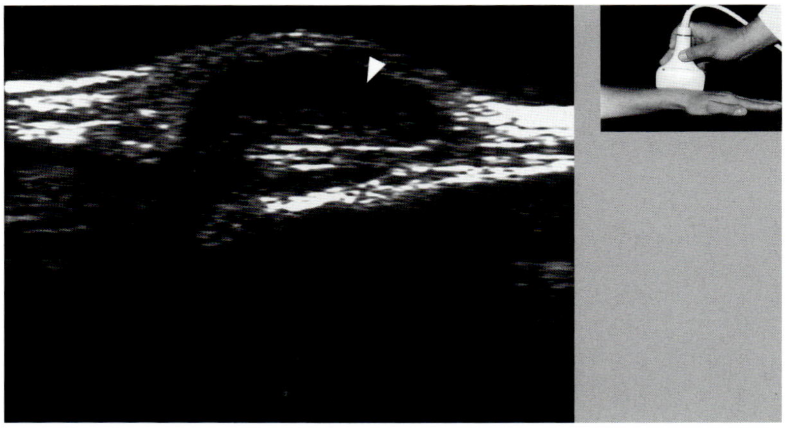

Dorsaler Longitudinalschnitt re. Die Tenosynovialitis kommt sonographisch in beiden Schnittebenen als nahezu echofreie Formation in unmittelbarer Nachbarschaft der Sehne zur Abbildung (Pfeil). Aufgrund des gebogenen Sehnenverlaufs wird diese im Longitudinalschnitt nicht auf ganzer Länge echogen dargestellt. Durch den Transversalschnitt können alle in dieser Region betroffenen Sehnen erfasst werden.

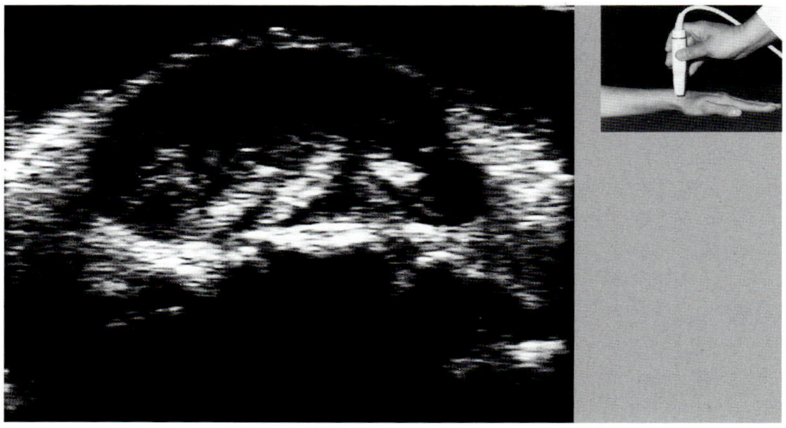

Dorsaler Transversalschnitt re.

Fall 1.2

Abb. 195 a – d:
59-jährige Patientin,
linke Hand.

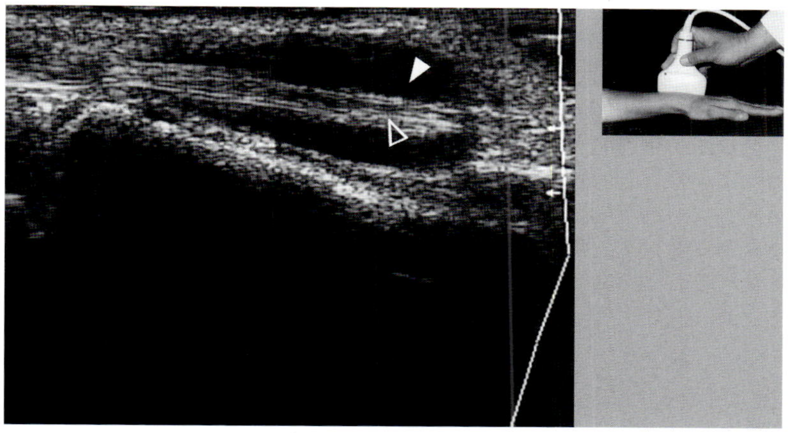

Dorsaler Longitudinalschnitt li.
Die ausgedehnte Synovialitis (Pfeil) wird als echoarme Formation palmar- und dorsalseitig der echogen abgebildeten Strecksehne (offener Pfeil) dargestellt.

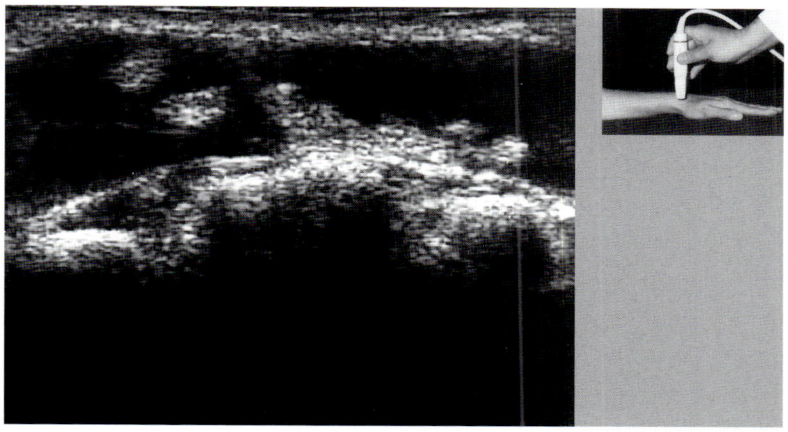

Dorsaler Transversalschnitt li.
In den Transversalschnittebenen kommt die entzündliche Veränderung mit unterschiedlicher Ausprägung zur Abbildung.

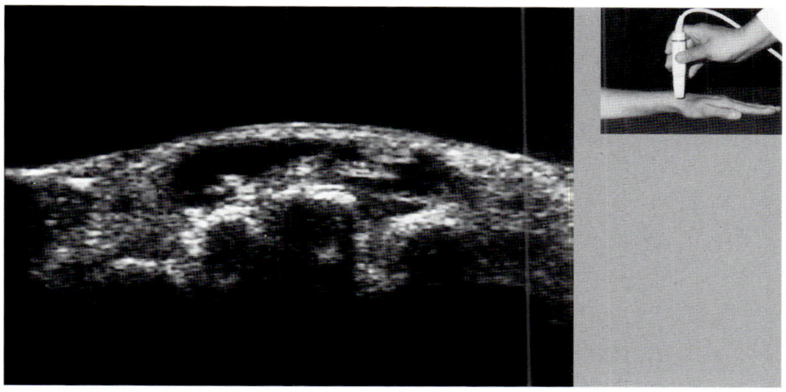

Dorsaler Transversalschnitt li.

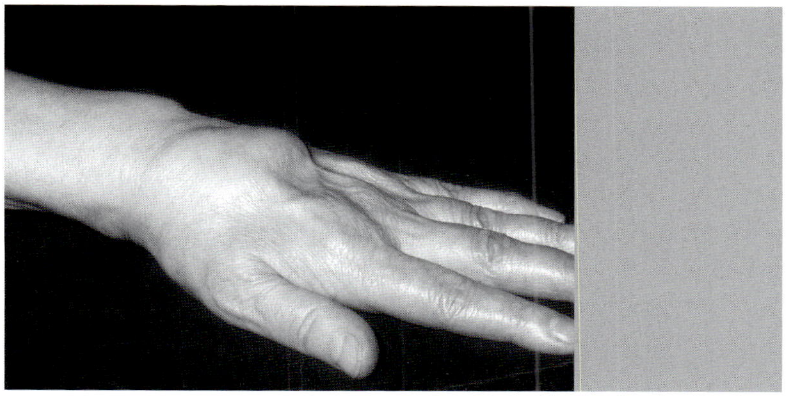

Klinischer Befund.
Das klinische Bild verdeutlicht die Befundausdehnung.

Fall 1.3

Abb. 196 a – c:
46-jährige Patientin, rechte Hand.

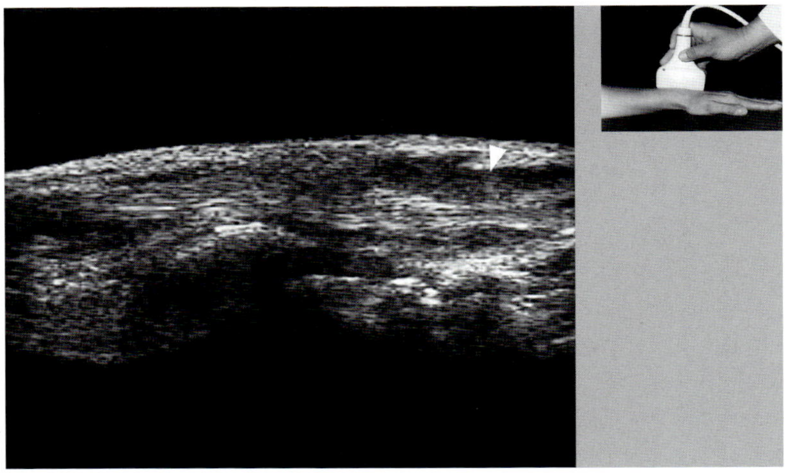

Dorsaler Longitudinalschnitt re.
Die ausgedehnte Synovialitis kommt als echoarme Formation dorsal der knöchernen Strukturen zur Abbildung (Pfeil). Eine Abgrenzung zur Strecksehne ist nur zum Teil möglich, da diese abschnittsweise tangential von den Schallwellen getroffen wurde.

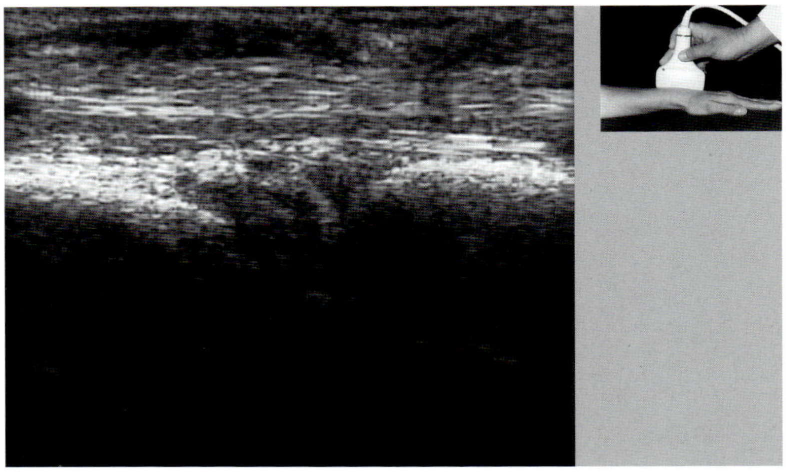

Dorsaler Longitudinalschnitt re.
Erst bei echogener Sehnendarstellung gelingt eine sichere Abgrenzung zum entzündlichen Sehnenscheidengewebe.

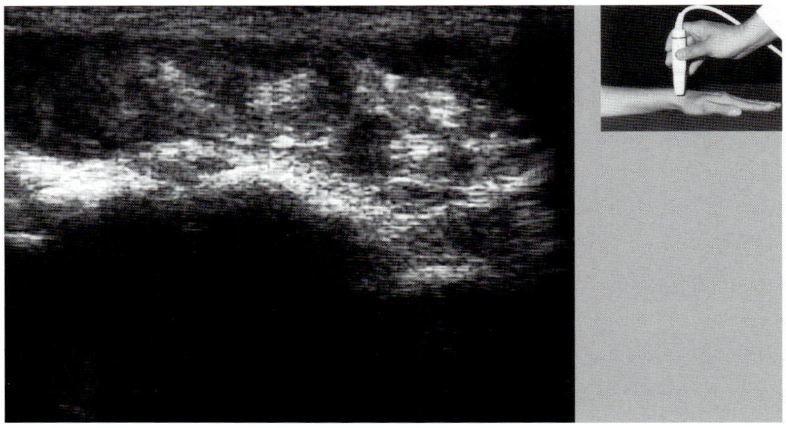

Dorsaler Transversalschnitt re.
Zusätzlich kommt im Bereich der distalen Ulna eine kleine Usur zur Darstellung. In der Transversalschnittebene zeigt sich ein typisches Halophänomen im Bereich des M. extensor carpi ulnaris.

Fall 1.4

Abb. 197:
14-jährige Patientin, linke Hand.

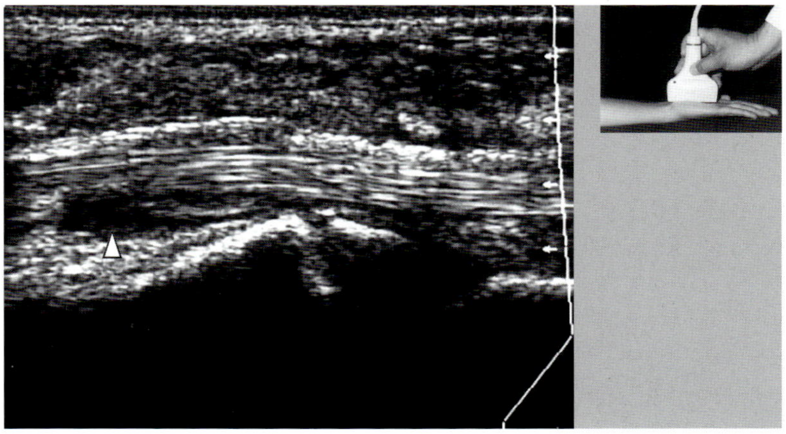

Palmarer ulnarer Longitudinalschnitt li.
Die Synovialitis kommt als echoarme Formation zwischen der Beugesehne und der Ulna zur Abbildung (Pfeil). Im Subkutanbereich zeigt sich eine inhomogen echogene bzw. echoarme Formation, klinisch liegt nach Prellung in diesem Bereich ein Hämatom vor. Die altersentsprechend offene Epiphysenfuge stellt sich echofrei dar.

2. Ganglion

Klinik und Sonographie

Der Handrücken stellt die häufigste Lokalisation von Ganglien dar. Aufgrund seiner harten Konsistenz wird das Ganglion im Volksmund auch als „Überbein“ bezeichnet. Es handelt sich jedoch nicht um eine Knochenbildung, sondern um einen mit gallertartiger Flüssigkeit gefüllten ein- oder mehrkammerigen benignen Tumor mit stielförmiger Verbindung zum Handgelenk oder zu einer Sehnenscheide. Differenzialdiagnostisch muss bei der klinischen Untersuchung u. a. eine Chondromatose berücksichtigt werden, die jedoch sowohl sonographisch als auch röntgenologisch aufgrund ihrer charakteristischen Darstellung ausgeschlossen werden kann.

Fall 2.1

Abb. 198 a – d:
22-jährige Patientin, rechtes Handgelenk.

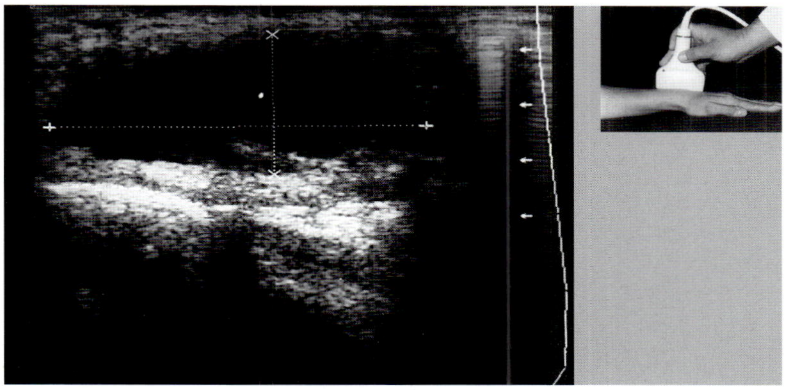

Dorsaler Longitudinalschnitt re.
Das Ganglion (11 × 17 × 28 mm) kommt in beiden Schnittebenen als überwiegend echofreie Formation mit echogener Begrenzung dorsal des Os scaphoideum zur Darstellung. Die sog. „Schallverstärkung“ ist ein Hinweis auf Flüssigkeit.

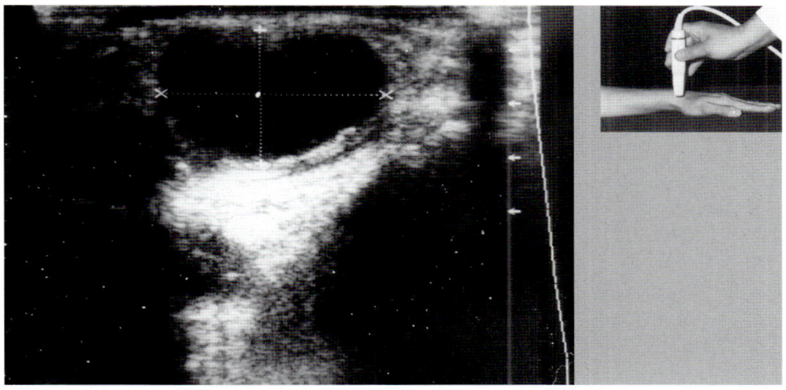

Dorsaler Transversalschnitt re.

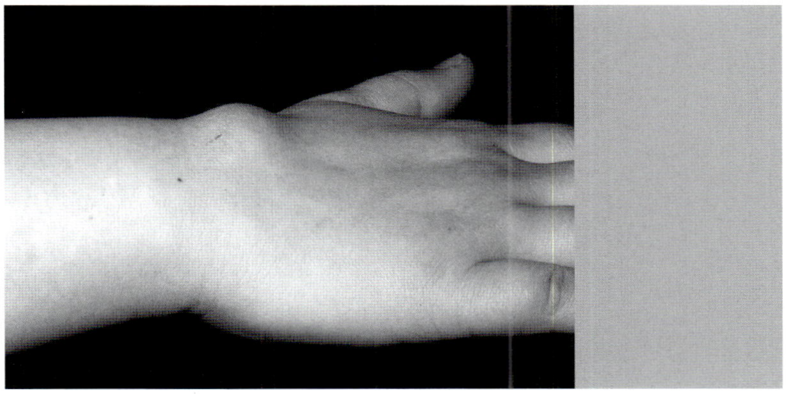

Klinischer Befund.
Der klinische und der intraoperative Befund verdeutlichen die Größe des Ganglions.

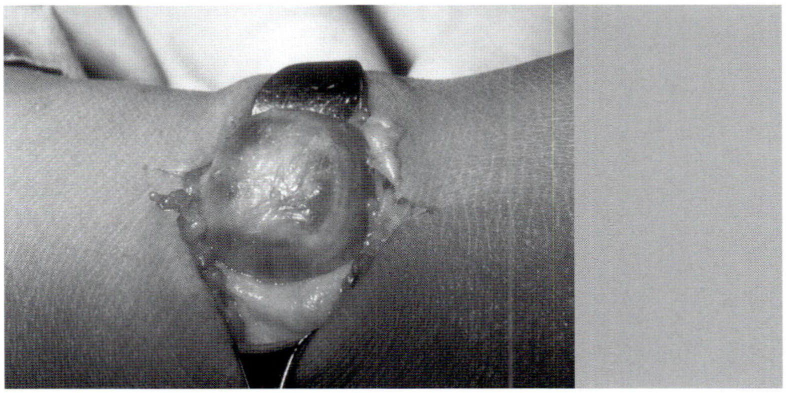

Intraoperativer Befund.

Fall 2.2

Abb. 199 a u. **b**:
25-jährige Patientin, rechtes Handgelenk.

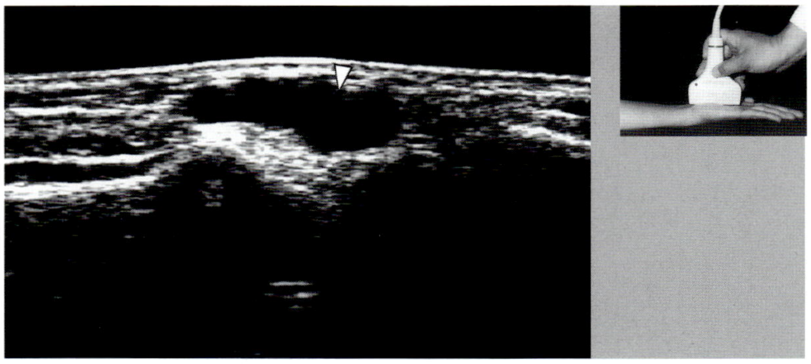

Palmarer radialer Longitudinalschnitt re.
Palmarseitig der knöchernen Strukturen der Radiusbasis kommt in beiden Schnittebenen eine echofreie Formation mit echogener Randbegrenzung zur Abbildung (Pfeil). Die sog. „Schallverstärkung" ist ein Hinweis auf Flüssigkeit. Nebenbefundlich kommt eine Tenosynovialitis des M. flexor carpi ulnaris als echoarme peritendinöse Formation zur Darstellung (**b**) (offener Pfeil).

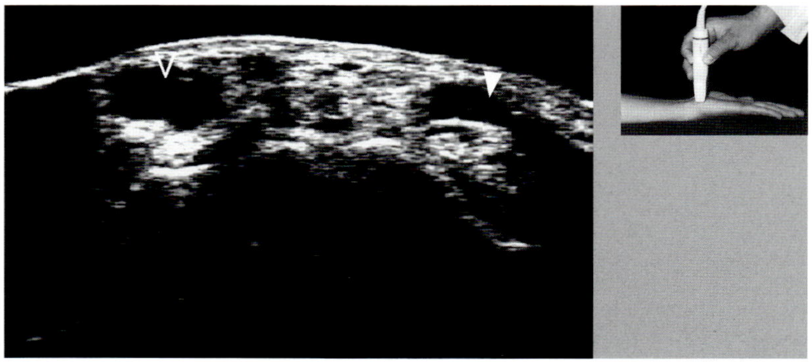

Palmarer radialer Transversalschnitt re.

Fall 2.3

Abb. 200 a u. **b**:
56-jährige Patientin, rechte Hand.

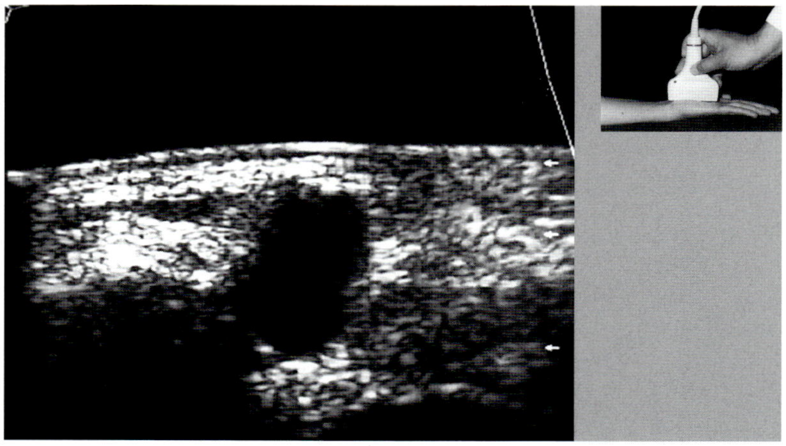

Palmarer Longitudinalschnitt re.
Das Ganglion stellt sich als echofreie Formation mit echogener Begrenzung dar.

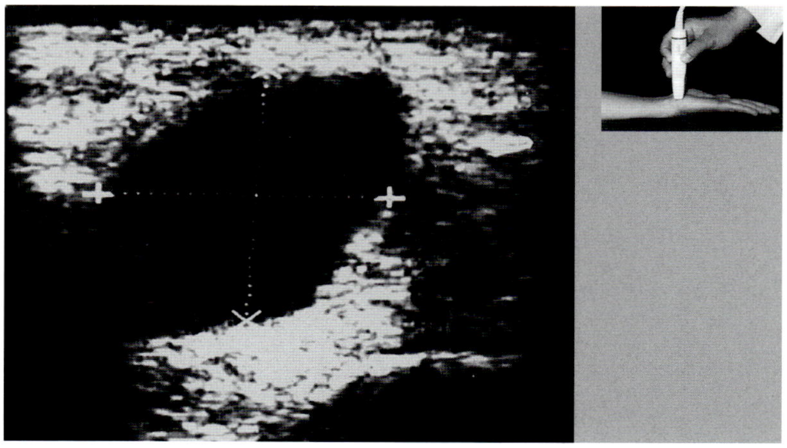

Palmarer Transversalschnitt im Intermetakarpalraum D II/III re.

Fall 2.4

Abb. 201 a u. **b**:
34-jähriger Patient, rechte Hand.

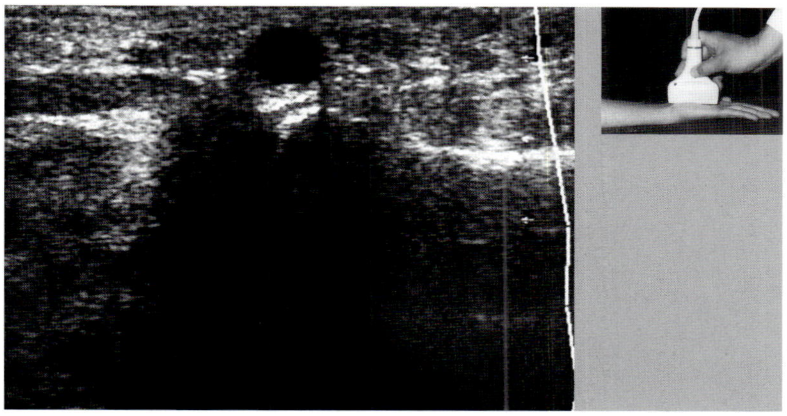

Palmarer Longitudinalschnitt re.
Das Ganglion stellt sich als echofreie Formation mit echogener Begrenzung palmarseitig der Basis des Grundgliedes D III dar. In unmittelbarer Nachbarschaft kommen die Beugesehnen echogen zur Abbildung.

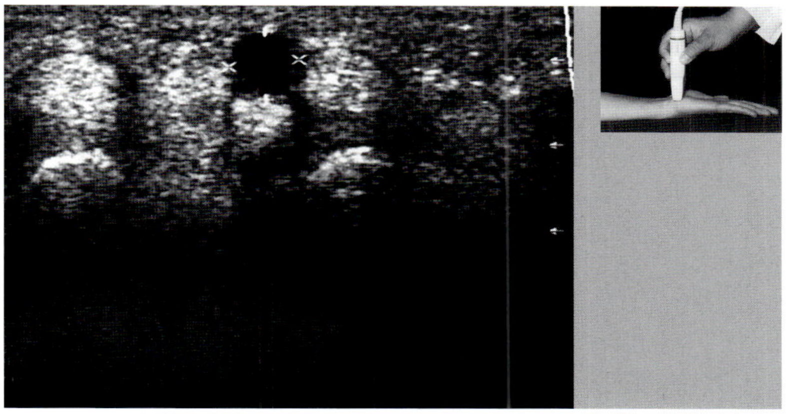

Palmarer Transversalschnitt im Intermetakarpalraum D II/III re.

3. Morbus Dupuytren

Klinik und Sonographie

Es liegt eine strangartige Veränderung der Palmaraponeurose vor und u. U. von ihr zur Haut ziehende Bindegewebszüge. Zusätzlich können auch die palmaren Anteile der Fingerfaszie und die seitlichen Züge am Finger betroffen sein. Auch die Faszien des Thenars und des Hypothenars können betroffen sein. Die Krankheit beginnt mit einer nodulären Form (Zellproliferation) und geht in eine lamelläre Form mit einer faserreichen Strangbildung über. Die Ätiopathogenese ist bisher ungeklärt, es ist jedoch eine Koinzidenz mit Epilepsie und Diabetes mellitus bekannt. Die Erkrankung betrifft Männer häufiger als Frauen (Verhältnis ca. 8 : 1) und wird mit zunehmendem Alter häufiger gesehen. Bei ca. 12% der Patienten besteht zusätzlich ein Morbus Ledderhose, eine ebensolche strang- und knötchenförmige Veränderung im Bereich der Plantaraponeurose.

Fall 3.1

Abb. 202 a – d: 53-jähriger Patient, linke (**a, b**) und rechte (**c, d**) Hand.

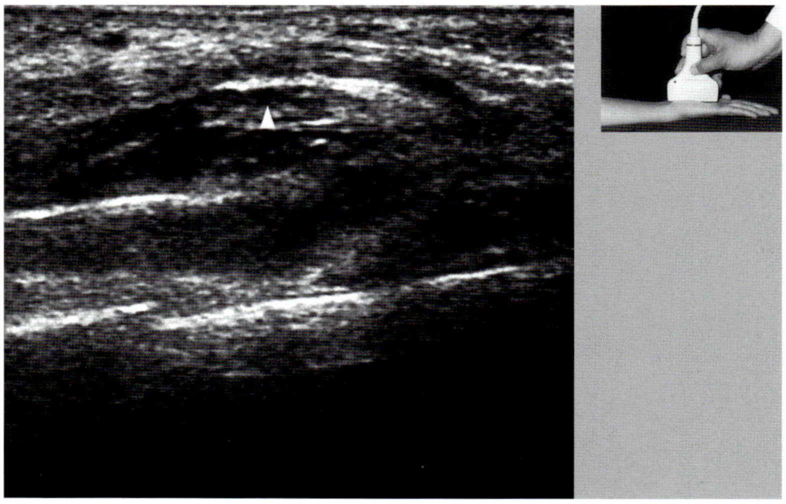

Palmarer Longitudinalschnitt li. Der Bereich der Palmaraponeurose ist in beiden Schnittebenen im Seitenvergleich deutlich verbreitert und schlechter gegenüber den Nachbarstrukturen abgrenzbar (Pfeil).

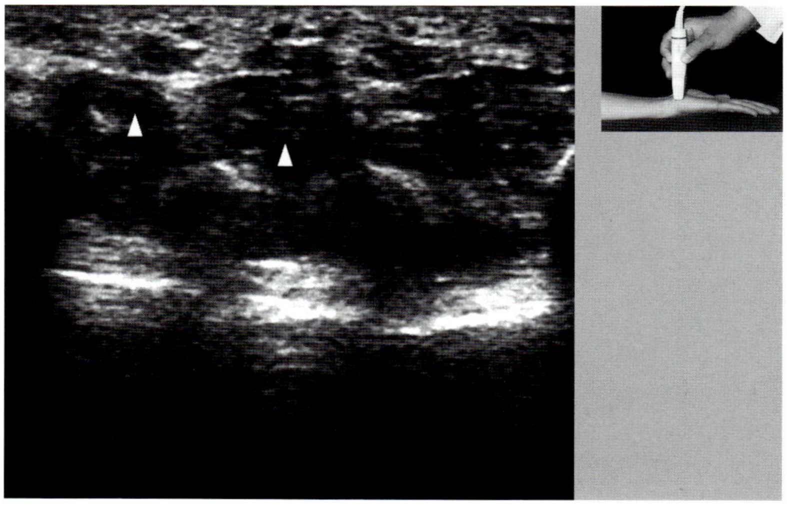

Palmarer Transversalschnitt li.

Fortsetzung ▶

Abb. 202 c–d

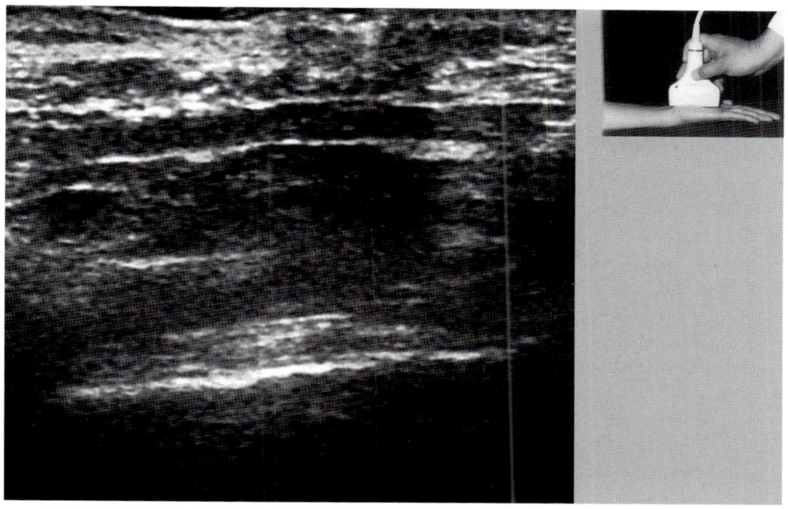

Palmarer Longitudinalschnitt re.

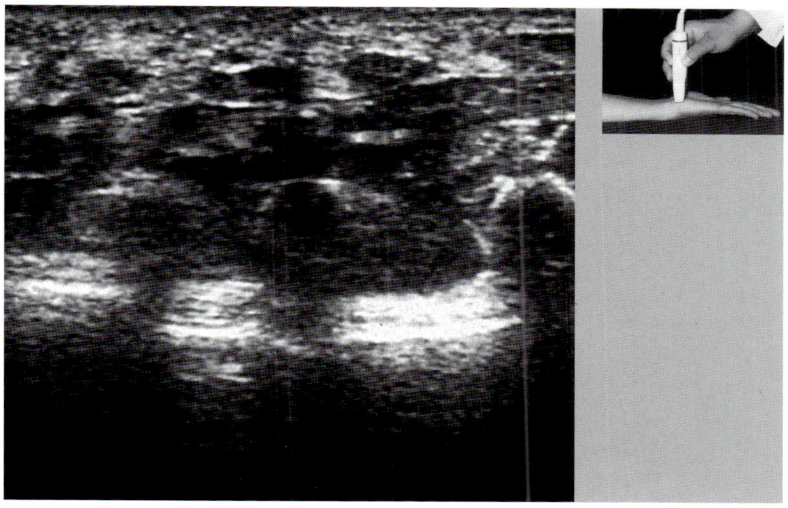

Palmarer Transversalschnitt re.

Aufbaukurs

Kombinierte Veränderungen und weitere Befunde

1. Karpaltunnelsyndrom

Klinik

Beim Karpaltunnelsyndrom handelt es sich um ein Nervenengpasssyndrom, das durch Kompression des N. medianus im Karpaltunnel verursacht wird. Bezüglich der Ätiopathogenese differenziert man Einengungen des Karpaltunnels von außen (z.B. posttraumatische knöcherne Fehlstellungen, perilunäre Luxation, Karpalarthritis, Tumor) sowie eine Volumenvermehrung des Tunnelinhaltes (z.B. Tenosynovialitis, Neurinom). Neben dem typischen klinischen Befund gehört die neurophysiologische Untersuchung des N. medianus zur Routinediagnostik.

Sonographie

Die sonographische Untersuchung nimmt derzeit eher einen untergeordneten Stellenwert ein. Der N. medianus lässt sich am leichtesten im Longitudinalschnitt palmarseitig der tiefen Beugesehnen indentifizieren, kann jedoch auch im Transversalschnitt erfasst werden. Die Echogenität des N. medianus ist abhängig von der Schallstrahlrichtung.

MERKE

Eine charakteristische „sanduhrförmige“ Stenose des N. medianus lässt sich sonographisch nicht immer sicher abbilden, während pathologische Veränderungen des Tunnelinhaltes z.T. sonographisch erfasst werden können.

Fall 1.1

Abb. 203 a u. **b**: 53-jährige Patientin, rechtes Handgelenk.

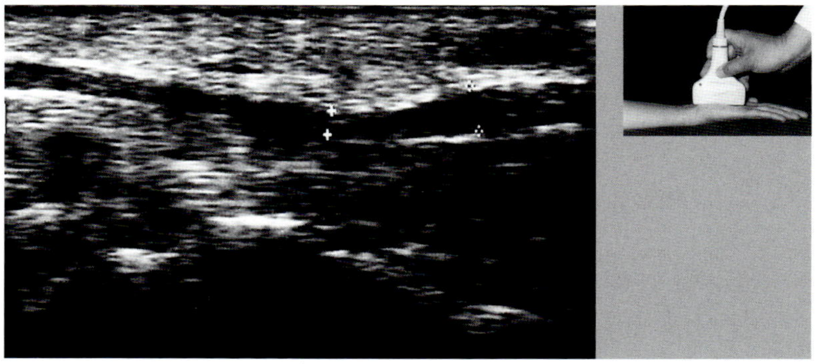

Palmarer Longitudinalschnitt über dem N. medianus re. Der N. medianus kommt echoarm mit charakteristischer sanduhrförmiger Einschnürung zur Darstellung.

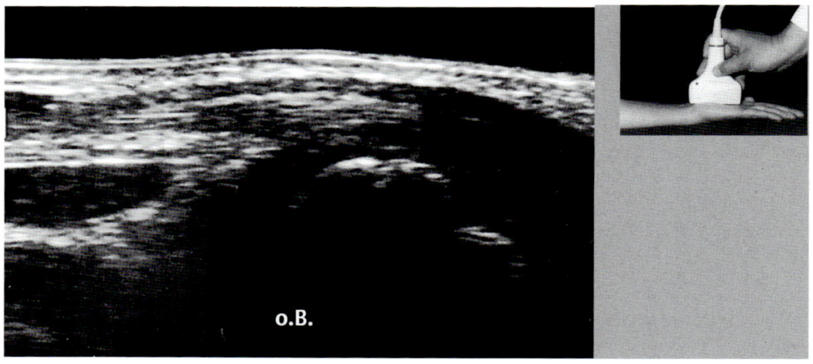

Palmarer Longitudinalschnitt über dem N. medianus li. Die Gegenseite zeigt den Normalbefund.

Fall 1.2

Abb. 204 a u. **b**: 44-jährige Patientin, rechtes Handgelenk.

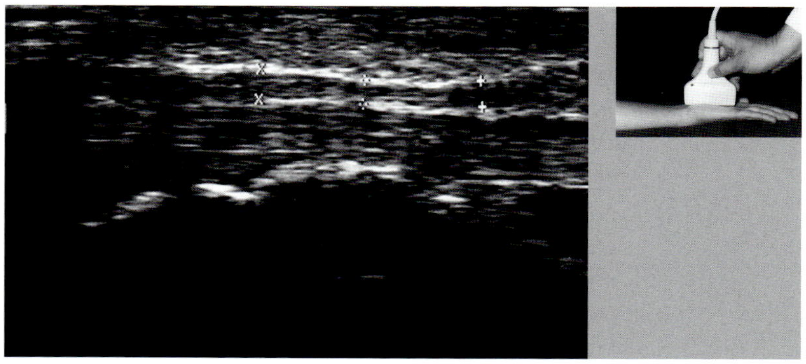

Palmarer Longitudinalschnitt über dem N. medianus re. Der N. medianus kommt echoarm mit charakteristischer sanduhrförmiger Einschnürung zur Abbildung.

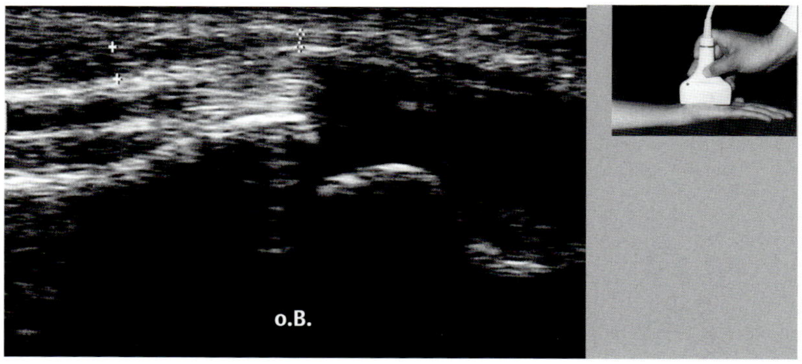

Palmarer Longitudinalschnitt über dem N. medianus li. Die Gegenseite zeigt den Normalbefund. (Die Abbildungen **203 a** u. **b** sowie **204 a** u. **b** wurden uns freundlicherweise von Herrn Dr. R. Berthold, Wetzlar, zur Verfügung gestellt.)

2. Karpalarthritis

Klinik

Karpalarthritiden können bei einer Vielzahl von lokalen und systemischen Erkrankungen auftreten. Die Karpalarthritis kann unterschiedlicher Genese sein: u. a. entzündliche Erkrankungen (z. B. aus dem rheumatischen Formenkreis), parainfektiöse Erkrankungen, Stoffwechselerkrankungen (z. B. Hyperurikämie), spezifische und unspezifische Infektionen.

Sonographie

Erkrankungen des Handgelenks, die mit einer intraartikulären Volumenzunahme (Erguss oder Synovialitis) einhergehen, können in der dorsalen und palmaren Region anhand der intraartikulären Formation mit Abhebung der Gelenkkapsel gut erfasst werden. Eine differenzialdiagnostische Zuordnung ist sonographisch ohne weiteres nicht möglich, da die Sonographie bei diesen Fragestellungen ein Verfahren mit hoher Sensitivität aber niedriger Spezifität ist.

MERKE

Die knöchernen und knorpeligen Gelenkanteile sind nur sehr eingeschränkt der sonographischen Untersuchung zugänglich, so dass zu deren Beurteilung eine Röntgendiagnostik unverzichtbar ist.

Fall 2.1

Abb. 205 a–d:
68-jährige Patientin, linkes Handgelenk.

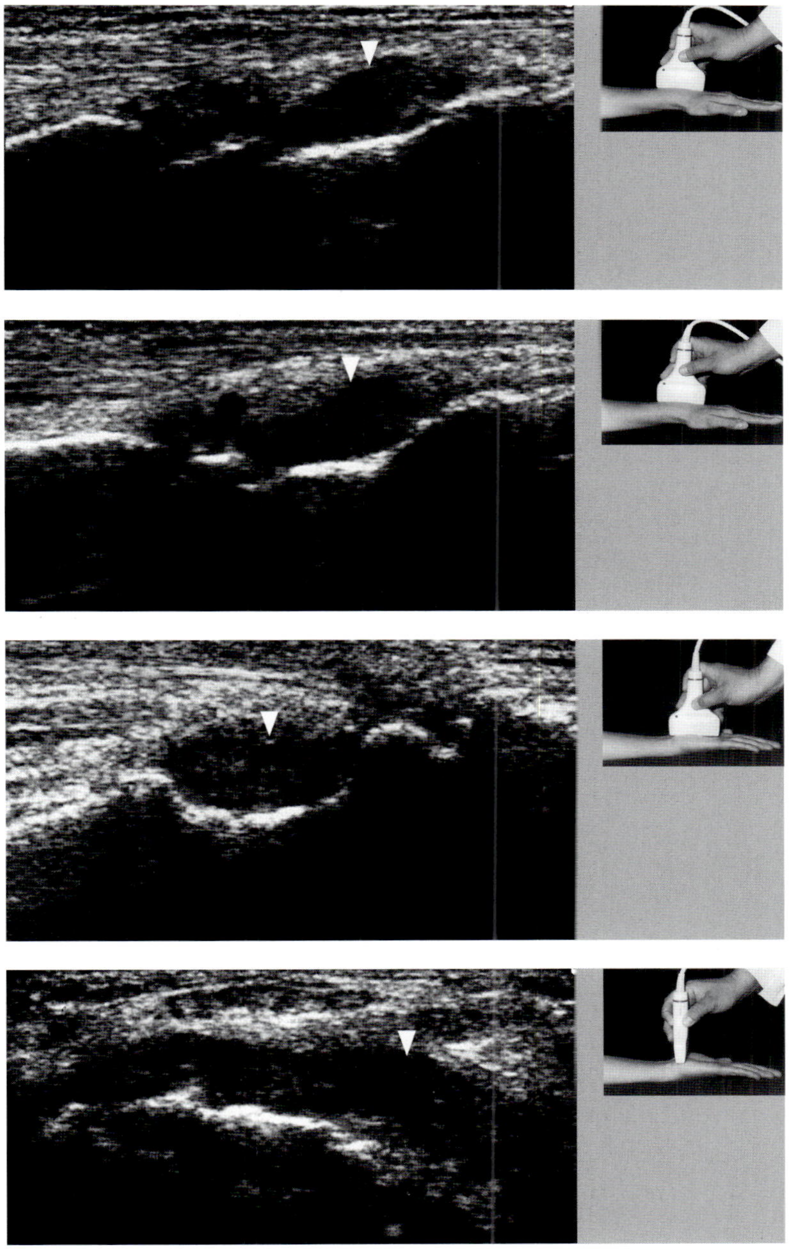

Dorsaler ulnarer Longitudinalschnitt li.
Bei der Diagnose einer Karpalarthritis liegt eine Abhebung der Gelenkkapsel bei echoarmer intraartikulärer Volumenzunahme vor (Pfeil). Die Sehnen kommen unauffällig zur Abbildung, eine Mitbeteiligung im Sinne einer Tenosynovialitis kann somit ausgeschlossen werden.

Dorsaler radialer Longitudinalschnitt li.

Palmarer Longitudinalschnitt li.

Palmarer Transversalschnitt li.

3. Karpalarthritis und Tenosynovialitis

Klinik und Sonographie

Eine differenzialdiagnostische Abgrenzung der Karpalarthritis zur Tenosynovialitis ist sonographisch möglich, da bei der Tenosynovialitis in Abhängigkeit vom Aktivitätsgrad ein mehr oder minder ausgeprägtes Halophänomen zu erkennen ist.

Fall 3.1

Abb. 206 a u. **b**: 46-jährige Patientin, rechtes Handgelenk.

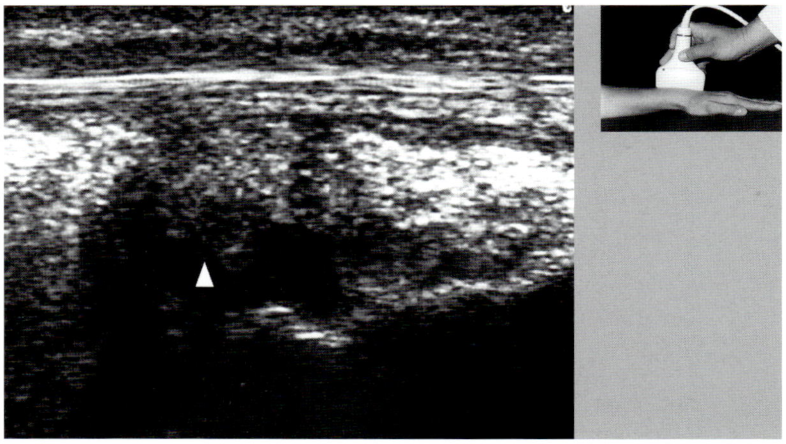

Dorsaler Longitudinalschnitt auf Gelenkniveau re.
Die Karpalarthritis stellt sich als echoarme intraartikuläre Volumenzunahme mit Abhebung der Gelenkkapsel dar (Pfeil).
Die Tenosynovialitis lässt sich als echoarme peritendinöse Formation abbilden. Diese wird typischerweise im Longitudinalschnitt volar und dorsal der Sehne sowie im Transversalschnitt als sog. „Halophänomen" abgebildet. Da der Transversalschnitt proximal des Gelenkbereichs liegt, wird das sonographische Korrelat der Karpalarthritis hier nicht dargestellt.

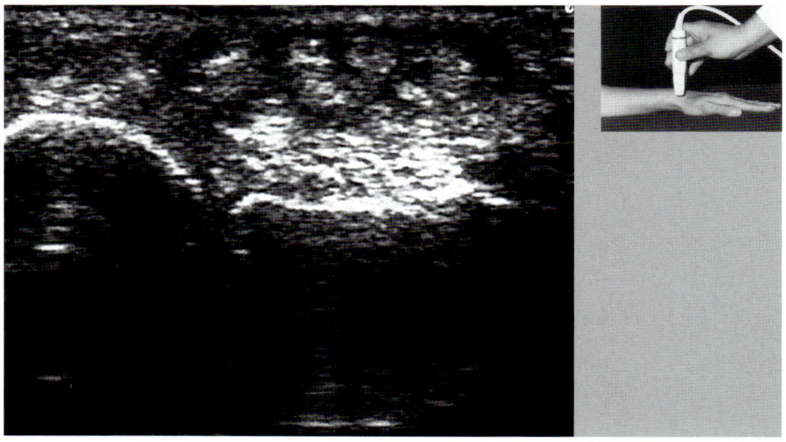

Dorsaler Transversalschnitt auf Höhe des distalen Unterarmes re.

4. Parossaler Infekt

Klinik und Sonographie

Ähnlich wie bei Tumoren und tumorartigen Veränderungen lassen sich bei entzündlichen Erkrankungen häufig typische sonographische Veränderungen feststellen, diesbezüglich ist jedoch sonographisch eine weitergehende Spezifizierung nicht möglich. Gerade bei Kindern können subperiostal gelegene Abszesse sowie Hämatome bei Grünholzfrakturen sonographisch nachgewiesen werden.

Fall 4.1

Abb. 207 a u. **b**:
5-jähriger Patient,
rechter Unterarm.

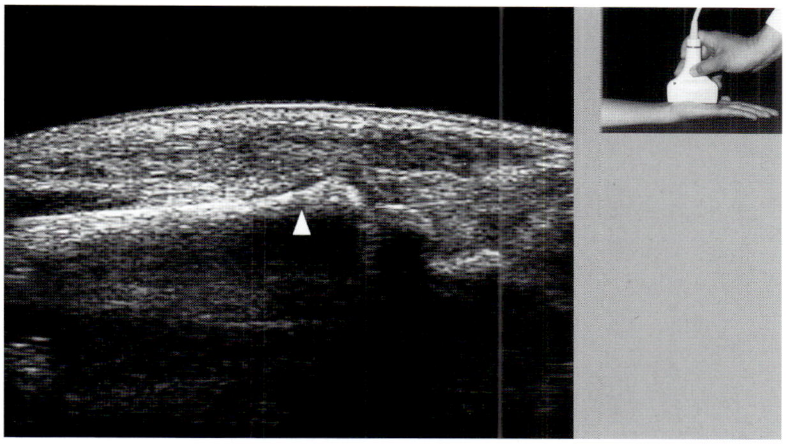

Palmarer Longitudinalschnitt re.
Die echoarme Formation als Ausdruck des lokalen septischen Geschehens liegt zwischen der echogenen knöchernen Kortikalis und dem abgehobenen echogenen Periost (Pfeil). Intraoperativ konnte ein subperiostaler Abszess diagnostiziert werden.

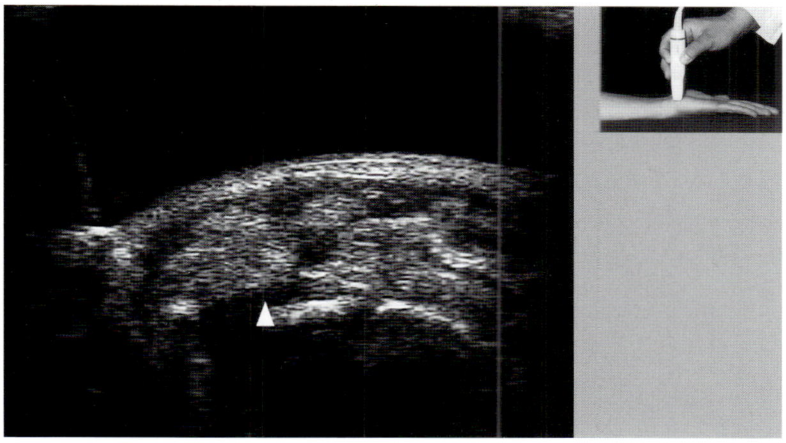

Palmarer Transversalschnitt re.

5. Tumor

Klinik

Maligne Tumoren sind im Bereich der Hand eher selten. Beim Rhabdomyosarkom handelt es sich um einen malignen Tumor, der von der quer gestreiften Skelettmuskulatur ausgeht.

Sonographie

Bei benignen und malignen Weichteil- und Knochentumoren sowie bei Metastasen können entsprechend der Tumorentität Veränderungen der Knochenoberfläche und der Weichteile sonographisch erfasst werden. Eine histopathologische Feindifferenzierung ist aufgrund des Sonogramms nicht möglich. Zur weiteren Abklärung sind neben der obligaten Röntgendiagnostik in 2 Ebenen weitere bildgebende Verfahren und in der Regel auch eine histopathologische Gewebeuntersuchung erforderlich.

Fall 5.1

Abb. 208 a – d: 20-jähriger Patient, linke Hand.

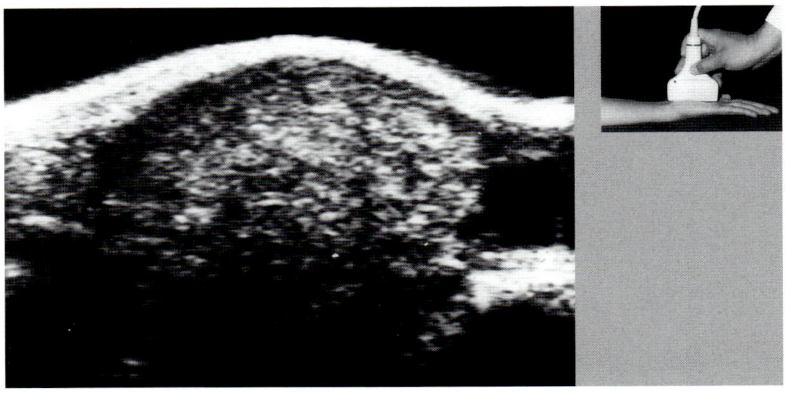

Palmarer Longitudinalschnitt li. Für beide Schnittebenen gilt: Der Tumor mit inhomogener Echogenität, jedoch überwiegend echoreich, betrifft den gesamten Hypothenarbereich. Das typische Reflexmuster eines gesunden Skelettmuskels lässt sich nicht mehr erkennen.

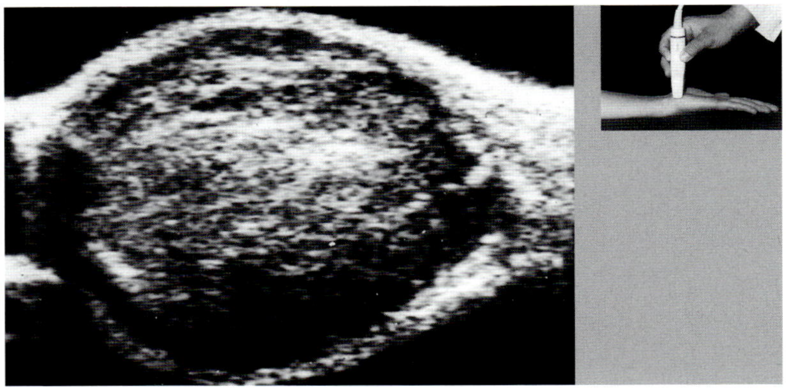

Palmarer Transversalschnitt li.

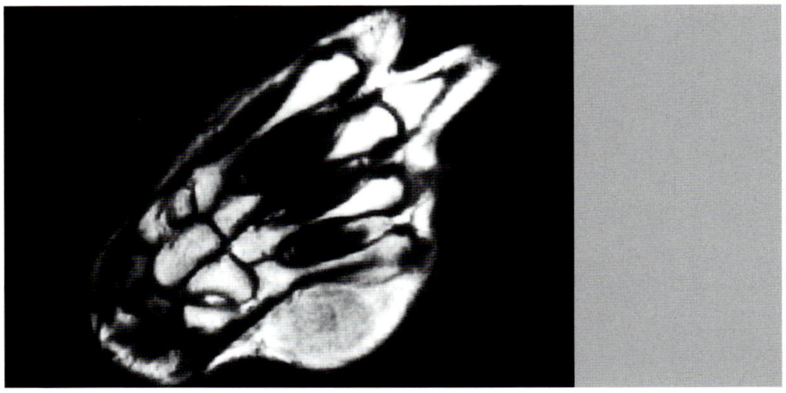

MR-Tomographie. Der MR-tomographische und der klinische Befund verdeutlichen die Tumorausdehnung im Hypothenarbereich. Die histologische Aufarbeitung ergab die Diagnose eines Rhabdomyosarkoms.

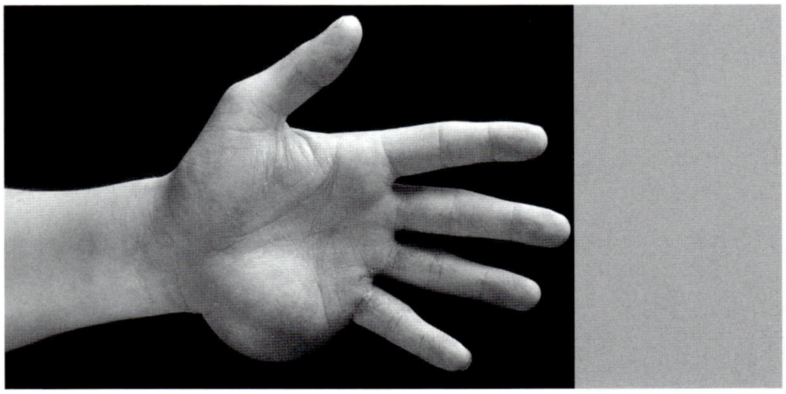

Klinischer Befund.

Veränderungen des Knochens

1. Hüftdysplasie

Klinik und Sonographie

Bei Vorliegen einer Hüftdysplasie kann – unabhängig von der Verknöcherung des Epiphysenkerns – auch nach dem 1. Lebensjahr sowie im Erwachsenenalter sonographisch die Überdachung des Hüftkopfes erfasst werden. Mit dem ventralen Longitudinalschnitt über dem Schenkelhals kann die ventrale azetabulare Überdachung beurteilt werden. Um Fehlmessungen zu vermeiden, muss der Schallkopf hierbei streng parallel zur Körperfrontalebene eingestellt sein.

MERKE

Bei einem unauffälligen Hüftgelenk überragt der Hüftkopf eine an der ventralen Azetabulumkante horizontal angelegte Hilfslinie nur mäßig. Bei einer schlechten ventralen Überdachung kommt ein größerer Teil des Hüftkopfes ventral der Hilfslinie zur Abbildung.

Fall 1.1

Abb. 209 a u. **b**:
45-jährige Patientin,
linkes und rechtes Hüftgelenk.

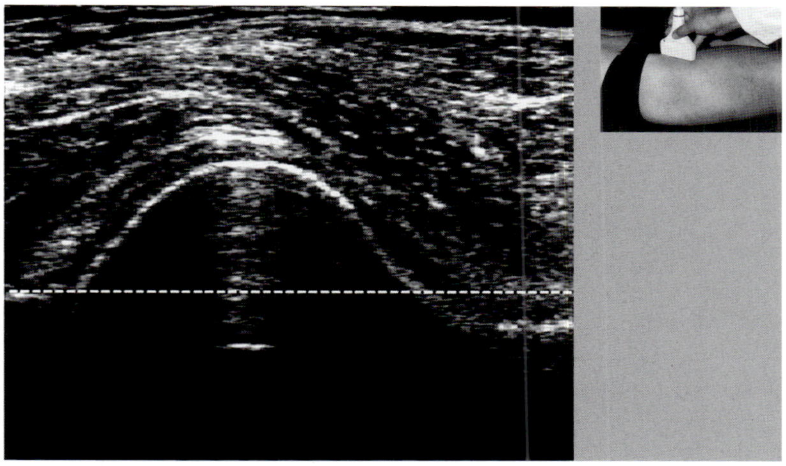

Ventraler Longitudinalschnitt li.
Der Hüftkopf liegt zum Teil deutlich ventral der Hilfslinie auf Höhe der ventralen Azetabulumkante.

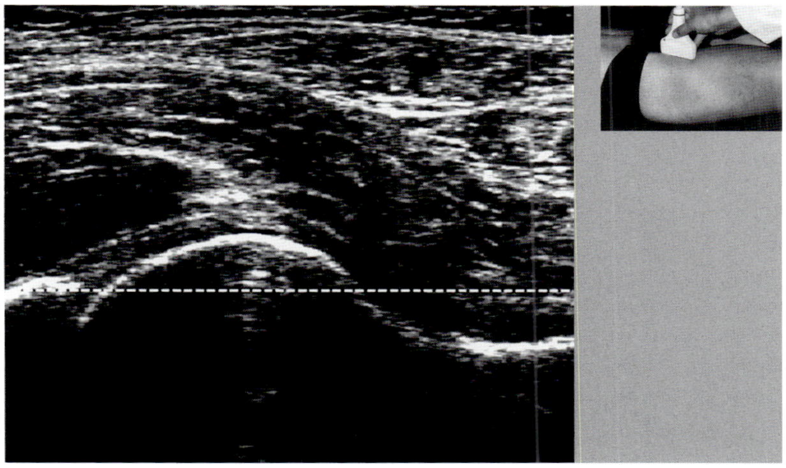

Ventraler Longitudinalschnitt re.
Auf der Gegenseite liegt nur ein geringer Anteil des Hüftkopfes ventral der Hilfslinie.

Fall 1.2

Abb. 210 a u. **b**:
26-jährige Patientin,
linkes und rechtes Hüftgelenk.

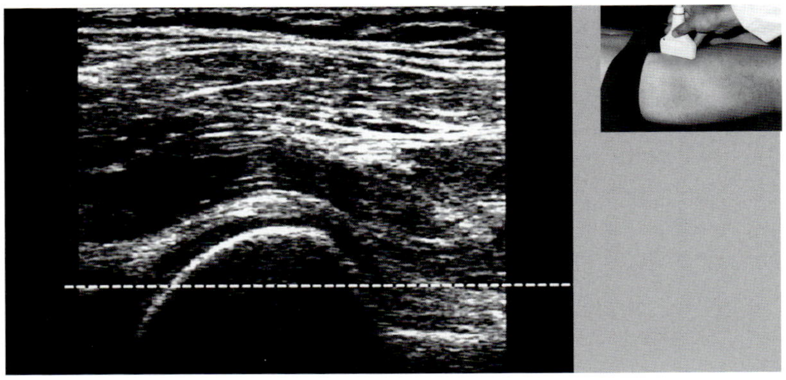

Ventraler Longitudinalschnitt li.
Der Hüftkopf liegt zum Teil deutlich ventral von der Hilfslinie auf Höhe der ventralen Azetabulumkante und weist nach einer Hüftkopfumbaustörung zusätzlich eine asphärische Deformierung auf.

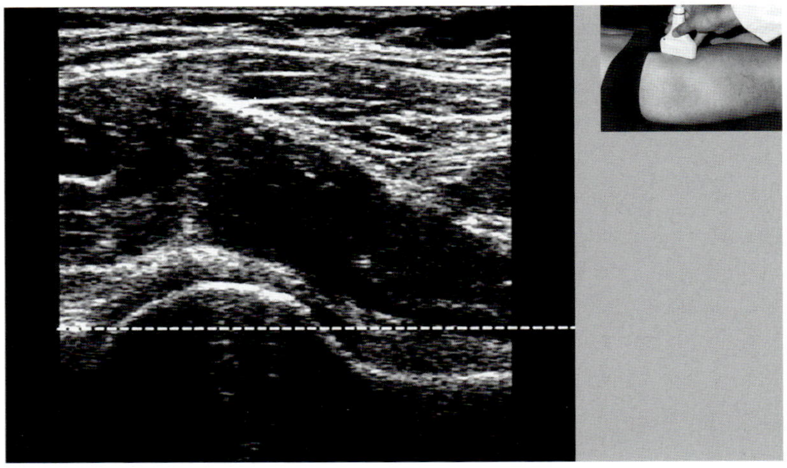

Ventraler Longitudinalschnitt re.
Auf der Gegenseite liegt nur ein geringer Anteil des Hüftkopfes ventral der Hilfslinie und stellt sich sphärisch dar.

2. Os acetabuli

Klinik und Sonographie

Akzessorische Knochen kommen nahezu an allen großen Gelenken des menschlichen Körpers vor und verursachen in der Regel keine Beschwerden. Es handelt sich häufig um Zufallsbefunde, die von Frakturen und anderen pathologischen Veränderungen differenziert werden müssen.

Fall 2.1

Abb. 211 a u. **b**:
13-jähriger Patient,
rechtes Hüftgelenk.

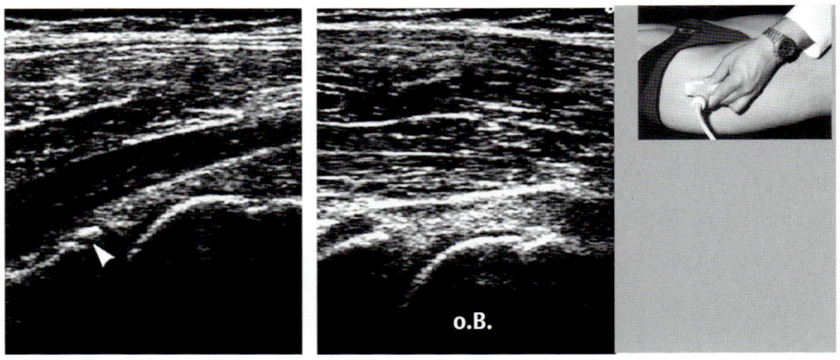

Lateraler Longitudinalschnitt re. u. li.
Auf der betroffenen Seite (linke Bildhälfte) zeigt sich distal des lateralen Os ilium eine echogene Struktur mit Schallschatten (Pfeil), die sich auf der Gegenseite nicht nachweisen lässt.

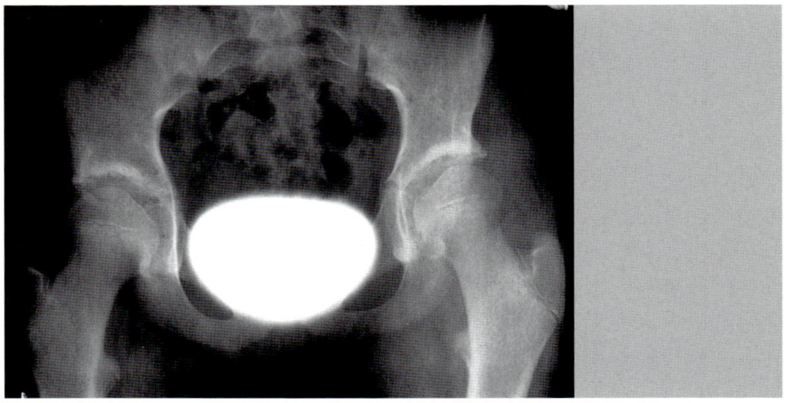

Röntgenaufnahme rechtes Hüftgelenk im a.-p. Strahlengang.
Das Röntgenbild verdeutlicht den Befund.

3. Schenkelhalsfraktur

Klinik und Sonographie

Zur Beurteilung einer Fraktur ist die Röntgendiagnostik das Verfahren der Wahl. Bei der sonographischen Untersuchung können im Frakturbereich eine Stufenbildung, eine eventuelle Achsabweichung in jeder Ebene sowie das Frakturhämatom als üblicherweise echoarme Formation nachgewiesen werden.

MERKE

Bei unsicherem röntgenologischen Befund kann die Sonographie eine intraartikuläre Volumenzunahme nachweisen und die mögliche klinische Verdachtsdiagnose einer Schenkelhalsfraktur mit unwesentlicher Dislokation untermauern.

Fall 3.1

Abb. 212 a – d: 72-jähriger Patient, linkes Hüftgelenk.

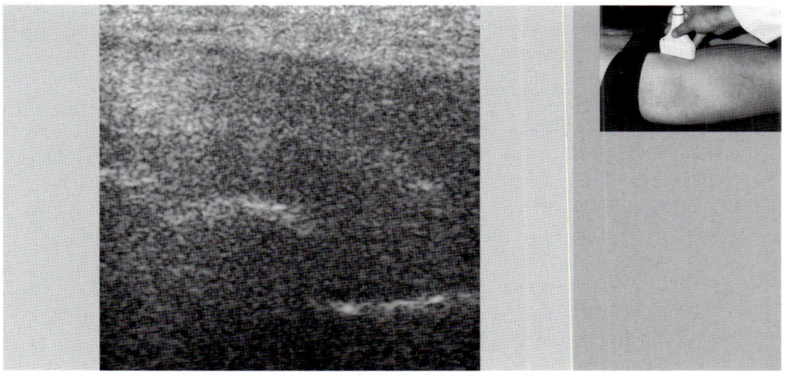

Ventraler Longitudinalschnitt li. Im Bereich des Schenkelhalses kommt eine Stufenbildung der ventralen Femurkortikalis zur Abbildung. Eine Distension der Gelenkkapsel liegt vor.

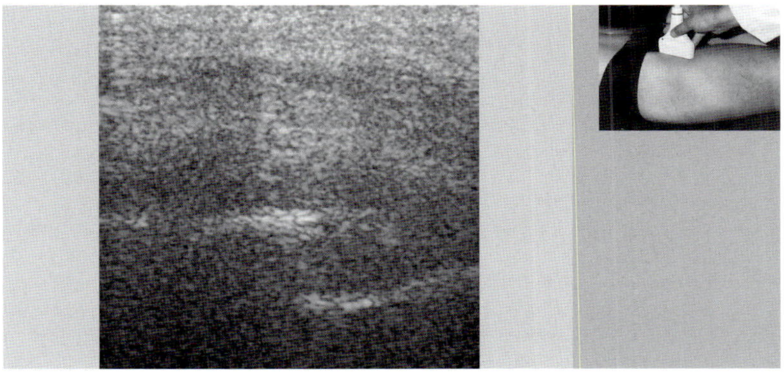

Ventraler Longitudinalschnitt li.

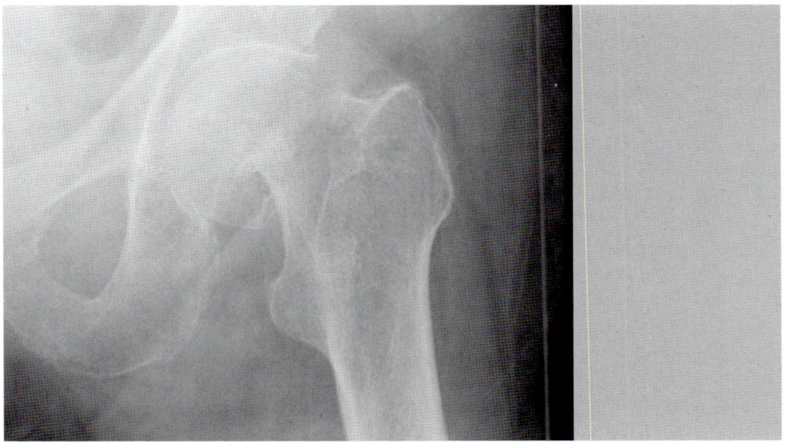

Röntgenaufnahme im a.-p. Strahlengang. Die Röntgenaufnahmen zeigen den Befund. Es handelt sich um eine Schenkelhalsfraktur.

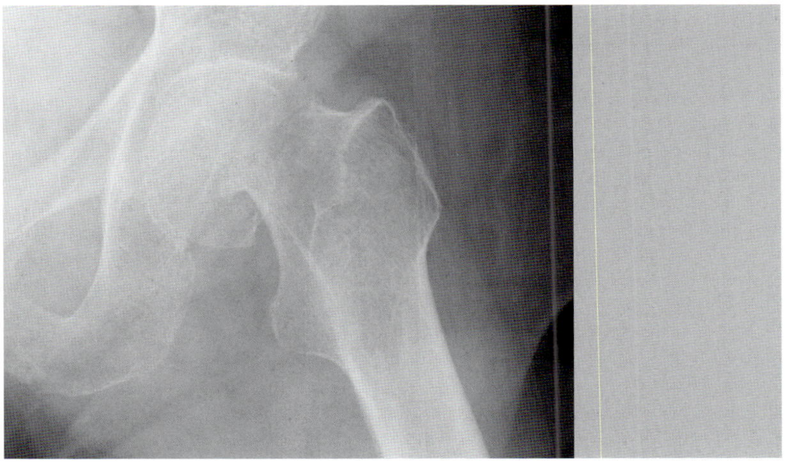

Röntgenaufnahme im mod. axialen Strahlengang.

Veränderungen der Bursen und der Gelenkhöhle

1. Kapseldistension

Klinik

Erkrankungen des Hüftgelenks, die mit einer intraartikulären Volumenzunahme (Erguss oder Synovialitis) einhergehen, lassen sich in der ventralen Region sehr gut erfassen, da sich der Erguss bzw. die Synovialitis als Kapseldistension an der ventralen Seite des Schenkelhalses darstellt. Bei der Untersuchung müssen die Hüftgelenke in Neutral-Null-Stellung oder – falls dies nicht möglich ist – in gleicher Rotationsstellung gelagert werden. Eine Seitendifferenz zwischen Gelenkkapsel und Schenkelhals von mehr als 2 mm wird als signifikant gewertet und spricht für das Vorliegen einer intraartikulären Volumenzunahme.

Sonographie

Eine Abgrenzung zwischen synovialitischem Gewebe und einem Gelenkerguss ist aufgrund unterschiedlicher Echogenität sonographisch nicht sicher möglich. Da die Gelenkkapseldistension bei den einzelnen Erkrankungen keine signifikanten Unterschiede aufweist, ist aufgrund des Sonogramms beim Vorliegen einer Kapseldistension ohne knöcherne Veränderungen eine Differenzierung von Erkrankungen nicht möglich. So kann eine bakterielle Koxitis von Koxitiden anderer Genese sonographisch nicht mit ausreichender Sicherheit abgegrenzt werden; die Kapseldistension gilt als ein unspezifisches sonographisches Zeichen.

MERKE

Bei klinischem Verdacht auf eine bakterielle Koxitis ist eine unverzügliche diagnostische Punktion ggf. unter sonographischer Kontrolle erforderlich.

Fall 1.1

Abb. 213 a u. **b**:
5-jähriger Patient,
linkes Hüftgelenk.

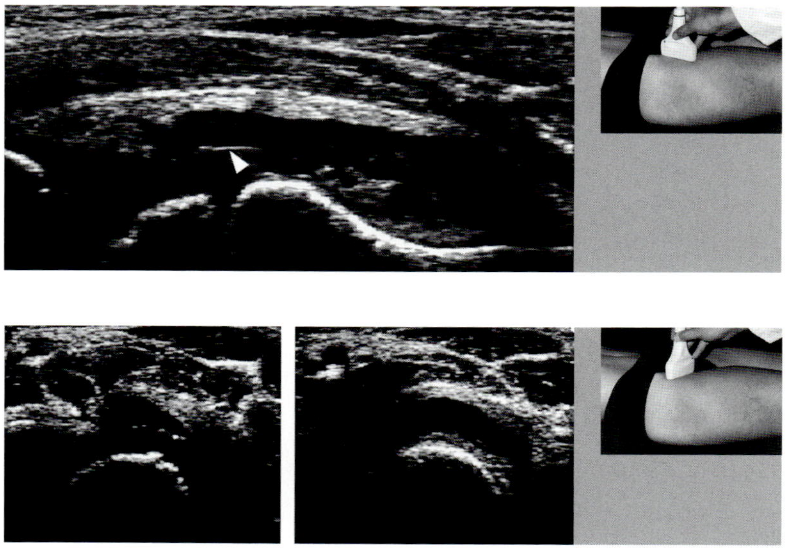

Ventraler Longitudinalschnitt li.
Es zeigt sich eine ausgeprägte, überwiegend echoarme intraartikuläre Volumenzunahme mit konvexförmiger Abhebung der Gelenkkapsel und des Lig. iliofemorale bei Vorliegen einer Coxitis fugax. In beiden Schnittebenen kommt als Hinweis auf die Grenzschicht zwischen dem Knorpel und der Flüssigkeit das „cartilage sign" als strichförmiger echogener Reflex (Pfeil) zur Darstellung.

Ventraler Transversalschnitt li.
Die Transversalschnittebene wurde auf Niveau des Hüftkopfes (linke Bildhälfte) und auf Niveau des Schenkelhalses (rechte Bildhälfte) eingestellt.

Fall 1.2

Abb. 214 a u. **b**:
58-jähriger Patient,
linkes Hüftgelenk.

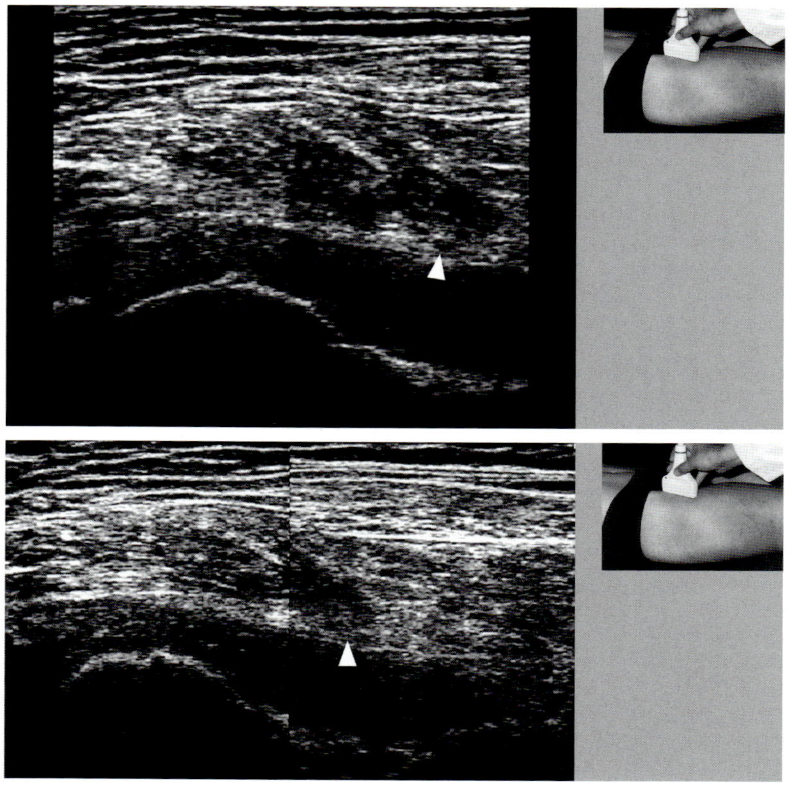

Ventraler Longitudinalschnitt li.
Bei Vorliegen einer septischen Koxitis findet sich eine ausgeprägte konvexförmige Abhebung der Gelenkkapsel (Pfeil). Die periartikulären Strukturen stellen sich unverändert dar.

Ventraler Longitudinalschnitt li.

2. Septische Koxitis

Klinik

Eine Abgrenzung zwischen der bakteriellen Koxitis und Koxitiden anderer Genese sowie dem Morbus Perthes im Initialstadium ist weder anhand unterschiedlicher Echogenität noch anhand des Ausmaßes der Kapseldistension sonographisch sicher möglich. Bei klinischem Verdacht auf eine bakterielle Koxitis muss unverzüglich eine diagnostische Punktion, ggf. unter sonographischer Kontrolle, unter aseptischen Kautelen zur bakteriologischen Untersuchung mit Erreger- und Resistenzbestimmung sowie zur Leukozytenzählung im Punktat erfolgen.

Sonographie

Bei einer septischen Koxitis im Frühstadium kann als einziger sonographisch pathologischer Befund eine ausgeprägte Kapseldistension mit konvexförmiger Gelenkkapselabhebung nachgewiesen werden. Konturunregelmäßigkeiten des Hüftkopfes liegen nicht vor.

Fall 2.1

Abb. 215 a u. **b**:
12-jähriger Patient,
linkes und rechtes Hüftgelenk.

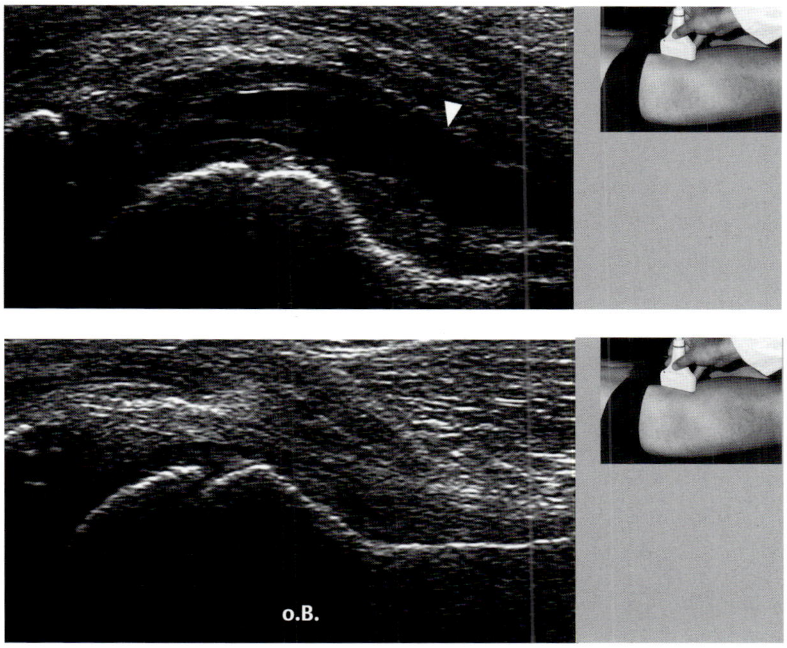

Ventraler Longitudinalschnitt li.
Es zeigt sich eine ausgeprägte konvexförmige Kapseldistension (Pfeil) mit einer überwiegend echoarmen intraartikulären Volumenzunahme sowie ein „cartilage sign“ ventral der offenen Epiphysenfuge. Die knöchernen Strukturen stellen sich regelrecht dar.

Ventraler Longitudinalschnitt re.
Die Gegenseite zeigt den Normalbefund.

3. Bursitis trochanterica

Klinik

Eine Bursitis trochanterica findet sich gehäuft bei Insertionstendinopathien im Bereich des Trochanter major und verursacht periartikuläre Hüftgelenkbeschwerden. Auch im Rahmen von spezifischen Entzündungen (z. B. Tuberkulose) können in seltenen Fällen Bursitiden auftreten, so dass bei entsprechendem Verdacht eine Abklärung dringend erforderlich ist.

Sonographie

Das Ultraschallbild zeigt überwiegend eine echoarme Formation als Hinweis auf Flüssigkeit in der Bursa, es können jedoch auch echogene korpuskuläre Anteile auftreten, eventuell auch mit Schallschatten.

Fall 3.1

Abb. 216 a – d:
63-jähriger Patient, rechtes Hüftgelenk.

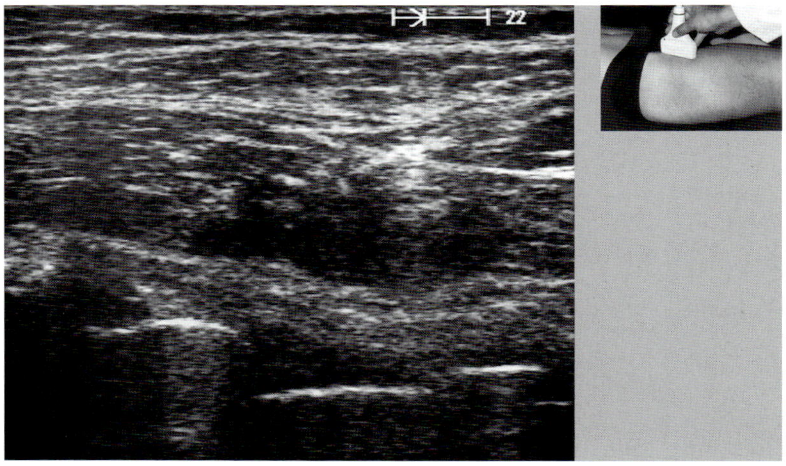

Ventraler Longitudinalschnitt re.
Acht Jahre nach Hüfttotalendoprothesen-implantation kommt im ventralen Longitudinalschnitt ein unauffälliger Befund zur Abbildung.

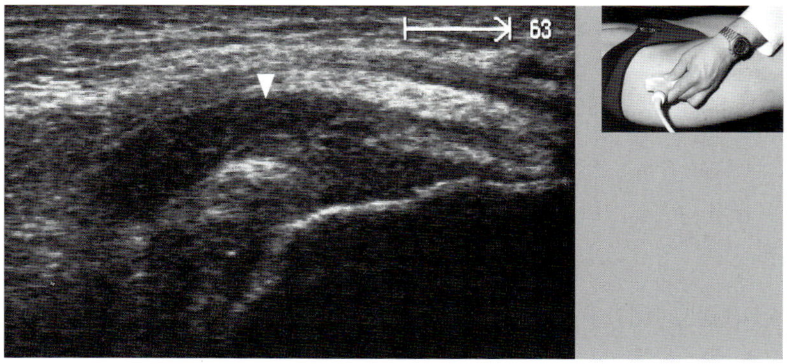

Lateraler Longitudinalschnitt re.
In den lateralen Schnittebenen zeigt sich eine überwiegend echoarme Formation mit echogenen Binnenstrukturen lateral des Trochanter major (Pfeil).

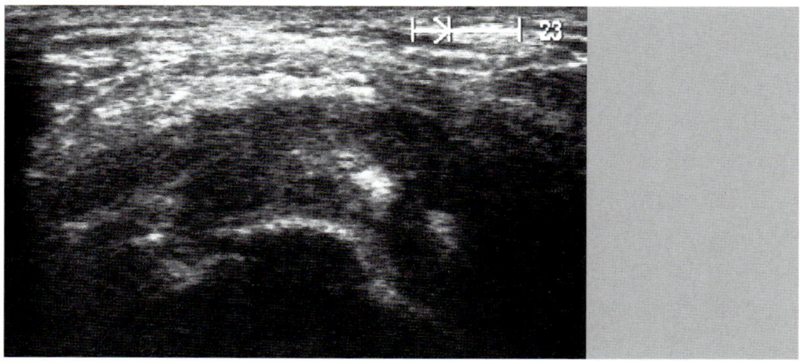

Lateraler Transversalschnitt re.

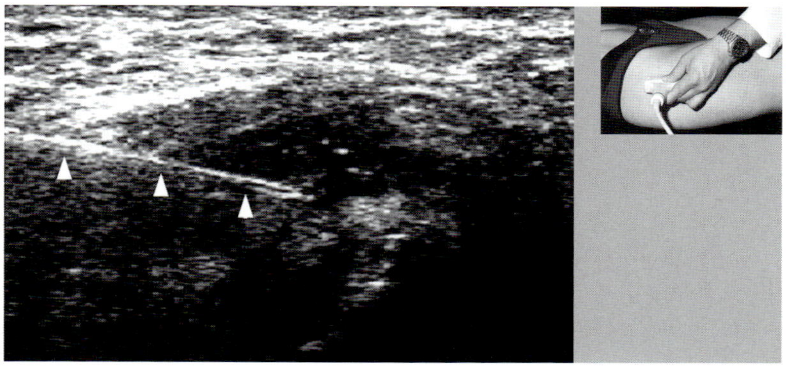

Lateraler Longitudinalschnitt re.
Unter sonographischer Kontrolle kann die Punktionskanüle, abgebildet als echogener Reflex (Pfeil), in den echoarmen Bezirk geführt werden.

Veränderungen der Sehnen und der Bänder

1. Ganglion

Fall 1.1

Abb. 217 a – d:
33-jährige Patientin,
rechtes Hüftgelenk.

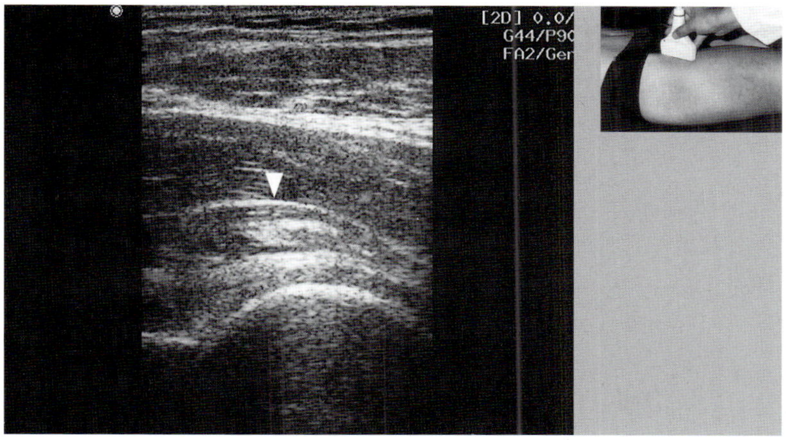

Ventraler Longitudinalschnitt re.
Als Zufallsbefund kommt im ventralen Longitudinal- und Transversalschnitt eine glatt begrenzte echoarme Formation mit echogenem Binnenecho zur Darstellung (Pfeil). Vermutlich handelt es sich hierbei um ein Ganglion.

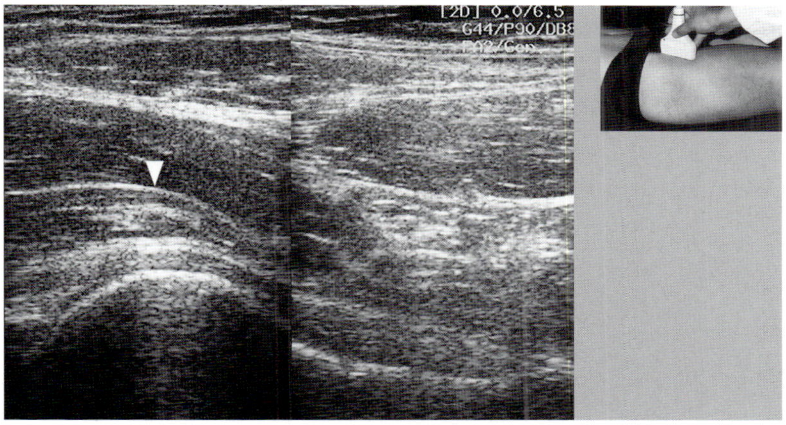

Ventraler Longitudinalschnitt re.

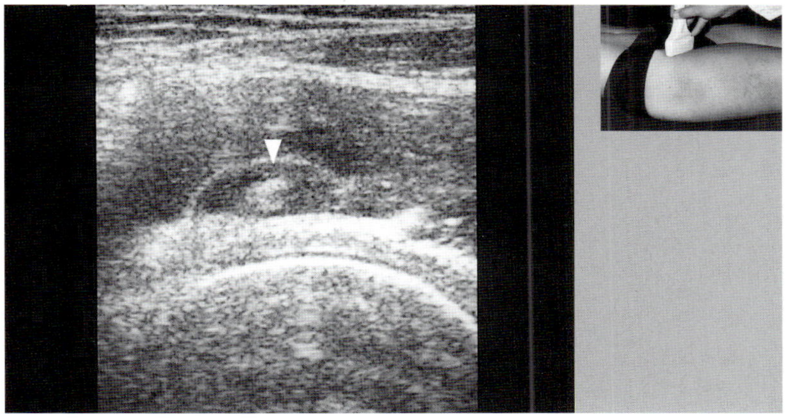

Ventraler Transversalschnitt re.

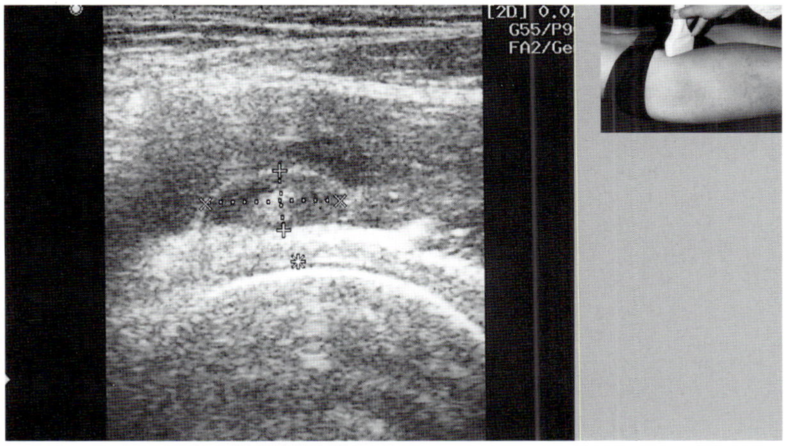

Ventraler Transversalschnitt re.

2. Coxa saltans

Klinik und Sonographie

Bei der Coxa saltans (sog. schnappende Hüfte) handelt es sich um ein deutlich spürbares und zum Teil auch hörbares Gleiten des angespannten Tractus iliotibialis über den Trochanter major. Dieser Gleitvorgang tritt beim Gehen auf und kann auch unbelastet vom Patienten willkürlich ausgelöst werden. Im diagnostischen Algorithmus steht die klinische Untersuchung an erster Stelle.

Fall 2.1

Abb. 218 a u. **b**: 21-jährige Patientin, linkes Hüftgelenk.

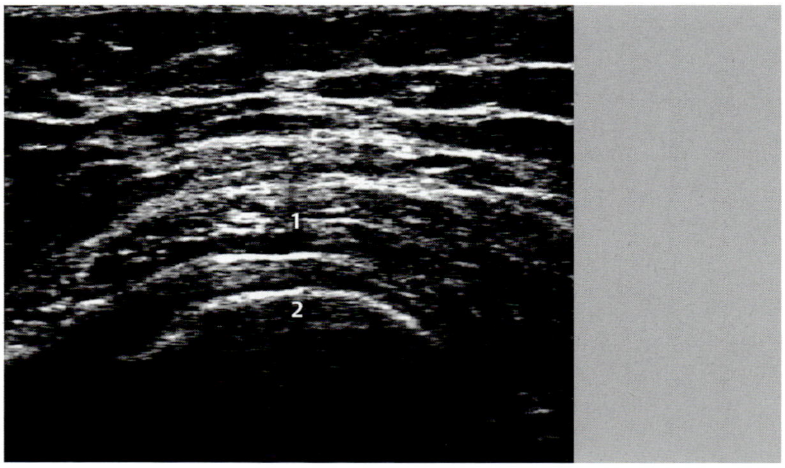

Lateraler Transversalschnitt über dem Trochanter major in Streckstellung des Hüftgelenks. Der Tractus iliotibialis (1) liegt in Streckstellung des Hüftgelenks lateral unmittelbar dem Trochanter major (2) auf.

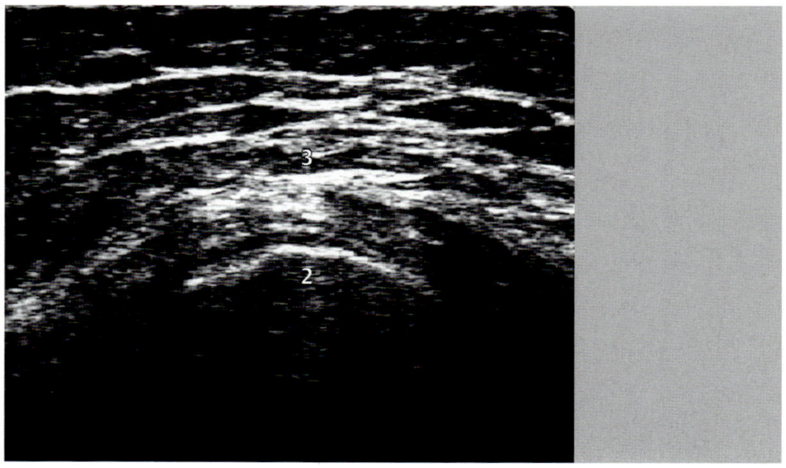

Lateraler Transversalschnitt über dem Trochanter major in Beugestellung des Hüftgelenks. Bei zunehmender Beugestellung des Hüftgelenks ist der Tractus iliotibialis nicht mehr auf Höhe des Trochanter major (2) darstellbar. Der M. vastus lateralis (3) liegt nun dem Trochanter major auf.

Kombinierte Veränderungen und weitere Befunde

1. Koxarthrose

Klinik und Sonographie

Der Gelenkspalt als Hauptlokalisation der Koxarthrose ist sonographisch nicht einsehbar. Zur Beurteilung einer Koxarthrose ist die Röntgendiagnostik das Verfahren der Wahl. Bei der sonographischen Untersuchung werden sekundäre Veränderungen wie osteophytäre Anbauten, Usuren und intraartikuläre Volumenzunahme mit Kapseldistension bei einer aktivierten Koxarthrose gefunden.

Fall 1.1

Abb. 219 a u. **b**:
63-jährige Patientin,
linkes und rechtes Hüftgelenk.

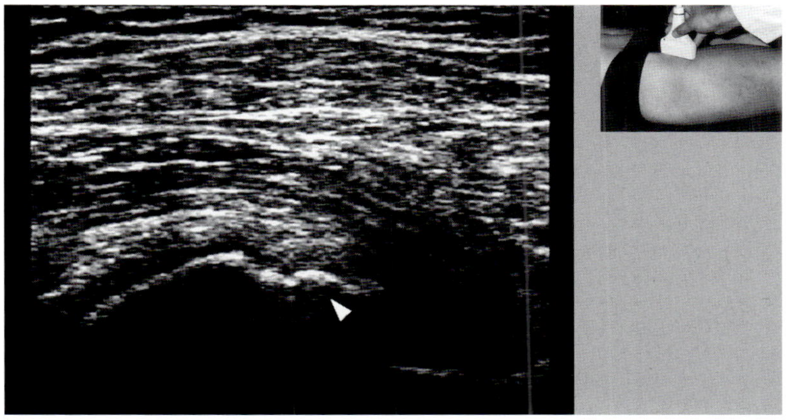

Ventraler Longitudinalschnitt re.
Es findet sich eine Konturveränderung über Niveau im Übergang Metaphyse-Schenkelhals. Bei vorliegender Koxarthrose handelt es sich hierbei um einen Osteophyten (Pfeil).

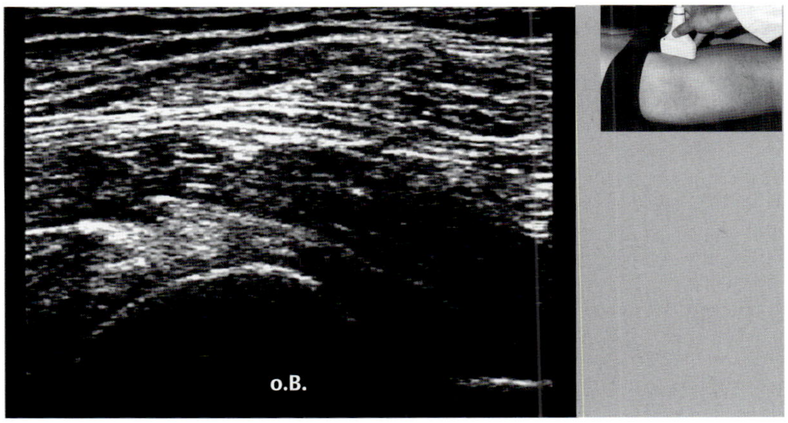

Ventraler Longitudinalschnitt li.
Die Gegenseite zeigt den Normalbefund mit Darstellung einer Pseudousur am Kopf-Schenkelhals-Übergang.

Fall 1.2

Abb. 220 a u. **b**:
54-jährige Patientin,
linkes und rechtes Hüftgelenk.

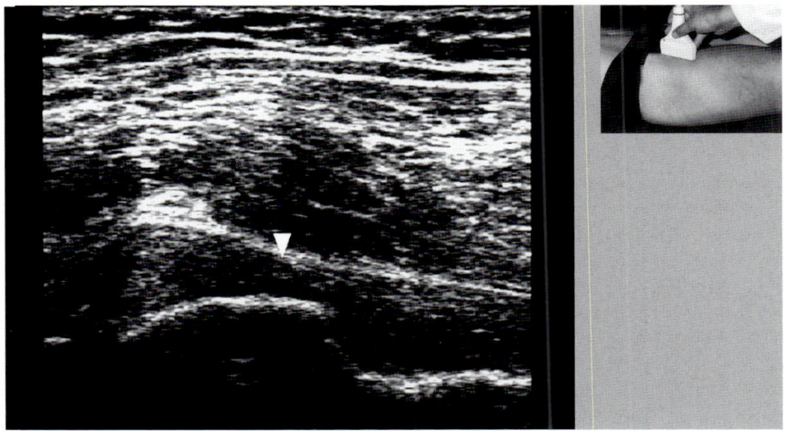

Ventraler Longitudinalschnitt li.
Bei Vorliegen einer aktivierten Arthrose mit intraartikulärer Volumenzunahme fällt eine deutliche Abhebung der Gelenkkapsel auf (Pfeil).

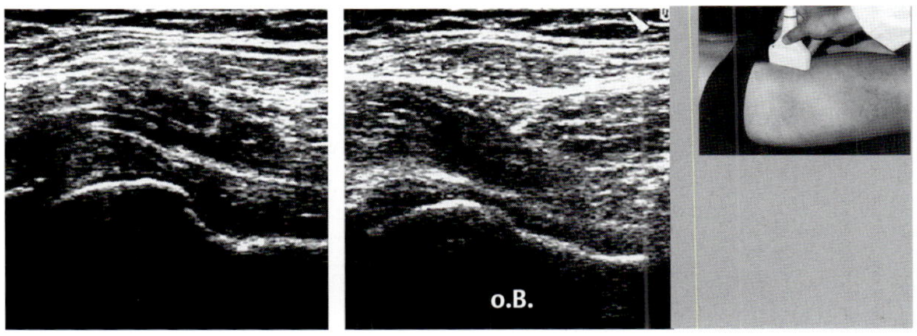

Ventraler Longitudinalschnitt re. u. li.
Auf der unauffälligen Gegenseite verläuft die Gelenkkapsel parallel mit geringem Abstand zu den anatomischen Konturen.

2. Femurkopfnekrose

Klinik

Die aseptische Nekrose des Femurkopfes kann infolge von metabolischen Erkrankungen (Alkoholabusus, Lebererkrankungen, Fettstoffwechselstörungen), nach Kortison- oder Zytostatikabehandlung, posttraumatisch oder -infektiös sowie idiopathisch auftreten. Pathogenetisch werden unterschiedliche Mechanismen diskutiert: eine Störung der arteriellen Zufuhr, eine Stauung im venösen Abfluss, eine Verlegung der intraossären Kapillaren sowie eine intraossäre Gefäßkompression. Nach Ficat wird die Femurkopfnekrose in 3 Stadien, nach der ARCO-Klassifikation in 5 Stadien eingeteilt. Zur Beurteilung einer Femurkopfnekrose sind die Röntgendiagnostik und das MRT die Verfahren der Wahl.

Sonographie

Bei der sonographischen Untersuchung kann bereits im Frühstadium der Femurkopfnekrose bei noch unauffälligem Röntgenbild als richtungsweisender Befund eine intraartikuläre Volumenzunahme mit Kapseldistension nachgewiesen werden. In den höhergradigen Stadien werden zusätzlich sekundäre Veränderungen wie Femurkopfeinbrüche und freie Gelenkkörper gefunden.

Fall 2.1

Abb. 221 a u. **b**:
65-jährige Patientin,
linkes und rechtes Hüftgelenk.

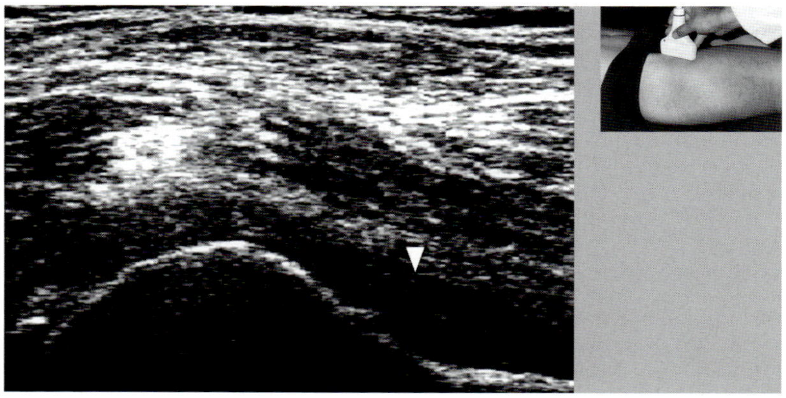

Ventraler Longitudinalschnitt re.
Bei Vorliegen einer Femurkopfnekrose (Hodgkin-Lymphom, Kortisontherapie) mit intraartikulärer Volumenzunahme fällt eine deutliche Abhebung der Gelenkkapsel auf (Pfeil). Die knöcherne Oberfläche weist keine Veränderungen auf.

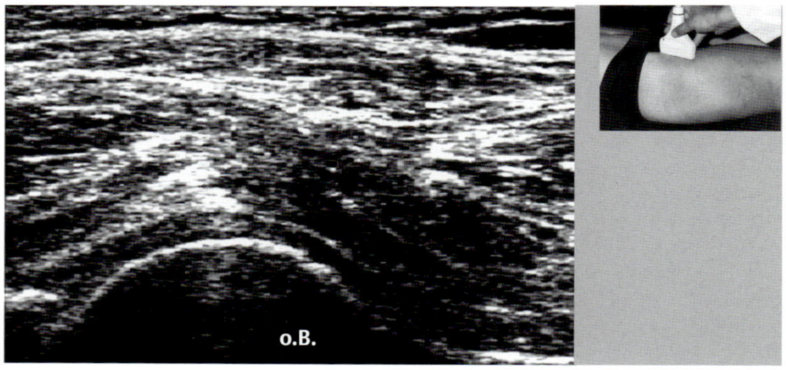

Ventraler Longitudinalschnitt li.
Auf der unauffälligen Gegenseite verläuft die Gelenkkapsel parallel mit geringem Abstand zu den anatomischen Konturen.

Fall 2.2

Abb. 222 a u. **b**:
24-jährige Patientin,
linkes und rechtes Hüftgelenk.

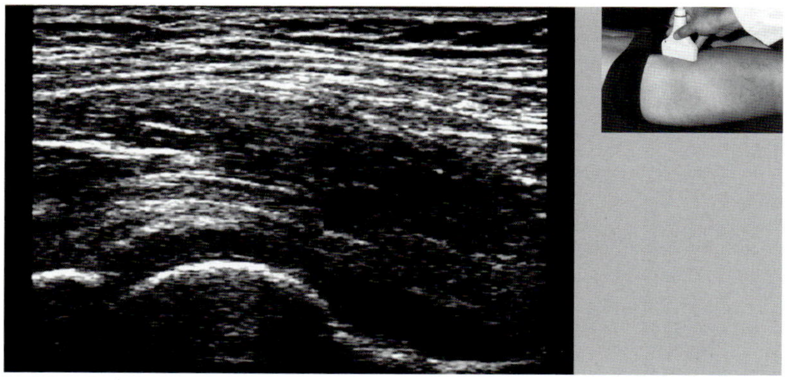

Ventraler Longitudinalschnitt li.
Bei Vorliegen einer transienten Osteoporose im Bereich des proximalen Femurs beidseitig zeigt sich eine intraartikuläre Volumenzunahme mit deutlicher Abhebung der Gelenkkapsel (links > rechts). Die knöchernen Oberflächenkonturen stellen sich unverändert dar.

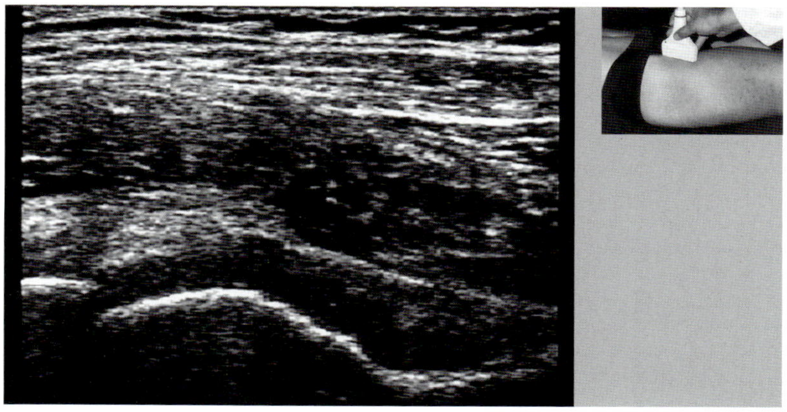

Ventraler Longitudinalschnitt re.

Fall 2.3

Abb. 223 a u. **b**:
37-jährige Patientin,
linkes und rechtes Hüftgelenk.

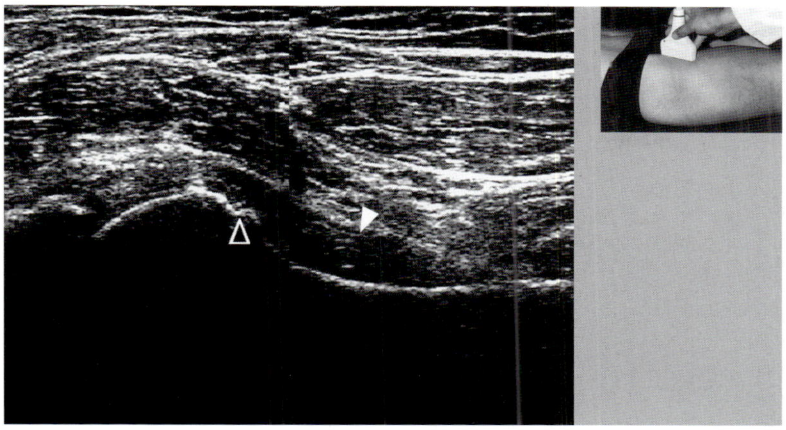

Ventraler Longitudinalschnitt re.
Bei Vorliegen einer idiopathischen Femurkopfnekrose finden sich eine intraartikuläre Volumenzunahme mit deutlicher Abhebung der Gelenkkapsel (Pfeil), eine Entrundung des Hüftkopfes und Osteophyten am Kopf-Hals-Übergang (offener Pfeil).

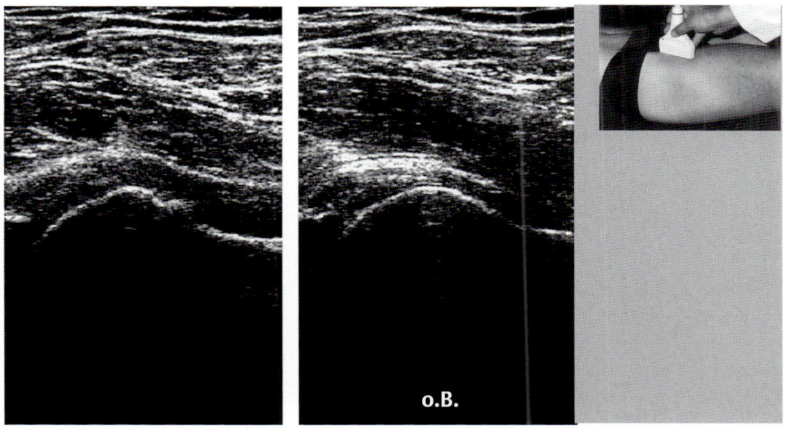

Ventraler Longitudinalschnitt li.
Auf der unauffälligen Gegenseite verläuft die Gelenkkapsel mit geringem Abstand parallel zu den anatomischen knöchernen Konturen.

Fall 2.4

Abb. 224 a u. **b**:
48-jähriger Patient,
linkes und rechtes Hüftgelenk.

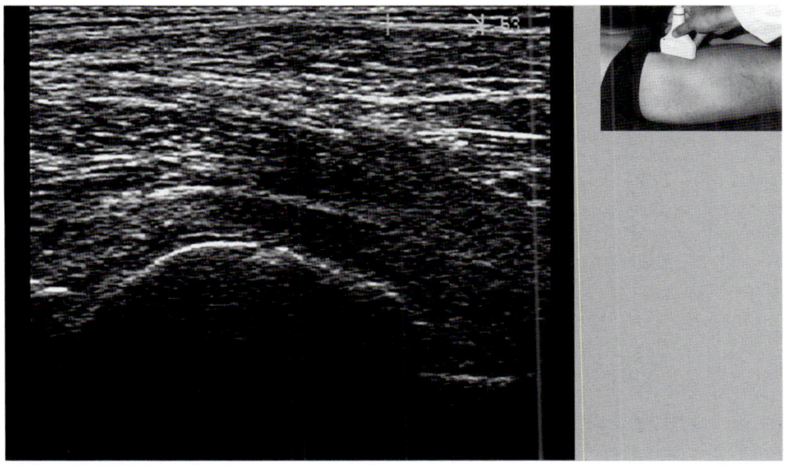

Ventraler Longitudinalschnitt re.
Bei Vorliegen einer Femurkopfnekrose beidseits im Bereich des proximalen Femurs zeigt sich eine intraartikuläre Volumenzunahme mit deutlicher Abhebung der Gelenkkapsel. Der rechte Hüftkopf weist eine knöcherne Konturveränderung, einen Osteophyten über Kortikalisniveau am Kopf-Schenkelhals-Übergang auf.

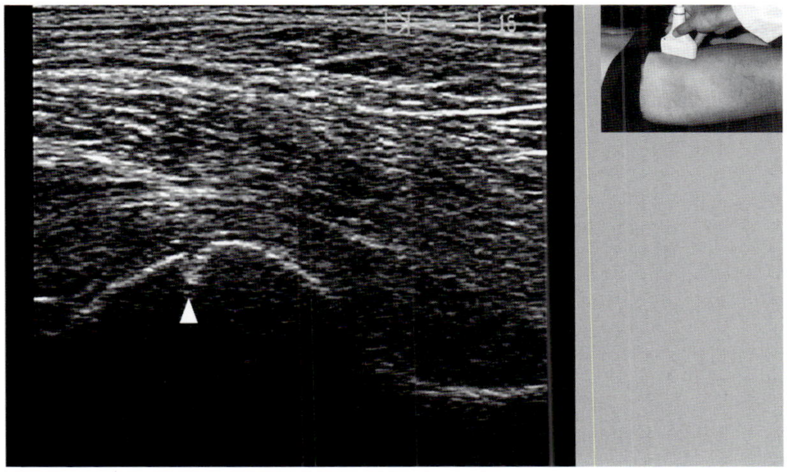

Ventraler Longitudinalschnitt li.
Linksseitig findet sich im mittleren Anteil der ventralen Kopfzirkumferenz eine kleine Stufenbildung mit Abflachung des proximalen Kopfanteils (Pfeil).

Fall 2.5

Abb. 225 a – d:
21-jähriger Patient,
linkes und rechtes Hüftgelenk.

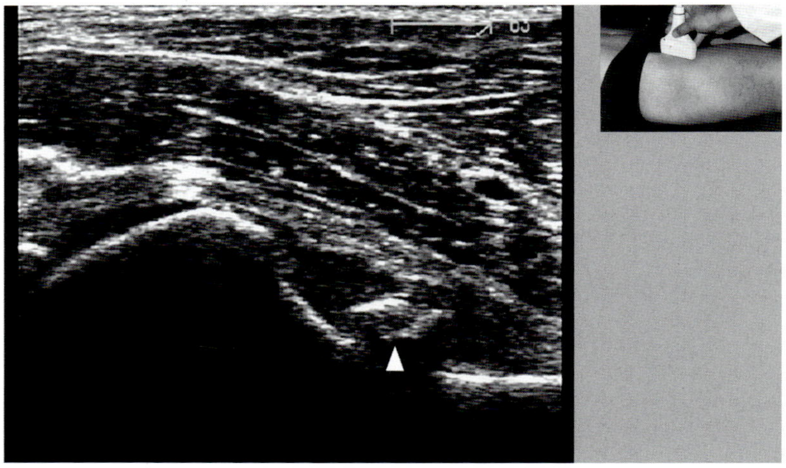

Ventraler Longitudinalschnitt re.
Bei Vorliegen einer idiopathischen Femurkopfnekrose kommt in beiden Schnittebenen eine intraartikuläre Volumenzunahme mit deutlicher Abhebung der Gelenkkapsel, eine Entrundung des Hüftkopfes sowie eine echogene Struktur mit Schallschatten als Hinweis auf einen freien Gelenkkörper zur Darstellung (Pfeil).

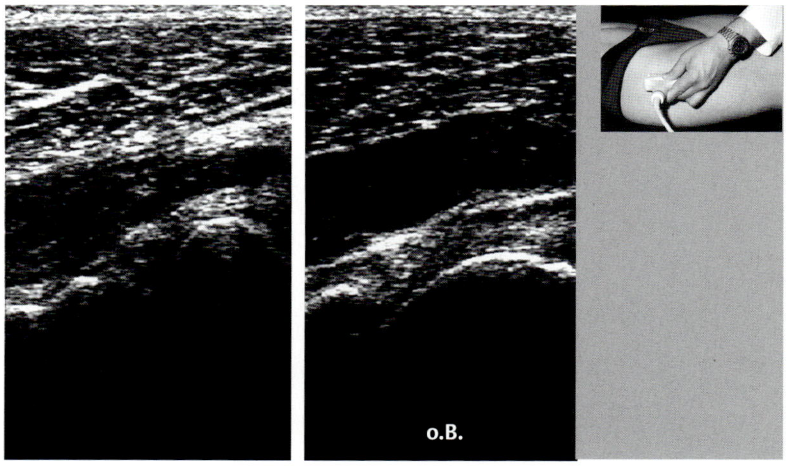

Lateraler Longitudinalschnitt re. u. li.

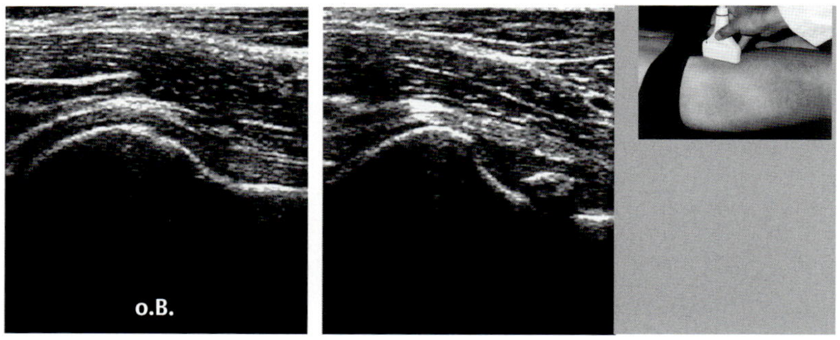

Ventraler Longitudinalschnitt re. u. li.
Auf der unauffälligen Gegenseite verläuft die Gelenkkapsel mit geringem Abstand parallel zu den anatomischen knöchernen Konturen.

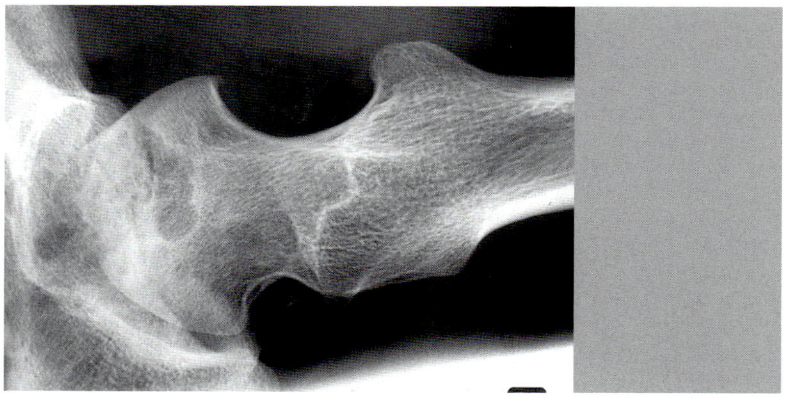

Röntgenaufnahme im axialen Strahlengang.
Das Röntgenbild zeigt das Ausmaß der Femurkopfnekrose.

3. Hämophiliearthropathie

Klinik

Bei der Hämophilie können die rezidivierenden intraartikulären Blutergüsse aufgrund des auf dem hyalinen Gelenkknorpel entstehenden Pannusgewebes zur Destruktion führen.

Sonographie

Im Ultraschallbild können sowohl knöcherne als auch periartikuläre Veränderungen und intraartikuläre Raumforderungen nachgewiesen werden.

Fall 3.1

Abb. 226 a u. **b**:
22-jähriger Patient, rechtes Hüftgelenk.

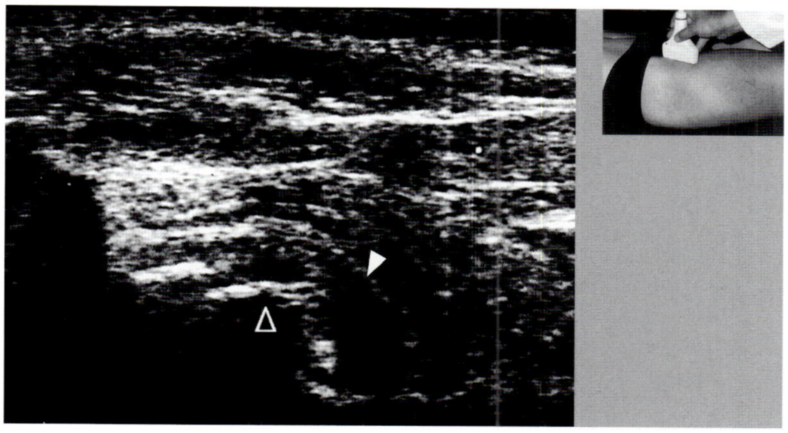

Ventraler Longitudinalschnitt re.
Bei akut aufgetretener Schmerzsymptomatik im Bereich des rechten Hüftgelenks finden sich eine Kapseldistension (Pfeil) bei intraartikulärer Volumenzunahme sowie eine hochgradige asphärische Deformität des Hüftkopfes (offener Pfeil).

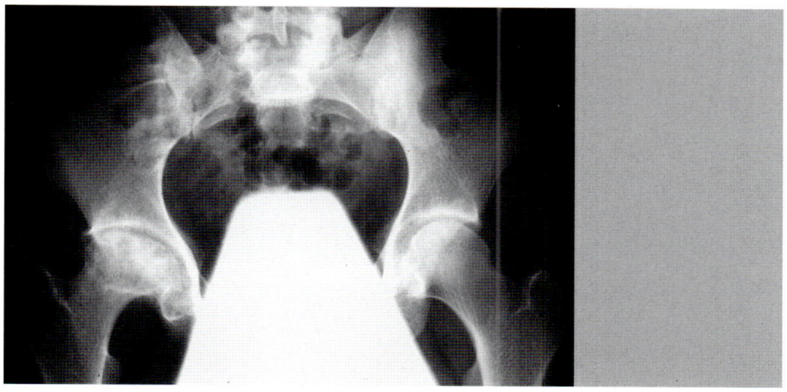

Röntgen-Beckenübersichtsaufnahme.
Diese zeigt die typischen Veränderungen der Destruktion. Es handelt sich um eine Hämophiliearthropathie mit akuter Einblutung.

4. Coxitis fugax

Sonographie

Bei diesem Krankheitsbild wird im Anfangsstadium im Ultraschallbild eine Kapseldistension als alleiniger pathologischer Befund nachgewiesen. Durch die intraartikuläre Volumenzunahme wird die Gelenkkapsel konvexförmig von Hüftkopf und Schenkelhals nach ventral abgehoben. In einer eigenen Untersuchung betrug die Kapseldistension der erkrankten Seite durchschnittlich 7,9 mm +/- 1,2 mm und auf der gesunden Gegenseite 3,9 mm +/- 0,9 mm. Die Hüftkopfkontur war im Vergleich zum Normalbefund unverändert.

Die Verlaufsbeobachtungen zeigen, dass im weiteren Verlauf der Erkrankung unter konservativer Therapie die Kapseldistension bei allen Kindern innerhalb von 1 – 2 Wochen deutlich in Rückbildung war. Bedingt durch die Synovialitis kann eine geringe Kapseldistension mit einer Seitendifferenz unter 2 mm über einen Zeitraum von bis zu 2 – 3 Monaten persistieren.

Aufbaukurs

Fall 4.1

Abb. 227 a – d: 4-jähriger Patient, rechtes Hüftgelenk.

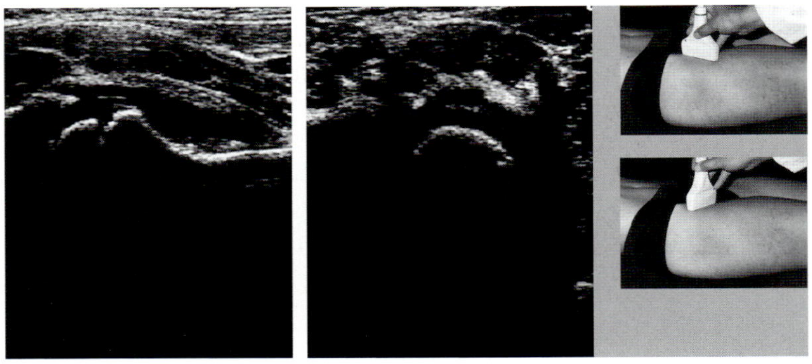

Ventraler Longitudinal- und Transversalschnitt re.
Es fällt eine konvexförmige Kapseldistension mit einer überwiegend echoarmen intraartikulären Volumenzunahme sowie das „cartilage sign“ auf (Pfeil).

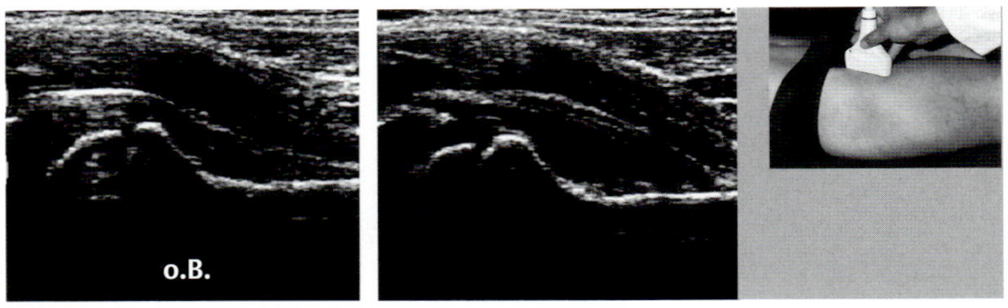

Ventraler Longitudinalschnitt re. u. li.
Auf der unauffälligen Gegenseite verläuft die Gelenkkapsel nahezu parallel zu den knöchernen Konturen (linke Bildhälfte). Bedingt durch die Membrana synovialis verbleibt hier ein geringer Abstand zu den knöchernen Strukturen.

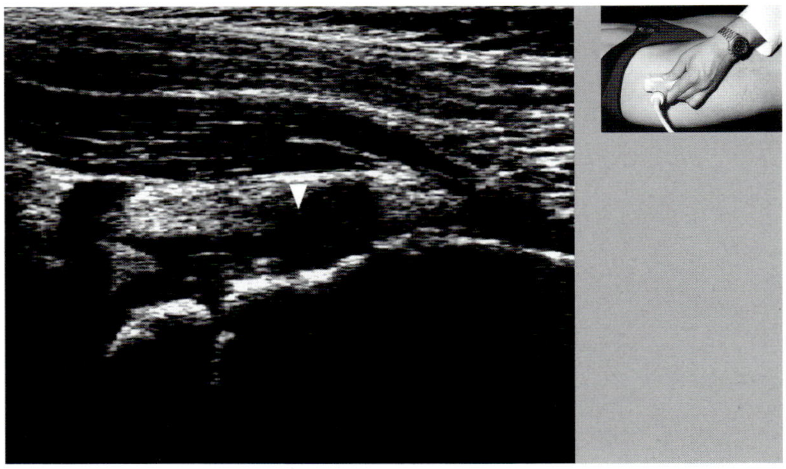

Lateraler Longitudinalschnitt re.
Im lateralen Longitudinalschnitt zeigt sich auf der betroffenen Seite (**c**) im Vergleich mit der Gegenseite (**d**) eine echoarme Formation mit Abhebung der Gelenkkapsel (Pfeil).

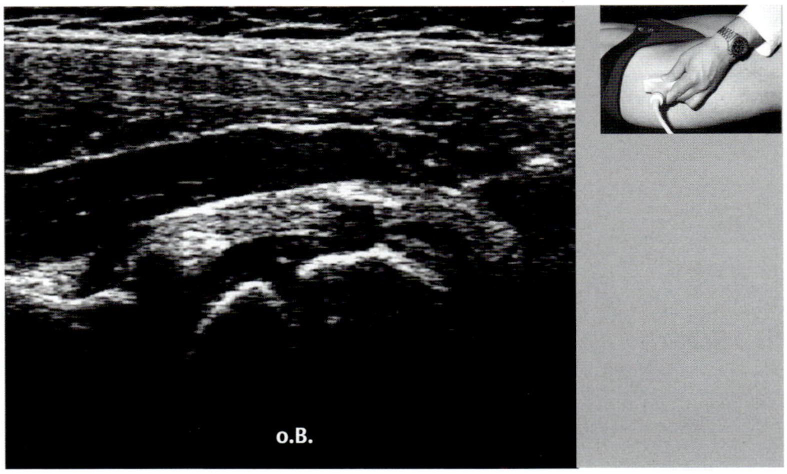

Lateraler Longitudinalschnitt li.

5. Morbus Perthes – Initialstadium

Klinik und Sonographie

Bei Patienten im Initialstadium des Morbus Perthes mit dem klinischen Bild einer schmerzhaften Hüfte ohne radiologische Veränderungen kann bei allen Kindern eine persistierende Kapseldistension über mehr als 6 Wochen bis in das Kondensationsstadium nachgewiesen werden. Hierdurch ist eine differenzialdiagnostische Abgrenzung zur Coxitis fugax möglich. Die Hüftkopfkontur stellt sich jeweils glatt begrenzt, homogen echogen dar.

Fall 5.1

Abb. 228 a u. **b**:
4-jähriger Patient,
linkes und rechtes Hüftgelenk.

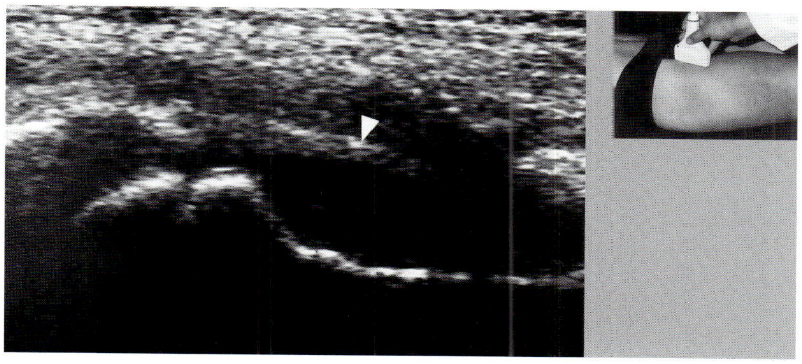

Ventraler Longitudinalschnitt re.
Als einziger sonopathologischer Befund findet sich eine konvexförmige Abhebung der Gelenkkapsel (Pfeil) mit echoarmer intraartikulärer Volumenzunahme.

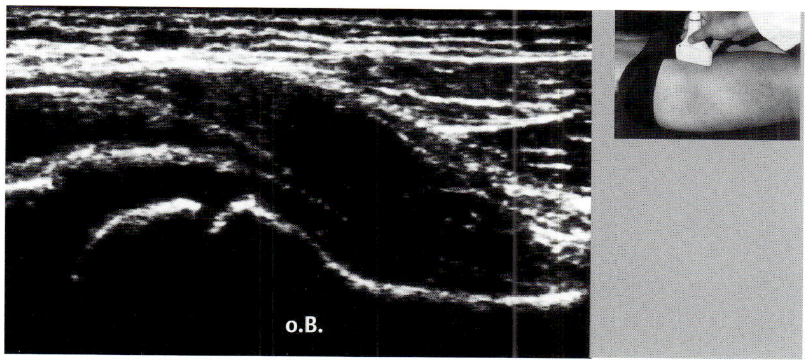

Ventraler Longitudinalschnitt li.
Die Gegenseite zeigt den Normalbefund.

6. Morbus Perthes – Kondensationsstadium

Klinik und Sonographie

Bei Patienten im Kondensationsstadium des Morbus Perthes zeigen sich eine Kapseldistension sowie zusätzlich eine Höhenminderung der Epiphyse. In einigen Fällen kann eine Unterbrechung der Epiphysenkortikalis nachgewiesen werden. Eine mögliche Kopfventralisation kann im ventralen Longitudinalschnitt und eine Kopflateralisation im lateralen Longitudinalschnitt nachgewiesen werden. Aufgrund der knöchernen Veränderungen (Höhenminderung der Epiphyse) gelingt wie auch in den nachfolgenden Stadien der Erkrankung eine Abgrenzung zu den Koxitiden mit ausschließlicher Kapseldistension.

Fall 6.1

Abb. 229:
7-jährige Patientin,
rechtes Hüftgelenk.

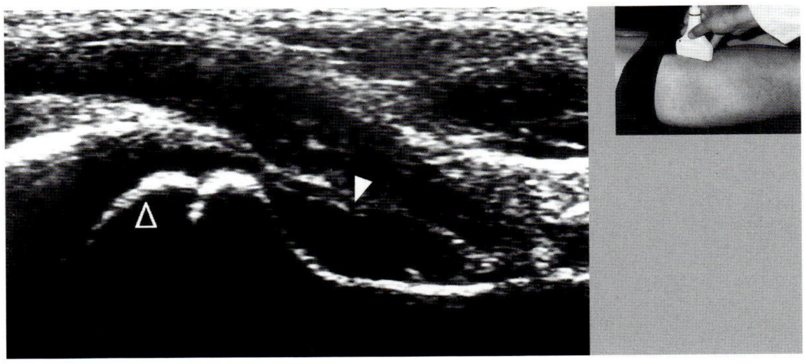

Ventraler Longitudinalschnitt re.
Es zeigen sich eine konvexförmige Kapseldistension (Pfeil) sowie eine Abflachung der Epiphyse (offener Pfeil).

Fall. 6.2

Abb. 230:
8-jähriger Patient,
linkes Hüftgelenk.

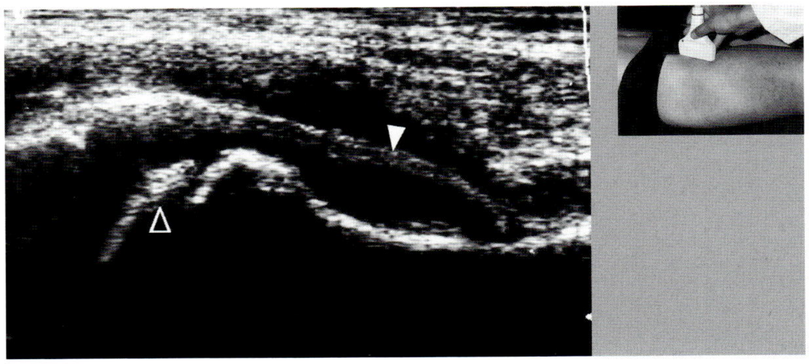

Ventraler Longitudinalschnitt li.
Es zeigen sich eine konvexförmige Kapseldistension (Pfeil) sowie eine Abflachung der Epiphyse (offener Pfeil).

7. Morbus Perthes – Fragmentationsstadium

Klinik und Sonographie

Im Fragmentationsstadium des Morbus Perthes ist bei allen Kindern die homogen echogene Oberflächenkontur der Epiphyse aufgehoben, der Hüftkopf ist deutlich abgeflacht. Der schollige Zerfall des Hüftkopfes führt zu einem unregelmäßigen Echomuster mit einem Wechsel von echoarmen und echoreichen Bezirken. Bei ausgedehntem Befall des Hüftkopfes (Catterall Gruppe 3 und 4) werden Echogenitätsveränderungen der Metaphyse beobachtet. Bei einem klinisch symptomatischen Hüftgelenk (Schmerzen und akut hinkendes Gangbild) liegt in den meisten Fällen eine Kapseldistension als Ausdruck der Reizsymptomatik vor. Die Kapseldistension überdauert häufig die Schmerzphase. Eine Kopfventralisation kann im ventralen Longitudinalschnitt und eine Kopflateralisation im lateralen Longitudinalschnitt nachgewiesen werden.

Fall 7.1

Abb. 231:
6-jähriger Patient,
rechtes Hüftgelenk.

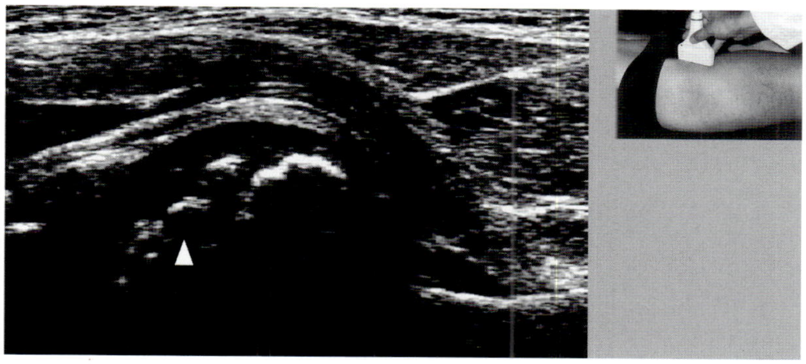

Ventraler Longitudinalschnitt re.
Bei einem ausgedehnten Befall des Hüftkopfes (Catterall Gruppe 4) zeigen sich sowohl epi- als auch metaphysäre knöcherne Veränderungen ohne Kapseldistension. Die Epiphyse ist abgeflacht und stellt sich im nekrotischen Umbaubezirk zum Teil echogen und zum Teil echofrei dar (Pfeil). Bezogen auf die ventrale Azetabulumkante liegt eine Ventralisation des Hüftkopfes vor.

Fall 7.2

Abb. 232:
8-jähriger Patient,
rechtes Hüftgelenk.

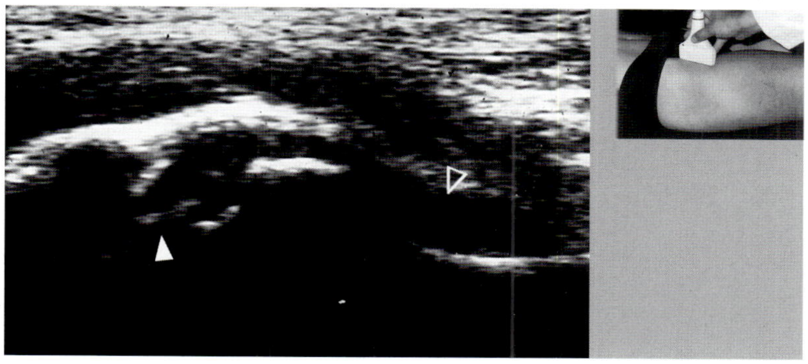

Ventraler Longitudinalschnitt re.
Zusätzlich zum fragmentierten Hüftkopf (Pfeil) fällt als Ausdruck des intraartikulären Reizzustandes die Kapseldistension auf (offener Pfeil).

8. Morbus Perthes – Reparationsstadium

Klinik und Sonographie

Im Regenerationsstadium des Morbus Perthes zeigt sich ein ähnliches sonographisches Bild wie im Fragmentationsstadium. In der Verlaufsbeobachtung kann die Höhenzunahme der Epiphyse sowie der Wiederaufbau des Hüftkopfes mit homogener echogener Oberfläche gesehen werden. Eine Kapseldistension wurde in der eigenen Untersuchungsserie im Reparationsstadium nicht beobachtet.

Fall 9.1

Abb. 233 a u. **b**:
6-jähriger Patient, linkes und rechtes Hüftgelenk.

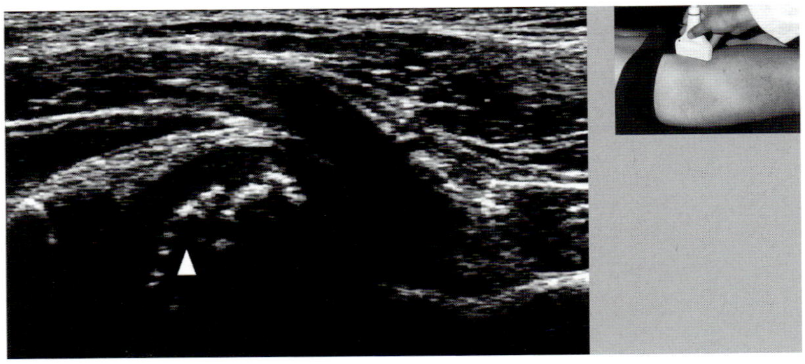

Ventraler Longitudinalschnitt re.
Die Epiphyse ist im Vergleich zur Metaphyse noch deutlich abgeflacht (Pfeil), die Epi- und Metaphysenoberflächen kommen inhomogen echoarm und echogen zur Darstellung.

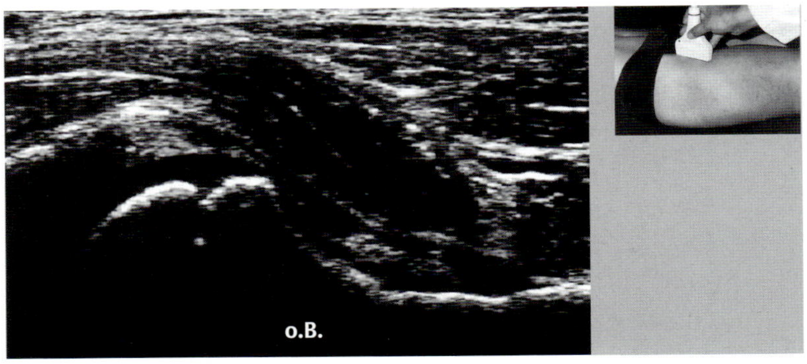

Ventraler Longitudinalschnitt li.
Die Gegenseite zeigt den Normalbefund.

9. Morbus Perthes – Endstadium

Klinik und Sonographie

Im Endstadium des Morbus Perthes zeigt sich eine Abflachung des Hüftkopfes unterschiedlichen Ausmaßes. Echogenitätsveränderungen mit Unterbrechungen des Hüftkopfes sowie eine Kapseldistension wurden in der eigenen Untersuchungsserie nicht beobachtet.

Fall 9.1

Abb. 234:
9-jähriger Patient, linkes und rechtes Hüftgelenk.

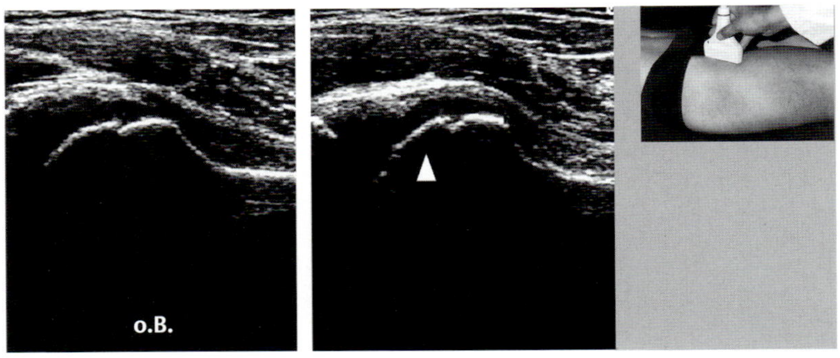

Ventraler Longitudinalschnitt im Seitenvergleich.
Das betroffene Hüftgelenk (rechte Bildhälfte) weist im Vergleich mit der unauffälligen Gegenseite eine Abflachung der Epiphyse auf (Pfeil).

Fall 9.2

Abb. 235:
9-jähriger Patient, linkes und rechtes Hüftgelenk.

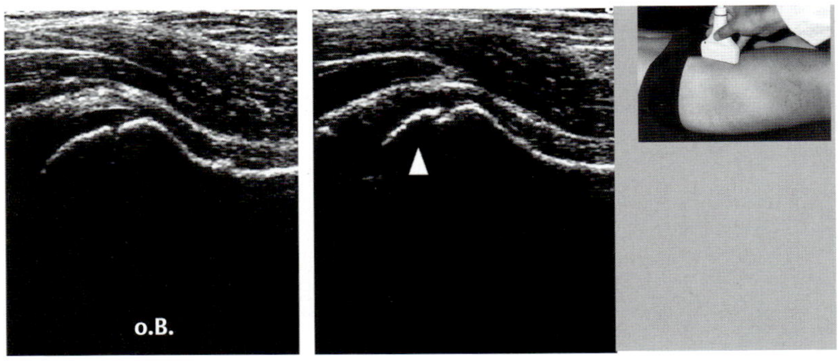

Ventraler Longitudinalschnitt im Seitenvergleich.
Das betroffene Hüftgelenk (rechte Bildhälfte) zeigt im Vergleich mit der unauffälligen Gegenseite eine Abflachung der Epiphyse (Pfeil). Zusätzlich stellt sich am erkrankten Hüftgelenk eine diskrete Kopfventralisation dar.

10. Morbus Perthes – Lateralisation (laterale Deformierung)

Klinik und Sonographie

Die laterale Deformierung des Hüftkopfes kann seitenvergleichend im lateralen Longitudinalschnitt erfasst werden. Der laterale Anteil des Os ilium wird als gerade knöcherne Leitstruktur abgebildet. Unmittelbar hieran wird eine parallel zu den knöchernen Konturen verlaufende Hilfslinie eingezeichnet. Eine Lateralisation bzw. eine mangelhafte knöcherne Überdachung (bei einer Hüftdysplasie) liegt vor, wenn mehr als 25% des extrapolierten Hüftkopfes lateral der Hilfslinie liegen. In der sonographischen Verlaufsbeobachtung eines Patienten mit der Diagnose Morbus Perthes kann frühzeitig eine Zunahme der Lateralisation des Hüftkopfes auch ohne Röntgendiagnostik erkannt werden.

Fall 10.1

Abb. 236 a u. **b**:
5-jähriger Patient,
linkes und rechtes Hüftgelenk.

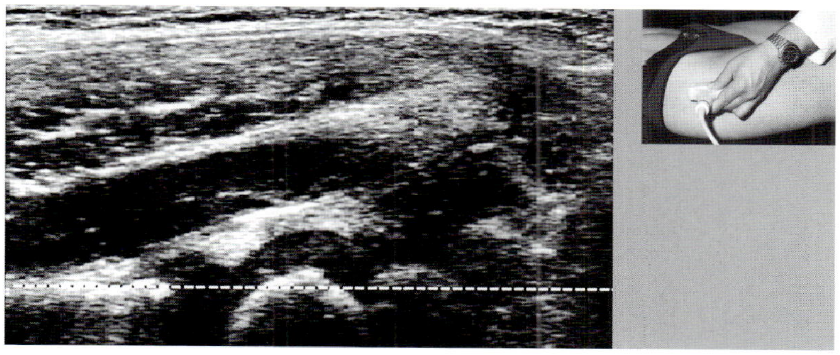

Lateraler Longitudinalschnitt li.
Der Hüftkopf der unauffälligen Seite liegt nur mit einem geringen Anteil lateral der Hilfslinie.

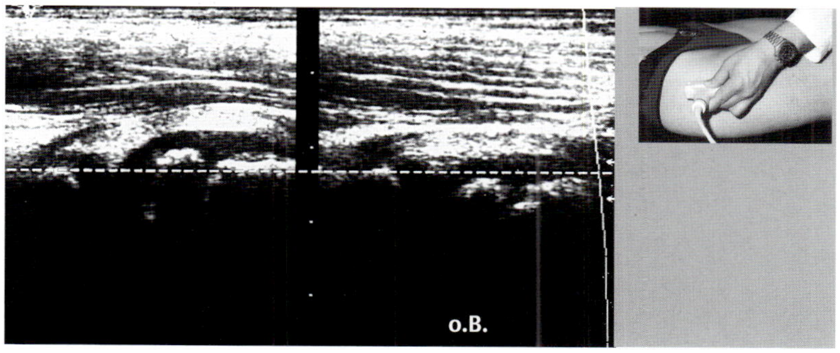

Lateraler Longitudinalschnitt im Seitenvergleich.
Auf der betroffenen Seite (linke Bildhälfte) liegt der Hüftkopf mit einem größeren Anteil lateral der Hilfslinie.

11. Morbus Perthes – Lateralisation (laterale Deformierung) – Dynamische Untersuchung

Klinik und Sonographie

Durch die sonographisch kontrollierte dynamische Untersuchung in der Frontalebene mit dem lateralen Longitudinalschnitt kann – ähnlich wie bei der Röntgen-Abduktionsaufnahme im a.-p. Strahlengang – eine Umstellungsosteotomie im Sinne einer Varisation simuliert werden. Sofern kein „Hinge-abduction-Phänomen" vorliegt, lässt sich das Eintauchen der Epiphyse in die Hüftpfanne sonographisch verfolgen.

Fall 11.1

Abb. 237 a u. **b**:
6-jähriger Patient,
linkes und rechtes Hüftgelenk.

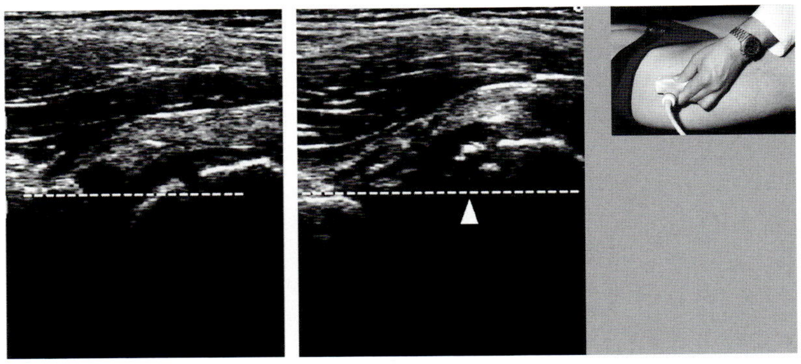

Lateraler Longitudinalschnitt re. u. li.
Es handelt sich um einen Morbus Perthes rechts im Reparationsstadium. Auf der erkrankten Seite (rechte Bildhälfte) stellt sich die Epiphyse abgeflacht dar (Pfeil). Darüber hinaus kommt als Zeichen der lateralen Deformierung die knöcherne Kontur des Hüftkopfes lateral der Hilfslinie zur Abbildung.

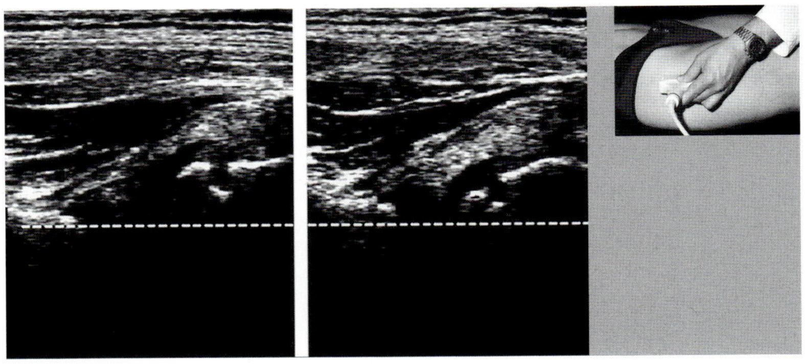

Lateraler Longitudinalschnitt re. in Funktionsuntersuchung.
In Neutralstellung kommt aufgrund der Hüftkopfdeformierung die knöcherne Kontur des Hüftkopfes lateral der Hilfslinie zur Darstellung (linke Bildhälfte). Bei dynamischer Untersuchung in Abduktion lässt sich das Eintauchen der Epiphyse in die Hüftpfanne erkennen (rechte Bildhälfte).

12. Morbus Perthes – Lateralisation (laterale Deformierung) – Hinge-abduction-Phänomen

Klinik und Sonographie

Bei vorliegendem „Hinge-Abduction-Phänomen“ kann die Epiphyse bei zunehmender Abduktion nicht mehr in die Hüftpfanne eintauchen, da sie hierbei Kontakt mit dem lateralen Pfannenerker hat. Bei der sonographischen Untersuchung kommt es bei Vorliegen eines „Hinge-Abduction-Phänomens“ bei der Abduktion nicht zum Eintauchen der Epiphyse in die Hüftpfanne (s. Abb. **237**).

Fall 12.1

Abb. 238 a u. **b**:
8-jähriger Patient,
linkes Hüftgelenk.

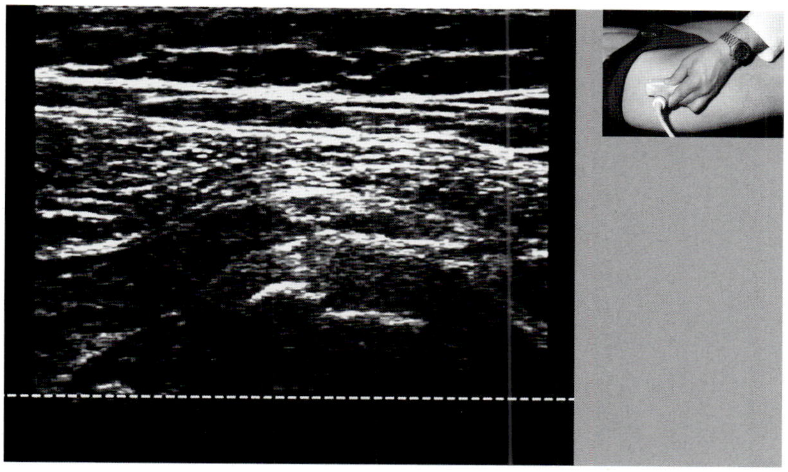

Lateraler Longitudinalschnitt in Neutralstellung li.
Es handelt sich um einen Morbus Perthes links im Reparationsstadium. Die betroffene Seite weist eine pathologisch vermehrte laterale Deformierung der knöchernen Kontur des Hüftkopfes auf.

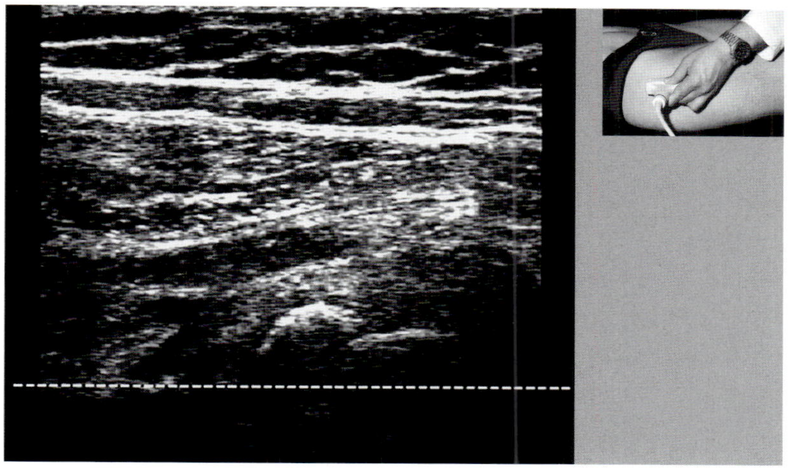

Lateraler Longitudinalschnitt in 10°-Abduktionsstellung li.
Bei dynamischer Untersuchung in 10°-Abduktion taucht die Epiphyse nicht in die Hüftpfanne ein. Auch klinisch war eine weitere Abduktion nicht möglich.

13. Epiphyseolysis capitis femoris

Klinik und Sonographie

Bei Vorliegen einer Epiphyseolysis capitis femoris kann im ventralen und im lateralen Longitudinalschnitt die Stufenbildung zwischen der Epi- und Metaphysenkontur beobachtet werden. Diese Stufenbildung verhält sich direkt proportional zum radiologisch ermittelten Dislokationswinkel und betrug in einer eigenen Untersuchungsserie durchschnittlich 6,7 mm ± 1,4 mm. 1 mm sonographische Stufenbildung entsprechen ca. 5° radiologischer Dislokation. Bei der akuten sowie der akut/chronischen Verlaufsform der Epiphyseolysis capitis femoris konnte jeweils eine Kapseldistension mit intraartikulärer Volumenzunahme nachgewiesen werden, bei der chronischen Verlaufsform lag eine Kapseldistension nicht vor.

MERKE

Die sonographische Untersuchung ist nicht in der Lage, bei fehlender Stufenbildung oder fehlender Kapseldistension wie bei einer Epiphyseolysis capitis femoris incipiens die Frage einer Abrutschgefährdung sicher zu beantworten. Eine exakte Aussage zur Epiphysenfuge, z. B. zur Erweiterung, ist sonographisch ebenfalls nicht möglich.
Aufgrund der Stufenbildung zwischen Epi- und Metaphyse gelingt eine Abgrenzung zu den Koxitiden mit ausschließlicher Kapseldistension.

Fall 13.1

Abb. 239 a u. **b**:
13-jähriger Patient,
linkes und rechtes Hüftgelenk.

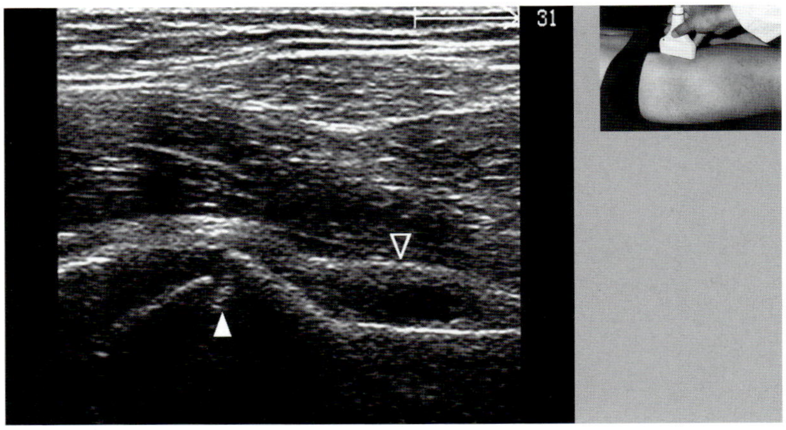

Ventraler Longitudinalschnitt re.
Auf der betroffenen Seite stellt sich eine Stufenbildung von 4 mm zwischen Epi- und Metaphyse dar (Pfeil). Zusätzlich zeigt sich eine Kapseldistension bei intraartikulärer Volumenzunahme (offener Pfeil). Die nicht betroffene Seite zeigt den harmonischen Übergang von der Epi- zur Metaphyse.

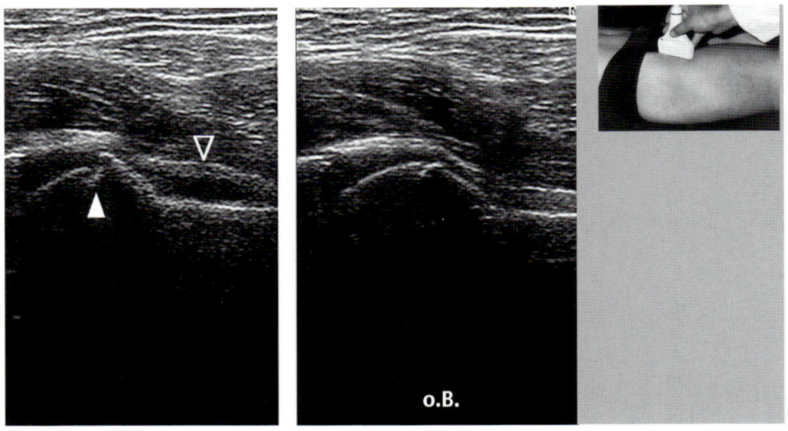

Ventraler Longitudinalschnitt re. u. li.

Fall 13.2

Abb. 240:
11-jährige Patientin,
linkes Hüftgelenk.

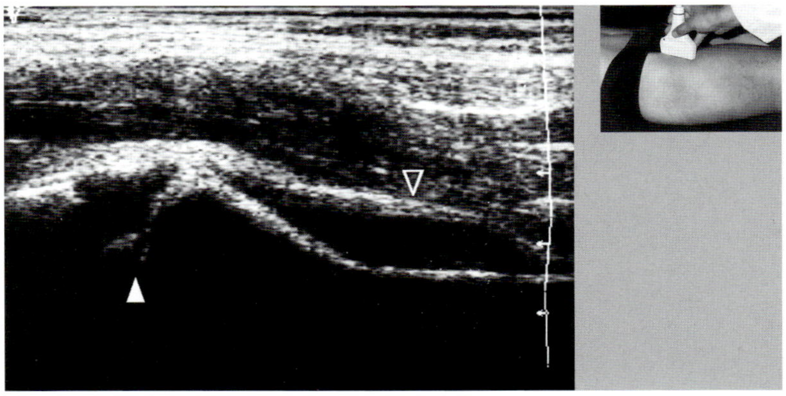

Ventraler Longitudinalschnitt li.
Es zeigt sich eine Stufenbildung von 8 mm zwischen Epi- und Metaphyse (Pfeil). Zusätzlich kommt eine Kapseldistension bei intraartikulärer Volumenzunahme zur Abbildung (offener Pfeil).

Fall 13.3

Abb. 241:
12-jähriger Patient,
rechtes Hüftgelenk.

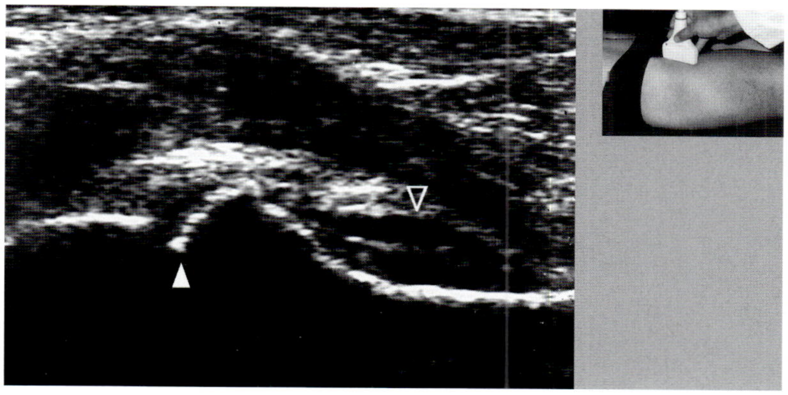

Ventraler Longitudinalschnitt re.
Aufgrund eines ausgeprägten Abrutschens von ca. 80° lässt sich im Ultraschall die Epiphyse in dieser Schnittebene nicht mehr darstellen. Die Metaphyse ist nach ventral verlagert und steht in unmittelbarer Nachbarschaft zur ventralen Azetabulumkante (Pfeil). Hieraus resultiert das Drehmann-Zeichen. Zusätzlich kommt eine Kapseldistension bei intraartikulärer Volumenzunahme zur Abbildung (offener Pfeil).

14. Juvenile rheumatoide Arthritis

Klinik und Sonographie

Bei Patienten mit einer juvenilen rheumatoiden Arthritis mit Beteiligung des Hüftgelenks kann eine Kapseldistension nachgewiesen werden. Durch die intraartikuläre Volumenzunahme wird die Gelenkkapsel konvexförmig von Hüftkopf und Schenkelhals nach ventral abgehoben. Aufgrund der Echogenität ist eine Abgrenzung zwischen synovialitischem Gewebe und einem Gelenkerguss nicht sicher möglich. Konturunregelmäßigkeiten oder Unterbrechungen des Hüftkopfes können bei destruktiver Verlaufsform nachgewiesen werden. Im weiteren Verlauf der Erkrankung sind unter medikamentöser Therapie sonographische Verlaufsuntersuchungen zur Beurteilung des Therapieerfolges sinnvoll.

Fall 14.1

Abb. 242 a u. **b**:
8-jährige Patientin,
linkes und rechtes Hüftgelenk.

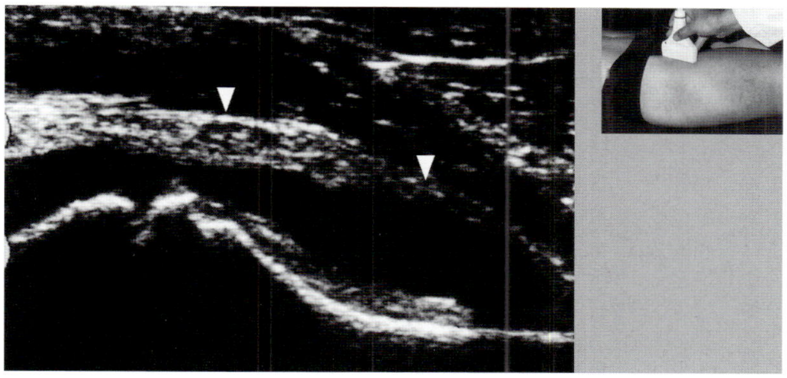

Ventraler Longitudinalschnitt li.
Es findet sich eine konvexförmige Kapseldistension mit einer überwiegend echoarmen intraartikulären Volumenzunahme ventral der offenen Epiphysenfuge (Pfeil). Die knöchernen Strukturen stellen sich regelrecht dar.

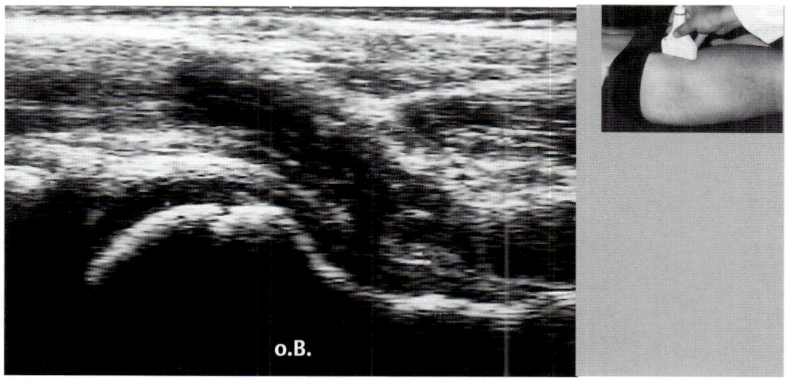

Ventraler Longitudinalschnitt re.
Die Gegenseite zeigt den Normalbefund.

15. Koxitis bei rheumatoider Arthritis

Klinik und Sonographie

Bei einer Mitbeteiligung des Hüftgelenks bei einer rheumatischen Grunderkrankung können sowohl Veränderungen des Knochens, der Gelenkhöhle als auch der periartikulären Weichteile sonographisch erfasst werden. Im Vergleich zu den oberflächlich gelegenen Gelenken (u. a. Finger, Ellenbogen) ist das Hüftgelenk der Palpation nicht ausreichend zugänglich, so dass insbesondere Frühveränderungen, die mit einer Kapseldistension bei intraartikulärer Volumenzunahme einhergehen, sonographisch eindeutig erkannt und hierdurch frühzeitig einer entsprechenden Therapie (u. a. Synoviorthese, offene Synovektomie) zugeleitet werden können.

Fall 15.1

Abb. 243 a u. **b**:
42-jährige Patientin,
linkes und rechtes Hüftgelenk.

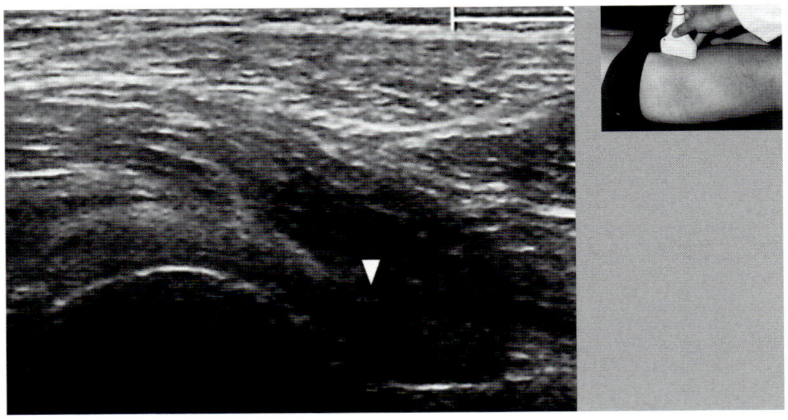

Ventraler Longitudinalschnitt re.
Es findet sich beidseits eine konvexförmige Abhebung der Gelenkkapsel mit echoarmer intraartikulärer Volumenzunahme (Pfeil) sowie Usuren im Bereich des Femurkopfes.

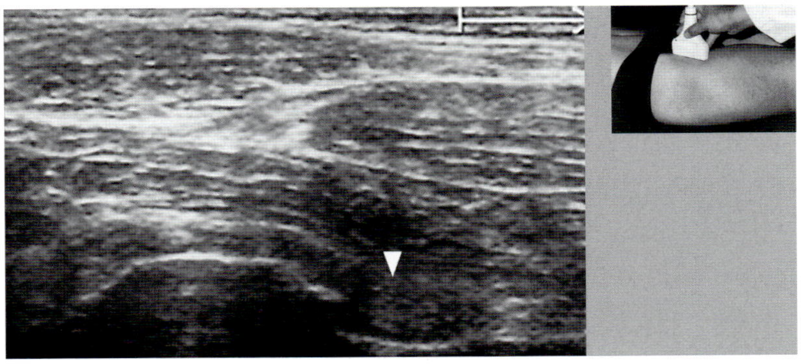

Ventraler Longitudinalschnitt li.

Fall 15.2

Abb. 244 a u. **b**:
56-jährige Patientin,
linkes und rechtes Hüftgelenk.

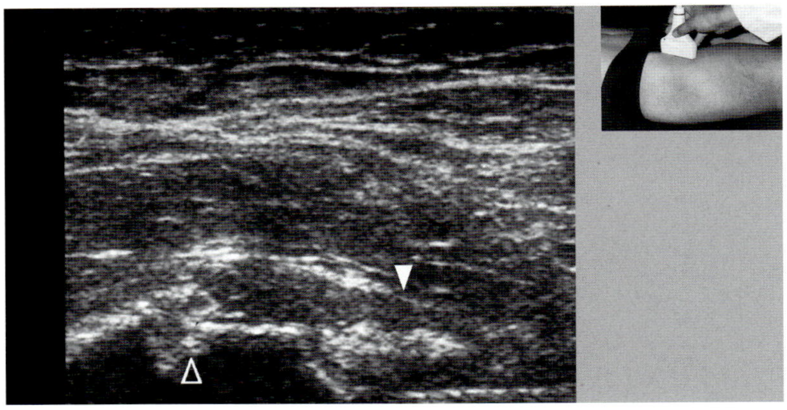

Ventraler Longitudinalschnitt li.
Es findet sich beidseits eine konvexförmige Abhebung der Gelenkkapsel mit echoarmer intraartikulärer Volumenzunahme (Pfeil). Zusätzlich findet sich am linken Femurkopf eine Usur (offener Pfeil).

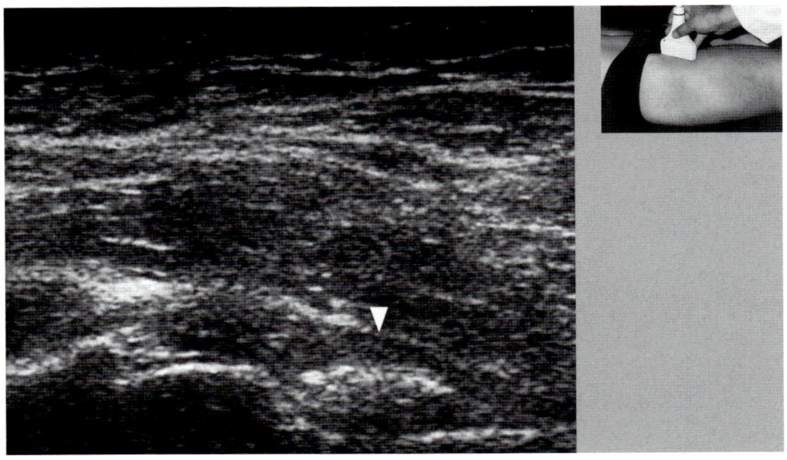

Ventraler Longitudinalschnitt re.

16. Totalendoprothese

Klinik und Sonographie

Nach Implantation einer Hüftgelenktotalendoprothese lassen sich charakteristische, meist stark echogene Reflexe abbilden. Bei Standardendoprothesen lassen sich der Endoprothesenkopf, der -hals sowie der proximale Femur darstellen. Circa 6 Wochen nach der Operation lässt sich im Bereich der ehemaligen Gelenkkapsel die sog. Neokapsel nachweisen. Bei Vorliegen einer intraartikulären Volumenzunahme (z.B. bei der Diagnose eines periendoprothetischen Infekts, einer aseptischen oder septischen Endoprothesenlockerung) kommt die Kapseldistension mit intraartikulärer Volumenzunahme zur Abbildung.

MERKE

Bei klinischem Verdacht auf einen bakteriellen Infekt mit sonographisch nachgewiesener Kapseldistension ist eine unverzügliche diagnostische Punktion erforderlich, ggf. unter sonographischer Kontrolle. Eindeutige Hinweise auf eine Implantatlockerung lassen sich sonographisch nicht erfassen. Heterotope periartikuläre Ossifikationen lassen sich als echogene Strukturen, zum Teil mit Schallschatten, in den periartikulären Weichteilen nachweisen.

Fall 16.1

Abb. 245:
68-jährige Patientin, rechtes Hüftgelenk.

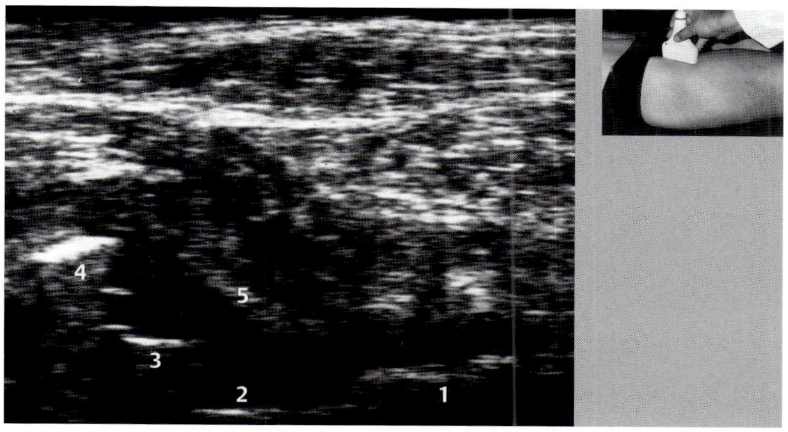

Ventraler Longitudinalschnitt re.
3 Jahre nach Hüfttotalendoprothesenimplantation stellen sich das proximale Femur (1), der Endoprothesenhals (2), der Endoprothesenkopf (3) und das Os ilium (4) als charakteristische Leitstrukturen dar. Die Neokapsel (5), die sich ca. 6 Wochen nach der Endoprothesenimplantation sonographisch erfassen lässt, verläuft parallel zu den vorgenannten Strukturen.

Fall 16.2

Abb. 246:
72-jährige Patientin, rechtes Hüftgelenk.

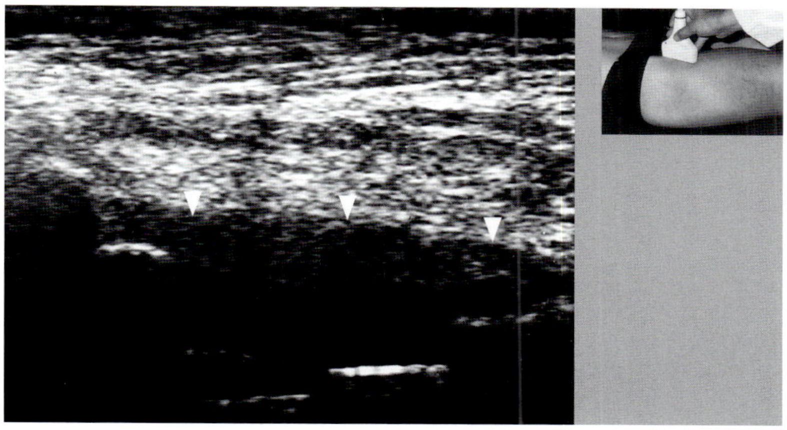

Ventraler Longitudinalschnitt re.
4 Monate nach Hüfttotalendoprothesenimplantation stellen sich die charakteristischen Leitstrukturen dar. Es liegt eine ausgeprägte Distension der Neokapsel bei intraartikulärer Raumforderung vor (Pfeil). Es handelt sich um einen Frühinfekt.

Fall 16.3

Abb. 247 a u. b:
75-jährige Patientin, rechtes Hüftgelenk.

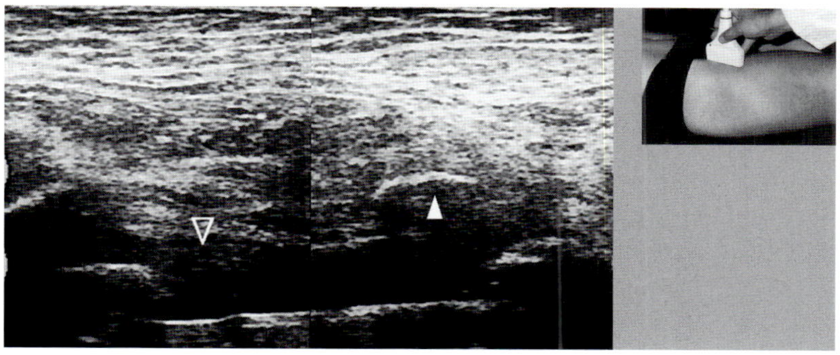

Ventraler Longitudinalschnitt re.
6 Wochen nach Hüfttotalendoprothesenimplantation zeigen sich eine intraartikuläre Volumenzunahme (offener Pfeil) sowie in den periartikulären Weichteilen eine echogene Struktur (Pfeil) mit dorsaler Schallabschwächung.

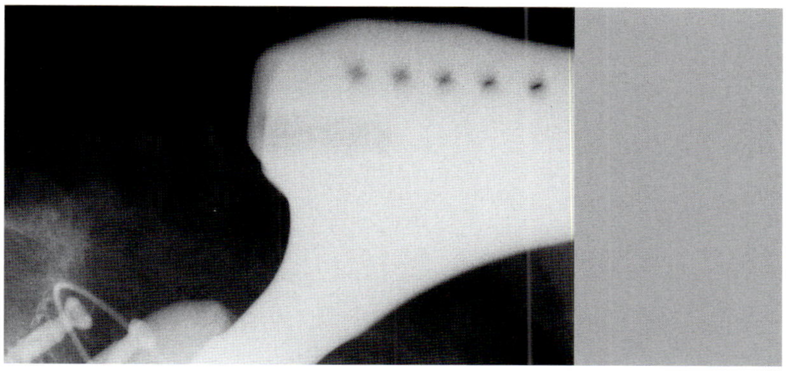

Röntgenaufnahme.
Das Röntgenbild zeigt eine heterotope Ossifikation im Anfangsstadium.

Fall 16.4

Abb. 248 a – d:
81-jährige Patientin, rechtes proximales Femur.

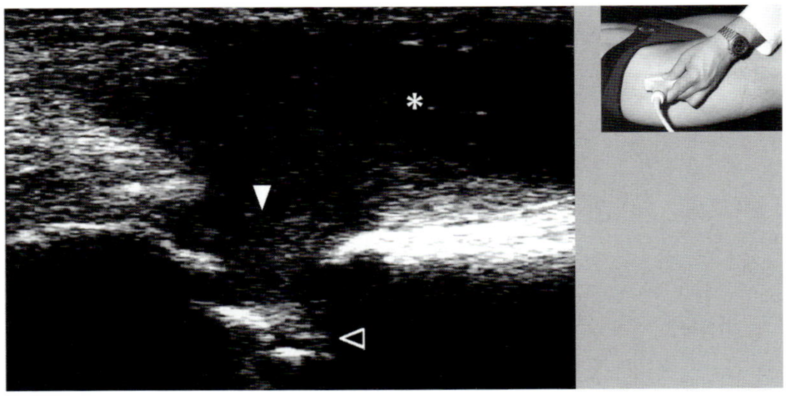

Lateraler Longitudinalschnitt re.
12 Jahre nach Hüfttotalendoprothesenimplantation stellt sich die laterale Femurkortikalis im Bereich der Endoprothesenspitze unterbrochen dar (Pfeil). Die Prothesenspitze lässt sich aufgrund der Kortikalisunterbrechung als echogener Reflex abbilden (offener Pfeil). Zusätzlich erkennt man eine große, überwiegend echoarme Formation, die intraoperativ einer Flüssigkeitsansammlung entsprach (Stern).

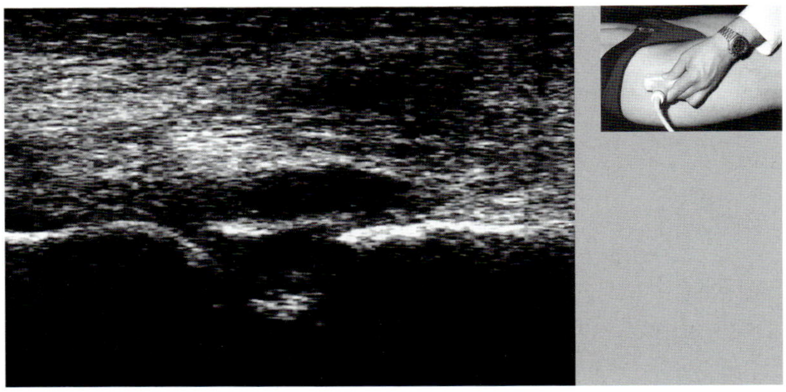

Lateraler Longitudinalschnitt re.

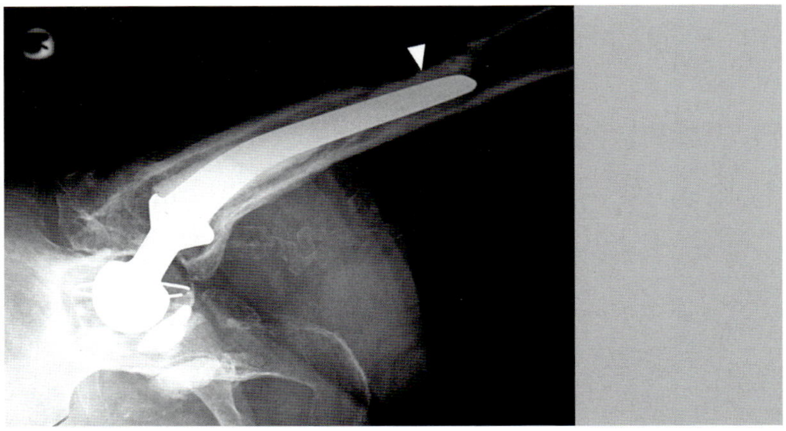

Röntgenaufnahme im a.-p. Strahlengang.
Röntgenologisch zeigt sich die Lockerung der Endoprothesenkomponenten sowie die Kortikalisdestruktion nach Prothesenexplantation (Pfeil).

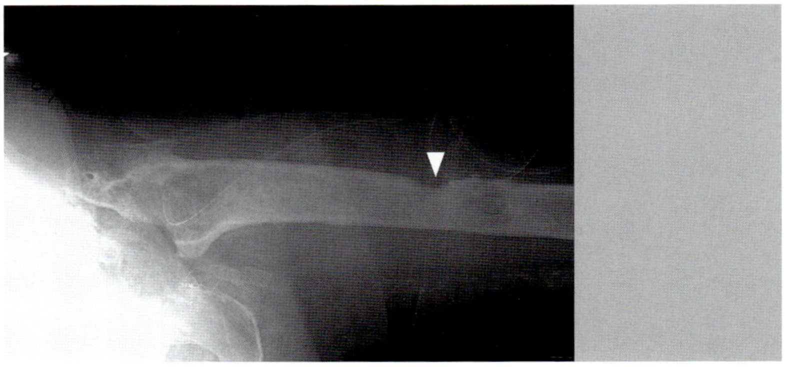

Röntgenaufnahme im a.-p. Strahlengang.

17. Fraktur

Klinik und Sonographie

Zur Beurteilung einer Fraktur ist die Röntgendiagnostik das Verfahren der Wahl. Bei der sonographischen Untersuchung können im Frakturbereich eine Stufenbildung, eine eventuelle Achsabweichung in jeder Ebene sowie das Frakturhämatom als üblicherweise echoarme Formation nachgewiesen werden.

Fall 17.1

Abb. 249 a–d:
2-jähriger Patient, linkes Hüftgelenk.

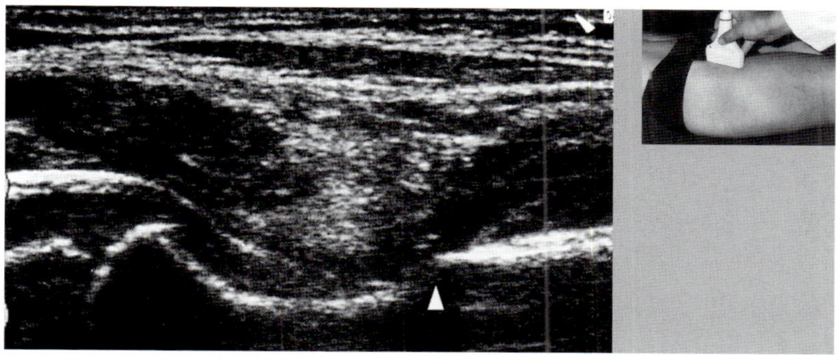

Ventraler Longitudinalschnitt li.
Im Übergangsbereich Schenkelhals/Trochantermassiv kommt eine Stufenbildung der ventralen Femurkortikalis zur Abbildung (Pfeil). Eine Distension der Gelenkkapsel liegt nicht vor.

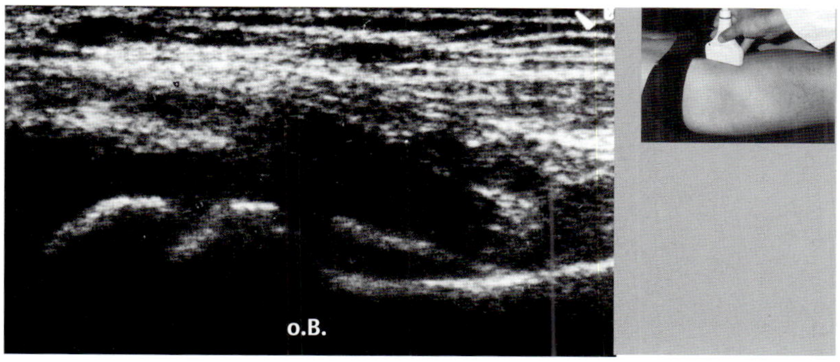

Ventraler Longitudinalschnitt re.
Die Gegenseite zeigt den Normalbefund.

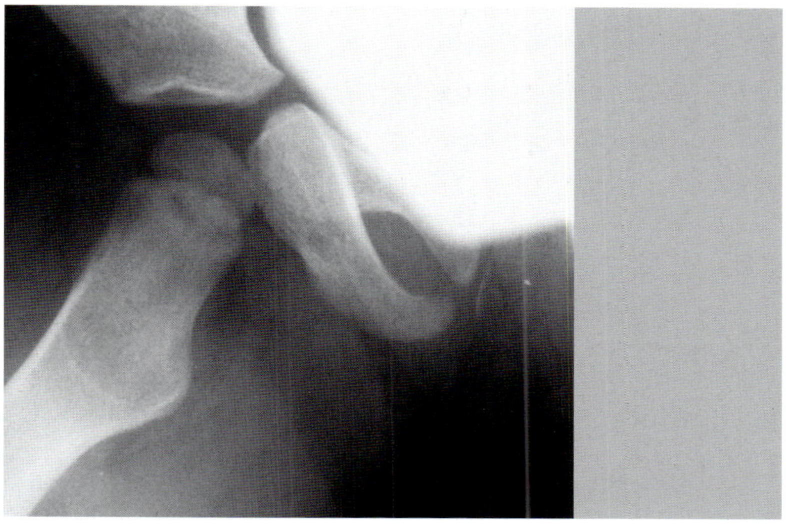

Röntgenaufnahme im a.-p. Strahlengang.
Die Röntgenaufnahmen zeigen den Befund. Es handelt sich um eine pertrochantäre Femurfraktur ohne Gelenkbeteiligung.

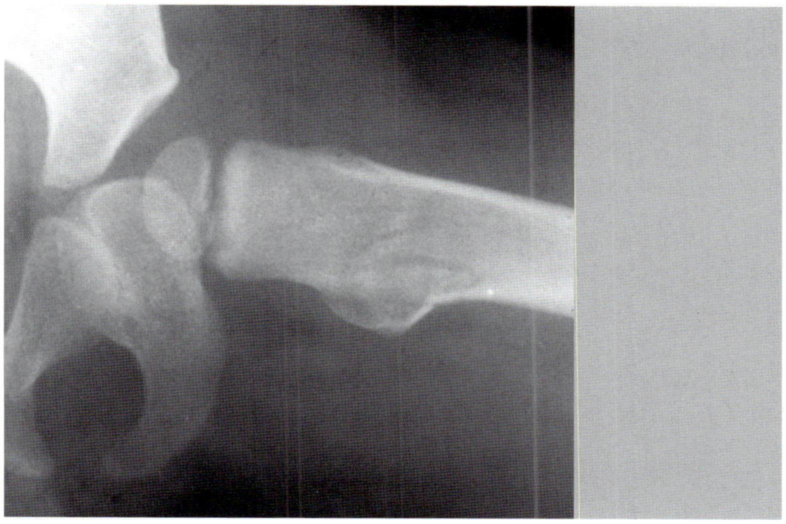

Röntgenaufnahme im axialen Strahlengang.

18. Weichteilverletzung

Klinik und Sonographie

Die Einsatzmöglichkeiten des Ultraschalls bei unterschiedlichen muskulären Erkrankungen und Verletzungen liegen in der Veränderung der sonographischen Darstellung begründet. Das Echogenitätsverhalten und die Darstellung des Muskels im Longitudinal- und Transversalschnitt zeigen, verglichen mit gesunder Muskulatur, ein verändertes sonographisches Bild. Gesunde Muskulatur stellt sich bei korrekter Geräteeinstellung mit mittlerer Echogenität dar und zeigt in den Längs- und Querschnittebenen typische Echogenitätsmuster.

Charakteristische sonographische Veränderungen lassen sich bei Muskelläsionen, neurogenen muskulären Veränderungen und bei Tumoren feststellen. Ein Muskelfaserriss hingegen kann sonographisch nicht sicher dargestellt werden, da dessen Größe das Auflösungsvermögen der momentan verfügbaren Ultraschallgeräte überfordert. Sind jedoch mehrere Muskelfasern verletzt, d. h. handelt es sich um einen Muskelriss entsprechenden Querschnitts, so lässt sich dieser sowohl im Akutstadium als auch im zeitlichen Verlauf verlässlich im Longitudinal- und Transversalschnitt darstellen. Wie groß das Ausmaß dieser Verletzung sein muss, damit eine sonographische Beurteilung gelingt, ist derzeit nicht eindeutig geklärt.

Fall 18.1

Abb. 250 a u. **b**:
37-jährige Patientin, rechter Oberschenkel.

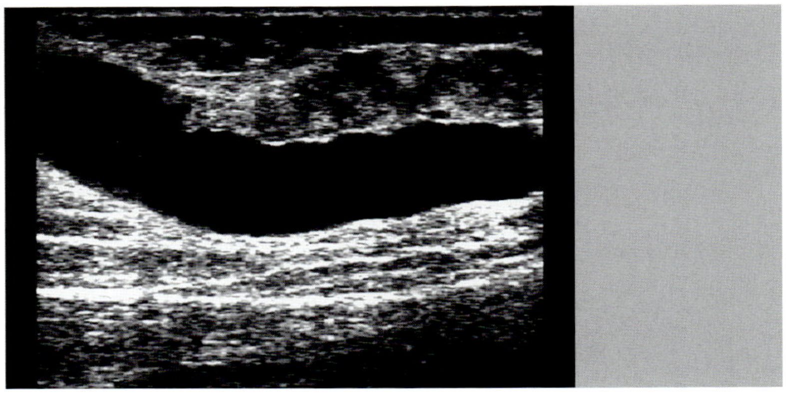

Ventraler Longitudinalschnitt mittleres Femur re.
In beiden Schnittebenen findet sich eine ausgedehnte echofreie, die Muskulatur verdrängende Raumforderung. Es handelt sich um einen Befund nach einer Kontusionsverletzung des Oberschenkels.

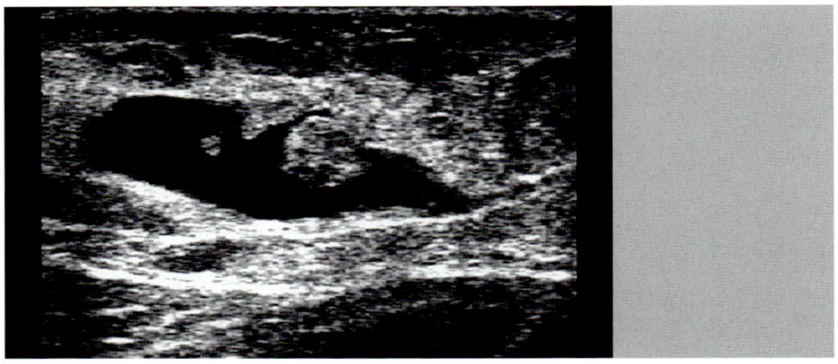

Ventraler Transversalschnitt mittleres Femur re.

Fall 18.2

Abb. 251 a u. **b**:
22-jähriger Patient, linker Oberschenkel.

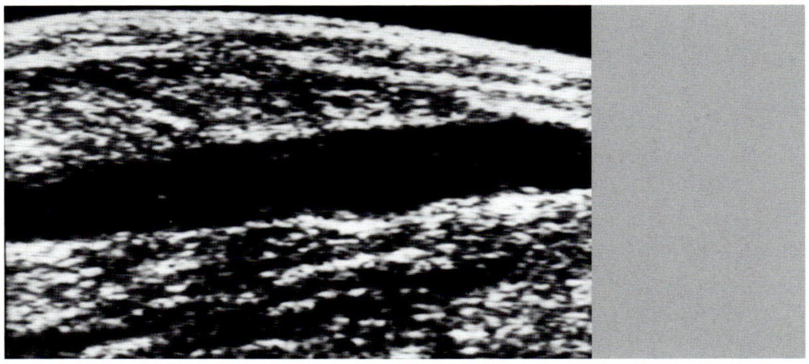

Ventraler Longitudinalschnitt über dem mittleren Oberschenkel li.
In beiden Schnittebenen kommt eine echoarme Struktur im Bereich des M. rectus femoris zur Abbildung. Es handelt sich um eine Kontusionsverletzung des Oberschenkels.

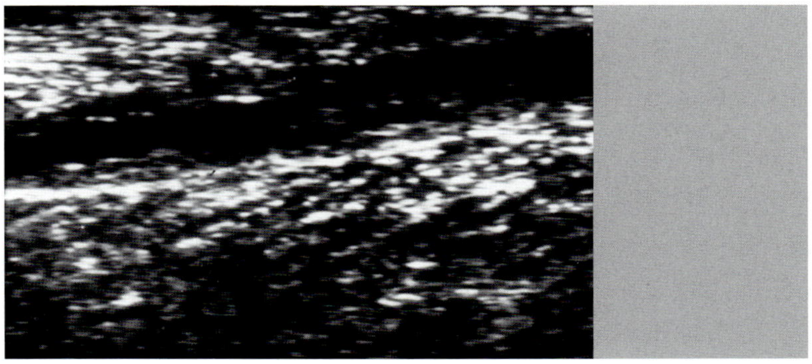

Ventraler Transversalschnitt über dem mittleren Oberschenkel li.

MERKE

Bei Erkrankungen und Verletzungen im Bereich der Muskulatur empfiehlt es sich, diese zunächst im Transversalschnitt in schneller Bildfolge orientierend durchzumustern. Anschließend erfolgt die Einstellung über dem betroffenen Bezirk jeweils im Longitudinal- und Transversalschnitt. Die sonographische Befunderhebung wird durch die dynamische Untersuchung mittels Muskelkontraktion deutlich erleichtert.

Fall 18.3

Abb. 252 a u. **b**: 14-jähriger Patient, rechter Oberschenkel.

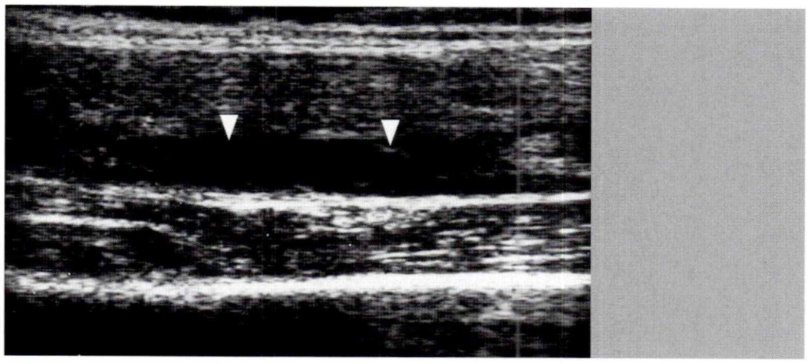

Ventraler Longitudinalschnitt mittleres Femur re.
Einen Tag nach einem Trauma kommt in beiden Schnittebenen im Bereich des M. rectus femoris eine echoarme Formation als Ausdruck einer Flüssigkeitsansammlung (Hämatom) zur Abbildung (Pfeil). Es handelt sich um eine Kontusionsverletzung des Oberschenkels.

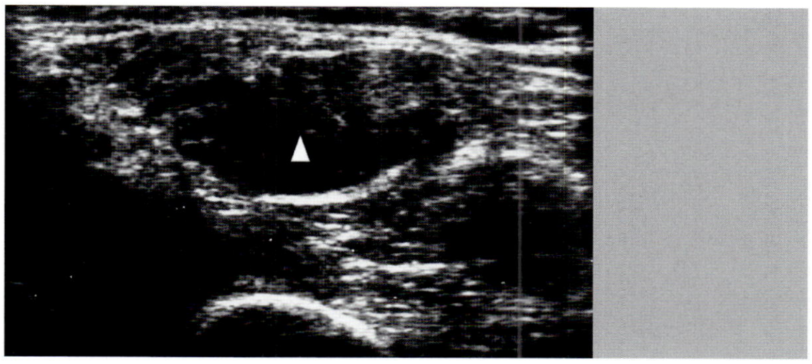

Ventraler Transversalschnitt mittleres Femur re.

Fall 18.4

Abb. 253 a u. **b**: 50-jähriger Patient, rechter Oberschenkel.

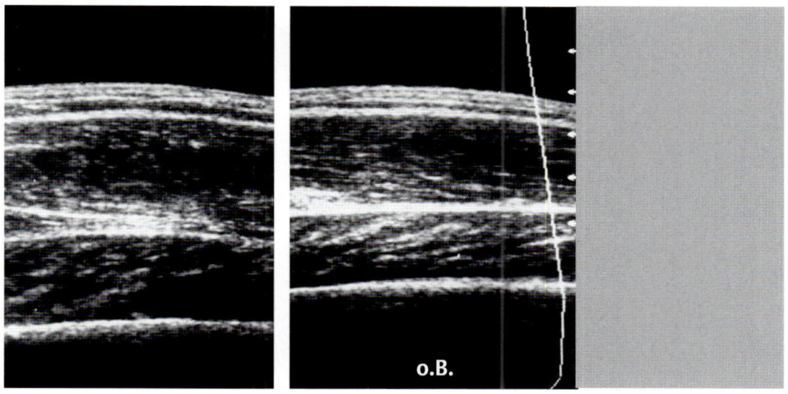

Ventraler Longitudinalschnitt mittleres Femur re. u. li.
In beiden Schnittebenen kommt eine Querschnittzunahme im Bereich des M. rectus femoris und des M. vastus intermedius zur Darstellung. Es handelt sich um eine Kontusionsverletzung des Oberschenkels.

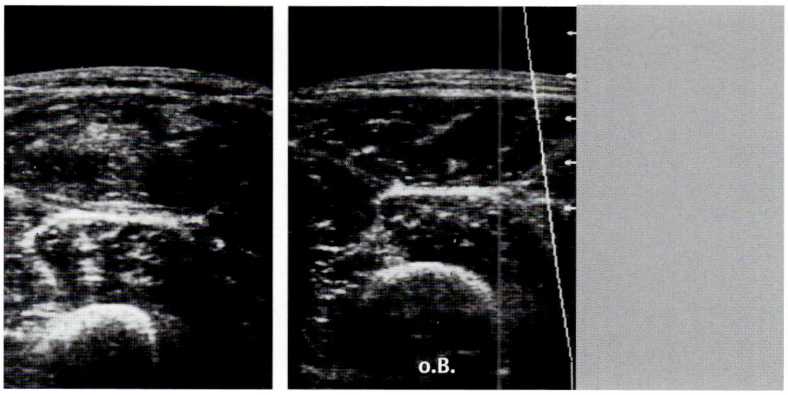

Ventraler Transversalschnitt mittleres Femur re. u. li.

19. Myositis ossificans

Klinik

Es handelt sich bei der Myositis ossificans um vorwiegend bei Kindern und Jugendlichen sowie u.a. bei Schädel-Hirn-Verletzten entstehende heterotope Ossifikationen im traumatisierten Muskelgewebe.

Sonographie

Bereits unmittelbar nach der Verletzung stellt sich im Ultraschallbild das Hämatom als echoarme Zone dar. Im weiteren Verlauf nimmt dieser zunächst noch schalldurchlässige Bereich an Echogenität zu. Nach einigen Wochen ist bei zunehmender Verknöcherung ein echogener Reflex mit Schallschatten zu erkennen. Röntgenologisch werden wenige Wochen nach der Verletzung unscharfe wolkige Verschattungen gesehen, die einem Tumor ähneln können.

Fall 19.1

Abb. 254 a – d: 16-jährige Patientin, rechtes Hüftgelenk.

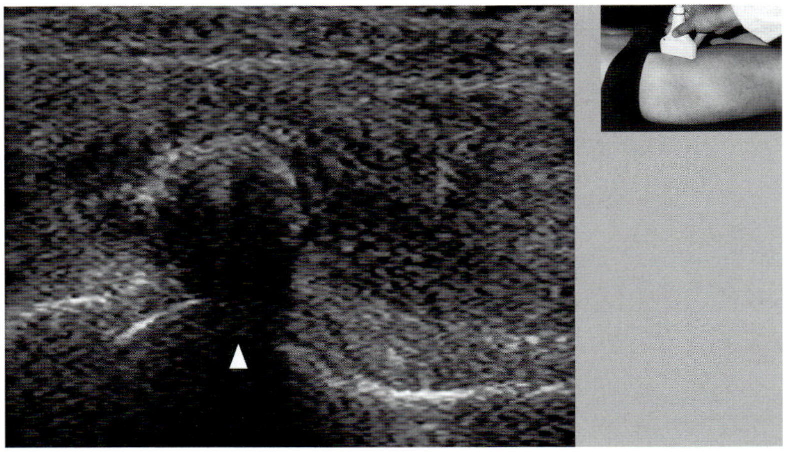

Ventraler Longitudinalschnitt re. Im Verlauf des M. iliopsoas kommt ventral des Hüftkopfes eine echogene Struktur mit Schallschatten zur Abbildung (Pfeil).

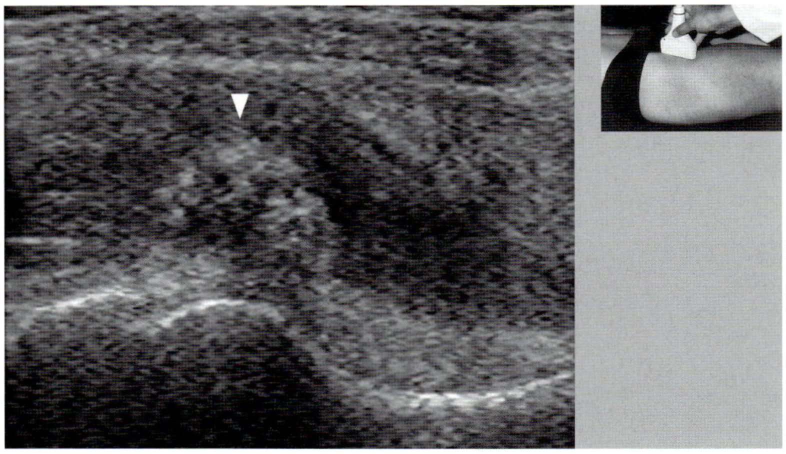

Ventraler Longitudinalschnitt re.

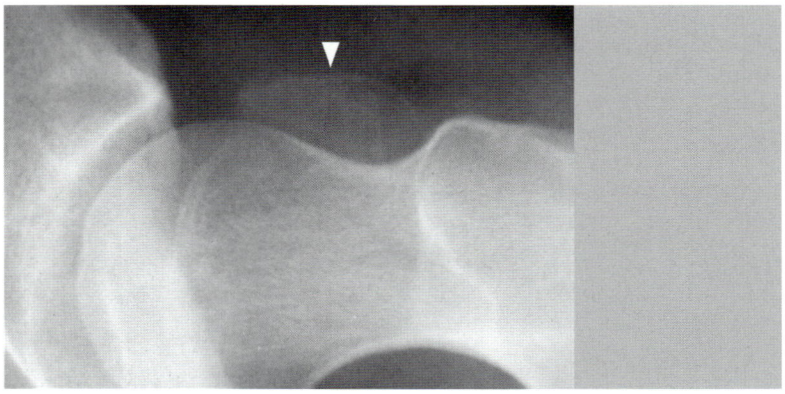

Röntgenaufnahme im axialen Strahlengang. Die Röntgenaxialaufnahme und das MR-Tomogramm verdeutlichen den Befund. Es handelt sich um eine Myositis ossificans nach Abriss des M. rectus femoris von der Spina iliaca anterior inferior.

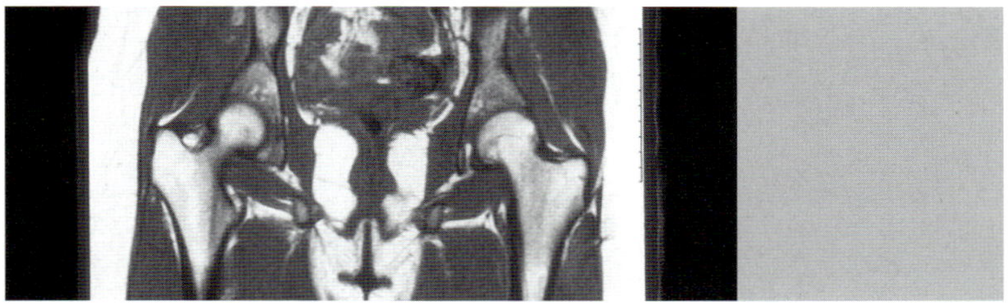

MR-Tomographie.

20. Glutealabszess

Sonographie

Die sonographische Untersuchung hat eine hohe Sensitivität für die Erfassung entzündlicher Veränderungen, ist jedoch nicht spezifisch. Weichteilveränderungen im periartikulären Bereich lassen sich gut von intraartikulären Veränderungen abgrenzen.

Fall 20.1

Abb. 255 a – d: 25-jährige Patientin, linkes Hüftgelenk.

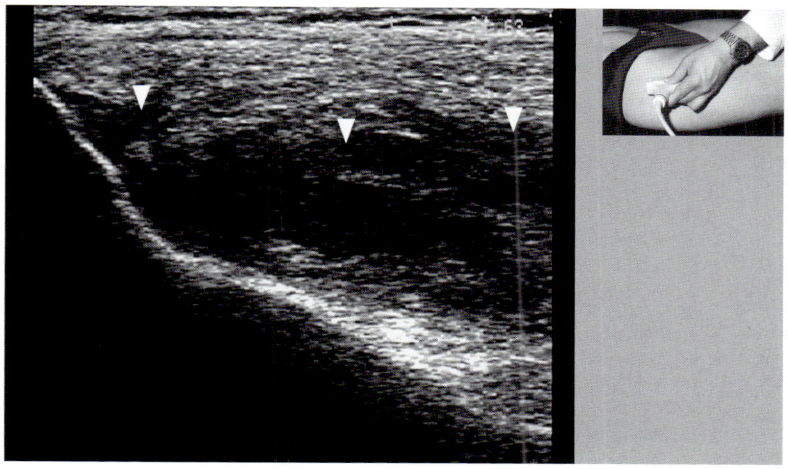

Lateraler Longitudinalschnitt supratrochantär li.
In der Glutealmuskulatur, teilweise dem Os ilium direkt anliegend, finden sich echofreie Formationen, die bis zur Spina iliaca anterior superior reichen (Pfeil).

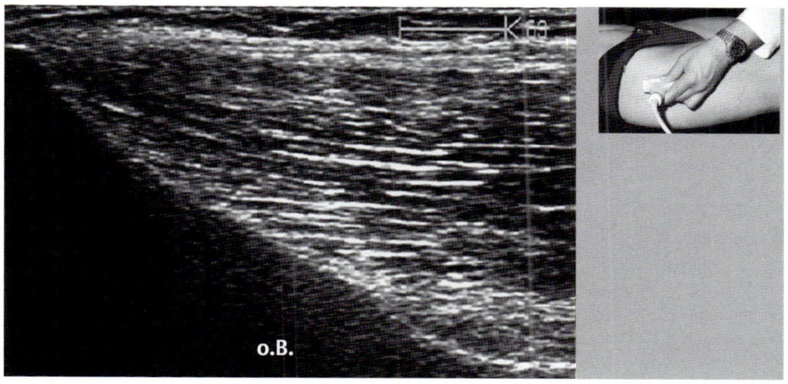

Lateraler Longitudinalschnitt supratrochantär re.
Auf der Gegenseite stellt sich die Glutealmuskulatur unauffällig dar.

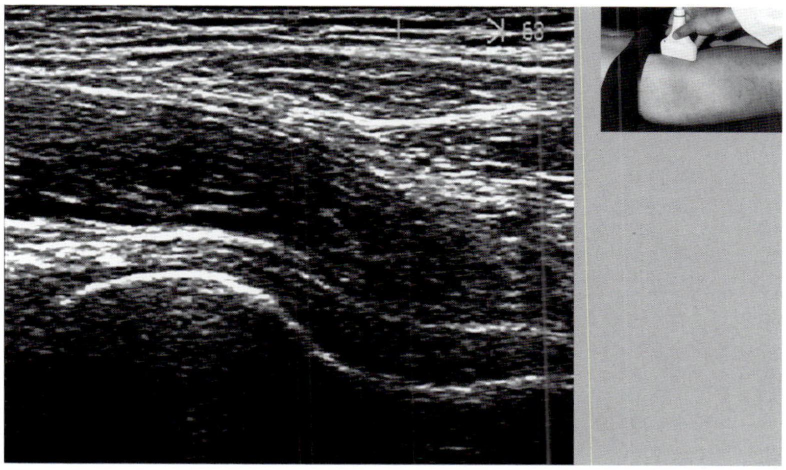

Ventraler Longitudinalschnitt li.
Intraartikulär verläuft die Gelenkkapsel parallel zu Hüftkopf und Schenkelhals, eine Mitbeteiligung des Gelenkraumes kann mit großer Sicherheit ausgeschlossen werden.

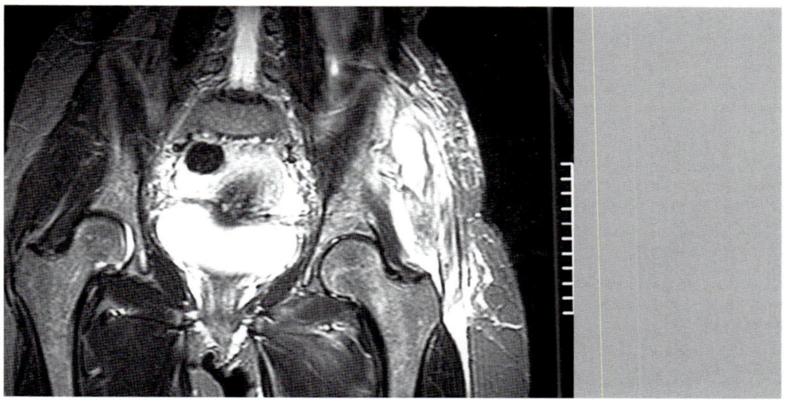

MR-Tomographie.
Das MR-Tomogramm verdeutlicht die Ausdehnung des Abszesses.

21. Psoassenkungsabszess

Klinik und Sonographie

Ein Psoassenkungsabszess kann ein erster Hinweis auf eine Spondylodiszitis sein. Dieser Abszess kann aufgrund seiner Lage die Funktion des Hüftgelenks beeinträchtigen. So liegt häufig eine Schonhaltung des Hüftgelenks mit Streckdefizit vor. Bei dieser oder ähnlicher klinischer Symptomatik ohne nachweisbare sonographische und röntgenologische Veränderungen sollte die Ultraschalluntersuchung unbedingt auf die Unterbauchregion ausgeweitet werden.

Fall 21.1

Abb. 256 a u. **b**: 17-jährige Patientin, rechtes Hüftgelenk.

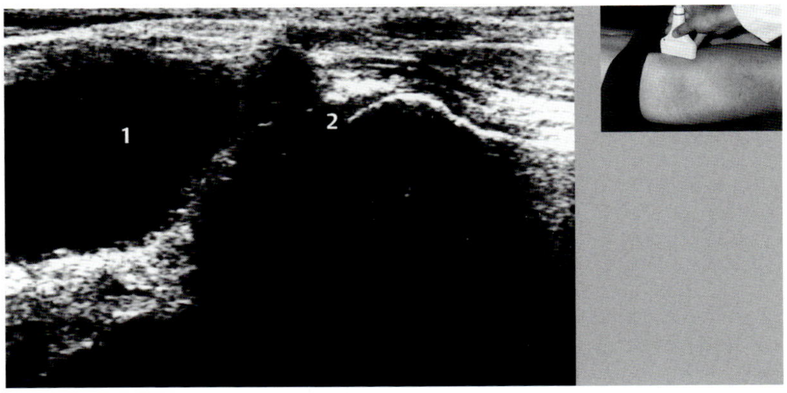

Ventraler Longitudinalschnitt auf Niveau der Harnblase und dem Hüftgelenk.
Bei Vorliegen eines Psoassenkungsabszesses bei tuberkulöser Spondylodiszitis stellt sich der Abszess (1) als große echoarme Raumforderung unmittelbar proximal der ventralen Azetabulumkante (2) dar.

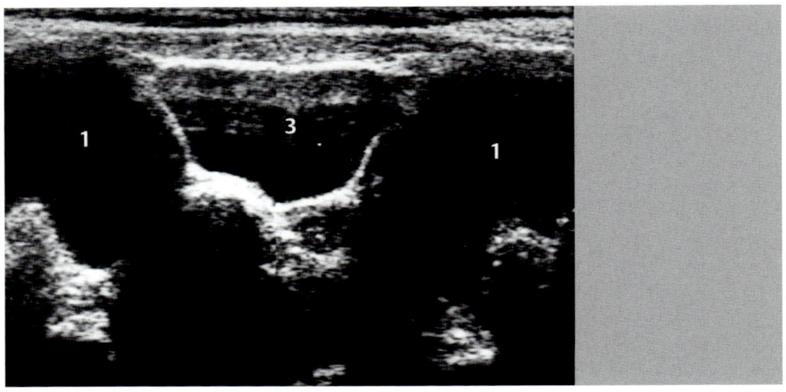

Ventraler Transversalschnitt auf Niveau der Harnblase.
Im Transversalschnitt kommt der Abszess (1) beidseits neben der Harnblase (3) zur Abbildung.

22. Tumor

Klinik

Im Bereich des Hüftgelenkes und Oberschenkels können sowohl benigne und maligne Weichteil- und Knochentumoren als auch Metastasen auftreten.

Sonographie

Bei benignen und malignen Weichteil- und Knochentumoren sowie bei Metastasen können entsprechend der Tumorentität Veränderungen der Knochenoberfläche und der Weichteile sonographisch erfasst werden. Eine histopathologische Feindifferenzierung ist aufgrund des Sonogramms nicht möglich. Zur weiteren Abklärung sind neben der obligaten Röntgendiagnostik in zwei Ebenen weitere bildgebende Verfahren und in der Regel auch eine histopathologische Gewebeuntersuchung erforderlich.

Fall 22.1

Abb. 257 a – d: 62-jähriger Patient, linker proximaler Oberschenkel.

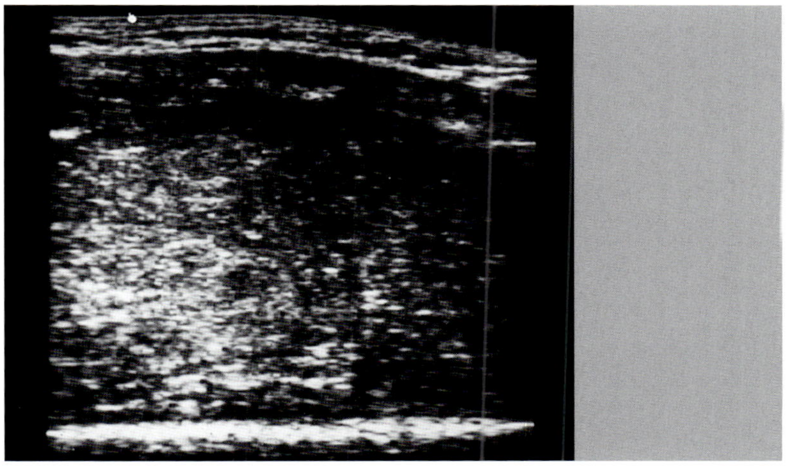

Ventraler Longitudinalschnitt li. In beiden Schnittebenen liegt das Lipom unmittelbar dem Femur auf und verdrängt die Muskulatur.

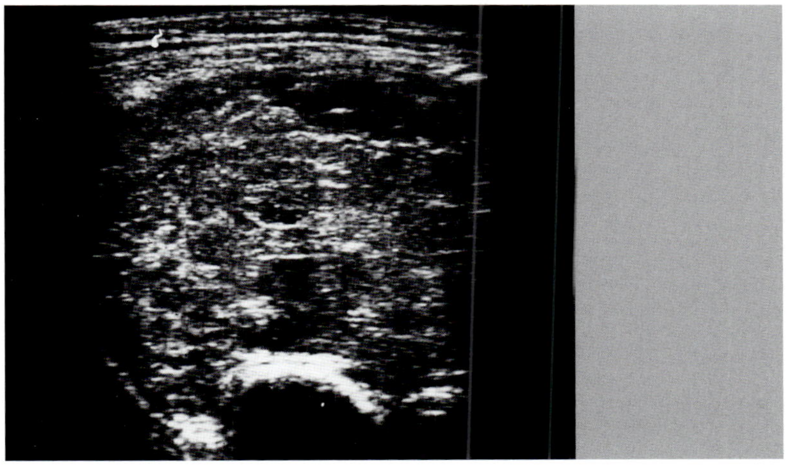

Ventraler Transversalschnitt li. Das Lipom und das normale Fettgewebe haben eine vergleichbare Echogenität. Das Lipom wird von einer Kapsel umgeben, hierdurch wird eine Abgrenzung zu Fettgewebe und Muskulatur erleichtert.

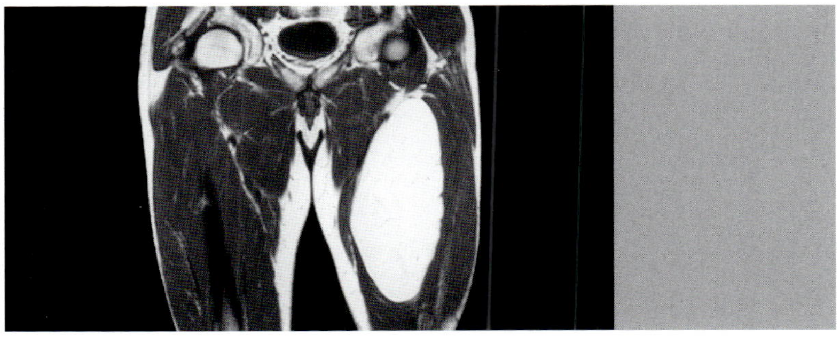

MR-Tomographie. Das MR-Tomogramm und der intraoperative Befund verdeutlichen die Größenausdehnung des Lipoms.

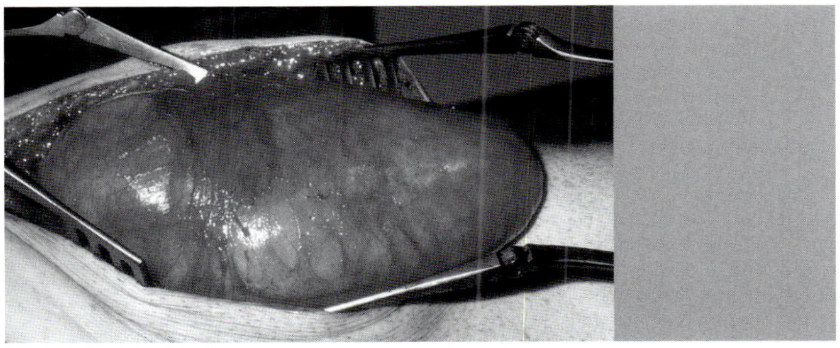

Intraoperativer Situs.

Fall 22.2

Abb. 258 a u. **b**:
51-jähriger Patient,
rechtes Hüftgelenk.

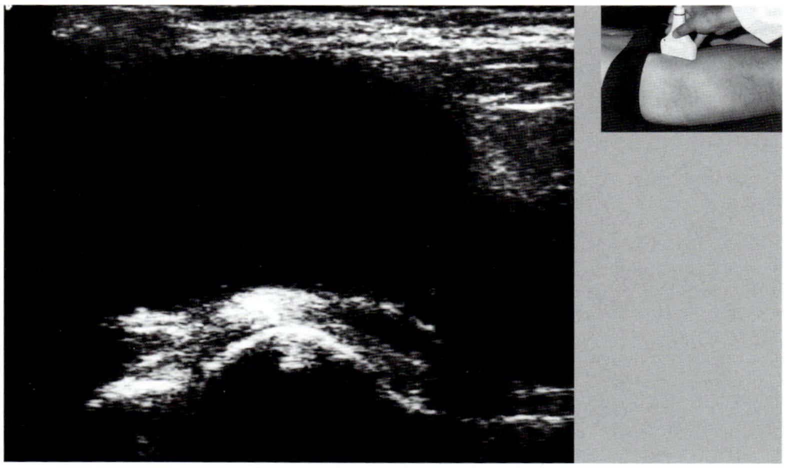

Ventraler Longitudinalschnitt re.
Bei Vorliegen eines Schwannoms, ausgehend vom N. femoralis, zeigt sich in beiden Schnittebenen eine überwiegend echoarme Formation ventromedial des unauffälligen Hüftgelenks. Im Transversalschnitt wird die enge Nachbarschaft zu den Femoralgefäßen verdeutlicht.

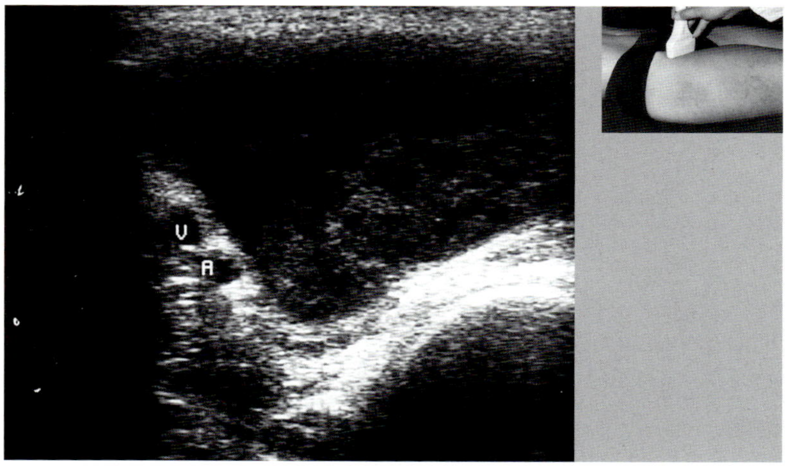

Ventraler Transversalschnitt re.

Fall 22.3

Abb. 259 a u. **b**:
61-jährige Patientin,
rechter proximaler Oberschenkel.

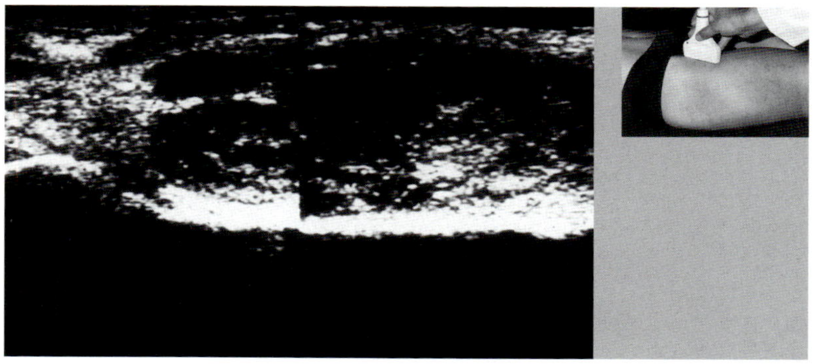

Ventraler Longitudinalschnitt re.
Das maligne fibröse Histiozytom liegt unmittelbar ventral des proximalen Femurs und reicht bis an das Hüftgelenk heran. Das überwiegend echoarme, jedoch inhomogene Tumorgewebe ist von einer echogenen Kapsel begrenzt. Die knöchernen Strukturen stellen sich unauffällig dar.

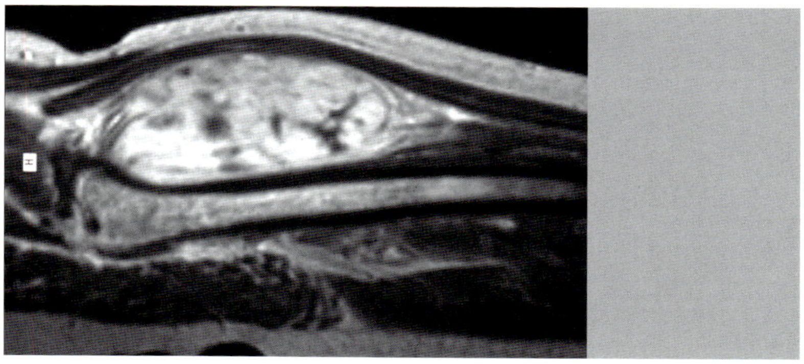

MR-Tomographie.
Das MR-Tomogramm verdeutlicht die Größenausdehnung des Tumors.

Fall 22.4

Abb. 260 a–d:
57-jähriger Patient, linker proximaler Oberschenkel.

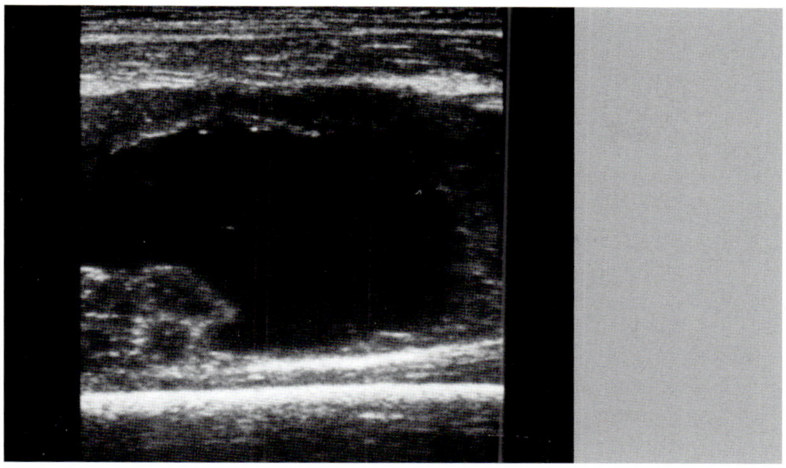

Ventraler Longitudinalschnitt li.
Bei Vorliegen eines malignen fibrösen Histiozytoms zeigt sich ventral des Femurs eine ausgedehnte, überwiegend echoarme Formation, die die Muskulatur nach ventral verdrängt.

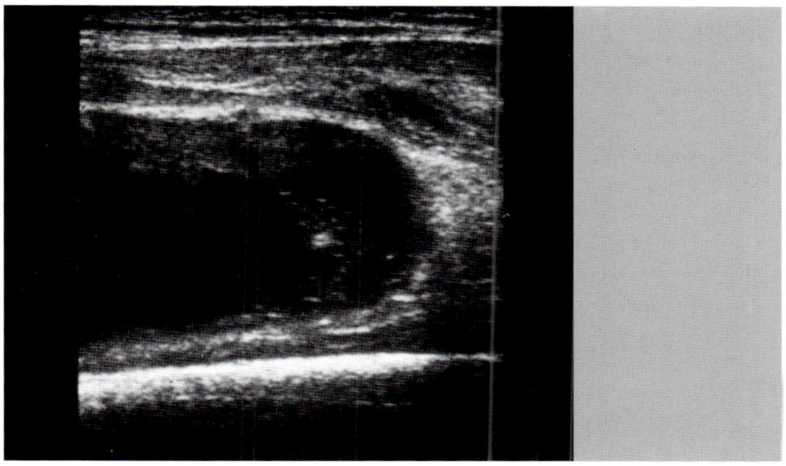

Ventraler Longitudinalschnitt li.

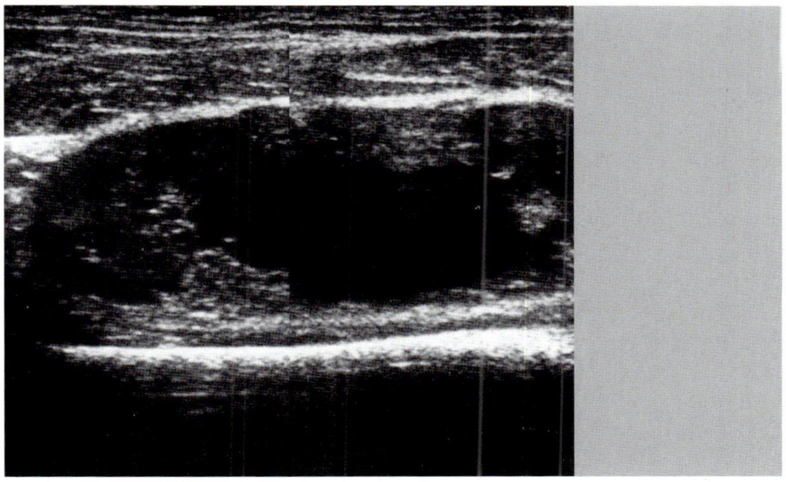

Ventraler Longitudinalschnitt li.

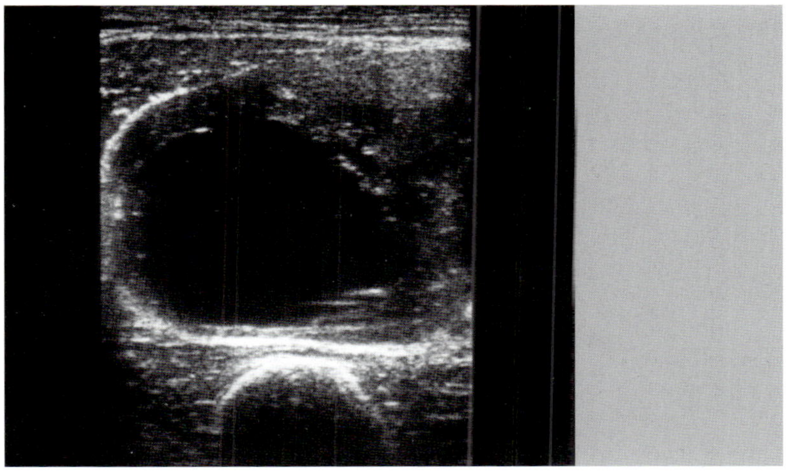

Ventraler Transversalschnitt li.
Im Transversalschnitt wird die Größenausdehnung in Querrichtung erfasst.

Fall 22.5

Abb. 261 a – d:
52-jähriger Patient, linkes Hüftgelenk.

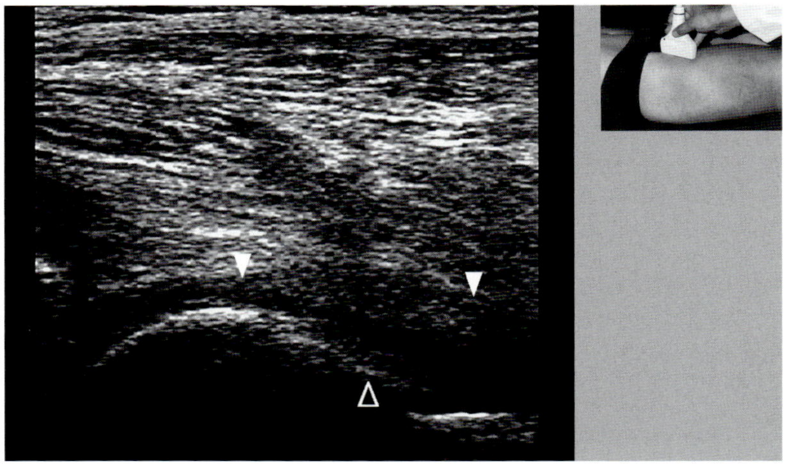

Ventraler Longitudinalschnitt li.
Es findet sich eine Abhebung der Gelenkkapsel mit intraartikulärer echoarmer bis echofreier Raumforderung (Pfeil). Am Hüftkopf-Schenkelhals-Übergang stellt sich die Kortikalis über Niveau dar (offener Pfeil).

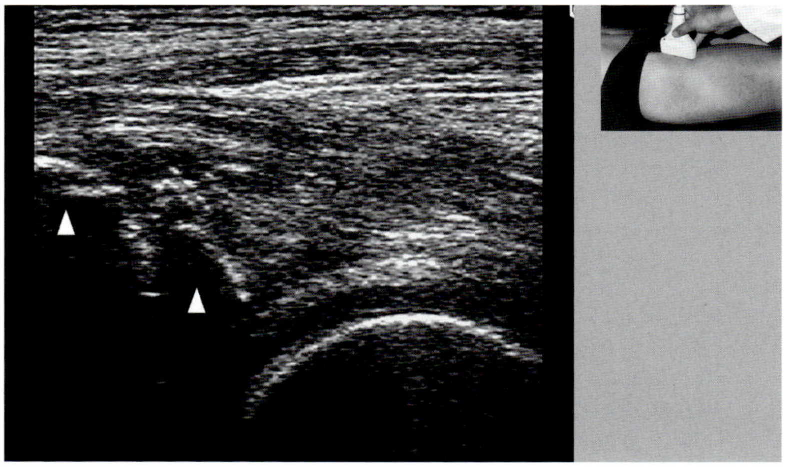

Ventraler Longitudinalschnitt li.
Die knöchernen Strukturen des Os ilium und der ventralen Azetabulumkante weisen eine unregelmäßige Oberfläche, teilweise mit Unterbrechungen oder knöchernen Anbauten auf (**b**, **c**) (Pfeil).

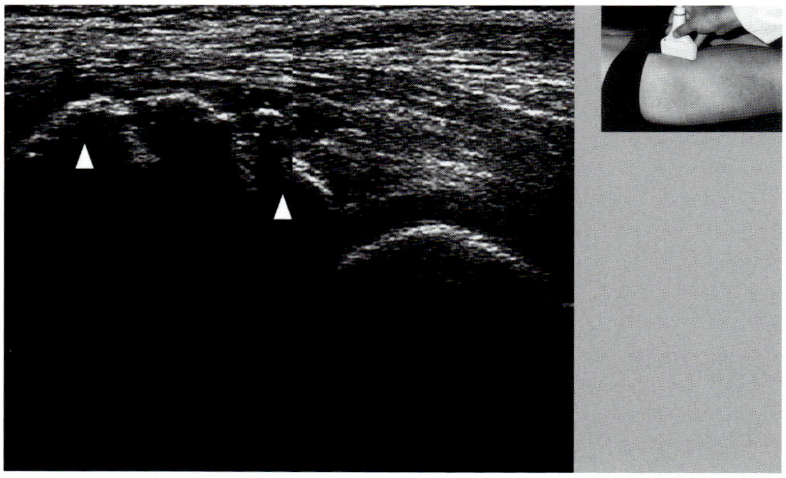

Ventraler Longitudinalschnitt li.

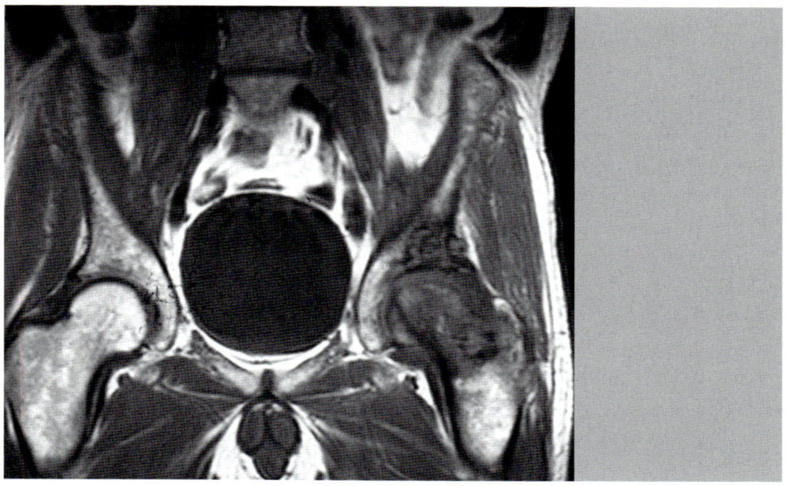

MR-Tomographie.
Das MR-Tomogramm verdeutlicht die Ausdehnung der Metastase. Es handelt sich um eine Metastase eines Hoden-Embryonalkarzinoms mit Lokalisation im proximalen Femur und im Os ilium.

Fall 22.6

Abb. 262 a – d:
39-jährige Patientin, rechtes Hüftgelenk.

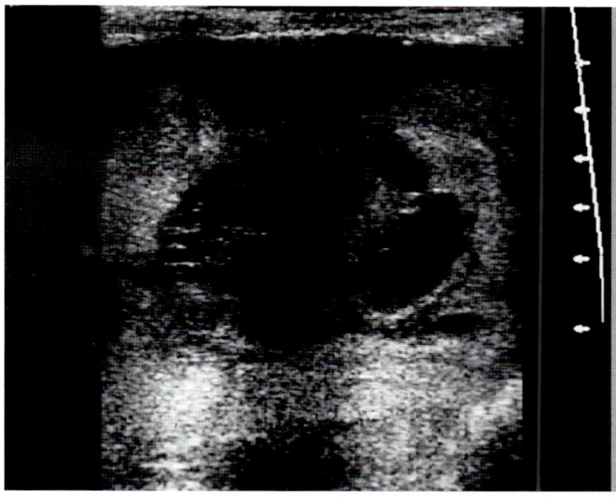

Longitudinalschnitt über dem ventralen Os ilium.
In beiden Schnittebenen findet sich eine ausgedehnte Raumforderung mittelgradiger Echogenität mit großen echoarmen Arealen. Die Spina iliaca anterior superior stellt sich im Transversalschnitt unauffällig dar.

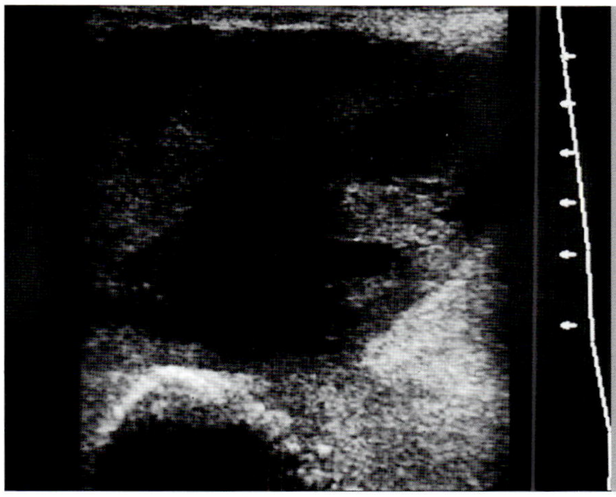

Transversalschnitt über dem ventralen Os ilium.

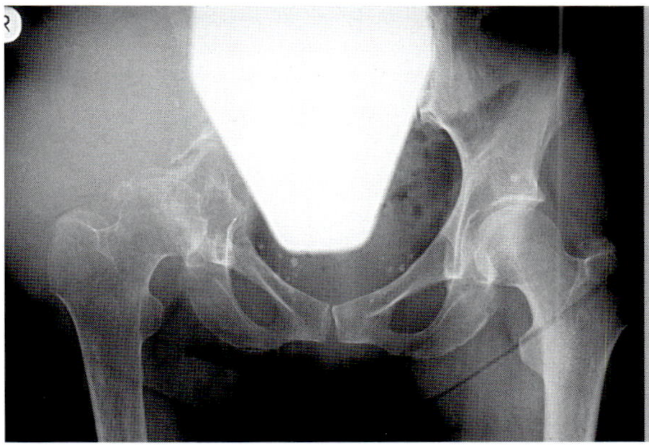

Röntgenaufnahme im a.-p. Strahlengang.
Das Röntgenbild und insbesondere das MR-Tomogramm verdeutlichen die Ausdehnung der Metastase. Es handelt sich um die Metastase eines Schilddrüsenkarzinoms mit Lokalisation am Os ilium.

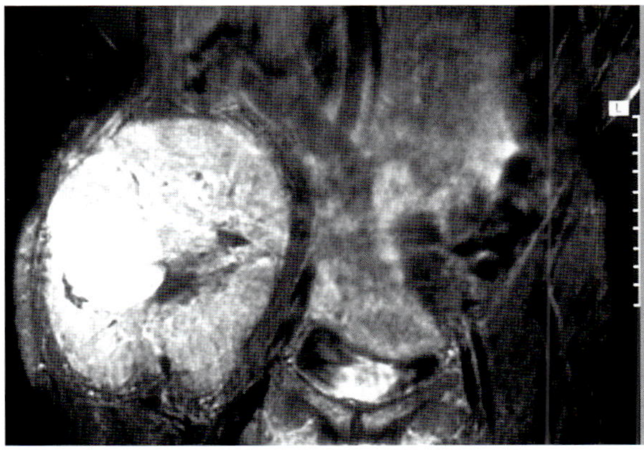

MR-Tomographie.

Veränderungen des Knochens

1. Freier Gelenkkörper

Klinik und Sonographie

Freie Gelenkkörper können entsprechend der Häufigkeit geordnet bei einer Chondromatose, einer Osteochondrosis dissecans, bei der Arthrose und bei einer intraartikulären Fraktur vorkommen. Sie können zu Gelenkblockierungen führen und lassen sich sonographisch an mehreren Stellen der Gelenkhöhle nachweisen.

Fall 1.1

Abb. 263 a u. **b**: 28-jähriger Patient, linkes Kniegelenk.

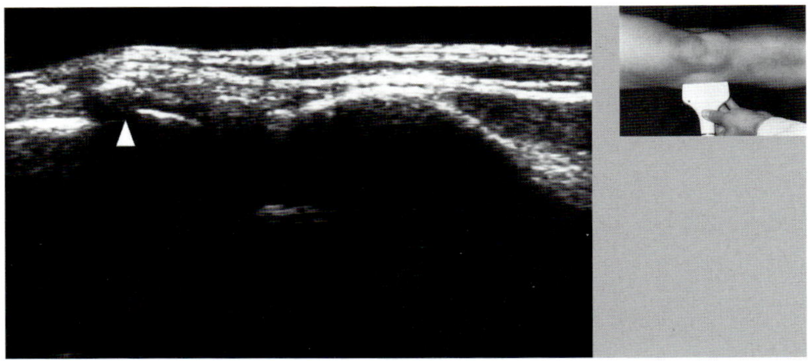

Medialer Longitudinalschnitt li. Im Bereich des medialen Femurepikondylus findet sich über Niveau der Femurkortikalis eine echogene Struktur mit Schallschatten (Pfeil).

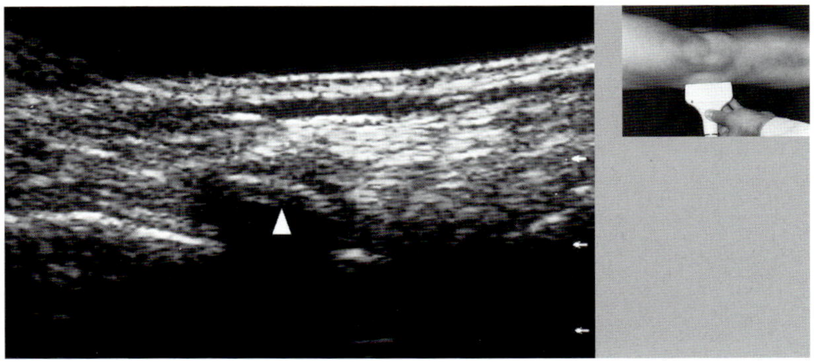

Medialer Longitudinalschnitt li.

2. Patella bipartita

Fall 2.1

Abb. 264 a u. **b**:
28-jähriger Patient, rechtes Kniegelenk.

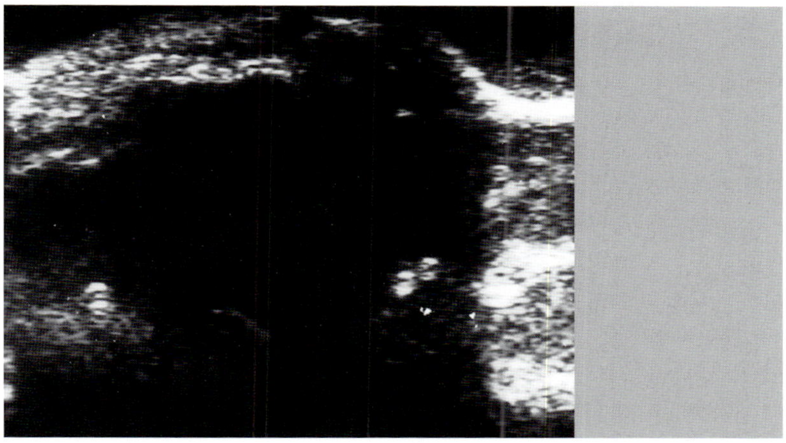

Suprapatellarer Transversalschnitt der Patella re. im tangentialen Strahlengang.
Bei Vorliegen einer Patella bipartita zeigt sich in beiden Abbildungen eine lateral gelegene Stufenbildung des echogenen Kortikalisreflexes der Patella.

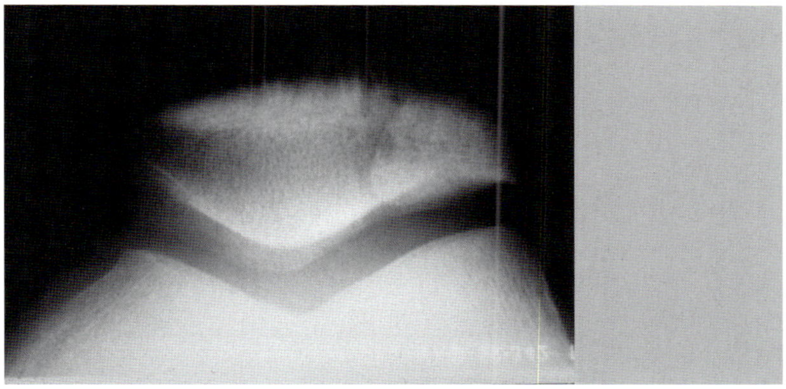

Röntgenaufnahme der Patella im tangentialen Strahlengang.

3. Fabella

Klinik und Sonographie

Bei der Fabella handelt es sich um ein Sesambein in der Bizepssehne, welches als physiologische Normvariante zu 12% in der Normalpopulation vorkommt. Die Fabella muss als mögliche Differenzialdiagnose zur Chondromatose und zum freien Gelenkkörper im dorsalen Rezessus in Betracht gezogen werden.

Fall 3.1

Abb. 265 a u. **b**: 25-jähriger Patient, rechtes Kniegelenk.

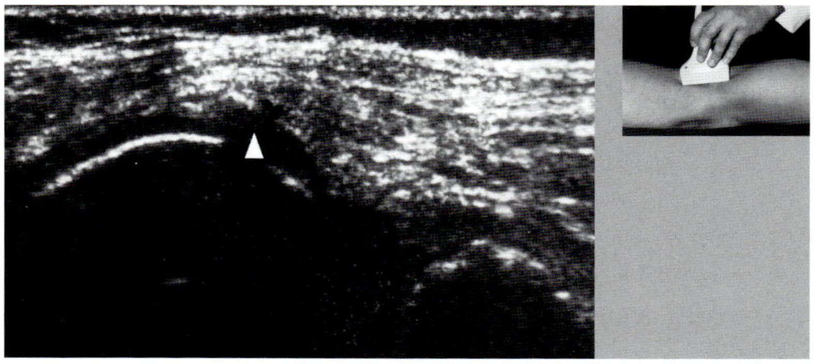

Dorsaler lateraler Longitudinalschnitt re.
Die Fabella stellt sich als echogener Reflex mit Schallschatten auf Höhe des lateralen Femurkondylus dar (Pfeil).

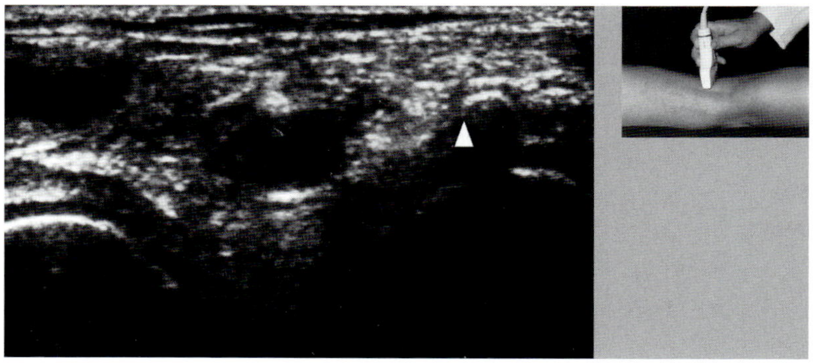

Dorsaler Transversalschnitt re.

4. Osteochondrosis dissecans

Klinik

Die Osteochondrosis dissecans ist eine aseptische Knorpel-Knochen-Nekrose und tritt am häufigsten im Bereich des Kniegelenks auf. Hier betrifft sie typischerweise den Bereich des medialen Femurkondylus, sie kann jedoch auch am lateralen Femurkondylus und am Tibiaplateau vorkommen. Jungen während der Pubertät sind mit einem Verhältnis von 3 : 1 häufiger betroffen als Mädchen. Die Ätiopathogenese ist unklar, als prädisponierende Faktoren werden Vaskularisationsstörungen sowie durch Mikrotraumen verursachte chondrale und subchondrale Frakturen angesehen. Die Osteochondrosis dissecans verläuft unbehandelt in vier Stadien, im Endstadium handelt es sich um ein sog. freies Dissekat (Gelenkmaus), klinisch können hierbei Gelenkblockierungen auftreten.

Sonographie

Die Sonographie spielt in der Diagnostik gegenüber der MR-Tomographie insbesondere für die präoperative Planung eine untergeordnete Rolle.

Fall 4.1

Abb. 266 a u. **b**: 10-jähriger Patient, rechtes Kniegelenk.

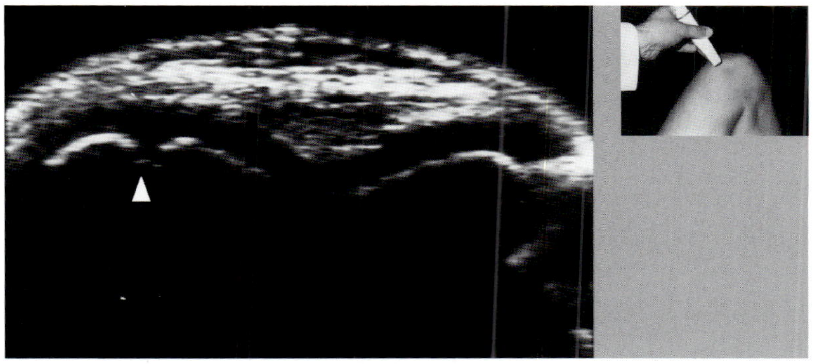

Suprapatellarer Transversalschnitt. Im Bereich des medialen Femurkondylus kommt eine Unterbrechung der echogenen Kortikalis mit Basisreflex zur Darstellung (Pfeil).

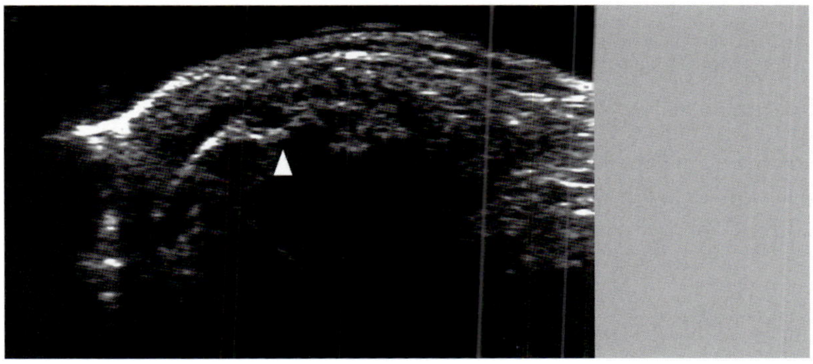

Parapatellarer medialer Longitudinalschnitt. Die üblicherweise semizirkulär dargestellte Kortikalis weist in diesem Fall eine Konturunregelmäßigkeit auf. Es handelt sich um eine Osteochondrosis dissecans im Stadium 2 (Pfeil).

Fall 4.2

Abb. 267 a u. **b**: 10-jähriger Patient, linkes Kniegelenk.

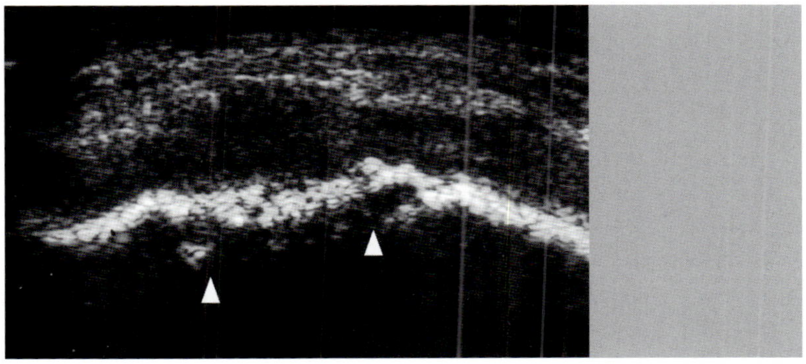

Parapatellarer medialer Longitudinalschnitt. Die üblicherweise halbkreisförmige, glatt begrenzte Kortikalis des medialen Femurkondylus weist eine Konturunregelmäßigkeit auf (Pfeil).

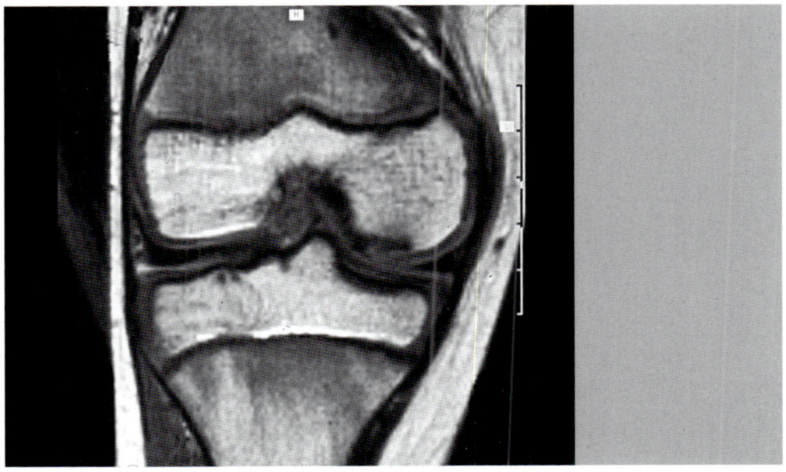

MR-Tomographie. Das MR-Tomogramm verdeutlicht die Ausdehnung des Befundes.

5. Morbus Ahlbäck

Klinik

Der Morbus Ahlbäck ist eine aseptische Osteonekrose des medialen Femurkondylus des alten Menschen und betrifft überwiegend das weibliche Geschlecht. Der Altersgipfel liegt jenseits des 60. Lebensjahres, die Ätiologie ist derzeit ungeklärt.

Sonographie

Bei der sonographischen Untersuchung können die Knochenoberfläche eine Synovialitis und eine mögliche intraartikuläre Volumenzunahme beurteilt werden.

Fall 6.1

Abb. 268 a – d: 72-jährige Patientin, linkes und rechtes Kniegelenk.

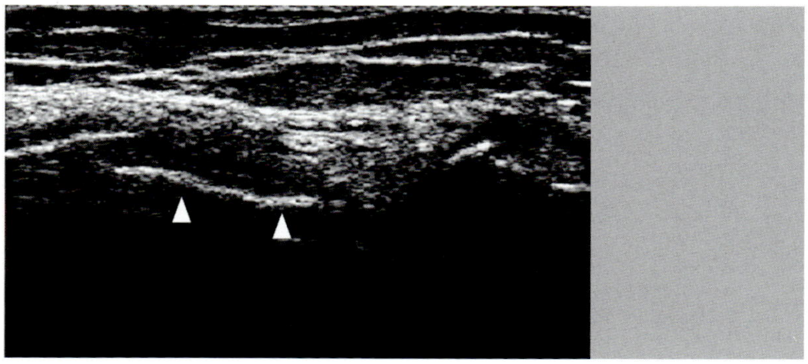

Ventraler medial parapatellarer Longitudinalschnitt re. bei Kniegelenkflexion.
Im Seitenvergleich lässt sich in beiden Schnittebenen jeweils die Knochendestruktion als Kortikalisveränderung unter Niveau im Bereich des medialen Femurkondylus erkennen (Pfeil).

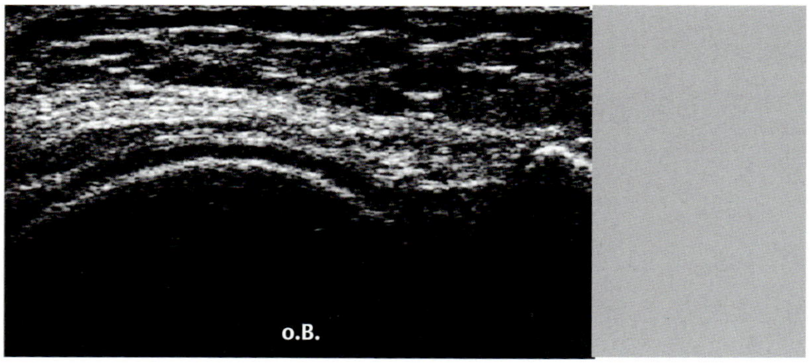

Ventraler medial parapatellarer Longitudinalschnitt li. bei Kniegelenkflexion.

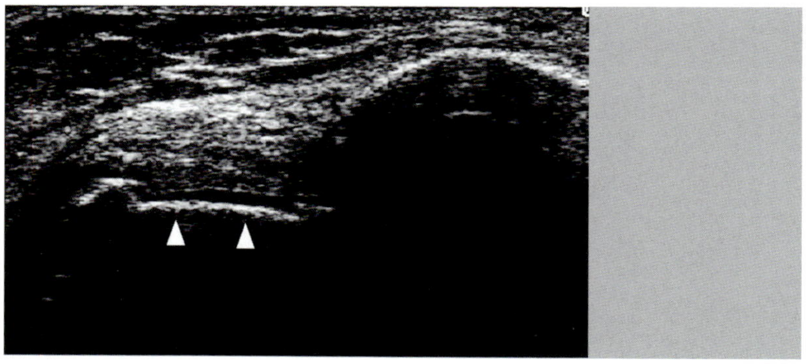

Transversalschnitt re. bei Kniegelenkflexion.

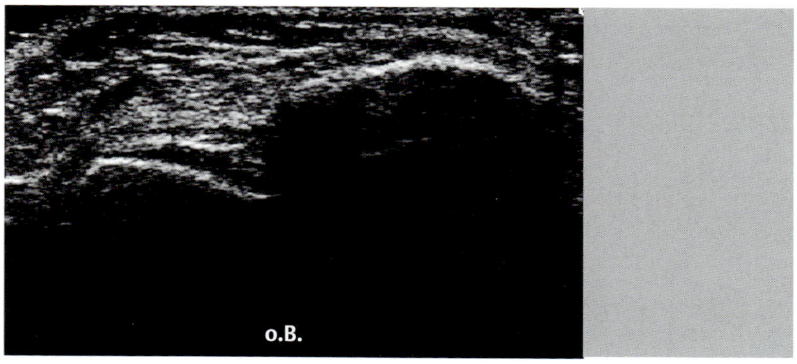

Transversalschnitt li. bei Kniegelenkflexion.

Veränderungen der Bursen und der Gelenkhöhle

1. Intraartikuläre Volumenzunahme

Klinik

Eine intraartikuläre Raumforderung wird bevorzugt in der ventralen Region sowie im medialen und lateralen Rezessus erfasst. Als mögliche Differenzialdiagnosen kommen eine Synovialitis, eine aseptische und septische Flüssigkeitsansammlung sowie die in diesem Bereich seltenen Tumoren in Frage. Durch die intraartikuläre Volumenzunahme kann die Quadrizepssehne nach ventral verlagert werden.

Sonographie

Intraartikuläre Raumforderungen können mit unterschiedlicher Echogenität auftreten. Keinesfalls darf aufgrund der Echogenität ein Rückschluss auf die Genese der Raumforderung gezogen werden. Eine sichere Abgrenzung einer echofreien intraartikulären Volumenzunahme vom hyalinen Gelenkknorpel ist nur bei Vorliegen eines Grenzflächenreflexes möglich.

Fall 1.1

Abb. 269 a u. **b**:
9-jähriger Patient, rechtes Kniegelenk.

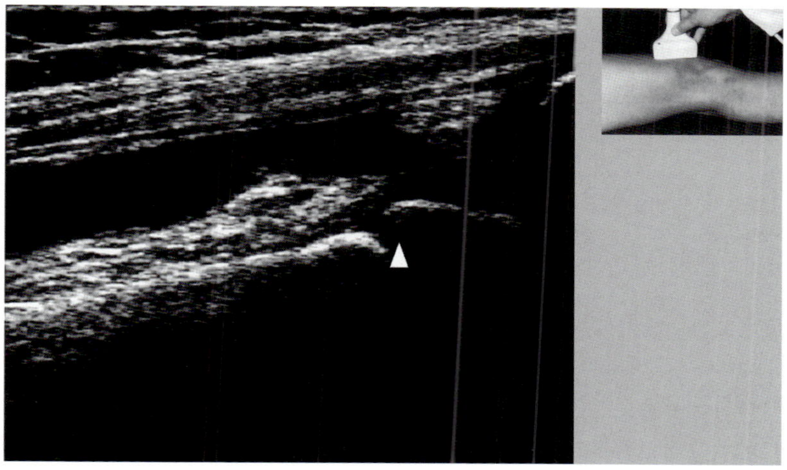

Ventraler suprapatellarer Longitudinalschnitt re.
Bei einer Kniegelenkflexion von 30° kommt in beiden Schnittebenen im oberen Rezessus eine echofreie Formation als Ausdruck der intraartikulären Volumenzunahme zur Abbildung. Zusätzlich findet sich im Longitudinalschnitt die altersentsprechend offene Epiphysenfuge des distalen Femurs (Pfeil).

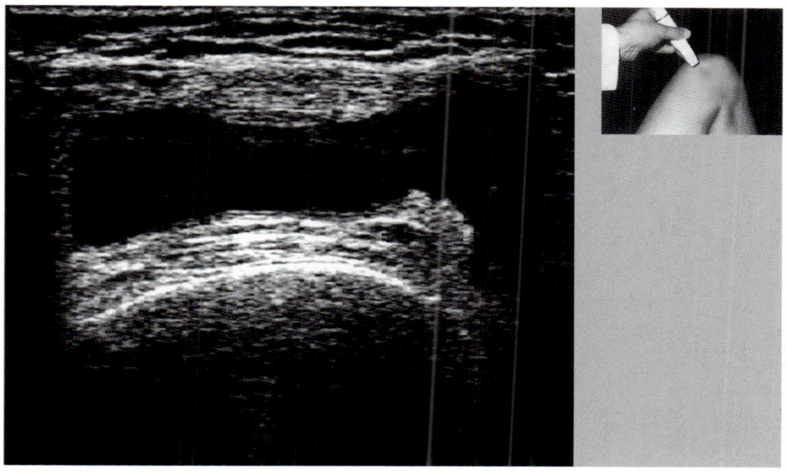

Ventraler suprapatellarer Transversalschnitt re.

Fall 1.2

Abb. 270:
29-jährige Patientin,
linkes Kniegelenk.

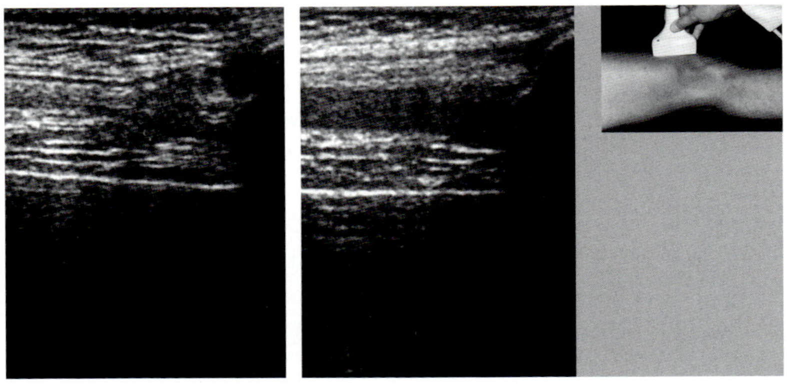

Ventraler suprapatellarer Longitudinalschnitt li.
Nach einem Kniegelenktrauma kommt im oberen Rezessus bei entspannter Kniestreckmuskulatur (linke Bildhälfte) scheinbar ein Normalbefund zur Darstellung. Erst durch Anspannen der Kniestreckmuskulatur (rechte Bildhälfte) zeigt sich eine echoarme Formation im oberen Rezessus. Bei der Punktion wurde seröse Flüssigkeit aspiriert.

Fall 1.3

Abb. 271:
23-jähriger Patient,
rechtes Kniegelenk.

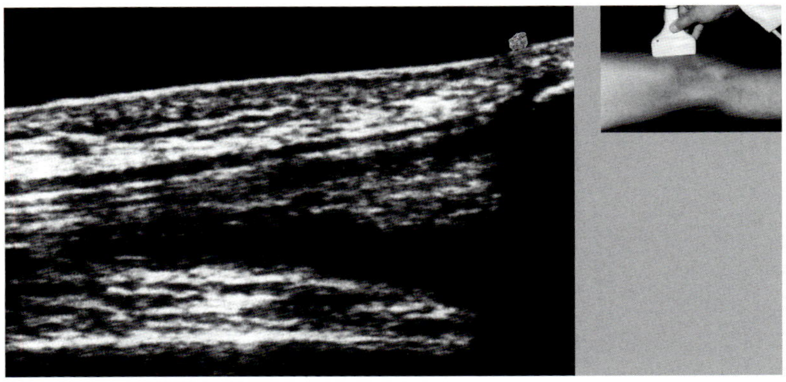

Ventraler suprapatellarer Longitudinalschnitt re.
Nach einem Kniegelenktrauma mit Ruptur des vorderen Kreuzbandes kommt eine echoarme Formation im oberen Rezessus zur Darstellung. Bei der Punktion wurde hämorrhagische Flüssigkeit aspiriert.

Fall 1.4

Abb. 272 a u. **b**:
65-jähriger Patient,
linkes Kniegelenk.

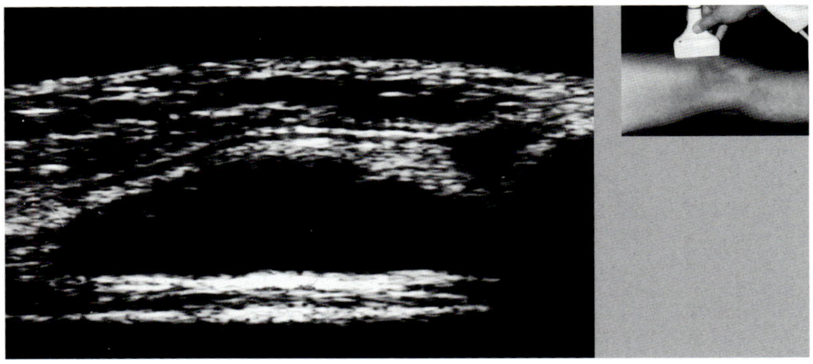

Ventraler suprapatellarer Longitudinalschnitt li.
Im oberen Rezessus findet sich eine ausgeprägte echofreie Volumenzunahme, die die Quadrizepssehne nach ventral verlagert.

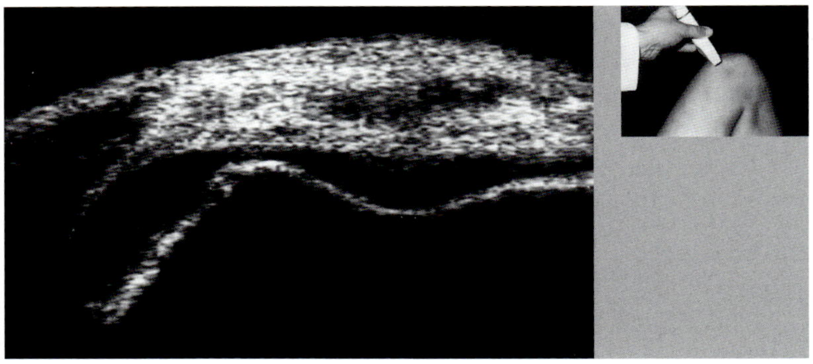

Ventraler suprapatellarer Transversalschnitt li.
Bei einer Kniegelenkflexion von 90° kommt eine echoarme intraartikuläre Volumenzunahme hauptsächlich im medialen Rezessus zur Darstellung. Aufgrund der echogen abgebildeten Gelenkkapsel ist es möglich, den M. vastus medialis von der intraartikulären Raumforderung abzugrenzen. Bei der Punktion wurde hämorrhagische Flüssigkeit aspiriert.

2. Chondromatose

Klinik und Sonographie

Bei der Chondromatose handelt es sich um eine seltene Erkrankung. Bedingt durch eine Metaplasie der Plica synovialis werden teilweise über 100 Chondrome in der Gelenkhöhle gebildet. Diese sind zunächst knorpelig (sonographisch echoarm ohne Schallschatten) und verknöchern zunehmend (sonographisch echogen mit Schallschatten), flottieren im Gelenk und führen typischerweise zu rezidivierenden Gelenkblockierungen.

Fall 2.1

Abb. 273 a u. **b**:
54-jähriger Patient,
rechtes Kniegelenk.

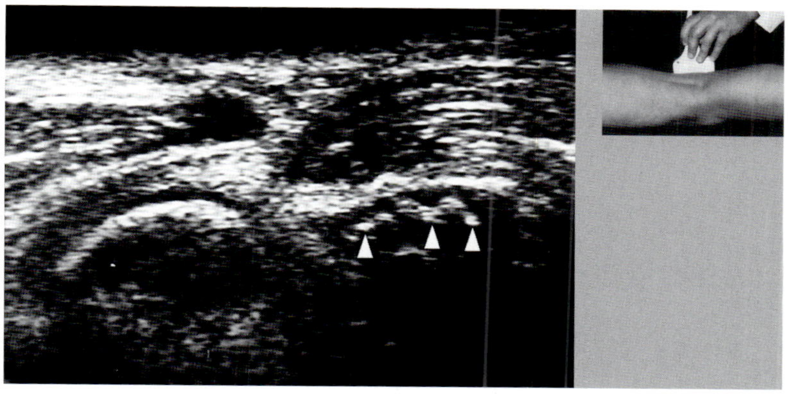

Dorsaler medialer Longitudinalschnitt re.
In beiden Schnittebenen kommen auf dem Niveau des Tibiakopfes mehrere, zum Teil echogene, zum Teil echoarme Strukturen zur Darstellung. Die echogenen Strukturen verursachen Schallschatten, die den Einblick auf die dorsale Tibiakortikalis verwehren (Pfeil).

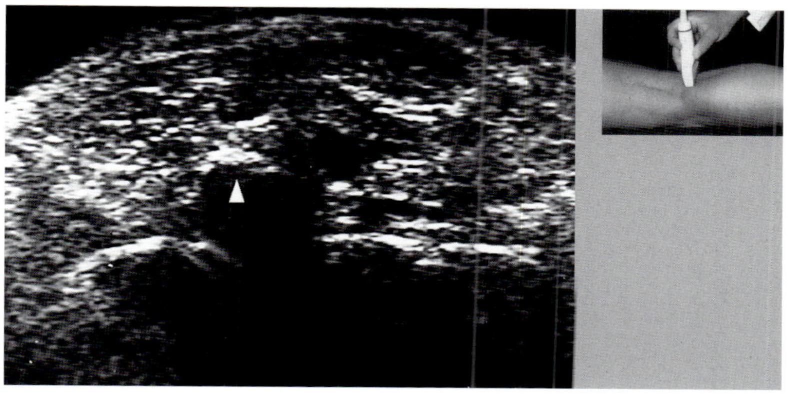

Dorsaler tibialer Transversalschnitt re.

Fall 2.2

Abb. 274 a u. **b**:
50-jähriger Patient,
linkes Kniegelenk.

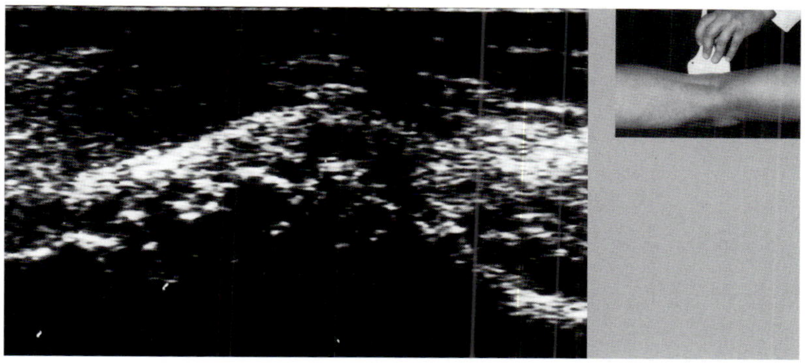

Dorsaler medialer Longitudinalschnitt li.
Es kommen zum Teil echoarme, zum Teil echogene Strukturen mit Schallschatten, proximal des Tibiakopfes gelegen, zur Abbildung.

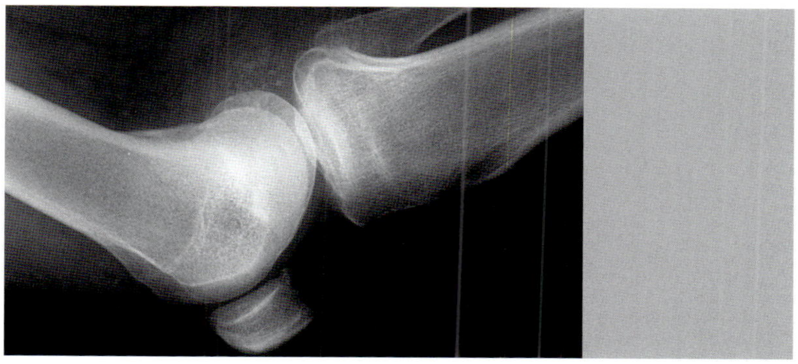

Röntgenaufnahme im seitlichen Strahlengang.
Die Röntgenaufnahme zeigt die strahlendichten Chondrome in der Kniekehle.

3. Bursitis praepatellaris

Klinik

Bei den Bursitiden des Kniegelenks differenziert man zwischen einer akuten und einer chronischen Bursitis sowie der selten vorkommenden Bursitis calcarea. Am Kniegelenk sind am häufigsten die Bursa supra-, prae- und infrapatellaris sowie die Bursa anserina betroffen.

Sonographie

Bei der sonographischen Untersuchung wird die Topographie, die Größe und die Echogenität der Bursa beurteilt. Ggf. kann zusätzlich eine sonographisch gesteuerte interventionelle Maßnahme (Punktion, Injektion) erfolgen.

Fall 3.1

Abb. 275 a u. **b**: 46-jähriger Patient, rechtes Kniegelenk.

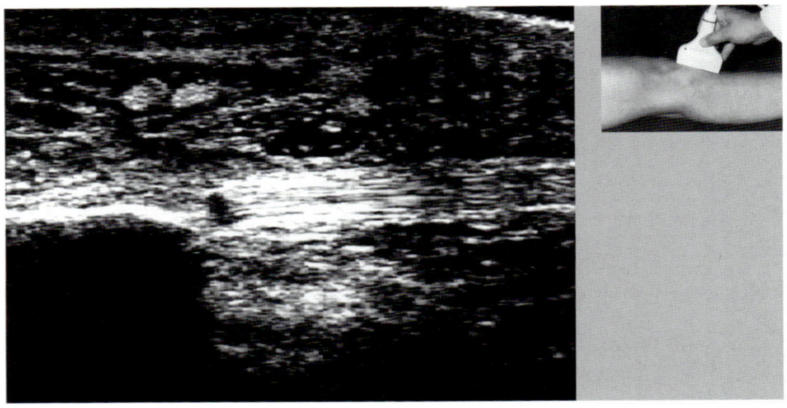

Ventraler präpatellarer Longitudinalschnitt re.
Ventral der Patella und des Lig. patellae kommt in beiden Schnittebenen die Bursa praepatellaris mit überwiegend echogenem Inhalt zur Darstellung. Zusätzlich findet sich eine sog. dorsale Schallverstärkung.

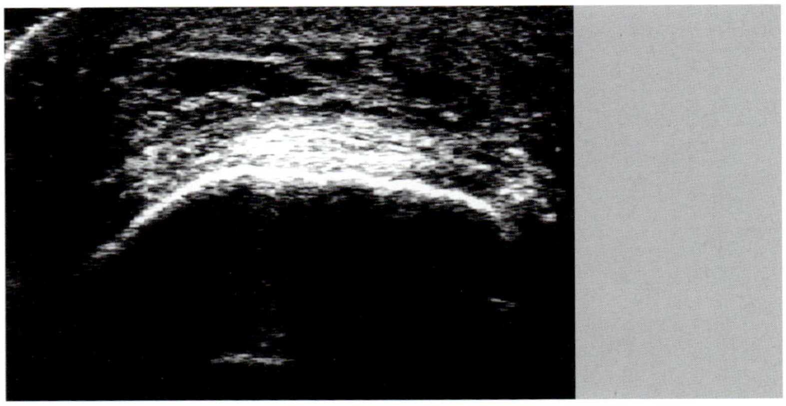

Ventraler präpatellarer Transversalschnitt re.

Fall 3.2

Abb. 276: 66-jähriger Patient, linkes Kniegelenk.

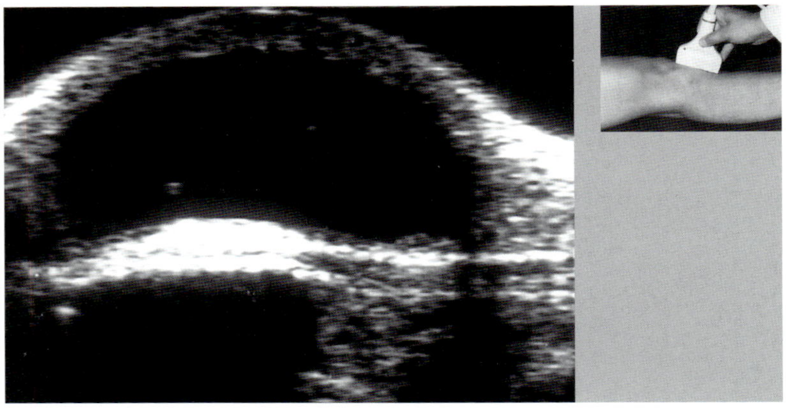

Ventraler präpatellarer Longitudinalschnitt li.
Ventral der Patella und des Lig. patellae kommt die Bursa praepatellaris echofrei zur Abbildung.

Fall 3.3

Abb. 277: 73-jährige Patientin, rechtes Kniegelenk.

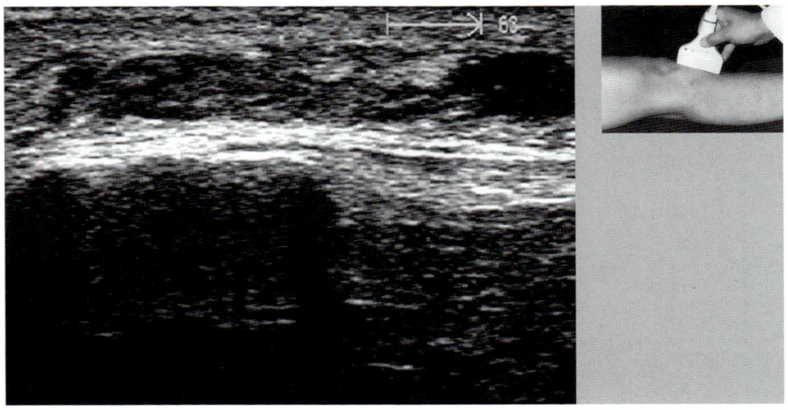

Ventraler präpatellarer Longitudinalschnitt re.
Ventral der Patella und des Lig. patellae kommt die Bursa praepatellaris mit überwiegend echogenem Inhalt zur Abbildung. Die Bursa erstreckt sich über die gesamte Bildbreite.

4. Bursitis infrapatellaris superficialis (subcutanea)

Fall 4.1

Abb. 278 a – d:
80-jährige Patientin, linkes und rechtes Kniegelenk.

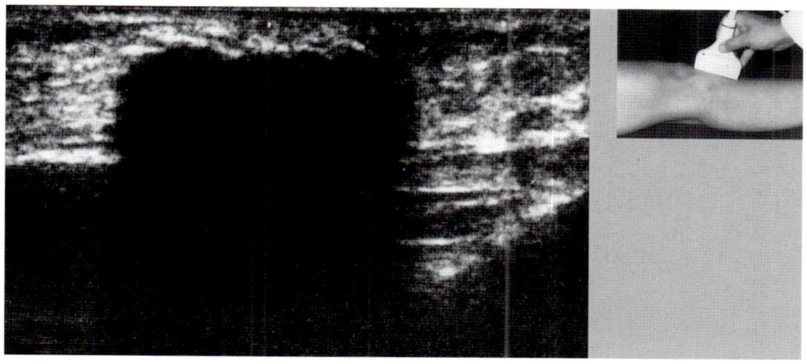

Ventraler infrapatellarer Longitudinalschnitt re.
Distal der Patellakortikalis und ventral des Lig. patellae kommt in beiden Schnittebenen eine echogene Struktur mit Schallschatten zur Abbildung (**a**, **c**).

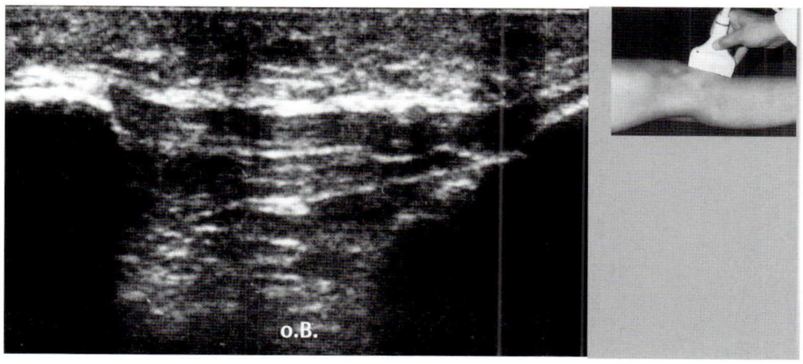

Ventraler infrapatellarer Longitudinalschnitt li.
Der Seitenvergleich zeigt den unauffälligen Befund.

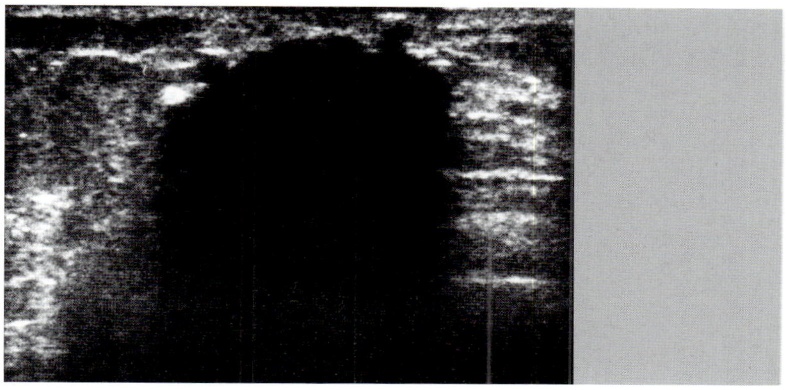

Ventraler infrapatellarer Transveralschnitt re.

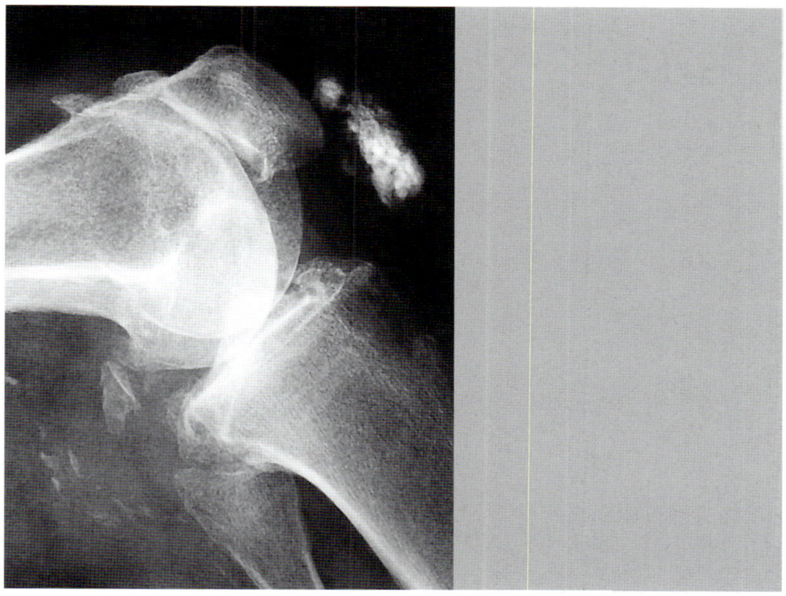

Röntgenaufnahme im seitlichen Strahlengang.
Radiologisch findet sich eine verkalkte Bursa infrapatellaris.

Fall 4.2

Abb. 279 a u. **b**:
42-jähriger Patient, rechtes Kniegelenk.

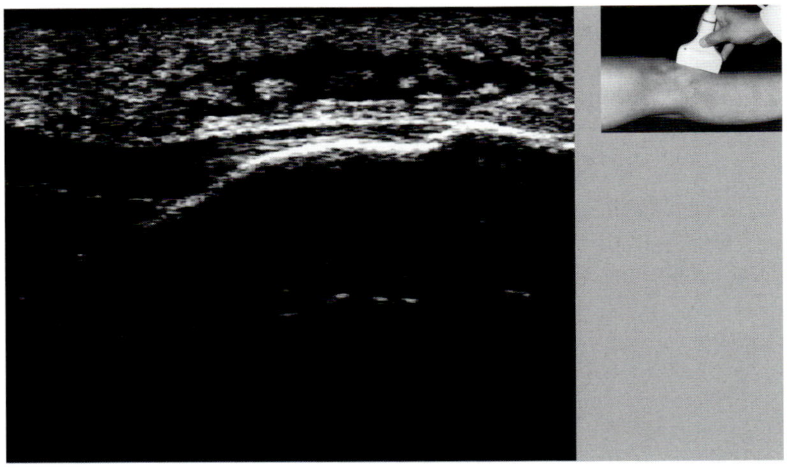

Ventraler infrapatellarer Longitudinalschnitt re.
Ventral der Tuberositas tibiae und des Lig. patellae stellt sich in beiden Schnittebenen eine überwiegend echoarme, unscharf begrenzte Raumforderung mit echogenen Binnenstrukturen dar. Es handelt sich um eine eitrige Bursitis infrapatellaris superficialis.

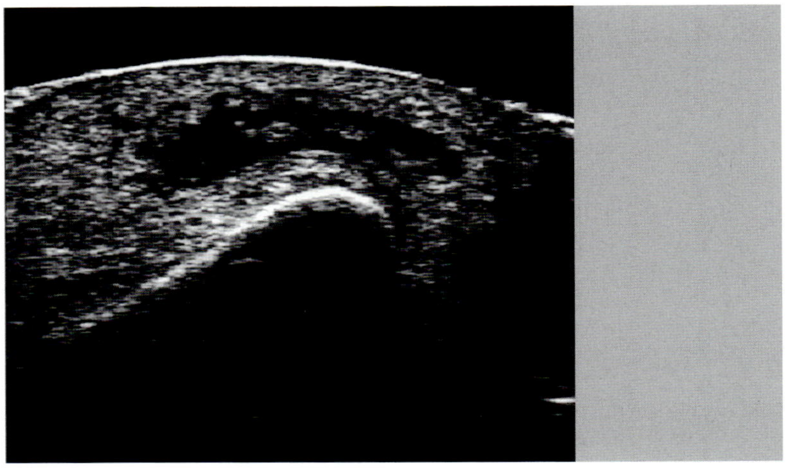

Ventraler infrapatellarer Transversalschnitt re.

5. Bursitis infrapatellaris profunda

Fall 5.1

Abb. 280 a u. **b**:
28-jähriger Patient, rechtes Kniegelenk.

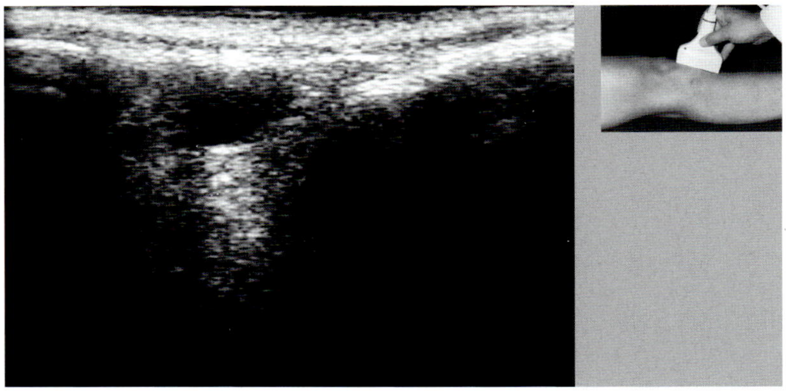

Ventraler infrapatellarer Longitudinalschnitt re.
Dorsal des Lig. patellae stellt sich eine überwiegend echoarme, glatt begrenzte Raumforderung mit sog. Schallverstärkung dar. Es handelt sich um eine eitrige Bursitis infrapatellaris profunda.

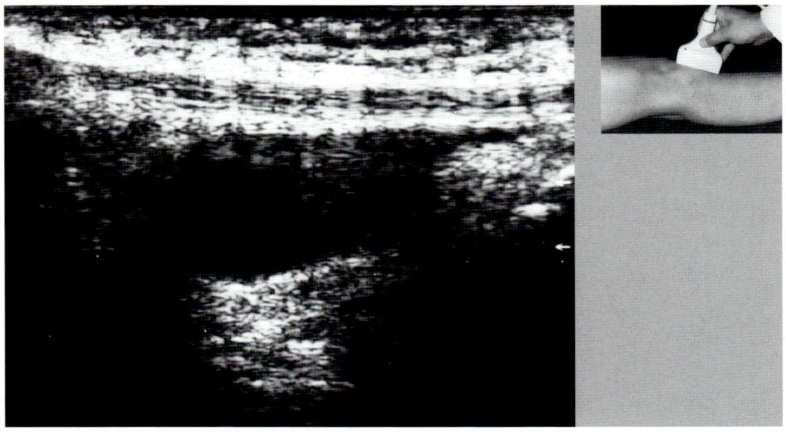

Ventraler infrapatellarer Longitudinalschnitt re.

6. Baker-Zyste

Klinik

Bei der Baker-Zyste, syn. Poplitealzyste, handelt es sich um eine in der Kniekehlenregion lokalisierte Aussackung der dorsalen Kniegelenkkapsel. Aufgrund einer Schwäche der dorsalen Kapselwand kommt es bei erhöhtem Gelenkbinnendruck (Kniegelenkerguss unterschiedlicher Genese) zur Kapselausstülpung und damit zur Ausbildung der Baker-Zyste. Diese hat einen gestielten Verbindungsgang zum Gelenkbinnenraum. Da hier ein Ventilmechanismus besteht, kann die Zyste zwar vom Gelenkbinnenraum gefüllt, aber nur selten entleert werden. Gehäuft aufgefunden wird die Baker-Zyste bei Erkrankungen, die mit einem Kniegelenkerguss einhergehen, wie z. B. degenerative Gelenkerkrankungen, Gelenkbinnenschäden unterschiedlicher Genese, Erkrankungen aus dem entzündlich-rheumatischen Formenkreis und einige Stoffwechselerkrankungen.

Differenzialdiagnostisch müssen u. a. die Semimembranosuszyste, ein Aneurysma der A. poplitea, ein Venenkonvolut sowie Zysten/Ganglien anderer Lokalisation (lateral) berücksichtigt werden. Typischerweise findet sich die Baker-Zyste immer medial der A. poplitea über den medialen knöchernen Gelenkanteilen. Vereinzelt können die Zysten auch unmittelbar über der Interkondylärregion abgebildet sein oder bis weit in den Unterschenkel reichen.

Sonographie

Die Baker-Zyste ist glatt begrenzt, der Zysteninhalt kann eine unterschiedliche Echogenität aufweisen. Gehäuft ist der Zysteninhalt echofrei bis echoarm, bei Vorliegen von korpuskulären Anteilen nimmt die Echogenität zu. Selten findet man Baker-Zysten, deren echogener Inhalt schallundurchlässig ist und dementsprechend mit einem Schallschatten zur Abbildung kommt. Eine Gesetzmäßigkeit zwischen Echogenität und Zysteninhalt lässt sich nicht sicher erkennen, ein Rückschluss auf die Ätiologie der Zyste ist somit nicht zulässig.

Während die Baker-Zyste im Longitudinalschnitt häufig eine charakteristische längsovale Abbildung aufweist, findet man im Transversalschnitt auf Kondylenniveau oft eine nahezu kreisrunde und auf Niveau des Tibiakopfes bedingt durch das Caput mediale des M. gastrocnemius eine C-förmige Darstellung der Zyste.

MERKE

Da der Füllungszustand einer Baker-Zyste variabel sein kann, sollte bei fehlendem Nachweis einer Zyste immer der suprapatellare Longitudinalschnitt eingestellt werden, um zu dokumentieren, ob ein Kniegelenkerguss vorliegt. So kann nicht ausgeschlossen werden, dass bei fehlender Baker-Zyste bei gleichzeitig fehlendem intraartikulären Erguss nicht zu einem anderen Zeitpunkt eine Baker-Zyste aufgrund eines Gelenkergusses bestand oder bestehen wird.

Fall 6.1

Abb. 281 a u. **b**:
53-jährige Patientin, rechtes Kniegelenk.

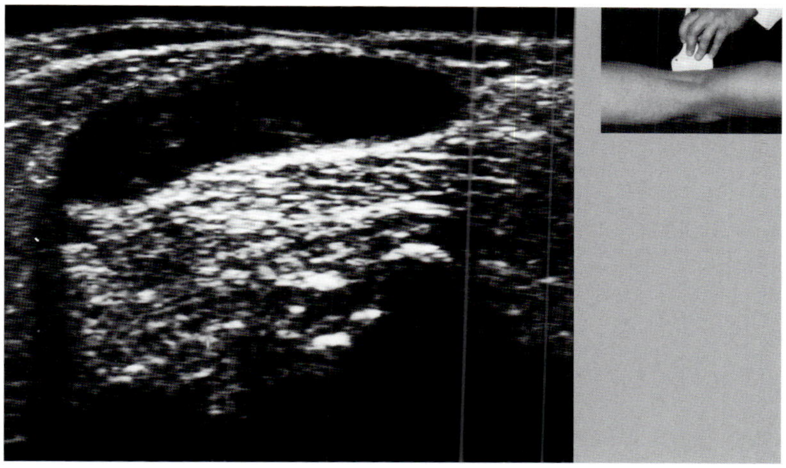

Dorsaler medialer Longitudinalschnitt re.
Dorsal der knöchernen Reflexe von Femur und Tibia findet sich eine überwiegend echoarme, glatt begrenzte Formation. Die sog. Schallverstärkung ist in diesem Fall besonders gut zu erkennen.

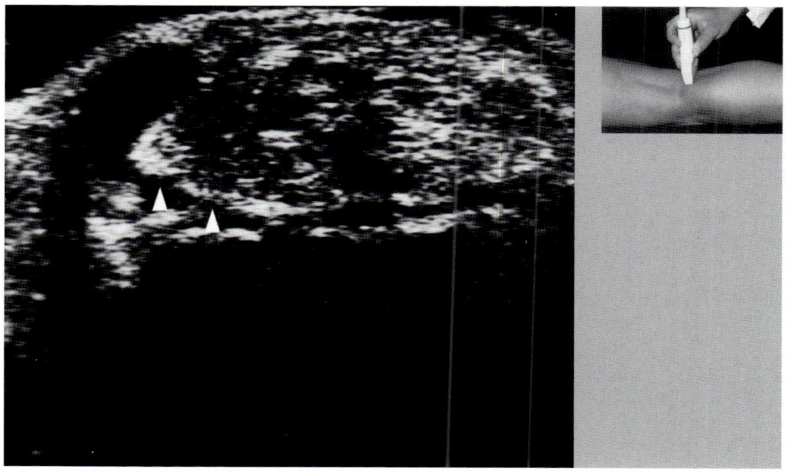

Dorsaler tibialer Transversalschnitt re.
Im Transversalschnitt stellt sich die Zyste als C-förmige Struktur über dem medialen Tibiakopf mit Verbindungsgang (Pfeil) zum Gelenk dar. Es handelt sich um eine Baker-Zyste bei Vorliegen einer Gonarthrose.

Fall 6.2

Abb. 282 a u. **b**:
58-jähriger Patient,
linkes Kniegelenk.

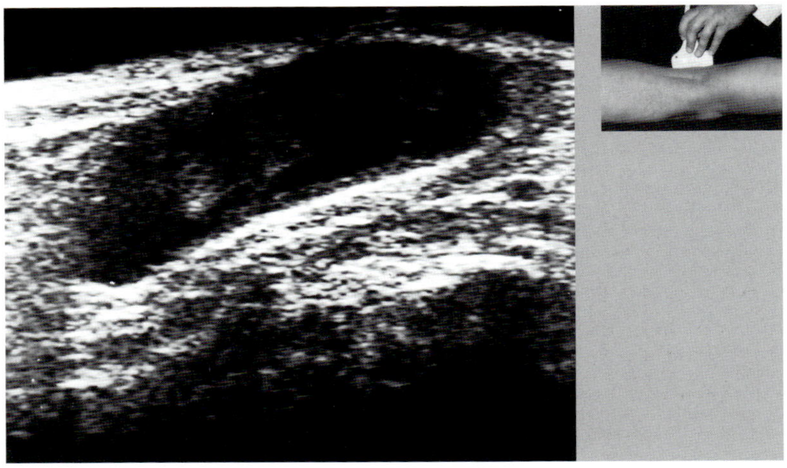

Dorsaler medialer Longitudinalschnitt li.
In beiden Schnittebenen kommt eine überwiegend echoarme, glatt begrenzte große Raumforderung dorsal der knöchernen Kniegelenkkonturen zur Abbildung. Im Transversalschnitt liegt die Zyste direkt über der Interkondylärregion. Es handelt sich um eine Baker-Zyste bei Vorliegen einer Gonarthrose.

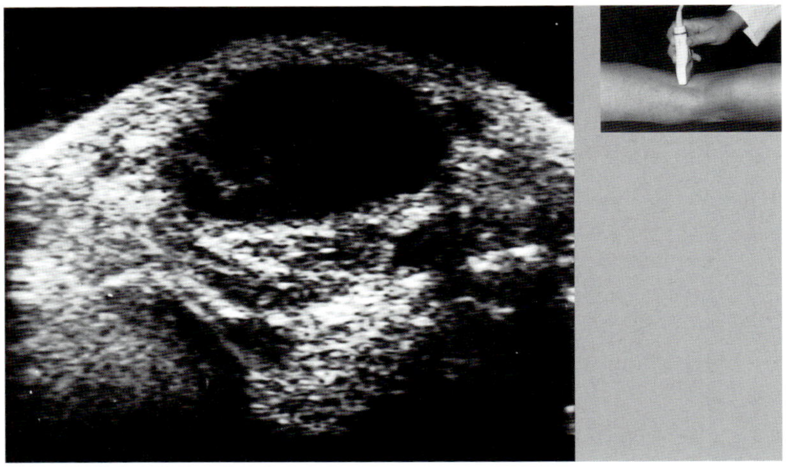

Dorsaler kondylärer Transversalschnitt li.

Fall 6.3

Abb. 283 a u. **b**:
46-jähriger Patient,
rechtes Kniegelenk.

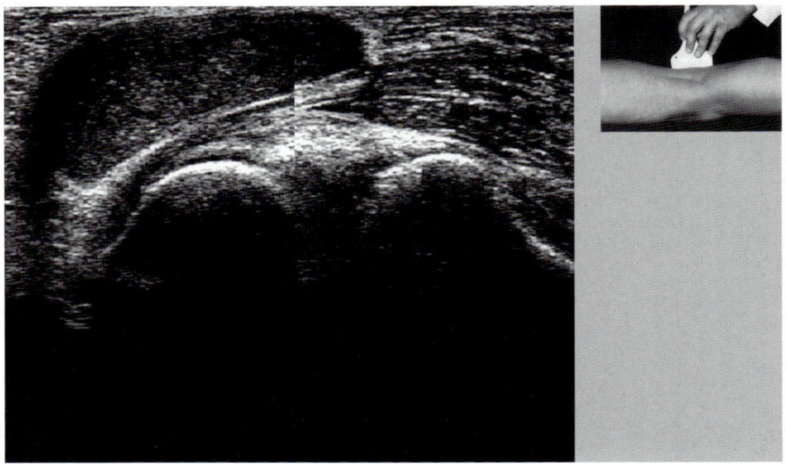

Dorsaler medialer Longitudinalschnitt re.
Dorsal des medialen Femurkondylus kommt in beiden Schnittebenen eine große Raumforderung mit Binnenmaterial unterschiedlicher Echogenität zur Darstellung. Es handelt sich um eine Baker-Zyste bei rheumatoider Arthritis.

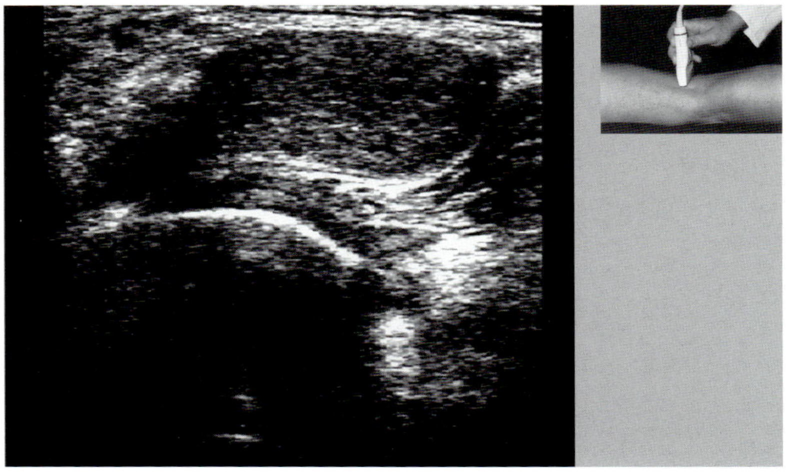

Dorsaler kondylärer Transversalschnitt re.

Fall 6.4

Abb. 284 a u. **b**:
4-jähriger Patient,
linkes Kniegelenk.

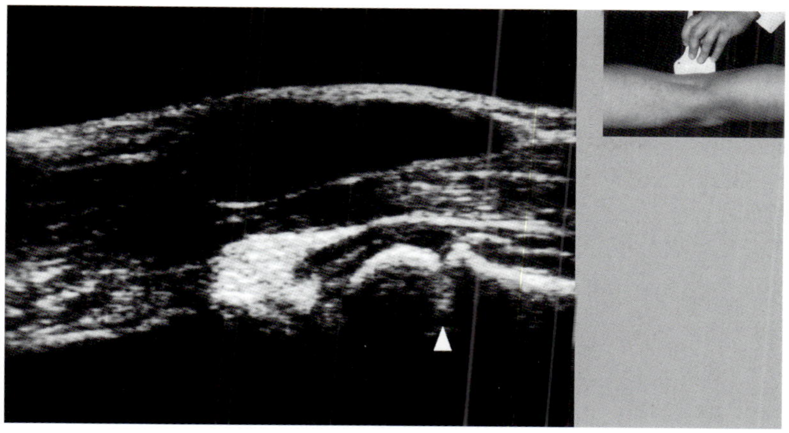

Dorsaler medialer Longitudinalschnitt li.
Als physiologische echofreie Konturunterbrechung kommt die offene Epiphysenfuge der proximalen Tibia zur Darstellung (Pfeil).

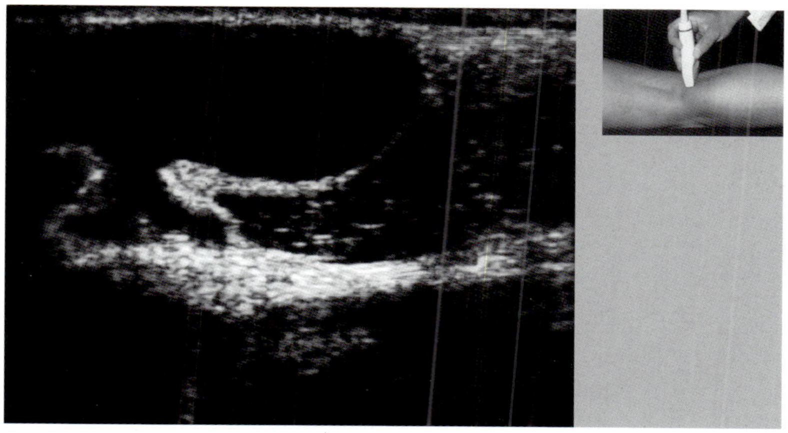

Dorsaler tibialer Transversalschnitt.
Dorsal der knöchernen Kniegelenkkonturen findet sich in beiden Schnittebenen eine echofreie, glatt begrenzte Raumforderung, die bis an das Subkutangewebe heranreicht. Im Transversalschnitt ist der Verbindungsgang zum Kniebinnenraum zu erkennen. Es handelt sich um eine Baker-Zyste bei der Diagnose einer juvenilen rheumatoiden Arthritis.

Fall 6.5

Abb. 285:
52-jährige Patientin,
rechtes Kniegelenk.

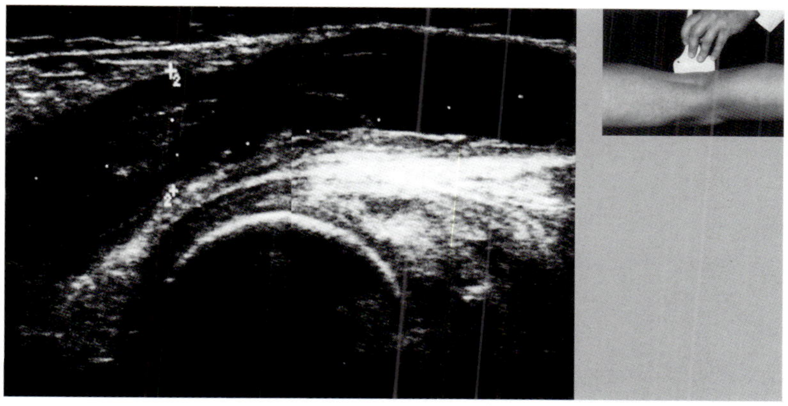

Dorsaler medialer Longitudinalschnitt re.
Es kommt eine überwiegend echoarme Raumforderung mit einer Längenausdehnung von über 14 cm (doppelte Schallkopflänge) über dem medialen Femurkondylus und der Tibia zur Abbildung. Es handelt sich um eine Baker-Zyste bei der Diagnose Gonarthrose.

Fall 6.6

Abb. 286:
58-jähriger Patient,
linkes und rechtes Kniegelenk.

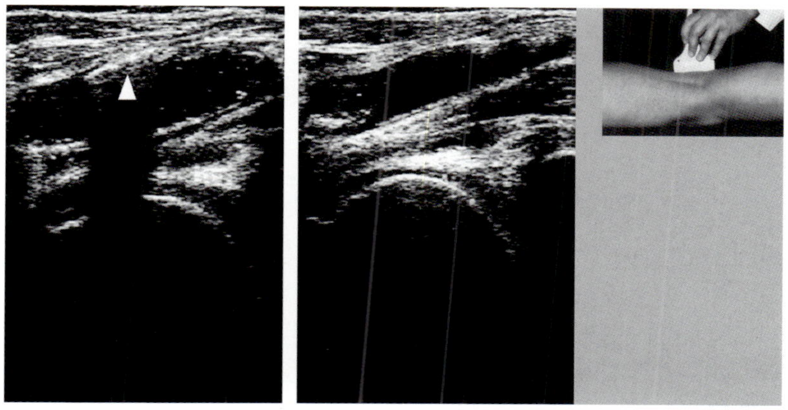

Dorsaler medialer Longitudinalschnitt re. u. li.
Im Bereich beider Kniegelenke findet sich eine echofreie, glatt begrenzte Raumforderung mit sog. dorsaler Schallverstärkung. Die Zyste auf der linken Bildhälfte weist zusätzlich einen echogenen Reflex mit dorsalem Schallschatten auf (Pfeil). Es handelt sich hierbei um eine Baker-Zyste bei Psoriasisarthritis.

Fall 6.7

Abb. 287 a u. **b**:
70-jähriger Patient, rechtes Kniegelenk.

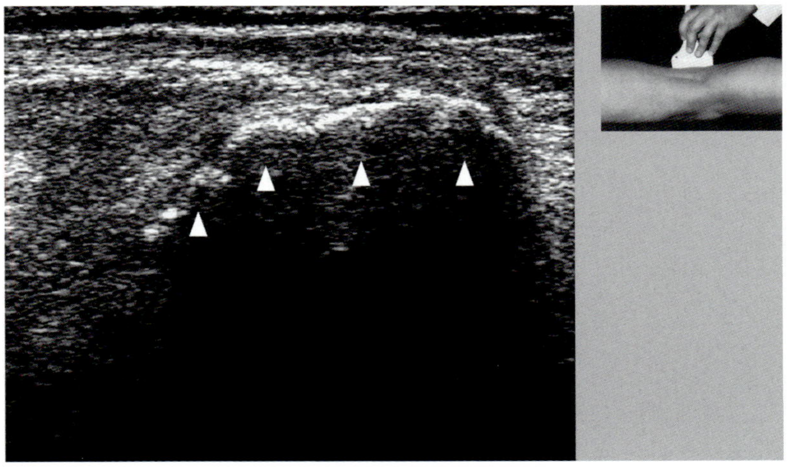

Dorsaler medialer Longitudinalschnitt re.
Es zeigt sich ein großer echogener Reflex mit Schallschatten, der die Einsicht auf die knöchernen Referenzstrukturen verwehrt (Pfeil).

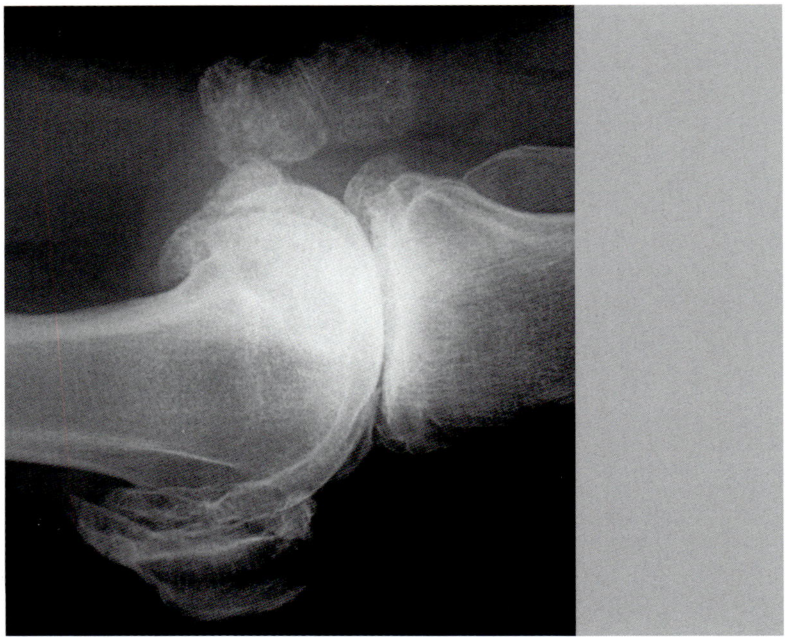

Röntgenaufnahme im seitlichen Strahlengang.
Röntgenologisch findet sich eine verkalkte Baker-Zyste.

Fall 6.8

Abb. 288 a u. **b**:
50-jähriger Patient, rechtes Kniegelenk.

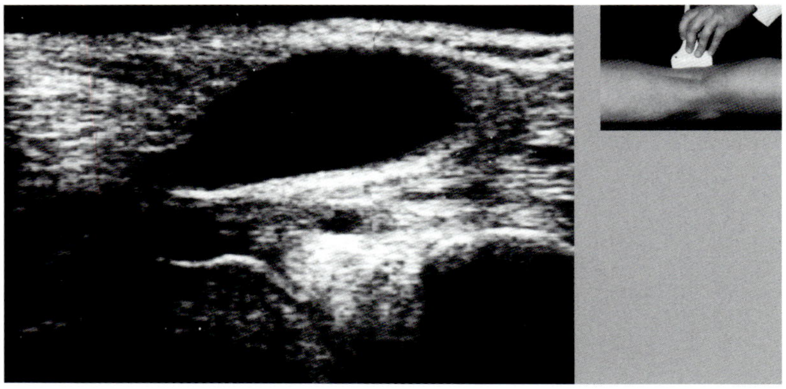

Dorsaler medialer Longitudinalschnitt re.
Dorsal der knöchernen Kniegelenkkonturen imponiert in beiden Schnittebenen eine glatt begrenzte echofreie Raumforderung.

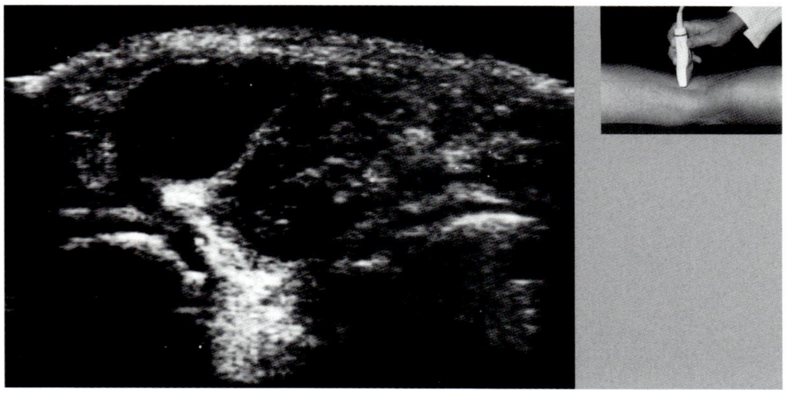

Dorsaler kondylärer Transversalschnitt re.
Im Transversalschnitt zeigt sich der Verbindungsgang zum Gelenkbinnenraum. Es handelt sich um eine Baker-Zyste bei der Diagnose einer Lyme-Arthritis.

Fall 6.9

Abb. 289 a u. **b**:
40-jähriger Patient, linkes Kniegelenk.

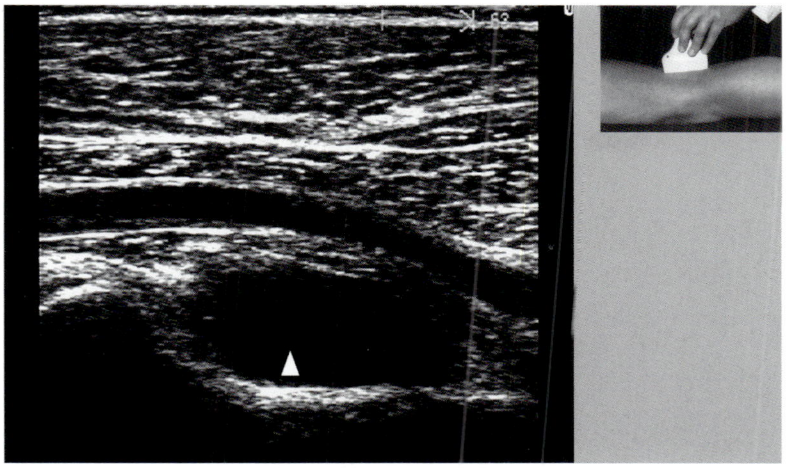

Dorsaler interkondylärer Longitudinalschnitt li.
Es findet sich eine echofreie, direkt der proximalen Tibiakortikalis anliegende Raumforderung, die die A. poplitea nach dorsal verdrängt. Es handelt sich hierbei um eine sehr seltene Lokalisation einer Baker-Zyste (Pfeil).

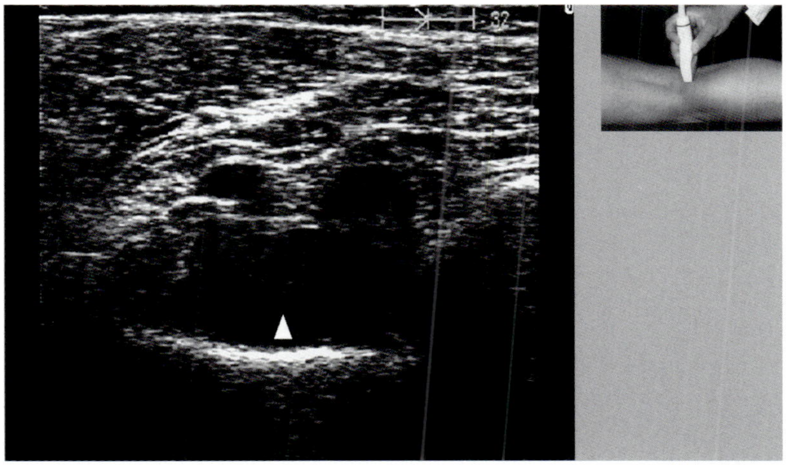

Dorsaler tibialer Transversalschnitt li.

Fall 6.10

Abb. 290 a u. **b**:
72-jähriger Patient, rechter mittlerer Unterschenkel.

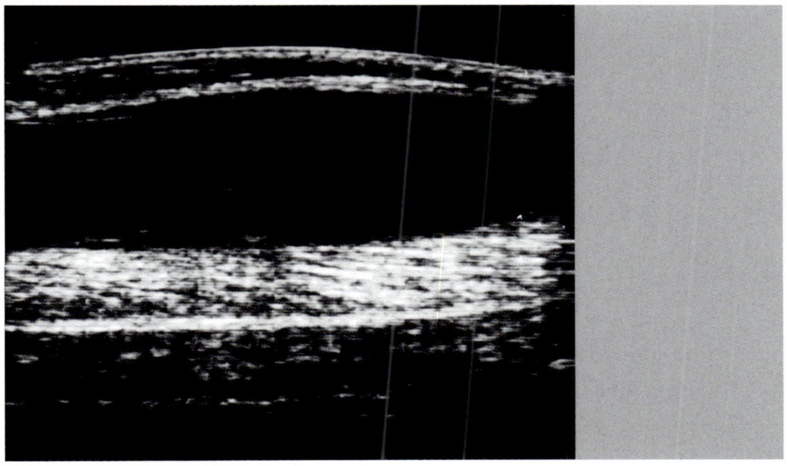

Dorsaler Longitudinalschnitt re.
Zwischen dem M. gastrocnemius, Caput mediale und dem Subkutangewebe kommt in beiden Schnittebenen eine überwiegend echoarme Raumforderung mit sog. Schallverstärkung zur Abbildung. Es handelt sich um eine sehr ausgeprägte, weit nach distal verlaufende Baker-Zyste bei der Diagnose einer rheumatoiden Arthritis.

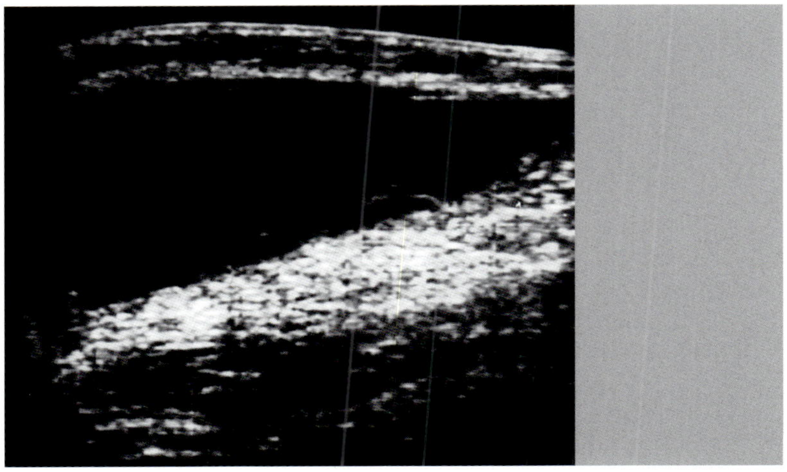

Dorsaler Transversalschnitt re.

7. Semimembranosussehnenzyste

Fall 7.1

Abb. 291 a u. **b**:
18-jährige Patientin,
linkes Kniegelenk.

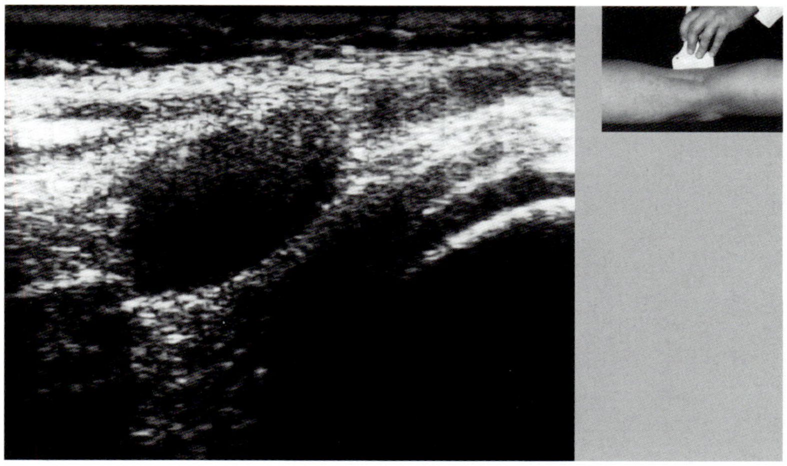

Dorsaler medialer Longitudinalschnitt li.
Proximal des medialen Femurkondylus imponiert eine echoarme glatt begrenzte ellipsoidförmige Struktur.

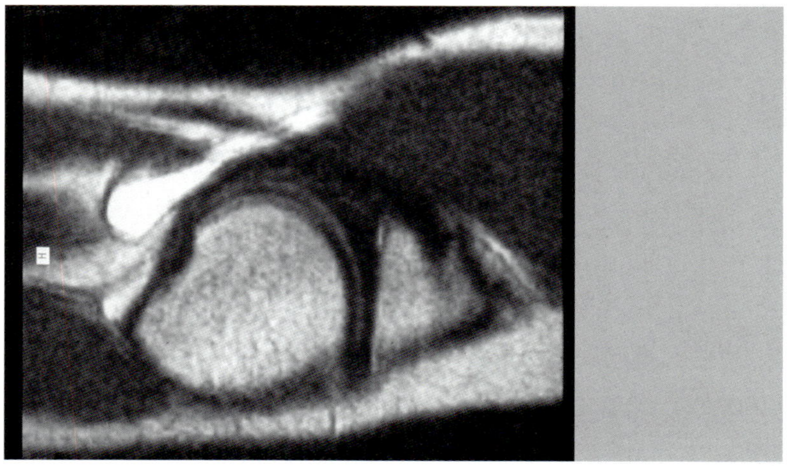

MR-Tomographie.
Im MR-Tomogramm zeigt sich die Ausdehnung der Semimembranosuszyste. Eine Baker-Zyste wurde ausgeschlossen.

Veränderungen der Sehnen und der Bänder

1. Quadrizepssehnenruptur

Klinik

Die Quadrizepssehnenruptur tritt typischerweise in der zweiten Lebenshälfte auf. Ätiopathogenetisch werden degenerative, stoffwechselbedingte und traumatische Rupturen unterschieden. Die Sonographie ermöglicht die Unterscheidung zwischen intratendinösen Rupturen und knöchernen Abrissen. Bei der klinischen Untersuchung steht die funktionelle Untersuchung (aktives Strecken des Kniegelenks gegen Widerstand) im Vordergrund. Es treten hierbei sowohl falsch positive als auch falsch negative Befunde auf.

Sonographie

Mit Hilfe der sonographischen Diagnostik lässt sich insbesondere bei dynamischer Untersuchung zweifelsfrei eine Ruptur der Quadrizepssehne bestätigen oder ausschließen.

Fall 1.1

Abb. 292 a – c:
58-jähriger Patient, linkes und rechtes Kniegelenk.

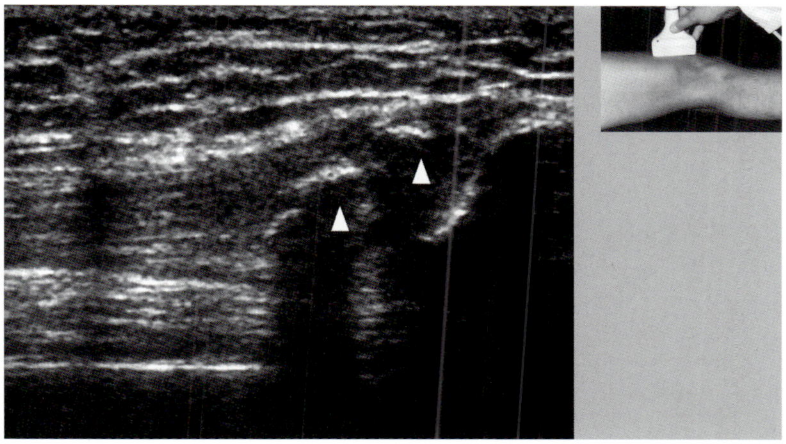

Ventraler suprapatellarer Longitudinalschnitt re.
6 Wochen alte Ruptur der Quadrizepssehne. Bei knöchernem Sehnenabriss lassen sich zwei in der Quadrizepssehne gelegene echogene Strukturen mit Schallschatten darstellen (Pfeil).

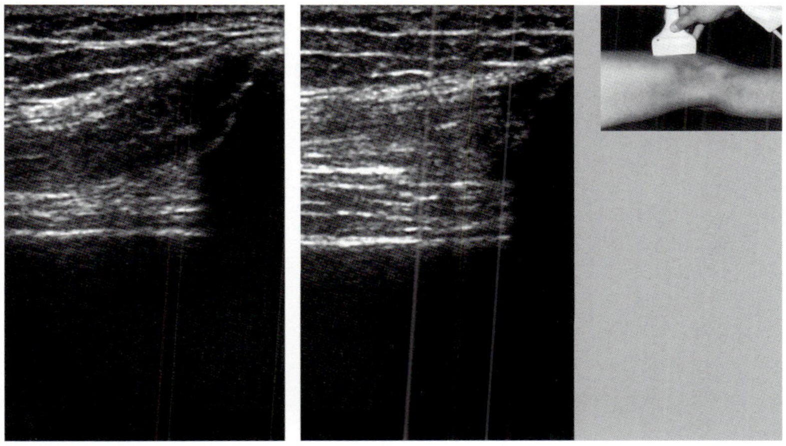

Ventraler suprapatellarer Longitudinalschnitt li.
Ein Jahr zurückliegende Ruptur der Quadrizepssehne. Am linken Kniegelenk lässt sich die Quadrizepssehne sowohl entspannt (linke Bildhälfte) als auch angespannt (rechte Bildhälfte) sicher abgrenzen. Auch hier findet sich ein kleiner echogener intratendinöser Reflex mit Schallschatten.

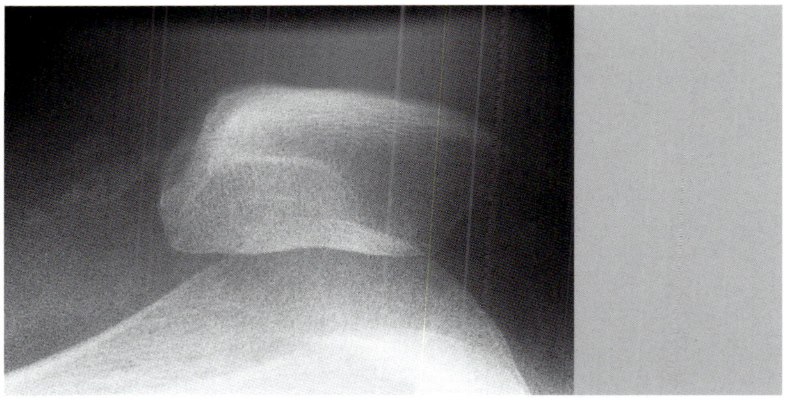

Röntgenaufnahme im seitlichen Strahlengang.
Röntgenologisch ist in der Vergrößerungsaufnahme der rechten Patella im seitlichen Strahlengang der knöcherne Sehnenabriss dargestellt.

Fall 1.2

Abb. 293 a – d:
51-jähriger Patient, linkes und rechtes Kniegelenk.

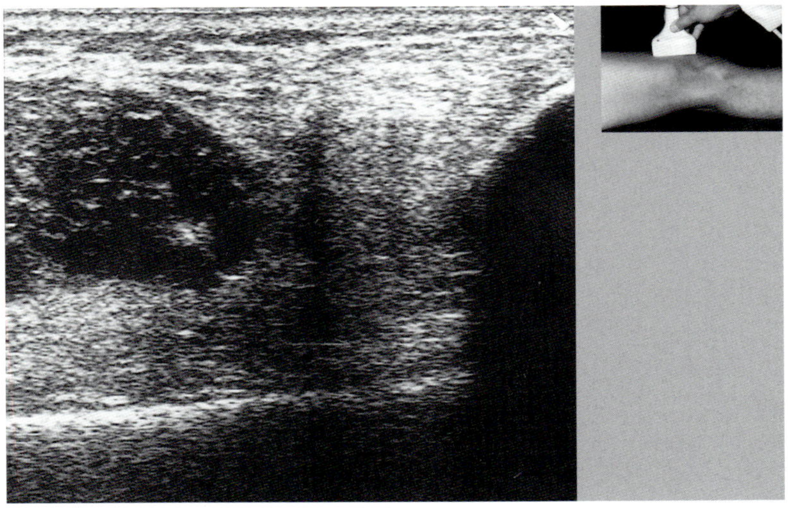

Ventraler suprapatellarer Longitudinalschnitt li.
Es handelt sich um eine zwei Stunden alte Ruptur der Quadrizepssehne. Bei knöchernem Sehnenabriss lässt sich eine in der Quadrizepssehne gelegene echogene Struktur mit Schallschatten darstellen. Die Distanz zwischen Sehne und Patella nimmt bei Anspannung zu (**a** = entspannter Zustand, **b** = angespannter Zustand des M. quadriceps).

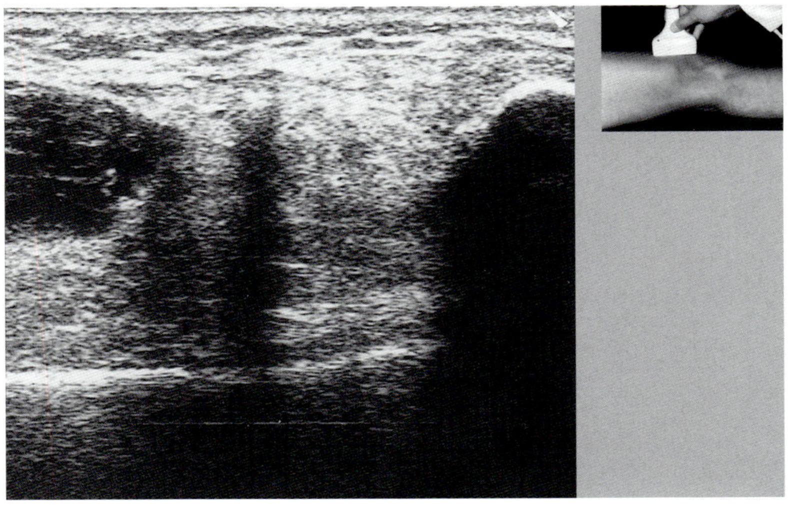

Ventraler suprapatellarer Longitudinalschnitt li.

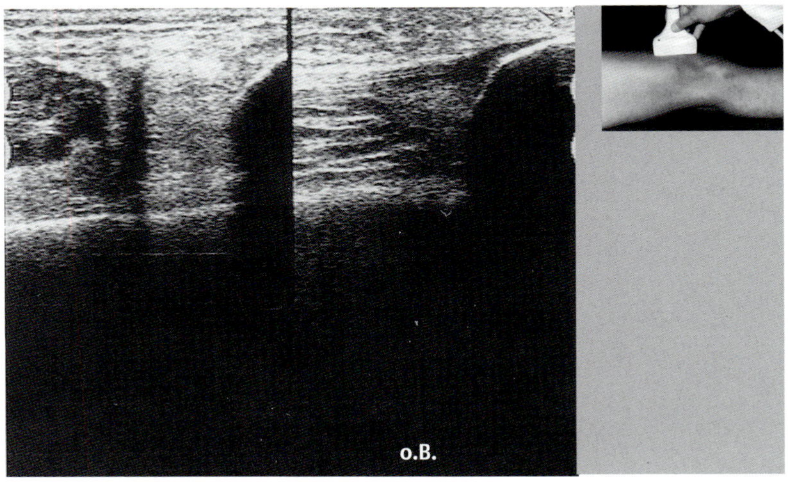

Ventraler suprapatellarer Longitudinalschnitt re. u. li.
Im Seitenvergleich kommt der Abriss deutlich zur Darstellung.

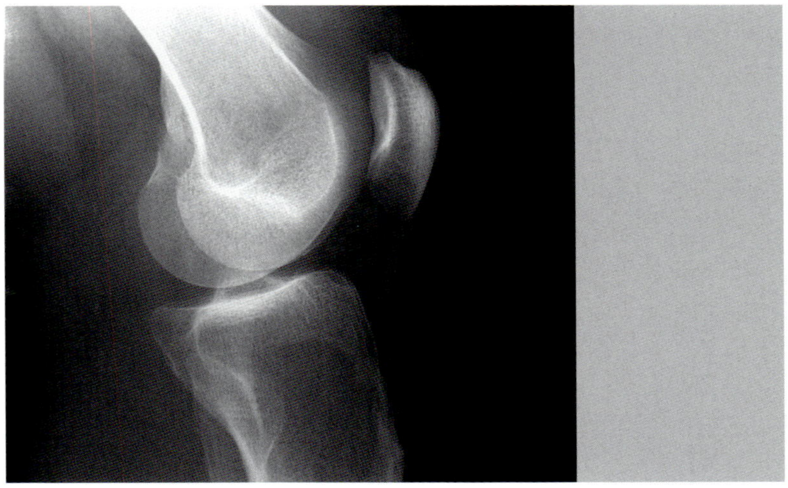

Röntgenaufnahme im seitlichen Strahlengang.
Röntgenologisch ist in der Vergrößerungsaufnahme der rechten Patella im seitlichen Strahlengang der knöcherne Sehnenabriss dargestellt.

2. Morbus Osgood-Schlatter

Klinik

Beim Morbus Osgood-Schlatter handelt es sich um eine Osteochondrose im Bereich der Tuberositas tibiae. Betroffen sind hauptsächlich übergewichtige Jungen in der Pubertät sowie Jugendliche mit überdurchschnittlicher sportlicher Betätigung. Es besteht nicht selten ein Ungleichgewicht zwischen Belastung und Belastbarkeit des Sehnenansatzes.

Sonographie

Bei der sonographischen Untersuchung werden das Lig. patellae sowie die Tuberositas tibiae beurteilt.

Fall 2.1

Abb. 294 a u. **b**:
13-jähriger Patient, linkes und rechtes Kniegelenk.

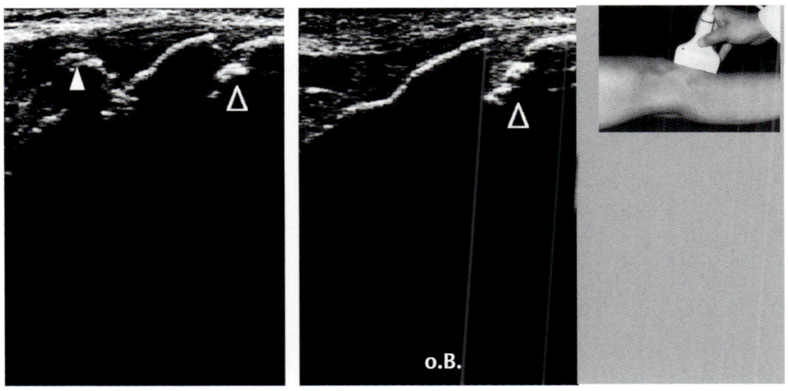

Ventraler infrapatellarer Longitudinalschnitt re. u. li.
Proximal des Sehnenansatzes kommt in beiden Schnittebenen eine echogene Struktur über Kortikalisniveau mit Schallschatten zur Abbildung (Pfeil). Auf der Gegenseite stellt sich die Tuberositas tibiae unauffällig dar. Die offene Epiphysenfuge kommt jeweils als echoarme Unterbrechung der ventralen Tibiakortikalis zur Darstellung (offener Pfeil).

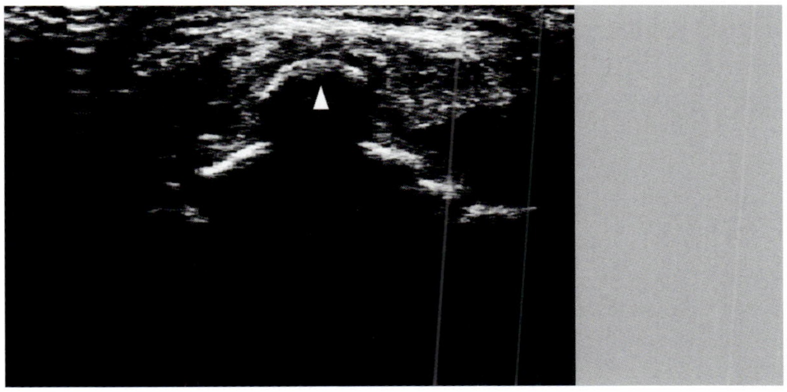

Ventraler infrapatellarer Transversalschnitt li.

Fall 2.2

Abb. 295 a u. **b**:
19-jähriger Patient, linkes und rechtes Kniegelenk.

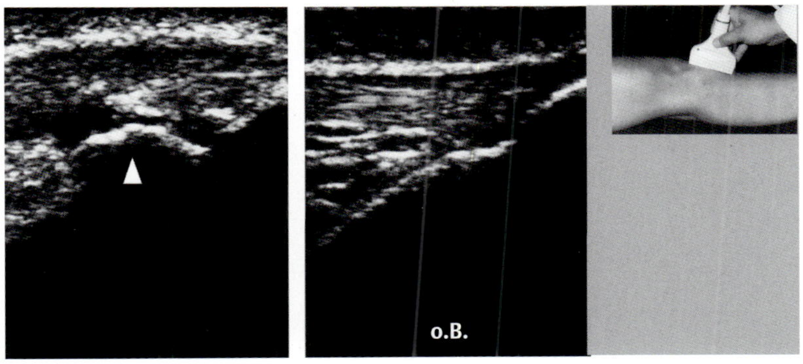

Ventraler infrapatellarer Longitudinalschnitt re. u. li.
Die Kortikalisoberfläche im Bereich der Tuberositas tibiae kommt unregelmäßig strukturiert zur Darstellung (Pfeil), das Ligament ist verbreitert und weist eine unregelmäßige Sehnenstruktur auf.

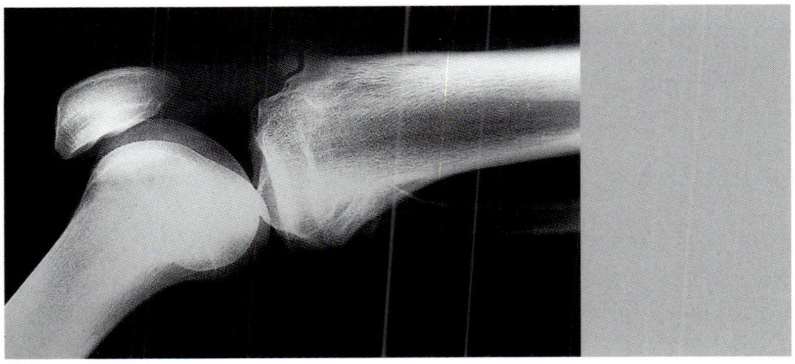

Röntgenaufnahme im seitlichen Strahlengang.
Röntgenologisch zeigt sich das Residualstadium eines Morbus Osgood-Schlatter.

Fall 2.3

Abb. 296 a u. **b**:
25-jähriger Patient, linkes und rechtes Kniegelenk.

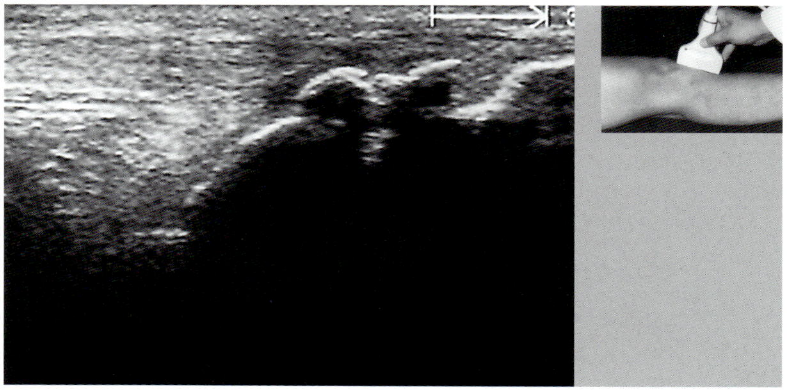

Ventraler infrapatellarer Longitudinalschnitt re.
Im Bereich der Tuberositas tibiae findet sich im Vergleich mit der unauffälligen Gegenseite (**b**) eine unregelmäßige Begrenzung der Kortikalis nach abgelaufenem Morbus Osgood-Schlatter.

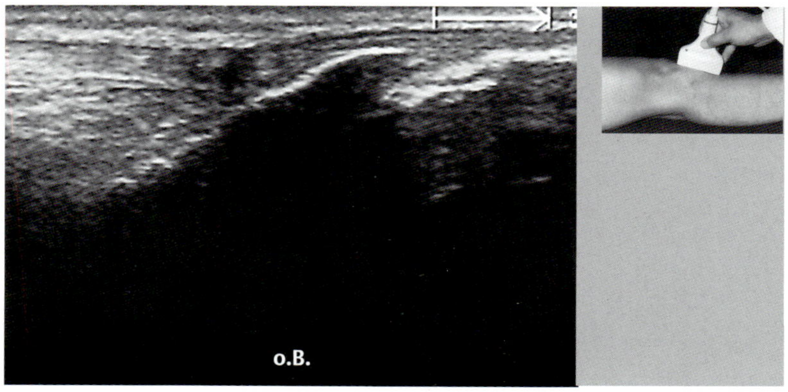

Ventraler infrapatellarer Longitudinalschnitt li.

3. Knöcherner distaler Ausriss des Ligamentum patellae

Fall 3.1

Abb. 297 a u. **b**:
66-jährige Patientin, rechtes Kniegelenk.

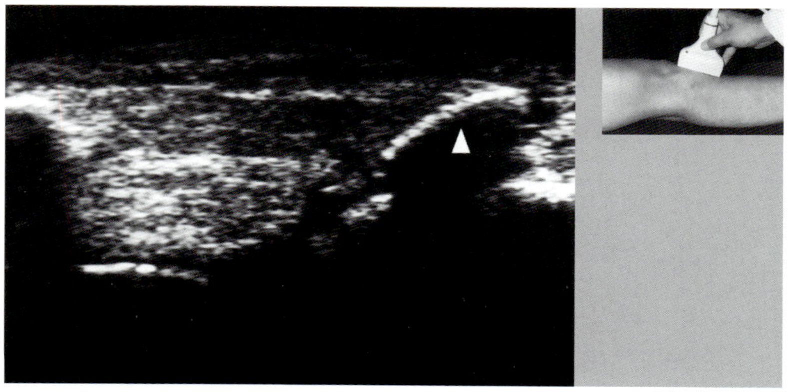

Ventraler infrapatellarer Longitudinalschnitt.
Im Verlauf des Lig. patellae kommt im Bereich der Tuberositas tibiae eine echogene Struktur mit Schallschatten zur Abbildung (Pfeil). Es handelt sich um einen traumatisch bedingten knöchernen Ausriss des Lig. patellae.

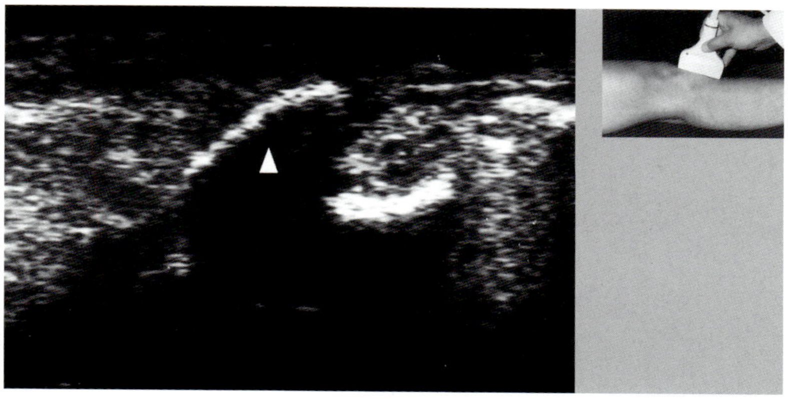

Ventraler infrapatellarer Longitudinalschnitt.

4. Tendinose des Ligamentum patellae

Klinik

Das Patellaspitzensyndrom, Syn. „jumper's knee", betrifft den patellanahen Bereich des Lig. patellae. Die Erkrankung wird gehäuft bei aktiven Sportlern angetroffen, insbesondere bei Sprungdisziplinen. Es handelt sich um eine Tendinitis mit zum Teil ausgeprägter Verbreiterung des proximalen Sehnenanteils.

Sonographie

Die Sonographie gilt in der Diagnostik dieser Erkrankung als Goldstandard. Sonographisch werden 3 Stadien unterschieden:

- **Stadium 1**: Echogenitätsumkehr, d.h. der Sehnenansatz ist echoarm.
- **Stadium 2**: Echogenitätsumkehr und Verbreiterung der Sehne.
- **Stadium 3**: Sehnenruptur.

Fall 4.1

Abb. 298 a u. **b**: 28-jähriger Patient, linkes und rechtes Kniegelenk.

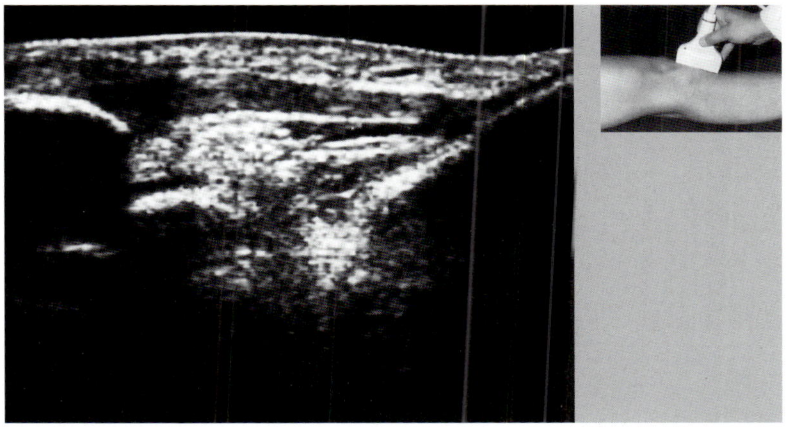

Ventraler infrapatellarer Longitudinalschnitt re.
Das Lig. patellae weist im Seitenvergleich am patellaren Ansatz eine Echogenitätsminderung sowie eine diskrete Verbreiterung auf. Es handelt sich um das Stadium 1 des Patellaspitzensyndroms.

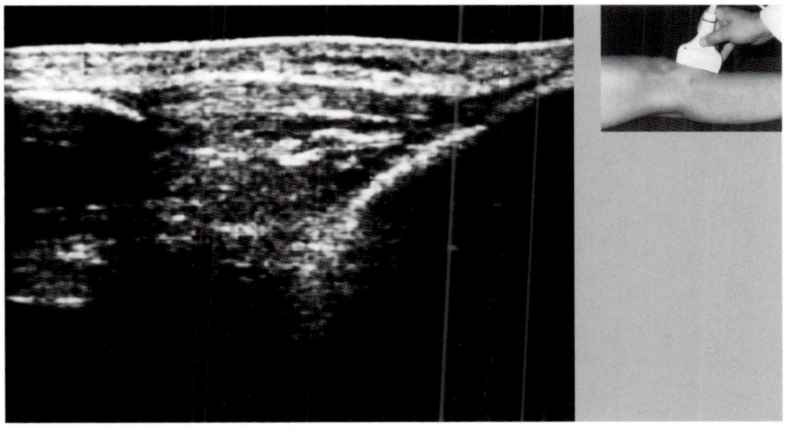

Ventraler infrapatellarer Longitudinalschnitt li.

Fall 4.2

Abb. 299 a u. **b**: 29-jähriger Patient, linkes und rechtes Kniegelenk.

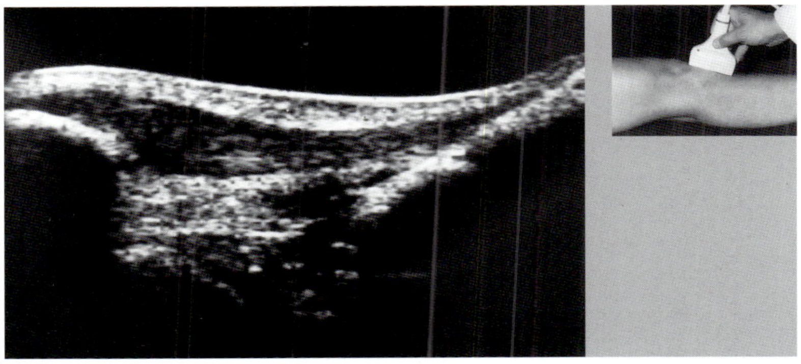

Ventraler infrapatellarer Longitudinalschnitt re.
Das Lig. patellae weist am patellaren Ansatz eine ausgeprägte Verbreiterung sowie eine Echogenitätsminderung auf. Es handelt sich um das Stadium 2 des Patellaspitzensyndroms.

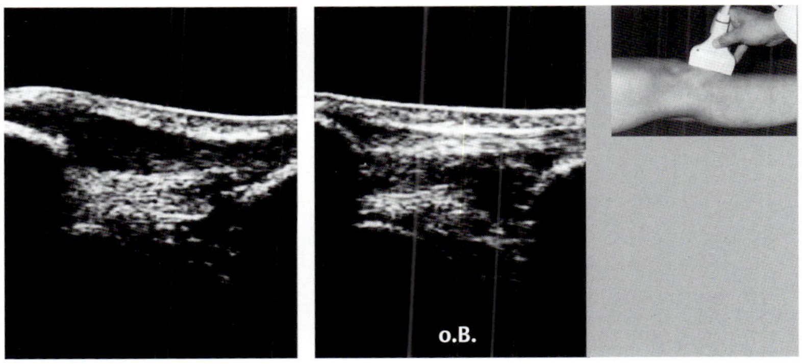

Ventraler infrapatellarer Longitudinalschnitt re. u. li.

Fall 4.3

Abb. 300 a u. **b**:
29-jähriger Patient, linkes und rechtes Kniegelenk.

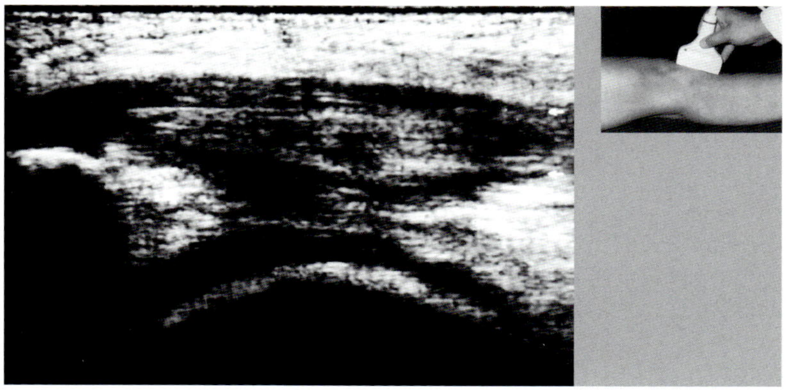

Ventraler infrapatellarer Longitudinalschnitt re.
Das Lig. patellae stellt sich nahe der patellaren Ansatzzone mit einer ausgeprägten, spindelförmigen Verbreiterung dar. Zusätzlich kommt es zu einer Echogenitätsminderung. Es handelt sich um das Stadium 2 des Patellaspitzensyndroms.

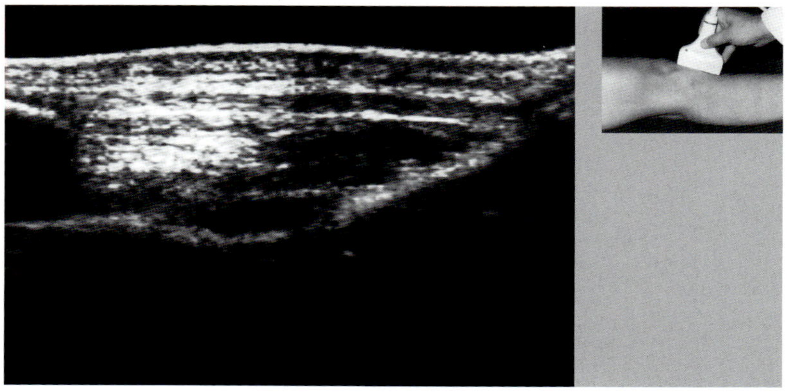

Ventraler infrapatellarer Longitudinalschnitt li.

Fall 4.4

Abb. 301:
31-jähriger Patient, linkes und rechtes Kniegelenk.

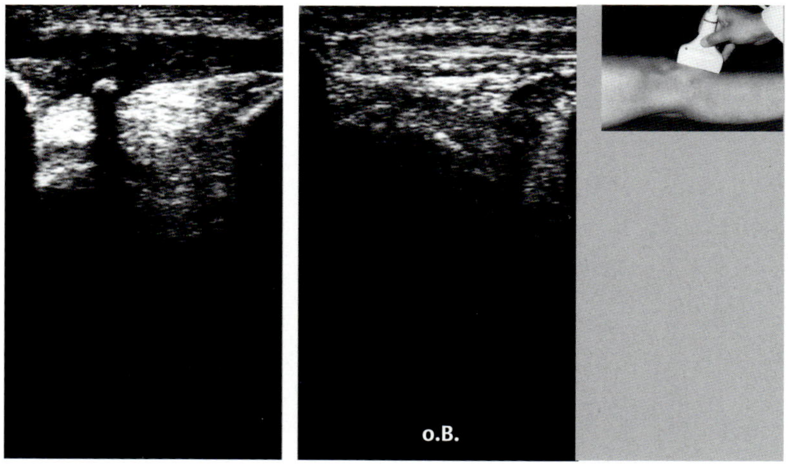

Ventraler infrapatellarer Longitudinalschnitt re. u. li.
Das betroffene Lig. patellae (linke Bildhälfte) ist verbreitert und in der Echogenität reduziert. Zusätzlich kommt ein intratendinös gelegener echogener Reflex mit Schallschatten zur Abbildung. Die rechte Bildhälfte zeigt die unauffällige Gegenseite zum Vergleich.

Fall 4.5

Abb. 302:
39-jähriger Patient, rechtes Kniegelenk.

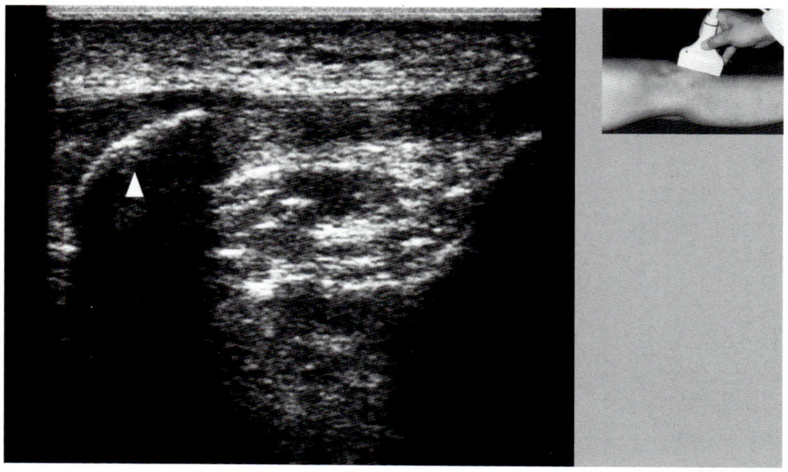

Ventraler infrapatellarer Longitudinalschnitt re.
Im Verlauf des Lig. patellae findet sich im proximalen Anteil ein intratendinös gelegener echogener Reflex mit Schallschatten (Pfeil). Es handelt sich hierbei um eine Verkalkung im Lig. patellae.

Fall 4.6

Abb. 303 a – d:
42-jähriger Patient, linkes und rechtes Kniegelenk.

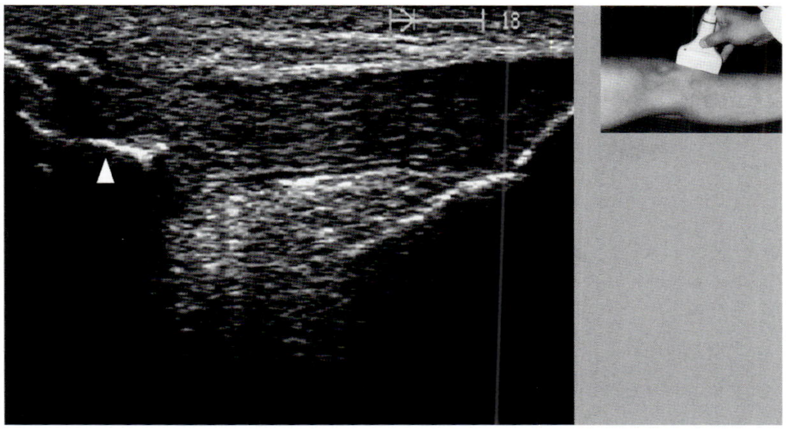

Ventraler infrapatellarer Longitudinalschnitt re.
Am distalen Patellapol finden sich echogene Reflexe mit Schallschatten, die einem knöchernen Anbau im Bereich der Patellaspitze entsprechen (Pfeil) (**a, d**). Im Seitenvergleich zeigt sich eine auffällige Verdickung (9,4 mm vs. 4,2 mm) und Echogenitätsminderung des Lig. patellae (**a – c**).

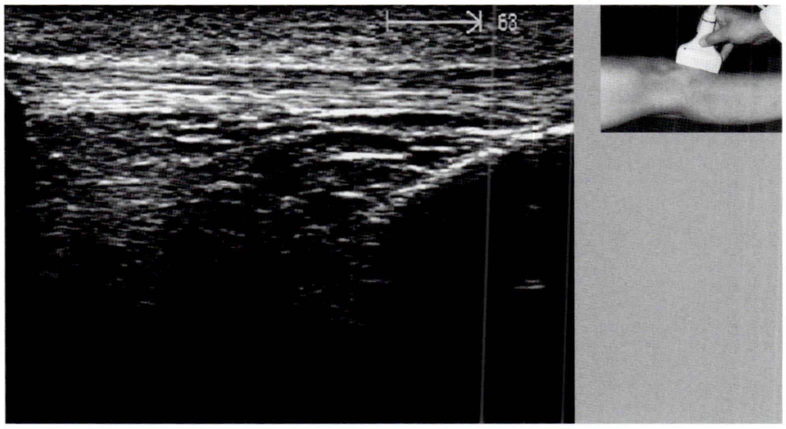

Ventraler infrapatellarer Longitudinalschnitt li.

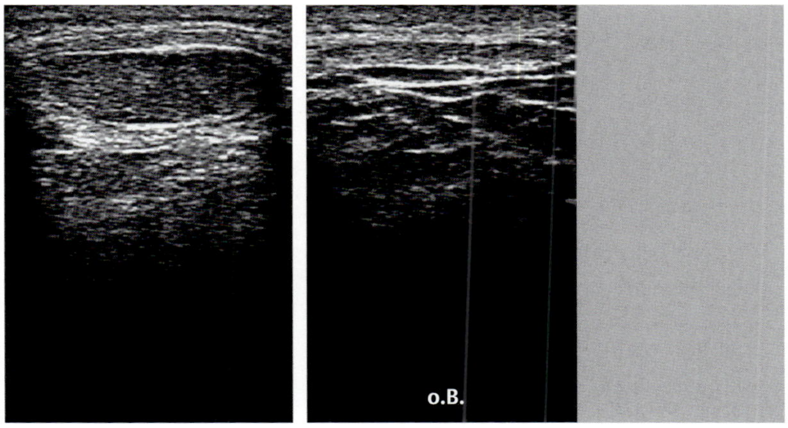

Ventraler infrapatellarer Transversalschnitt re. u. li.

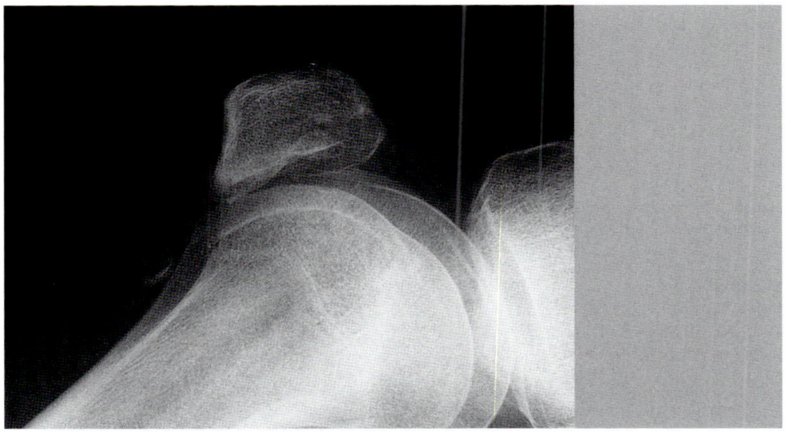

Röntgenaufnahme im seitlichen Strahlengang.

5. Ruptur des Ligamentum patellae

Klinik und Sonographie

Die Ruptur der Patellarsehne kann als Endstadium des Patellaspitzensyndroms oder traumatisch bedingt auftreten. Die Sonographie ermöglicht die Unterscheidung zwischen intratendinösen Rupturen und knöchernen Abrissen.

Fall 5.1

Abb. 304 a – d: 42-jähriger Patient, linkes und rechtes Kniegelenk.

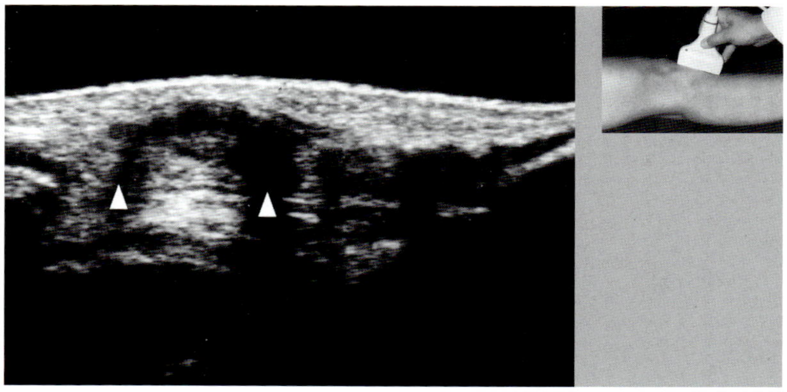

Ventraler infrapatellarer Longitudinalschnitt re.
Im Verlauf des Lig. patellae kommt nahe der Patella eine zum Teil echoarme, zum Teil echogene Zone mit Schallabschwächung zur Abbildung (Pfeil). In der proximalen Hälfte lässt sich das Ligament nicht erkennen, distal der Rupturzone kommt es im Seitenvergleich verbreitert zur Darstellung.

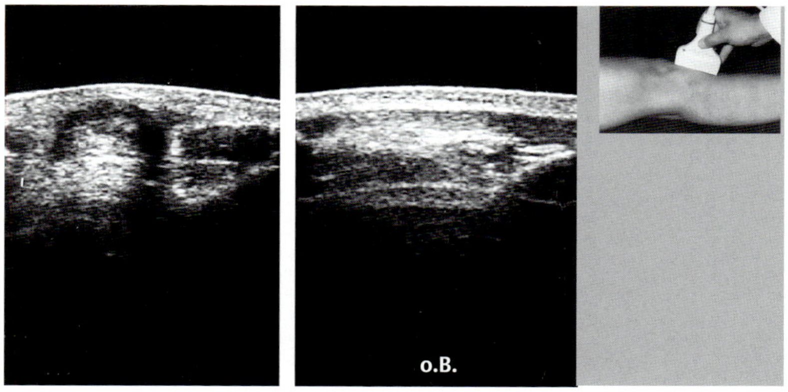

Ventraler infrapatellarer Longitudinalschnitt re. u. li.

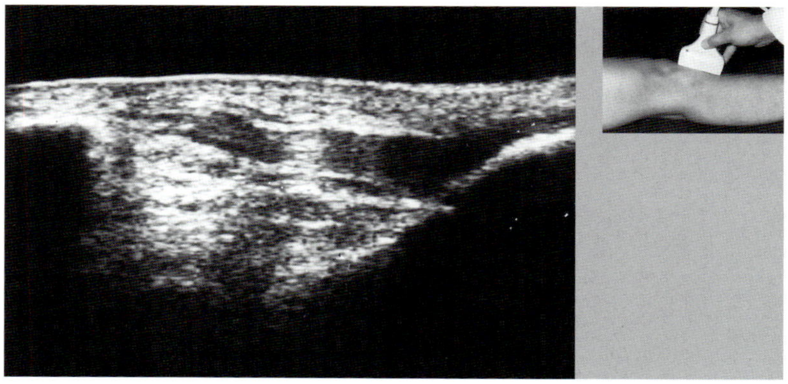

Ventraler infrapatellarer Longitudinalschnitt re.
Vier Monate nach operativer Versorgung (McLaughlin-Naht) ist die Kontinuität der Patellarsehne wiederhergestellt, die Sehne stellt sich aufgrund ihres „welligen" Verlaufs mit wechselnder Echogenität dar (Phänomen der Reflexumkehr).

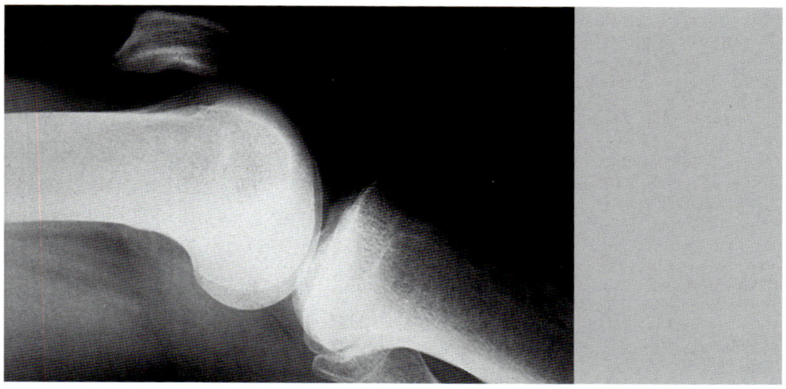

Röntgenaufnahme im seitlichen Strahlengang.
Das Röntgenbild unmittelbar nach dem Trauma zeigt den Hochstand der Patella, die sog. Patella alta.

Fall 5.2

Abb. 305 a – d:
27-jähriger Patient, linkes und rechtes Kniegelenk.

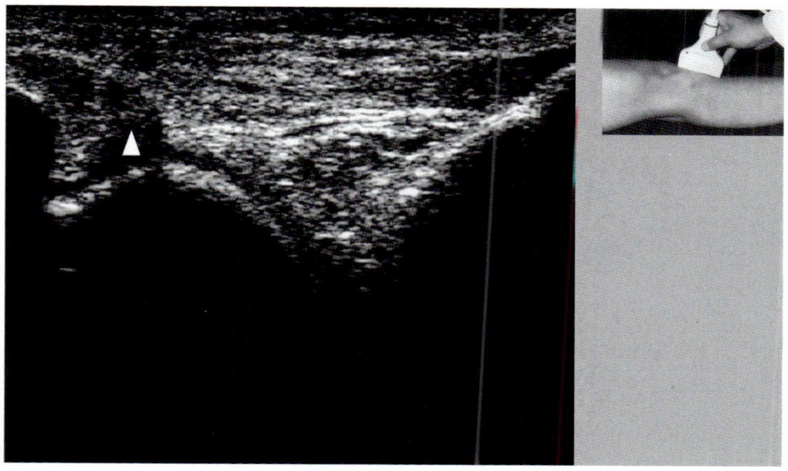

Ventraler infrapatellarer Longitudinalschnitt re.
Nahe der Patella kommt im Verlauf des Lig. patellae ein zum Teil echoarmes, zum Teil echogenes Areal mit Schallabschwächung zur Abbildung (Pfeil). Proximal der Rupturzone lässt sich das Ligament nicht darstellen, distal hiervon kommt es im Seitenvergleich mit veränderter Echogenität zur Darstellung (**a – c**).

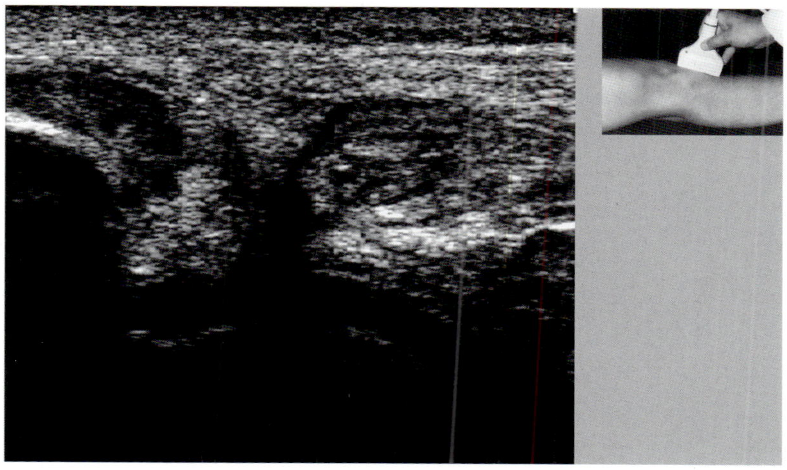

Ventraler infrapatellarer Longitudinalschnitt re.
In der Vergrößerungsaufnahme können die Sehnenstümpfe abgegrenzt werden.

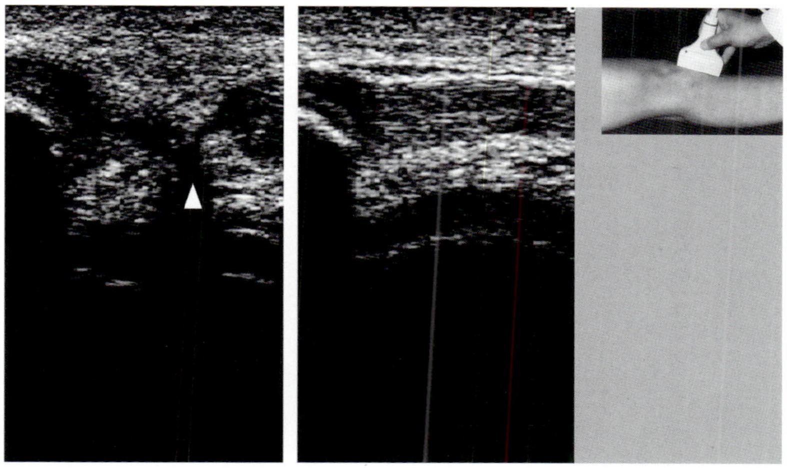

Ventraler infrapatellarer Longitudinalschnitt re. u. li.

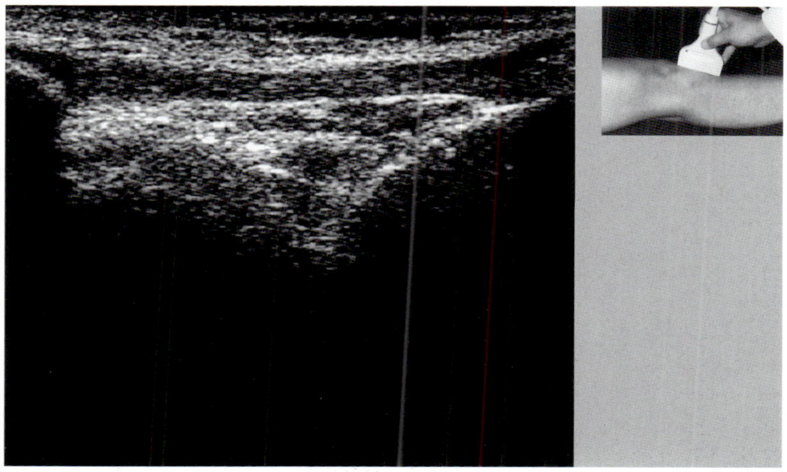

Ventraler infrapatellarer Longitudinalschnitt li.

6. Postoperative Veränderungen des Ligamentum patellae

Fall 6.1

Abb. 306 a – d:
37-jähriger Patient, linkes und rechtes Kniegelenk.

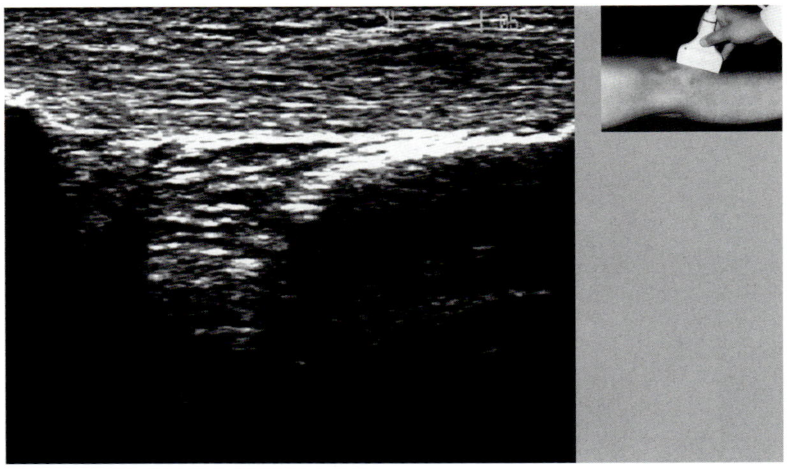

Ventraler infrapatellarer Longitudinalschnitt re.
Fünf Monate nach Entnahme des mittleren Drittels des Lig. patellae für eine vordere Kreuzbandplastik stellt sich das Lig. patellae im Seitenvergleich in beiden Schnittebenen verdickt dar (**a**, **c**).

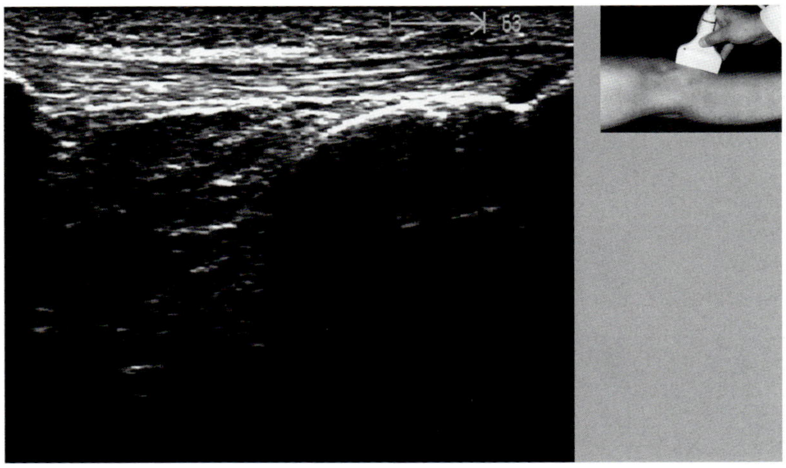

Ventraler infrapatellarer Longitudinalschnitt li.

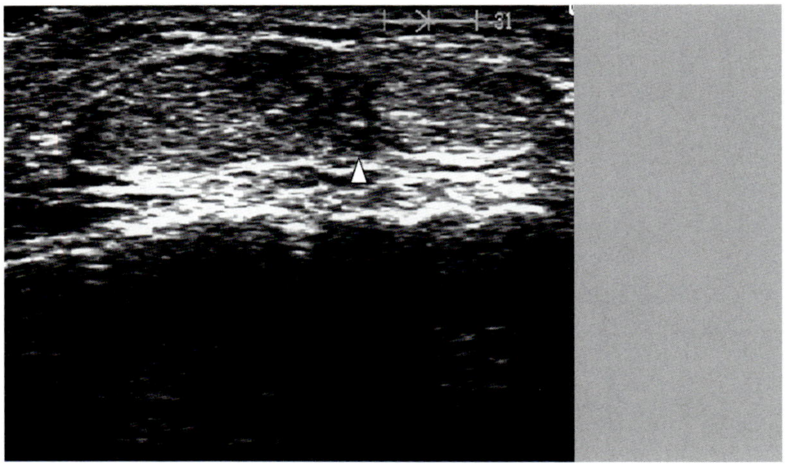

Ventraler infrapatellarer Transversalschnitt re.
Im Transversalschnitt (**c**) erkennt man im Seitenvergleich (**d**) die Diskontinuität des medialen und lateralen Sehnendrittels (Pfeil).

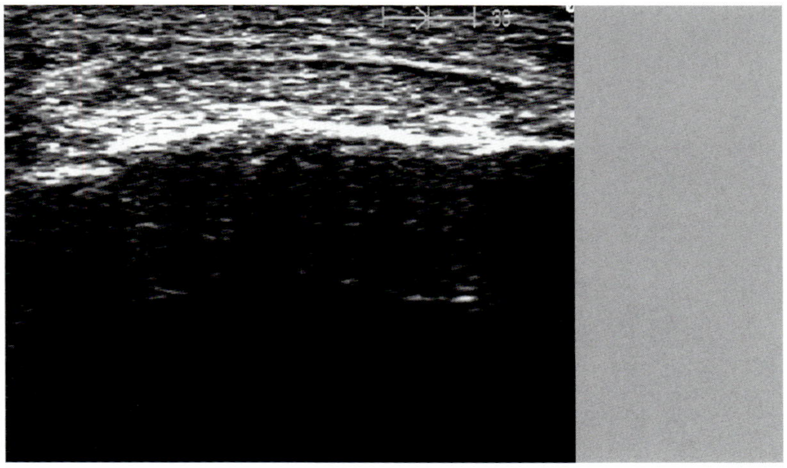

Ventraler infrapatellarer Transversalschnitt li.

7. Bizepssehnenganglion

Fall 7.1

Abb. 307 a u. **b**:
17-jähriger Patient,
linkes Kniegelenk.

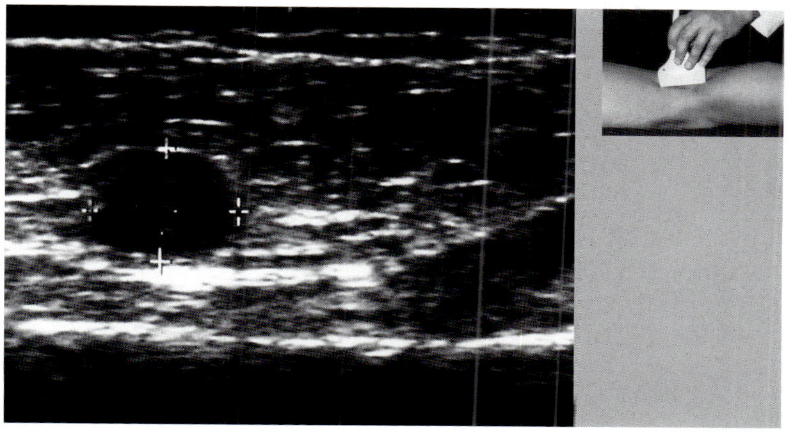

Dorsaler lateraler Longitudinalschnitt li.
Dorsal der Femurkortikalis stellt sich eine echoarme, glatt begrenzte rundliche Struktur mit sog. Schallverstärkung dar. Es handelt sich um ein Bizepssehnenganglion.

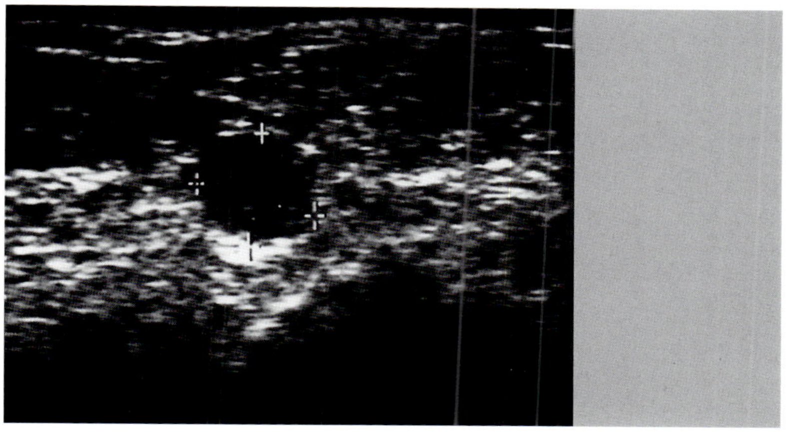

Dorsaler lateraler Transversalschnitt li.

8. Innenbandruptur

Klinik

Der mediale Kapsel-Band-Schaden am Kniegelenk stellt eine häufige Verletzung dieses Gelenks dar und tritt oft bei Sportlern auf. Das typische Verletzungsmuster entspricht einem forcierten Valgusstress durch eine von lateral auf das Kniegelenk einwirkende Krafteinleitung, die zur Zerrung, Ruptur und knöchernem Ausriss des Innenbandapparates am distalen medialen Femur führen kann: Mannschafts-Ballsportarten (z. B. Fußball, Handball, Basketball, alpiner Skisport, Wasserski und Skilanglauf). „Typische Begleitverletzungen" am selben Kniegelenk sind Läsionen des medialen und seltener auch des lateralen Meniskus sowie Verletzungen des vorderen oder des hinteren Kreuzbandes. Die sog. „unhappy triad" stellt eine Kombinationsverletzung mit Läsion des medialen Knieseitenbandes, des Innenmeniskus und des vorderen Kreuzbandes dar.

Sonographie

Das bei einem Distorsionstrauma häufig entstehende intra- und extraartikuläre Hämatom kann sonographisch als zumeist echoarme Strukturveränderung abgebildet werden. Da jedoch anhand der sonographisch nachweisbaren Einblutung nicht sicher zwischen einer Distorsion, einer inkompletten oder einer kompletten Ruptur differenziert werden kann, handelt es sich hierbei lediglich um eine rein qualitative Untersuchungsmethode.

Fall 8.1

Abb. 308 a u. **b**: 50-jähriger Patient, linkes und rechtes Kniegelenk.

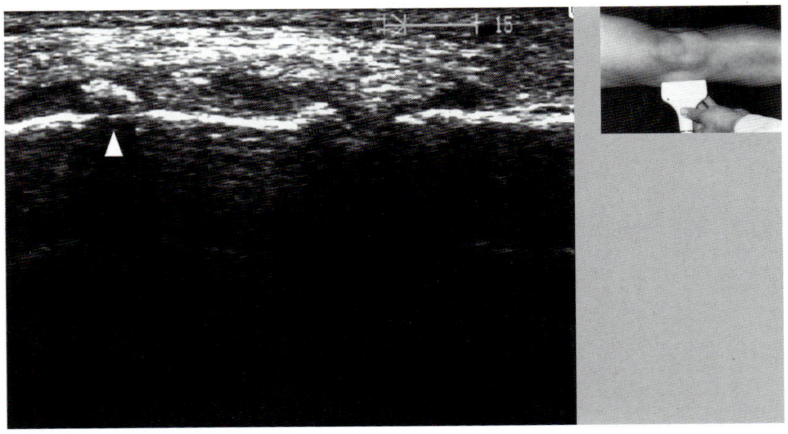

Medialer Longitudinalschnitt re.
Über dem medialen Femurepikondylus kommt eine echogene Struktur mit Schallabschwächung zur Darstellung (Pfeil). Hierbei handelt es sich um einen sog. Stieda-Pellegrini-Schatten nach einem zurückliegenden knöchernen Ausriss des Innenbandes. Zusätzlich kommt eine echoarme Zone als Ausdruck eines Hämatoms bei frischer Innenbandruptur zur Abbildung.

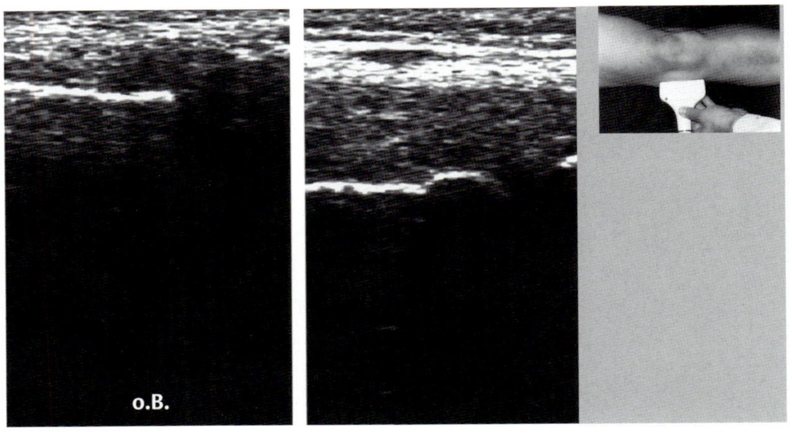

Medialer Longitudinalschnitt re. u. li.
Der Seitenvergleich verdeutlicht das Ausmaß der echoarmen Zone am medialen Femurepikondylus.

Fall 8.2

Abb. 309 a u. **b**:
26-jähriger Patient, linkes und rechtes Kniegelenk.

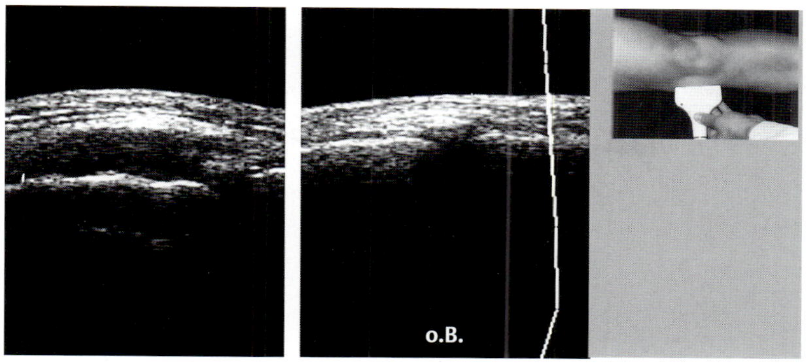

Medialer Longitudinalschnitt re. u. li.
Auf der linken Bildhälfte kommt im Bereich des medialen Femurkondylus eine große echoarme Formation als Ausdruck eines Hämatoms bei knöchernem proximalen Innenbandausriss zur Darstellung. Die rechte Bildhälfte zeigt den Befund der unauffälligen Gegenseite.

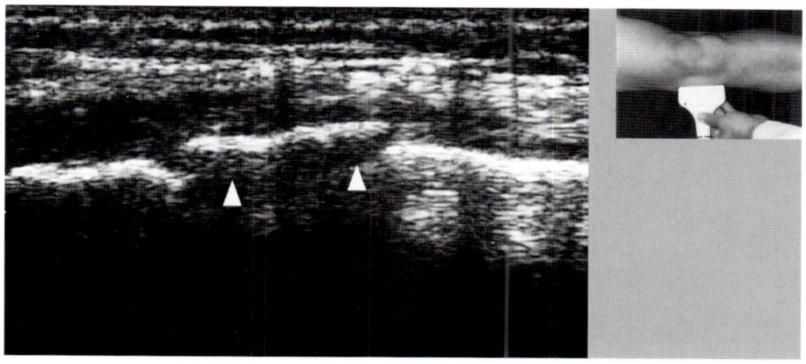

Medialer Longitudinalschnitt re.
Weiter proximal der Schallkopfposition in **a** findet sich eine Unterbrechung der Kortikalisstruktur jeweils an den Enden des Knochenfragments. Dieses entspricht dem aus dem Knochenverbund herausgelösten Innenbandansatz und ist gegenüber der Femurkortikalis abgehoben (Pfeil). Zusätzlich kommt über den knöchernen Strukturen eine echoarme Zone als Ausdruck des Hämatoms zur Abbildung.

Fall 8.3

Abb. 310:
18-jähriger Patient, linkes Kniegelenk.

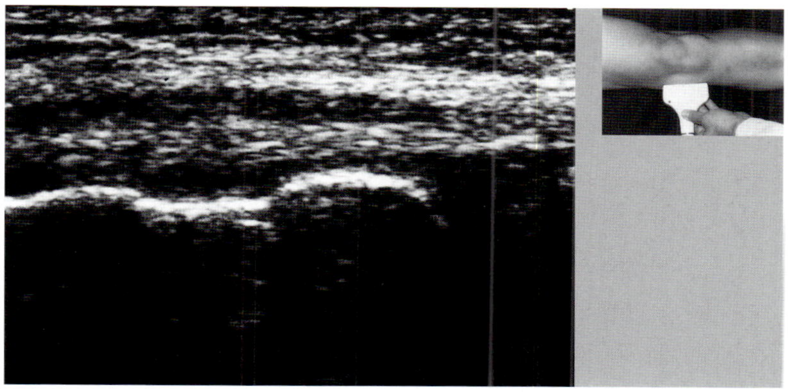

Medialer Longitudinalschnitt li.
Das Innenband stellt sich als durchgehende Struktur mit unauffälliger Textur dar. Das Band wird von einer echoarmen Formation umgeben. Nach Distorsionstrauma im Valgussinne handelt es sich um ein Hämatom bei Überdehnung des Innenbandes.

Fall 8.4

Abb. 311:
24-jähriger Patient, rechtes Kniegelenk.

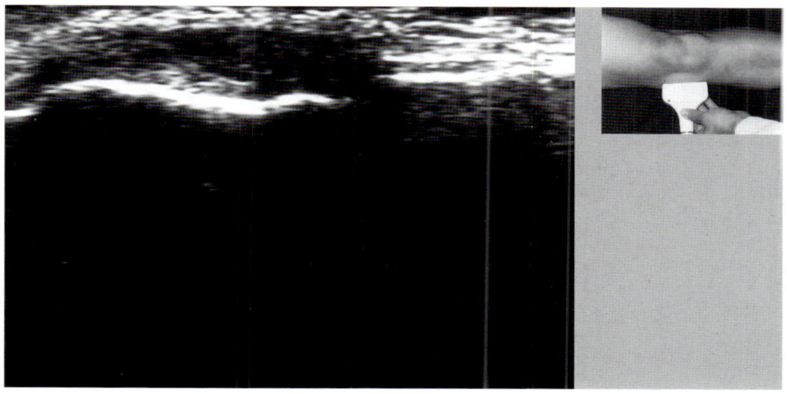

Medialer Longitudinalschnitt re.
Echoarme Formation im Bereich des medialen Kapsel-Band-Apparates als Hinweis auf eine Flüssigkeitsansammlung.

9. Innenbandruptur – Stabilitätsuntersuchung

Klinik und Sonographie

Ein Ansatz für die dynamisch-funktionelle Untersuchung besteht in der Möglichkeit, die Abstände zwischen sonographisch sicher abgebildeten knöchernen Strukturen auszumessen. Die Untersuchung wird seitenvergleichend zunächst in Neutral- und anschließend in Belastungsstellung – entweder manuell gehalten oder unter Verwendung einer apparativen Haltevorrichtung (z. B. Telos-Gerät) – durchgeführt. Durch die manuelle Untersuchung mit „direktem Körperkontakt" während der Untersuchung kann der Arzt den Entspannungszustand des Patienten kontrollieren. In einer eigenen Untersuchung fand sich eine mittlere Aufklappbarkeit am verletzten Kniegelenk von 4,4 mm bei der manuellen und von 4,0 mm bei der apparativen Untersuchung. Die unverletzte Gegenseite zeigte 2,0 mm bzw. 1,6 mm Aufklappbarkeit.

Fall 9.1

Abb. 312 a u. **b**:
32-jährige Patientin, rechtes Kniegelenk.

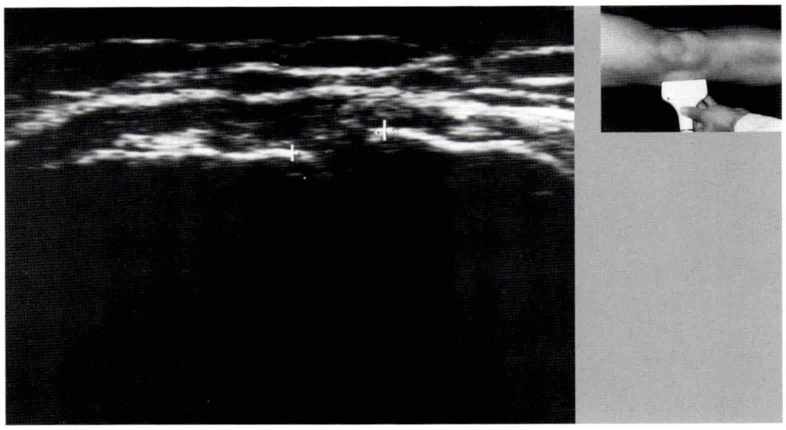

Medialer Longitudinalschnitt re. in Neutralposition.
Der distalen Femurkortikalis liegt eine überwiegend echoarme Formation im Bereich des medialen Kapsel-Band-Apparates als Hinweis auf eine Flüssigkeitsansammlung unmittelbar auf. Die Gelenkspaltweite beträgt in Neutralposition 11 mm.

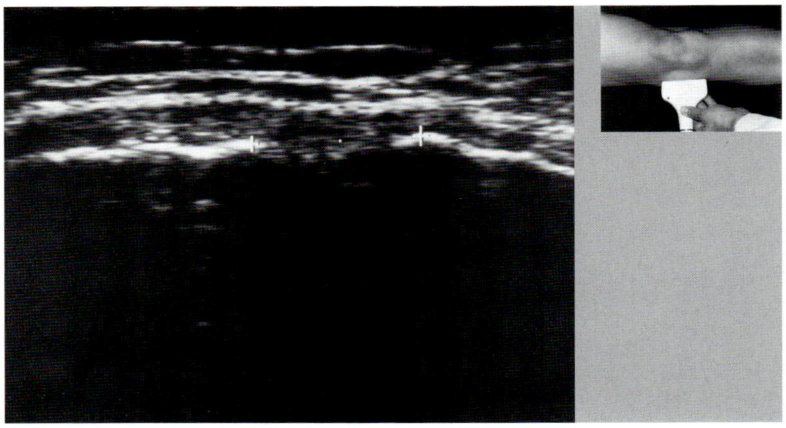

Medialer Longitudinalschnitt re. in Valgusstresposition.
Die Gelenkspaltweite beträgt im apparativ durchgeführten Valgusstress mit 15 Kp 19 mm.

10. Ruptur des vorderen Kreuzbandes

Klinik

Die am häufigsten verletzte Bandstruktur des Kniegelenks ist das vordere Kreuzband. Der Mechanismus, der zur Ruptur führt, ist eine Kombination aus Flexion, Abduktion und Außenrotation. Als „unhappy triad" wird eine Kombinationsverletzung von vorderem Kreuzband, Innenmeniskus und Innenband bezeichnet. Bei über 90% aller Patienten mit einer Verletzung des vorderen Kreuzbandes tritt ein mitunter massiver Hämarthros auf, dessen Ausmaß jedoch keinen Rückschluss auf den Grad und die Art der Verletzung zulässt. Es werden knöcherne Bandausrisse von intraligamentären Bandrissen unterschieden, ferner werden Teil- von Komplettrupturen differenziert. Bei der klinischen Diagnostik wird die vordere Schublade in 20°- (Lachman-Test) und in 90°-Kniebeugung untersucht. Bei Vorliegen einer isolierten Ruptur des vorderen Kreuzbandes erlaubt oftmals beim Gegenspannen des Patienten sowie bei muskulösen Patienten die klinische Untersuchung keine eindeutige Aussage.

Sonographie

Für die sonographische Untersuchung ergeben sich drei Ansätze mit jedoch unterschiedlicher Aussagekraft:

1 Die direkte Darstellung des tibialen Anteils des vorderen Kreuzbandes in einem ventralen infrapatellaren Diagonalschnitt erfordert eine Kniebeugestellung von mindestens 90°. Gerade bei frisch traumatisierten Kniegelenken scheitert diese Methode zumeist an der erforderlichen Lagerung.

2 Die Darstellung einer echoarmen Zone im Bereich der Fossa condylaris lateralis im dorsalen Transversalschnitt als sonomorphologisches Korrelat dieser Verletzung. Diese Methode gelingt in der Regel bis zu 4 Monate nach der Verletzung. In einer eigenen Untersuchung betrug die Sensitivität 94% bei einer Spezifität von 100%.

3 Die sonographische Bestimmung der vorderen Schublade im Lachman-Test im infrapatellaren Longitudinalschnitt. Die Anwendung dieser Methode ist sowohl bei der frischen Verletzung als auch bei der chronischen Instabilität möglich. Bei dieser dynamisch-funktionellen Untersuchung werden die Abstände zwischen sonographisch sicher abzubildenden knöchernen Strukturen (distaler Patellapol und Tuberositas tibiae) und einer Hilfslinie ausgemessen. Die Untersuchung wird seitenvergleichend zunächst in Neutral- und anschließend in Belastungsstellung (manuell gehalten) durchgeführt. Durch den direkten Körperkontakt während der Untersuchung kann der Arzt den Entspannungszustand des Patienten kontrollieren. In einer eigenen Untersuchung fand sich eine mittlere vordere Schublade am verletzten Kniegelenk von 5,1 mm, am unverletzten Kniegelenk von 1,7 mm.

Fall 10.1

Abb. 313 a u. **b**: 33-jährige Patientin, linkes und rechtes Kniegelenk.

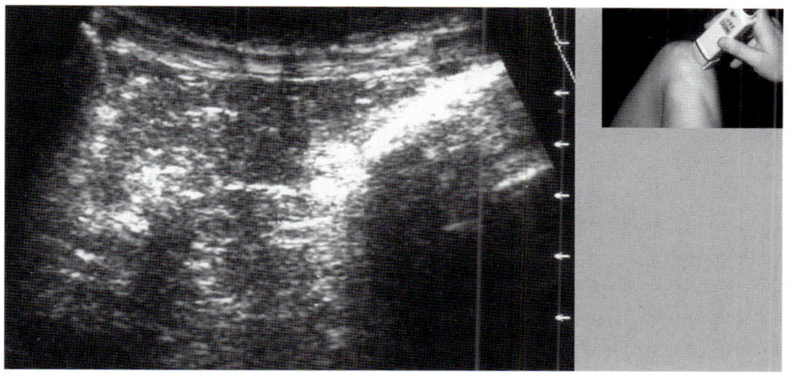

Ventraler infrapatellarer Schrägschnitt li.
Das vordere Kreuzband kann nicht dargestellt werden.

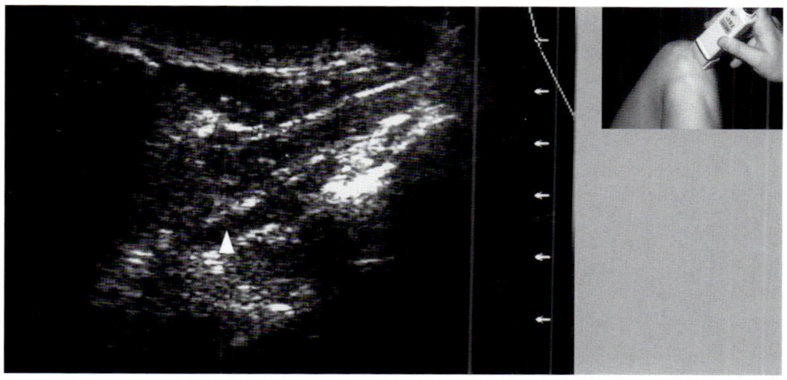

Ventraler infrapatellarer Schrägschnitt re.
Auf der unverletzten Gegenseite kommt der tibiale Anteil des vorderen Kreuzbandes als echoarme bandförmige Struktur zur Abbildung (Pfeil).

Fall 10.2

Abb. 314 a u. **b**:
19-jähriger Patient, linkes und rechtes Kniegelenk.

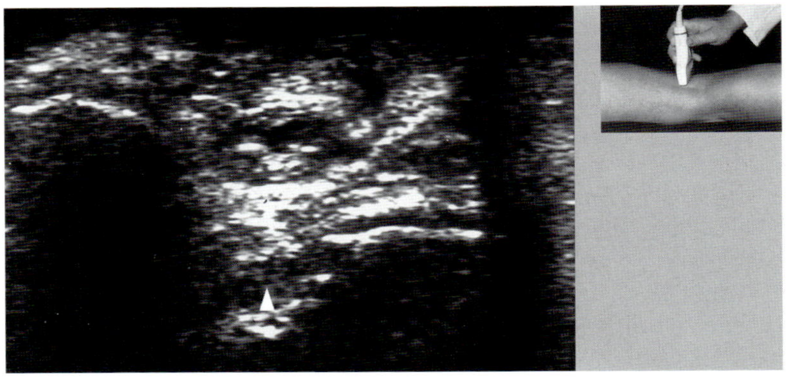

Dorsaler kondylärer Transversalschnitt re.
Unmittelbar der Kortikalis der Fossa condylaris lateralis anliegend findet sich eine echoarme Formation (Pfeil).

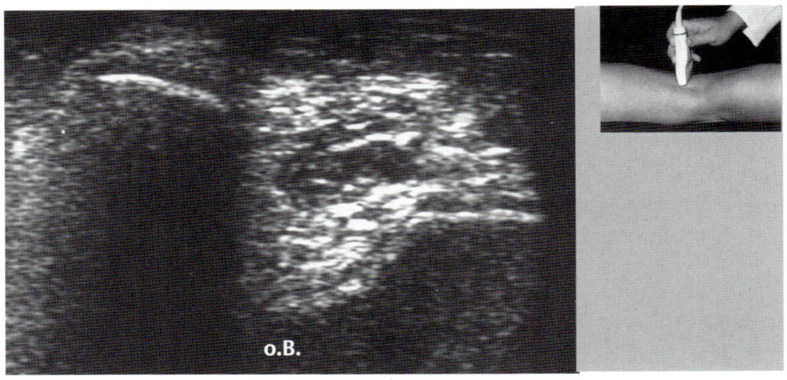

Dorsaler kondylärer Transversalschnitt li.
Die unverletzte Gegenseite zeigt den Normalbefund.

11. Ruptur des vorderen Kreuzbandes – Stabilitätsuntersuchung

Fall 11.1

Abb. 315 a u. **b**:
24-jähriger Patient, linkes Kniegelenk.

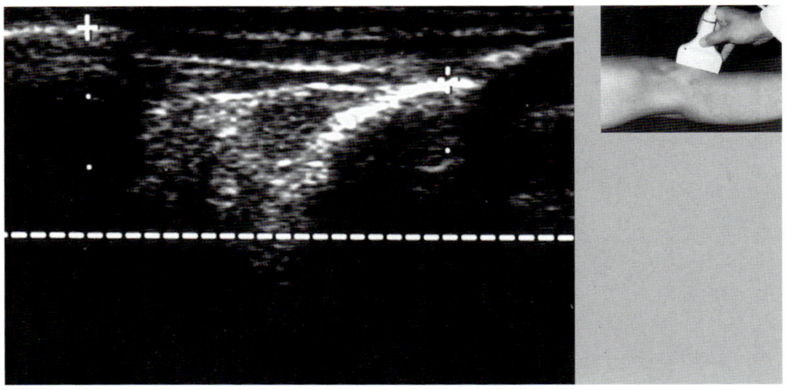

Infrapatellarer Longitudinalschnitt li. in Neutralposition.
Der Vergleich der beiden Aufnahmen ergibt einen Tibiavorschub von 5 mm.

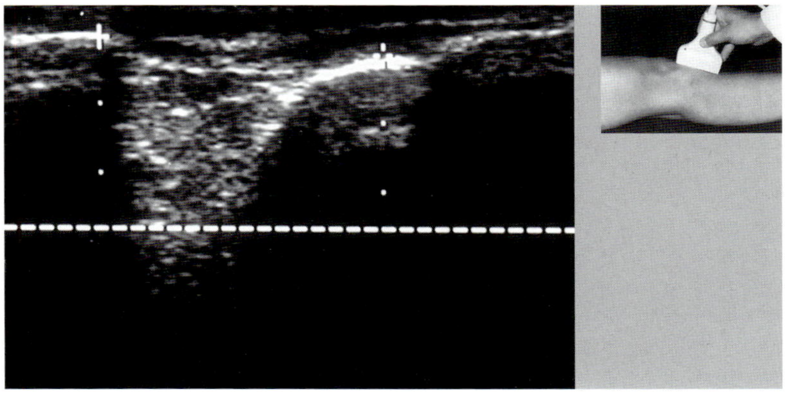

Infrapatellarer Longitudinalschnitt li. in Stressposition.

12. Ruptur des hinteren Kreuzbandes

Klinik

Im Vergleich zur vorderen Kreuzbandruptur werden Läsionen des hinteren Kreuzbandes sehr selten angetroffen. Das typische Verletzungsmuster ist eine Hyperextension des Kniegelenks. Bei der klinischen Untersuchung ist die hintere Schublade richtungsweisend.

Sonographie

Bei der sonographischen Untersuchung imponiert eine Verbreiterung des Kreuzbandes im Längsverlauf.

Fall 12.1

Abb. 316:
35-jähriger Patient, linkes und rechtes Kniegelenk.

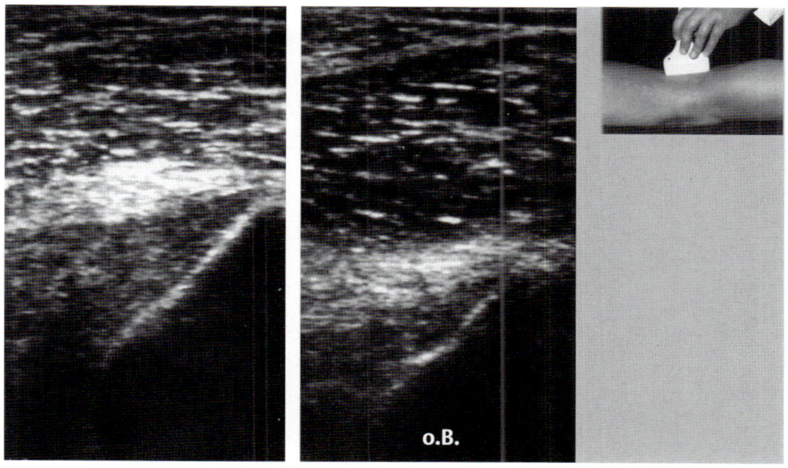

Dorsaler interkondylärer Longitudinalschnitt re. u. li.
Auf der linken Bildhälfte kommt das rupturierte hintere Kreuzband mit einer deutlichen Verbreiterung zur Darstellung. Auf der rechten Bildhälfte ist der unauffällige Befund der Gegenseite abgebildet.

Fall 12.2

Abb. 317:
28-jähriger Patient, linkes und rechtes Kniegelenk.

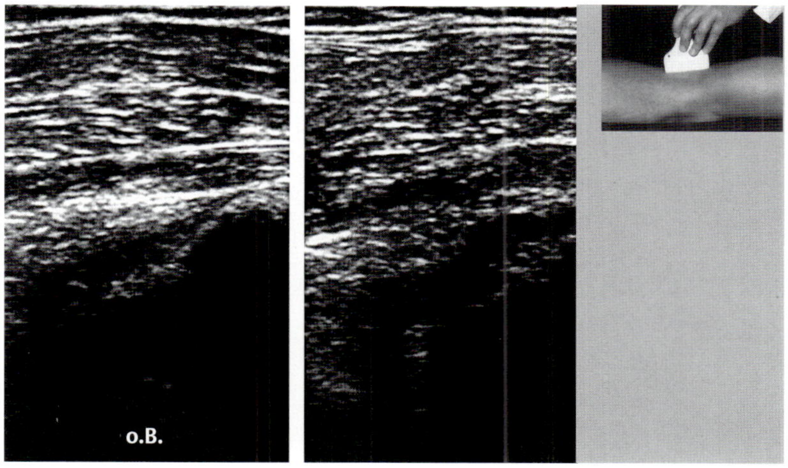

Dorsaler interkondylärer Longitudinalschnitt re. u. li.
Auf der rechten Bildhälfte imponiert das rupturierte hintere Kreuzband mit einer S-förmigen Formveränderung und Verbreiterung. Auf der linken Bildhälfte ist der unauffällige Befund der Gegenseite abgebildet.

Kombinierte Veränderungen und weitere Befunde

1. Gonarthrose

Klinik und Sonographie

Bei der Gonarthrose können Veränderungen an den knöchernen Strukturen (Osteophyt, Usur) und an den Weichteilen (Gelenkbinnenraum, Bursa, Baker-Zyste, Meniskusganglion) sonographisch erfasst werden. Der Gelenkspalt selbst kann sonographisch nicht ausreichend beurteilt werden. Zur Beurteilung der knöchernen Veränderungen ist die Röntgenaufnahme in mindestens zwei Ebenen der Goldstandard, die Sonographie kann bezüglich der Weichteilveränderungen wichtige Zusatzinformationen liefern.

Fall 1.1

Abb. 318 a – d: 55-jähriger Patient, linkes und rechtes Kniegelenk.

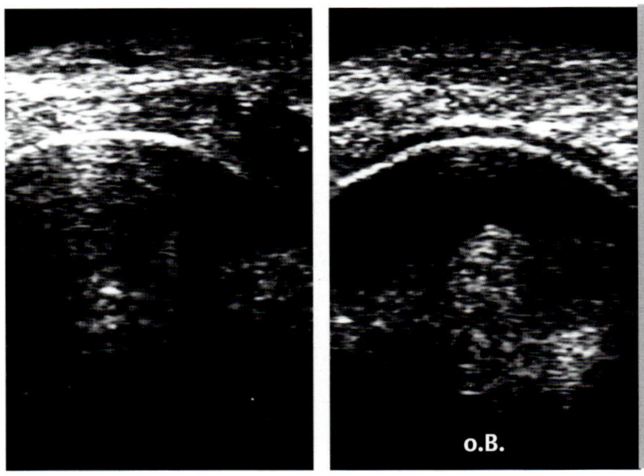

Medialer parapatellarer Longitudinalschnitt re. u. li.
Auf der betroffenen Seite beider Schnittebenen (jeweils linke Bildhälfte) findet sich über der echogenen Kortikalis ein deutlich reduzierter Knorpelbelag.

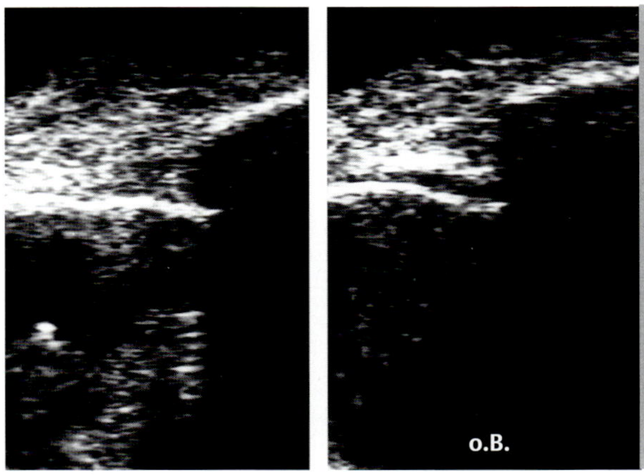

Medialer parapatellarer Transversalschnitt re. u. li.

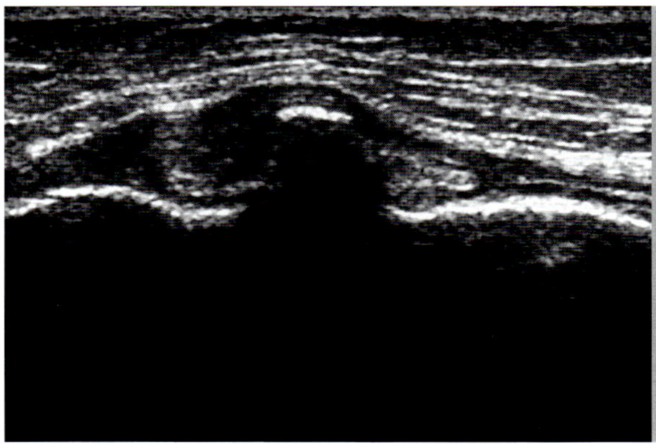

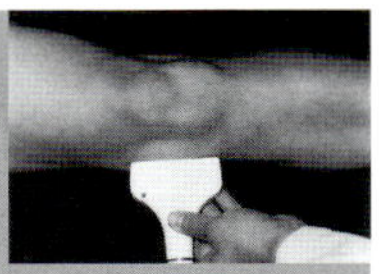

Medialer Longitudinalschnitt re.
Es kommen osteophytäre Anbauten als echogene Reflexe über Kortikalisniveau im Bereich des Femurkondylen und des Tibiakopfes zur Abbildung.

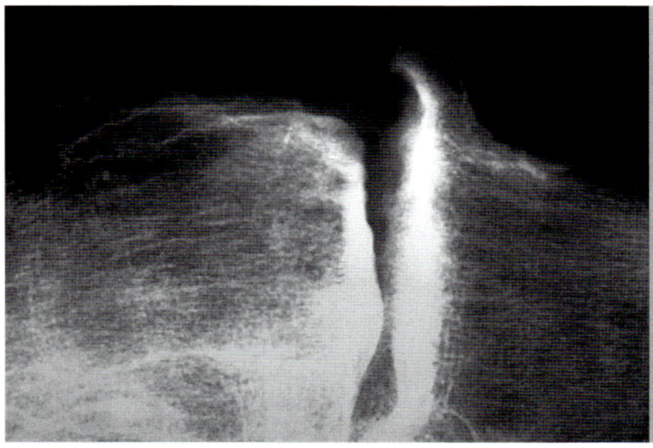

Röntgenaufnahme im a.-p. Strahlengang.
Die Röntgenaufnahme bestätigt das Ausmaß der medial betonten Gonarthrose.

2. Weichteilverletzung

Klinik und Sonographie

Die Einsatzmöglichkeiten des Ultraschalls bei unterschiedlichen muskulären Erkrankungen und Verletzungen liegen in der Veränderung der sonographischen Darstellung begründet. Das Echogenitätsverhalten und die Darstellung des Muskels im Longitudinal- und Transversalschnitt zeigen, verglichen mit gesunder Muskulatur, ein verändertes sonographisches Bild. Gesunde Muskulatur stellt sich bei korrekter Geräteeinstellung mit mittlerer Echogenität dar und zeigt in den Longitudinal- und Transversalschnittebenen typische Echogenitätsmuster. Bei Erkrankungen und Verletzungen im Bereich der Muskulatur empfiehlt es sich, diese zunächst im Transversalschnitt in schneller Bildfolge orientierend durchzumustern. Anschließend erfolgt die Einstellung über dem betroffenen Bezirk jeweils im Longitudinal- und Transversalschnitt. Die sonographische Befunderhebung wird durch die dynamische Untersuchung mittels Muskelkontraktion wesentlich erleichtert.

Fall 2.1

Abb. 319 a u. **b**:
32-jähriger Patient,
linker Unterschenkel.

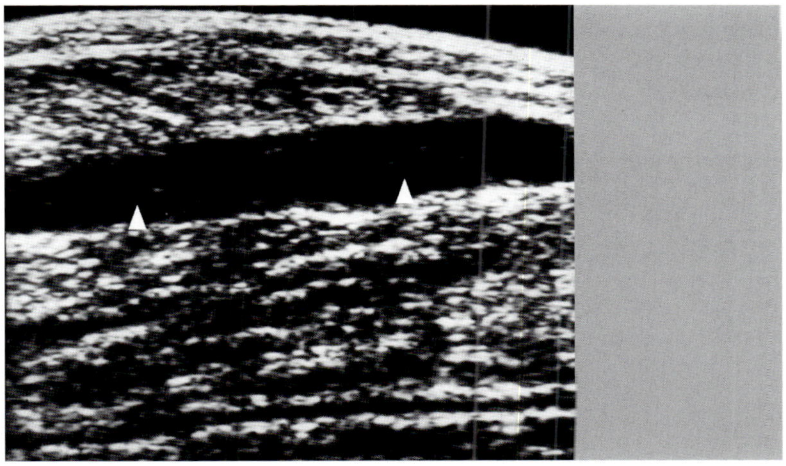

Dorsaler Longitudinalschnitt über dem mittleren Unterschenkel, eine Woche nach der Verletzung.
Es kommt eine echoarme, die Muskulatur unterbrechende Struktur zwischen dem M. gastrocnemius, Caput mediale und dem M. soleus zur Abbildung (Pfeil). Es handelt sich um eine Muskelruptur mit Begleithämatom.

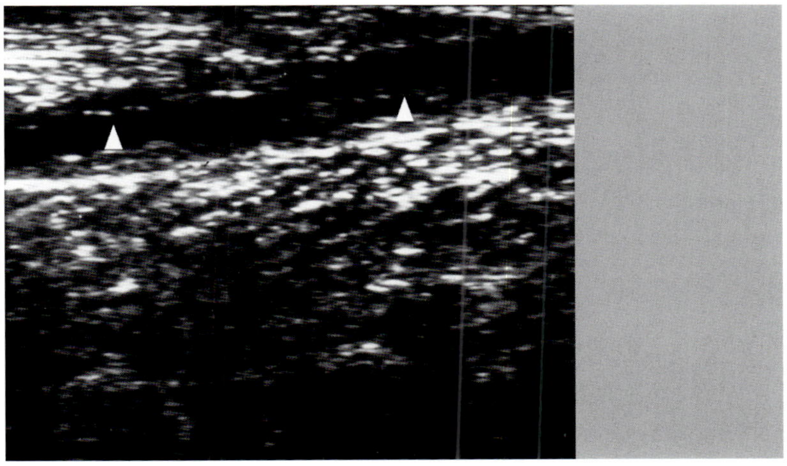

Dorsaler Longitudinalschnitt über dem mittleren Unterschenkel fünf Wochen nach der Verletzung.
Im zeitlichen Verlauf zeigt sich eine Größenabnahme des verletzten Bezirks (Pfeil).

3. Meniskusläsion

Klinik

Meniskusläsionen betreffen häufiger den medialen als den lateralen Meniskus und werden öfter bei Männern als bei Frauen angetroffen. Sie können sowohl auf der Grundlage degenerativer Veränderungen entstehen als auch traumatisch bedingt sein. Bei den traumatisch bedingten Meniskusrissen sind Größe und Richtung der einwirkenden Kraft entscheidend für die Rissform. Häufig entsteht ein Meniskusriss bei Kniebeugung durch eine Rotationsbewegung des Oberschenkels bei feststehendem Unterschenkel.

Je nach Lokalisation unterscheidet man Läsionen des Vorderhorns, der Pars intermedia und des Hinterhorns, es können jedoch auch komplexe Meniskusschäden angetroffen werden. Die häufigste Rissform ist der Korbhenkelriss, gefolgt von Längsrissen, zungenförmigen Abrissen, Radiärrissen und Horizontalrissen.

Sonographie

Casser und Füsting (1991) konnten in großen klinischen sonographischen Studien den Stellenwert der von Sohn beschriebenen Meniskussonographie herausarbeiten. Für die Sensitivität und Spezifität ermittelten sie aufgrund der hohen Artefaktanfälligkeit der Methode Werte von 70–80%. Als Voraussetzung für eine sonographische Untersuchung des Meniskus beschrieben sie die dynamische Untersuchung in unterschiedlichen Flexions- und Rotationsstellungen des Kniegelenks, um somit den Riss orthograd mit den Schallwellen zu treffen. Die Untersuchung in den drei Meniskusregionen wird ausschließlich in Longitudinalschnittebenen durchgeführt. Ferner sollte nach Meinung vorgenannter Autoren die Untersuchung mit einem konvex geformten Schallkopf mit einer Frequenz von mindestens 7,5 MHz durchgeführt werden. Risskriterien sind ein echogener strichförmiger Doppelreflex sowie eine echoarme intrameniskale Strukturveränderung.

Fall 3.1

Abb. 320 a u. **b**:
33-jähriger Patient, rechtes Kniegelenk.

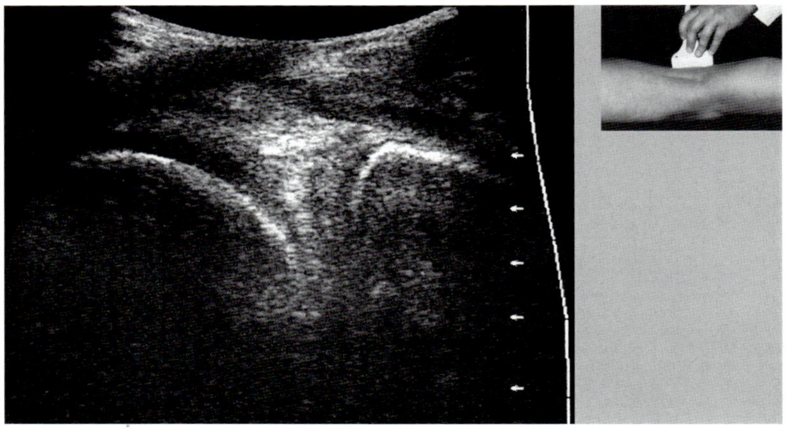

Dorsaler medialer Longitudinalschnitt re.
Im dreieckförmigen echogenen Innenmeniskushinterhorn findet sich eine echofreie horizontal verlaufende Unterbrechung. Die Untersuchung wurde mit einem Konvexschallkopf durchgeführt.

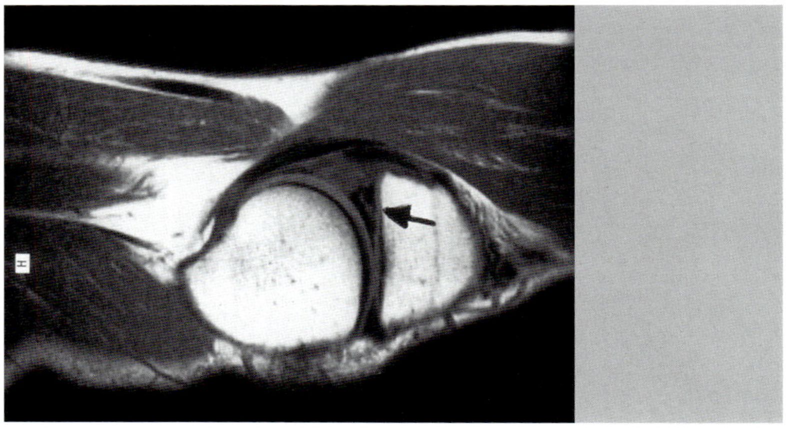

MR-Tomographie.
Der Meniskusriss (Pfeil) ist im MR-Tomogramm vergleichbar dargestellt.

Fall 3.2

Abb. 321:
31-jähriger Patient, linkes Kniegelenk.

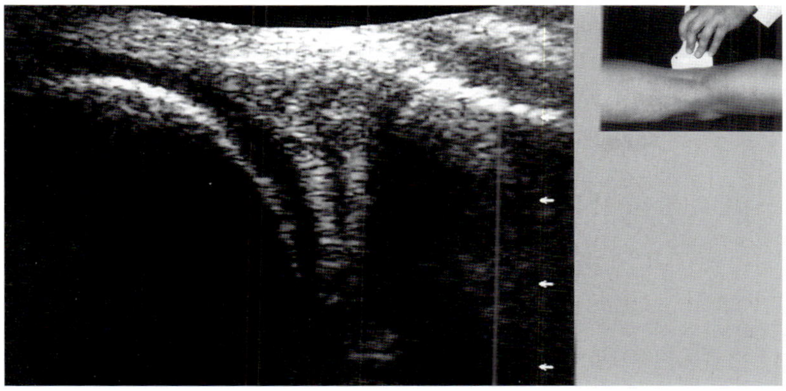

Dorsaler medialer Longitudinalschnitt li.
Im Bereich des Innenmeniskushinterhorns kommt eine horizontal verlaufende echofreie Struktur als Hinweis auf die Rupturzone zur Darstellung. Die Untersuchung wurde mit einem Konvexschallkopf durchgeführt.

Fall 3.3

Abb. 322:
23-jähriger Patient, rechtes Kniegelenk.

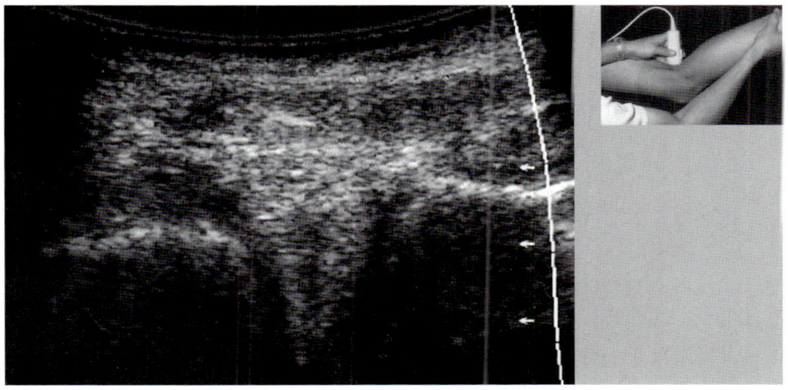

Lateraler Longitudinalschnitt über der Pars intermedia des Außenmeniskus.
Im Bereich der Pars intermedia des Außenmeniskus kommt eine horizontal verlaufende echoarme Struktur als Hinweis auf die Rupturzone zur Darstellung. Die Untersuchung wurde mit einem Konvexschallkopf durchgeführt.

Fall 3.4

Abb. 323 a u. **b**:
24-jähriger Patient, linkes und rechtes Kniegelenk.

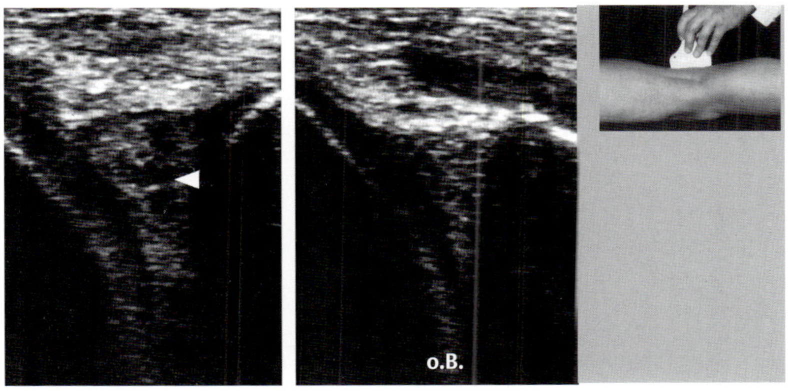

Dorsaler medialer Longitudinalschnitt re. u. li.
Im Bereich des Innenmeniskushinterhorns kommt eine horizontal verlaufende echofreie Struktur als Hinweis auf die Rupturzone zur Darstellung (linke Bildhälfte, Pfeil). Die rechte Bildhälfte zeigt den Normalbefund der Gegenseite.

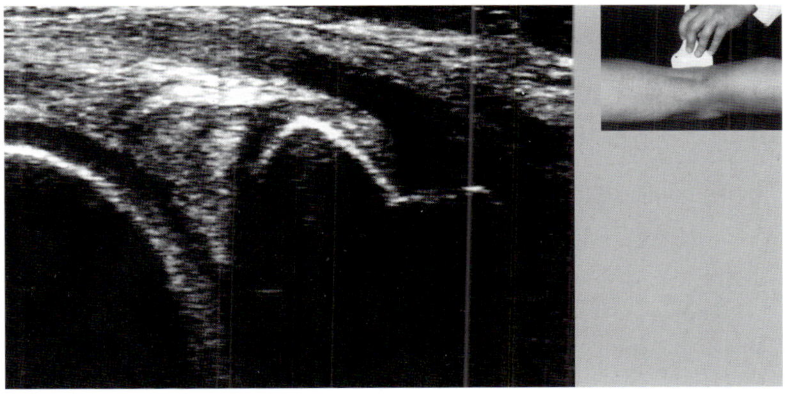

Dorsaler medialer Longitudinalschnitt.
In der dynamischen Untersuchung zeigen sich bei zunehmender Kniegelenkflexion eine Formveränderung des Meniskus sowie eine veränderte Darstellung der Rupturzone. Die Untersuchung wurde mit einem Linearschallkopf durchgeführt.

4. Meniskusganglion

Klinik

Ein Meniskusganglion findet sich häufig im Bereich der Meniskusbasis. Ätiopathogenetisch wird eine Metaplasie von Mesenchymzellen diskutiert. Als prädisponierende Faktoren gelten Veränderungen der Meniskusform, Läsionen, Ernährungsstörungen des Meniskus sowie Überlastungen. Sowohl para- als auch intrameniskal können die Ganglien lokalisiert sein. Sie sind typischerweise mit einer gallertartigen Flüssigkeit gefüllt, ihr Wachstum ist in der Regel nach außen orientiert. Der laterale Meniskus ist 7mal häufiger betroffen als der mediale.

Fall 4.1

Abb. 324:
35-jähriger Patient,
rechtes Kniegelenk.

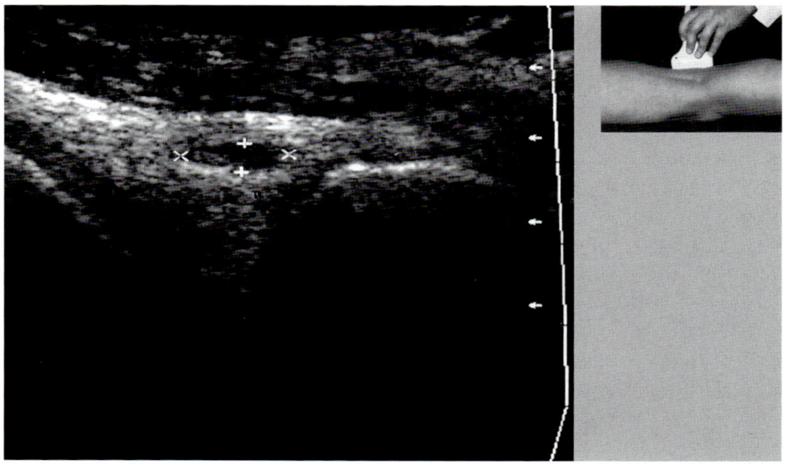

Dorsaler medialer Longitudinalschnitt re.
Im Bereich des echogenen Innenmeniskushinterhorns findet sich eine ovaläre echoarme Formation. Es handelt sich hierbei um ein intrameniskal gelegenes Ganglion.

Fall 4.2

Abb. 325:
81-jähriger Patient,
linkes Kniegelenk.

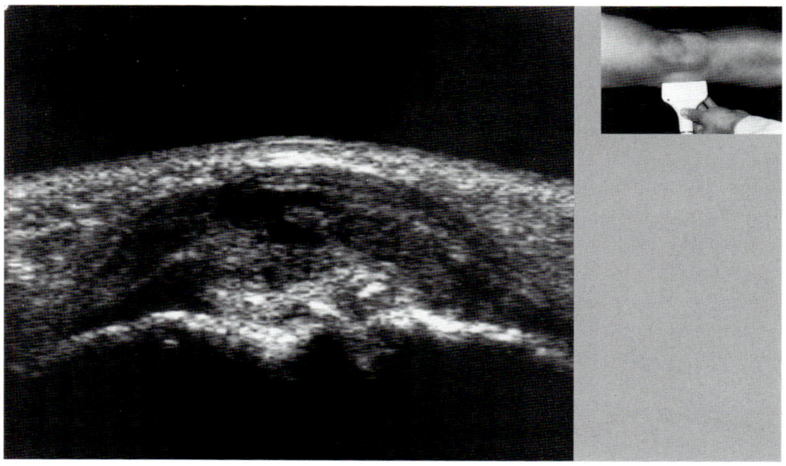

Medialer Longitudinalschnitt li.
Auf dem Niveau des medialen Gelenkspaltes kommt eine zum Teil echoarme, größtenteils jedoch echogene Raumforderung zur Darstellung. Diese liegt unmittelbar der Kortikalis von Femur und Tibia auf. Es handelt sich hierbei um ein großes Innenmeniskusganglion.

Fall 4.3

Abb. 326:
42-jähriger Patient,
rechtes Kniegelenk.

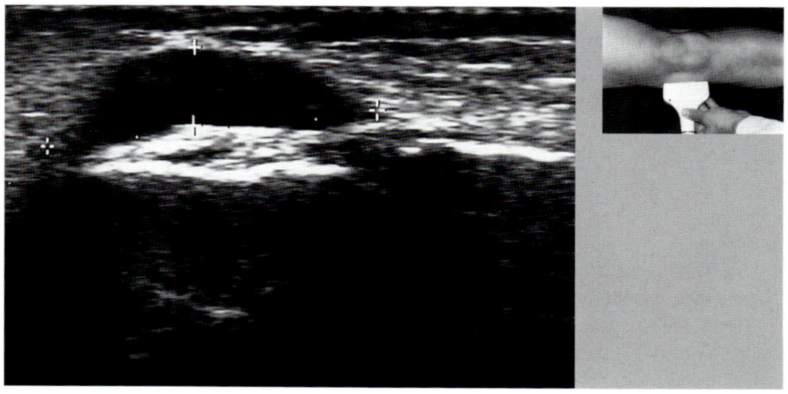

Medialer Longitudinalschnitt re.
Im Bereich des Condylus femoris medialis kommt eine echofreie Formation mit sog. Schallverstärkung zur Abbildung. Es handelt sich hierbei um ein Innenmeniskusganglion. Der Gelenkspalt befindet sich am distalen Rand des Ganglions.

Fall 4.4

Abb. 327:
53-jähriger Patient,
linkes Kniegelenk.

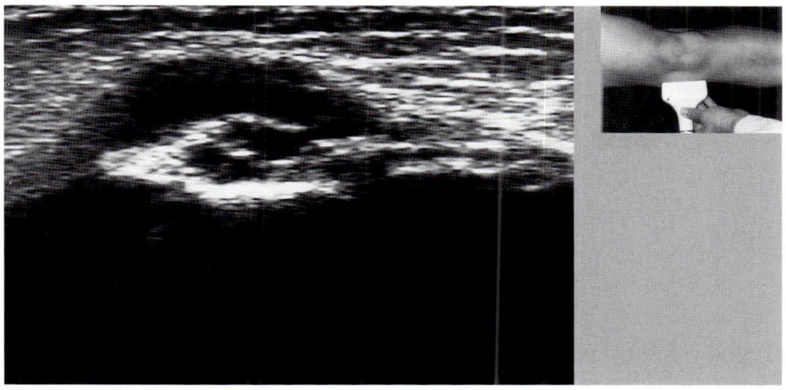

Medialer Longitudinalschnitt li.
Im Bereich des Condylus femoris medialis findet sich eine überwiegend echoarme Formation mit echogenem Binnenmaterial. Es handelt sich hierbei um ein Innenmeniskusganglion. Der Gelenkspalt befindet sich am distalen Rand des Ganglions.

Fall 4.5

Abb. 328 a u. **b**:
37-jährige Patientin,
rechtes Kniegelenk.

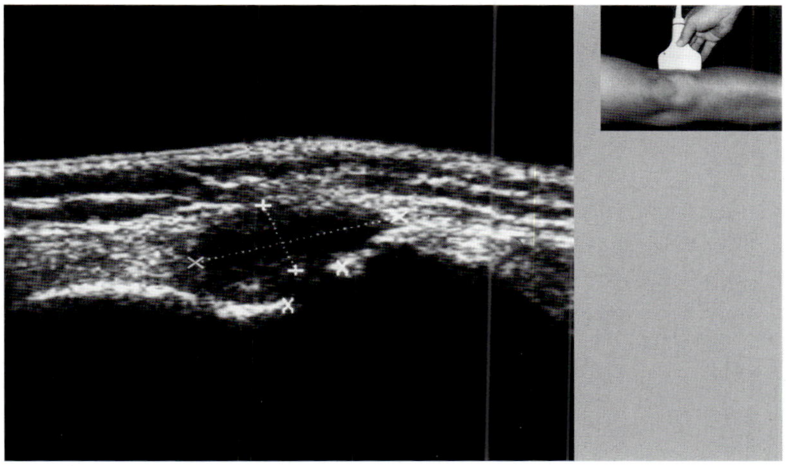

Lateraler Longitudinalschnitt re.
Auf Höhe des lateralen Gelenkspaltes kommt eine überwiegend echoarme Raumforderung zur Abbildung. Abbildung **a** zeigt den Untersuchungsbefund mit einem 5-MHz-Linearschallkopf, Abbildung **b** mit einem 7,5-MHz-Linearschallkopf. Es handelt sich hierbei um ein Außenmeniskusganglion.

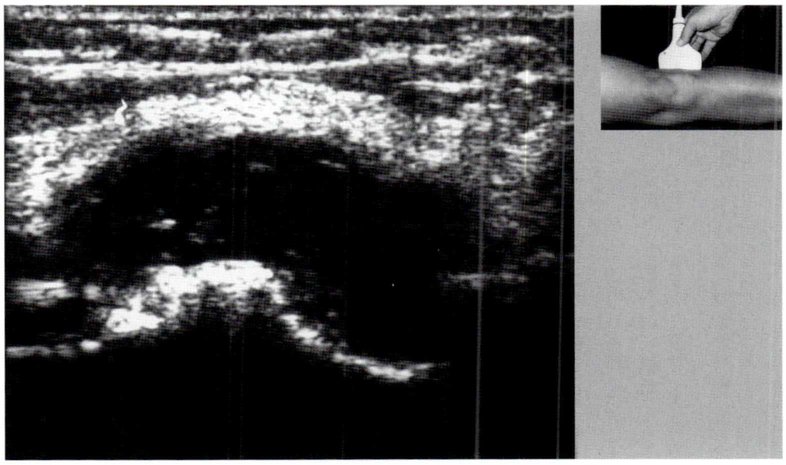

Lateraler Longitudinalschnitt re.

Fall 4.6

Abb. 329:
24-jährige Patientin,
rechtes Kniegelenk.

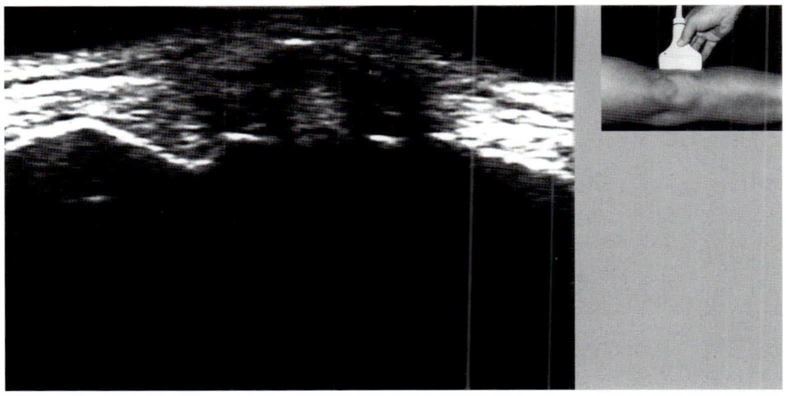

Lateraler Longitudinalschnitt über dem Fibulaköpfchen re.
Vom lateralen Gelenkspalt ausgehend findet sich eine echofreie, nach distal verlaufende Formation mit sog. Schallverstärkung. Sie befindet sich unmittelbar auf Höhe des Fibulaköpfchens. Klinisch lagen bereits Sensibilitätsstörungen im Ausbreitungsgebiet des N. peroneus vor.

Fall 4.7

Abb. 330:
38-jährige Patientin,
linkes Kniegelenk.

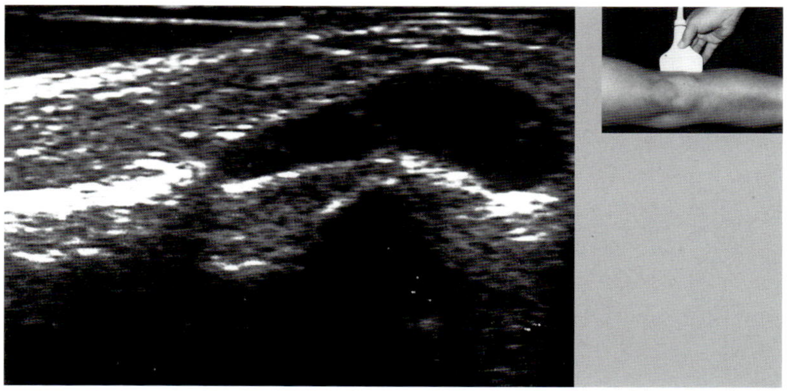

Lateraler Longitudinalschnitt li.
Es kommt eine echoarme Formation mit echogenem Binnenmaterial zur Darstellung.

5. Tumor

Klinik

Im Bereich des Kniegelenkes können sowohl benigne und maligne Weichteil- und Knochentumoren als auch Metastsen auftreten.

Sonographie

Bei benignen und malignen Weichteil- und Knochentumoren sowie bei Metastasen können entsprechend der Tumorentität Veränderungen der Knochenoberfläche und der Weichteile sonographisch erfasst werden. Eine histopathologische Feindifferenzierung ist aufgrund des Sonogramms nicht möglich. Zur weiteren Abklärung sind neben der obligaten Röntgendiagnostik in zwei Ebenen weitere bildgebende Verfahren und in der Regel auch eine histopathologische Gewebeuntersuchung erforderlich.

Fall 5.1

Abb. 331 a u. **b**:
75-jähriger Patient,
distaler Oberschenkel rechts.

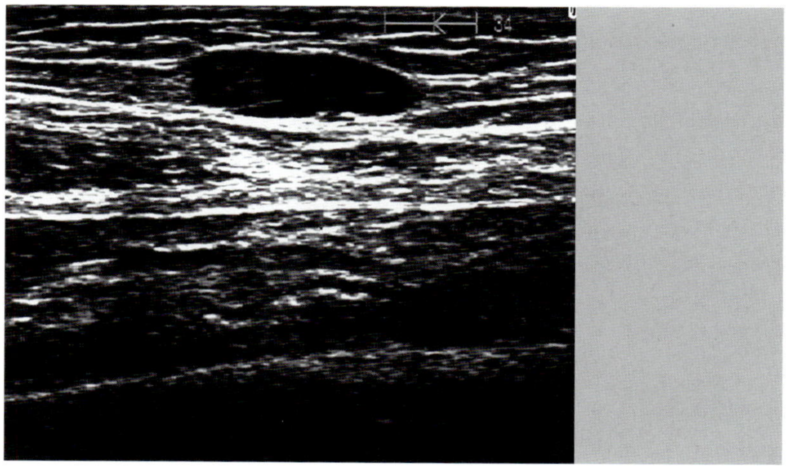

Ventraler Longitudinalschnitt re.
Es kommt eine echoarme Formation ventral des M. rectus femoris zur Abbildung. Die histologische Aufarbeitung ergab die Diagnose eines Lipoms.

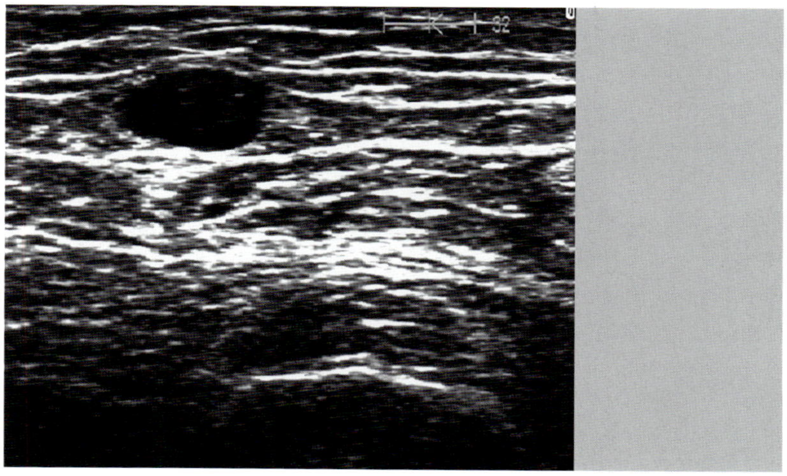

Ventraler Transversalschnitt re.
Das Lipom und das normale Fettgewebe haben eine vergleichbare Echogenität. Das Lipom ist von einer Kapsel umgeben, hierdurch wird eine Abgrenzung zu Fettgewebe und Muskulatur erleichtert.

Fall 5.2

Abb. 332 a u. **b**:
4-jährige Patientin,
mittleres Unterschenkeldrittel links.

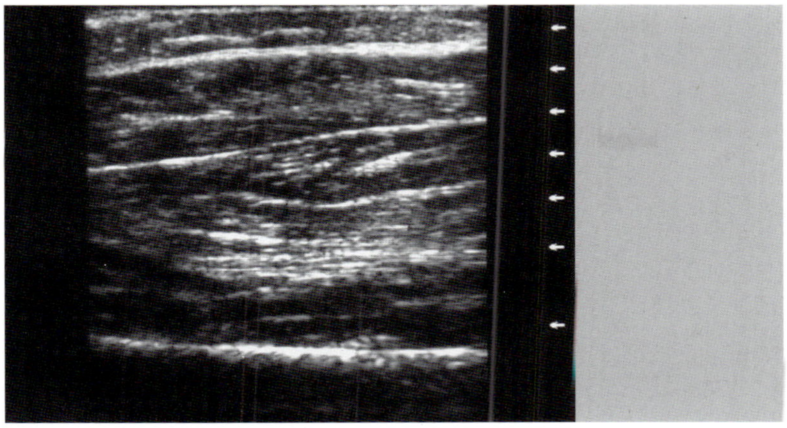

Dorsaler Longitudinalschnitt li.
Im Bereich des M. soleus kommt eine Struktur mit inhomogener Echogenität zur Darstellung (Pfeil). Die histologische Aufarbeitung ergab die Diagnose eines intramuskulären Lipoms.

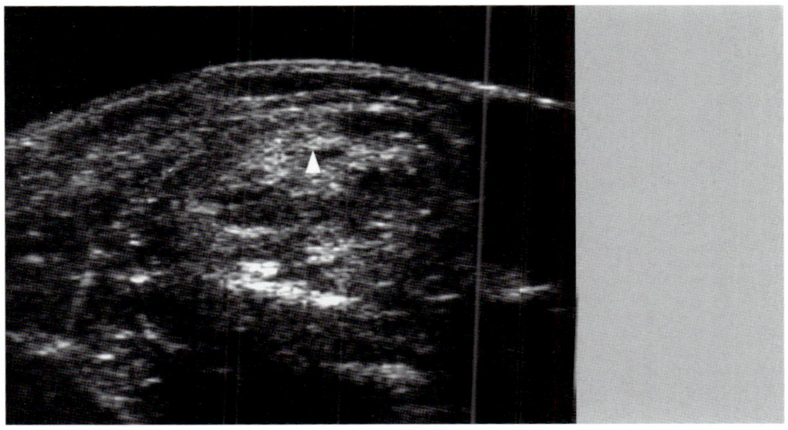

Dorsaler Transversalschnitt li.

Fall 5.3

Abb. 333 a u. **b**:
70-jährige Patientin,
mediales Tibiadrittel rechts.

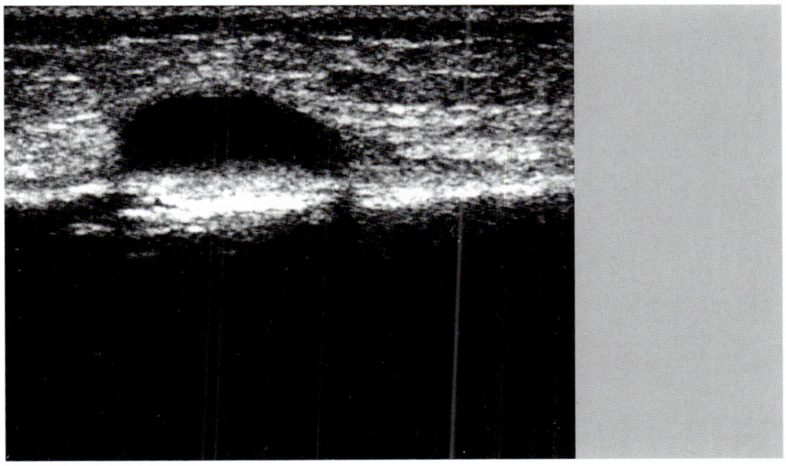

Ventraler Longitudinalschnitt re.
Direkt der unauffälligen Tibiakortikalis aufliegend kommt in beiden Schnittebenen eine echoarme, glatt begrenzte Formation zur Darstellung. Dieser Befund ist mit der klinischen Diagnose eines Ganglions oder einer Zyste zu vereinbaren. Ein operativer Eingriff wurde von der Patientin abgelehnt.

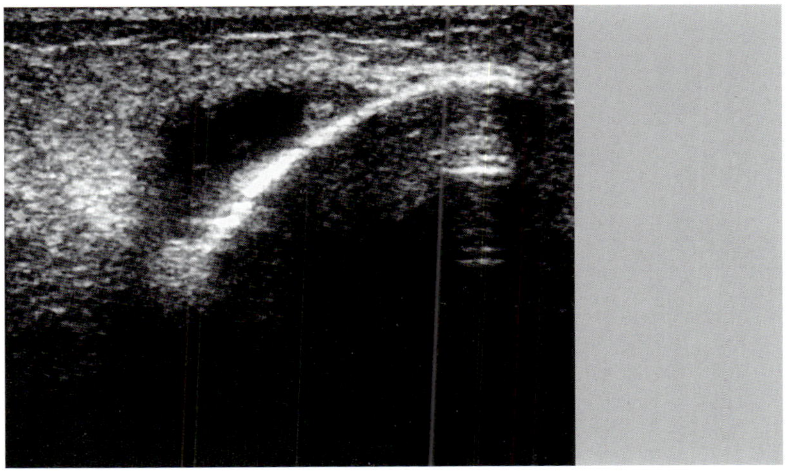

Ventraler Transversalschnitt re.

Fall 5.4

Abb. 334 a u. **b**:
32-jährige Patientin, proximales Tibiadrittel links.

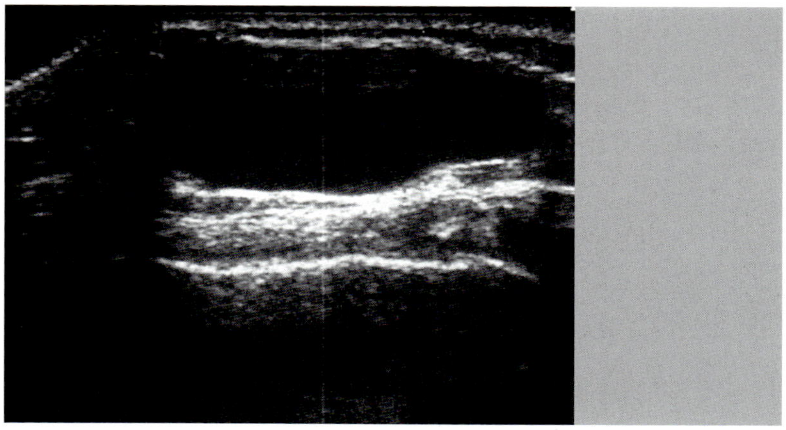

Ventraler Longitudinalschnitt li.
Es kommt eine überwiegend echofreie Region mit glatter Begrenzung zur Darstellung. Die histologische Aufarbeitung ergab die Diagnose eines Ganglions.

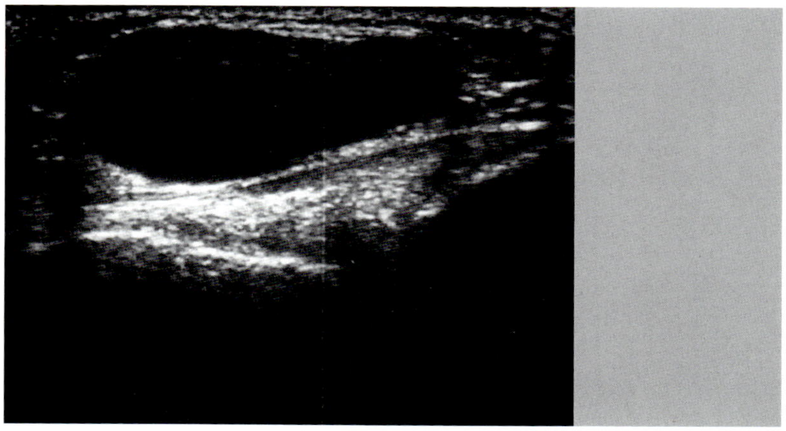

Ventraler Transversalschnitt li.

Fall 5.5

Abb. 335 a u. **b**:
25-jährige Patientin, proximaler Unterschenkel rechts.

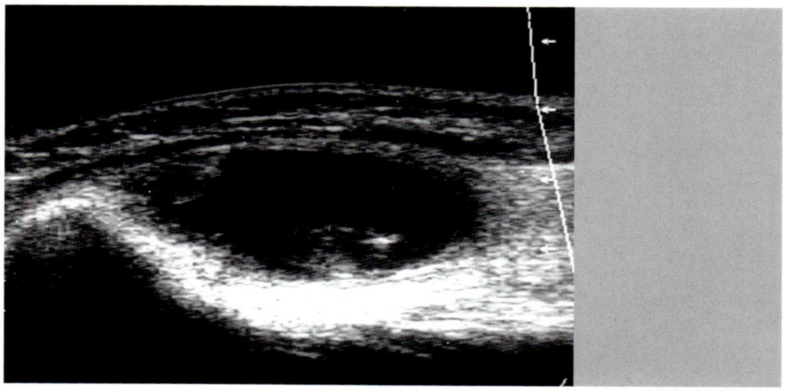

Ventrolateraler Longitudinalschnitt re.
Über der proximalen Fibulakortikalis kommt dieser unmittelbar aufliegend eine glatt begrenzte echoarme Formation mit vereinzelten Binnenstrukturen zur Abbildung. Die histologische Aufarbeitung ergab die Diagnose eines Ganglions.

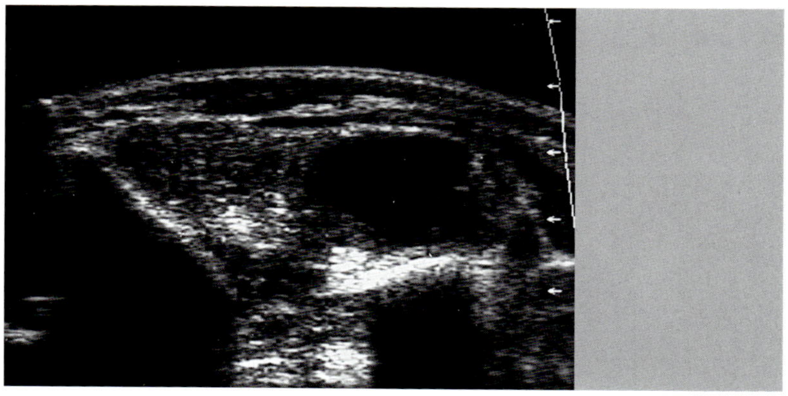

Ventrolateraler Transversalschnitt re.

Fall 5.6

Abb. 336 a – d:
18-jährige Patientin, distales Femur rechts.

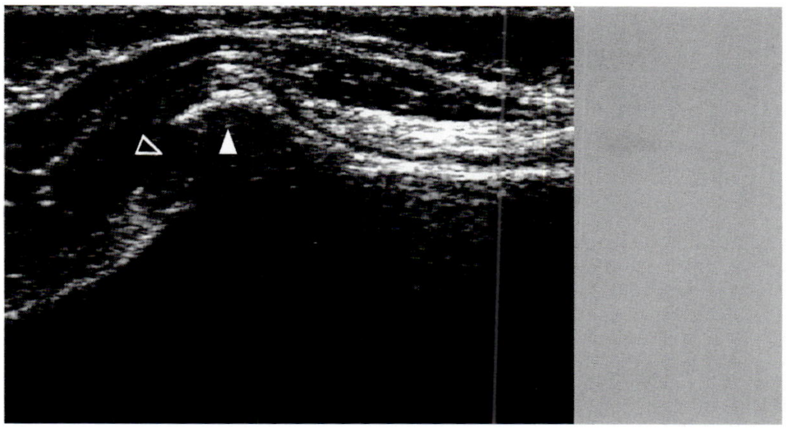

Medialer Longitudinalschnitt re.
Der Tumor kommt als echogene Struktur mit Schallschatten über Niveau der echogenen Kortikalis des medialen distalen Femurs zur Darstellung (**a**) (Pfeil). Direkt der echogenen Tumorstruktur aufliegend findet sich eine sehr schmale echoarme Zone, die der Knorpelkappe der kartilaginären Exostose entspricht (**a, b**, offener Pfeil).

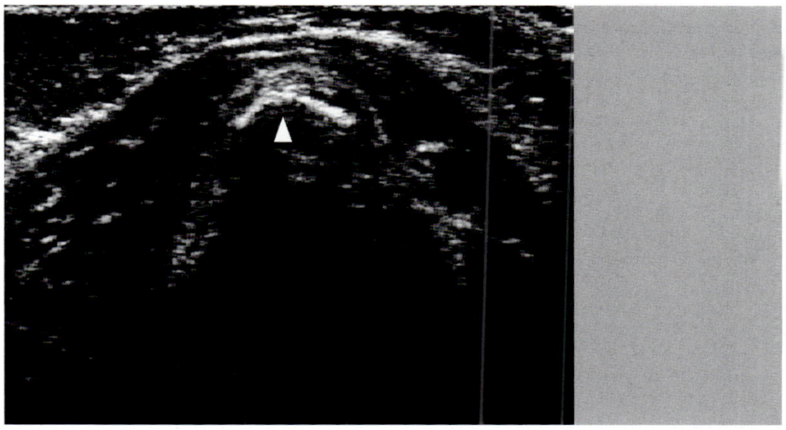

Medialer Transversalschnitt re.

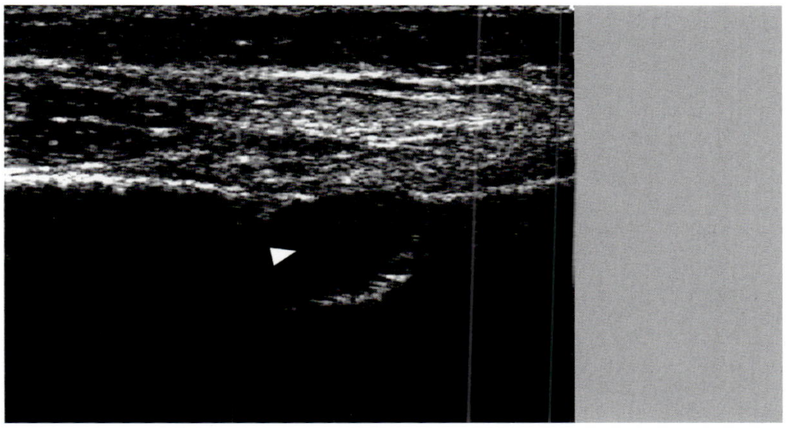

Lateraler Longitudinalschnitt re.
Zusätzlich wird lateral eine Unterbrechung der Femurkortikalis mit Basisreflex dargestellt (Pfeil).

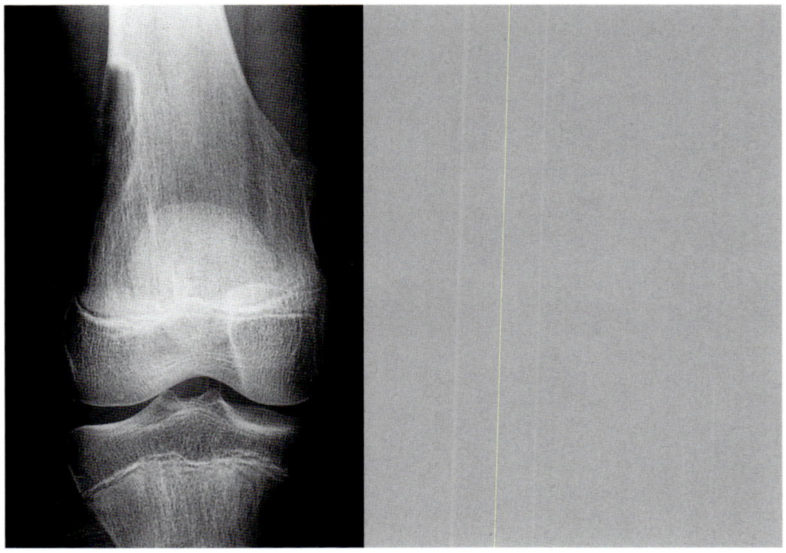

Röntgenaufnahme im a.-p. Strahlengang.
Die Röntgenaufnahme verdeutlicht die Befunde. Die histologische Aufarbeitung ergab die Diagnose einer kartilaginären Exostose sowie eines fibrösen Kortikalisdefekts.

Fall 5.7

Abb. 337 a – d:
5-jähriger Patient,
distale Tibia rechts.

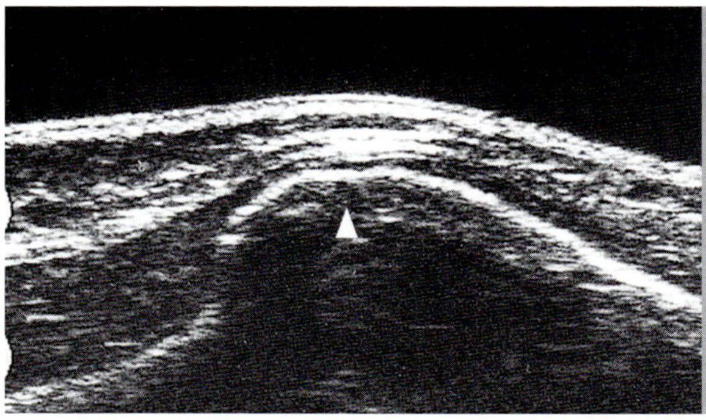

Ventraler Longitudinalschnitt re.
In beiden Schnittebenen kommt eine großbogige echogene Struktur mit Schallschatten über dem Niveau der echogenen Kortikalis der distalen Tibia zur Darstellung (Pfeil).

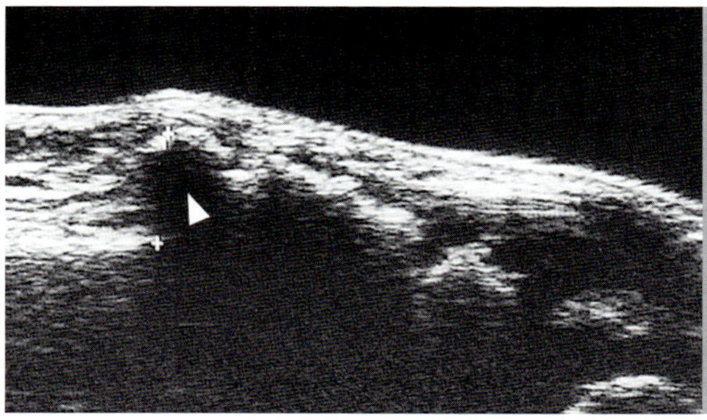

Ventraler Transversalschnitt re.

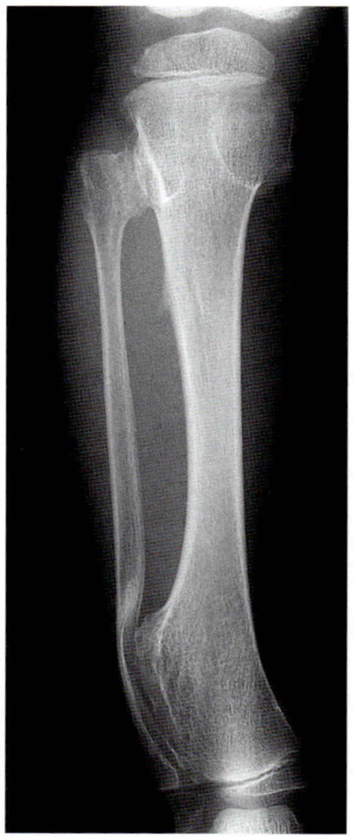

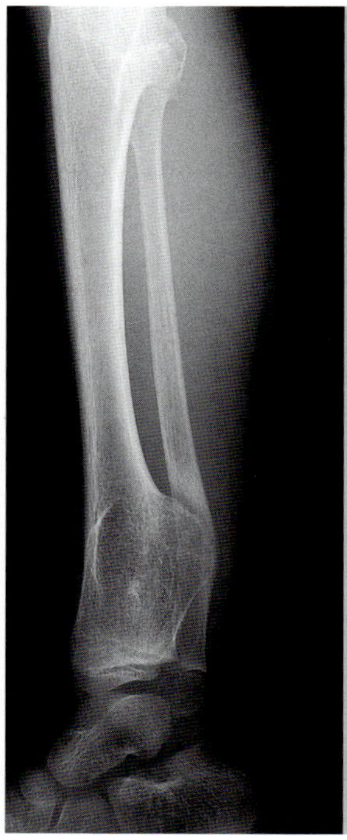

Röntgenaufnahme im a.-p. und im seitlichen Strahlengang.
Die Röntgenaufnahmen zeigen den Tumor mit Verdrängung der distalen Fibula. Die histologische Aufarbeitung ergab die Diagnose einer kartilaginären Exostose.

Fall 5.8

Abb. 338 a u. **b**:
18-jähriger Patient,
distales Femur links.

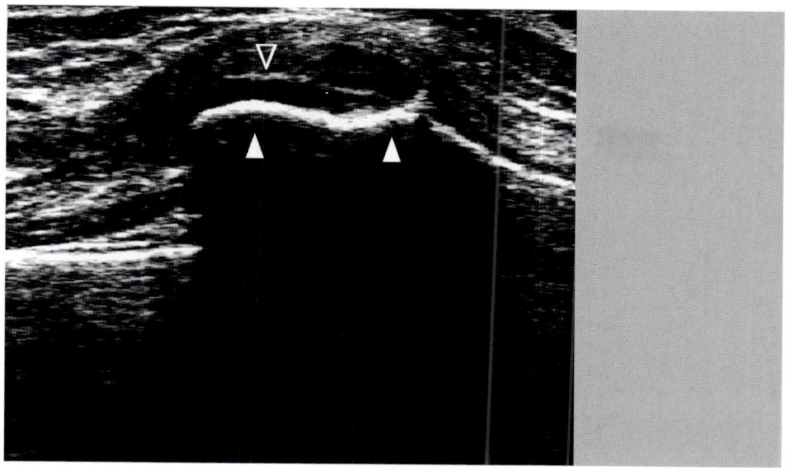

Ventrolateraler Longitudinalschnitt li.
Über dem Niveau der echogenen Kortikalis des distalen Femurs kommt eine ebenfalls echogene Struktur mit Schallschatten zur Darstellung (Pfeil). Direkt der echogenen Tumorstruktur aufliegend findet sich eine breite echoarme Zone, die der Knorpelkappe der kartilaginären Exostose entspricht (offener Pfeil).

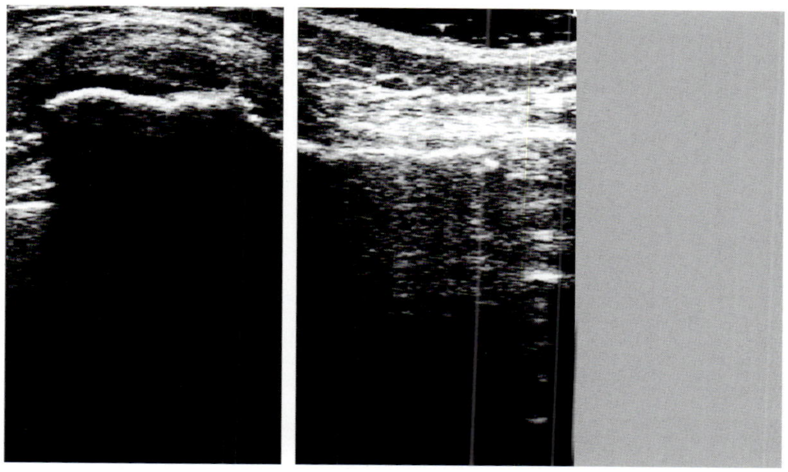

Ventrolateraler Transversalschnitt li.
Im Transversalschnitt ist auf der linken Bildhälfte über der Femurkortikalis lediglich die Knorpelkappe als echoarme Formation dargestellt, während auf der rechten Bildhälfte der knöcherne Anteil der Exostose mit abgebildet ist (**b**). Die histologische Aufarbeitung ergab die Diagnose einer kartilaginären Exostose.

Fall 5.9

Abb. 339 a u. **b**:
20-jährige Patientin,
mittlere Tibia rechts.

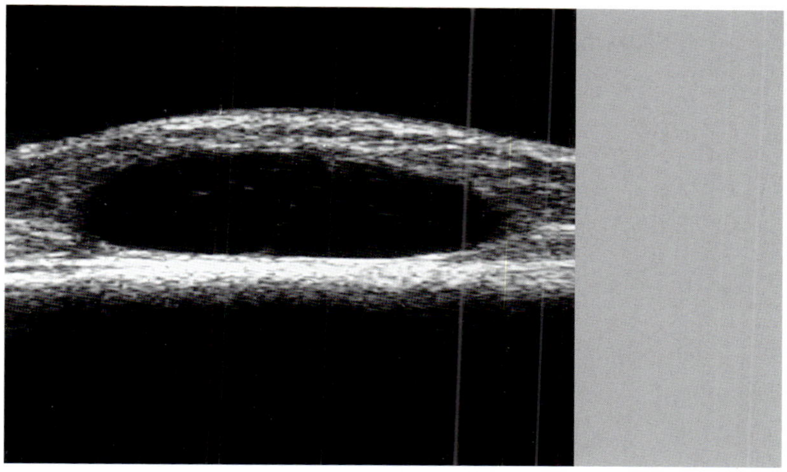

Ventraler Longitudinalschnitt re.
Unmittelbar der Kortikalis der Tibia aufliegend ist eine echofreie, glatt begrenzte Raumforderung abgebildet. Die histologische Aufarbeitung ergab die Diagnose eines zystischen Periosttumors.

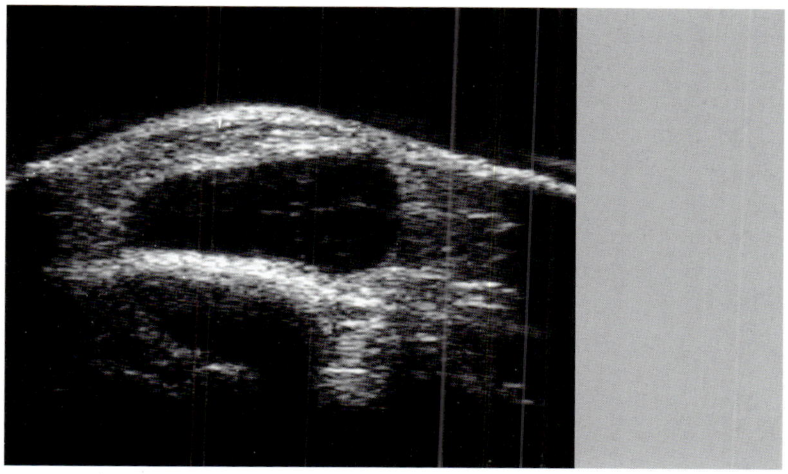

Ventraler Transversalschnitt re.

Aufbaukurs

Fall 5.10

Abb. 340 a – d:
39-jährige Patientin, proximales Tibiadrittel rechts.

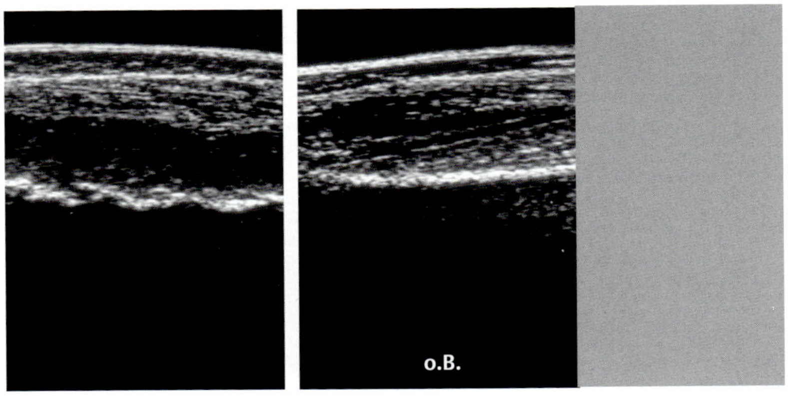

Ventraler Longitudinalschnitt re.
Im Seitenvergleich (**a**) kommt eine unregelmäßige Struktur der Tibiakortikalis mit aufliegender und die Muskulatur verdrängender echoarmer Weichteilkomponente zur Darstellung (**a, b**).

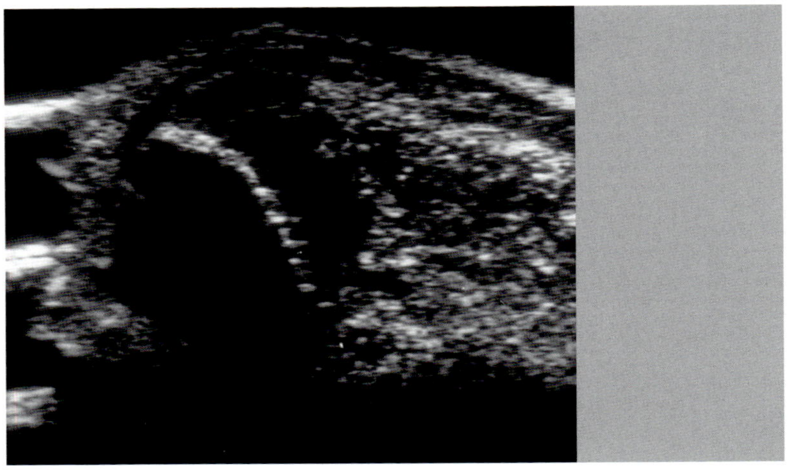

Ventraler Transversalschnitt re.

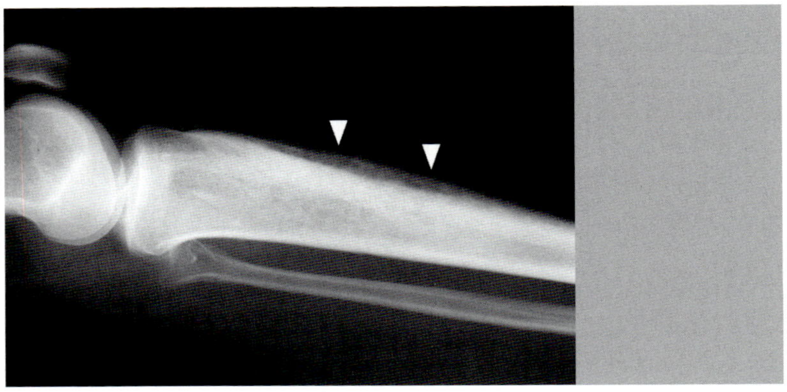

Röntgenaufnahme im seitlichen Strahlengang.
Die Röntgenaufnahme lässt nur die knöchernen Veränderungen an der Tibiavorderkante erkennen (Pfeil).

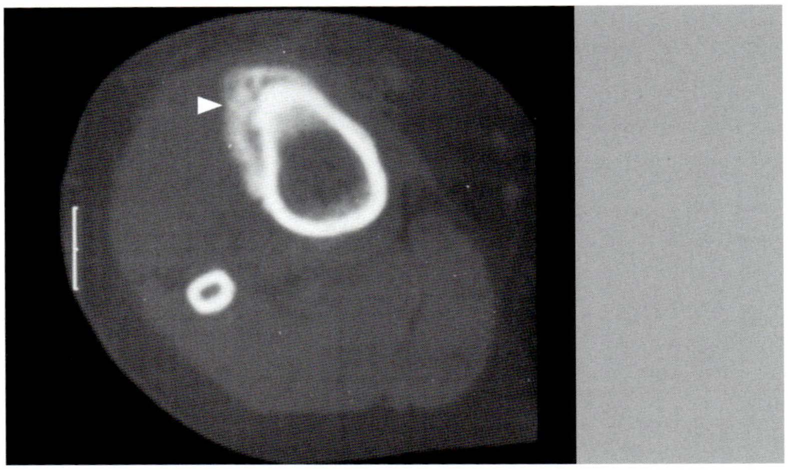

CT.
Das Computertomogramm verdeutlicht die parossale Tumorkomponente. Die histologische Aufarbeitung ergab die Diagnose eines parossalen Osteosarkoms (Pfeil).

Fall 5.11

Abb. 341 a–d:
18-jähriger Patient,
distales Femur rechts.

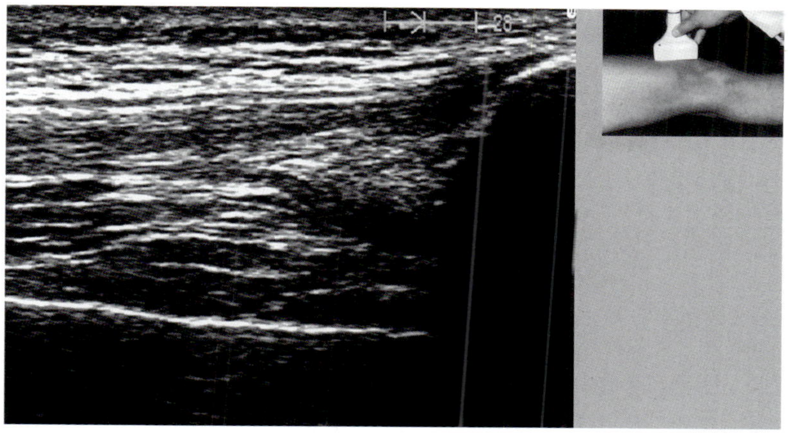

Suprapatellarer Longitudinalschnitt re.
Im Bereich des oberen Rezessus lassen sich keine pathologischen Veränderungen erkennen.

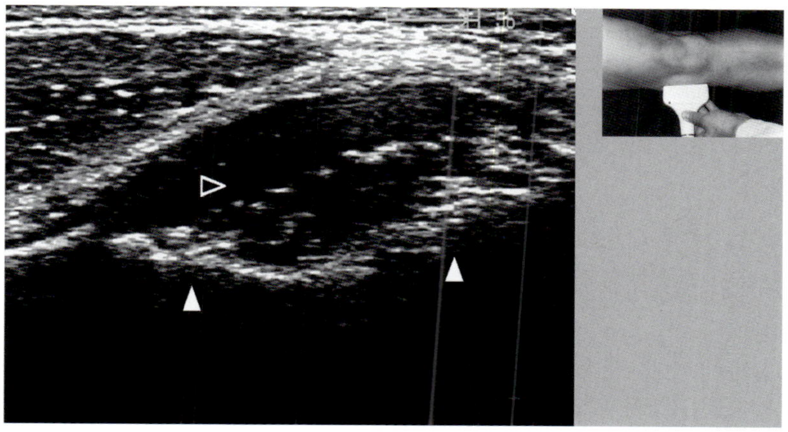

Medialer Longitudinalschnitt re.
Die Kortikalis des medialen distalen Femur ist unregelmäßig strukturiert und destruiert (Pfeil). Über der Kortikalis kommt die überwiegend echoarme Weichteilkomponente des Tumors mit vereinzelten echogenen Strukturen zur Darstellung (offener Pfeil). Die Abbildung **c** entspricht einer zusammengesetzten Aufnahme, am rechten Bildrand ist der mediale Kniegelenkspalt (Stern) zu erkennen.

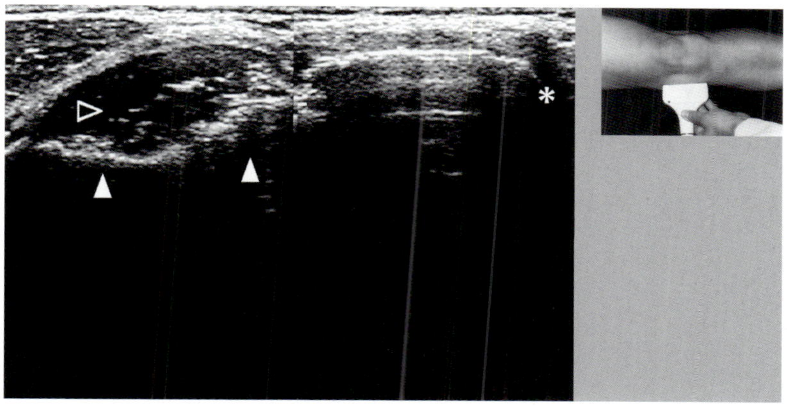

Medialer Longitudinalschnitt re.

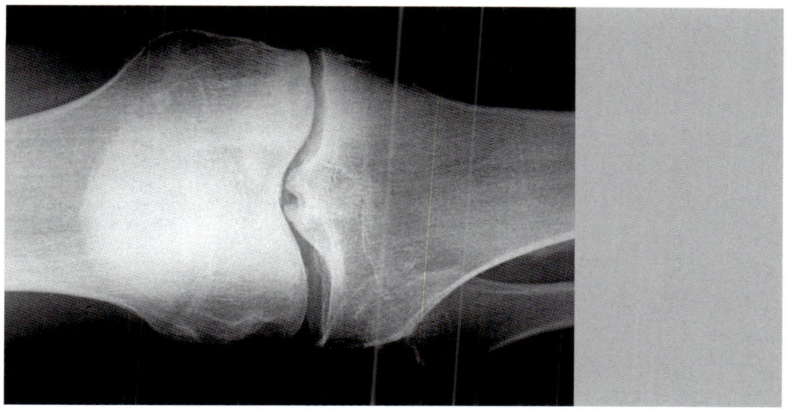

Röntgenaufnahme im a.-p. Strahlengang.
Die Röntgenaufnahme zeigt die Destruktion am medialen distalen Femur. Die histologische Aufarbeitung ergab die Diagnose eines Osteosarkoms.

Fall 5.12

Abb. 342 a – d:
16-jähriger Patient, proximale Fibula links und rechts.

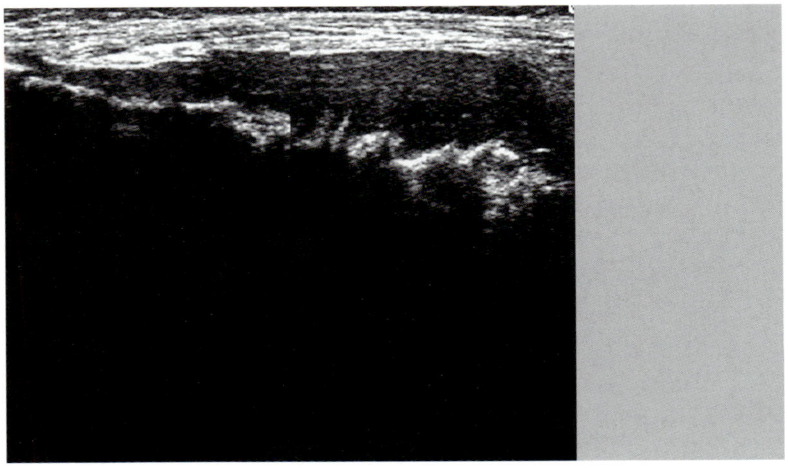

Longitudinalschnitt re.
Die Fibulakortikalis ist unregelmäßig konturiert und destruiert und weist Spikulae auf. Eine ausgedehnte, die angrenzende Muskulatur verdrängende Weichteilkomponente liegt der Fibulakortikalis auf. Die histologische Aufarbeitung ergab die Diagnose eines Ewing-Sarkoms.

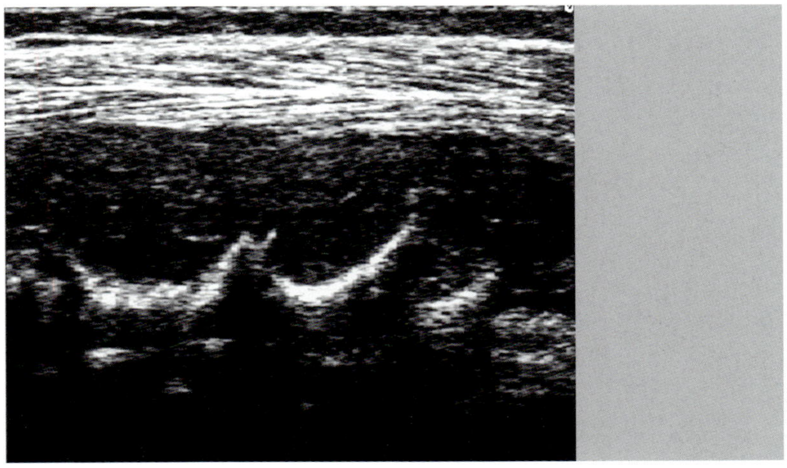

Longitudinalschnitt re.

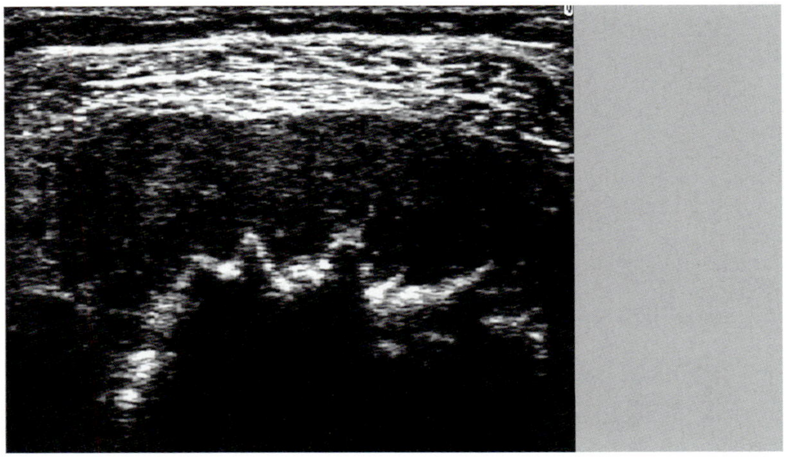

Transversalschnitt re.

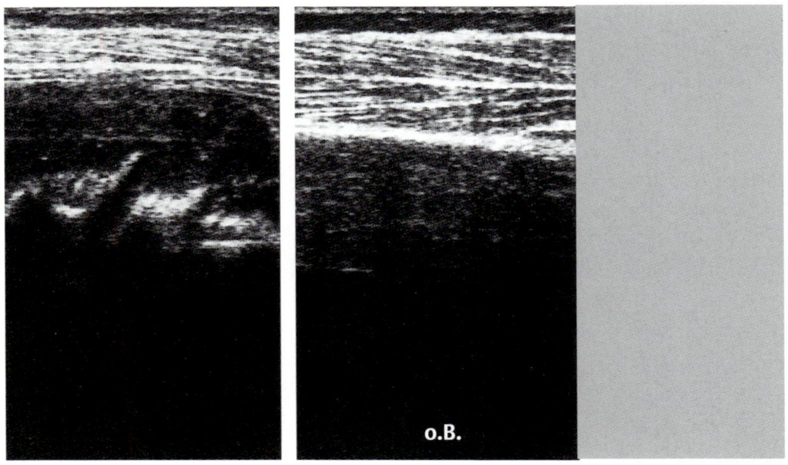

Longitudinalschnitt li. u. re.

Fall 5.13

Abb. 343 a u. **b**:
60-jähriger Patient,
proximales Tibiadrittel rechts.

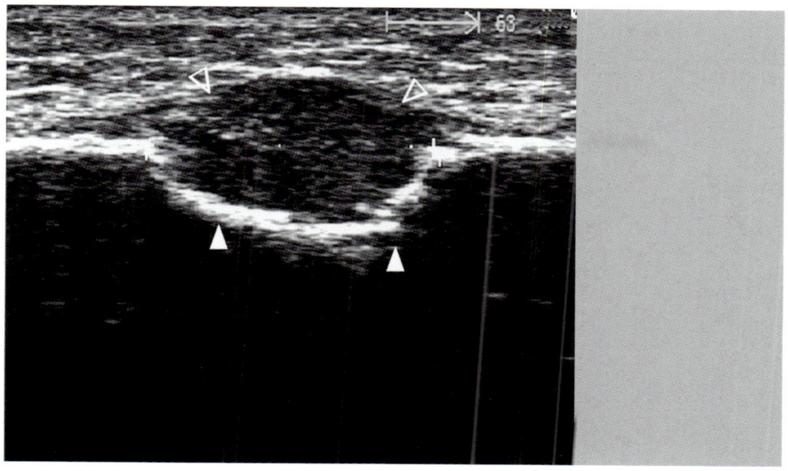

Ventraler Longitudinalschnitt re.
Die Tibiakortikalis zeigt in beiden Schnittebenen eine Unterbrechung von 22 mm Länge mit Basisreflex (Pfeil). Die Weichteilkomponente der Metastase verdrängt die Muskulatur nach ventral (offener Pfeil). Die histologische Aufarbeitung ergab die Diagnose einer Metastase eines Bronchialkarzinoms.

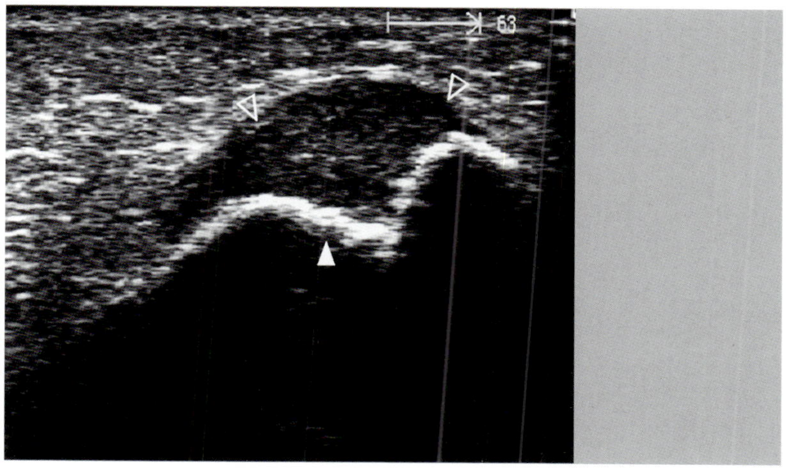

Ventraler Transversalschnitt re.

Fall 5.14

Abb. 344 a u. **b**:
23-jähriger Patient,
linkes Kniegelenk.

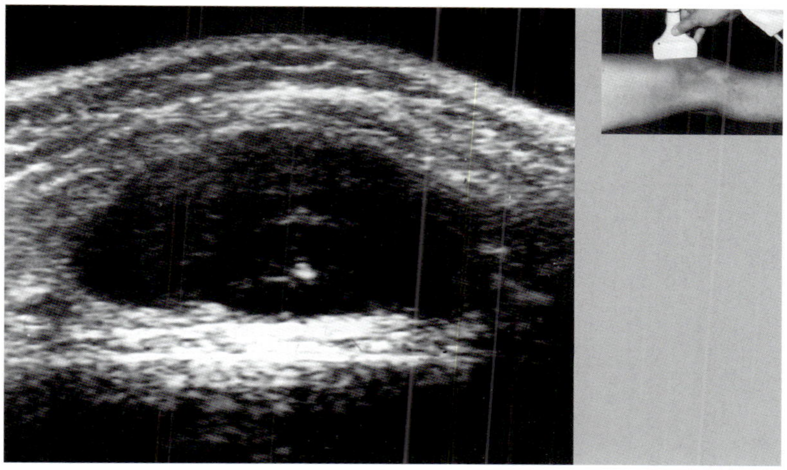

Ventraler suprapatellarer Longitudinalschnitt li.
Es findet sich eine ausgedehnte echoarme Volumenzunahme im oberen Rezessus. Die Quadrizepssehne ist konvexförmig nach ventral verdrängt. Die histologische Aufarbeitung ergab die Diagnose eines Synovialsarkoms. Gerade bei diesem Fall zeigt sich, dass aufgrund einer intraartikulären Volumenzunahme, deren häufigste Ursache eine Ergussbildung ist, nicht auf die Genese rückgeschlossen werden darf.

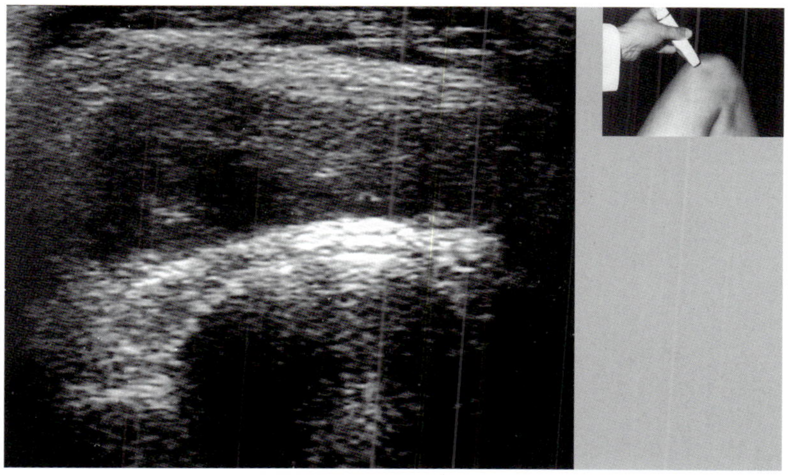

Ventraler suprapatellarer Transversalschnitt li.

Veränderungen des Knochens

1. Arthrose

Klinik und Sonographie

Bei einer Arthrose können im Bereich des oberen Sprunggelenks Veränderungen an den knöchernen Strukturen (Osteophyt, Usur) und an den Weichteilen (Gelenkbinnenraum, Bursa) sonographisch erfasst werden. Der Gelenkspalt selbst kann sonographisch nicht beurteilt werden.

Fall 1.1

Abb. 345 a u. **b**:
47-jähriger Patient,
rechtes oberes Sprunggelenk.

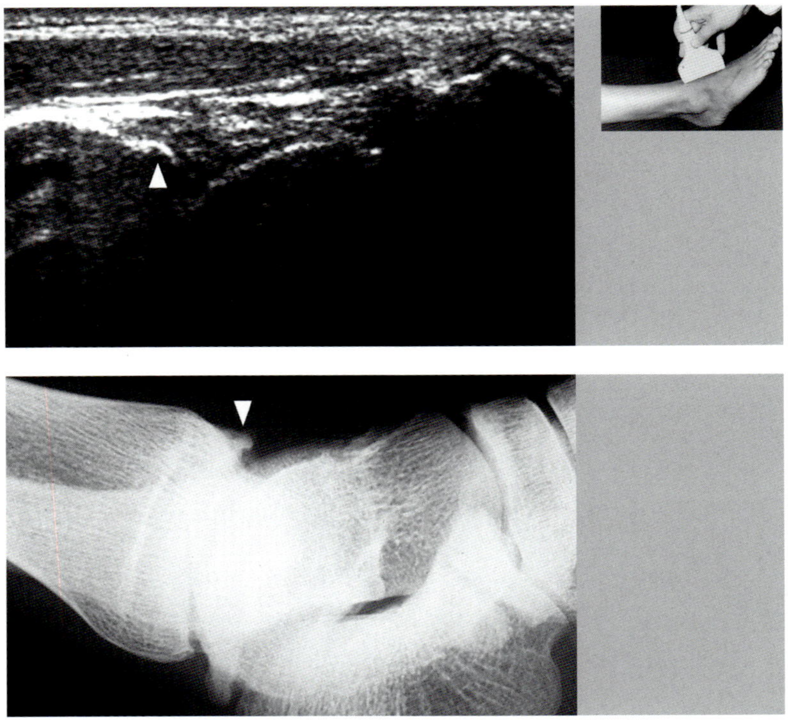

Ventraler Longitudinalschnitt re.
An der distalen Tibia findet sich ein echogener Reflex über dem Niveau der Kortikalis (Pfeil). Es handelt sich hierbei um einen Osteophyten.

Röntgenaufnahme im seitlichen Strahlengang.
Das Röntgenbild zeigt die knöcherne Veränderung (Pfeil).

Veränderungen der Bursen und der Gelenkhöhle

1. Arthritis oberes Sprunggelenk

Klinik

Als mögliche Differenzialdiagnosen für eine intraartikuläre Raumforderung kommen folgende Ursachen hauptsächlich in Frage: Hämarthros, Distorsion des oberen Sprunggelenks, fibulare Bandruptur, Frakturen mit intraartikulärer Beteiligung, spezifische und unspezifische Arthritiden, rheumatoide Arthritis, Osteochondrosis dissecans, Flake Fracture, Hämophilie, septische Arthritis u.a.

Sonographie

Da sich insbesondere kleinere Volumina der klinischen Diagnostik entziehen können, kann die Sonographie wertvolle Dienste leisten. Bei Verdacht auf eine septische Arthritis wird von den Autoren im Anschluss an die Ultraschalldiagnostik eine sonographisch gesteuerte Punktion durchgeführt.

Fall 1.1

Abb. 346 a – d:
65-jähriger Patient, rechtes und linkes oberes Sprunggelenk.

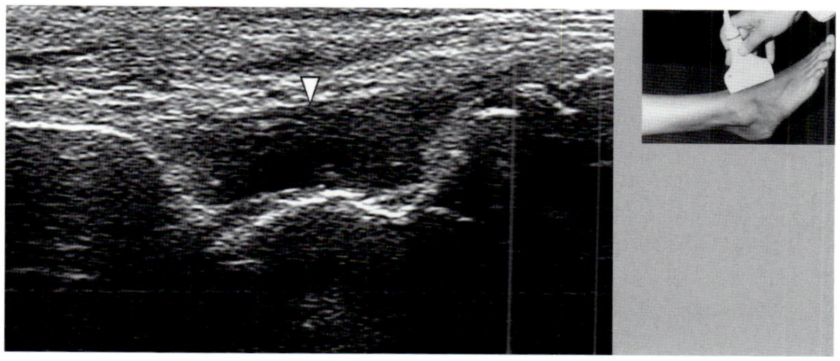

Ventraler Longitudinalschnitt re.
Ventral der Trochlea tali kommt in beiden Schnittebenen eine große echoarme intraartikuläre Volumenzunahme mit Kapseldistension zur Darstellung (Pfeil) (**a – c**).

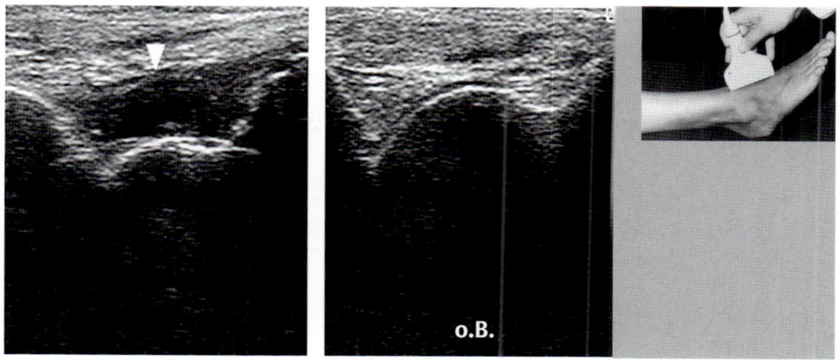

Ventraler Longitudinalschnitt re. u. li.
Der Seitenvergleich lässt das Ausmaß der Arthritis erkennen.

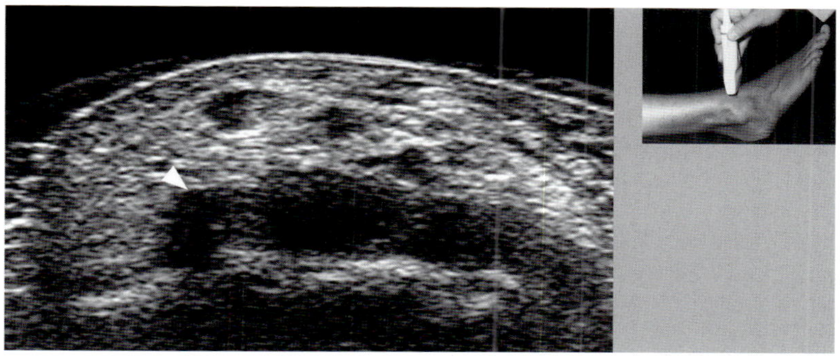

Ventraler Transversalschnitt re.
Ventral der Gelenkkapsel sind die Strecksehnen echoarm abgebildet.

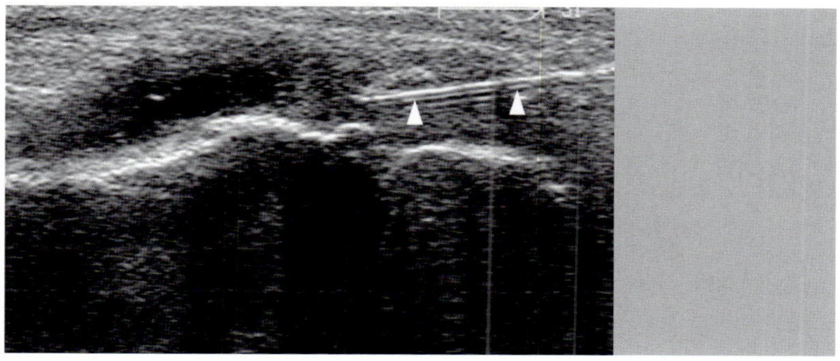

Lateraler Longitudinalschnitt re.
Zur Diagnosesicherung wurde unter sonographischer Kontrolle eine Punktion durchgeführt. Die Punktionskanüle ist als echogener Reflex zu erkennen (Pfeil). Es handelt sich um eine septische Arthritis.

Fall 1.2

Abb. 347 a u. **b**:
24-jähriger Patient,
rechtes oberes Sprunggelenk.

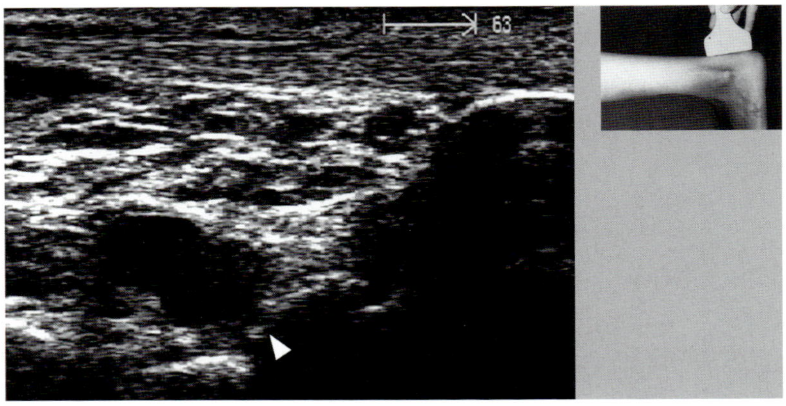

Dorsaler Longitudinalschnitt re.
Unmittelbar der distalen Tibiakortikalis aufliegend findet sich eine echoarme Formation mit Verbindung zum oberen Sprunggelenk (Pfeil). Es handelt sich um eine rheumatoide Arthritis des oberen Sprunggelenks.

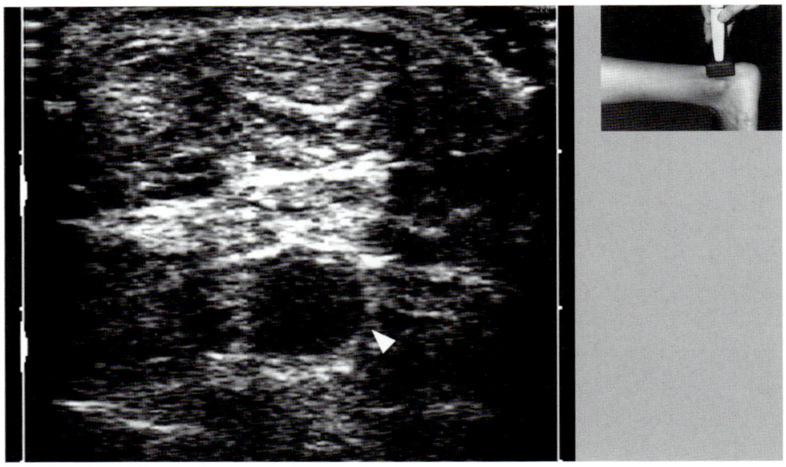

Dorsaler Transversalschnitt re.

2. Juvenile rheumatoide Arthritis oberes Sprunggelenk

Sonographie

Bei der juvenilen rheumatoiden Arthritis mit polyartikulärem Befall wird nach röntgenologischem Erstausschluss von knöchernen Destruktionen von den Autoren in der Verlaufsbeurteilung und auch zur Erfolgskontrolle der medikamentösen Therapie die Sonographie als bildgebendes Verfahren eingesetzt.

Fall 2.1

Abb. 348 a u. **b**:
1 1/2-jähriger Junge,
rechtes und linkes oberes
Sprunggelenk.

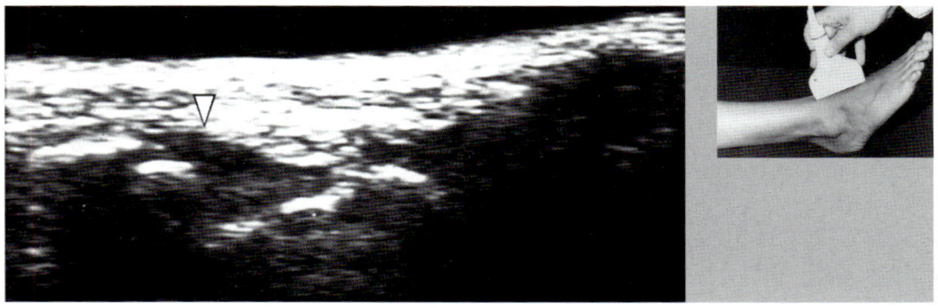

Ventraler Longitudinalschnitt re.
Die distale Tibia mit offener Epiphysenfuge und der Talus stellen sich als knöcherne Referenzstrukturen unauffällig dar. Das betroffene Gelenk weist in beiden Schnittebenen eine echoarme intraartikuläre Volumenzunahme mit konvexförmiger Abhebung der Gelenkkapsel auf (Pfeil).

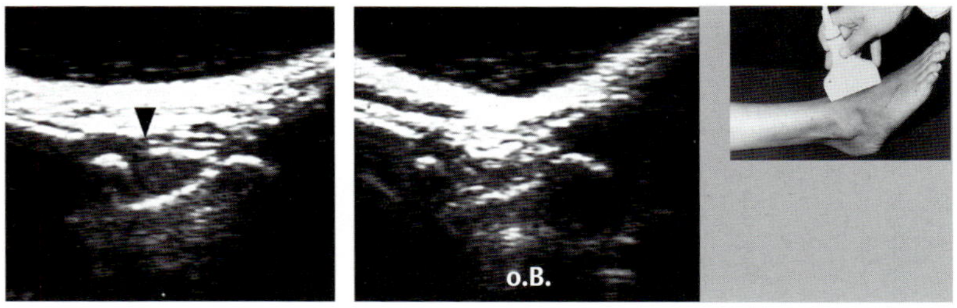

Ventraler Longitudinalschnitt re. u. li.
Auf der unauffälligen Gegenseite liegt die echogene Gelenkkapsel den knöchernen Strukturen unmittelbar an.

3. Bursitis achillae – Ganglion

Klinik

Bursitiden können in Zusammenhang mit einer Achillodynie oder auch solitär auftreten. Sie können nahe dem Kalkaneus sowohl dorsal als auch ventral der Achillessehne lokalisiert sein. Die Bursitiden treten gehäuft bei Erkrankungen aus dem entzündlich-rheumatischen Formenkreis auf.

Fall 3.1

Abb. 349:
34-jähriger Patient,
linker Fuß.

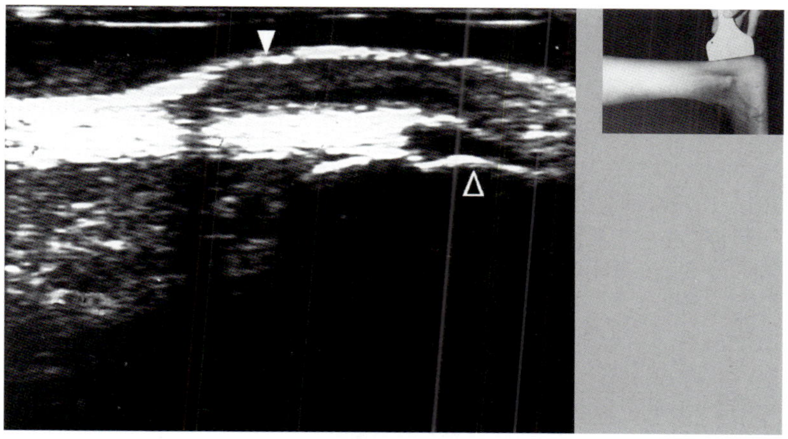

Dorsaler Longitudinalschnitt li.
Dorsal der Achillessehne kommt eine überwiegend echoarme Formation als Ausdruck der Bursitis zur Abbildung (Pfeil). Hiervon muss die direkt der Kortikalis des Kalkaneus aufliegende physiologische echofreie dreieckförmige Insertionszone der Achillessehne abgegrenzt werden (offener Pfeil).

Fall 3.2

Abb. 350:
33-jährige Patientin,
rechter Fuß.

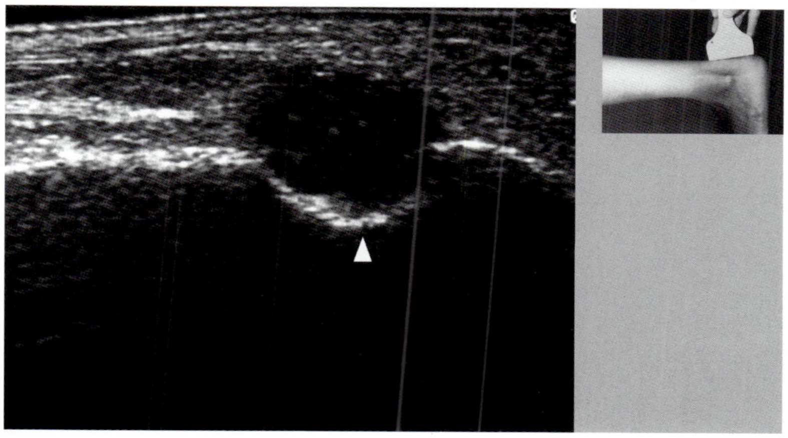

Dorsaler Longitudinalschnitt re.
Es kommt eine ovaläre, echoarme Struktur zur Darstellung. Die Kortikalis des dorsalen Kalkaneus weist eine Usur auf (Pfeil). Dieser Befund liegt distal des Achillessehnenansatzes. Die histologische Aufarbeitung ergab die Diagnose eines Ganglions.

Veränderungen der Sehnen und der Bänder

1. Enthesiopathie der Achillessehne

Klinik

Die Enthesiopathie der Achillessehne mit lokaler Verknöcherung tritt gehäuft bei der Haglund-Exostose auf.

Fall 1.1

Abb. 351 a u. **b**:
45-jähriger Patient, rechter Fuß.

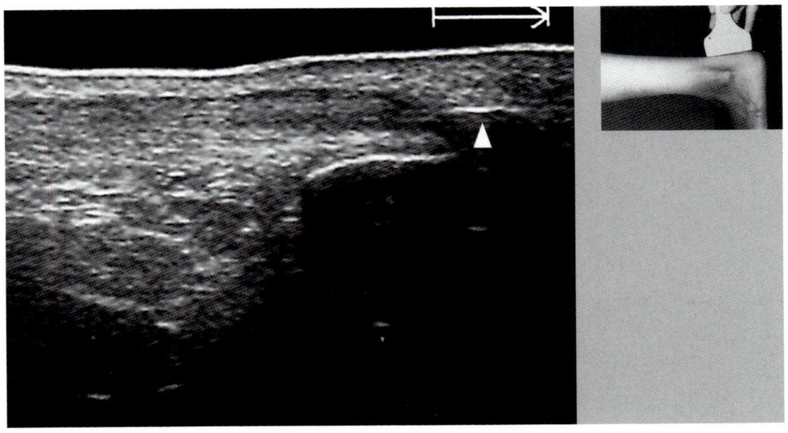

Dorsaler Longitudinalschnitt re.
Der knöcherne Fersensporn kommt echogen über dem Niveau der Kalkaneuskortikalis zur Darstellung (Pfeil). Zusätzlich findet sich dorsal des Fersensporns und der Achillessehne eine echoarme homogene Struktur als Ausdruck einer Bursitis achillae.

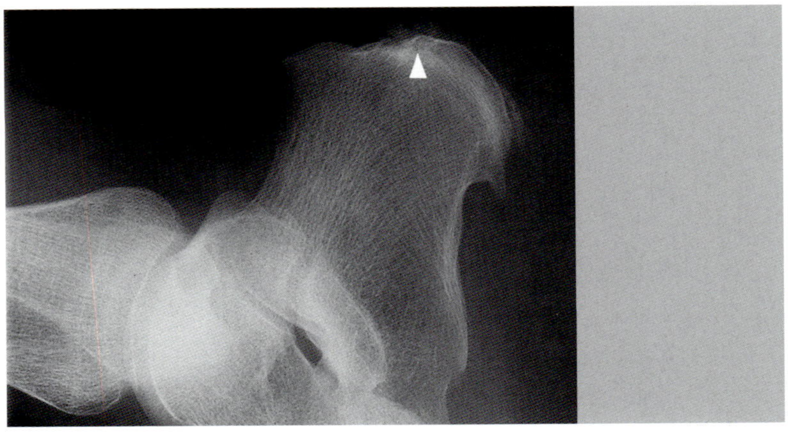

Röntgenaufnahme des Rückfußes im seitlichen Strahlengang.
Das Röntgenbild zeigt die knöcherne Veränderung ohne Hinweis auf die begleitende, Schmerz verursachende Bursitis achillae (Pfeil).

2. Fasciitis plantaris (plantarer Fersensporn)

Klinik

Bei einer Fasciitis plantaris handelt es sich um eine spornartige reaktive knöcherne Apposition im plantaren medialen Bereich des Kalkaneus, die mit einer Häufigkeit von ca. 8 – 10% in der Normalbevölkerung auftritt. Die Fasciitis plantaris ist Ausdruck einer chronischen Überlastungsreaktion im Ansatzgebiet der kleinen Fußmuskeln und der Plantaraponeurose. Als prädisponierende Faktoren gelten eine Knick-Senk-Plattfuß-Fehlstellung, die chronische Polyarthritis und der Morbus Marie-Strümpell-Bechterew, Übergewicht und stehende berufliche Tätigkeit. Nicht selten resultiert als Folge der belastungsabhängigen Schmerzen im Fersenbereich ein pathologisches, die Fersen entlastendes Gangbild.

Sonographie

Die Röntgenaufnahme im seitlichen Strahlengang lässt den knöchernen Anbau, jedoch – im Gegensatz zur sonographischen Untersuchung – nicht die häufig gleichzeitig bestehende Bursitis subcalcanearis erkennen. Therapeutisch kommt neben der etablierten konservativen und operativen Therapie auch die ESWT in Frage. Hier ermöglicht die Sonographie die exakte Ortung der Sehneninsertionszone für die Stoßwellenapplikation.

Fall 2.1

Abb. 352 a u. **b**:
47-jähriger Patient, rechter Fuß.

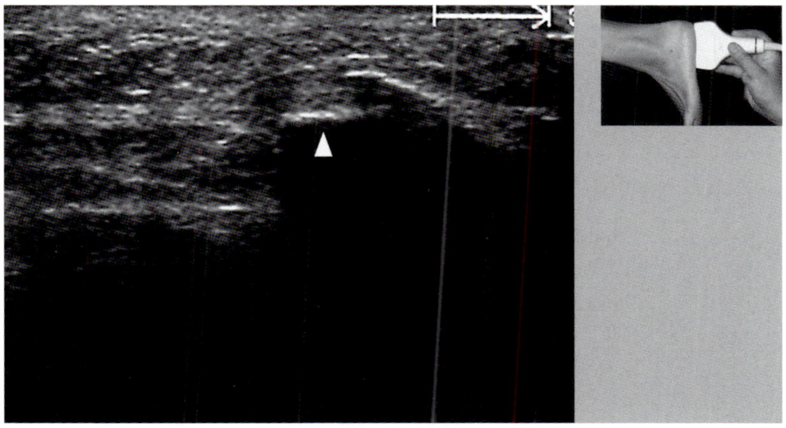

Plantarer Longitudinalschnitt des Rückfußes.
Die Fasciitis plantaris kommt echogen mit Schallschatten im Ansatzbereich der Plantarfaszie am Kalkaneus zur Darstellung (Pfeil).

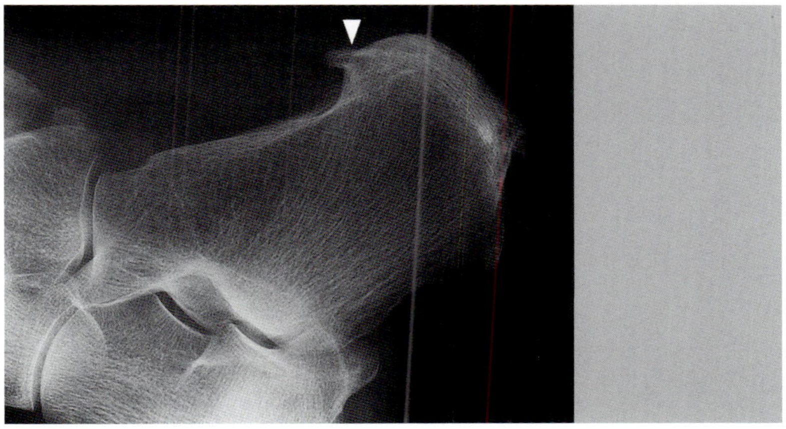

Röntgenaufnahme des Rückfußes im seitlichen Strahlengang.
Das Röntgenbild zeigt die knöcherne Veränderung (Pfeil).

3. Ganglion

Klinik und Sonographie

Ganglien sind meist mit Flüssigkeit oder gallertartigem Inhalt gefüllte Ausstülpungen der Gelenk- oder Sehnenschleimhaut. Sie sind im Bereich des Sprunggelenks eher selten lokalisiert. Die dorsal des oberen Sprunggelenks gelegenen Ganglien werden nicht selten zunächst unter der klinischen Verdachtsdiagnose einer Achillodynie therapiert. Erst durch die Sonographie oder ein anderes modernes Schnittbildverfahren wird eine sichere Abgrenzung zur Achillodynie ermöglicht.

Fall 3.1

Abb. 353 a u. **b**:
32-jährige Patientin,
linkes oberes Sprunggelenk.

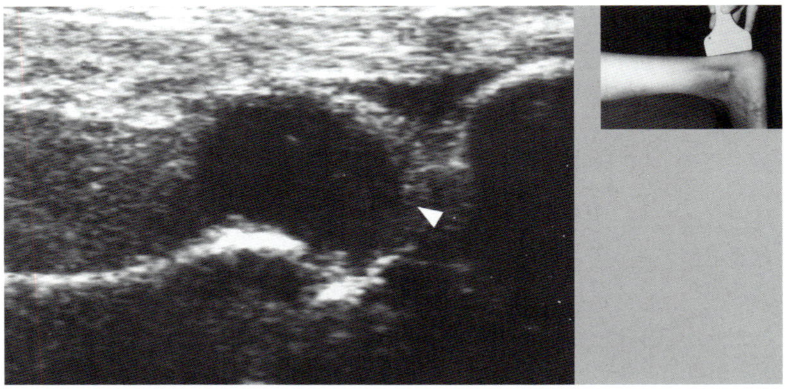

Dorsaler Longitudinalschnitt li.
Zwischen der Achillessehne und der Tibia kommt eine überwiegend echoarme, glatt begrenzte Raumforderung zur Abbildung (Pfeil).

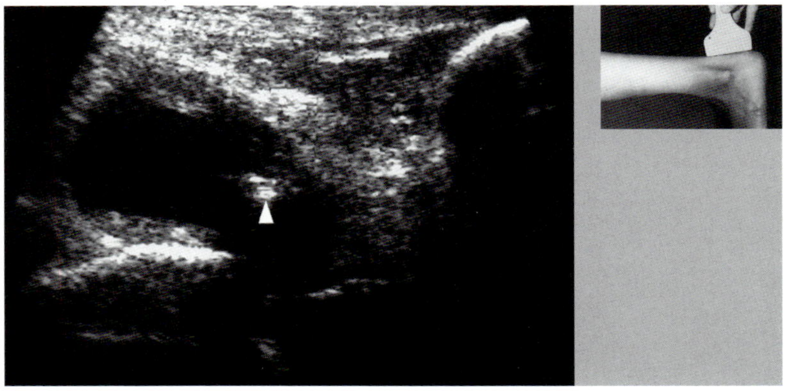

Dorsaler Longitudinalschnitt.
Unter der sonographischen Verdachtsdiagnose eines Ganglions, ausgehend vom oberen Sprunggelenk, erfolgte unter sonographischer Kontrolle eine Punktion. Die Punktionskanüle (**b**, Pfeil) kommt im Querschnitt als echogener Reflex zur Darstellung. Hierdurch wurde die Verdachtsdiagnose bestätigt. Vor der sonographischen Diagnosestellung wurde die Patientin für 6 Monate unter der klinischen Verdachtsdiagnose einer Achillodynie behandelt.

4. Achillodynie

Klinik

Die Ätiopathogenese der Achillodynie ist zum Teil noch ungeklärt. Die häufigste Ursache der Achillodynie ist eine chronische Überlastung. Eine Vielzahl entzündlicher Erkrankungen kann unter Mitbeteiligung des Peritendineums und der Achillessehne ablaufen. Stoffwechselstörungen, wie u.a. Hypertriglyzeridämie, -cholesterinämie und -urikämie können durch Fett- oder Kristallablagerungen zu einem entzündlichen Reizzustand führen. Es gibt Hinweise, dass die Ursache der Achillodynie vom Peritendineum ausgeht.

Sonographie

Bei der sonographischen Untersuchung werden die Form und die Echogenität der Sehne beurteilt.

Fall 4.1

Abb. 354 a u. **b**:
48-jährige Patientin, rechte und linke Achillessehne.

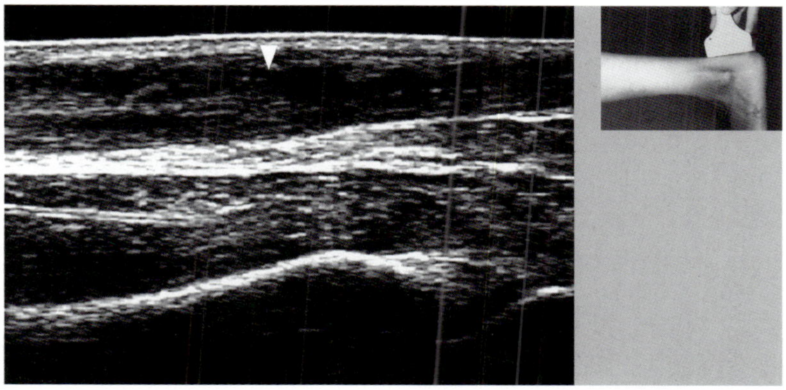

Dorsaler Longitudinalschnitt re.
Die Sehne ist spindelförmig verbreitert und überwiegend echoarm (Pfeil). Trotz orthograden Anschallwinkels kann sie nicht mit typischer echogener Textur dargestellt werden.

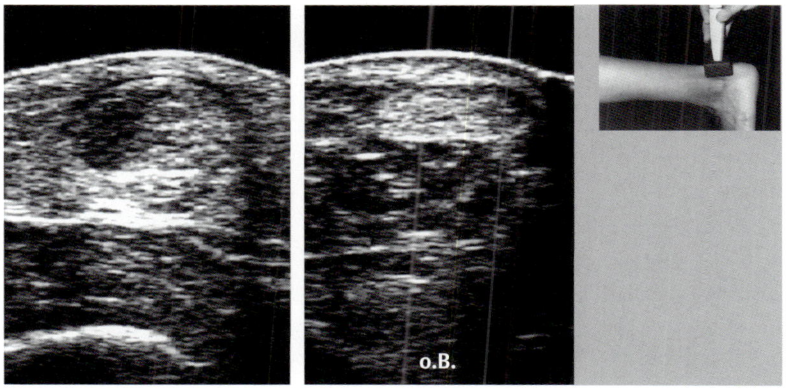

Dorsaler Transversalschnitt re. u. li.
In der Transversalschnittebene erkennt man im Seitenvergleich die Querschnittzunahme. Auch hier lässt sich die Sehne nicht vollständig echogen abbilden.

Fall 4.2

Abb. 355 a u. **b**:
56-jährige Patientin, rechte und linke Achillessehne.

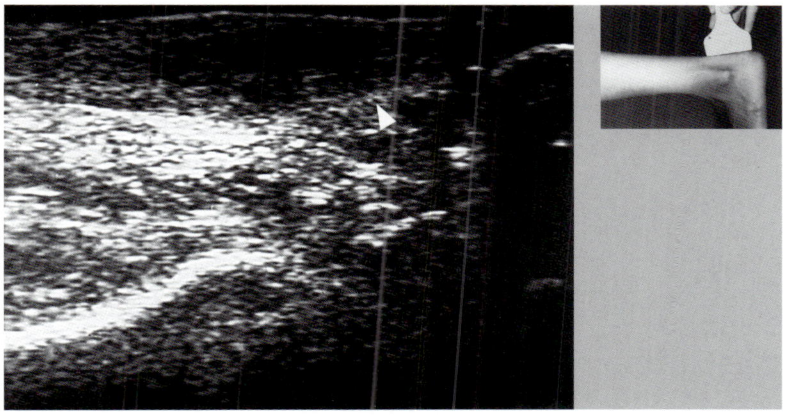

Dorsaler Longitudinalschnitt li.
Die Sehne weist eine spindelförmige, überwiegend echoarme Verbreiterung auf (Pfeil). Trotz orthograden Anschallwinkels kann die Sehne nicht mit typischer echogener Textur dargestellt werden.

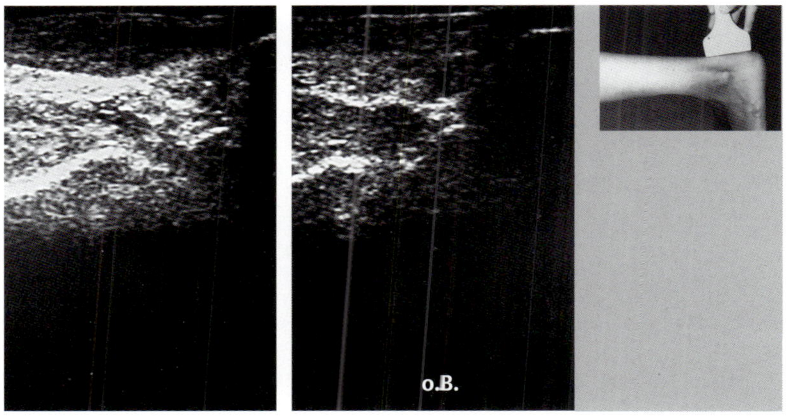

Dorsaler Longitudinalschnitt re. u. li.
Der Seitenvergleich verdeutlicht den Befund.

5. Achillodynie – peritendinöse Veränderungen

Fall 5.1

Abb. 356 a u. **b**:
22-jähriger Patient, rechter distaler Unterschenkel.

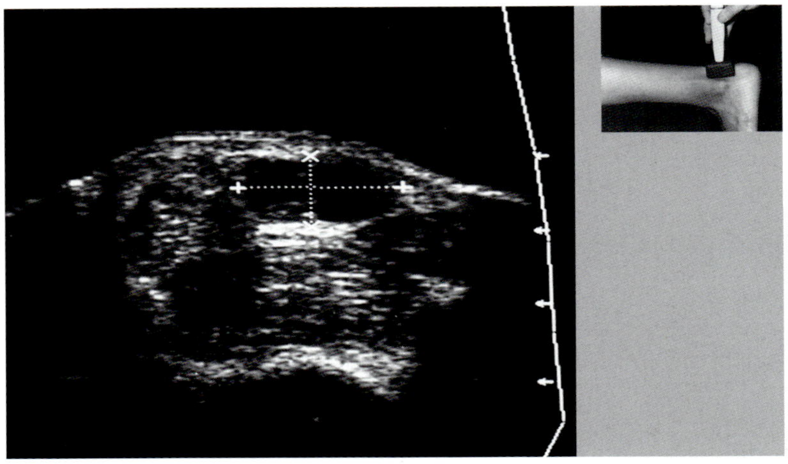

Dorsaler Transversalschnitt re.
Dorsal der echogenen Tibiakortikalis und des M. flexor hallucis longus kommt eine ellipsoide, echofreie Raumforderung lateral der echogen dargestellten Achillessehne zur Abbildung. Die direkte Nachbarschaftsbeziehung zur Achillessehne lässt sich am besten im Transversalschnitt dokumentieren.

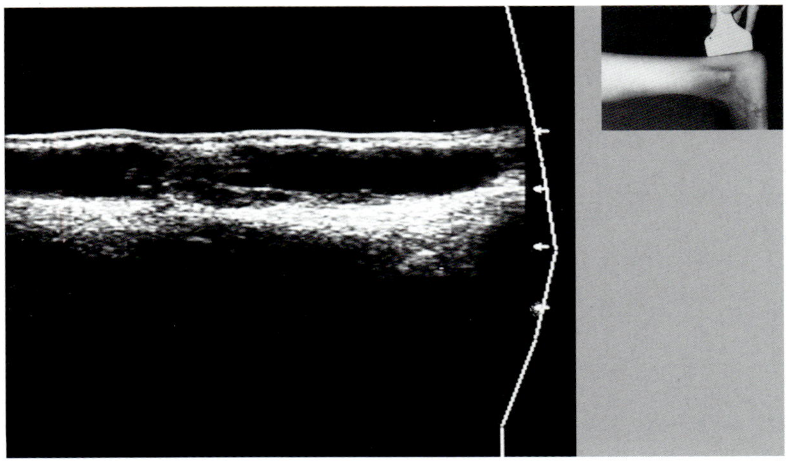

Dorsaler Longitudinalschnitt re.
Die echofreie Formation liegt in beiden Schnittebenen unmittelbar subkutan.

Fall 5.2

Abb. 357 a u. **b**:
29-jähriger Patient, rechte Achillessehne.

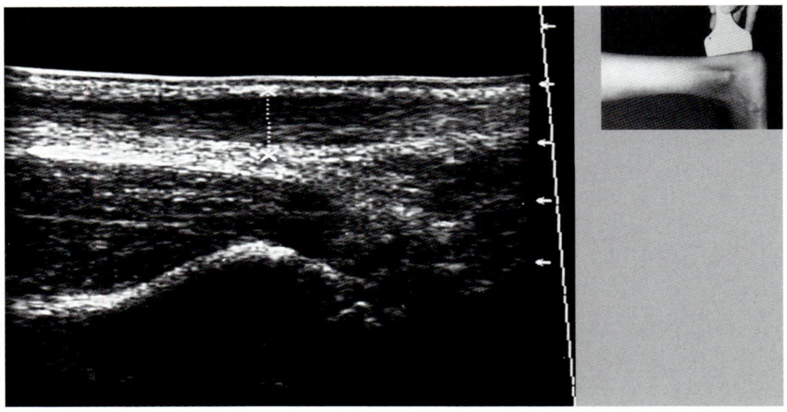

Dorsaler Longitudinalschnitt re.
Die Einstellung mit dem 5-MHz-Linearschallkopf zeigt eine spindelförmige Verbreiterung und eine Echogenitätsminderung der Achillessehne.

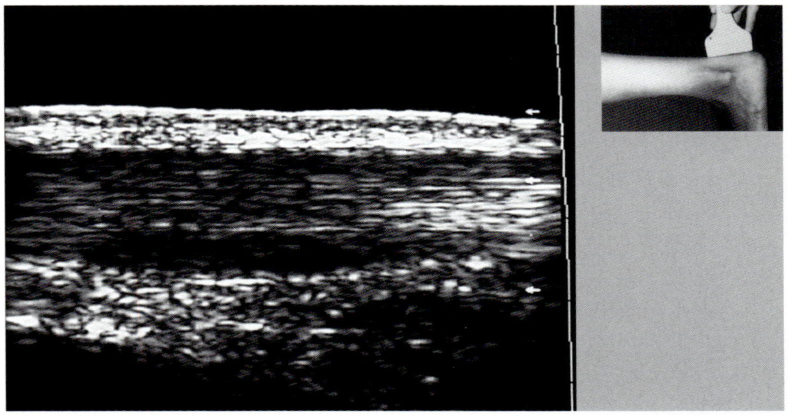

Dorsaler Longitudinalschnitt re.
Mit dem 7,5-MHz-Linearschallkopf kommt die Sehnentextur echogen und unauffällig zur Darstellung. Ventral und dorsal der Achillessehne lässt sich als Ausdruck der Peritendinitis eine echofreie Formation abbilden.

6. Achillessehnenruptur

Klinik

Die Achillessehnenruptur betrifft überwiegend Männer im 4. und 5. Dezennium. Rupturen kommen gehäuft bei degenerativ veränderten Sehnen, bei Sportlern sowie bei Patienten mit unterschiedlichen Stoffwechselerkrankungen (u.a. rheumatoide Arthritis, Lupus erythematodes, Gicht/Hyperurikämie, Diabetes mellitus) vor. Auch häufig durchgeführte Kortisoninjektionen können zu einer Ruptur der Sehne führen. Läsionen aufgrund eines direkten lokalen Traumas sind eher selten. Die Prädispositionsstelle befindet sich ca. 2 – 6 cm proximal des Sehnenansatzes am Kalkaneus.

Sonographie

Neben der direkten Darstellung der Rupturzone liegt der Hauptvorteil der Sonographie in der Möglichkeit der dynamischen Untersuchung.

Bei zunehmender Dorsalflexion des oberen Sprunggelenks weichen die Enden der rupturierten Sehne auseinander und der dazwischen gelegene echoarme Bereich nimmt an Größe zu. Bei der Plantarflexion nähern sich die rupturierten Sehnenenden einander an, eine eventuell verbleibende Distanz kann bestimmt werden. Dies gilt für die konservative Behandlung der Achillessehnenruptur als Hauptkriterium.

Eine rupturierte Sehne stellt sich oft noch viele Jahre nach der Verletzung sonographisch verändert dar.

Fall 6.1

Abb. 358 a u. **b**:
41-jähriger Patient, rechte Achillessehne.

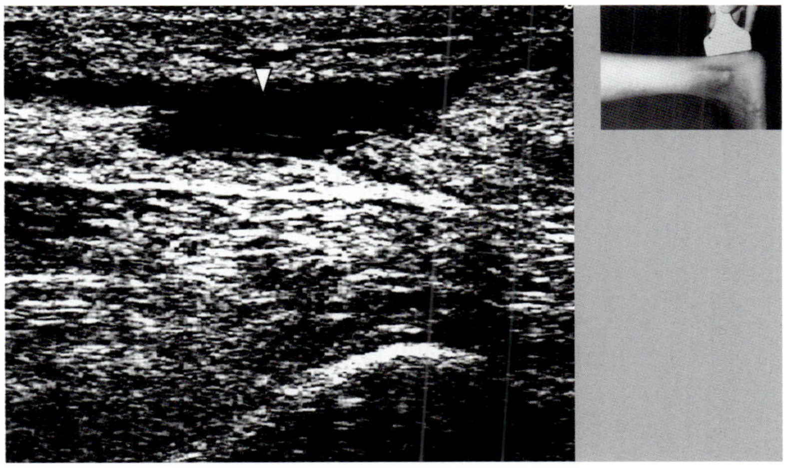

Dorsaler Longitudinalschnitt in Neutralstellung des oberen Sprunggelenks.
In Neutralstellung kommt der Rupturbereich als echoarme Zone zur Darstellung, dieser Bereich entspricht in der Regel einem Hämatom (Pfeil). Die Sehnenenden lassen sich bei orthogradem Anschallwinkel echogen abbilden.

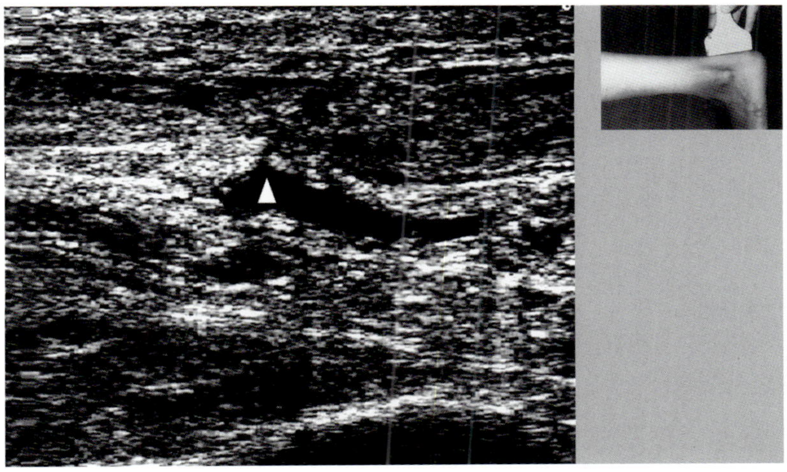

Dorsaler Longitudinalschnitt in 20°-Plantarflexion des oberen Sprunggelenks.
Bei zunehmender Plantarflexion nähern sich die Sehnenenden einander an (Pfeil). Ventral der Sehne kommt eine echofreie Formation zur Abbildung.

Fall 6.2

Abb. 359:
47-jähriger Patient,
linke Achillessehne.

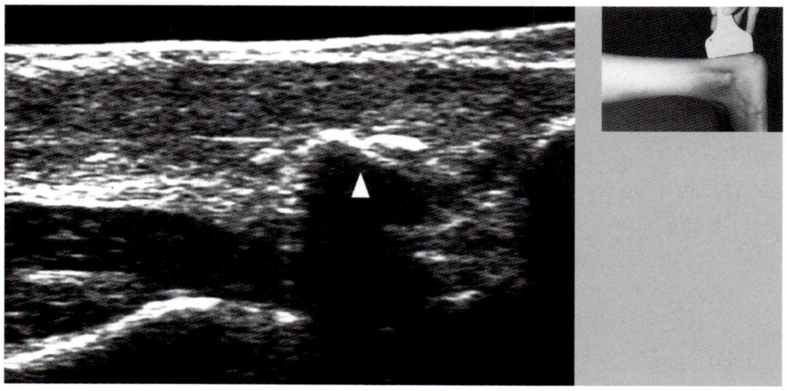

Dorsaler Longitudinalschnitt li.
Sieben Jahre nach operativer Versorgung einer Achillessehnenruptur kommt die Achillessehne verändert zur Darstellung. Zum einen fehlt die typische Sehnentextur der pathologisch verbreiterten Achillessehne, zum anderen findet sich eine intratendinös gelegene echogene Struktur mit Schallschatten (Pfeil).

Fall 6.3

Abb. 360:
35-jähriger Patient,
rechte Achillessehne.

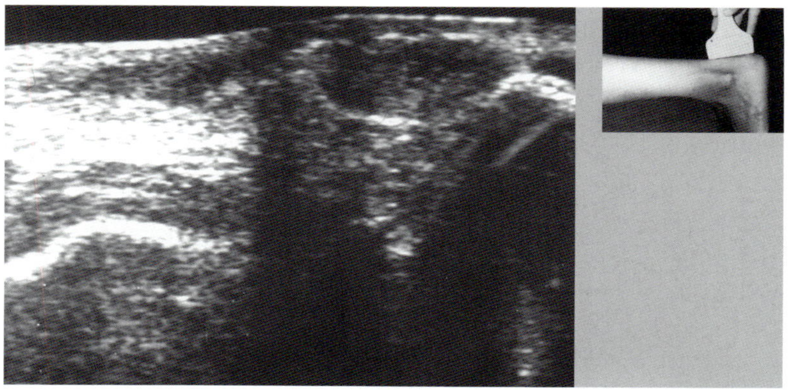

Dorsaler Longitudinalschnitt re.
Hier handelt es sich um eine 3 Monate alte, unbehandelte Achillessehnenruptur. Die verbreiterte Sehne weist eine inhomogene Echogenität ohne typische Sehnentextur auf. Bei der dynamischen Untersuchung findet sich keine Kontinuitätsunterbrechung.

7. Achillessehnenverkalkung

Fall 7.1

Abb. 361 a u. **b**:
61-jähriger Patient,
rechte Achillessehne.

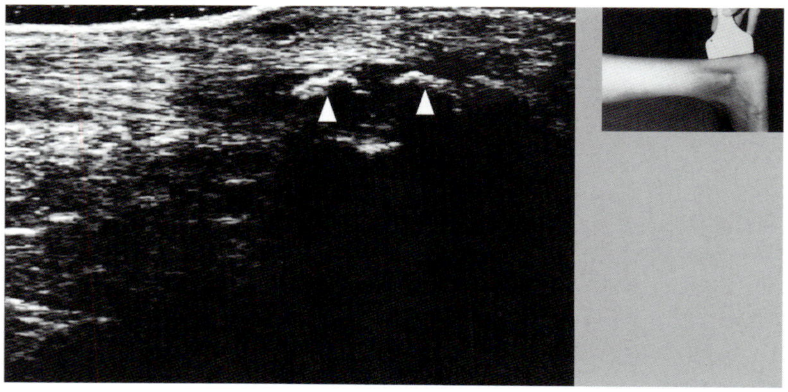

Dorsaler Longitudinalschnitt re.
Im Ansatzbereich der Achillessehne kommen intratendinös gelegene Verkalkungen als echogene Reflexe mit Schallschatten zur Abbildung (Pfeil). Dorsal hiervon findet sich eine homogene, mittelgradig echogene Formation als Ausdruck einer Bursitis achillae.

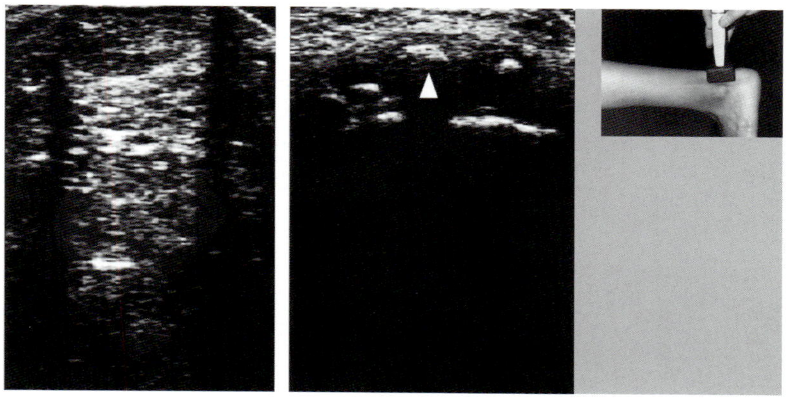

Dorsaler Transversalschnitt.
Proximal des Sehnenansatzes stellt sich die Achillessehne unauffällig dar (linke Bildhälfte), auf dem Niveau des Kalkaneus zeigen sich die Verkalkungen mit typischen echogenen Reflexen mit Schallschatten.

8. Xanthomatose der Achillessehne

Klinik

Bei der Xanthomatose handelt es sich um Einlagerungen von Lipiden in den Bindegewebszellen der Haut und der Sehnen. Die Ursache kann eine Hypercholesterinämie oder eine Hypertriglyzeridämie sein. Die Xanthome werden anhand ihrer Lokalisation bezeichnet. Die Prädilektionsstelle der Sehnenxanthomatose stellt die Achillessehne dar.

Sonographie

Bei der sonographischen Untersuchung werden die Form und die Echogenität der Sehne beurteilt.

Fall 8.1

Abb. 362 a u. **b**: 37-jährige Patientin, rechte Achillessehne.

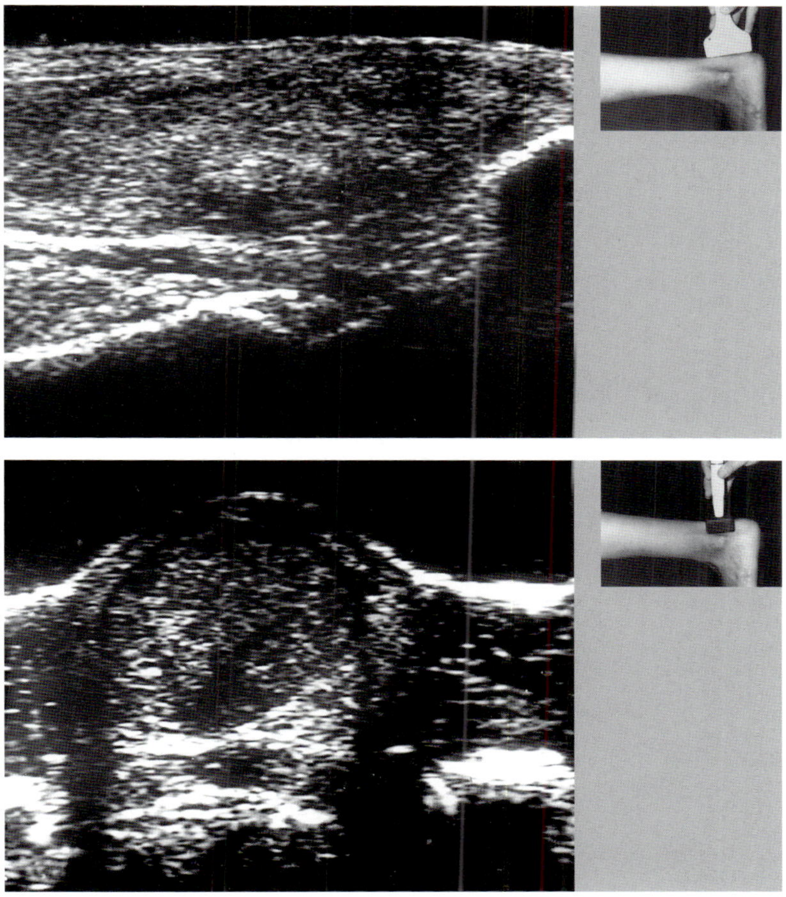

Dorsaler Longitudinalschnitt re. In beiden Schnittebenen zeigt sich eine ausgedehnte Verbreiterung der Achillessehne mit deutlich verändertem Echogenitätsmuster. Es handelt sich hier um den Befund bei Vorliegen einer Xanthomatose.

Dorsaler Transversalschnitt re.

9. Achillessehne – Fremdkörperverletzung

Sonographie

Bei röntgenstrahlendurchlässigen Fremdkörpern (u.a. Glas, Holz, Kunststoff) kann die Sonographie die Lokalisation ermöglichen. Hierdurch können neben der Diagnose auch wichtige präoperative Fragen bezüglich der topographischen Lage des Fremdkörpers geklärt werden.

Fall 9.1

Abb. 363 a u. **b**: 26-jähriger Patient, linke Achillessehne.

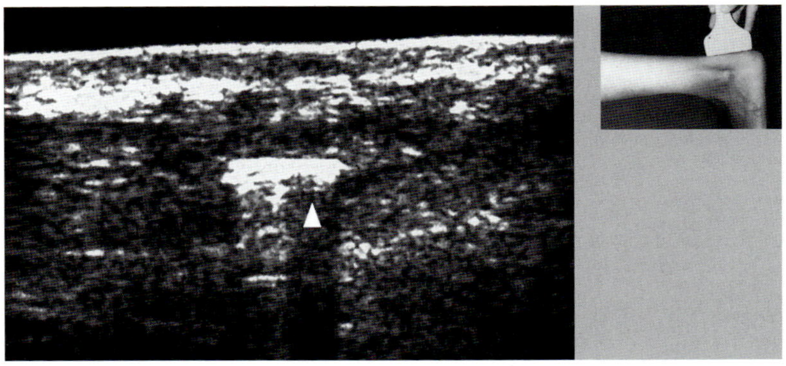

Dorsaler Longitudinalschnitt li.
In beiden Schnittebenen findet sich in der Achillessehne nach einer Glasfremdkörperverletzung ein echogener Reflex mit Schallabschwächung (Pfeil).

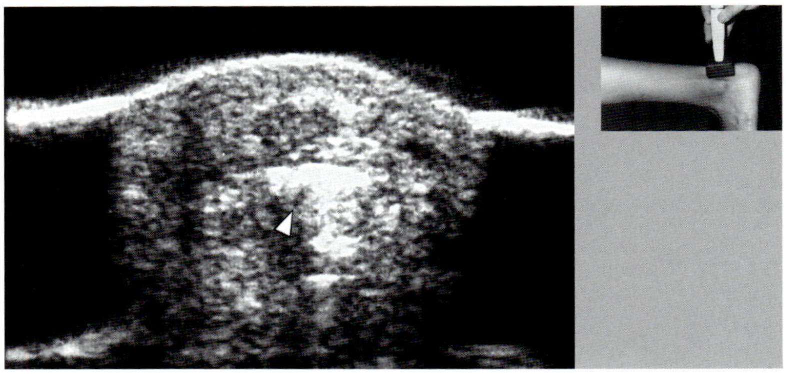

Dorsaler Transversalschnitt li.

Fall 9.2

Abb. 364 a u. **b**: 28-jähriger Patient, rechter distaler Unterschenkel.

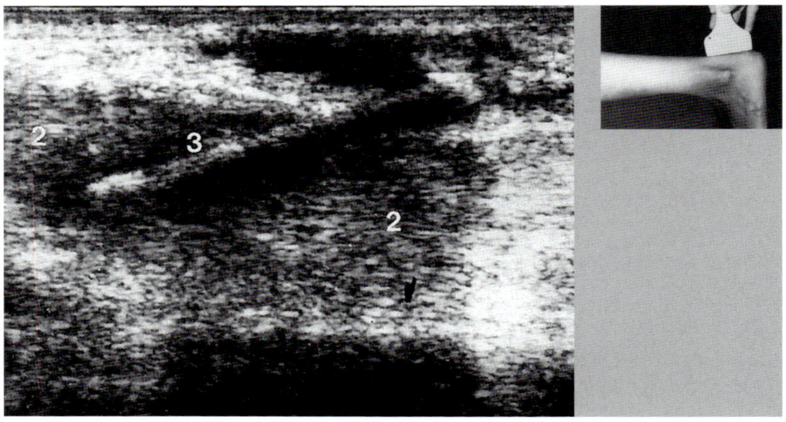

Lateraler Longitudinalschnitt re.
Der Fremdkörper kommt echogen mit Schallschatten zur Abbildung. Die echoarme Struktur, welche den Fremdkörper umscheidet, entsprach intraoperativ einer Flüssigkeitsansammlung. Es handelte sich um einen Holzsplitter.
1 laterale Fibulakortikalis
2 M. peroneus longus
3 Fremdkörper

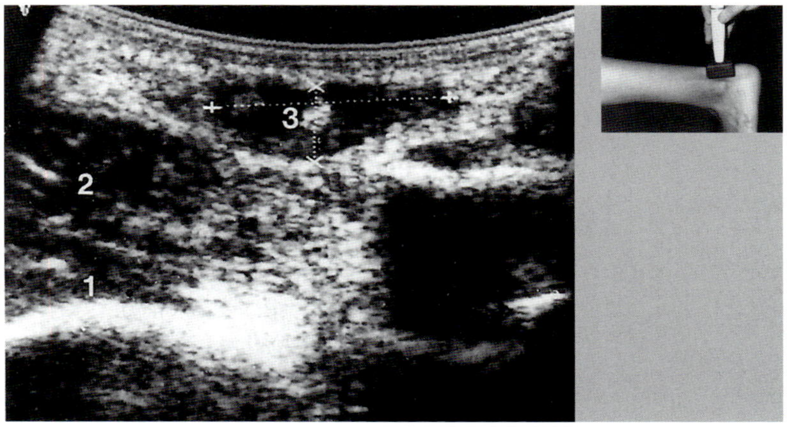

Lateraler Transversalschnitt re.

10. Tenosynovialitis

Klinik

Eine Sehnenscheidenentzündung kann als Ausdruck vieler pathologischer Veränderungen der Sehne oder des peritendinösen Bereichs auftreten. So kann die Ursache in einer Sehnenruptur, einer akuten oder chronischen Sehnenreizung, einer bakteriellen Entzündung oder in einer Erkrankung aus dem entzündlich-rheumatischen Formenkreis begründet sein.

Fall 10.1

Abb. 365 a u. **b**:
44-jähriger Patient,
rechter Fuß.

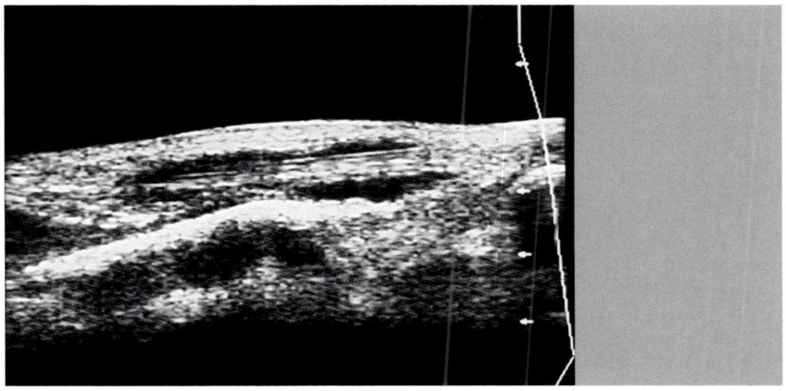

Longitudinalschnitt über den Peronealsehnen re.
Lateral der distalen Fibula kommt die orthograd angeschallte echogene Sehne des M. peroneus longus zur Darstellung. Diese wird als Korrelat der Sehnenscheidenentzündung von einer echoarmen Formation umgeben.

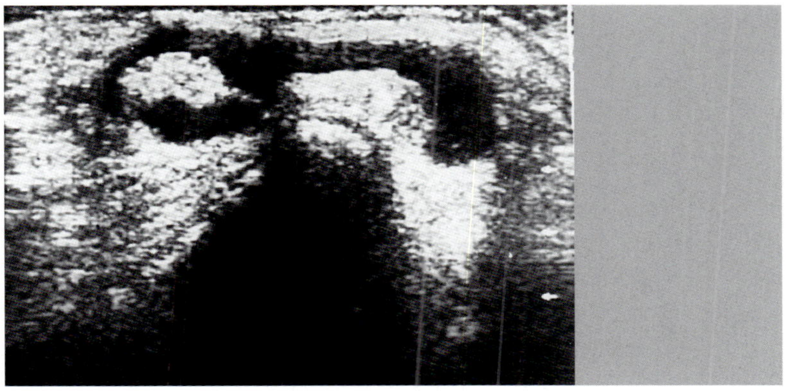

Transversalschnitt über den Peronealsehnen re.

Fall 10.2

Abb. 366 a u. **b**:
47-jähriger Patient,
linker Fuß.

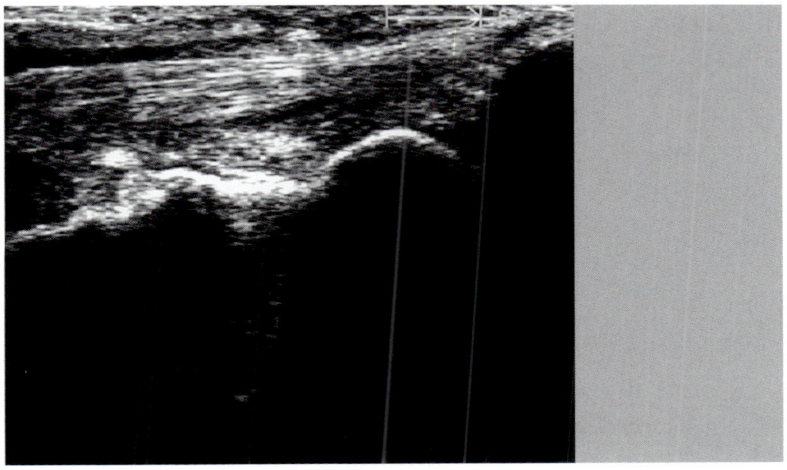

Longitudinalschnitt li. über dem M. tibialis posterior.
Die orthograd angeschallte echogene Sehne des M. tibialis posterior lässt sich ohne Kontinuitätsunterbrechung bis zur Insertion am Os cuneiforme I verfolgen. Als Ausdruck der Sehnenscheidenentzündung wird die Sehne von einer echoarmen Formation zirkulär umgeben.

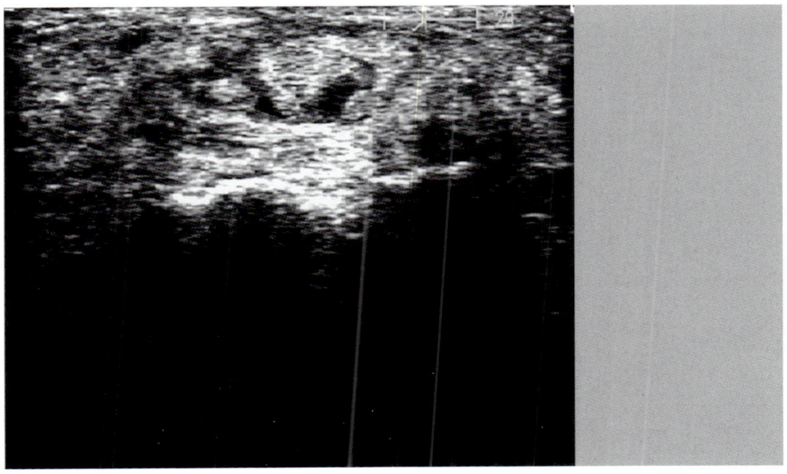

Transversalschnitt li. über dem M. tibialis posterior.

Fall 10.3

Abb. 367 a u. **b**:
48-jährige Patientin,
rechter Fuß.

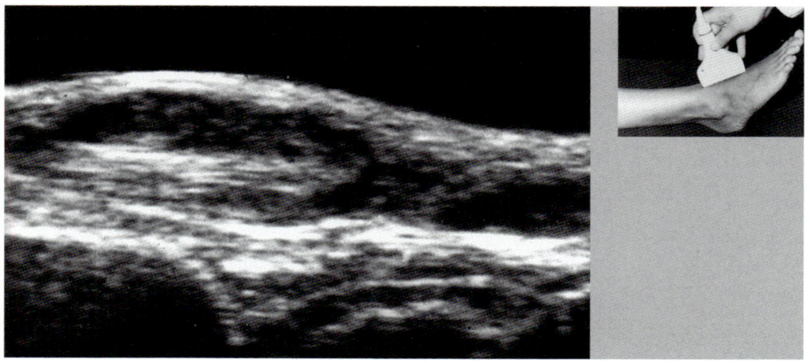

Ventraler Longitudinalschnitt re.
Ventral der knöchernen Konturen der Tibia und des Talus kommt die Sehne des M. tibialis anterior zum Teil echogen zur Abbildung. Die Sehne wird von einer echoarmen Formation umgeben, die der Sehnenscheidenentzündung entspricht.

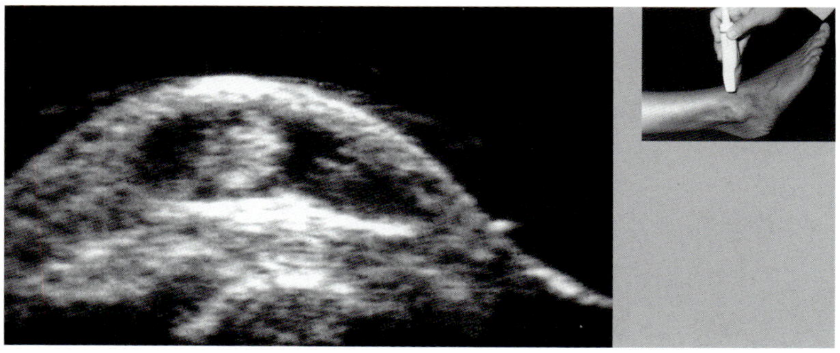

Ventraler Transversalschnitt re.

11. Ruptur der Sehne des M. tibialis anterior

Klinik und Sonographie

Mit Ausnahme der Achillessehne sind Sehnenrupturen im Bereich des Sprunggelenks eher selten. Sie entstehen entweder durch direkte Gewalteinwirkung oder in Folge entzündlich-rheumatischer Erkrankungen. Mit hoch auflösenden Schallsystemen können die Sehnenstümpfe exakt lokalisiert werden.

Fall 11.1

Abb. 368 a u. **b**:
55-jährige Patientin,
rechter Fuß.

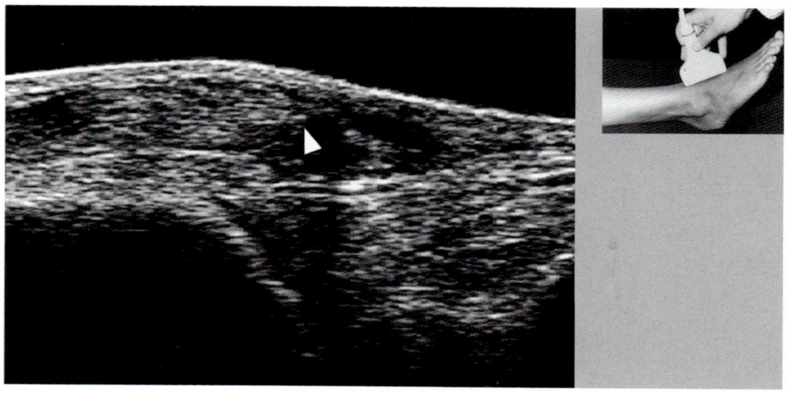

Ventraler Longitudinalschnitt re.
Die Sehne des M. tibialis anterior weist auf dem Niveau des oberen Sprunggelenks eine Kontinuitätsunterbrechung auf (Pfeil). Der proximale Sehnenstumpf ist mittelgradig echogen, verdickt und gut abgrenzbar. Der Rupturbereich kommt als überwiegend echoarme Formation zur Darstellung.

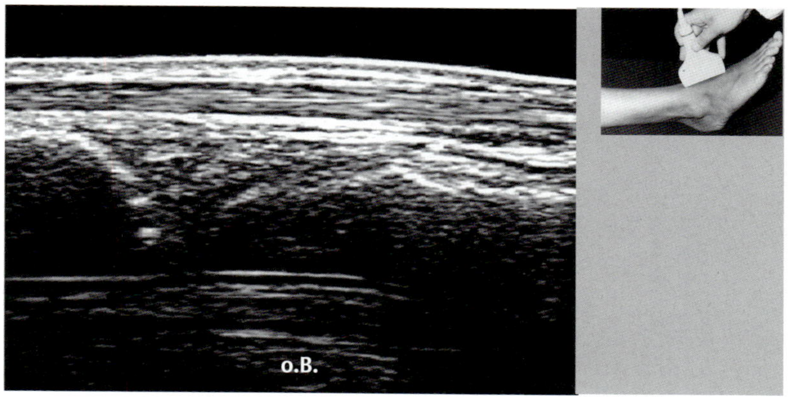

Ventraler Longitudinalschnitt li.
Am linken Fuß kommt die unauffällige Sehne des M. tibialis anterior zur Abbildung.

12. Fibulare Bandruptur

Klinik

Die fibulare Kapsel-Band-Läsion stellt die häufigste Verletzung des Bewegungsapparates dar. Rund ein Drittel aller Bandverletzungen betreffen das Sprunggelenk. Der klassische Unfallmechanismus ist eine Kombination aus den einzelnen Bewegungskomponenten Supination, Adduktion und Plantarflexion. Hierbei kann es infolge dieses Traumas zu Verletzungen unterschiedlichen Ausmaßes kommen: Distorsion, Bandruptur, knöcherner Bandausriss (gehäuft bei Kindern), Malleolarfraktur und Knorpelabscherfraktur. Aufgrund seiner Verlaufsrichtung und Funktion reißt das Lig. fibulotalare anterius als erstes. Besteht dann weiterhin die Gewalteinwirkung im Sinne einer forcierten Supination, spannt sich das sonst in dieser Stellung entspannte Lig. fibulocalcaneare an und kann zusätzlich rupturieren. Eine Ruptur des Lig. fibulotalare posterius tritt nur selten und meist nur bei schwersten Supinationstraumen auf. Hieraus resultiert eine schwere Instabilität des oberen Sprunggelenks.

Sonographie

Das bei einem Distorsionstrauma häufig entstehende intra- und extraartikuläre Hämatom kann sonographisch als zumeist echoarme Formation abgebildet werden. Da jedoch anhand der sonographisch nachweisbaren Einblutung nicht sicher zwischen einer Distorsion, einer inkompletten oder einer kompletten Ruptur differenziert werden kann, handelt es sich hierbei lediglich um eine unsichere, rein qualitative Untersuchungsmethode. Ein Ansatz für die dynamisch-funktionelle Untersuchung besteht in der Möglichkeit, die Abstände zwischen sonographisch sicher abzubildenden knöchernen Strukturen auszumessen und diese Strecke im Vergleich in Neutral- und in Belastungsposition zu beurteilen.

Neben der bewährten radiologischen Diagnostik mit apparativ gehaltenen Aufnahmen in zwei Standardebenen findet die sonographische Untersuchungsmethode bislang nur bedingt Eingang in die Routinediagnostik.

Die Untersuchung wird seitenvergleichend zunächst in Neutral- und anschließend in Belastungsstellung – entweder manuell gehalten oder unter Verwendung einer apparativen Haltevorrichtung (z. B. Telos-Gerät) – durchgeführt. Die „vordere Schublade" wird im ventralen Longitudinalschnitt, die seitliche Aufklappbarkeit in einem lateralen Schrägschnitt im Verlauf des Lig. fibulotalare anterius bzw. des Lig. fibulocalcaneare bestimmt. Als knöcherne Referenzmesspunkte gelten für die vordere Schublade die Tibiavorderkante und die Talusrolle, für die seitliche Aufklappbarkeit die Außenknöchelspitze und das sog. Tuberculum innominatum tali. In einer eigenen Untersuchung betrug die Sensitivität für die seitliche Aufklappbarkeit 94%. Die sonographische Beurteilung der „vorderen Schublade" stellte sich während der dynamischen Untersuchung in der Haltevorrichtung als sehr schwierig dar. Nur in einzelnen Fällen gelang es hierbei, vergleichbare Abbildungen zum Ausmessen in Neutral- und Belastungsposition zu erhalten. Aufgrund der eigenen Untersuchungsergebnisse kann empfohlen werden, Messwertdifferenzen von $\geq 1{,}5$ mm für die seitliche Aufklappbarkeit als Hinweis auf eine fibulare Bandruptur zu werten.

Fall 12.1

Abb. 369 a – c:
Untersuchungstechnik.

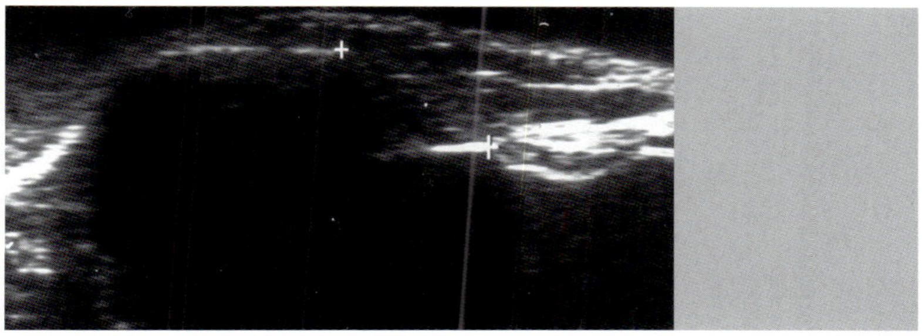

Schrägschnitt im Verlauf des Lig. fibulotalare anterius.
Normalbefund.

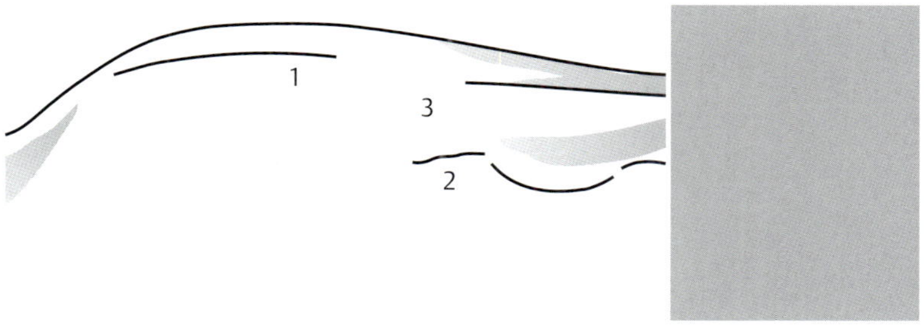

Schemazeichnung.
1 distale Fibulaspitze
2 Talus
3 Kapsel-Band-Komplex

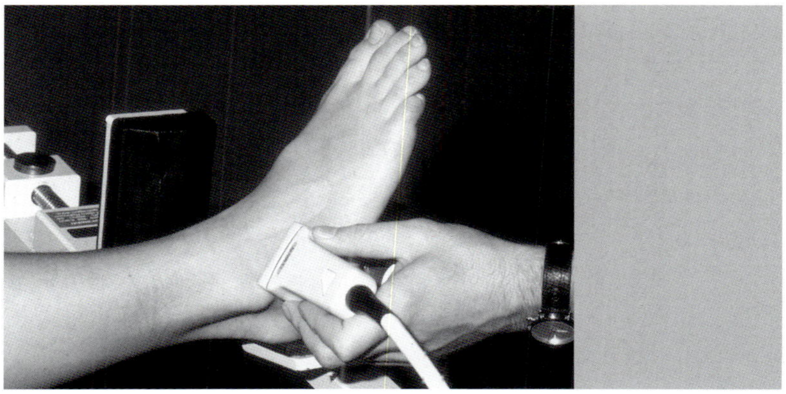

Schallkopfposition im Bereich des Lig. fibulotalare anterius re.
Der Fuß ist im Telos-Haltegerät fixiert.

Fall 12.2

Abb. 370 a u. **b**:
19-jähriger Patient,
rechter Fuß.

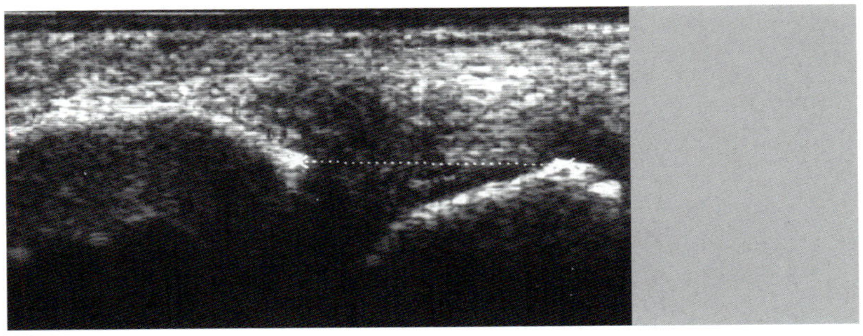

Schrägschnitt im Verlauf des Lig. fibulotalare anterius.
In Neutralposition beträgt die gemessene Distanz zwischen den knöchernen Referenzpunkten 14 mm, nebenbefundlich findet sich eine echoarme Formation.

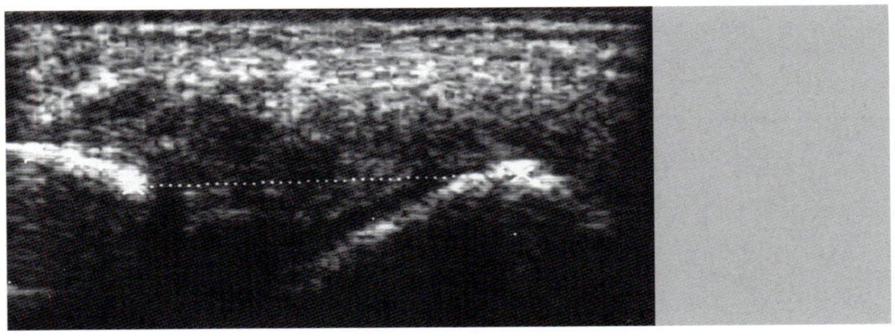

Schrägschnitt im Verlauf des Lig. fibulotalare anterius.
Mit einer Supinationsbelastung von 15 kp beträgt die gemessene Distanz zwischen den knöchernen Referenzpunkten 18 mm. Intraoperativ waren die Ligg. fibulotalare anterius und fibulocalcaneare rupturiert.

Abb. 370 c u. **d**:
21-jährige Patientin,
rechter Fuß.

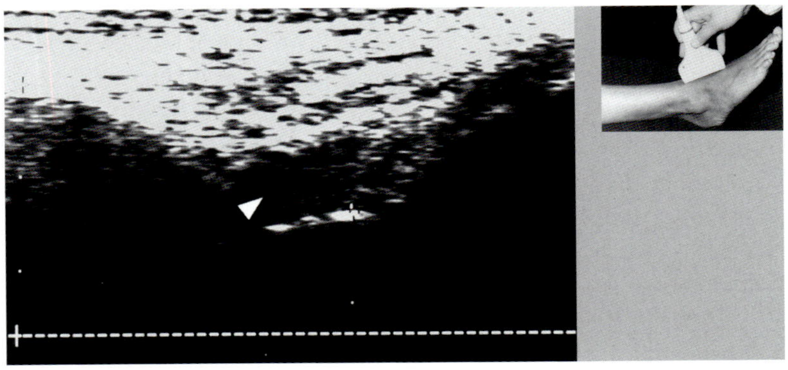

Ventraler Longitudinalschnitt in Neutralposition.

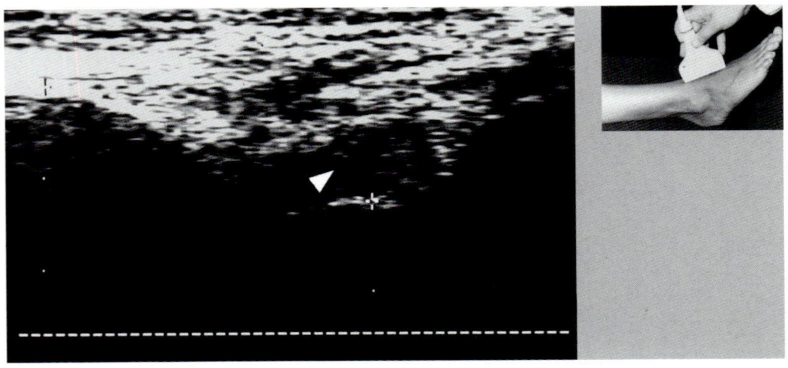

Ventraler Longitudinalschnitt in Belastungsposition.
Verglichen mit der Neutralposition kommt in der Belastungsposition mit 15 kp die Ventralverschiebung des Talus zur Darstellung. Nebenbefundlich findet sich eine echoarme intraartikuläre Volumenzunahme (Pfeil).

13. Partialruptur des Caput mediale des M. gastrocnemius

Fall 13.1

Abb. 371 a – d:
62-jähriger Patient, rechter Unterschenkel.

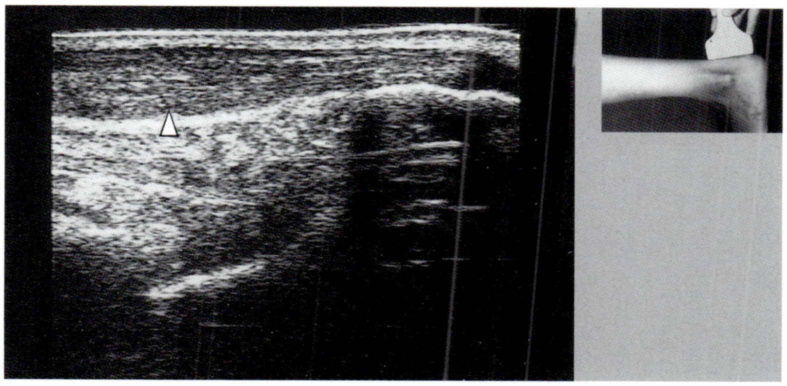

Dorsaler Longitudinalschnitt re.
Die Achillessehne kommt leicht verdickt zur Darstellung (Pfeil).

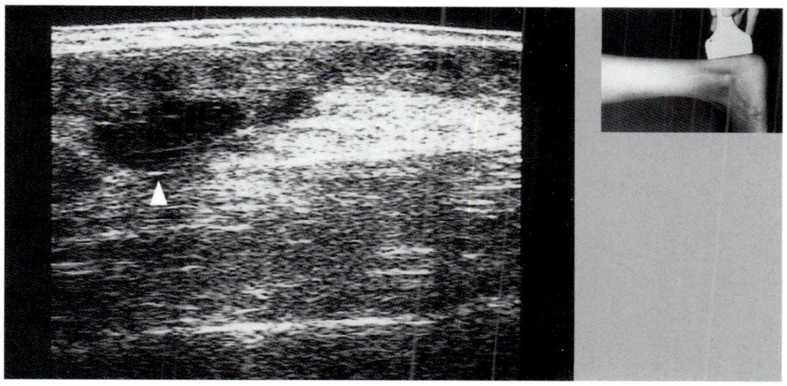

Dorsaler Longitudinalschnitt re.
Weiter proximal findet sich in beiden Schnittebenen im Bereich des Caput mediale des M. gastrocnemius eine echoarme Formation (**b**, **c**) (Pfeil).

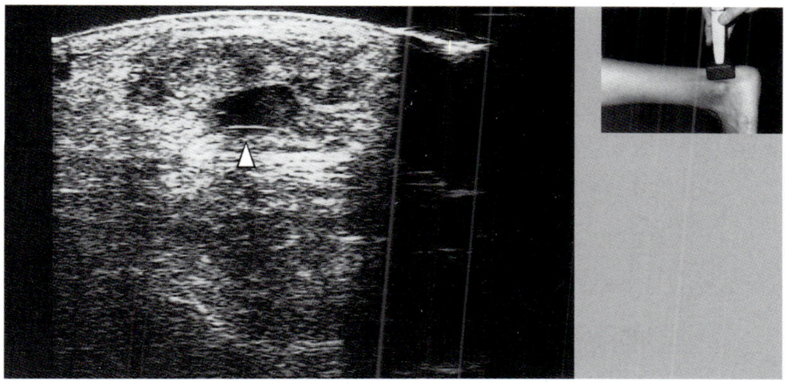

Dorsaler Transversalschnitt re.
Es handelt sich um eine Partialruptur des Caput mediale des M. gastrocnemius.

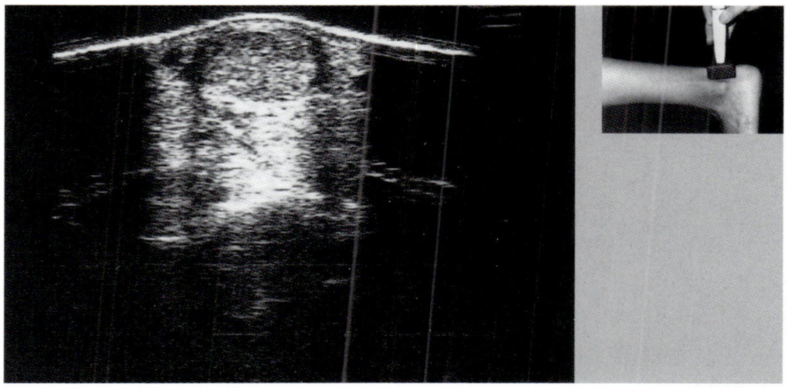

Dorsaler Transversalschnitt re.
Im distalen Ansatzbereich ist die Achillessehne im Transversalschnitt unauffällig.

14. Syndesmosenruptur

Klinik

Syndesmosenrupturen können isoliert oder als Kombinationsverletzung bei Außenknöchelfrakturen (Weber B und C, Maisonneuve-Fraktur) auftreten. Isolierte Syndesmosenrupturen werden eher selten angetroffen. Die adäquate Therapie (konservativ oder operativ) ist Grundvoraussetzung für die Stabilität der Malleolengabel.

Sonographie

Die Sonographie kann hier zusätzlich zur klinischen Untersuchung wertvolle diagnostische Informationen liefern.

Fall 14.1

Abb. 372 a – c: 36-jähriger Patient, linker Fuß.

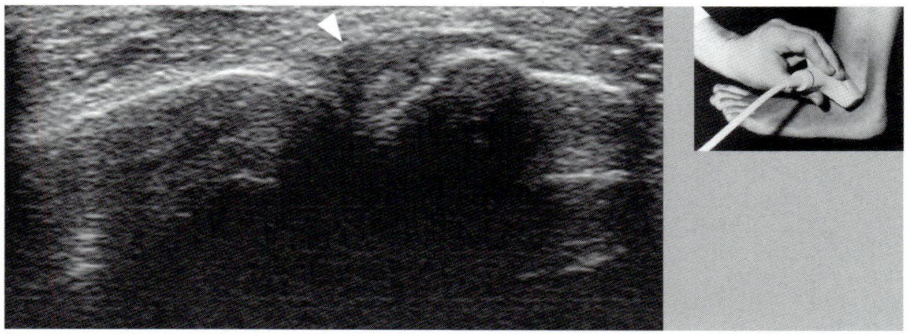

Lateraler Diagonalschnitt li. Zwischen den knöchernen Konturen der Tibia und der Fibula kann die vordere Syndesmose nicht dargestellt werden. Stattdessen findet sich hier eine überwiegend echoarme konvex begrenzte Formation mit Verdrängung der Weichteilstrukturen nach ventrolateral.

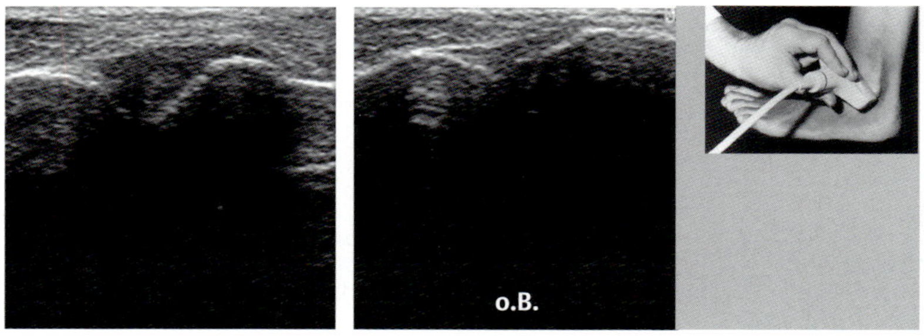

Lateraler Diagonalschnitt re. u. li. Die Gegenseite, rechte Bildhälfte, zeigt den Normalbefund; die vordere Syndesmose erstreckt sich als echoarmes Band mit echogener Begrenzung zwischen Tibia und Fibula. Aufgrund der bestehenden Instabilität der Malleolengabel resultiert im Seitenvergleich zusätzlich eine Distanzzunahme zwischen Tibia und Fibula.

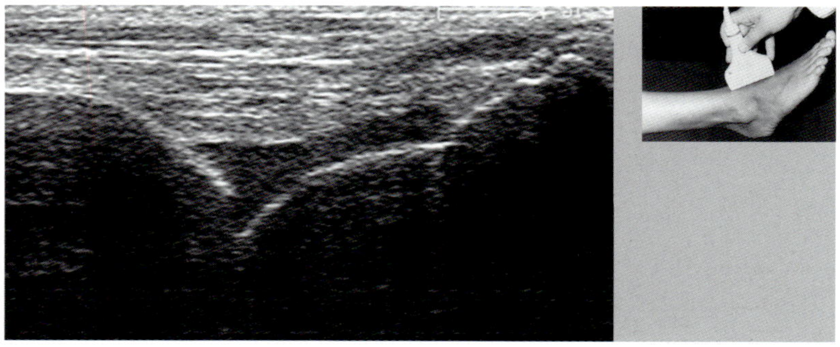

Ventraler Longitudinalschnitt li. Im ventralen Longitudinalschnitt findet sich eine intraartikuläre Raumforderung, die intraoperativ einem Hämatom entsprach.

Fall 14.2

Abb. 373: 18-jährige Patientin, rechter Fuß.

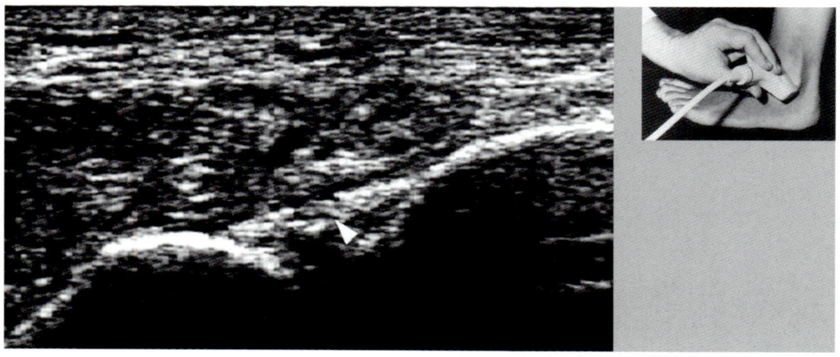

Lateraler Diagonalschnitt re. Unter der klinischen Verdachtsdiagnose einer isolierten Ruptur der vorderen Syndesmose (Pfeil) stellt sich diese echogen und ohne Kontinuitätsunterbrechung dar. Als Ausdruck eines subkutan gelegenen Hämatoms kommt eine große überwiegend echoarme Formation zur Abbildung. MR-tomographisch wurde der sonographische Befund bestätigt.

Kombinierte Veränderungen und weitere Befunde

1. Periossärer Abszess Innenknöchel

Klinik und Sonographie

In der Mehrzahl der Fälle stellt sich ein Abszess als kompressible Raumforderung dar. Beim Heranwachsenden stellen sich je nach Ossifikationsstadium die Gelenkpartner hyalin knorpelig präformiert dar und imponieren somit sonographisch als echofreie bis echoarme Strukturen. Diesen liegt die Gelenkkapsel unmittelbar auf. Bei klinischem Verdacht auf eine intra- oder periartikuläre Raumforderung wird der Seitenvergleich dringend empfohlen, da hierdurch eine sichere Abgrenzung von pathologischen Raumforderungen zum hyalinen Gelenkknorpel erleichtert wird.

Fall 1.1

Abb. 374a u. **b**:
1-jähriger Junge, rechter und linker distaler Unterschenkel.

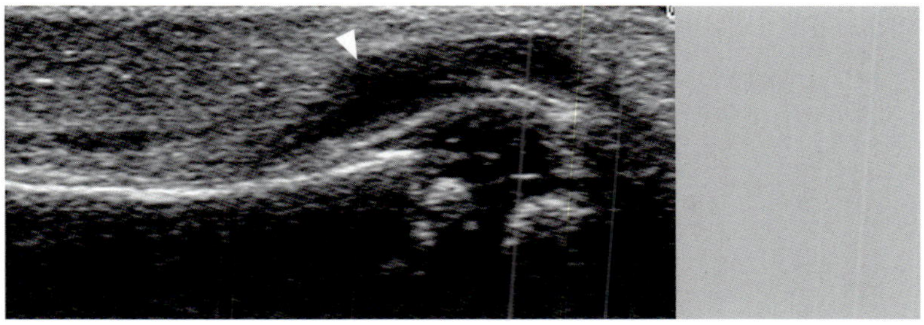

Longitudinalschnitt über der distalen Tibia re.
Die distale Tibia mit offener Epiphysenfuge und der Talus bilden die knöchernen Leitstrukturen. Diese sind von hyalinem Gelenkknorpel bedeckt. Der echogenen Gelenkkapsel aufgelegen findet sich eine echofreie subkutan gelegene Raumforderung, die intraoperativ einem parossalen Abszess entsprach (Pfeil).

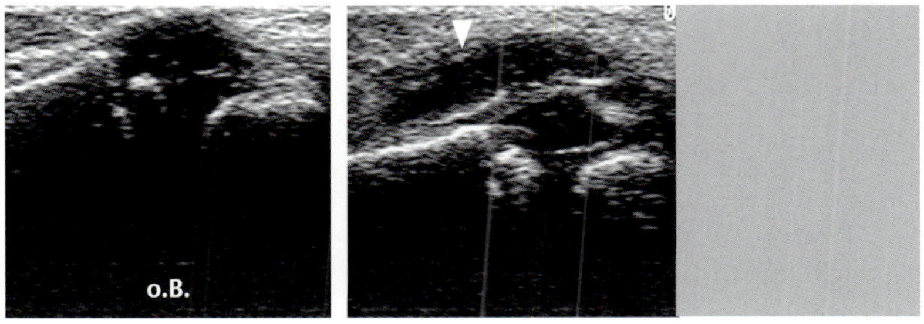

Longitudinalschnitt über der distalen Tibia re. u. li.
Die Gegenseite zeigt den Normalbefund.

2. Tumor

Klinik

Die dorsal des oberen Sprunggelenks gelegenen Tumoren werden nicht selten zunächst unter der klinischen Verdachtsdiagnose einer Achillodynie therapiert. Erst durch ein modernes Schnittbildverfahren wird eine sichere Abgrenzung zur Achillodynie ermöglicht.

Sonographie

Bei benignen und malignen Weichteil- und Knochentumoren sowie bei Metastasen können entsprechend der Tumorentität Veränderungen der Knochenoberfläche und der Weichteile sonographisch erfasst werden. Eine histopathologische Feindifferenzierung ist aufgrund des Sonogramms nicht möglich. Zur weiteren Abklärung sind neben der obligaten Röntgendiagnostik in zwei Ebenen weitere bildgebende Verfahren und in der Regel auch eine histopathologische Gewebeuntersuchung erforderlich.

Fall 5.1

Abb. 375 a – d:
68-jährige Patientin,
linker distaler Unterschenkel.

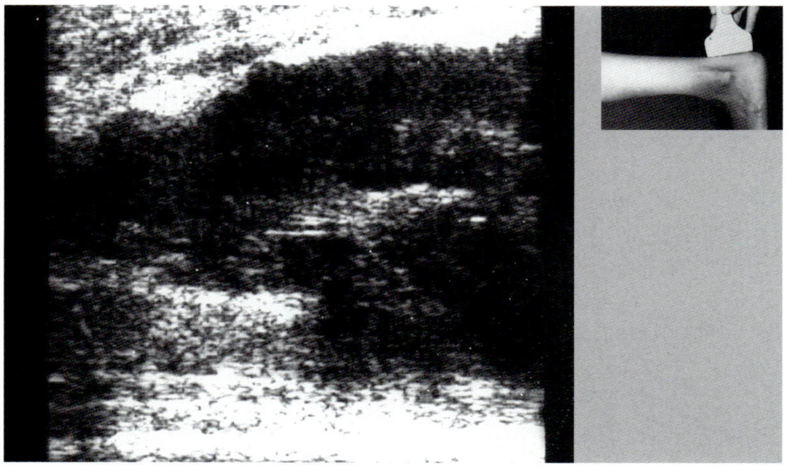

Dorsaler Longitudinalschnitt. Zwischen der Achillessehne und dem M. flexor hallucis longus befindet sich eine große mittelgradig echogene Formation, teilweise mit echoarmen Arealen (**a**, **b**).

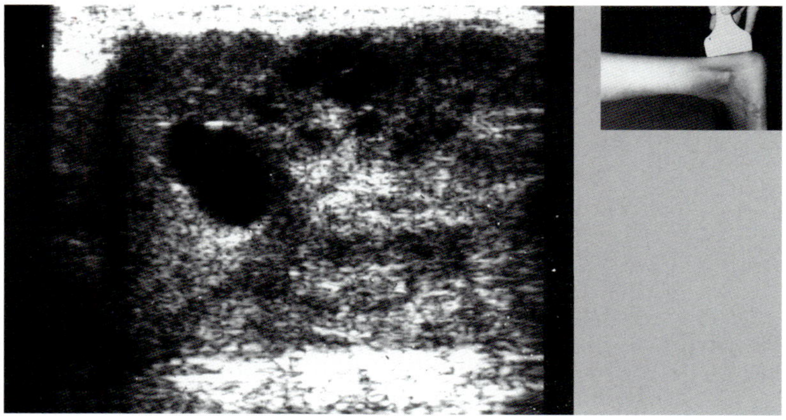

Dorsaler Longitudinalschnitt.

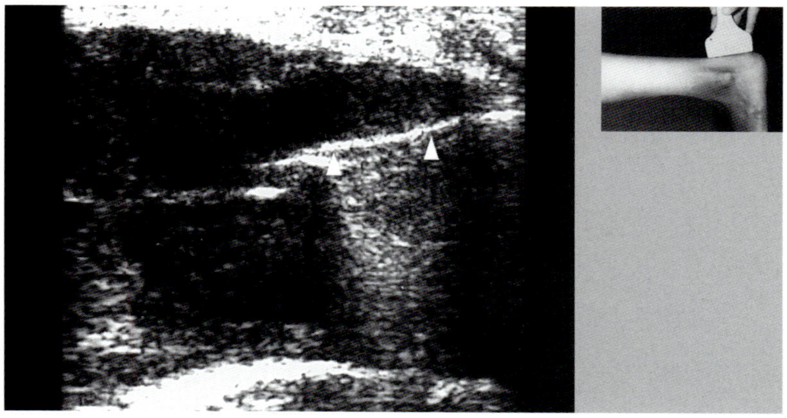

Dorsaler Longitudinalschnitt. Sonographisch gesteuerte Biopsie. Unter sonographischer Kontrolle wurde aus dem Tumorbezirk mit einer Hochgeschwindigkeitsbiopsieeinheit eine Gewebeprobe entnommen. Die Biopsienadel ist als echogener Reflex im Längsschnitt abgebildet (Pfeil).

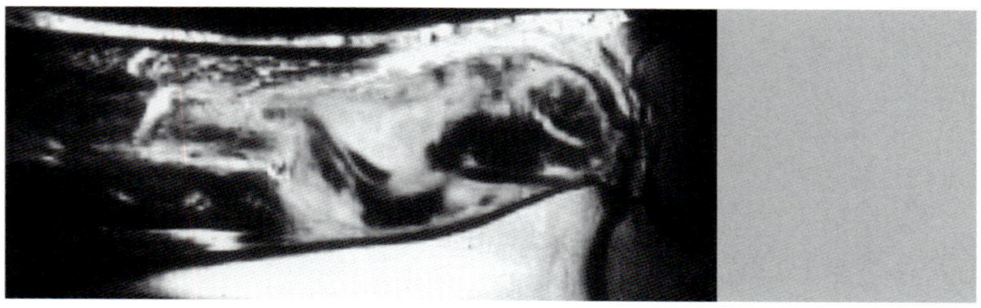

MR-Tomographie. Das MR-Tomogramm zeigt die Größenausdehnung des Tumors. Die histopathologische Aufarbeitung ergab die Diagnose eines malignen fibrösen Histiozytoms.

Abschlusskurs

Pathologie und spezielle Techniken

14 Hand- und Handgelenksonographie in der Rheumatologie

W. Grassi, E. Filippucci

Die Hand ist aus zwei Gründen eine sonographisch häufig untersuchte Gelenkregion. Zum einen manifestieren sich hier etliche rheumatische Erkrankungen, zum anderen erlauben weite Schallfenster über Fingergelenken und Sehnen eine detaillierte Darstellung der Pathologica im Rahmen der rheumatologischen Untersuchung. Auch wenn die Hand eine anatomisch komplexe Region darstellt, bildet sie doch auch für den in der Sonographie noch nicht fortgeschrittenen Untersucher ein dankbares Betätigungsfeld, weil auch dieser schon viele pathologische Veränderungen wichtiger rheumatologischer Erkrankungen darstellen kann. Die Anfänge der Handsonographie reichen in die 80er Jahre des 20. Jahrhunderts zurück. Damals standen Schallköpfe mit Frequenzen von weniger als 10 MHz zur Verfügung. Als Weichteilveränderungen von Hand und Handgelenk mit Real-Time-Darstellung von hoher Qualität gezeigt werden konnten, eröffnete sich ein neues Forschungsgebiet. Seitdem konnten zahlreiche Studien den großen diagnostischen Wert der Sonographie in der Rheumatologie demonstrieren.

Indikation

Die Sonographie von Hand und Handgelenk vermag in verschiedenen klinischen Situationen zu einer erfolgreichen Diagnostik beizutragen (Tabelle **8**). In der Frühphase der rheumatoiden Arthritis können sowohl Synovitis als auch Erosionen der kleinen Gelenke entdeckt werden. Darüber hinaus können subklinische Sehnenbeteiligungen bei Patienten mit rheumatoider Arthritis dargestellt werden. Die Sonographie der Hand und des Handgelenks zeigt ebenfalls großen Nutzen in der Identifikation der zugrunde liegenden Erkrankung, wie beim Auftreten eines „Wurstfingers" oder eines „Karpaltunnelsyndroms", und kann deshalb ergänzende, wertvolle Informationen bei verzwickten klinischen Situationen liefern.

Technische Ausstattung

Als Conditio sine qua non muss die Verfügbarkeit eines Hochfrequenzschallkopfes angesehen werden, um die sonographische Landschaft der Hand vernünftig darstellen zu können. Empfehlenswert ist die Nutzung eines Linearschallkopfes mit einer Frequenz von mehr als 10 MHz. Weitere wichtige Gesichtspunkte sind Form und Größe des Schallkopfes. Kleine „Hockey-Stick"-Schallköpfe erlauben eine leichtere multiplanare Untersuchung der kleinen Gelenke, weil sie auch im Raum zwischen den Fingern Platz finden. „Wide-footprint-" und „Extended-view-"Rekonstruktionen erlauben Panoramadarstellungen, die sich insbesondere bei der Untersuchung des Handgelenks zur Darstellung des Radiokarpalgelenks, der Interkarpalgelenke, des Karpaltunnels und des Extensorensehnenfaches als hilfreich erweisen.

Power-Doppler und Farbdoppler sind heutzutage für die Beurteilung unbedingt notwendig, einschließlich der Untersuchung der Durchblutung.

Tabelle **8**

Rheumatologische Ausgangslage	Indikation zur Ultraschalluntersuchung
Frühe Arthritis	• Darstellung knöcherner Erosionen, insbesondere MCP II. • Auffinden von Synovitis (insbesondere subklinische Gelenkentzündung).
Sehnenbeteiligung	• Auffinden von Sehnenentzündungen (insbesondere subklinisch). • Darstellung von Sehnenrupturen.
Daktylitis	• Charakterisierung des zugrunde liegenden pathologischen Substrats (Synovitis, Tenosynovitis, einzeln oder gemeinsam auftretend; Enthesiopathie).
Karpaltunnelsyndrom	• Darstellung ursächlicher pathologischer Zustände, die das Karpaltunnelsyndrom auslösen. • Darstellung struktureller morphologischer Veränderungen des N. medianus.
Handgelenkschmerz	• Entdeckung von Verkalkungen oder Rupturen im triangulären fibrokartilaginären Komplex (TFCC).
Sonographiegesteuerte Injektion	• Reduzierung von Risiken eines Schadens durch Nadelkontakt oder Kortikoidinjektionen. • Sichtbarmachen der korrekten Applikation eines Medikaments während der Injektion.
Therapieüberwachung bei Patienten mit chronischer Arthritis	• Bewertung therapiebedingter Weichteilveränderungen.

Schalltechnik

Jede anatomische Struktur ist in mehreren Schallschnittebenen zu untersuchen. Insbesondere zur Darstellung der Gelenkknorpel der Metakarpalköpfchen und deren Exposition zum Schall bedarf es einer maximalen Beugung der Metakarpophalangealgelenke (MCP). Die sonographische Untersuchung des MCP II beinhaltet die lateralseitige Untersuchung des Gelenks. Dort werden Erosionen, welche dem a.-p. Nativröntgen nicht zugänglich sind, am häufigsten gefunden.

Die Sehnen müssen vom muskulären Ansatz bis zu ihrer Insertionszone beurteilt werden. Die dynamische Echtzeituntersuchung ist zur Beurteilung von Sehnen und dem N. medianus als Methode der Wahl zu empfehlen. Echoarme und echoreiche Zonen weisen auf Sehnenzerrungen hin. Sowohl die sog. normale Schwarz-Weiß-Sonographie als auch die Power-Doppler-Sonographie erfordern nur einen geringen Anpressdruck des Schallkopfes auf das zu untersuchende Gewebe. Flüssigkeitsansammlungen in kleinen Gelenken können schon durch niedrigen Anpressdruck flachgedrückt werden. Der Untersucher unterschätzt so den Gelenkerguss. Ferner muss der Patient für eine aussagekräftige Power-Doppler-Untersuchung eines Gelenks eine Körperposition einnehmen, bei der der intraartikuläre Druck am geringsten ist. Für die kleinen Gelenke der Hand ist dies eine entspannte Lage mit geringer Flexion.

Pathologie

Ein erweiterter Gelenkraum im Sonogramm gilt als Zeichen der Synovitis, ein vergrößerter Gelenkspalt weist auf einen Gelenkerguss und/oder eine Proliferation der Synovia hin (Abb. **376** und **377**).

Der Wert der Power-Doppler-Sonographie liegt in der Beurteilung der synovialen Perfusion, welche ungleichmäßig sein kann und eine akkurate Untersuchung in mehreren Ebenen zur Beurteilung ihrer Ausprägung erfordert. Mit dem Aufkommen der 3-D-Sonographie wird die Power-Doppler-Sonographie leichter zu interpretieren sein, weil ein einziges 3-D-Bild in der Lage ist, den vollen Umfang der Power-Doppler-Sonographie durch den Ultraschall zu beurteilen (Abb. **378**).

Ergebnisse sowohl der normalen Schwarz-Weiß-Sonographie als auch der Power-Doppler-Sonographie können unter Benutzung einer Skala von 0–3 semiquantitativ ausgewertet werden (Abb. **379** und **380**).

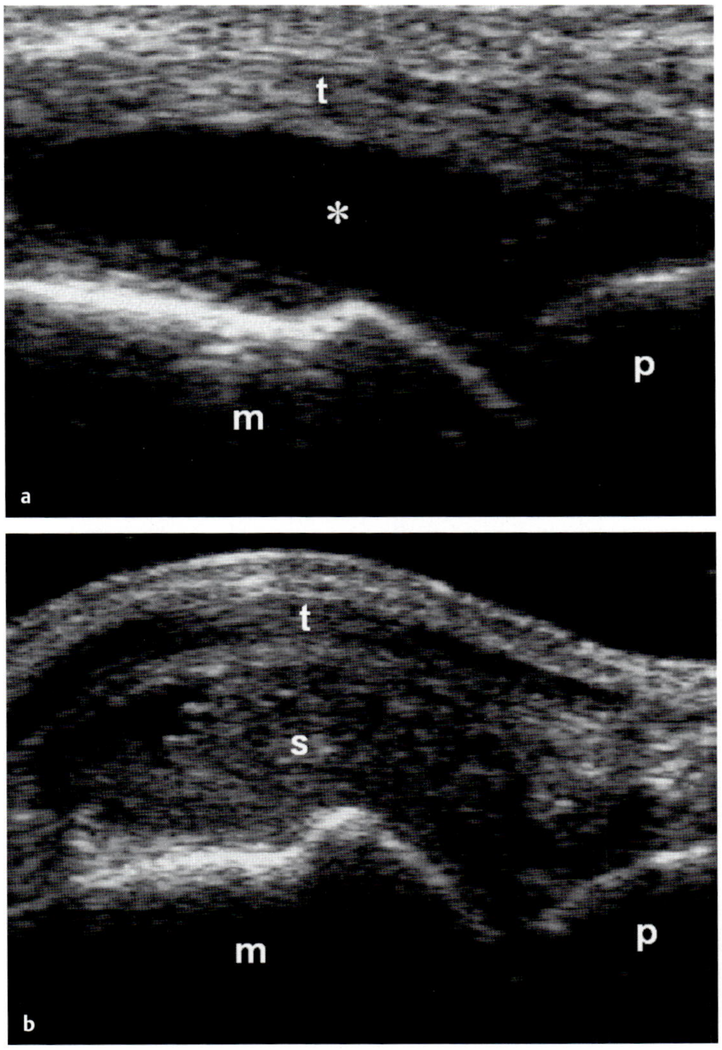

Abb. 376 a, b Rheumatoide Arthritis, dorsaler Longitudinalschnitt des Metakarpophalangealgelenks.
a Exsudative Synovitis.
b Proliferative Synovitis.
m = Metakarpus
p = proximale Phalanx
t = Fingerstrecksehne
* = Synovialflüssigkeit
s = synoviale Proliferation

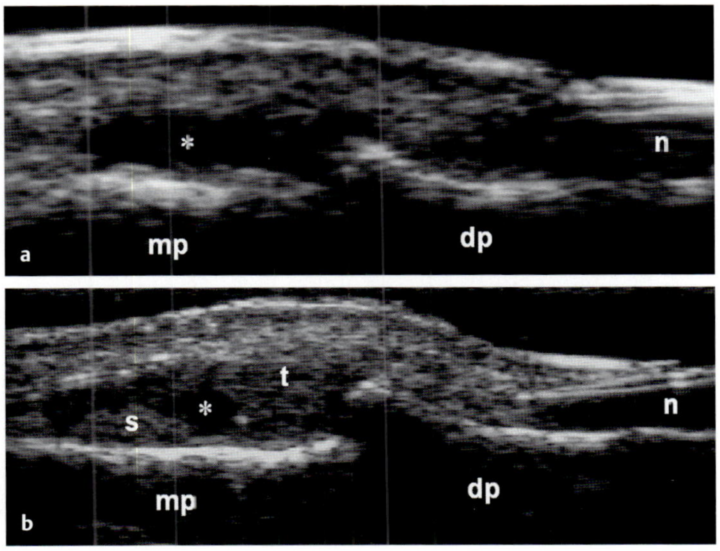

Abb. 377 a, b Psoriasisarthritis, dorsaler Longitudinalschnitt des distalen Interphalangealgelenks.
a Exsudative Synovitis.
b Proliferative Synovitis.
dp = distale Phalanx
mp = mittlere Phalanx
n = Fingernagel
t = Fingerstrecksehne
* = Synovialflüssigkeit
s = synoviale Proliferation

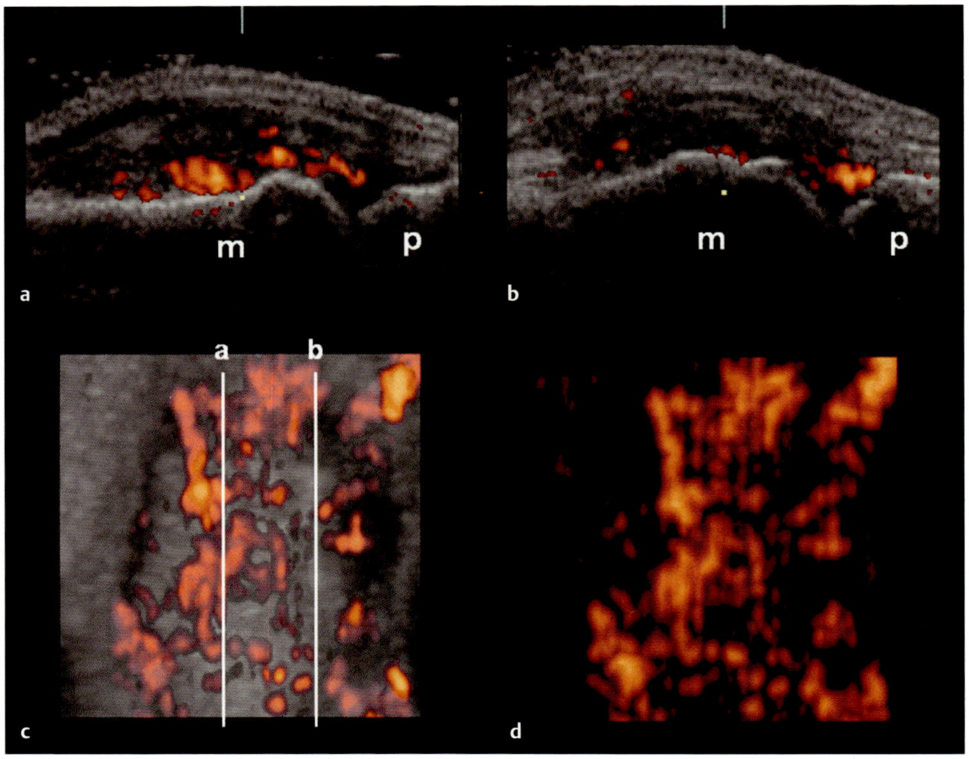

Abb. 378 a – d Rheumatoide Arthritis, Synovitis des 2. Metakarpophalangealgelenks.

a u. **b** Dorsale Longitudinalschnitte, nebeneinander liegende Ansichten desselben Gelenks zur Veranschaulichung des weit divergierenden Grades des Power-Doppler-Signals.

c 3-D-Rekonstruktion der Dorsalansicht desselben Gelenks mit zwei Linien (a und b) entsprechend den exakten Schnittebenen von **a** bzw. **b**. 3-D-Darstellungen liefern in einem einzigen Bild die gesamten Informationen, die sich auf das Power-Doppler-Signal im Untersuchungsgebiet beziehen, und sind unabhängig von dem Ausbildungsstand des Untersuchers.

d 3-D-Bild mit Grauwertunterdrückung zeigt die Gesamtdarstellung des Power-Doppler-Signals vom dorsalen Aspekt des Gelenks.

m = Metakarpus
p = proximale Phalanx

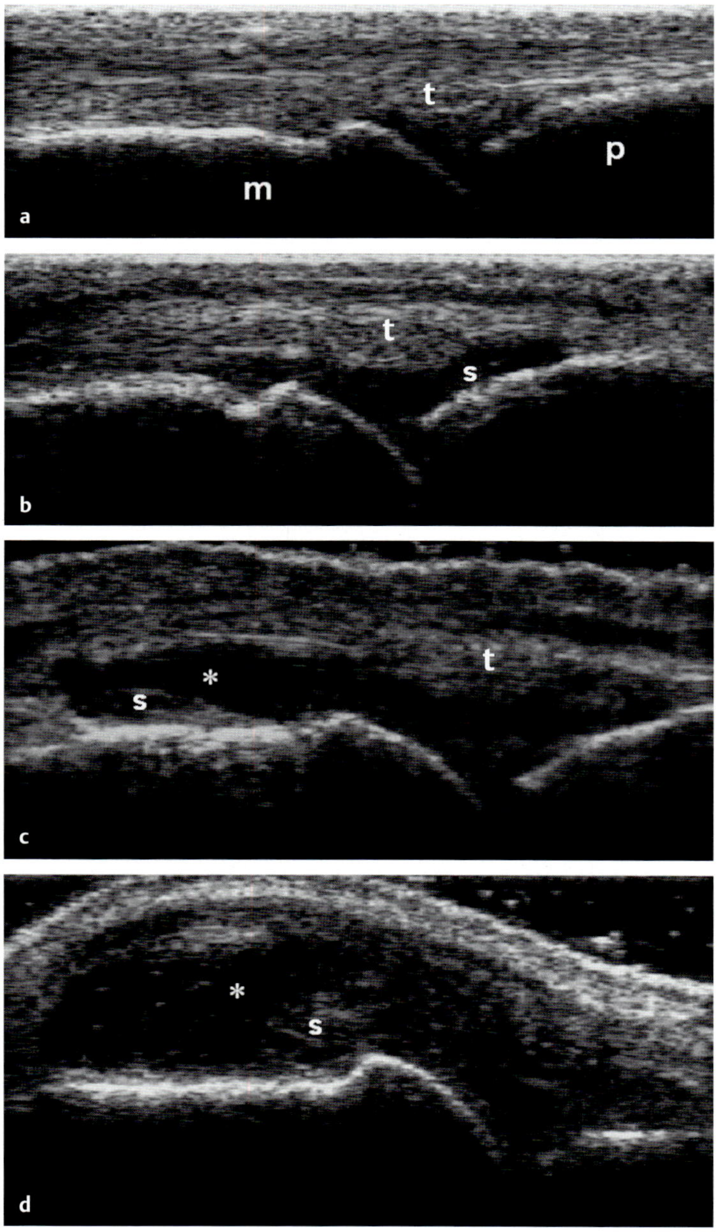

◂ **Abb. 379 a – d**

a Normalbefund, keine sonographischen Hinweise auf eine Gelenkentzündung.

b – d Rheumatoide Arthritis, dorsaler Longitudinalschnitt des Metakarpophalangealgelenks. Bildreferenz eines in 4 Grade eingeteilten semiquantitativen Bewertungssystems für die Synovitis unter Verwendung eines B-Bild-Grauwertskalen-Ultraschalls. Sonographische Abbildungen, verschiedene Ausprägungen der Gelenkerweiterung durch Synovialflüssigkeit (*) und synoviale Hypertrophie (s).

m = Metakarpus
p = proximale Phalanx
t = Fingerstrecksehne
s = Synovitis
* = Synovialflüssigkeit

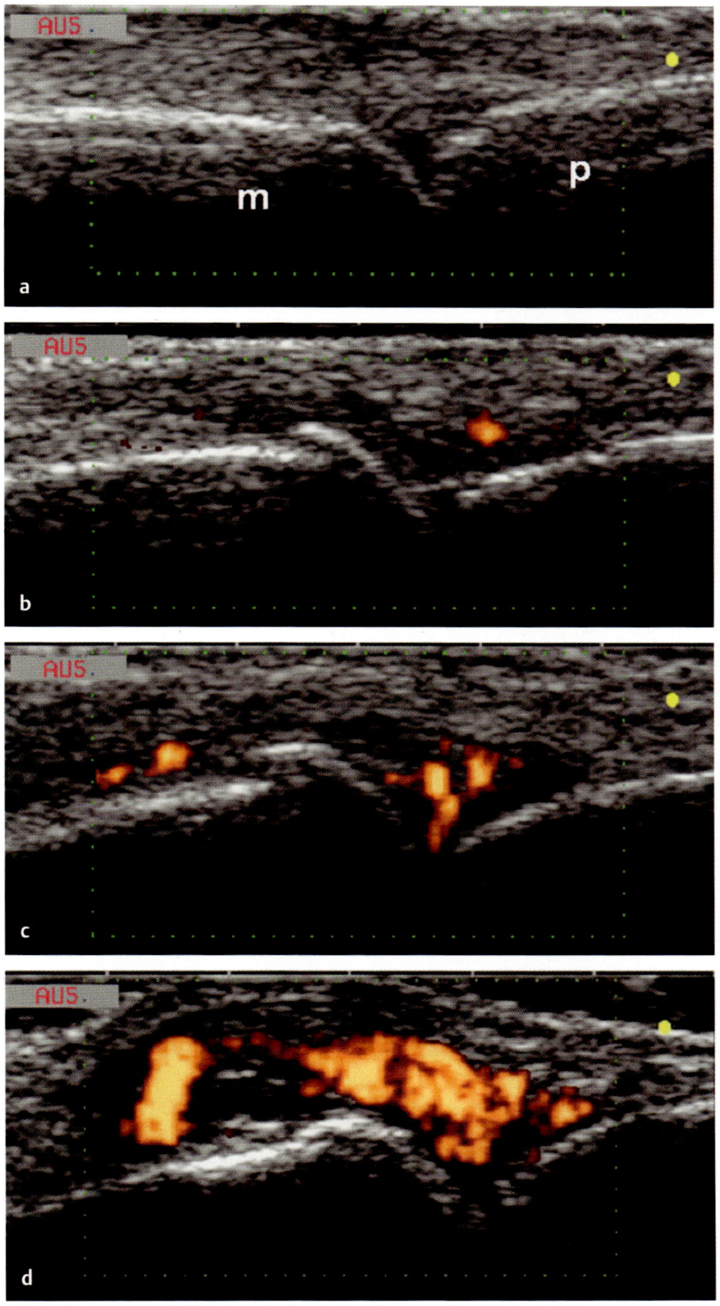

Abb. 380 a – d
a Normalbefund.
b – d Rheumatoide Arthritis, dorsaler Longitudinalschnitt des Metakarpophalangealgelenks. Intraartikuläres Power-Doppler-Signal mit Einteilung in eine Skala von 1 – 4: a = kein Signal, b = schwaches Signal, c = moderates Signal, d = deutliches Signal.
m = Metakarpus
p = proximale Phalanx

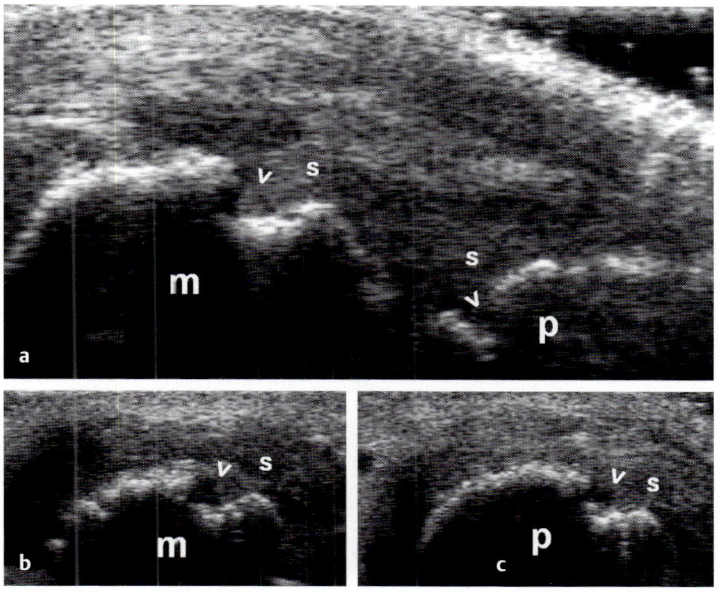

Abb. 381 a – c Rheumatoide Arthritis. Dorsaler Longitudinal- (**a**) und Transversalschnitt (**b** u. **c**) des Metakarpophalangealgelenks zeigen eine proliferative Synovitis (s) und knöcherne Erosionen (v) am Metakarpalköpfchen (m) und an der Basis der proximalen Phalanx (p).

Knöcherne Erosionen stellen sich durch eine unterbrochene Kontur der knöchernen Oberfläche dar, die in mindestens zwei Schnittebenen zu erkennen ist (Abb. **381**).

In der Frühphase der rheumatoiden Arthritis erreicht die Sonographie eine höhere Sensitivität als das Nativröntgen, insbesondere in der Entdeckung knöcherner Erosionen lateral am MCP II (Abb. **382** – **384**).

Die Dokumentation knöcherner Erosionen wurde nicht offiziell normiert, aber im Augenblick besteht die vorwiegend verwendete Indikation darin, die maximale Entfernung zwischen den freien Rändern der Erosion zu messen (Abb. **385**).

Bei der Arthrose der Hand lassen sich mittels Ultraschall sowohl entzündliche als auch degenerative Veränderungen darstellen. Osteophyten erscheinen als vereinzelte oder multiple Knochen-

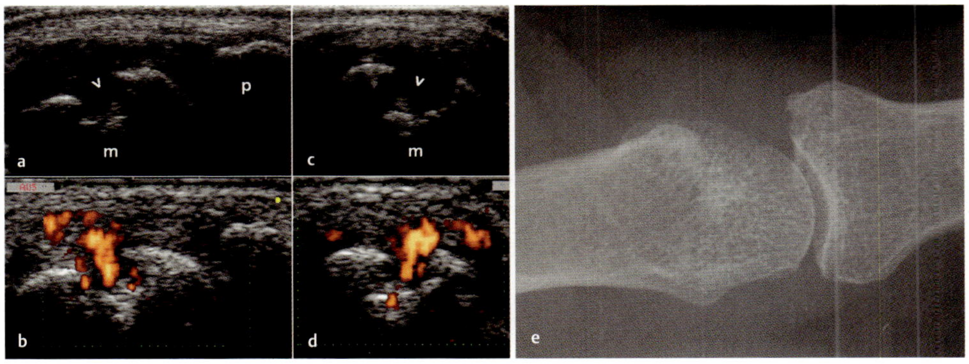

Abb. 382 a – e Rheumatoide Arthritis, 2. Metakarpophalangealgelenk. Lateraler Longitudinal- (**a** u. **b**) und Transversalschnitt (**c** u. **d**) zeigen eine große Knochenerosion (v; der maximale Durchmesser zwischen den freien Rändern ist größer als 4 mm) auf der radialen Ansicht des Metakarpalköpfchens. Nicht erkennbar ist diese Veränderung im Nativröntgen (**e**). Ein Power-Doppler-Signal wurde innerhalb der knöchernen Erosion gefunden.
m = Metakarpus
p = proximale Phalanx

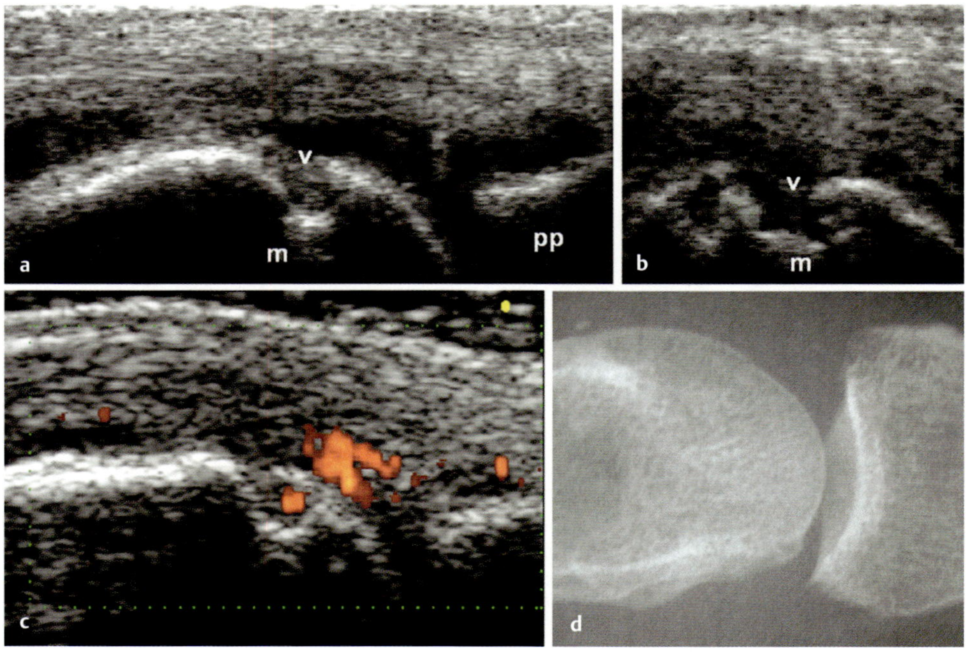

Abb. 383 a – d Rheumatoide Arthritis, proliferative Synovitis des 2. Metakarpophalangealgelenks der dominanten Hand. Dorsaler Longitudinal- (**a**) und Transversalschnitt (**b**) zeigen deutliche Zeichen einer synovialen Proliferation und einer knöchernen Erosion des Metakarpalköpfchens (v).
c Intraartikuläres Power-Doppler-Signal.
d Nativröntgen.
m = Metakarpus
pp = proximale Phalanx

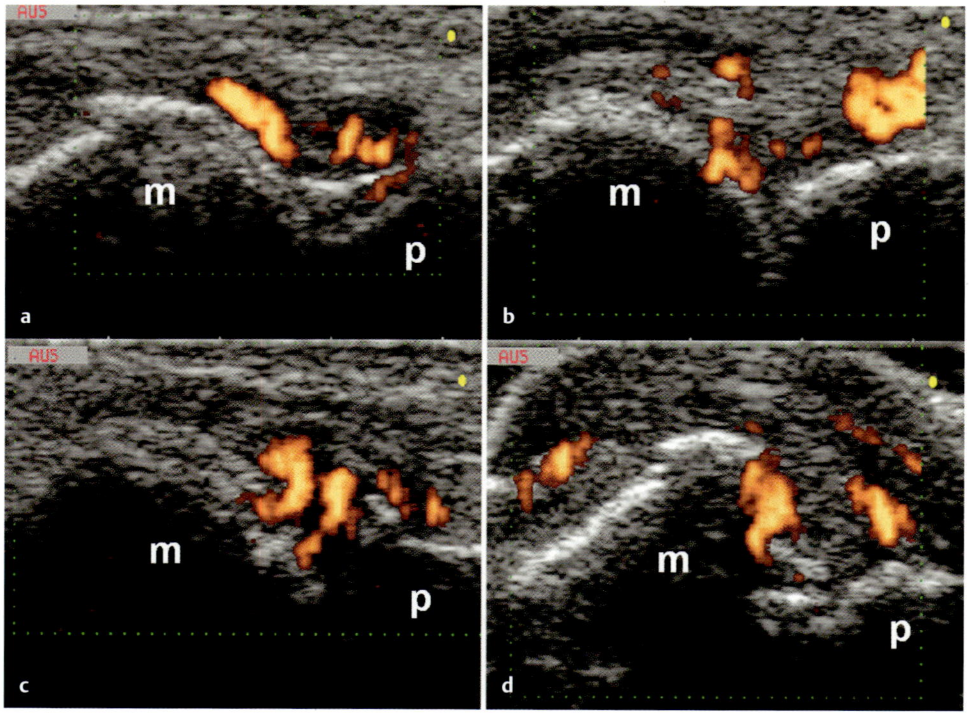

Abb. 384 a – d Rheumatoide Arthritis, Power-Doppler-Untersuchung eines entzündeten Metakarpophalangealgelenks. Unterschiedliche sonographische Eigenschaften eines hyperämischen aggressiven Pannusgewebes.
a Knorpelschichtresorption.
b u. **c** Fokale und multiple Infiltration des subchondralen Knochens.
d Zerstörung eines großen Bereichs des Metakarpalköpfchens.
m = Metakarpus
p = proximale Phalanx

konturunterbrechungen an den Rändern der Gelenkflächen (Abb. **386** und **387**).

Bei der chronischen Gicht erscheinen im Ultraschall Uratablagerungen als echoreicher Saum. Die Tophusablagerungen können je nach Verdichtungsgrad unterschiedlich zur Darstellung gelangen. Diese reichen von in ihrer Echogenität variierenden und weich zu palpierenden weichen Tophi bis hin zu natriumurathaltigen, palpatorisch harten Tophi, deren sonographisches Charakteristikum ein echoreiches Band mit Schallschatten darstellt (Abb. **388**).

Verkalkungen des Lig. triangulare des Handgelenks stellen sich als echoreiche Zonen ohne Schallschatten dar – idealerweise in der dynamischen Untersuchung (Abb. **389**).

Die Tenosynovitis stellt die häufigste Sehnenbeteiligung im Rahmen chronischer Arthritiden dar und zeigt sich in der Sonographie als Erweiterung der Sehnenscheiden. Dieser Erweiterung liegen verschiedene Faktoren zugrunde: vermehrte Gelenkflüssigkeit, vermehrtes Volumen der Synovialis oder eine Kombination aus synovialem Gelenkerguss und synovialer Proliferation. Im normalen Schwarz-Weiß-Sonogramm kann das Ausmaß der Tenosynovitis über die Erweiterung der Sehnenscheide und die Hypertrophie der Synovialis bestimmt werden (Abb. **390** und **391**).

Das Hinzuziehen der Power-Doppler-Sonographie liefert Informationen zur Durchblutung sowohl des Peritendineums als auch des Sehnengewebes und gibt damit weitere Hinweise für das Ausmaß der Tenosynovitis. Ein weites Spektrum an Sehnentexturveränderungen bietet die arthritische Hand, des weiteren diffuse Sehnenschwellungen mit multiplen kleinen echofreien Zonen,

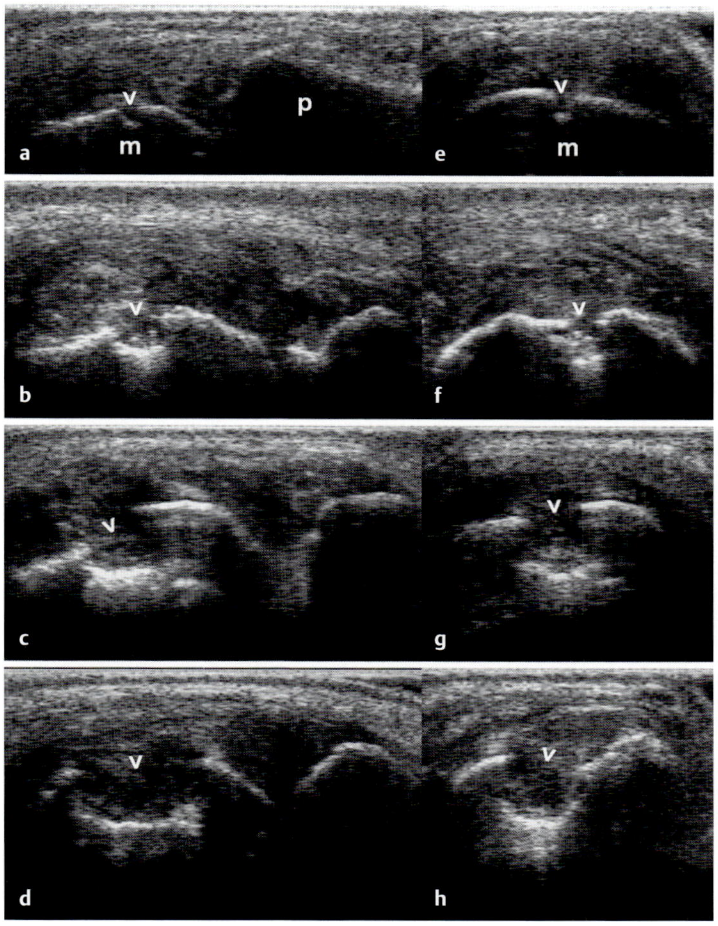

Abb. 385 a–h Rheumatoide Arthritis, knöcherne Erosionen (v) im lateralen Longitudinal- (**a–d**) und Transversalschnitt (**e–h**) am 2. Metakarpophalangealgelenk.

A = Erosion weniger als 1 mm,
B = Erosion 1–2 mm,
C = Erosion 2–4 mm,
D = Erosion größer als 4 mm.
m = Metakarpus
p = proximale Phalanx

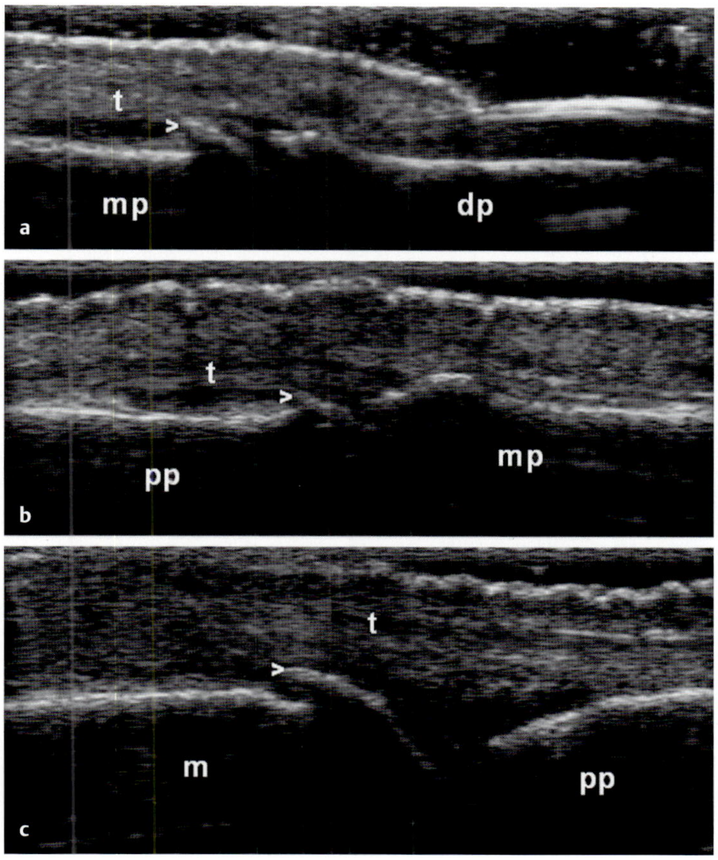

Abb. 386 a–c Arthrose, zweiter Finger der dominanten Hand, dorsale Longitudinalschnitte.

a Distales Interphalangealgelenk.
b Proximales Interphalangealgelenk.
c Metakarpophalangealgelenk.

dp = distale Phalanx
mp = mittlere Phalanx
pp = proximale Phalanx
m = Metakarpus
t = Fingerstrecksehne
v = Osteophyt

fokalem echofreien oder echoarmen Substanzverlust, umgeben von einer Zone fibrillärer Auflösung sowie subtotale Sehnenrupturen (Abb. **392** und **393**).

Ferner kann bei Patienten mit rheumatoider Arthritis im Ultraschall in die Sehnen einbrechendes Pannusgewebe innerhalb der Sehnenscheiden gefunden werden – ein pathologisches Zeichen angrenzend an Zonen, in denen Pannus in knöcherne Erosionszonen einwandert (Abb. **393**).

Die relevanteste pathologische Veränderung bezüglich des N. medianus ist die Veränderung seines Querschnitts. Seine Verdickung am proximalen Ausgang des Karpaltunnels ist das häufigste unspezifische Zeichen für einen erhöhten Druck im Karpaltunnel. Sonographie kann ebenso sekundäre Ursachen für ein Karpaltunnelsyndrom identifizieren. Hierzu gehören die Tenosynovitis der Fingerbeugesehnen, die Synovitis des Radiokarpalgelenks und/oder der Interkarpalgelenke, Veränderungen der Muskulatur und Tophusablagerungen (Abb. **394**).

Eine umschriebene Hypotrophie des N. medianus stellt ebenfalls eine morphologische Veränderung dar, die auf eine sekundäre Ursache eines Karpaltunnelsyndroms hinweist. Sie ist fast ausnahmslos mit dem Vorhandensein eines postoperativen Narbenbandes vergesellschaftet (Abb. **395**).

Der Wert der Sonographie bei der Positionierung von Nadeln in den kleinen Gelenken der Hand und im Handgelenk zur Injektion von Medikamenten, zur Aspiration von Gelenkflüssigkeit und zur

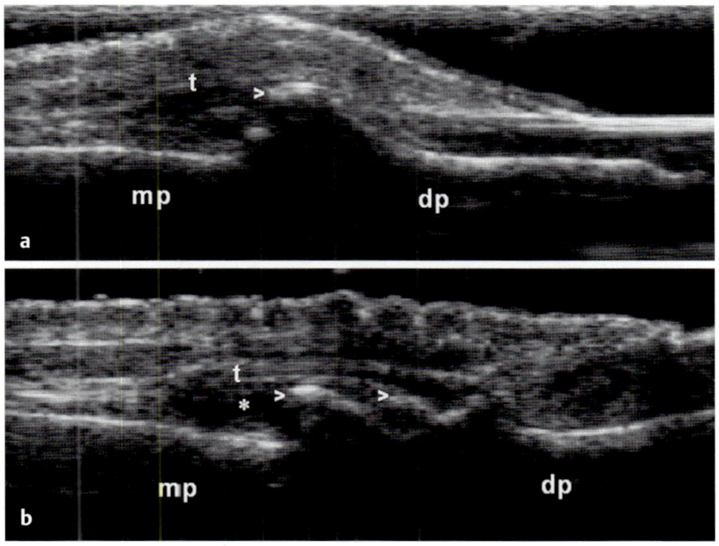

Abb. 387 a, b Heberden-Knoten, dorsaler Longitudinalschnitt des distalen Interphalangealgelenks.

a Asymptomatisches Gelenk, dorsale Subluxation der distalen Phalanx ohne Anzeichen einer Gelenkentzündung.
b Symptomatisches Gelenk, Gelenkerguss (*) und Osteophyten (v).

mp = mittlere Phalanx
dp = distale Phalanx
t = Fingerstrecksehne
v = Osteophyten

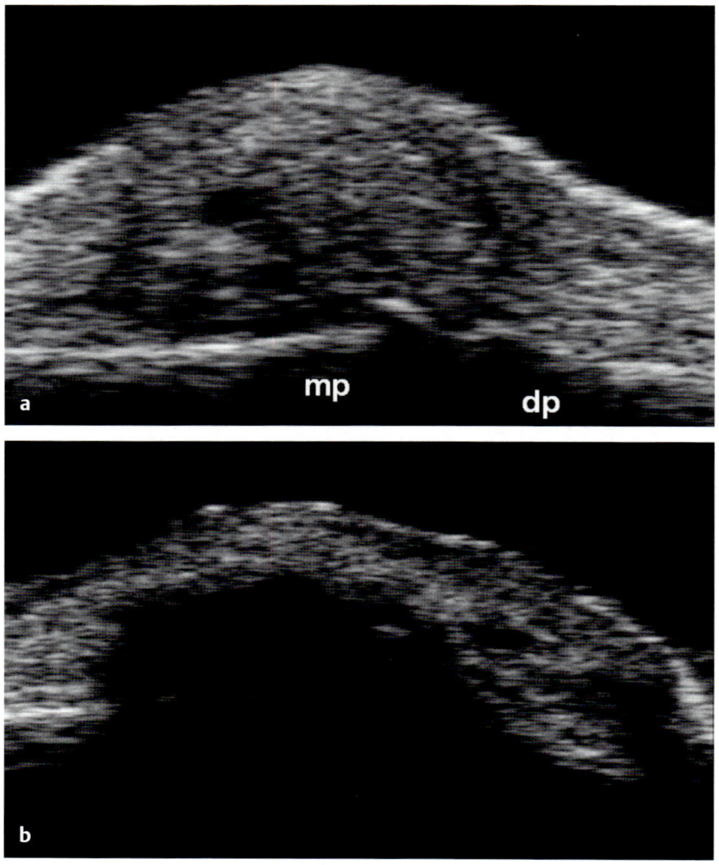

Abb. 388 a, b Tophöse Gicht, dorsaler Longitudinalschnitt des distalen Interphalangealgelenks.
a „Weicher" Tophus.
b „Harter" Tophus.
mp = mittlere Phalanx
dp = distale Phalanx

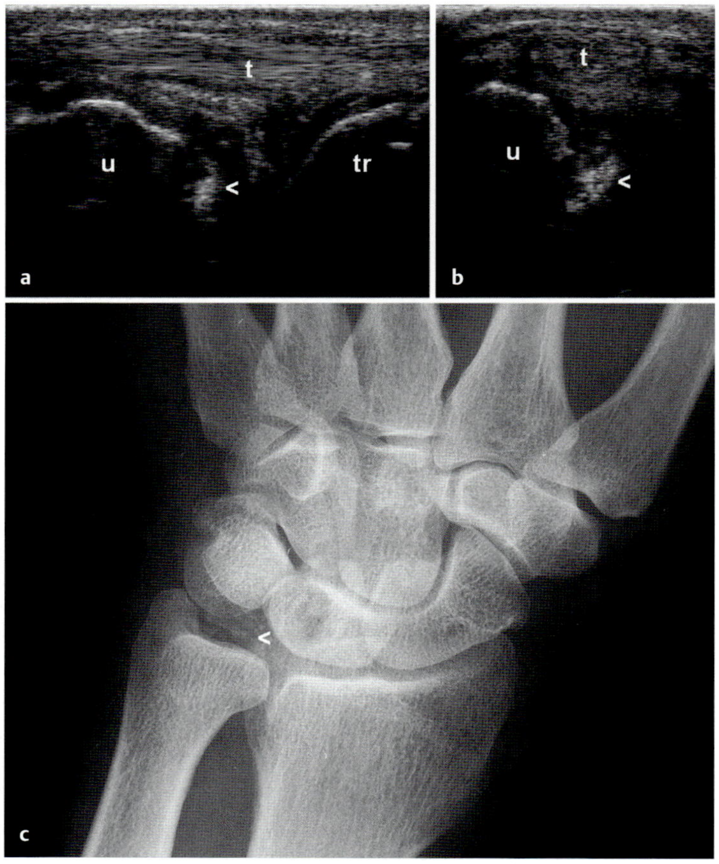

Abb. 389 a – c Kalziumpyrophosphaterkrankung, Handgelenk.
a u. **b** Sonogramme: lateraler Longitudinal- (**a**) und Transversalschnitt (**b**) am 6. Fach der Extensorensehnen.
c Nativröntgen: Verkalkung des TFCC (v).
t = Sehne des M. extensor carpi ulnaris
u = Ulna
tr = Os triquetrum

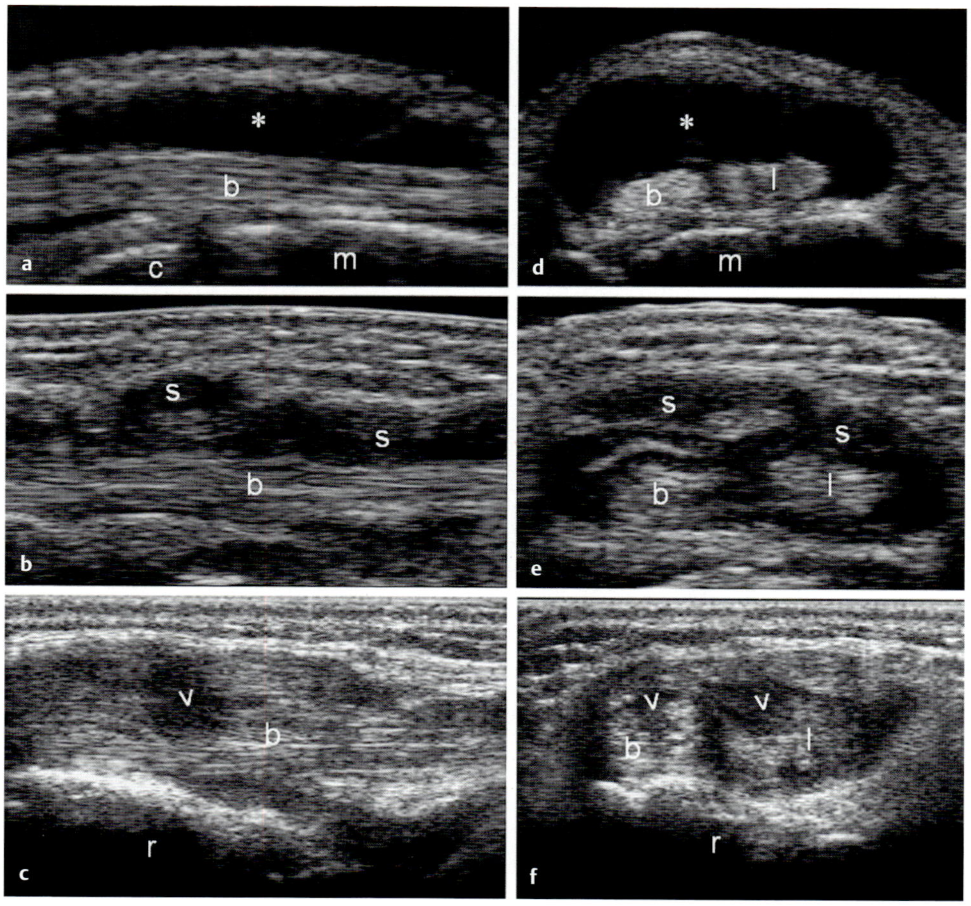

Abb. 390 a – f Rheumatoide Arthritis, dorsaler Longitudinal- (**a – c**) und Transversalschnitt (**d – f**) am 2. Fach der Extensorensehnen mit Abbildung der Sehnen der Mm. extensor carpi radialis brevis (b) and longus (l).
a u. **d** Exsudative Tenosynovitis.
b u. **e** Proliferative Tenosynovitis.
c u. **f** Tenosynovitis und Sehnenteilruptur (v).
c = Os capitatum
m = Metakarpus
* = Synovialflüssigkeit
s = synoviale Proliferation
r = Radius

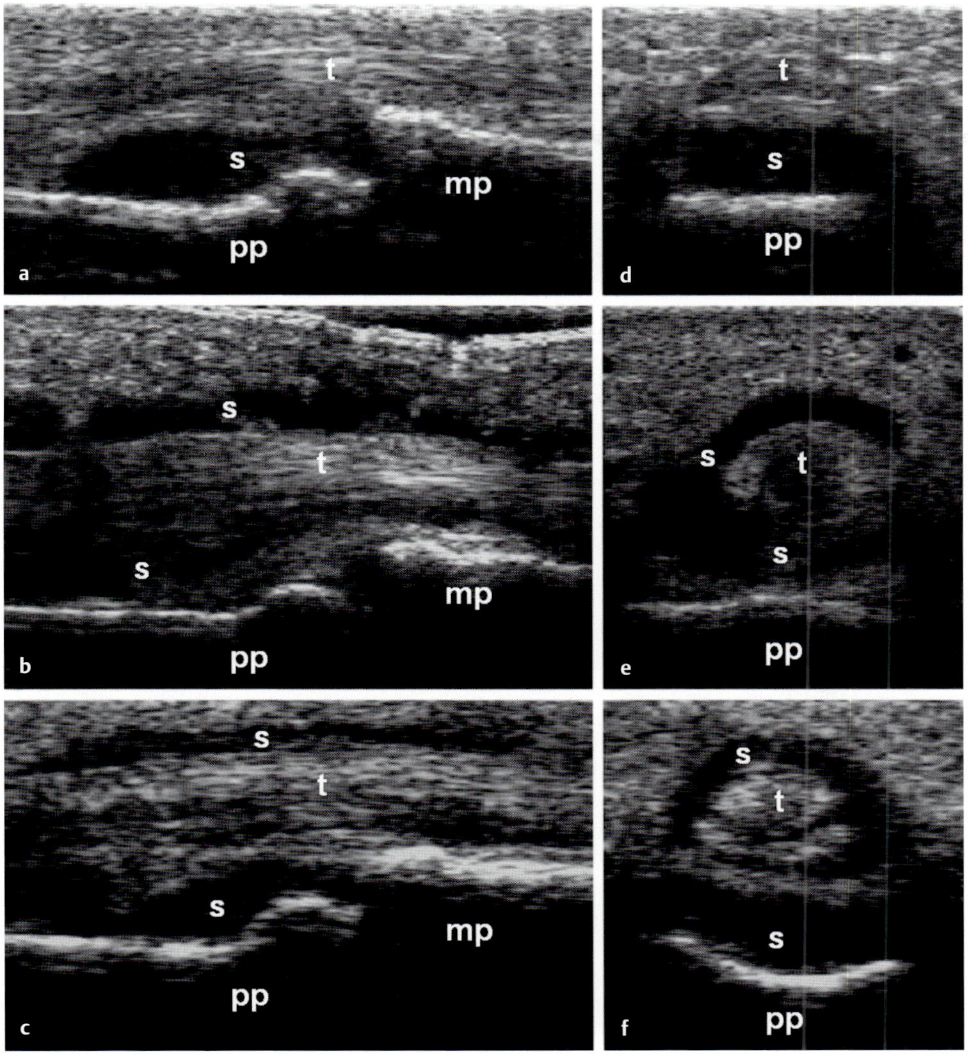

Abb. 391 a – f Psoriasis-Arthritis, Daktylitis.
Volarer Longitudinal- (**a – c**) und Transversalschnitt (**d – f**) des proximalen Interphalangealgelenks.
a u. **d** Proliferative Synovitis.
b u. **e** Proliferative Tenosynovitis.
c u. **f** Proliferative Synovitis und Tenosynovitis.
pp = proximale Phalanx
mp = mittlere Phalanx
t = Fingerstrecksehne
s = synoviale Proliferation

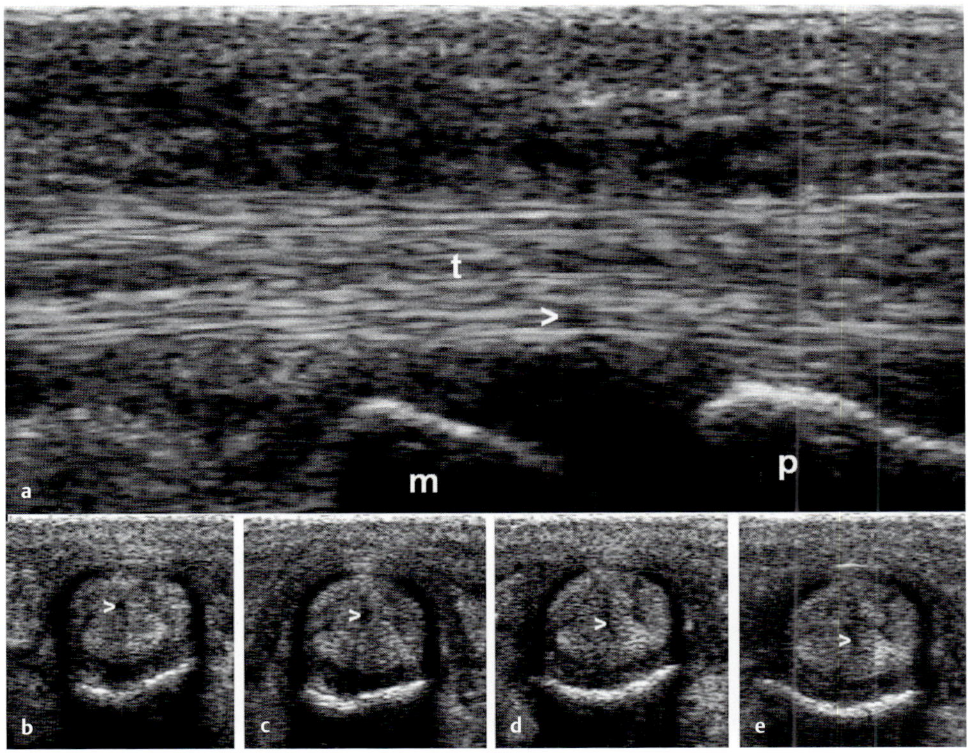

Abb. 392 a – e Rheumatoide Arthritis, Tenosynovitis und Sehnenrisse.
Volarer Longitudinal- (**a**) und Transversalschnitt (**b – e**) der Fingerstrecksehnen (t) auf Höhe des Metakarpophalangealgelenks. Die Sehnenrisse erscheinen als kleine echofreie Bezirke (kleiner als 1 mm) innerhalb der Sehnentextur (v).
m = Metakarpalköpfchen
p = proximale Phalanx

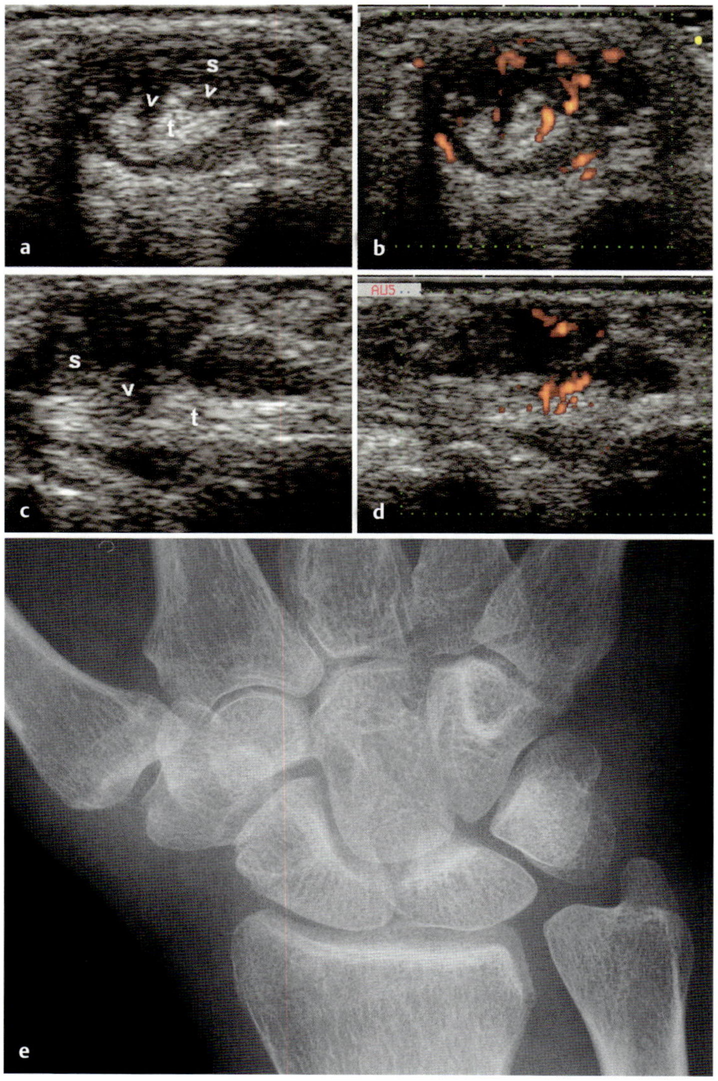

Abb. 393 a – e
Rheumatoide Arthritis, Handgelenkschmerzen. Lateraler Transversal- (**a** u. **b**) und Longitudinalschnitt (**c** u. **d**) am 6. Strecksehnenfach. Aktive proliferative Tenosynovitis der Sehne des M. extensor carpi ulnaris (t) mit partialer Sehnenruptur (v).
e Nativröntgen.
s =synoviale Proliferation

Gewinnung von synovialem Biopsiematerial ist in mehreren Studien dokumentiert worden. Die Sonographie sollte einer lokalen Injektionstherapie vorausgehen und diese bei ihrer Durchführung ggf. kontrollieren, wann immer dies möglich erscheint und insbesondere dann, wenn die betroffenen anatomischen Strukturen – zu nennen wären Nerven, Sehnen, Gelenkknorpel und Blutgefäße – potenziell Schaden durch den Schliff der Nadel nehmen könnten (Abb. **396**).

Obwohl es noch keinen überzeugenden Beweis für die Anwendbarkeit der Power-Doppler-Sonographie beim Therapiemonitoring gibt, erscheint diese als ein viel versprechendes Verfahren, und es liegt nahe, ihr eine spannende Entwicklung in einem sehr umstrittenen und kontrovers diskutierten Gebiet der experimentellen und klinischen Rheumatologie zu wünschen. Spektakuläre Kurzzeitveränderungen im Power-Doppler-Sonographiesignal erscheinen kurz nach einer intraartikulären Kortikoidinjektion (Abb. **397 – 399**). Die Verminderung des Power-Doppler-Sonographiesignals repräsentiert die Verbesserung der Klinik. Therapieinduzierte Power-Doppler-Sonographieveränderungen sind ebenfalls nach der Behandlung mit Methotrexat, Etanercept, Infliximab und Leflunomid beschrieben worden.

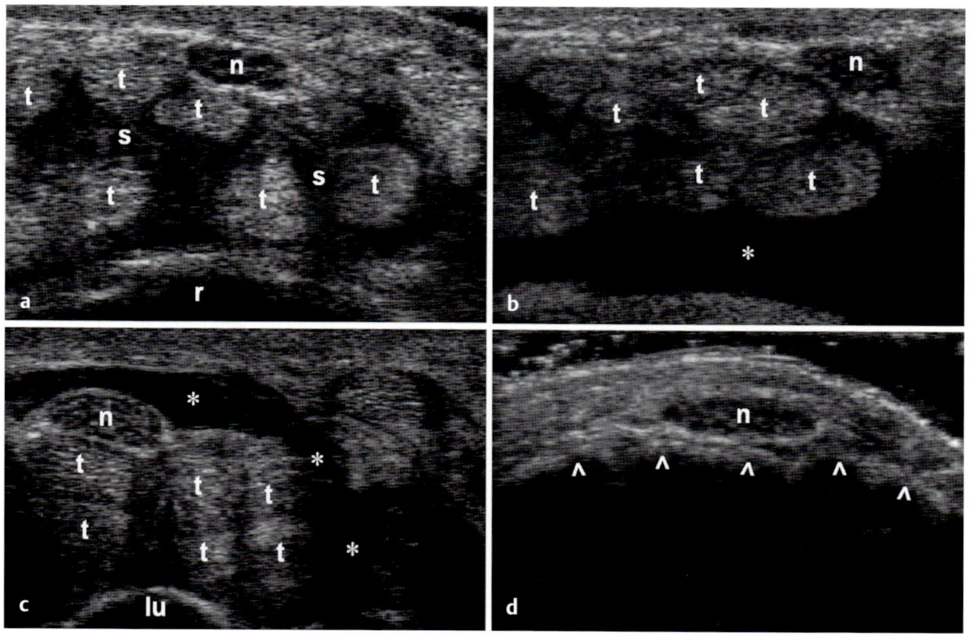

Abb. 394 a – d Karpaltunnelsyndrom, volarer Transversalschnitt im proximalen Bereich des Karpaltunnels.
a u. **b** Rheumatoide Arthritis, proliferative Sehnenscheidenentzündung der Fingerbeugesehnen (**a**), exsudative Synovitis des Radiokarpalgelenks.
c Gelenkzyste.
d Gichttophus. „Harter" Tophus erscheint als echogener Reflex (v) mit dorsalem Schallschatten, der die Visualisierung der Fingerbeugesehnen verhindert.
n = N. medianus
r = Radius
t = Fingerbeugesehnen
s = synoviale Proliferation
* = Gelenkerguss
lu = Os lunatum

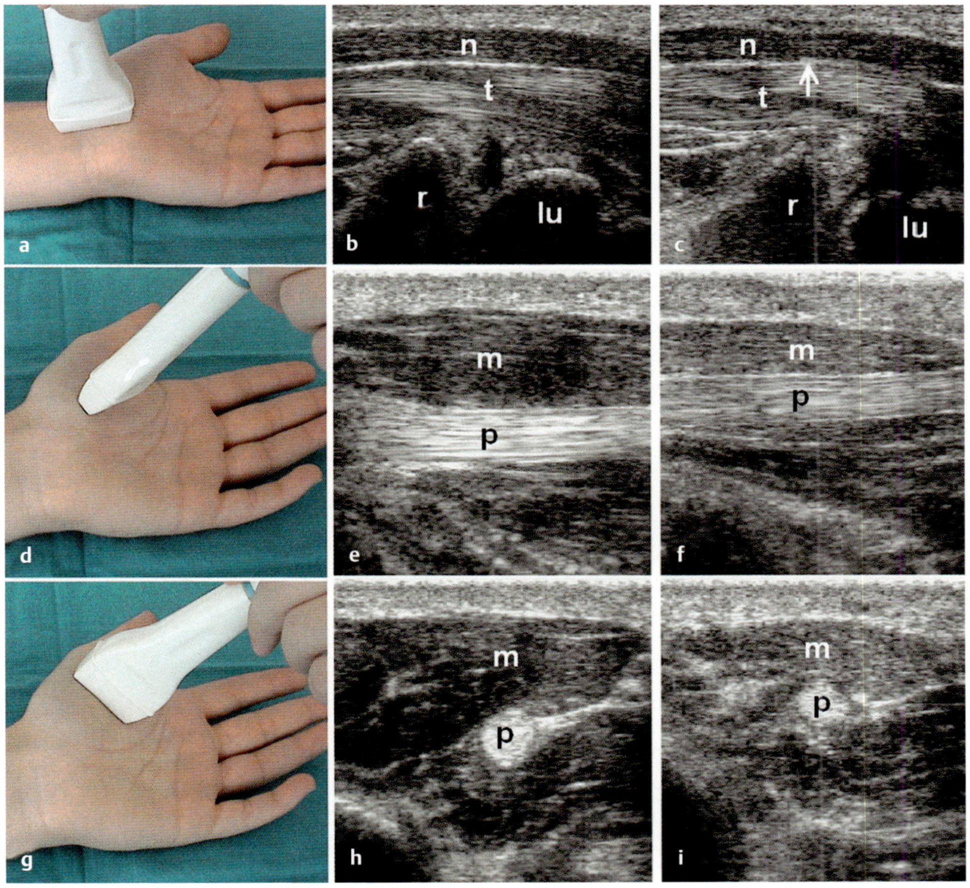

Abb. 395 a – i Karpaltunnelsyndrom.
a – c Seitenvergleich (rechts-links) im volaren Longitudinalschnitt des Karpaltunnels (Sagittalschnitt durch den N. medianus).
b Rechte Seite: Normalbefund.
c Linke Seite: Der Pfeil zeigt eine umschriebene Verjüngung des N. medianus.
d u. **g** Volarer Longitudinal- (**d**) und Transversalschnitt (**g**) am thenaren Vorsprung.
e u. **h** Rechte Seite: Normalbefund.
f u. **i** Linke Seite: Markierte Hypothrophie der Muskulatur des thenaren Vorsprungs.
r = Radius
lu = Os lunatum
n = N. medianus
t = Fingerbeugesehnen
m = thenare Muskulatur
p = Sehne des M. flexor pollicis longus

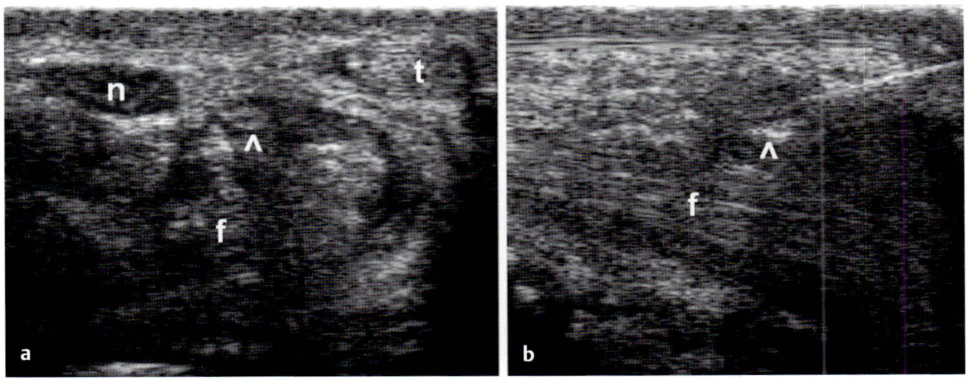

Abb. 396 a, b Rheumatoide Arthritis, Karpaltunnelsyndrom aufgrund einer Tenosynovitis der Fingerbeugesehnen. Die Platzierung der Nadelspitze ist sowohl im Transversal- (**a**) als auch im Longitudinalschnitt (**b**) dargestellt.
v = Nadelspitze
f = Fingerbeugesehnen
n = N. medianus
t = Sehne des M. flexor carpi radialis

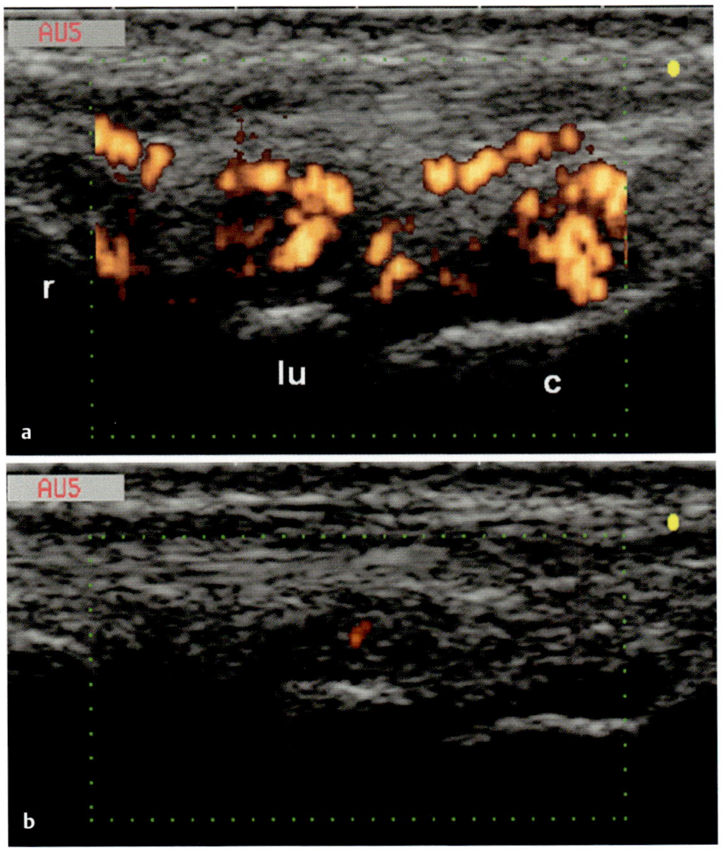

Abb. 397 a, b Rheumatoide Arthritis.
a Sonographische Basisuntersuchung mittels dorsalem Longitudinalschnitt des Handgelenks. Intraartikuläre Kortikoidinjektion (30 mg) unter sonographischer Kontrolle.
b Im Follow-up 2 Wochen post injectionem zeigt sich eine deutlich sichtbare Verminderung sowohl der Gelenkhöhlenerweiterung als auch des Power-Doppler-Signals
r = Radius
lu = Os lunatum
c = Os capitatum

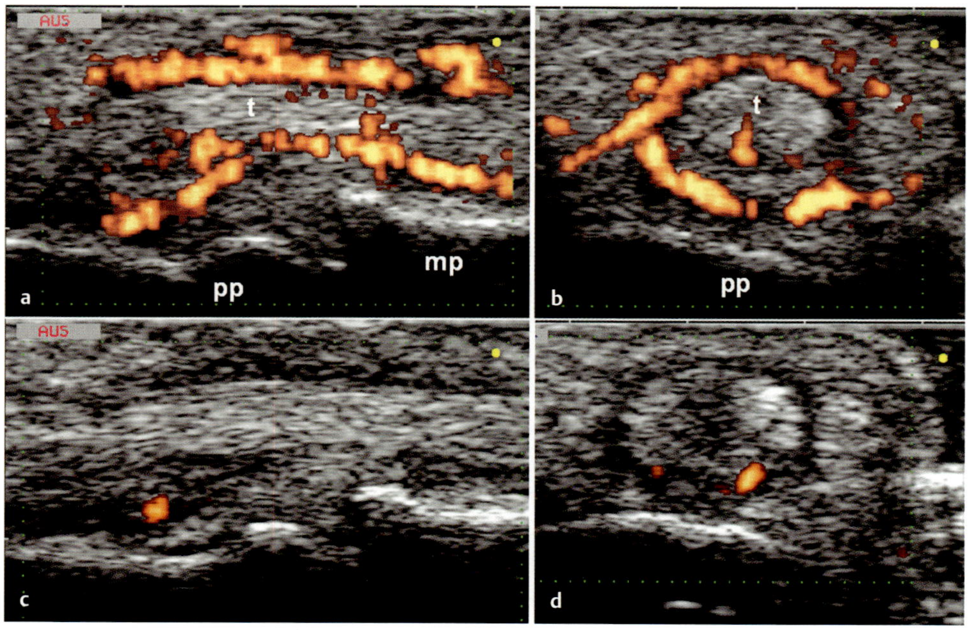

Abb. 398 a – d Psoriasisarthritis, proliferative Tenosynovitis der Fingerstrecksehnen (t).

a u. **b** Sonographische Basisuntersuchung durch volaren Longitudinal- (**a**) und Transversalschnitt (**b**) am proximalen Interphalangealgelenk. Kortikoidinjektion (20 mg) in die Sehnenscheide unter Sonokontrolle.

c u. **d** Im Follow-up 2 Wochen post injectionem zeigt sich eine deutliche Reduktion der tenosynovitischen Zeichen sowohl im Grauwertskalen- als auch im Power-Doppler-Ultraschall.

pp = proximale Phalanx
mp = mittlere Phalanx

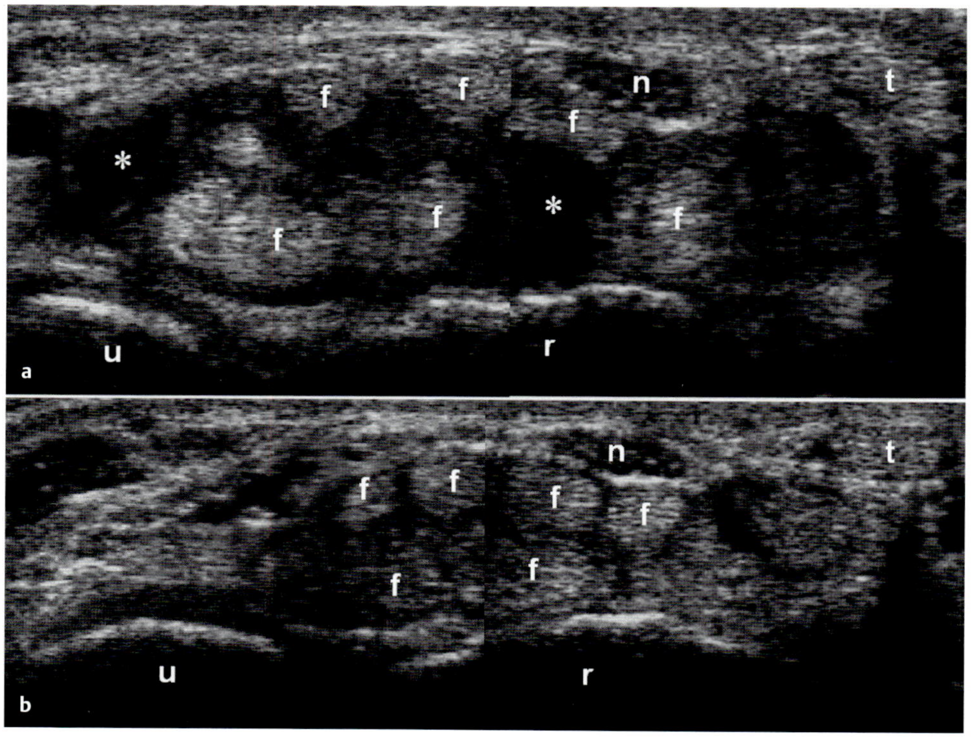

Abb. 399 a, b Rheumatoide Arthritis, Karpaltunnelsyndrom aufgrund der proliferativen Tenosynovitis der Fingerstrecksehnen (f).

a Sonographische Basisuntersuchung durch volaren Transversalschnitt am proximalen Ende des Karpaltunnels mit deutlicher Sehnenscheidenerweiterung. Kortikoidinjektion (30 mg) in die Sehnenscheide unter Sonokontrolle.

b Im Follow-up 2 Wochen post injectionem zeigen sich keine Anzeichen einer Tenosynovitis mehr.

u = Ulna
r = Radius
n = N. medianus
t = Sehne des M. flexor carpi radialis
* = Synovialflüssigkeit

15 Interventionelle Sonographie

Punktionstechniken

Bei den sonographisch gesteuerten interventionellen Maßnahmen kommen vier verschiedene Techniken zur Anwendung:

- Punktion nach vorheriger Sonographie mit exakter Markierung der Punktionsstelle und Punktionsrichtung („Büroklammertechnik"),
- „Freihandtechnik" unter sonographischer Kontrolle,
- Punktion mit Standardschallkopf und angekoppeltem Zielgerät,
- Punktion mit speziellem Punktionsschallkopf.

Die überwiegende Anzahl der Punktionen wird in der sog. „Freihandtechnik" durchgeführt, da es sich bei dieser Technik im Vergleich zur Punktion mit einem Punktionsschallkopf oder einem Punktionszielgerät um ein einfach zu erlernendes, reproduzierbares und kostengünstiges Verfahren handelt. Im Vergleich zur Punktion nach vorheriger Sonographie haben die Punktionstechniken unter sonographischer Kontrolle den entscheidenden Vorteil, dass die Nadel während des gesamten Vorgangs exakt gesteuert und überwacht werden kann.

Zur besseren Abbildung des echogenen Nadelreflexes werden für die Punktion handelsübliche Einmalkanülen mit Lanzettenschliff (aufgeraute Oberfläche) verwendet. Als Ankoppelungsmedium wird steriles Kontaktgel oder besser eine handelsübliche Desinfektionslösung benutzt. Der Schallkopf kann zusätzlich steril verpackt werden. Wichtig ist die Wahrung der beschriebenen Sterilitätskautelen zur Punktion eines Gelenks (Richtlinien der DGOOC).

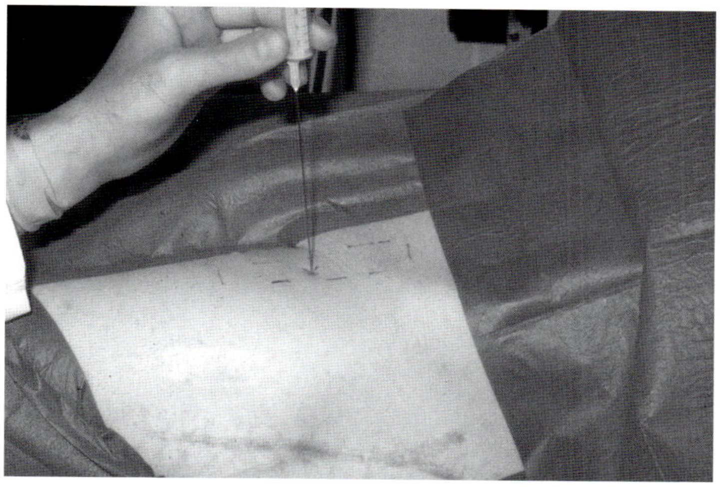

Abb. 400 Punktion nach vorheriger Sonographie mit exakter Markierung der Punktionsstelle und Punktionsrichtung.

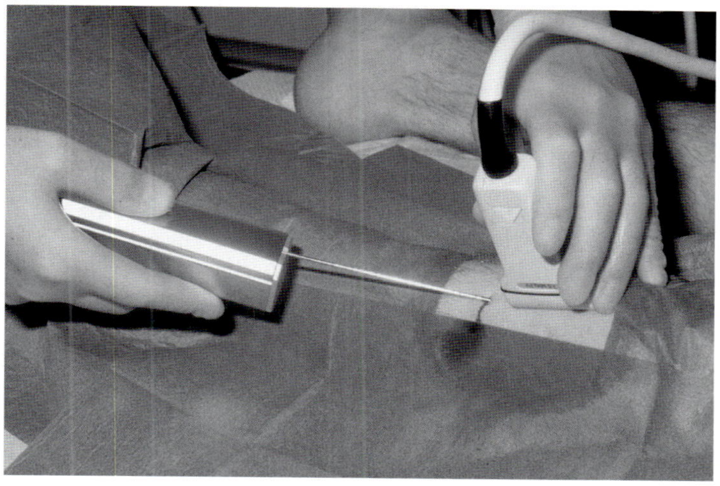

Abb. 401 Biopsie in „Freihandtechnik" unter sonographischer Kontrolle.

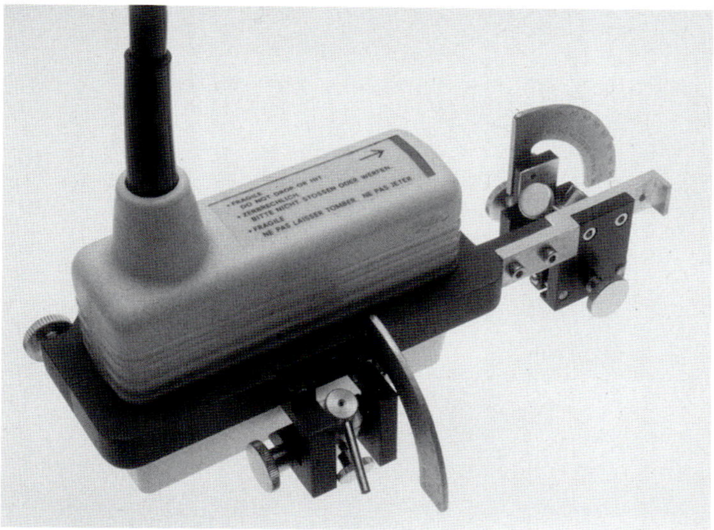

Abb. 402 Standardschallkopf und angekoppeltes Zielgerät.

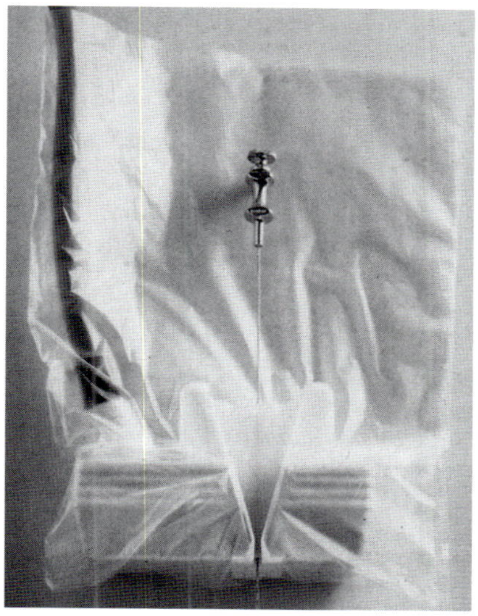

Abb. 403 Spezieller steril verpackter Punktionsschallkopf.

Punktion nach Markierung der Punktionsstelle

Bei der Punktion nach vorheriger Sonographie mit exakter Markierung der Punktionsstelle und Punktionsrichtung wird die entsprechende Punktionsregion mit zwei senkrecht zueinander stehenden Schnittebenen eingestellt und die vorgesehene Punktionsstelle z.B. mit einem Stift markiert. Die Markierung wird – wenn möglich – so angebracht, dass die Punktion exakt senkrecht zur Hautoberfläche erfolgen kann. Anschließend wird unter Beachtung der sterilen Kautelen die Punktion an der vorgesehenen Stelle durchgeführt. Hierbei muss darauf geachtet werden, dass die Punktionsrichtung der Nadel exakt der Richtung der Schallwellen entspricht, d.h. die Nadel muss rechtwinklig zur Oberfläche des Linearschallkopfes eingebracht werden. Die Methode beinhaltet den Nachteil, dass während der interventionellen Maßnahme die Nadellage nicht sonographisch kontrolliert werden kann.

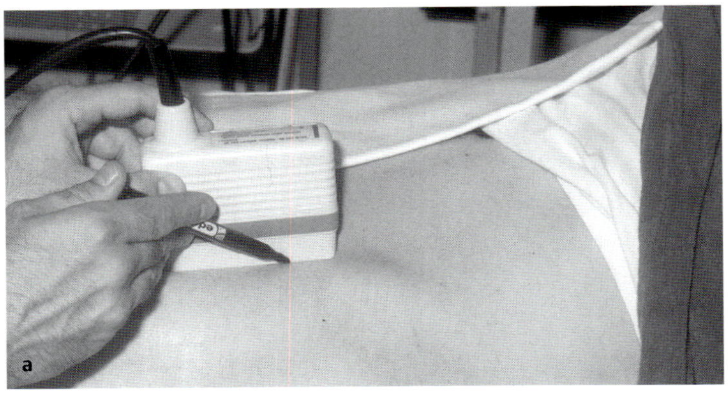

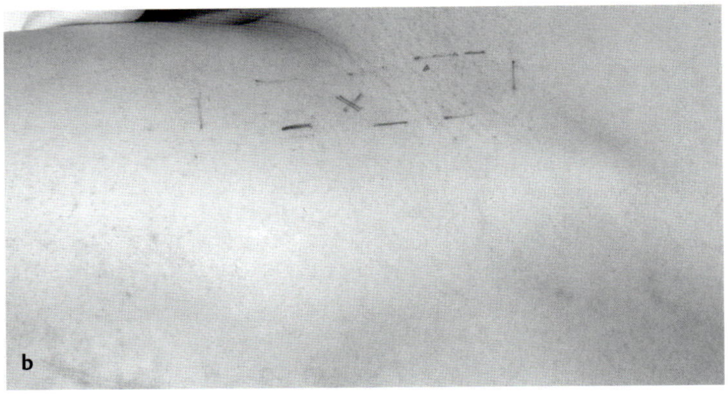

Abb. 404 a, b Exakte Markierung der Punktionsstelle zur Punktion nach vorheriger Sonographie.

Punktion in der „Freihandtechnik"

Die Punktionsregion wird mit zwei senkrecht zueinander stehenden Schnittebenen erfasst und je nach Lokalisation die optimale Punktionsstelle ermittelt. Je nach Tiefe des Punktionsortes ist die Führung der Nadel zur Schallkopfrichtung zwischen ca. 10° und 70° geneigt. Bei geringem Neigungswinkel ist die Nadel als echogener Reflex deutlich auf dem Monitor dargestellt. Schwieriger ist die sonographische Identifikation der Nadel bei Punktion mit einem hohen Neigungswinkel (über 45°). Die Lage der Nadelspitze kann dann durch leichtes Auf- und Abbewegen der Nadel oder durch Infiltration einer kleinen Flüssigkeitsmenge kontrolliert werden. Es empfiehlt sich, die Punktion in Längsrichtung des Schallkopfes durchzuführen, da dann die Nadel in ganzer Länge als echogener Reflex sichtbar ist. Die Punktion quer zum Schallkopf ist häufig schwierig, da die Nadel nur als echogener Punkt erscheint und somit in der Muskulatur nicht einfach zu lokalisieren ist. Bei der Freihandtechnik bleiben Punktionsnadel und Schallkopf getrennt.

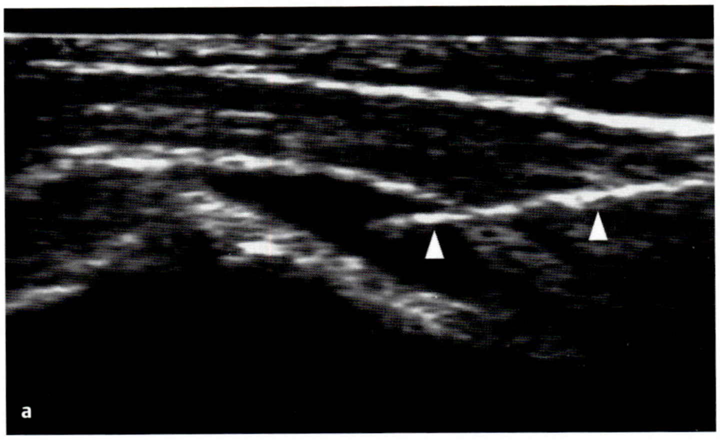

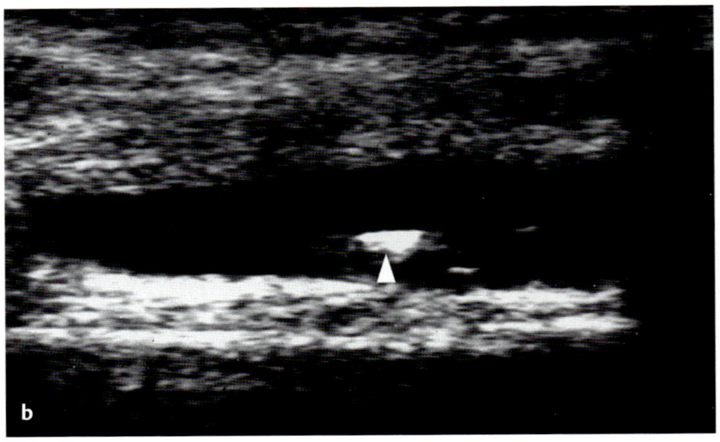

Abb. 405 a, b Punktion einer Bursitis subdeltoidea (**a**) und eines Kniegelenkergusses (**b**) in der „Freihandtechnik unter sonographischer Kontrolle". Die Nadel (Pfeil) wird als echogener Reflex im Longitudinalschnitt in ganzer Länge (**a**) und im Transversalschnitt als Punkt (**b**) abgebildet.

Punktion in der „Büroklammertechnik“

Bei der Punktion des Schultereckgelenks nach vorheriger Sonographie wird der Gelenkspalt mit dem Longitudinalschnitt eingestellt. Zwischen Schallkopf und Haut wird eine aufgebogene Büroklammer so lange verschoben, bis sich der Schallschatten der Büroklammer exakt auf den Gelenkspalt projiziert. Die Klammer wird auf die Haut gedrückt, der Gelenkspalt ist nun auf der Haut markiert. Anschließend wird unter Beachtung der sterilen Kautelen die Punktion an der vorgesehenen Stelle durchgeführt. Hierbei muss darauf geachtet werden, dass die Punktionsrichtung der Nadel exakt der Richtung der Schallwellen entspricht. Die Methode beinhaltet den Nachteil, dass während der interventionellen Maßnahme die Nadellage nicht sonographisch kontrolliert werden kann.

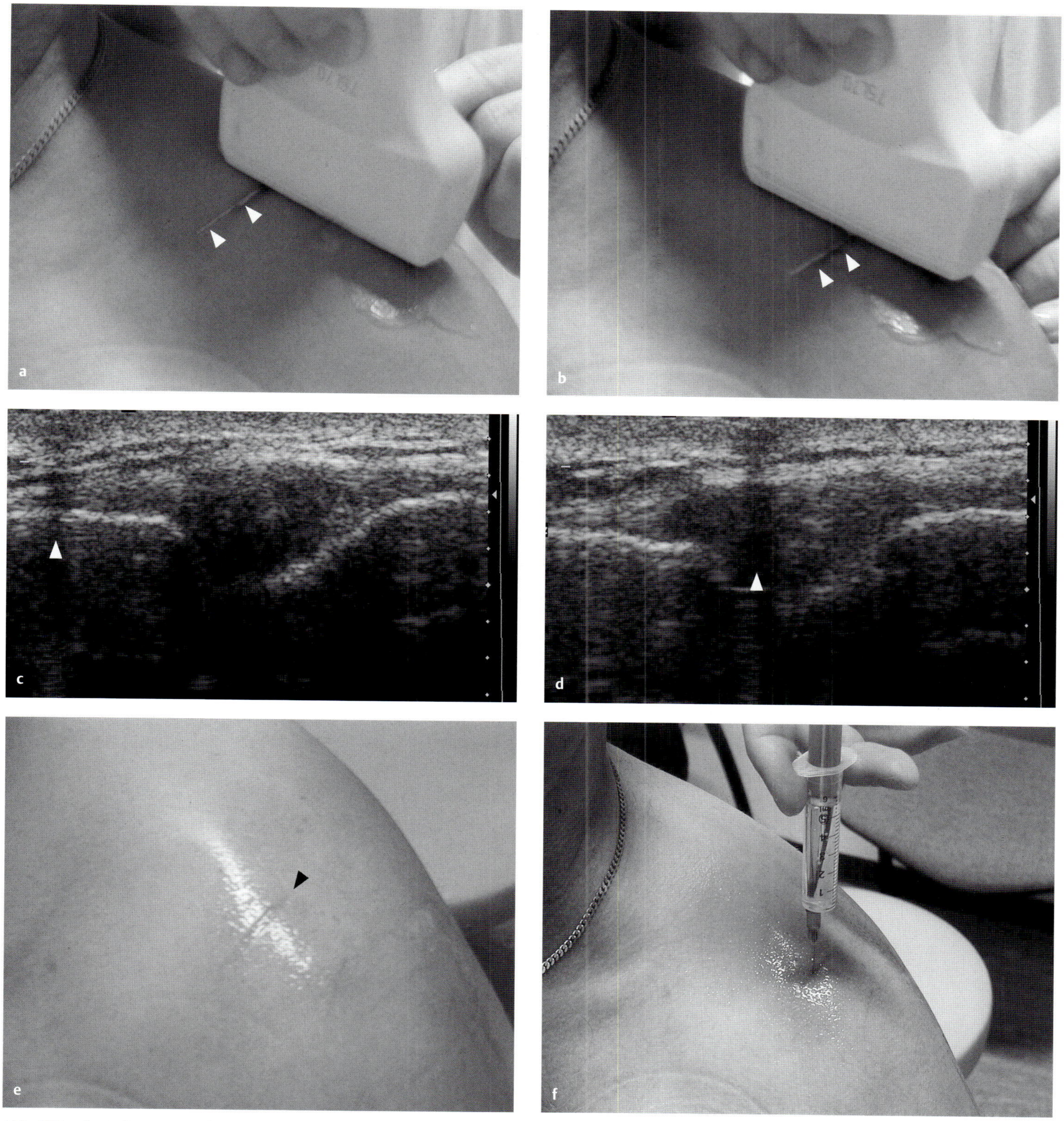

Abb. 406 a – f Exakte sonographische Markierung des Gelenkspalts (hier Schultereckgelenk) (Pfeil ≙ Schallschatten der Büroklammer).

Punktion mit einem Standardschallkopf mit angekoppeltem Zielgerät
Punktion mit einem speziellen Punktionsschallkopf

Als weitere Möglichkeit kann an einen Standardschallkopf eine Zielvorrichtung angekoppelt werden, in die verschiedene Nadelführungen steril eingesetzt werden können. Auf dem Ultraschallmonitor kann die Punktionsrichtung mit einer Hilfslinie angezeigt werden.

Speziell entwickelte Punktionsschallköpfe werden bei interventionellen Maßnahmen am Stütz- und Bewegungsorgan extrem selten eingesetzt. Sie haben eine zentrale Aussparung und werden u.a. in der pränatalen Diagnostik routinemäßig verwendet. Auch hier kann die Punktionsrichtung auf dem Ultraschallmonitor mit einer Hilfslinie angezeigt werden (s. Abb. **407**).

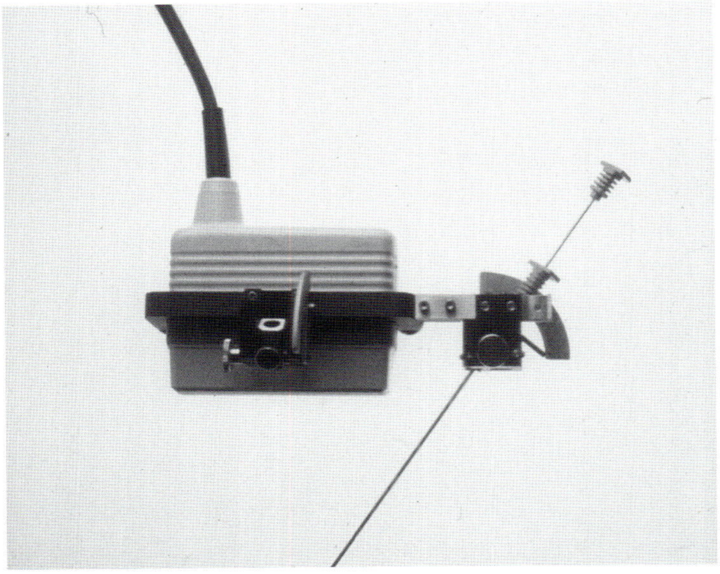

Abb. 407 Angekoppelte Zielvorrichtung an einem Standardschallkopf.

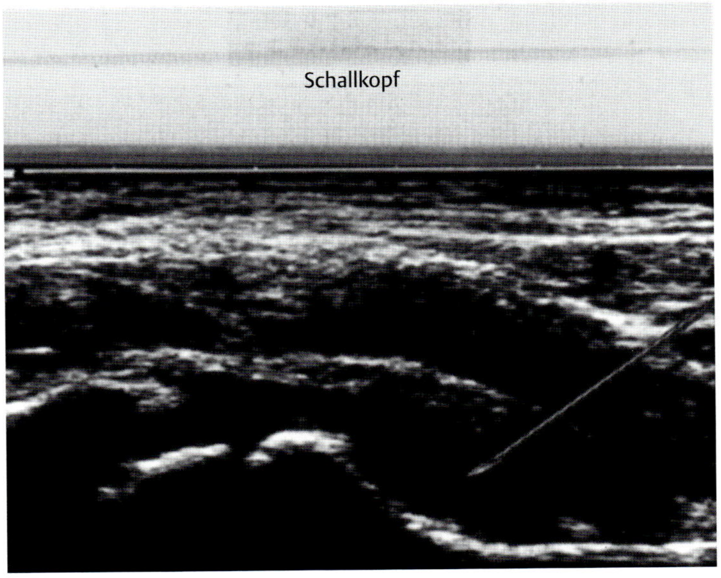

Abb. 408 Fotomontage zur Darstellung einer Punktion in Längsrichtung zum Schallkopf am Hüftgelenk.

Biopsie

Bei Weichteil- und Knochentumoren unklarer Dignität sind die modernen bildgebenden Verfahren (Magnetresonanztomographie, Computertomographie, Sonographie u.a.) unverzichtbare diagnostische Untersuchungen zur Stellung der Verdachtsdiagnose sowie für die Planung der Biopsie und der Operation.

In einem Großteil der Fälle ist die moderne Bildgebung nicht in der Lage, eine art-diagnostische Einordnung von Weichteil- und Knochentumoren mit ausreichender Sicherheit zu bieten. Die Indikation zur Biopsie besteht in der Notwendigkeit der diagnostischen Klärung von benignen und malignen Weichteil- und Knochentumoren zur Einleitung der weiteren Therapie (u.a. Chemotherapie, Bestrahlung, Operation).

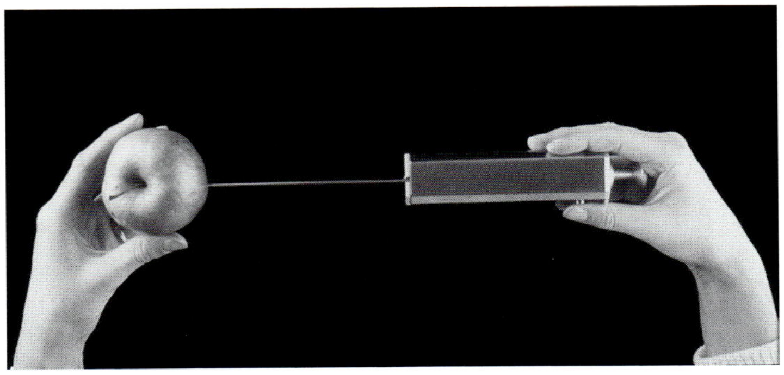

Abb. 409 Die Nadel der Hochgeschwindigkeitsbiopsieeinheit wird unter sonographischer Kontrolle an den Biopsieort herangeführt.

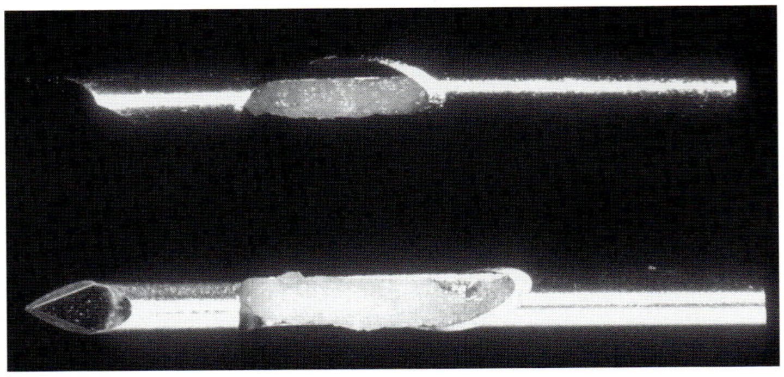

Abb. 410 Biopsiefach mit einliegendem Material.

Die Gewebeprobeentnahme kann geschlossen (Nadel- bzw. Stanzbiopsie) oder offen (Inzisionsbiopsie) durchgeführt werden. Unabhängig von der Art der Biopsienahme muss bei der definitiven Operation der Tumor mit seinem Biopsietrakt in einem Block entfernt werden.

Entscheidend ist die exakte Planung des Biopsiezugangs, so dass bei nachfolgender Operation der Biopsiezugang wie bei der offenen Probeexzision exzidiert werden kann, ohne die operativen Möglichkeiten einzuschränken.

Die ultraschallgesteuerte Probeentnahme ist in anderen Fachgebieten seit Jahren bei unklaren Organveränderungen etabliert und gilt als risikoarmes diagnostisches Verfahren zur zytologischen und histologischen Sicherung unklarer Veränderungen.

Das in der Literatur angegebene Risiko ultraschallgezielter Biopsien anderer Fachgebiete wird mit einer Komplikationsrate von 0,5% beschrieben. Das Risiko einer Stichkanalmetastase nach Feinnadelbiopsie von Tumoren verschiedener Organe wird in zwei großen Sammelstatistiken mit 0,003% und 0,005% angegeben und ist somit gering.

In einer eigenen Studie wurde die ultraschallgesteuerte Biopsie am Stütz- und Bewegungsorgan bisher insbesondere bei den Verdachtsdiagnosen Sarkom, benigner und maligner solider Weichteiltumor, Metastase bei unklarem Primärtumor und in der lokalen Tumorrezidivdiagnostik eingesetzt.

Als Voraussetzung für die Indikation zur ultraschallgesteuerten Probeentnahme gilt, dass der Tumor eine Mindestgröße von 1 cm hat und dass der Biopsiezugang bei der nachfolgenden Operation exzidiert werden kann, ohne die operativen Möglichkeiten einzuschränken.

Die sonographisch gesteuerte Biopsie kann ambulant erfolgen und wird als sog. Freihandbiopsie vorgenommen. Ein spezieller Biopsieschallkopf ist nicht zwingend erforderlich.

Nach sonographischer Lokalisation des Tumors und Festlegung des Biopsiezugangs erfolgt in Lokalanästhesie unter sonographischer Kontrolle und sterilen Bedingungen die Gewebeentnahme mit einer speziellen Hochgeschwindigkeitsbiopsieeinheit.

Ziel der Biopsie ist die Erstellung eines histopathologischen und eventuell eines zytologischen Befundes.

Bei der Entnahme werden 3–5 ausreichend große Biopsiezylinder aus verschiedenen Anteilen der Tumorweichteilkomponente bei jedoch identischem Biopsietrakt gewonnen.

Fall 15.1

Abb. 411 a – d
31-jähriger Patient, rechter Oberschenkel.

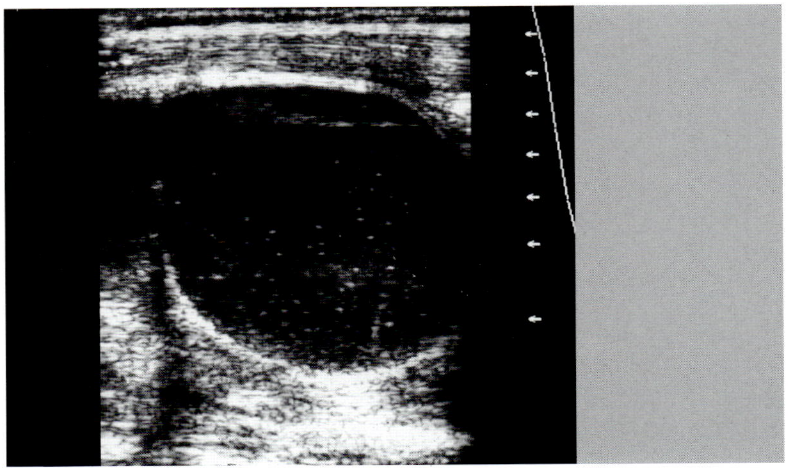

Longitudinalschnitt re.
Nach exakter Lokalisation des Tumors im Longitudinal- (**a**) und Transversalschnitt (**b**) und Wahl des Biopsiezugangs wird die Biopsienadel unter laufender sonographischer Kontrolle an bzw. in den Tumor geführt (**c**), danach erfolgt die Biopsie (**d**). Die Biopsie wurde in Längsrichtung zum Schallkopf durchgeführt, die Nadel ist als echogener Reflex abgebildet (Pfeil; **c** u. **d**). In diesem Fall wurde die Biopsienadel um 16 mm in den Tumor vorgeschossen (Schussgeschwindigkeit 30 m/s). Die histologische Aufarbeitung ergab die Diagnose eines Sarkoms.

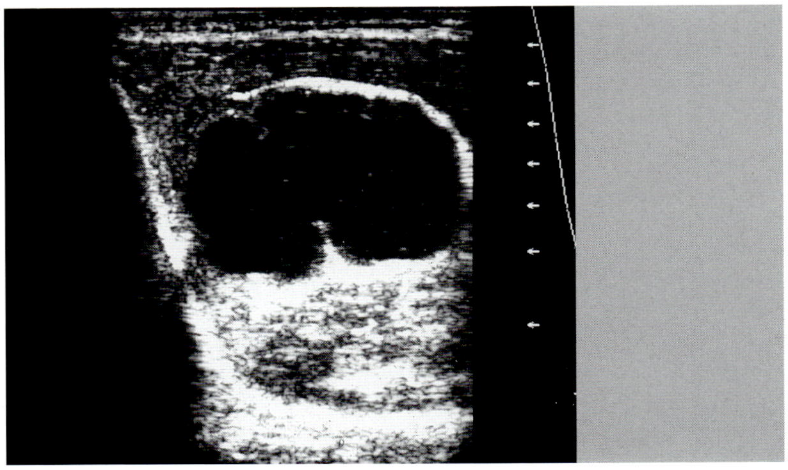

Transversalschnitt re.

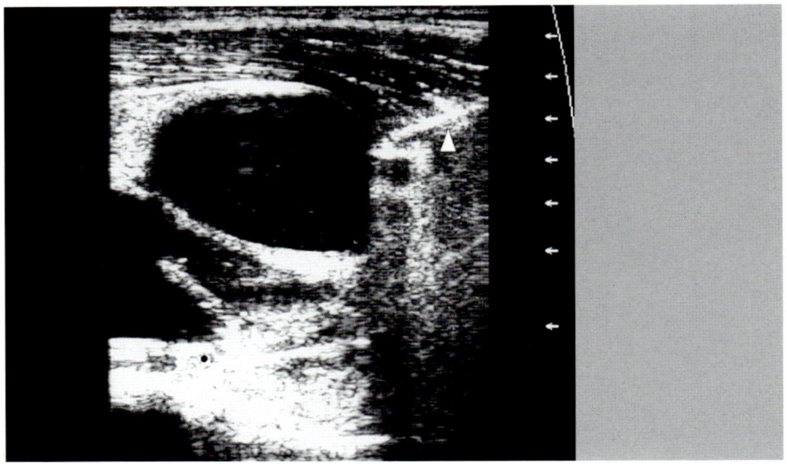

Einführung der Biopsienadel in den Tumor.

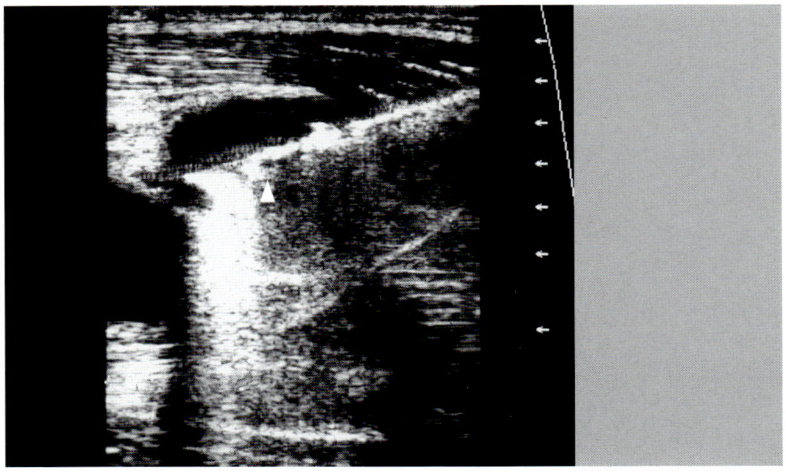

Biopsie.

Fall 15.2

Abb. 412 a – d:
54-jährige Patientin,
rechtes Schultergelenk.

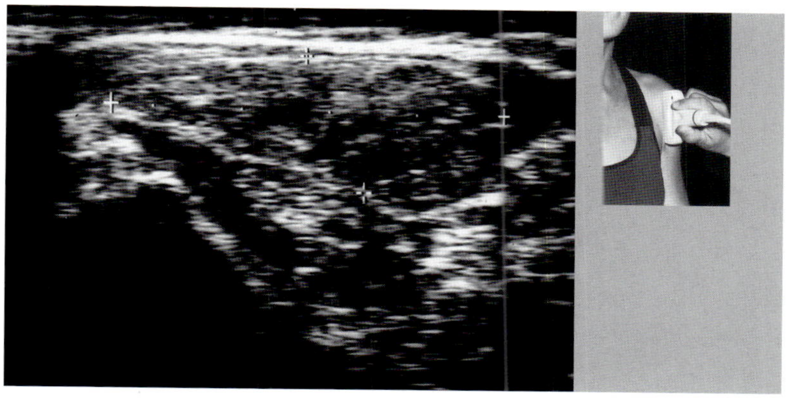

Ventraler Longitudinalschnitt re.
Zunächst wird der Tumor in beiden Schnittebenen lokalisiert, danach erfolgt die Wahl des Biopsiezugangs. Die Biopsienadel wird unter laufender sonographischer Kontrolle in den Tumor geführt (**c**), danach erfolgt die Biopsie (**d**). Die Biopsie wurde in Längsrichtung zum Schallkopf durchgeführt, die Nadel ist als echogener Reflex abgebildet (Pfeil; **c** u. **d**). Die histologische Aufarbeitung ergab die Diagnose eines Lipoms.

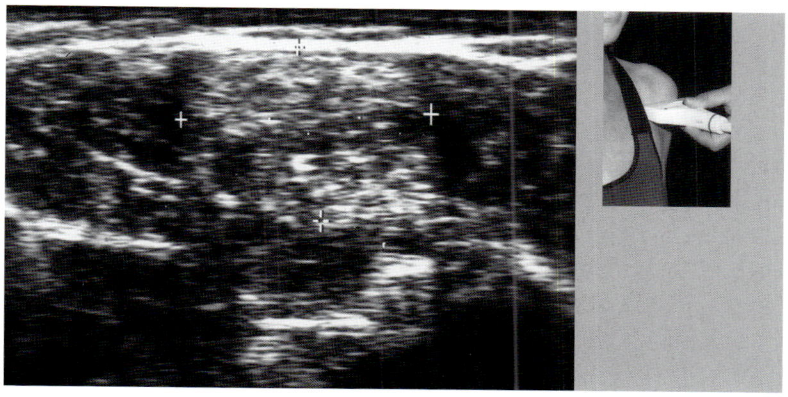

Ventraler Transversalschnitt re.

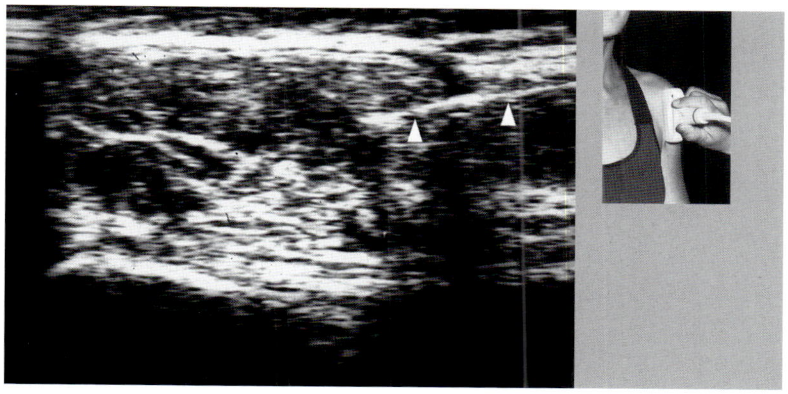

Ventraler Longitudinalschnitt re.

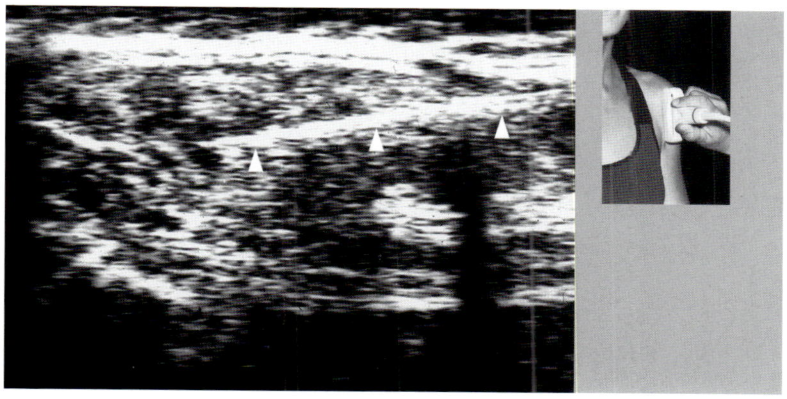

Ventraler Longitudinalschnitt re.

Ultraschallgesteuerte Biopsien können von benignen und malignen Weichteiltumoren sowie von Weichteilkomponenten maligner Knochentumore durchgeführt werden, intraossär gelegene Knochentumore sind der Methode jedoch nicht zugänglich, da die Ultraschallwellen an der Knochenoberfläche zu 99% reflektiert werden und hierdurch eine intraossäre Beurteilung und somit eine exakte Tumorlokalisation sonographisch nicht möglich ist.

Ein Problem für die histopathologische Beurteilung stellt jedoch trotz Entnahme von 3–5 Biopsiezylindern die relativ kleine Gewebemenge im Vergleich zur Materialmenge nach offener Biopsie dar. Schwierigkeiten zeigten sich aufgrund der geringen Biopsiemenge sowohl bei hoch differenzierten Tumoren in der eindeutigen Dignitätseinordnung als auch bei pleomorphen Tumoren in der histogenetischen Zuordnung, da in diesen Fällen teilweise eine zusätzliche immunhistologische Differenzierung erforderlich ist. Bei den untersuchten gutartigen vaskulären Tumoren und zystischen Veränderungen war eine ausreichende Gewebeentnahme zur histologischen Beurteilung mit der Biopsieeinheit sehr schwierig bzw. nicht möglich, so dass wir in diesen Fällen keine Indikation zur sonographisch gesteuerten Biopsie sehen und die offene Biopsie bevorzugen.

Für die Validität der Methode sind die nachfolgenden Punkte von entscheidender Bedeutung:

- Erfahrung des Untersuchers,
- Qualität des Biopsiematerials,
- Erfahrung des Histopathologen und Zytologen,
- Indikationsstellung zur ultraschallgesteuerten Biopsie,
- Wahl des Biopsiezugangs,
- Komplikationen der Methode,
- Kommunikation zwischen Sonographeur und Operateur bzw. Pathologen.

Von entscheidender Bedeutung ist die Klärung der Frage, ob durch die Biopsie die weitere Therapie beeinflusst werden kann. Die sonographisch gesteuerte Biopsie von Weichteil- und Knochentumoren ist sinnvoll, wenn hierdurch z. B. die den Patienten stärker belastende operative Gewebeprobeentnahme vermieden werden kann und die Genauigkeit der Methode gleich hoch ist wie bei der offenen Probeentnahme.

Als entscheidender Vorteil der Methode der ultraschallgesteuerten Biopsie im Vergleich zur sog. Tumorblindbiopsie ist zu werten, dass die Biopsienadel unter bildlicher Kontrolle exakt zu positionieren ist. Der Biopsievorgang wird auf dem Ultraschallmonitor überwacht, mehrere Biopsien aus verschiedenen Anteilen der Tumorweichteilkomponente sind über einen Biopsietrakt möglich. Aufgrund der weit reichenden Konsequenzen der ultraschallgesteuerten Biopsie sollten jedoch diese Eingriffe nur in Tumorzentren durchgeführt werden, damit die sonographisch gesteuerte Biopsie zur histologischen Diagnosesicherung und die nachfolgende Therapie – u. a. Chemotherapie, Bestrahlung, Operation – unter der gleichen Regie stehen.

Fall 15.3

Abb. 413 a u. **b**:
16-jähriger Patient, linkes Kniegelenk.

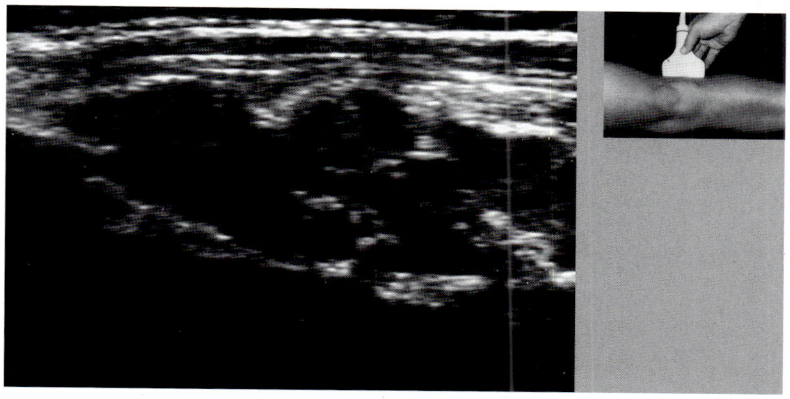

Lateraler Longitudinalschnitt li.
Direkt der unregelmäßig begrenzten Kortikalis anliegend findet sich eine große Tumorweichteilkomponente.

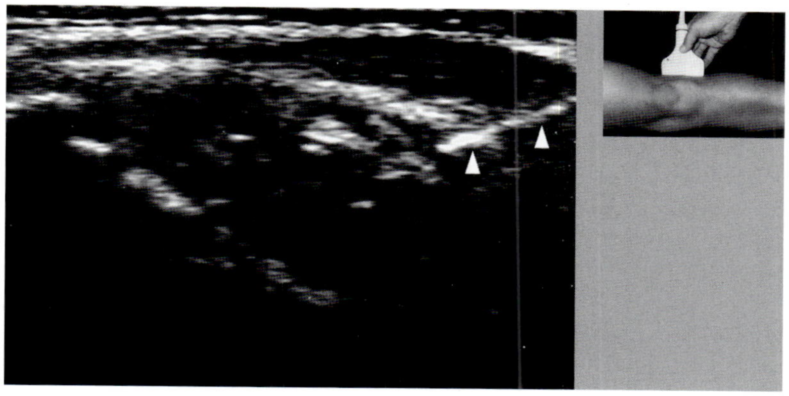

Lateraler Longitudinalschnitt li.
Nach Wahl des Biopsiezugangs wird die Biopsienadel unter laufender sonographischer Kontrolle in die Tumorweichteilkomponente geführt und die Biopsie durchgeführt. Die Biopsie wurde in Längsrichtung zum Schallkopf vorgenommen, die Nadel ist als echogener Reflex abgebildet (Pfeil).

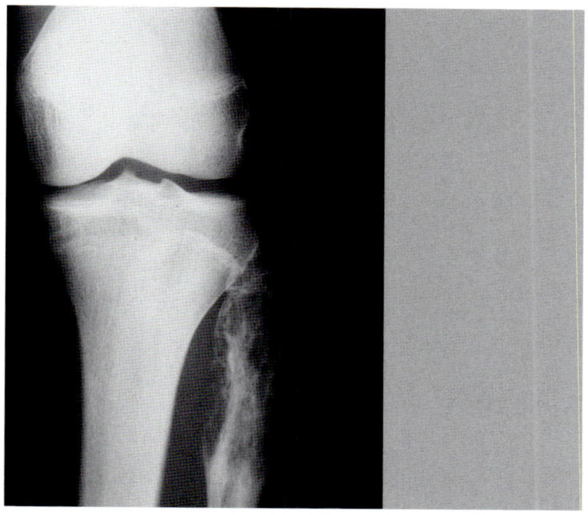

Röntgenaufnahme im a.-p. Strahlengang.

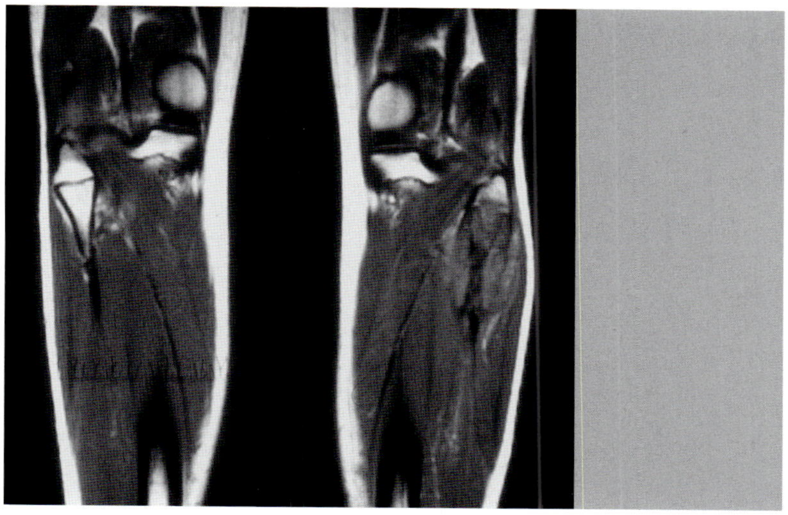

MR-Tomographie.
Röntgenaufnahme und MR-Tomogramm verdeutlichen den Befund. Die histologische Aufarbeitung ergab die Diagnose eines Ewing-Sarkoms.

Fall 15.4

Abb. 414 a u. **b**:
19-jährige Patientin, linkes Kniegelenk.

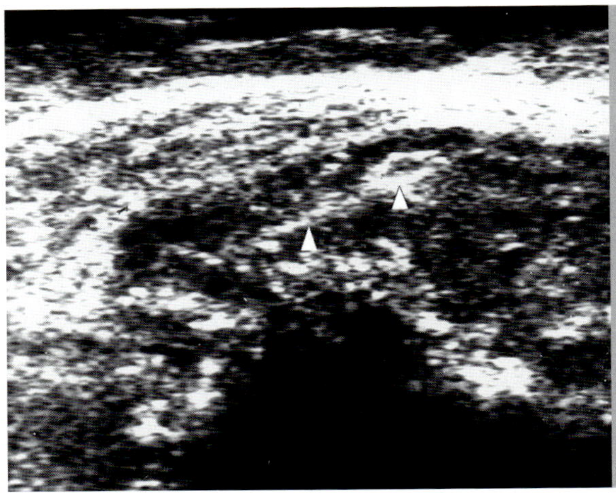

Ventrolateraler Longitudinalschnitt li.
Die Kortikalis weist hochgradige Destruktionen auf, direkt anliegend findet sich eine ausgedehnte Tumorweichteilkomponente. Nach Wahl des Biopsiezugangs wird die Biopsienadel unter laufender sonographischer Kontrolle in die Tumorweichteilkomponente geführt und die Biopsie vorgenommen. Die Biopsie wurde in Längsrichtung zum Schallkopf durchgeführt, die Nadel ist als echogener Reflex abgebildet (Pfeil).

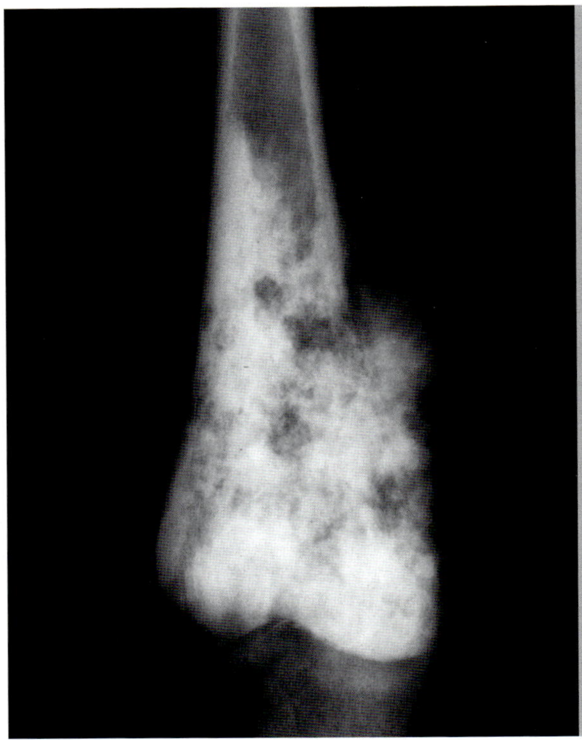

Röntgenaufnahme im a.-p. Strahlengang.
Die Röntgenaufnahme zeigt die fortgeschrittene Tumorausdehnung. Die histologische Aufarbeitung ergab die Diagnose eines Osteosarkoms.

Fall 15.5

Abb. 415 a u. **b**:
65-jähriger Patient,
linkes Ellenbogengelenk.

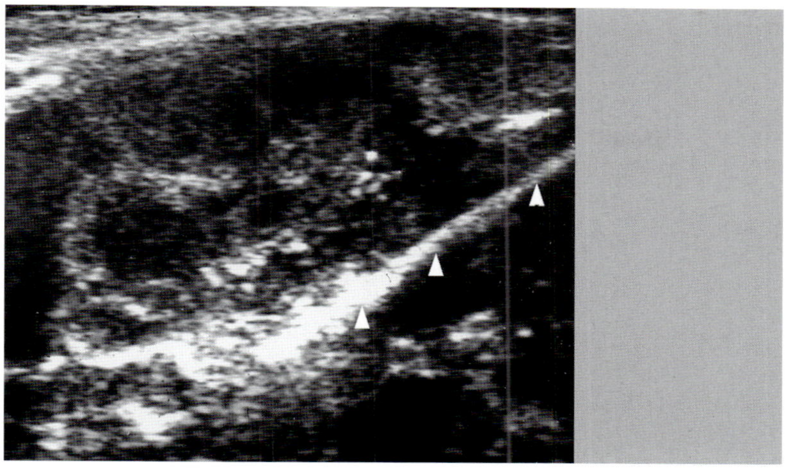

Lateraler Longitudinalschnitt li.
Direkt der unregelmäßig begrenzten Kortikalis anliegend findet sich eine ausgedehnte Tumorweichteilkomponente. Nach Wahl des Biopsiezugangs wird die Biopsienadel unter laufender sonographischer Kontrolle in die Tumorweichteilkomponente geführt und die Biopsie durchgeführt. Die Biopsie wurde in Längsrichtung zum Schallkopf vorgenommen, die Nadel ist als echogener Reflex abgebildet (Pfeil).

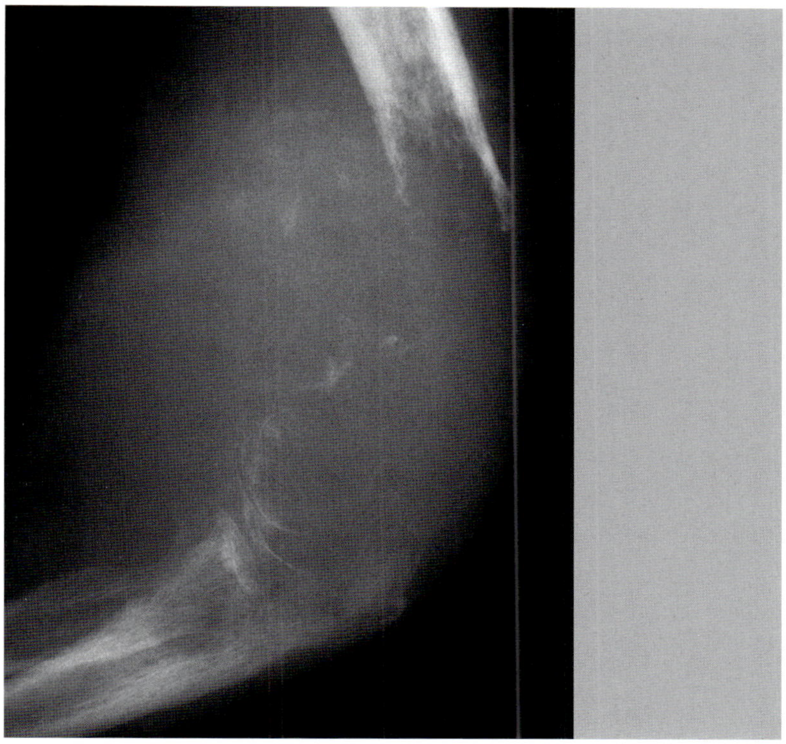

Röntgenaufnahme im seitlichen Strahlengang.
Die Röntgenaufnahme zeigt die hochgradige Destruktion des Ellenbogengelenks. Die histologische Aufarbeitung ergab die Diagnose einer Metastase eines Bronchialkarzinoms.

16 Lendenwirbelsäule

Anatomie

Im Bereich der Lendenwirbelsäule werden Longitudinal- und Transversalschnittebenen eingestellt. Bei den Longitudinalschnitten handelt es sich am häufigsten um Einstellungen über den Dornfortsätzen, den Wirbelbögen, den Facettengelenken, den Foramina sacralia und den Querfortsätzen. Die Transversalschnitte werden bevorzugt über den Facettengelenken eingestellt.

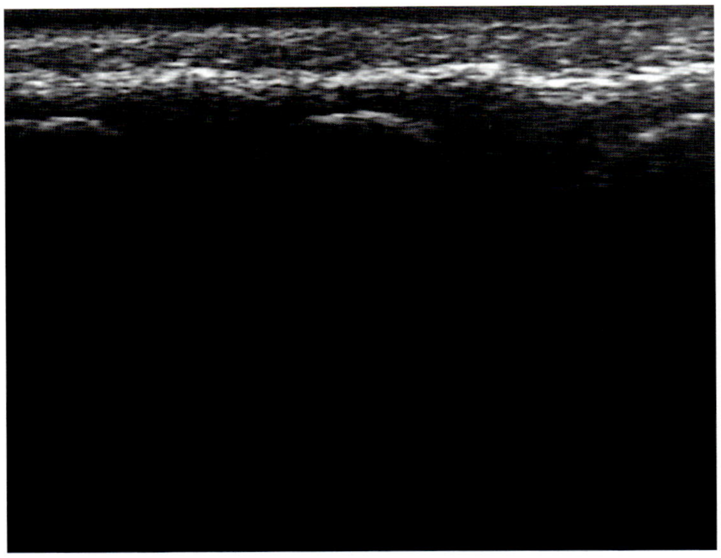

Abb. 416 Medianer Longitudinalschnitt über den Dornfortsätzen. Die dorsalen Anteile der Dornfortsätze kommen als leicht gekrümmte echogene Strukturen mit Schallschatten zur Darstellung. Ventral der Dornfortsätze befindet sich die echogene Faszie.

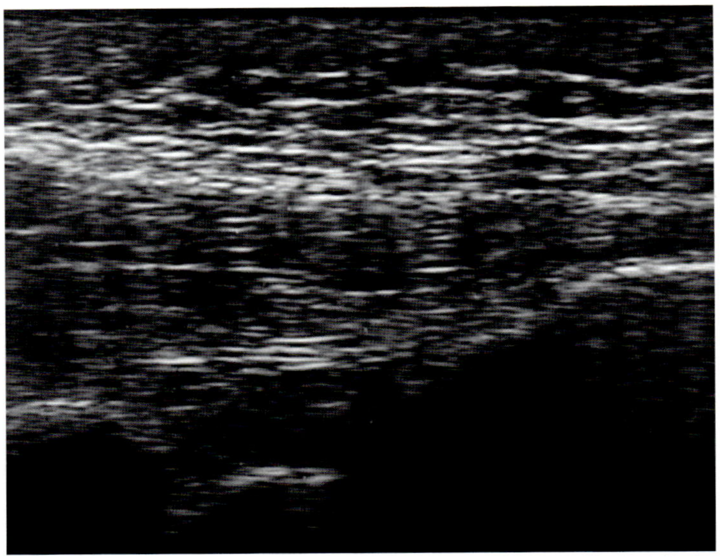

Abb. 417 Paramedianer Longitudinalschnitt über den Wirbelbögen des 4. und 5. Lendenwirbels und dem Sakrum. Die Wirbelbögen kommen als gekrümmte echogene Strukturen mit Schallschatten zur Darstellung. Nach distal schließt sich das Os sacrum als ansteigende echogene Struktur mit Schallschatten an. In entlordosierter Lagerung des Patienten kann oftmals das Foramen sacrale 1 als Unterbrechung des echogenen Kortikalisreflexes des Sakrums abgegrenzt werden. Dorsal der knöchernen Strukturen kommt die autochthone Rückenmuskulatur und die echogene Faszie zur Abbildung.

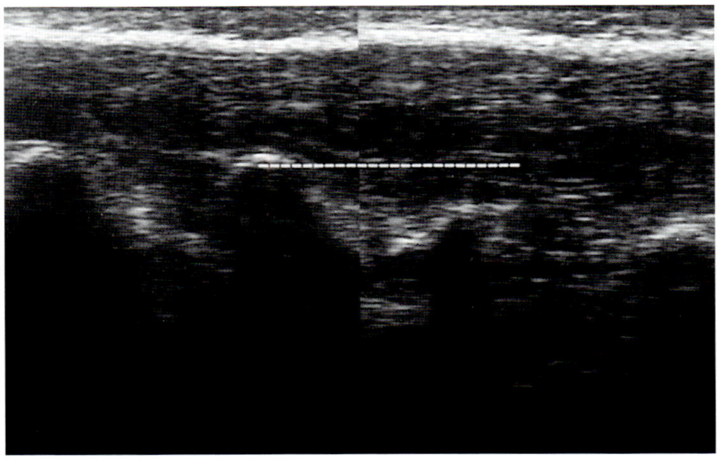

Abb. 418 Longitudinalschnitt über den Wirbelbögen (linke Bildhälfte) und den Querfortsätzen (rechte Bildhälfte). Sowohl die Wirbelbögen als auch die Querfortsätze kommen als echogene bogenförmige Reflexe mit Schallschatten zur Abbildung. Entsprechend der topographischen Anatomie stellen sich die Querfortsätze weiter ventral dar und können hierdurch von den Wirbelbögen sicher abgegrenzt werden. Dorsal der knöchernen Strukturen kommen die autochthone Rückenmuskulatur und die echogene Faszie zur Abbildung.

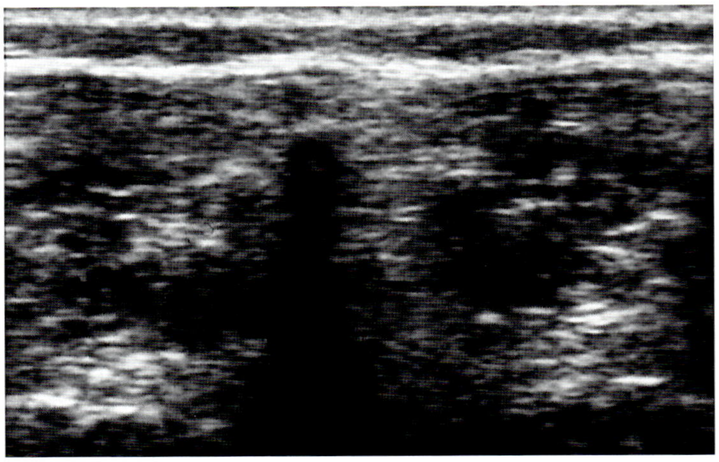

Abb. 419 Transversalschnitt auf Höhe des Dornfortsatzes und der Facettengelenke. Schallkopfnah kommt in der Bildmitte als echogener bogenförmiger Reflex mit Schallschatten der Dornfortsatz zur Darstellung. Lateral und ventral hiervon werden beidseits die Facettengelenke abgebildet. Dorsal der Facettengelenke finden sich die autochthone Rückenmuskulatur und die echogene Faszie.

Für die Kaudalanästhesie kann der Canalis sacralis sonographisch in zwei Schnittebenen dargestellt und die Kanüle unter sonographischer Kontrolle exakt geführt werden. Eine ähnliche Vorgehensweise empfiehlt sich für die Durchführung der sonographisch gesteuerten Facettengelenkinfiltration oder weitere interventionelle Maßnahmen im Bereich der Wirbelsäule (siehe Kapitel „Interventionelle Sonographie").

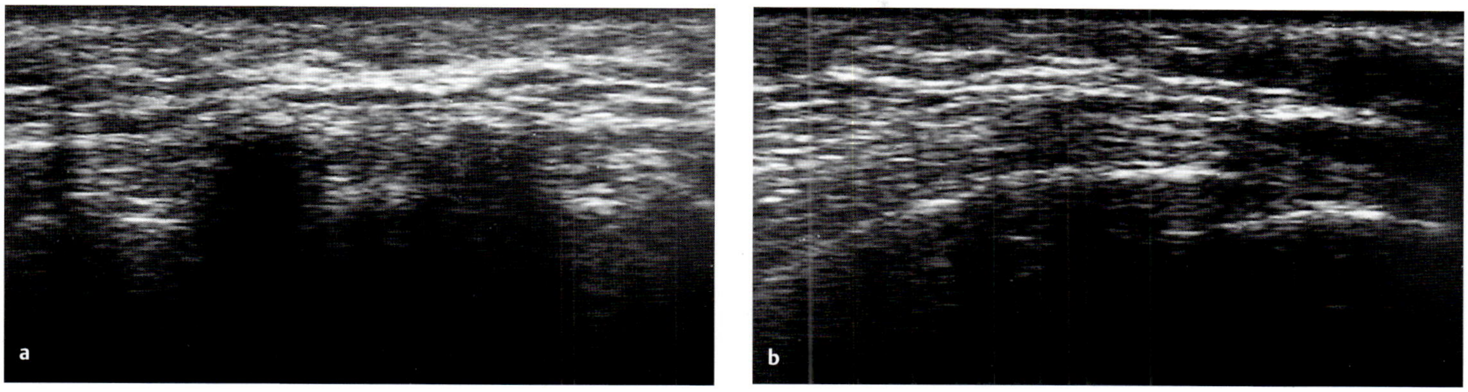

Abb. 420 a, b Transversal- (**a**) und Longitudinalschnitt (**b**) über dem Canalis sacralis: Zwischen den echogenen Kortikalisreflexen der Cornua sacralia befindet sich der Canalis sacralis (**a**). Die dorsalen Anteile des Os sacrum kommen im Längsschnitt als echogene Reflexe mit Schallschatten zur Darstellung. Der kaudale Anteil des Canalis sacralis kommt hier als Stufe zur Abbildung (**b**).

Facettengelenkinfiltration

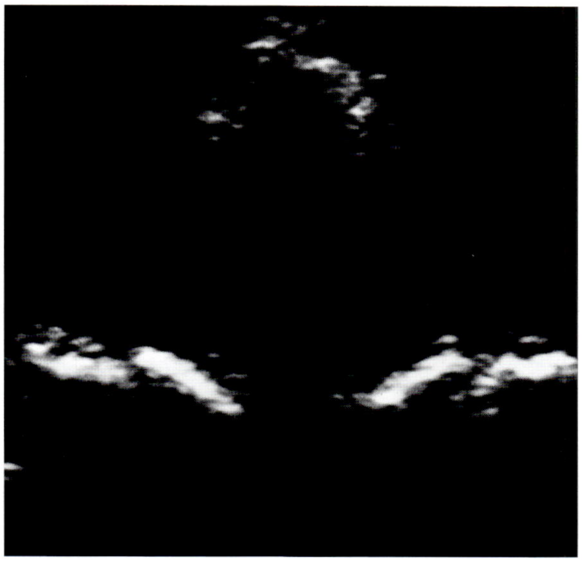

Abb. 421 Transversalschnitt auf Höhe des Dornfortsatzes und der Facettengelenke, anatomisches, mazeriertes Präparat Lendenwirbel 3 und 4 im Wasserbad. In der Bildmitte kommt als echogener bogenförmiger Reflex mit Schallschatten der Dornfortsatz zur Darstellung. Lateral und ventral hiervon werden beidseits die Facettengelenke mit Pars articularis inferior des 3. Lendenwirbels und Pars articularis superior des 4. Lendenwirbels abgebildet.

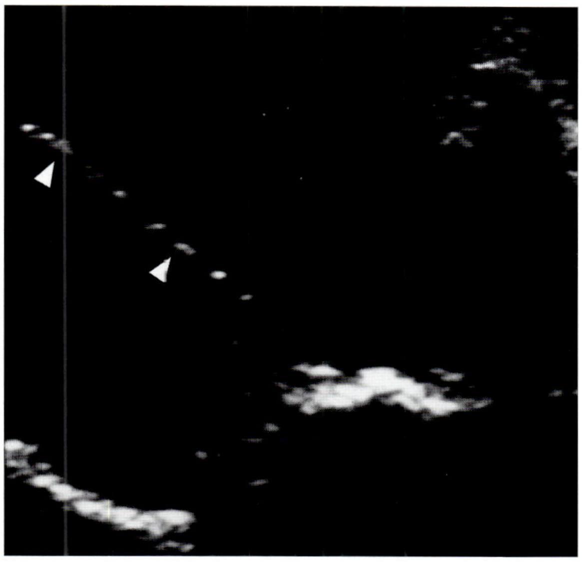

Abb. 422 Schrägschnitt auf Höhe des Dornfortsatzes, des Facettengelenks und des Querfortsatzes, anatomisches, mazeriertes Präparat Lendenwirbel 3 und 4 im Wasserbad. Am linken Bildrand kommt schräg verlaufend eine Kanüle, gerichtet auf das Facettengelenk, zur Darstellung (Pfeil). Ventral und seitlich des Facettengelenks stellt sich der Querfortsatz (linker Bildrand), dorsal und seitlich der Dornfortsatz (rechter Bildrand) jeweils als echogener Kortikalisreflex mit Schallschatten dar.

17 Kallotasis

Stadium 1

Bei der Kallotasis handelt es sich um ein bewährtes operatives Verfahren zur Extremitätenverlängerung bei angeborenen und erworbenen Beinverkürzungen, Achsenfehlstellungen, Pseudarthrosen und ossären Defektheilungen. Nach Durchtrennung des Kortex eines langen Röhrenknochens und nach Anlage eines Fixateur externe wird nach einer Initialphase das sich aus dem Hämatom entwickelnde Kallusgewebe durch kontinuierliche Distraktion (derzeit 1 mm fraktioniert über den Tag verteilt) distrahiert.

Für die sonographische Verlaufsbeurteilung während der Kallusdistraktion ergeben sich zwei Ansätze:

- Darstellung, Beurteilung und Stadieneinteilung des Kallusgewebes zwischen den beiden Knochenenden,
- Darstellung und Ausmessung des Längengewinns anhand der auseinanderweichenden Kortikalisstrukturen.

Bei der sonographischen Untersuchung wird der Kallotasisbereich in Longitudinal- und Transversalschnittebenen zirkulär in vier Schnittebenen (medial, lateral, ventral, dorsal) abgetastet. Abhängig vom Zeitpunkt der zurückliegenden Kortikotomie lässt sich der Kallusschlauch zwischen den Kortikalisstrukturen sonographisch abbilden und in drei Stadien (nach Gruber und Konermann) einteilen:

Stadium 1: Der Kallusschlauch ist als echoarme bis echofreie Struktur zwischen den beiden echogenen Kortikalisenden darstellbar. Auf der proximalen oder distalen Kortikalisstruktur ist eine echoarme Formation als Hinweis auf eine Flüssigkeitsansammlung (Hämatom) darstellbar. Die Distanz zwischen den Kortikalisenden kann sonographisch ausgemessen werden.

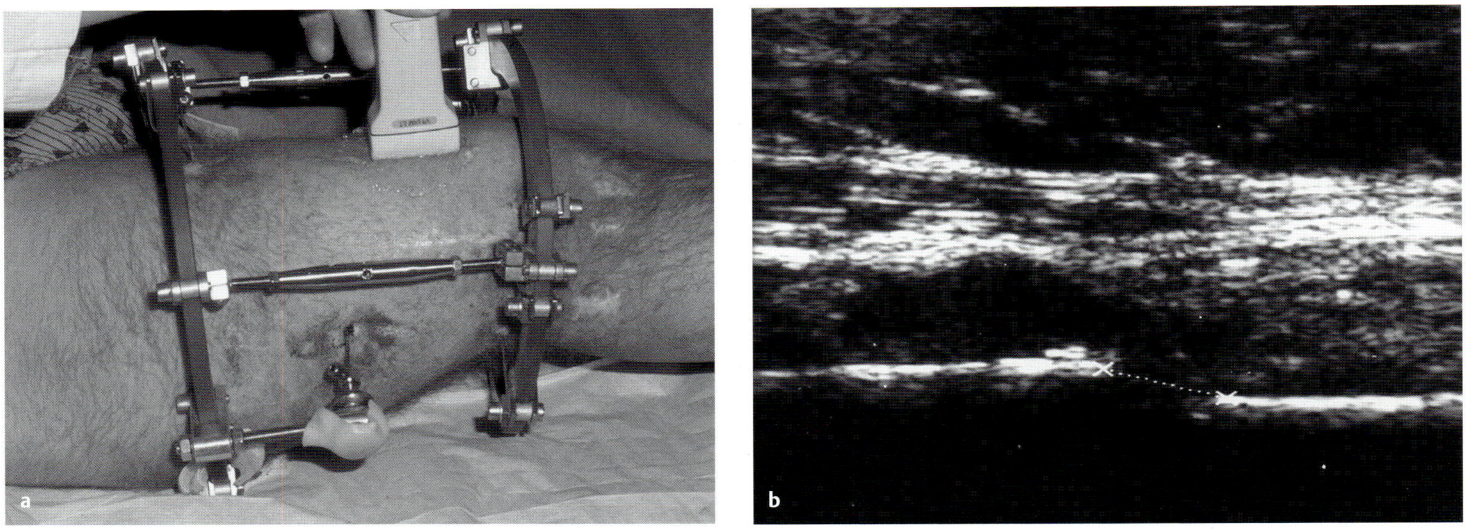

Abb. 423 a, b 22-jähriger Patient, ventraler Longitudinalschnitt des distalen Femurs am 7. postoperativen Tag. Im Bereich der Kortikotomie findet sich eine Unterbrechung der echogenen Kortikalis sowie dieser aufgelagert eine echoarme Formation als Ausdruck des postoperativen Hämatoms. Es handelt sich um ein Stadium 1.

Stadium 2

Stadium 2: Der Kallusschlauch ist als zunehmend echoreiche Struktur darstellbar, zum Teil mit Schallschatten zwischen den beiden echogenen Kortikalisenden. Die Distanz zwischen den Kortikalisenden kann sonographisch ausgemessen werden.

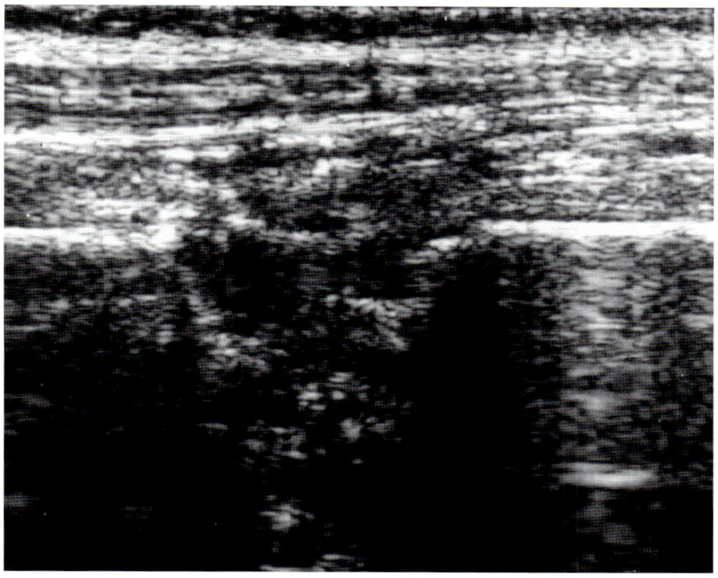
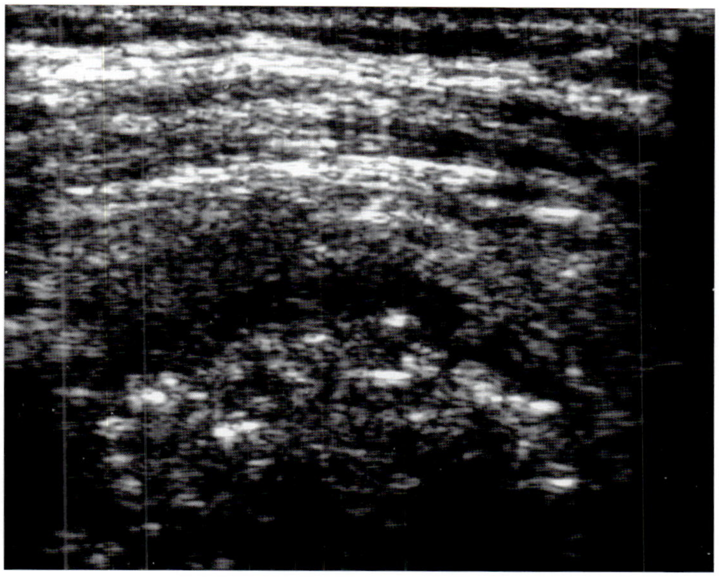

Abb. 424 a, b 16-jähriger Patient, ventraler Longitudinal- und Transversalschnitt des distalen Femurs am 19. postoperativen Tag. Im Bereich der Kallotasis findet sich eine Unterbrechung der echogenen Kortikalis. Die Kallusdistraktion kann in der Longitudinalschnittebene ausgemessen werden und beträgt 19 mm (**a**). Der Kallusschlauch stellt sich zum Teil echoarm, zum Teil echogen mit kleineren Schallschatten dar (**a** u. **b**). Es handelt sich um ein Stadium 2.

Stadium 3 a

Stadium 3 a: Die Kortikalis kann im Bereich der Kallusdistraktion nach knöchernem Umbau des Kallusschlauches als echoreiche Struktur mit Schallschatten in zumindest einer der vier Schnittebenen durchgehend abgebildet werden. Der noch bestehende Substanzdefekt kann exakt lokalisiert werden. Die Distanz zwischen den Kortikalisenden kann sonographisch nicht mehr sicher ausgemessen werden.

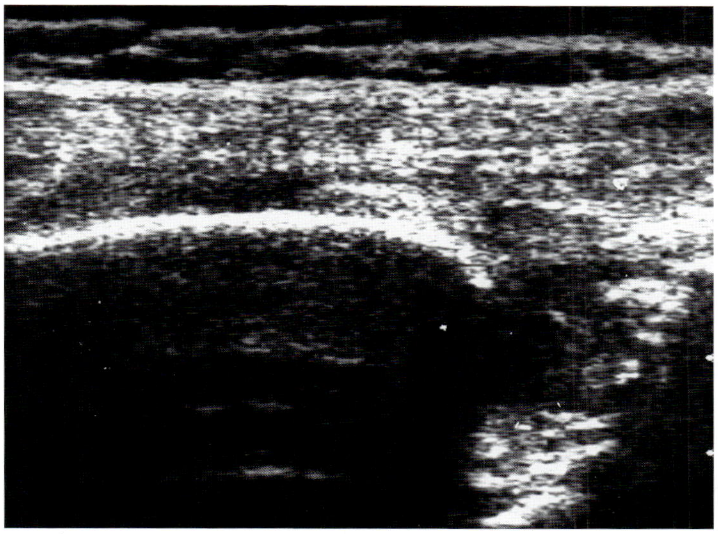
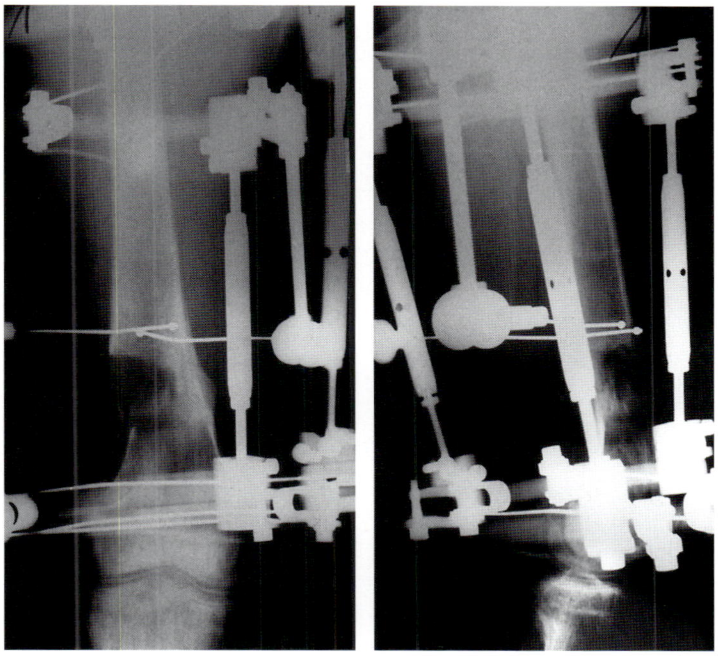

Abb. 425 a, b 20-jähriger Patient, lateraler Longitudinalschnitt des distalen Femurs (**a**) und Röntgenaufnahme in zwei Ebenen (**b**) 5 Monate nach Kortikotomie: Im Bereich der Kallotasis findet sich in der ventralen und in der abgebildeten lateralen Longitudinalschnittebene eine Unterbrechung der echogenen Kortikalis (**a**). Der sonographische Befund korreliert mit dem Röntgenbefund (**b**). Es handelt sich um ein Stadium 3 a.

Stadium 3 b

Stadium 3 b: In Ergänzung zu Stadium 3 a ist die Kortikalis in allen vier Schnittebenen durchgehend echogen mit Schallschatten ohne Substanzdefekt darstellbar. Die Distanz zwischen den Kortikalisenden kann sonographisch nicht mehr ausgemessen werden.

Die Schwächen der sonographischen Darstellung bestehen darin, dass jeweils nur der schallkopfnahe Bereich der Kortikalis abgebildet werden kann. Der schallkopfferne Kortikalisbereich befindet sich im Schallschatten. Dies wird durch die beschriebene zirkuläre Abtasttechnik kompensiert. Die Stellung der Knochenenden in den drei Raumebenen ist sonographisch nicht sicher einzuschätzen. Die Autoren empfehlen regelmäßige sonographische Verlaufskontrollen (1., 7., 10., 13., 16., 19., 22., 28. Tag, anschließend in wöchentlichen Abständen bis zum Erreichen des Stadiums 3 b) während der Kallusdistraktion, so dass die Distraktionsgeschwindigkeit mit Hilfe der sonographischen Untersuchung variiert werden kann.

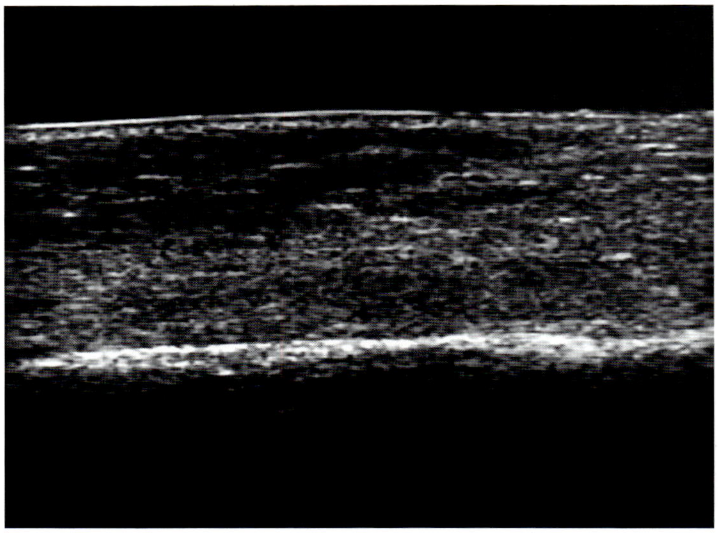

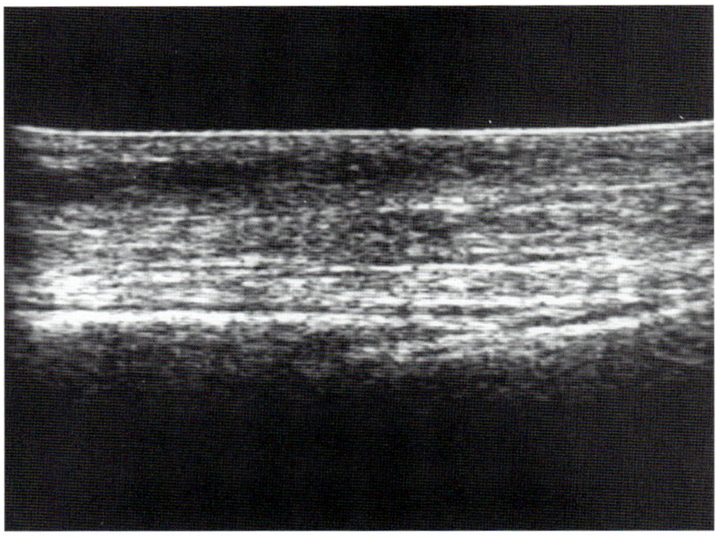

Abb. 426 a, b 22-jähriger Patient, medialer (**a**) und lateraler (**b**) Longitudinalschnitt proximale Tibia 11 Monate nach Kortikotomie: Im ehemaligen Kallotasisbereich findet sich in allen vier Schnittebenen wieder eine durchgehende echogene Kortikalisstruktur mit Schallschatten (**a** u. **b**). Es handelt sich um ein Stadium 3 b.

18 Beinlängenmessung

Prinzip der Beinlängenmessung

Die exakte Messung von Beinlängen und bestehenden Beinlängendifferenzen kann klinisch und röntgenologisch häufig erhebliche Probleme bereiten.

Die klinischen Methoden sind für den Patienten belastungsfrei, ergeben jedoch ungenaue Ergebnisse mit einem Messfehler von 0,5 – 2 cm. Mit den radiologischen Verfahren ist eine relativ exakte Längenbestimmung mit einem Messfehler von 0,5 – 1 cm möglich.

Die genaue Bestimmung der Oberschenkel-, der Unterschenkelsowie der Beinlänge ist von entscheidender Bedeutung bei der Operationsplanung und bei Verlaufskontrollen während operativer Beinverlängerungen. Daher besteht die Forderung nach einem Messverfahren mit hoher Messgenauigkeit ohne gesundheitliche Auswirkungen für den Patienten.

Die Bestimmung der Beinlänge mittels Ultraschall wurde 1988 erstmals von Holst und Thomas beschrieben. Im Weiteren wird eine eigens angefertigte Messeinheit zur sonographischen Beinlängenmessung vorgestellt.

Grundprinzip der vorgestellten Messeinheit zur sonographischen Beinlängenmessung ist die Abbildung definierter ossärer Messpunkte auf einer senkrechten Referenzlinie, die auf dem Ultraschallmonitor eingeblendet wird. Bei Verwendung der Messeinheit unter standardisierten Bedingungen lassen sich nach Ablesen der Referenzwerte aus den jeweiligen Differenzen Bein-, Ober- und Unterschenkellänge ermitteln.

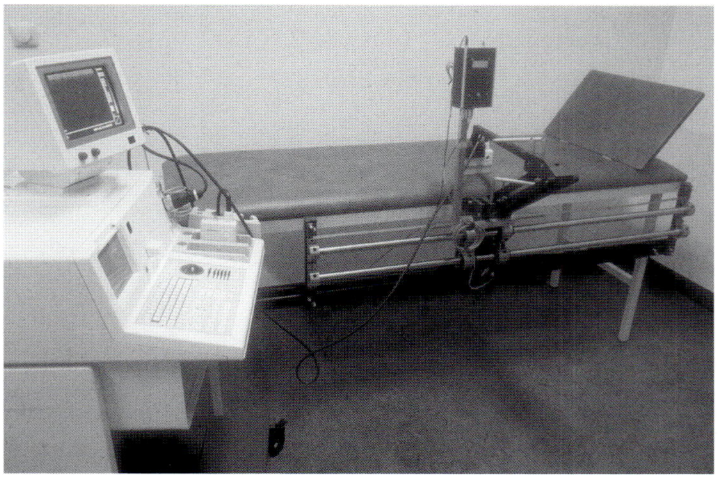

Abb. 427 Gesamtansicht der Beinlängenmesseinheit.

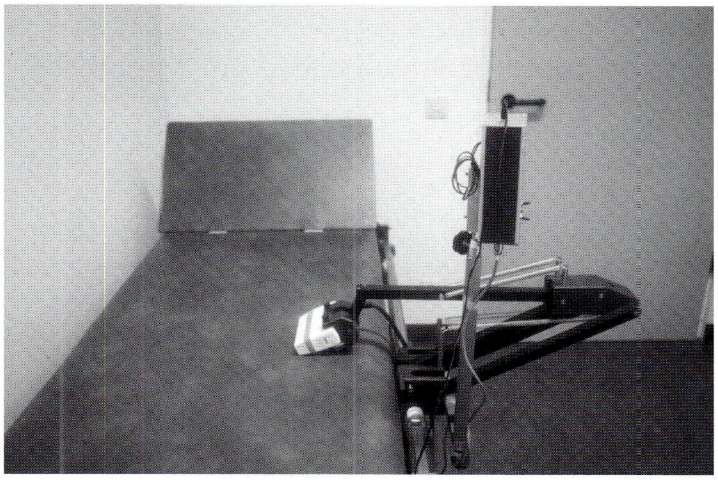

Abb. 428 Haltearm mit Schallkopf zur Untersuchung des rechten Kniegelenks.

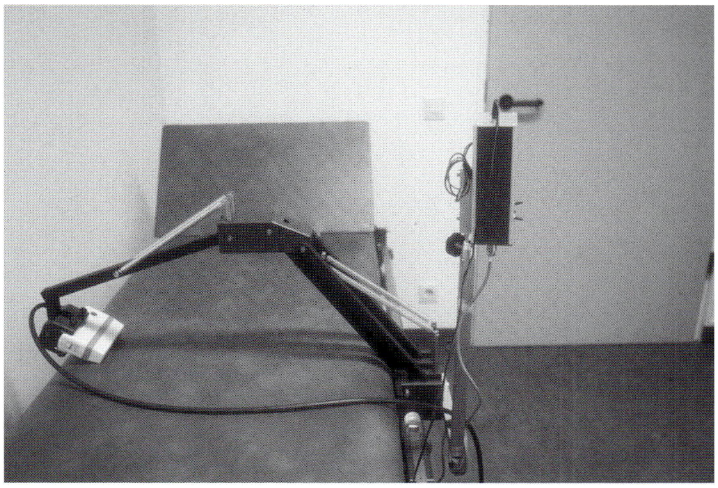

Abb. 429 Haltearm mit Schallkopf zur Untersuchung des linken Kniegelenks.

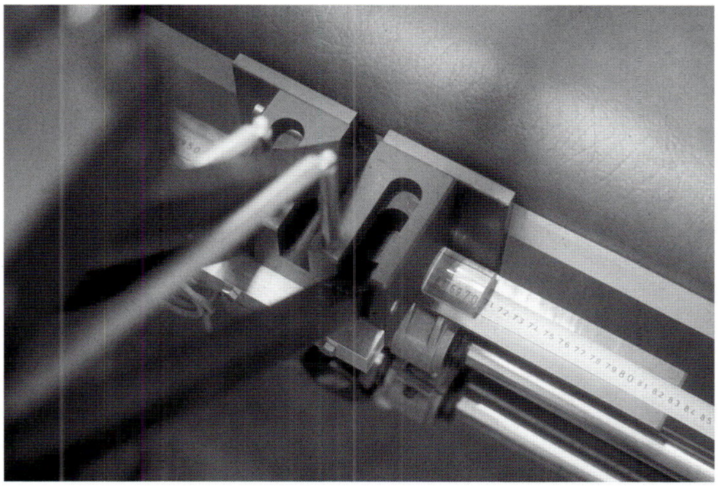

Abb. 430 Detailansicht: Messlatte mit Lupenglas und Fadenkreuz.

Abschlusskurs

Messapparatur und Schallkopfposition

Die Messeinheit besteht aus einer Untersuchungsliege, an der eine spezielle Messapparatur sowie eine im Neigungswinkel verstellbare Fußstütze zur Gewährleistung der seitengleichen Ausrichtung der Beine fest installiert sind. Während des Messvorgangs befindet sich der Patient in Rückenlage mit entkleideten Beinen in Neutral-0-Stellung auf der Liege.

Die Messapparatur ist längs an der Liege befestigt und besteht aus mehreren Komponenten. Kernstück ist eine bewegliche, an einer parallel zur Liege befindlichen Führungsschiene entlangfahrende, stabile Haltevorrichtung zur Aufnahme des Schallkopfes. Der Linearschallkopf, fakultativ mit Wasservorlaufstrecke zur besseren Ankopplung, ist am freien Ende des Haltearms in einer U-förmigen Halterung eingespannt. In diesem Haltearm sind drei Gelenke integriert. Sie ermöglichen eine streng senkrecht zur Führungsschiene laufende Beweglichkeit des Schallkopfes. An dem mit der Führungsschiene in Verbindung stehenden Ende der Messapparatur sind folgende Komponenten integriert: ein Impulsgeber für die digitale Messvorrichtung, die Halterung für die digitale Anzeigevorrichtung sowie eine metallische Messlatte, die parallel zur Führungsschiene angebracht ist. Eine Aussparung im Haltearm ermöglicht dessen Gleiten über die Messlatte. Die Messwerte werden über ein Lupenglas mit integriertem Fadenkreuz abgelesen.

Das digitale Messinstrumentarium setzt sich aus einer im gesamten Verlauf der Liege angebrachten Zahnradschiene und dem am Haltearm befestigten Impulsgeber zusammen. Beim Messvorgang wird der Haltearm entlang der Führungsschiene bewegt. Das Impulsgeberzahnrad läuft auf der Zahnradschiene und greift die Messstrecke ab. Die der Messstrecke proportionale Anzahl der Impulse wird von einem Zählwerk erfasst. Die Messwerte werden auf einer elektronischen Anzeigevorrichtung digital angezeigt und abgelesen.

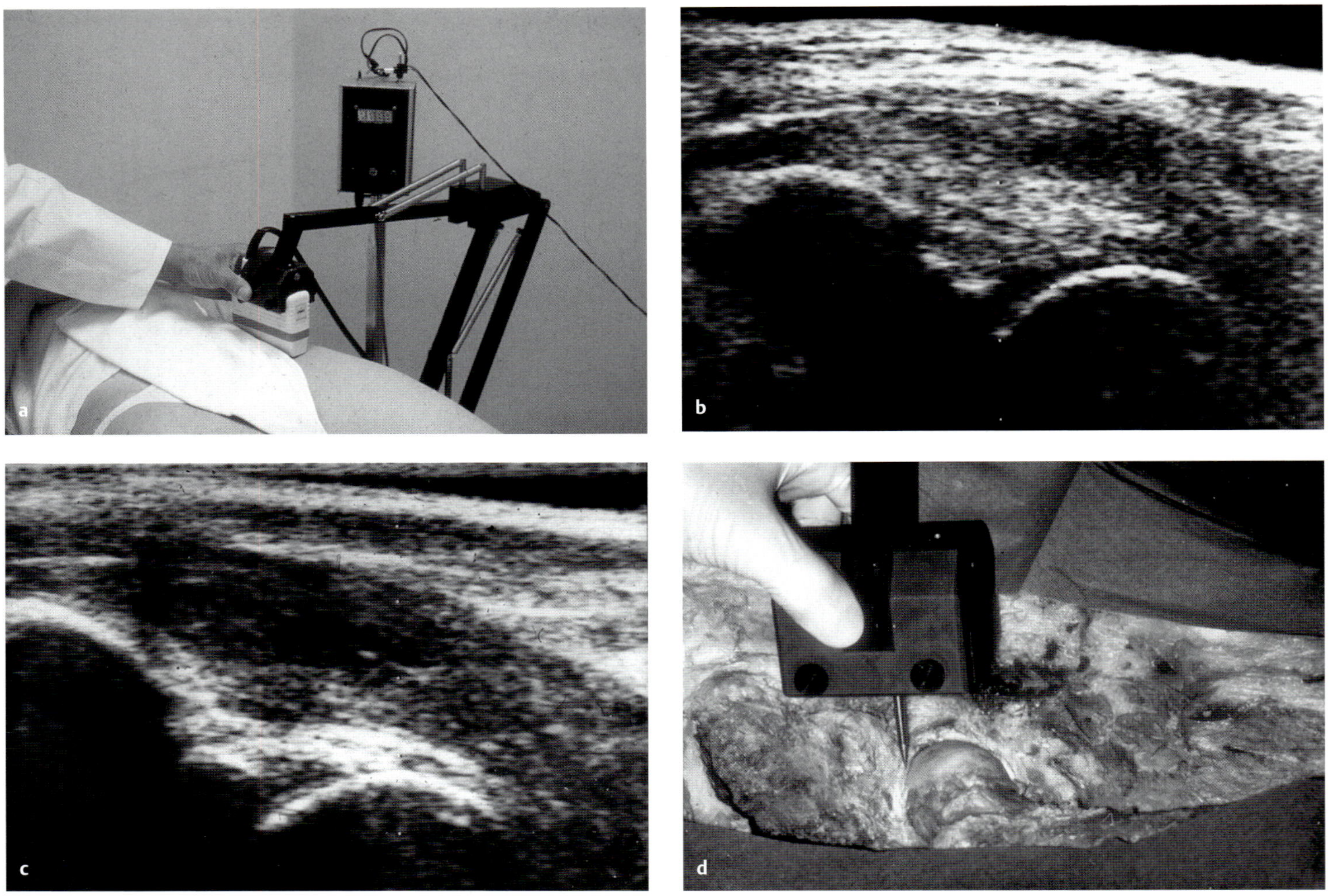

Abb. 431 a–d Mit einem modifizierten Longitudinalschnitt in Körperlängsachse (**a**) wird entweder der ventrale Pfannenrand (**b**) oder der Hüftkopfscheitelpunkt (**c**) exakt auf die eingeblendete Hilfslinie sonographisch eingestellt. Untersuchungssituation am Präparat (**d**).

Definition der Messpunkte und Schallkopfposition

Der Schallkopf wird immer im rechten Winkel zum jeweiligen Untersuchungspunkt positioniert.

Der untersuchte Messpunkt muss mit einer auf dem Monitor eingeblendeten senkrechten Referenzlinie zur Deckung gebracht werden. Während der Untersuchung darf die Referenzlinie nicht verändert werden, da daraus ein Messfehler resultieren würde. Der Messwert wird auf der elektronischen Anzeigevorrichtung oder der Messlatte abgelesen.

Folgende Messpunkte werden als Referenzmesspunkte angegeben:

- Ventrale Azetabulumkante: Der Messpunkt entspricht dem ventralen Kopfeintritt in das Azetabulum.
- Scheitelpunkt des ventralen Hüftkopfes: Schallkopf von ventral aufgesetzt.
- Mitte des lateralen Kniegelenkspalts: Schallkopf von lateral aufgesetzt.
- Mitte des ventralen Gelenkspalts des oberen Sprunggelenks: Schallkopf von ventral aufgesetzt.

Aus den jeweiligen Differenzen der einzelnen Messwerte können die Bein-, Ober- und Unterschenkellängen bestimmt werden.

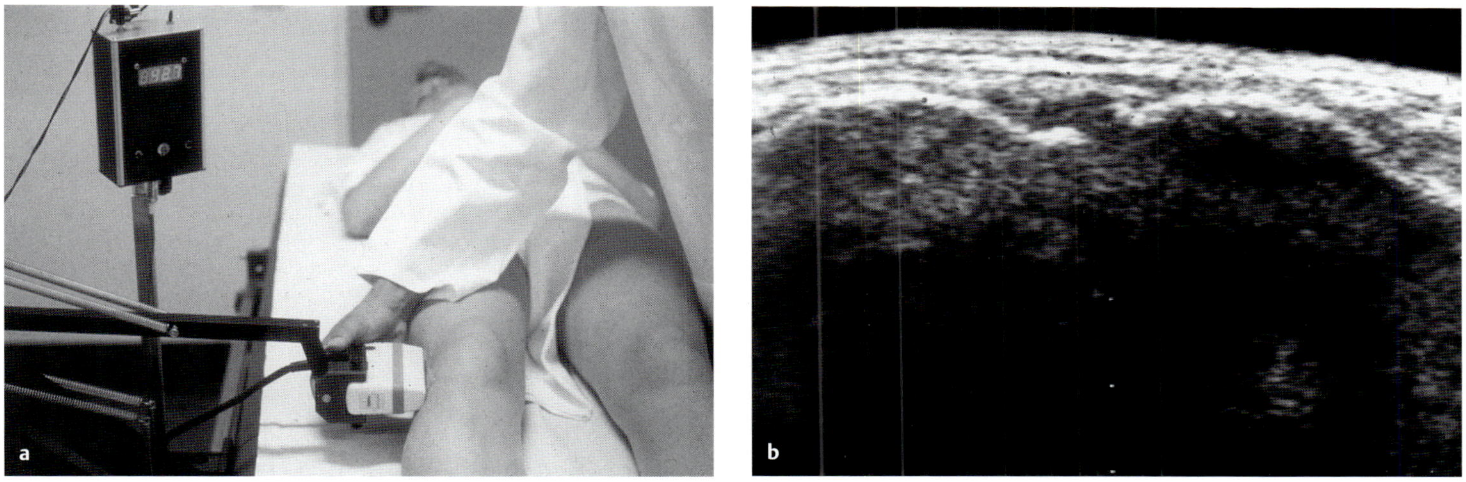

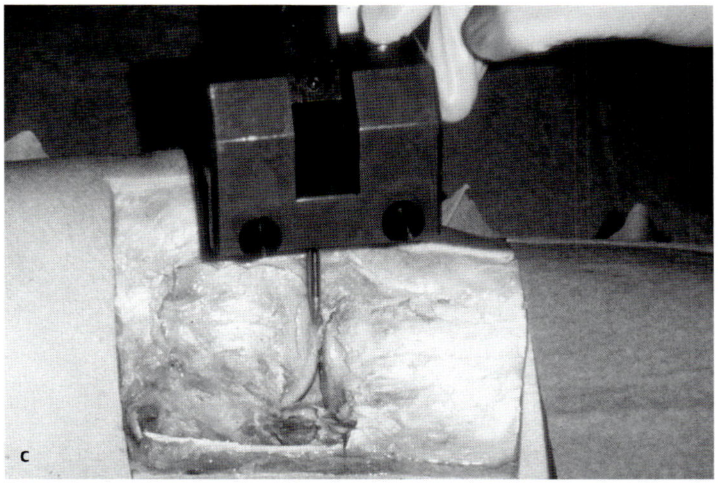

Abb. 433 a – c Mit einem lateralen Longitudinalschnitt (**a**) wird der Kniegelenkspalt (**b**) exakt auf die eingeblendete Hilfslinie sonographisch eingestellt. Untersuchungssituation am Präparat (**c**).

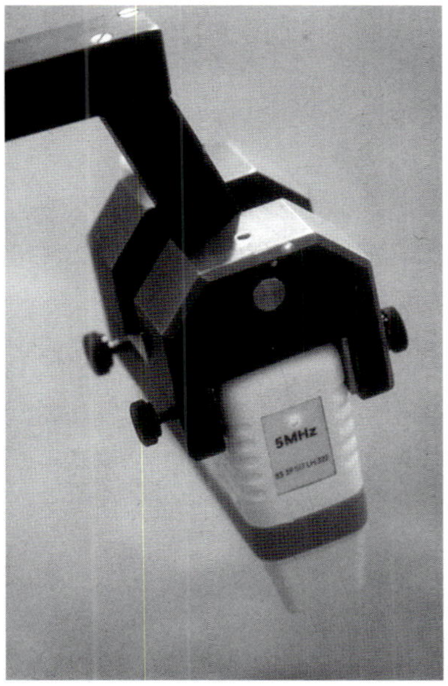

Abb. 432 Schallkopfhalterung.

Ergebnisse

Die Genauigkeit der Messeinheit wurde mit einem „Plexiglas-Eichstab“ mit in genau 10 cm Abstand eingelassenen kleinen Metallkugeln überprüft. Der Mittelwert der sonographischen Messungen von zwei Untersuchern mit je 50 Messungen dieses Eichmessstabs ergab 10,0 cm mit einer Standardabweichung von 0,06 bzw. 0,08 cm.

Der Vergleich der sonographisch und metrisch am anatomischen Präparat vergleichend durchgeführten Messungen erbrachte folgende Ergebnisse:

- Gemittelte Differenzwerte für die gesamte Beinlänge, gemessen an der Azetabulumkante/Hüftkopfscheitelpunkt: 0,08/0,13 cm.
- Für die Unterschenkellänge fand sich eine mittlere Differenz von 0,10 cm.
- Die maximale Abweichung der Gesamtbeinlänge betrug, je nach Referenzpunkt, 0,7 cm, die der Unterschenkellänge 0,5 cm in jeweils nur einem Fall.
- Unter Benutzung der Azetabulumkante fand sich eine mittlere Messgenauigkeit der Gesamtbeinlänge von 0,158 cm (Median 0,1 cm). Für die Unterschenkellänge betrug die mittlere Messgenauigkeit 0,13 cm (Median 0,05 cm).
- Die Regressionsgerade verläuft ideal (Korrelationskoeffizient 0,99) und ohne Ausreißer.

Die ventrale Azetabulumkante und der Hüftkopfscheitelpunkt (Hüftgelenk), der laterale Kniegelenkspalt (Kniegelenk) und der ventrale Sprunggelenkspalt (oberes Sprunggelenk) stellen auch im klinischen Alltag ausreichend genaue und sonographisch gut reproduzierbare Messpunkte dar. Die Spina iliaca anterior superior und die Trochanter-major-Spitze sind aufgrund mangelnder Reproduzierbarkeit nicht als Bezugspunkte geeignet.

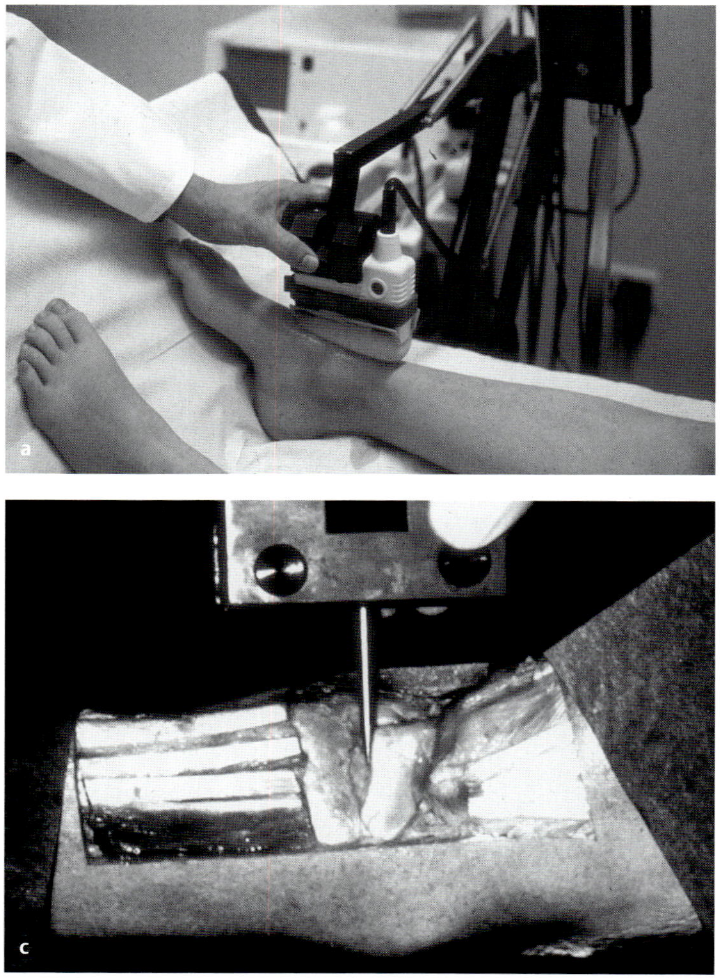

Abb. 435 a – c Mit einem ventralen Longitudinalschnitt (**a**) wird die distale Tibiabegrenzung (**b**) exakt auf die eingeblendete Hilfslinie sonographisch eingestellt. Untersuchungssituation am Präparat (**c**).

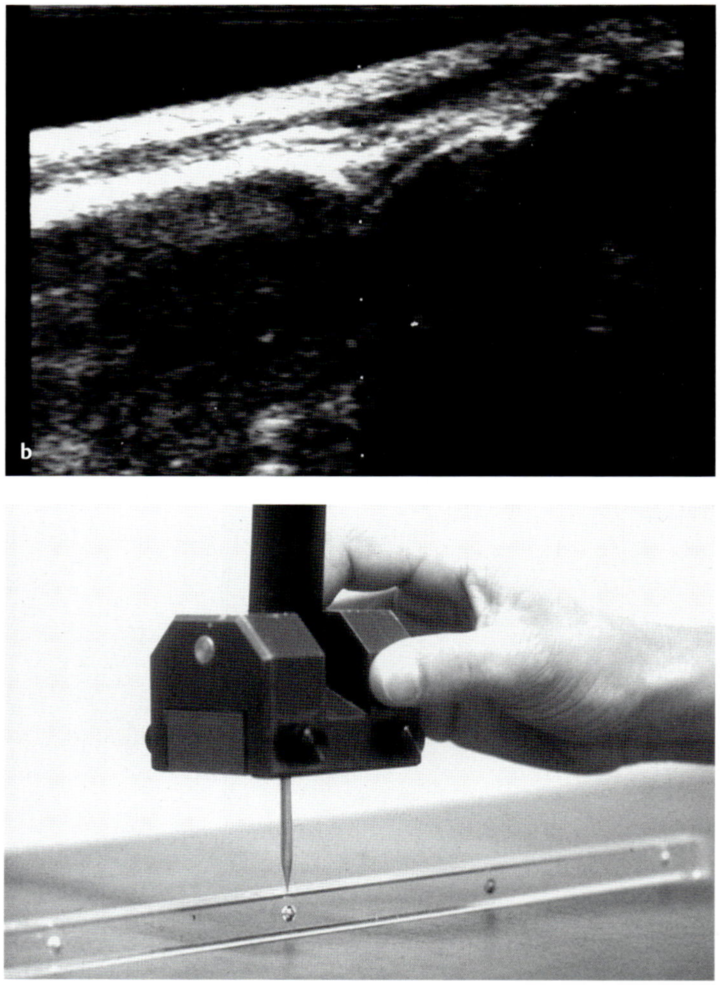

Abb. 434 Untersuchung eines Plexiglas-Eichstabes zur Überprüfung der Messgenauigkeit des Verfahrens.

19 Fremdkörper

Fremdkörper haben sonographisch eine charakteristische Darstellung – abhängig vom Material des Fremdkörpers. Man unterscheidet hierbei Fremdkörper, die zur Darstellung eines Schallschattens führen (Holz, Metall, Steine o. ä.), von Fremdkörpern, die unter Umständen keine Veränderung der Umgebung nach sich ziehen (dünner Kunststoff) oder zu einer Schallverstärkung führen können (Glas). Dies kann sowohl in der Therapie von Weichteilverletzungen als auch in der präoperativen Planung (Entfernung einzelner Osteosynthesematerialien) sehr hilfreich sein und dazu beitragen, ionisierende Strahlen einzusparen. Zur Klärung der Fragestellung, ob sich in einer Wunde eingesprengte Fremdkörper befinden, bringt die radiologische Untersuchung oft keine Klarheit, da viele Materialien nicht röntgenapparent sind. In einer vergleichenden In-vitro- und In-vivo-Studie ließen sich eindeutige Vorteile des Ultraschalls (Trefferquote 94%) im Vergleich mit der Röntgenuntersuchung (Trefferquote 72%) erkennen. Von Vorteil sind höherfrequente Ultraschallköpfe. Glatte Oberflächen wie Glas oder Metall ergeben bessere Reflexionsebenen als z. B. Holz (Nöldeke 2000).

Glas

Glasfremdkörper führen typischerweise zu einem starken echogenen Reflex mit ebenfalls starken echogenen Reverberationsartefakten.

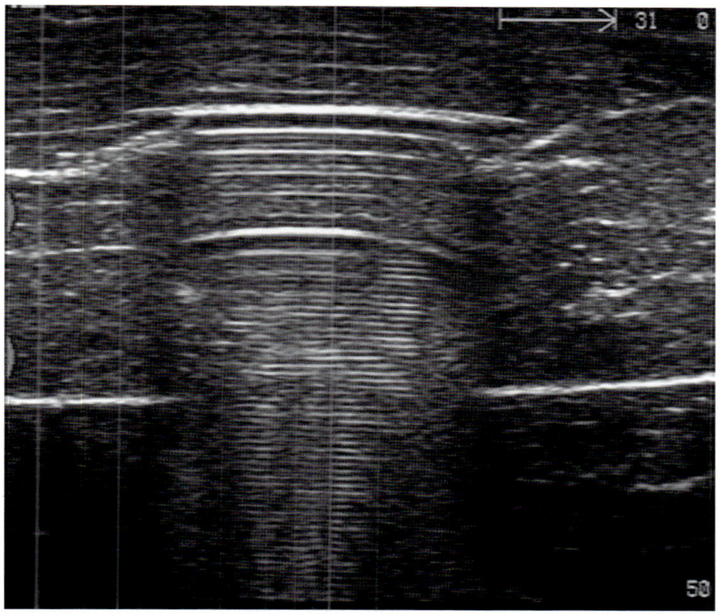

Abb. 436 Glasfremdkörper, In-vitro-Versuch in Tiermuskulatur.

Holz

Fremdkörper aus Holz stellen sich in deren Oberfläche stark echogen dar und verursachen in der Regel einen Schallschatten.

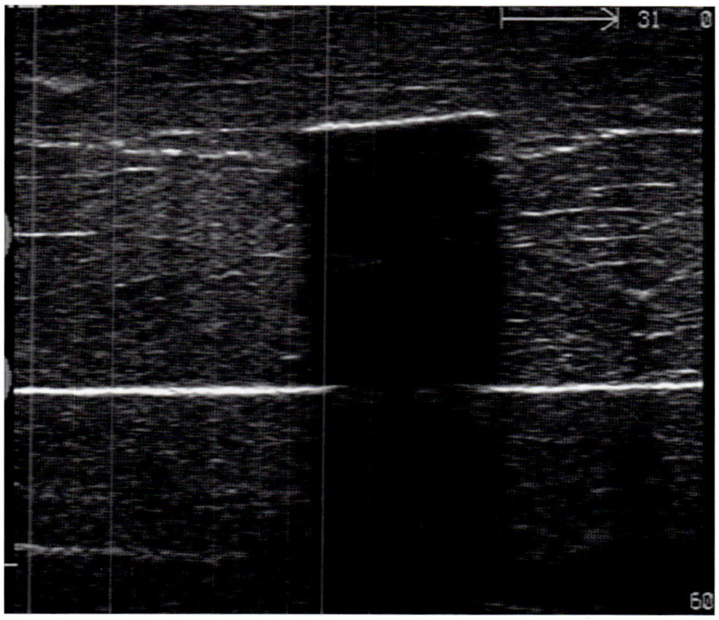

Abb. 437 Holzfremdkörper, In-vitro-Versuch in Tiermuskulatur.

Stein

Steine stellen sich in deren Oberfläche stark echogen dar und verursachen einen Schallschatten.

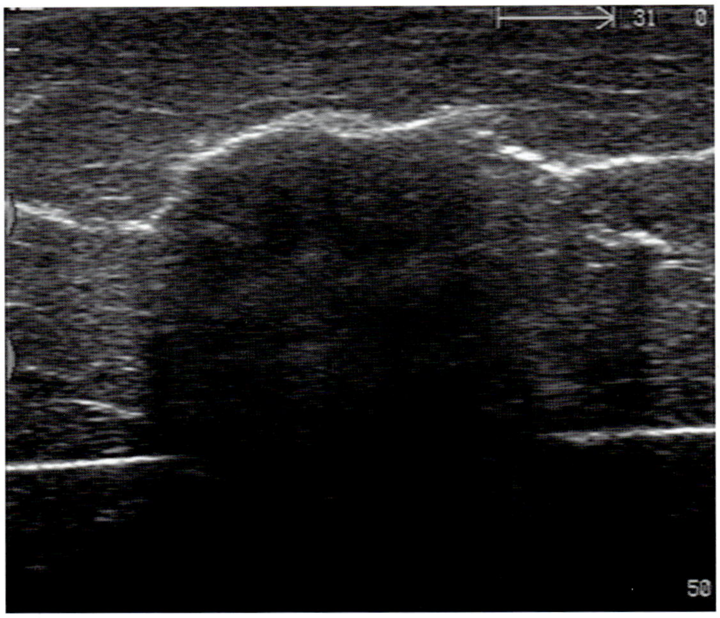

Abb. 438 Steinefremdkörper, In-vitro-Versuch in Tiermuskulatur.

Metall

Bei der sonographischen Suche von Metallfremdkörpern hängt deren Darstellung wesentlich von der Dicke dieses Fremdkörpers ab. Handelt es sich um ein sehr kleines, dünnes Objekt (z. B. Injektionskanüle), so ist die sonographische Darstellung erschwert. Ein Schallschatten lässt sich hier nur selten auslösen. Beim Anschallen eines dickeren Metallfremdkörpers führt dies zu einem echogenen Reflex, der Metalloberfläche entsprechend, mit einem Schallschatten der Breite des Metalls entsprechend.

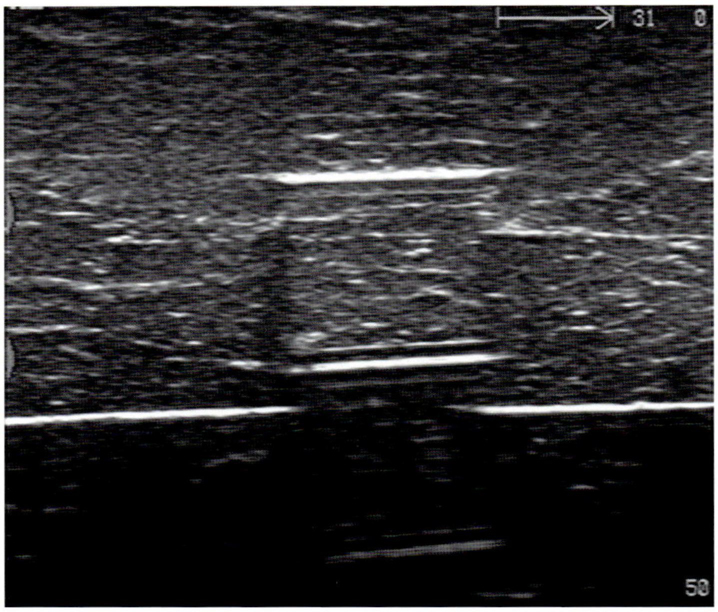

Abb. 439 Metallfremdkörper, In-vitro-Versuch in Tiermuskulatur.

Kunststoff

Handelt es sich bei dem untersuchten inkorporierten Fremdköper um Kunststoff, so hängt dessen sonographische Darstellung von der Dicke des Kunststoffs ab. Bei der sonographischen Detektion von dünnem Kunststoff gelingt es mitunter, die Oberflächenstruktur zu differenzieren. Bei Kunststoff mit einem größeren Durchmesser kann die Schallpenetration reduziert sein, und es kann eine Schallauslöschung auftreten.

Wir danken Herrn L. Geisel, Saarbrücken, und Herrn A. Häusler, Wiesbaden, für die freundliche Überlassung der Abb. **436, 437** und **440** an dieser Stelle recht herzlich.

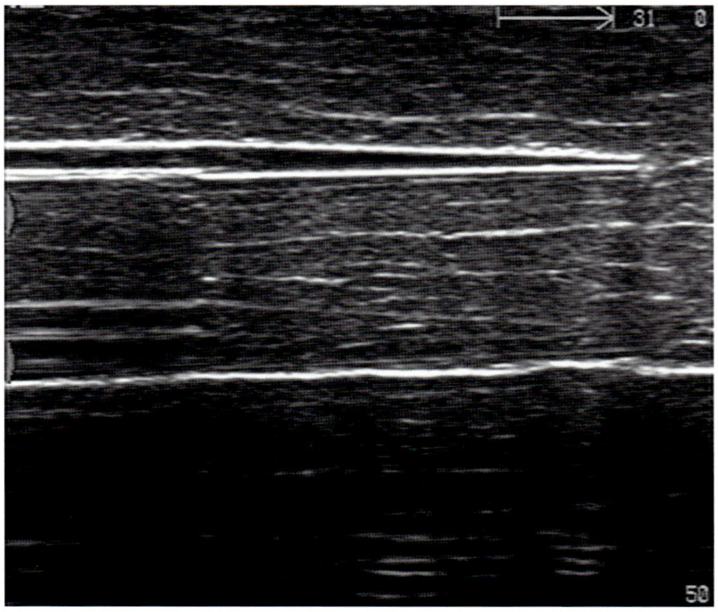

Abb. 440 Kunststofffremdkörper (Pinzette), In-vitro-Versuch in Tiermuskulatur.

Sachverzeichnis

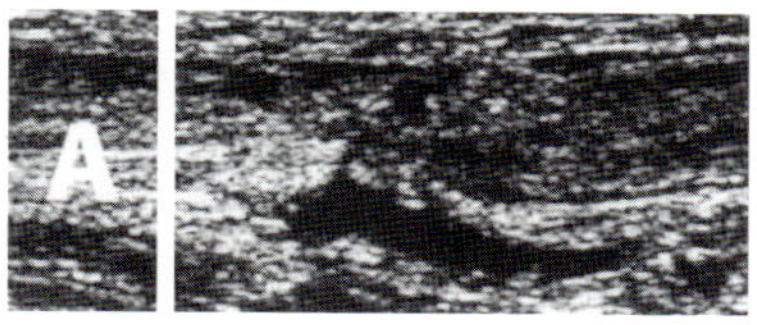

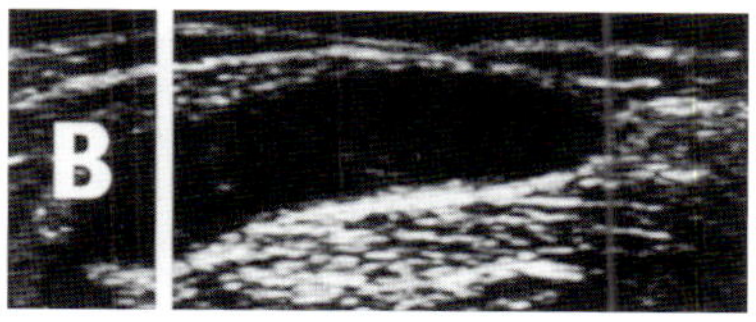

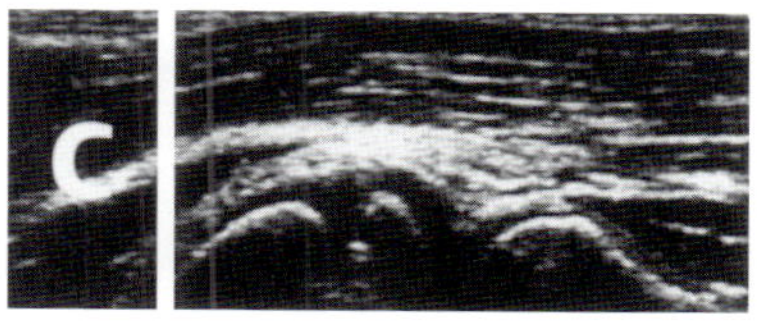

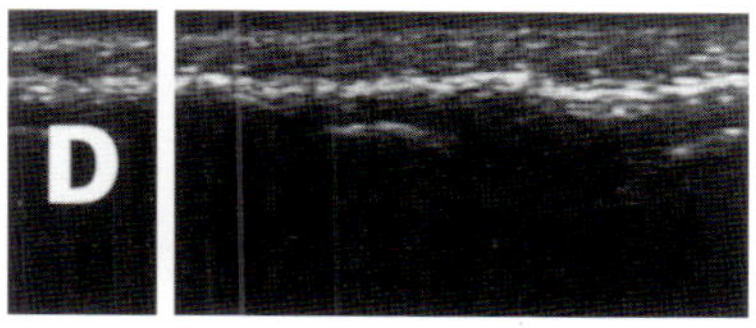

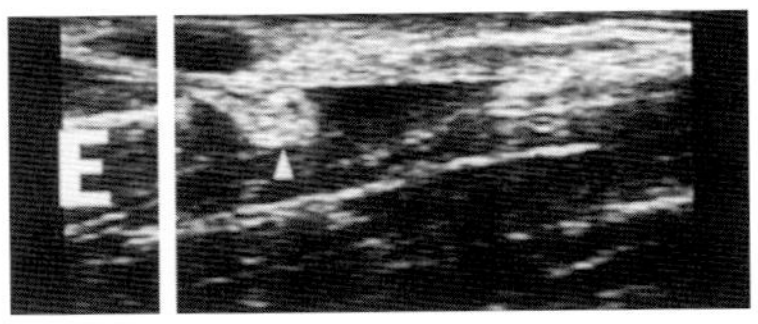
E

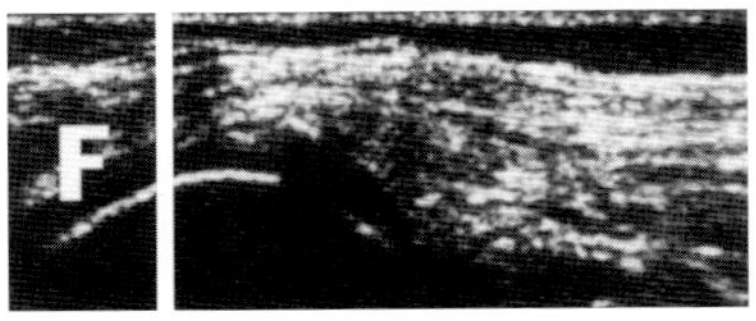
F

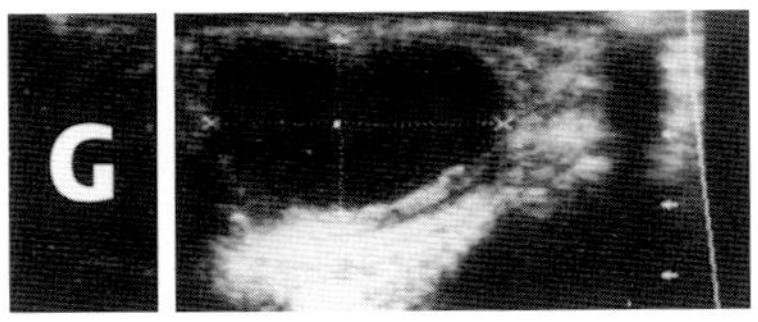
G

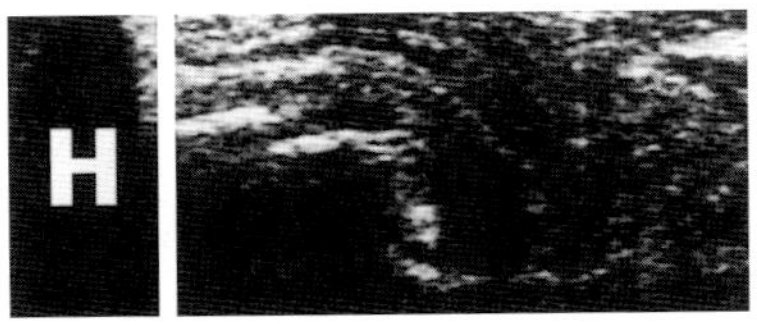
H

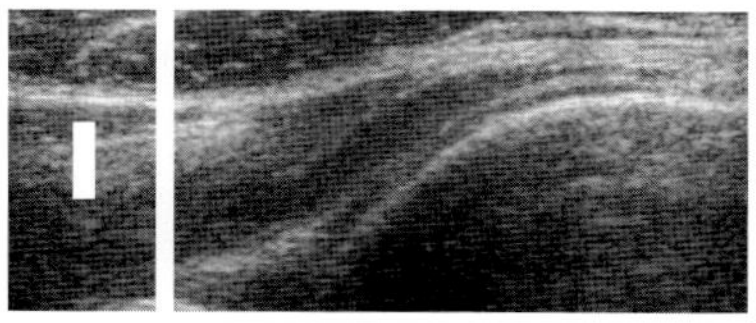
I

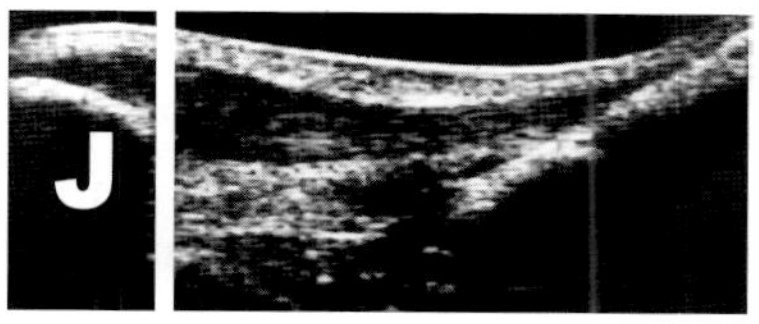
J

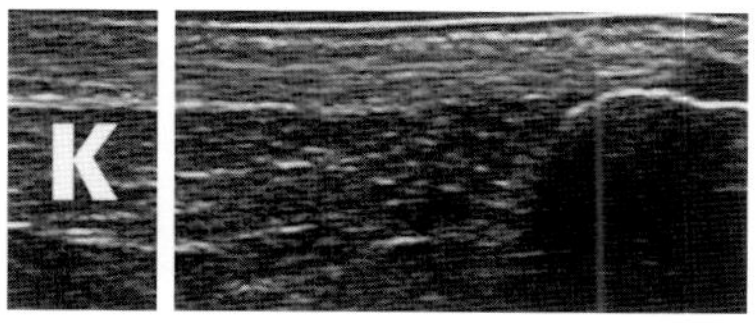
K

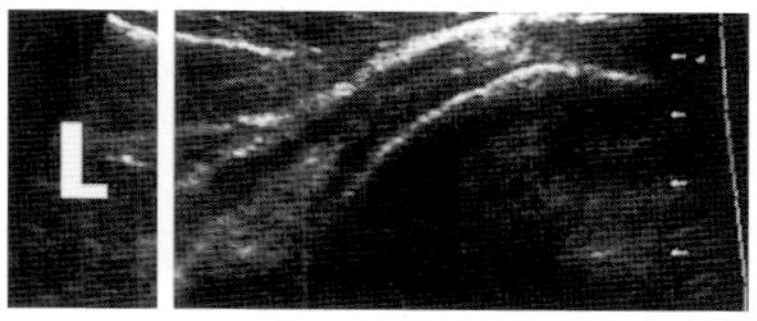
L

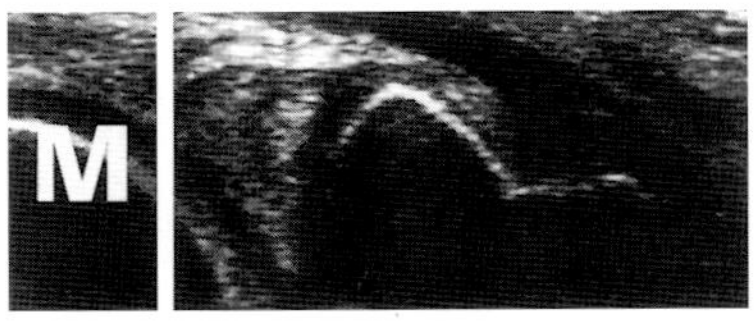
M

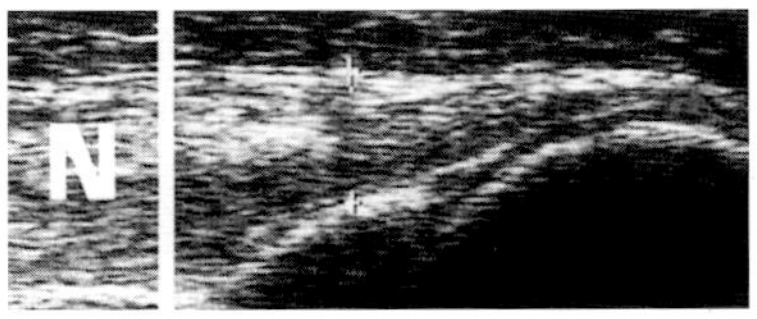
N

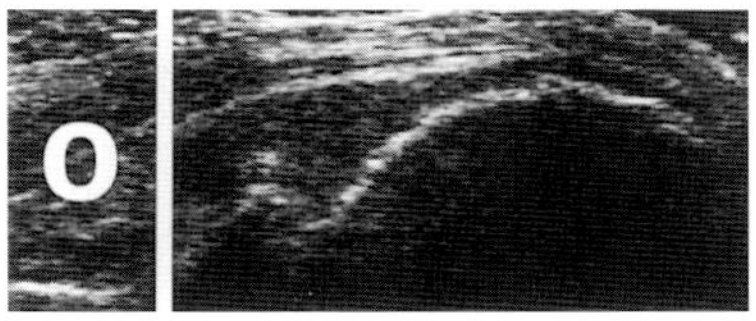
O

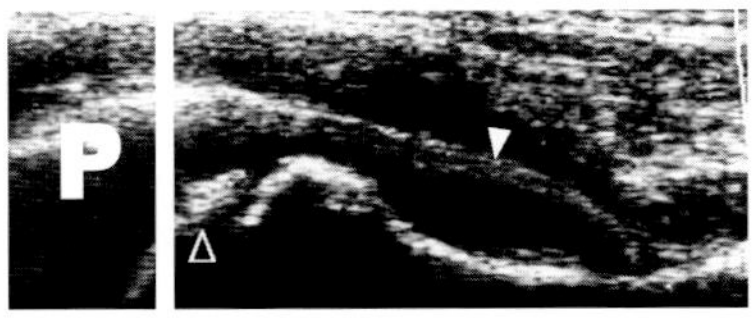
P

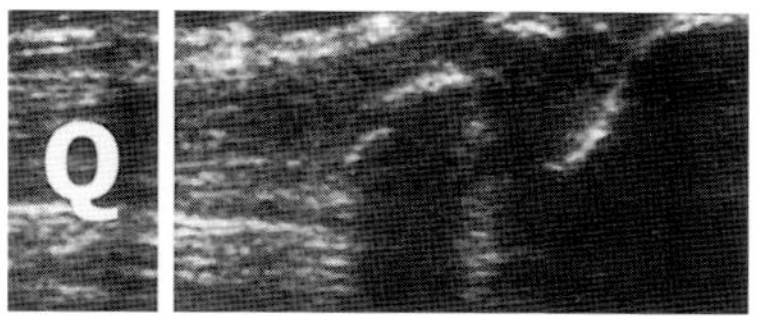
Q

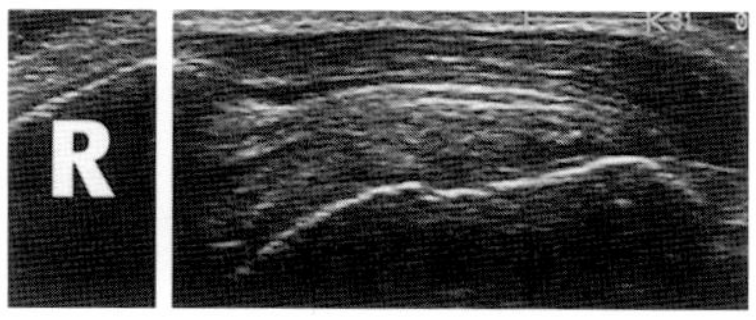
R

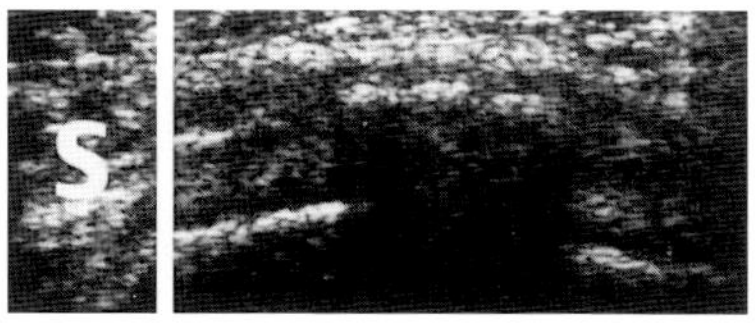
S

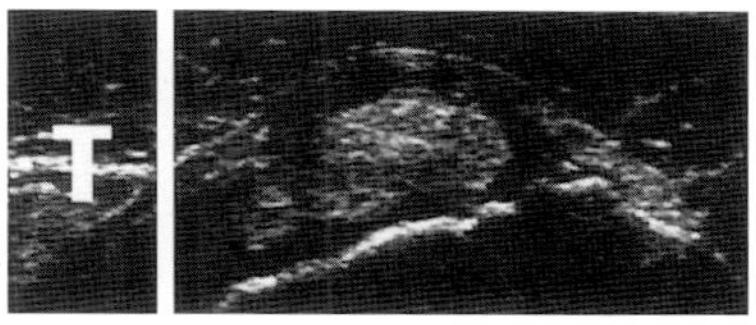
T

Ihr Wegweiser durch die DVD

Gliederung

Schultergelenk

Standardschnittebenen

Dorsale Region
- Transversalschnitt
- Longitudinalschnitt

Lateral-superiore Region
- Transversalschnitt (korakoakromialer Schnitt)
- Longitudinalschnitt

Ventrale Region
- Transversalschnitt
- Longitudinalschnitt

Zusatzschnittebenen

Akromiklavikulargelenk
- Longitudinalschnitt

Sternoklavikulargelenk
- Longitudinalschnitt

Ventrale Region
- Glenoid-Transversalschnitt

Ellenbogengelenk

Standardschnittebenen

Ventrale Region
- Transversalschnitt
- Humeroradialer Longitudinalschnitt
- Humeroulnarer Longitudinalschnitt

Dorsale Region
- Transversalschnitt
- Longitudinalschnitt

Handgelenk

Standardschnittebenen

Dorsale Region
- Transversalschnitt
- Longitudinalschnitt

Palmare Region
- Transversalschnitt
- Longitudinalschnitt

Hüftgelenk

Standardschnittebenen

Ventrale Region
- Transversalschnitt
- Longitudinalschnitt

Laterale Region
- Longitudinalschnitt

Kniegelenk

Standardschnittebenen

Ventrale Region
- Suprapatellarer Longitudinalschnitt
- Suprapatellarer Transversalschnitt
- Infrapatellarer Longitudinalschnitt

Seitliche Region
- Medialer Longitudinalschnitt
- Lateraler Longitudinalschnitt

Dorsale Region
- Medialer Longitudinalschnitt
- Interkondylärer Longitudinalschnitt
- Lateraler Longitudinalschnitt
- Kondylärer Transversalschnitt
- Tibialer Transversalschnitt

Zusatzschnittebenen

Vorderes Kreuzband
- Ventrale Region
  - Infrapatellarer Diagonalschnitt
- Dorsale Region
  - Modifizierter kondylärer Transversalschnitt

Hinteres Kreuzband
- Dorsale Region
  - Modifizierter interkonylärer Longitudinalschnitt

Innen- und Außenmeniskus
- Longitudinalschnitt

Sprunggelenk

Standardschnittebenen

Ventrale Region
- Transversalschnitt
- Longitudinalschnitt

Laterale Region
- Diagonalschnitt

Dorsale Region
- Transversalschnitt
- Longitudinalschnitt

Zusatzschnittebenen

Plantare Region
- Transversalschnitt
- Longitudinalschnitt

Auf der Begleit-DVD zum Buch finden Sie 90 Lehrfilme:
Für alle Körperregionen und Schnittebenen werden Videos mit Untersuchungsablauf und den dazugehörigen Sonographie-Aufnahmen gezeigt und erklärt.

Navigationsbeispiel

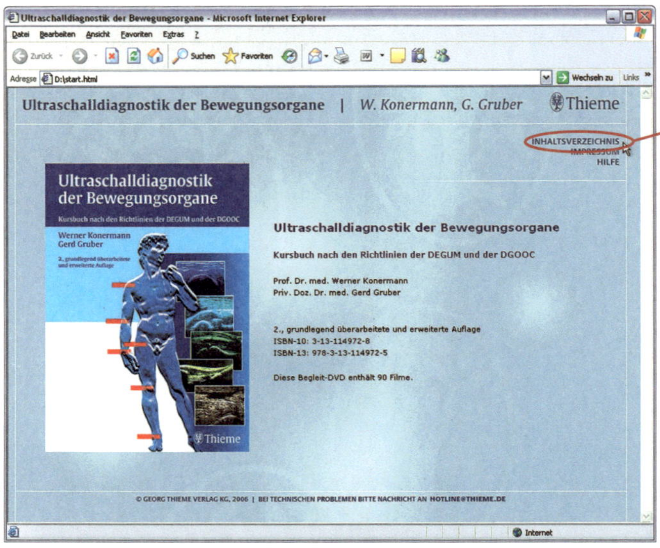

Öffnen der Startseite und Inhaltsverzeichnis anklicken

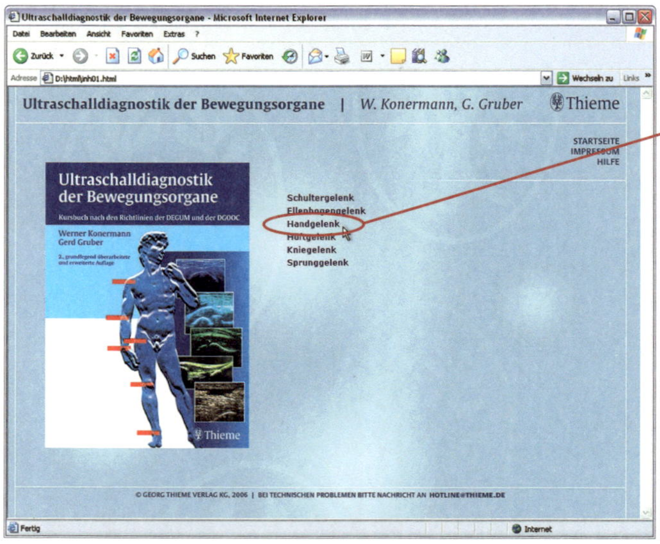

Auswahl der Körperregion – im Beispiel: „Handgelenk“

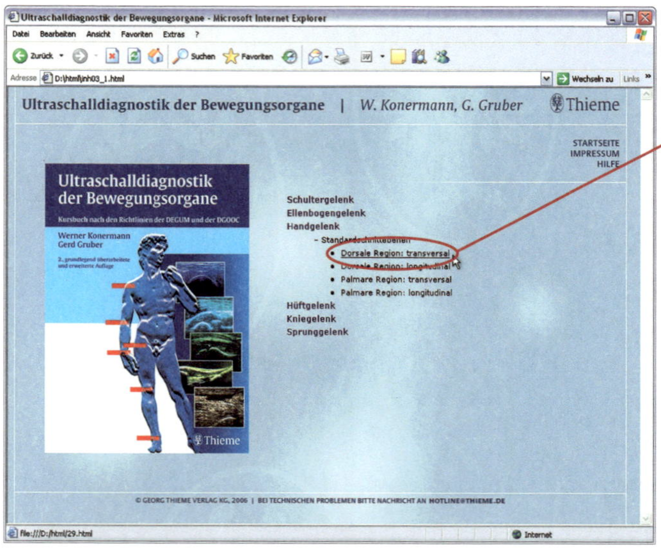

Auswahl der Schnittebene – im Beispiel: „Dorsale Region – transversal“